Hefte zur Unfallheilkunde
Beihefte zur Zeitschrift „Unfallheilkunde/
Traumatology"
Herausgegeben von J. Rehn und L. Schweiberer

132

41. Jahrestagung

der Deutschen Gesellschaft
für Unfallheilkunde e.V.

17. bis 19. November 1977, Berlin

Kongreßbericht
im Auftrage des Vorstandes zusammengestellt von

J. Probst

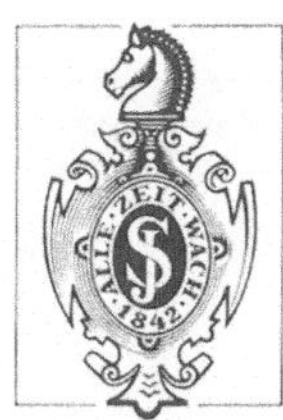

Springer-Verlag
Berlin Heidelberg New York 1978

Reihenherausgeber:

Prof. Dr. Jörg Rehn, Chirurgische Universitätsklinik und Poliklinik der Berufsgenossenschaftlichen Krankenanstalten „Bergmannsheil", Hunscheidtstraße 1, 4630 Bochum

Prof. Dr. Leonhard Schweiberer, Direktor der Abteilung für Unfallchirurgie der Chirurgischen Universitätsklinik, 6650 Homburg

Deutsche Gesellschaft für Unfallheilkunde e.V.

Geschäftsführender Vorstand 1977:

Präsident: Prof. Dr. G. Dotzauer, Köln
1. stellv. Präsident: Prof. Dr. H. Contzen, Frankfurt/M.
2. stellv. Präsident: Prof. Dr. S. Weller, Tübingen
1. Schriftführer: Prof. Dr. J. Probst, Murnau
2. Schriftführer: Dr. W. Arens, Ludwigshafen/Rh.
Schatzmeister: Dr. G. Dorka, Berlin

Zusammenstellung des Berichts:

Prof. Dr. J. Probst. Ärztlicher Direktor
der Berufsgenossenschaftlichen Unfallklinik Murnau

Mit 174 Abbildungen

ISBN-13: 978-3-540-08832-5 e-ISBN-13: 978-3-642-81252-1
DOI: 10.1007/978-3-642-81252-1

Library of Congress Catalog Card Number: 53-26914

2124/3140-543210

Inhaltsverzeichnis

Referentenverzeichnis

ADOMEIT, D., Dipl.-Ing.; Institut für Landverkehrsmittel der TU Berlin, Straße des 17. Juni 135, D-1000 Berlin 12

AHLERS, J., Dr.; Unfallchirurgische Universitätsklinik Mainz, Langenbeckstraße 1, D-6500 Mainz

ALBACH, W., Dr.; BG-Unfallklinik Murnau, Postfach 1380, D-8110 Murnau

ALTHERR, W.F., Dr.; Abteilung Unfallchirurgie an der Chirurgischen Universitätsklinik im Landeskrankenhaus Homburg, D-6650 Homburg

AMTENBRINK, V., Wiss.-Ass.; Neurochirurgische Klinik im Klinikum Westend, Spandauer Damm 130, D-1000 Berlin 19

APPEL, H., Prof. Dr.-Ing.; Institut für Landverkehrsmittel der TU Berlin, Straße des 17. Juni 135, D-1000 Berlin 12

Arens, W., Dr.; Ärztlicher Direktor der BG-Unfallklinik Ludwigshafen, Pfennigsweg 13, D-6700 Ludwigshafen

AUER, L., Dr.; Universitätsklinik für Chirurgie, Landeskrankenhaus Auenbruggerplatz, A-8036 Graz

BARZ, J., Dr.; Institut für Rechtsmedizin der Universität Heidelberg, Voßstraße 2, D-6900 Heidelberg

Beier, G., Dr., Dipl.-Phys.; Institut für Rechtsmedizin der Universität München, Frauenlobstraße 7a, D-8000 München 15

BEKS, J.W.F., Prof. Dr.; Direktor der Kliniek vor Neurochirurgie, Akademisch Ziekenhuis, Ostersingel 59, Groningen/Nederland

BERNS, H., cand. med.; Universitätsklinikum der Gesamthochschule Essen, Abtlg. für Unfallchirurgie, Hufelandstraße, D-4300 Essen

BETHKE, R.O., Dr.; Unfallchirurg. Klinik im Klinikum Mannheim der Universität Heidelberg, D-6800 Mannheim 1

BILOW, H., Dr.; Leitender Arzt der Abteilung für Querschnittsgelähmte, BG-Unfallklinik Tübingen, Rosenauer Weg 95, D-7400 Tübingen

BÖHLER, J., Prof. Dr.; Ärztlicher Leiter des Lorenz-Böhler-Krankenhauses, AUKH Donaueschingenstraße 13, A-1200 Wien XX

BÖTEL, U., Dr.; Chirurgische Klinik der BG-Krankenanstalten „Bergmannsheil", D-4630 Bochum

BONNEMANN, D., Dr.; Abteilung für Orthopädie und Traumatologie, Krankenhaus am Urban, Dieffenbachstraße 1, D-1000 Berlin 61

BOTZENHART, K., Prof. Dr.; Oberarzt am Hygiene-Institut der Universität Bonn, Venusberg, Klinikgelände 35, D-5300 Bonn

BRAUN, CH., Dr.; Unfallabteilung der Chirurgischen Univ.-Klinik Freiburg, Hugstetterstraße 55, D-7800 Freiburg/Br.

BRAUN, W., Rechtsanwalt, stud. med.; Institut für Rechtsmedizin der Universität München, Frauenlobstraße 7a, D-8000 München 15

Burri, C., Prof. Dr.; Department Chirurgie der Universität Ulm, Leiter der Abteilung für Unfallchirurgie, Steinhövelstraße 9, D-7900 Ulm

Busch, G., Dr.; Oberarzt, Neurochirurgische Klinik der Johannes-Gutenberg-Universität, Langenbeckstraße 1, D-6500 Mainz

Dahl, J., Dr.; Unfallchirurgische Klinik Universitätsklinikum Mainz, Langenbeckstraße 1, D-6500 Mainz 1

Daum, R., Prof. Dr.; Chirurgisches Zentrum der Universität Heidelberg, D-6900 Heidelberg

Deisenhammer, W., Dr.; I. Chir. Univ.-Klinik, Alser Straße 4, A-1097 Wien

Dürr, W., Prof. Dr.; Chefarzt der Unfallchirurgischen Abteilung des Evang. Krankenhauses. St. Martin Koblenz, Kurfürstenstraße 7, 5400 Koblenz

Durst, J., Prof. Dr.; Oberarzt der Chirurgischen Klinik und Poliklinik der Eberhard-Karls-Universität Tübingen, Calwer Straße 7, D-7400 Tübingen 1

Duvlis, Z., Dr.; Unfallchirurgische Klinik der Medizinischen Hochschule Hannover, Karl-Wiechert-Allee 9, D-3000 Hannover 61

Enes-Gaiao, F., Dr.; Oberarzt der Abteilung für Unfall- und Wiederherstellungschirurgie Klinikum Steglitz, Hindenburgdamm 30, D-1000 Berlin 45

Euler-Rolle, J., Dr.; I. Chir. Univ.-Klinik, Alser Straße 4, A-1097 Wien

Faensen, M., Dr.; Abteilung für Unfall- und Wiederherstellungschirurgie Klinikum Steglitz, Hindenburgdamm 30, D-1000 Berlin 45

Faupel, G., Dr., Ass. Prof.; Neurochirurgische Universitätsklinik, D-6500 Mainz 1

Feifel, G., Priv.-Doz. Dr.; Chirurgische Klinik der Universität München, Nußbaumstraße 20, D-8000 München 2

Feldkamp, G., Dr.; Berufsgenossenschaftliche Krankenanstalten „Bergmannsheil", Chirurgische Klinik, Hunscheidtstraße 1, D-4630 Bochum

Friedebold, G., Prof. Dr.; Direktor der Orthopädischen Klinik der Freien Universität Berlin, Clayallee 229, 1000 Berlin 33

Frowein, R.A., Prof. Dr.; Direktor der Neurochirurgischen Universitätsklinik Köln, Jos.-Stelzmann-Straße 9, D-5000 Köln 41

Fuchs, E.C., Dr., Ass. Prof. Dr.; Neurochirurgische Klinik im Klinikum Westend, Spandauer Damm 130, D-1000 Berlin 19

Gerner, H.J., Dr.; Oberarzt der Berufsgenossenschaftlichen Unfallklinik, Pfennigsweg 13, D-6700 Ludwigshafen

Glötzner, F., Priv.-Doz. Dr.; Neurologische Universitätsklinik und Poliklinik, Josef-Schneider-Straße 11, D-8700 Würzburg

Gobiet, W., Dr.; Neurochirurgische Klinik im Universitätsklinikum Essen, Hufelandstraße 55, 4300 Essen 1

Gögler, H., Dr.; Freie Universität Berlin, Klinikum Westend, Chirurgische Klinik und Poliklinik, Spandauer Damm 130, 1000 Berlin 19

Gotzen, L., Dr.; Wissenschaftlicher Assistent der Unfallchirurgischen Klinik der Medizinischen Hochschule Hannover, Karl-Wiechert-Allee 9, D-3000 Hannover

Grehn, M., Dr.; Institut für Hygiene und Mikrobiologie am Klinikum Mannheim der Universität Heidelberg, Theodor-Kutzer-Ufer, D-6800 Mannheim

Grote, W., Prof. Dr.; Direktor der Neurochirurgischen Universitätsklinik im Klinikum der Gesamthochschule Essen, Hufelandstraße 55, 4300 Essen

Grumme, Th., Prof. Dr.; Neurochirurgische Klinik der Freien Universität Berlin, Klinikum Charlottenburg, Spandauer Damm 130, D-1000 Berlin 19

auf der Haar, K., Dr.; Neurochirurgische Universitätsklinik Köln, Josef-Stelzmannstr. 9, D-5000 Köln 41

Hackenbroch, M. jr., Priv.-Doz. Dr.; Orthopädische Klinik München, Harlachinger Straße 51, D-8000 München 90

Hahn, F., Dr.; Abteilung für Unfall- und Wiederherstellungschirurgie im Klinikum Steglitz, Hindenburgdamm 30, D-1000 Berlin 45

Havemann, D., Dr. med. habil.; Leitender Oberarzt für Unfallchirurgie der Chirurgischen Universitätsklinik, Hospitalstraße 40, 2300 Kiel

Heller, W., Prof. Dr.; Chirurgische Universitätsklinik Tübingen, D-7400 Tübingen

Hendrich, V., Dr.; Unfallabteilung der Chirurgischen Universitätsklinik Freiburg, Hugstetterstraße 55, D-7800 Freiburg/Br.

Heydenreich, K., Dr.; Chirurgische Klinik und Poliklinik der BG-Krankenanstalten „Bergmannsheil", D-4630 Bochum

Hierholzer, G., Prof. Dr.; Ärztlicher Direktor der Berufsgenossenschaftlichen Unfallklinik, Großenbaumer Allee 250, D-4100 Duisburg-Buchholz

Hörster, G., Dr.; Berufsgenossenschaftliche Unfallklinik Duisburg, Großenbaumer Allee 250, D-4100 Duisburg-Buchholz

Holbach, K.H., Prof. Dr.; Oberarzt der Neurochirurgischen Universitätsklinik Bonn, Venusberg – Annaberger Weg, D-5300 Bonn

Hübner, B., Prof. Dr.; Chefarzt der Neurochirurgisch-neurotraumatologischen Abteilung der BG-Unfallklinik, D-6000 Frankfurt

Hüsch, M., Wiss.-Ass.; Unfallchirurgie der Medizinischen Hochschule Hannover, Karl-Wiechert-Allee 9, D-3000 Hannover-Kleefeld

Jellinger, K., Prof. Dr.; Neurologisches Institut der Universität Wien, Schwarzspanierstraße 17, A-1090 Wien

Joachim, H., Priv.-Doz. Dr.; Institut für Rechtsmedizin, Abteilung forensische Pathologie, Albertstraße 9, D-7800 Freiburg i.Br.

Jungbluth, K.H., Prof. Dr., Direktor der Abteilung für Unfallchirurgie, Universitäts-Krankenhaus Eppendorf, Martinistraße 52, D-2000 Hamburg 20

Kaltwasser, B., Dr.; Berufsgenossenschaftliche Unfallklinik Duisburg, Großenbaumer Allee 250, D-4100 Duisburg-Buchholz

Karimi-Nejad, A., Prof. Dr.; Oberarzt der Neurochirurgischen Universitätsklinik Köln, Josef-Stelzmann-Straße 9, D-5000 Köln 41

Kehr, H., Dr., BG-Unfallklinik Duisburg-Buchholz, Großenbaumer Allee 250, D-4100 Duisburg 28

Kirschbaum, U., Dr.; Oberarzt der Änästhesie des St.-Marien-Hospitals, Altstadtstraße 23, D-4670 Lünen

Kirschner, P., Dr.; Unfallchirurgische Universitätsklinik Mainz, Langenbeckstraße 1, D-6500 Mainz 1

Kleining, R., Dr.; BG-Unfallklinik Duisburg-Buchholz, Großenbaumer Allee 250, D-4100 Duisburg 28

Knapp, U., Dr.; BG-Unfallklinik Tübingen, Rosenauer Weg 95, D-7400 Tübingen

Knoll, K.-H., Prof. Dr.; Direktor des Instituts für Umwelt-Hygiene und Krankenhaushygiene, Bahnhofstraße 13a, D-6503 Marburg/Lahn

Kolbow, H., Dr.; Unfallchirurgie und Neurochirurgische Klinik der Medizinischen Hochschule Hannover, Karl-Wiechert-Allee 9, D-3000 Hannover-Kleefeld

Korn, U., Dr.; Abteilung für Unfallchirurgie des Univ.-Krankenhauses Eppendorf, Martinistraße 52, D-2000 Hamburg 20

Koslowski, L., Prof. Dr.; Direktor der Chirurgischen Klinik und Poliklinik der Eberhard-Karls-Universität Tübingen, D-7400 Tübingen 1

KOUDSI, F., Dr.; Unfallchirurgische Universitätsklinik Mainz, Langenbeckstraße 1, D-6500 Mainz 1

KRAAS, E., Dr.; Klinikum Westend, Chirurgische Klinik und Poliklinik, Spandauer Damm 130, D-1000 Berlin 19

KRÖGER, M., Dr.; Oberarzt an der Neurochirurgischen Klinik im Klinikum Mannheim der Universität Heidelberg, Postfach 23, D-6800 Mannheim

KRÜGER, JUTTA, Dr.; Zentrum der Neurologie und Neurochirurgie, Abteilung für Allgemeine Neurochirurgie, Schleusenweg 2–16, D-6000 Frankfurt 71

KÜSSWETTER, W., Dr.; Orthopädische Klinik München, Harlachinger Straße 51, D-8000 München 90

KUNER, E.H., Prof. Dr.; Ärztl. Direktor der Unfallchirurgischen Abteilung an der Chirurgischen Universitätsklinik, Hugstetterstraße 55, D-7800 Freiburg i.Br.

KUNFT, H.D., Dr., Universitätsklinikum Steglitz (FB 2), Oberarzt der Abteilung für Neurochirurgie, Hindenburgdamm 30, D-1000 Berlin 45

KUROCK, W., Dr.; Unfallchirurgische Klinik, Universitätsklinikum Mainz, Langenbeckstraße 1, D-6500 Mainz 1

KUTSCHA-LISSBERG, E., Dr.; Oberarzt der I. Chirurgischen Universitätsklinik Wien, Alser Straße 4, A-1097 Wien

LANG, H.-D., Dr.; Oberarzt der Unfallchirurgie im Krankenhaus Evang. Stift St. Martin, BG-Sonderstation, Johannes-Müller-Straße 7, D-5400 Koblenz

LANG, D., Dr.; BG-Unfallklinik Murnau, Postfach 1380, D-8110 Murnau

LAUSBERG, G., Prof. Dr.; Chefarzt der neurochirurgischen Abteilung des Knappschaftskrankenhauses, In der Schornau, D-4630 Bochum-Langendreer

LEFÈVRE, K., Dr.; Chirurgische Universitätsklinik Kiel, Hospitalstraße 40, D-2300 Kiel

LEINZINGER, P., Dr., Ass. Arzt; Universitätsklinik für Chirurgie, Landeskrankenhaus, Auenbruggerplatz, A-8036 Graz

LEITZ, G., Prof. Dr.; Klinik für Orthopädie und Unfallchirurgie Dr. Baumann e.V., Alexanderstraße 5–7a, D-7000 Stuttgart 1

LIEBHARDT, E., Prof. Dr.; Abteilungsvorsteher im Institut für Rechtsmedizin, Frauenlobstraße 7a, D-8000 München 15

LOB, G., Dr.; Chirurgische Klinik der Universität München, Nußbaumstraße 20, D-8000 München 2

MAAG, F., Dr.; Oberarzt der Untersuchungsstelle (Außenstation des GMI Zürich), Verkehrsmedizinische Untersuchungsstelle des Straßenverkehrsamtes Kanton Zürich, Uetlibergstraße 301, CH-8036 Zürich

MALLACH, H.J., Prof. Dr.; Direktor des Instituts für Gerichtliche Medizin der Universität Tübingen, Nägelestraße 5, D-7400 Tübingen 1

MALOTTKE, R., Dr.; Institut für Mikrobiologie der Medizin. Hochschule Hannover, Karl-Wiechert-Allee 9, D-3000 Hannover 61

MARCINOWSKI, P., Dr.; BG-Unfallklinik Murnau, Postfach 1380, 8110 Murnau

MATTERN, R., Wiss.-Ass.; Institut für Rechtsmedizin der Universität Heidelberg, Voßstraße 2, D-6900 Heidelberg

MAYER, K., Prof. Dr.; Abteilungsleiter der Neurologischen Poliklinik und Neuropsychologie, Liebermeisterstraße 18–20, D-7400 Tübingen

MEESE, W., Dr.; Wissenschaftl. Assistent an der Neurochirurgischen Klinik der Freien Universität Berlin, Klinikum Charlottenburg, Spandauer Damm 130, D-1000 Berlin 19

MEIER, H., Dr.; Wissenschaftl. Assistent der Kinderchirurg. Abteilung der Chirurgischen Universitätsklinik Erlangen, Maximiliansplatz 2, D-8520 Erlangen

MEINECKE, F.-W., Dr.; Facharzt für Chirurgie und Unfallchirurgie, Direktor des BG-Forschungsinstituts für Traumatologie, Friedberger Landstraße 430, D-6000 Frankfurt 60

MENTZEL, H.E., Dr.; Oberarzt der BG-Unfallklinik Murnau, Postfach 1380, D-8110 Murnau

MICHEL, D., Dr.; BG-Unfallklinik, D-6700 Ludwigshafen-Oggersheim

MOMMSEN, U., Dr.; Oberarzt, Chirurgische Klinik, Abteilung für Unfallchirurgie, des Universitätskrankenhauses Eppendorf, Martinistraße 52, D-2000 Hamburg 20

MÜHLBACHER, F., Dr.; I. Univ.-Klinik für Unfallchirurgie Wien, Alser Straße 4, A-1090 Wien

MÜLLER, H.J., Dr.; Chefarzt der Orthopädischen Abteilung der BG-Unfallklinik Murnau, Postfach 1380, D-8110 Murnau

MÜLLER, K.-H., Dr.; Chirurgische Klinik und Poliklinik der BG-Krankenanstalten „Bergmannsheil" Bochum, D-4630 Bochum 1

MÜLLER-BUSCH, H.C., Dr., Wiss. Ass.; Neurochirurgische Klinik im Klinikum Westend, Spandauer Damm 130, D-1000 Berlin 19

MÜLLER-FÄRBER, J., Dr.; Chirurgische Klinik und Poliklinik der BG-Krankenanstalten „Bergmannsheil" Bochum, D-4630 Bochum 1

MUHR, G., Prof. Dr.; Oberarzt der Unfallchirurgischen Klinik der Medizinischen Hochschule Hannover, Karl-Wiechert-Allee, D-3000 Hannover-Kleefeld

NEUNDÖRFER, B., Professor Dr.; Oberarzt an der Neurologischen Klinik im Klinikum Mannheim der Universität Heidelberg, Postfach 23, D-6800 Mannheim

NIERLICH, I., Frau Dr.; Assistentin, Abteilung für Unfall- und Wiederherstellungschirurgie im Klinikum Steglitz, Hindenburgdamm 30, D-1000 Berlin 45

NITTNER, K., Professor Dr.; Leiter der Abteilung für Stereotaxie an der Neurochirurgischen Universitätsklinik Köln, Josef-Stelzmann-Straße 9, D-5000 Köln 41

OELLERS, B., Dr.; Oberarzt an der Unfallchirurgischen Klinik im Klinikum Mannheim der Universität Heidelberg, Postfach 23, D-6800 Mannheim

OESTERN, H.-J., Dr.; Unfallchirurgische Klinik der Medizinischen Hochschule Hannover, Karl-Wiechert-Allee, D-3000 Hannover-Kleefeld

OPITZ, A., Dr.; I. Chir. Univ.-Klinik, Alser Straße 4, A-1097 Wien

OPPEL, F., Dr.; Universitätsklinikum Steglitz (FB 2), Neurochirurgische/Neurologische Klinik, Abteilung für Neurochirurgie, Hindenburgdamm 30, 1000 Berlin 45

PAESLACK, V., Professor Dr.; Leiter der Abteilung für Querschnittsrehabilitation der Orthopädischen Universitätsklinik, Schlierbacher Landstraße 200 A, D-6900 Heidelberg

PERRET, W., Dr.; Facharzt für Chirurgie, Königinstraße 61, D-8000 München 22

PFISTER, U., Dr.; Oberarzt der BG-Unfallklinik Tübingen, Rosenauer Weg 95, D-7400 Tübingen

PRAXENTHALER, H., Prof. Dr.-Ing.; Präsident der Bundesanstalt für Straßenwesen, Brühler Straße 1, D-5000 Köln 51

PROBST, J., Prof. Dr.; Ärztlicher Direktor der BG Unfallklinik Murnau, Postfach 1380, D-8110 Murnau

PULVERER, Prof. Dr.; Direktor des Hygiene-Instituts der Universität Köln, Fürst-Pückler-Straße 56, D-5000 Köln 41

REIME, J., Med. Assistent; Institut für Rechtsmedizin der Universität Heidelberg, Voßstraße 2, D-6900 Heidelberg

Reschauer, R., Dr.; Oberarzt an der Universitätsklinik für Chirurgie, Landeskrankenhaus, Auenbruggerplatz, A-8036 Graz

Rettig, H., Prof. Dr.; Orthopädische Klinik am Klinikum der Justus-Liebig-Universität Gießen, Freiligrathstraße 2, D-6300 Gießen

Reulen, H.J., Prof. Dr.; Oberarzt der Neurochirurgischen Klinik im Klinikum der Johannes-Gutenberg-Universität, Langenbeckstraße 1, D-6500 Mainz

Richard, K.E., Dr.; Neurochirurgische Universitätsklinik Köln, Jos.-Stelzmann-Straße 9, D-5000 Köln 41

Ringe, J.D., Dr.; Wissenschaftl. Assistent der Osteologischen Abteilung des Universitätskrankenhauses Eppendorf, Martinistraße 52, D-2000 Hamburg 20

Ritter, G., Prof. Dr.; Unfallchirurgische Universitätsklinik Mainz, Langenbeckstraße 1, D-6500 Mainz 1

Rogge, D., Dr.; Unfallchirurgische Klinik der Medizinischen Hochschule Hannover, Karl-Wiechert-Allee 9, D-3000 Hannover 61

Roosen, K., Dr.; Neurochirurgische Univ.-Klinik Essen, Hufelandstraße 55, D-4300 Essen 1

Rüter, A., Priv.-Doz. Dr.; Oberarzt am Department für Chirurgie der Universität Ulm, Steinhövelstraße 9, D-7900 Ulm

Ruidisch, M.H., Dr.; Leitender Arzt der Abteilung für Rückenmarkverletzte der BG-Unfallklinik Murnau, Postfach 1380, D-8110 Murnau

Sarvestani, M., Ass.-Prof. Dr.; Unfallchirurgische Klinik der Universität Mainz, Langenbeckstraße 1, 6500 Mainz

Saternus, K.-S., Dr.; Institut für Rechtsmedizin der Universität Köln, Melatengürtel 60–62, D-5000 Köln 30

Schaal, K.P., Prof. Dr.; Oberarzt am Hygiene-Institut der Universität Köln, Goldenfelsstraße, 5000 Köln 41

Schellmann, W.D., Dr.; BG Unfallklinik Frankfurt am Main, Friedberger Landstraße 430, D-6000 Frankfurt 60

Schiefer, W., Prof. Dr.; Direktor der Neurochirurgischen Universitätsklinik, Krankenhausstraße 12, D-8520 Erlangen

Schildberg, F.W., Priv.-Doz. Dr.; Chirurgische Klinik der Universität München, Nußbaumstraße 20, D-8000 München 2

Schilling, H., Dr.; Chefarzt der Unfallchirurgischen Abteilung des Krankenhauses Lünen, Unfallchirurgische Abteilung des St.-Marien-Hospitals, Altstadtstraße 23, D-4670 Lünen

Schmidt, Gg., Prof. Dr.; Direktor des Instituts für Rechtsmedizin der Universität Heidelberg, Voßstraße 2, D-6900 Heidelberg

Schnabl, P., Dr.; I. Chir. Univ.-Klinik, Alser Straße 4, A-1097 Wien

Schöffmann, W., Assistenzarzt Dr.; Universitätsklinik für Chirurgie, Landeskrankenhaus, Auenbruggerplatz, A-8036 Graz

Schöntag, H., Dr.; Wissenschaftlicher Assistent an der Chirurgischen Universitätsklinik und Poliklinik des Universitätskrankenhauses Eppendorf, Martinistraße 52, D-2000 Hamburg 20

Schöttle, H., Dr.; Oberarzt der Chirurgischen Klinik, Abteilung Unfallchirurgie, am Universitätskrankenhaus Hamburg-Eppendorf, Martinistraße 52, D-2000 Hamburg 20

Schottky, H., Dr.; Oberarzt, Chirurgische Klinik und Poliklinik der BG Krankenanstalten „Bergmannsheil", D-4630 Bochum

Schroeder, L., Dr.; Abteilung Allgemein-Chirurgie im Zentrum operative Medizin I der Universität Kiel, Hospitalstraße 40, 2300 Kiel

Schürmann, K., Prof. Dr. Dr.h.c.; Direktor der Neurochirurgischen Universitätsklinik Mainz, Langenbeckstraße 1, D-6500 Mainz

Schweiberer, L., Prof. Dr.; Direktor der Abteilung Unfallchirurgie an der Chirurgischen Universitätsklinik im Landeskrankenhaus Homburg, D-6650 Homburg

Schweikert, C.-H., Prof. Dr.; Direktor der Unfallchirurgischen Klinik am Universitätsklinikum Mainz, Langenbeckstraße 1, D-6500 Mainz

Schwencke, K., Dr.; Facharzt für Chirurgie, Allgemeines Krankenhaus Wandsbek, Alphonsstraße 14, D-2000 Hamburg 70

Sitzer, G., Dr.; Psychiatrische und Nervenklinik – Klinik für Neurologie, Roxeler Straße 131, D-4400 Münster

Spann, W., Prof. Dr.; Direktor des Instituts für Rechtsmedizin der Universität München, Frauenlobstraße 7a, D-8000 München 15

Sparwasser, H., Dr.; Urologische Klinik des Städt. Krankenhauses Kemperhof, D-5400 Koblenz-Kemperhof

Spier, R., Dr.; Oberarzt der BG Unfallklinik, D-6700 Ludwigshafen-Oggersheim

Spitzer, G., Prof. Dr.; Chefarzt der Unfallchirurgischen Abteilung des Kreiskrankenhauses Bad Hersfeld, Seilerweg 29, D-6430 Bad Hersfeld

Steinmann, H.W., Prof. Dr.; Neurochirurgische Klinik der Universität zu Köln, Joseph-Stelzmann-Straße 9, D-5000 Köln 41

Stöhrer, M., Dr.; Chefarzt der Urologischen Abteilung an der BG-Unfallklinik, D-8110 Murnau

Strube, H.-D., Dr.; Unfallchirurgische Universitätsklinik Mainz, Langenbeckstraße 1, D-6500 Mainz 1

Szyszkowitz, R., Prof. Dr.; Leiter des Department für Unfallchirurgie an der Universitätsklinik für Chirurgie, A-8036 Graz

Terhaag, D., Dr.; Neurochirurgische Universitätsklinik Köln, Josef-Stelzmann-Str. 9, D-5000 Köln 41

Thofern, E., Prof. Dr.; Direktor des Hygiene-Instituts der Universität Bonn, Venusberg, Klinikgelände 35, D-5300 Bonn

Thümmler, P., Dr.; Orthopädische Klinik des Universitätsklinikums im Klinikum der Gesamthochschule Essen, Hufelandstraße 55, D-4300 Essen

Todorow, S., Priv.-Doz. Dr.; Neurochirurgische Abteilung der Universität Tübingen, Poliklinik, Calwer Straße 7, D-7400 Tübingen

Trojan, E., Prof. Dr.; Ordinariat für Unfallchirurgie I. Chir. Univ.-Klinik, Alser Straße 4, A-1097 Wien

Tscherne, H., Prof. Dr.; Direktor der Unfallchirurgischen Klinik der Medizinischen Hochschule Hannover, Karl-Wiechert-Allee 9, D-3000 Hannover-Kleefeld

Turban, K.L., Dr.; Berufsgenossenschaftliche Unfallklinik Duisburg, Großenbaumer Allee 250, D-4100 Duisburg-Buchholz

Uebelhör, A., Dr.; Leitender Arzt der Abteilung für Septische Chirurgie der Berufsgenossenschaftlichen Unfallklinik Murnau, Postfach 1380, D-8110 Murnau

Uhlenbruch, K., Dr.; Oberarzt der Chirurgischen Klinik und Poliklinik der BG Krankenanstalten „Bergmannsheil", D-4630 Bochum

Ullmann, U., Priv.-Doz. Dr.; Hygiene-Institut der Universität Tübingen, D-7400 Tübingen

Vécsei, V., Dr.; Oberarzt, I. Chirurgische Universitätsklinik, Alser Straße 4, A-1097 Wien

Vitt, K.-D., Dr.; BG Unfallklinik, D-4100 Duisburg-Buchholz

Vogl, J., Dr.; Oberarzt an der Unfallchirurgischen Klinik im Klinikum Mannheim der Universität Heidelberg, D-6800 Mannheim 1

Voigt, G., Prof. Dr.; Vorstand des Instituts für gerichtliche Medizin der Universität Lund, Rättsmedicinska Institut, Sölvegatan 25, Lund (Schweden)

WAGNER, M., Dr.; I. Chir. Univ.-Klinik, Alser Straße 4, A-1097 Wien
WALDE, H.J., Dr.; Unfallchirurgische Universitätsklinik Mainz, Langenbeckstraße 1, D-6500 Mainz 1
WALZ, F., Dr.; Gerichtlich-Medizinisches Institut der Universität Zürich, Zürichbergstraße 8, CH-8028 Zürich
WEIGAND, H., Dr.; Unfallchirurgische Universitätsklinik Mainz, Langenbeckstraße 1, D-6500 Mainz
WEIGERT, M., Prof. Dr.; Chefarzt der Abteilung für Orthopädie und Traumatologie, Krankenhaus am Urban, Dieffenbachstr. 1, D-1000 Berlin 61
WEISS, H., Dr.; Oberarzt der Abteilung für Unfallchirurgie des Universitätsklinikums Essen, Hufelandstraße 55, D-4300 Essen
WELLER, S., Prof. Dr.; Ärztlicher Direktor der BG Unfallklinik Tübingen, Rosenauer Weg 95, D-7400 Tübingen
WENKER, H., Prof. Dr.; Chefarzt der Neurochirurgischen Abteilung im Städtischen Krankenhaus Neukölln, Rudower Straße 56, D-1000 Berlin 47
WESSELY, J., Dr.; Chirurgische und Poliklinik BG Krankenanstalten „Bergmannsheil", D-4630 Bochum
WILDE, C.D., Dr.; Universitätsklinikum der Gesamthochschule Essen, Abteilung für Unfallchirurgie, Hufelandstraße 55, D-4300 Essen
WILLITAL, F.H., Priv.-Doz. Dr.; Leiter der Kinderchirurgischen Abteilung der Universität Erlangen, D-8520 Erlangen
WINKELMÜLLER, W., Dr.; Oberarzt, Unfallchirurgie der Medizinischen Hochschule Hannover, Karl-Wiechert-Allee 9, D-3000 Hannover-Kleefeld
WIRTH, C.J., Dr.; Orthopädische Klinik München, Harlachinger Straße 51, D-8000 München 90
WISSING, H.J., Dr.; Universitätsklinikum der Gesamthochschule Essen, Abteilung für Unfallchirurgie, Hufelandstraße 55, D-4300 Essen
WUNDT, W., Prof. Dr.; Direktor des Instituts für Hygiene und Mikrobiologie im Klinikum Mannheim der Universität Heidelberg, Postfach 23, D-6800 Mannheim 1
ZICHNER, L., Dr.; Oberarzt, Orthopädische Universitätsklinik und Poliklinik Friedrichsheim, Marienburgstraße 2, D-6000 Frankfurt-Niederrad 71
ZIEROTT, G., Prof. Dr.; Stellvertr. Leiter d. Abteilung für Allgemein-Chirurgie im Zentrum operative Medizin I der Universität Kiel, Hospitalstraße 40, D-2300 Kiel
ZILCH, H., Dr.; Orthopädische Klinik und Poliklinik der FU Berlin, Oskar-Helene-Heim, Clayallee 229, D-1000 Berlin 33
ZIMMERMANN, M., Dr.; Chirurgische Klinik der Universität München, Nußbaumstraße 20, D-8000 München 2

Eröffnungsansprache des Präsidenten

Professor Dr. med. G. Dotzauer

Meine verehrten Damen, meine Herren,
liebe Kolleginnen und Kollegen,
hochverehrte Gäste!

Die Deutsche Gesellschaft für Unfallheilkunde ist 55 Jahre alt. Sie begeht ihre 41. Jahrestagung. Wir begrüßen die von nah und fern nach Berlin gekommenen Kollegen; sie werden über die Forschungsergebnisse des letzten Jahres berichten.

Wir sind gespannt, was uns erwartet!

Die große Zahl der Teilnehmer weist aus, welches Interesse den Tagungen unserer Gesellschaft entgegengebracht wird, denn es finden sich ja nicht nur Mitglieder der Deutschen Gesellschaft für Unfallheilkunde in Berlin ein.

Ich begrüße unter den Ehrengästen Herrn Professor Dr. phil. LÄMMERT, den Präsidenten der Freien Universität Berlin, und danke für das Interesse der Freien Universität Berlin an der Tätigkeit unserer Gesellschaft.

Des weiteren gilt mein Gruß dem Präsidenten des Bundesgesundheitsamtes, Herrn Professor Dr. FÜLLGRAFF,
dem Präsidenten der Apothekerkammer Berlin, Herrn STÜRZBACHER,
dem Präsidenten des Landesverbandes des Deutschen Roten Kreuzes, Herrn Medizinaldirektor Dr. SCHMIDT,
dem Herrn Vertreter des Malteser Hilfsdienstes Berlin, Herrn Senatsrat Dr. BAUER vom Landesinstitut für Arbeitsmedizin,
Herrn Senatsrat Dr. SANKOWSKY von der Senatsverwaltung für Gesundheit und Umweltschutz,
Herrn Assessor LAST, Landesverband Berlin der gewerblichen Berufsgenossenschaften,
Herrn Professor SCHLUNGBAUM, 1. Vorsitzender des Chefarztverbandes,
Herrn Senatsrat Dr. SPENGLER, Gerichtsarzt, Berlin.

Der Präsident der Landesärztekammer Berlin, Herr Professor Dr. HEIM, ist am heutigen Tage verhindert, er wird jedoch am Gesellschaftsabend unter uns sein.

Herr Professor JUNGMICHEL, Göttingen, bedauert, daß er aus gesundheitlichen Gründen nicht nach Berlin kommen kann. Sein großes Bedauern, nicht nach Berlin kommen zu können, spricht ebenfalls Herr Professor Dr. PEREZ de PETINTO, Justizministerium Madrid, aus.

Verständnis haben wir dafür, daß das Ehrenmitglied unserer Gesellschaft, Herr Professor Dr. JUNGHANNS, der zu den ständigen, immer noch aktiven Mitgliedern unserer Gesellschaft zählt, nicht unter uns weilt. Er hat am 15.11.1977 seinen 75. Geburtstag begangen und ist verreist. Wer hat nicht Verständnis hierfür!

Herr Professor Dr. BAUR, Schweizerische Unfallversicherungsanstalt, kann wegen anderweitigen Universitätsverpflichtungen nicht erscheinen.

Die Deutsche Gesellschaft für Unfallheilkunde betrauert in diesem Jahre den Tod von 22 Kollegen, die größtenteils viele Jahre lang in Treue zu ihr standen:

Professor Dr. Heinrich HAMMEL, Facharzt für Chirurgie und Urologie, Neustadt/Weinstraße, gestorben am 28.4.1976;
Dr. Eugen GÖBEL, Chefarzt der Chir. Abteilung des Krankenhauses der Barmherzigen Brüder in München, gestorben am 16.7.1976;
Dr. Alfons HERINK, ehemals Chefarzt der Chir. Abteilung des Knappschaftskrankenhauses Bardenberg, gestorben am 11.8.1976;
Obermedizinalrat Dr. Willy BAYER, ehemals Chefarzt der Chir. Abteilung des Kreiskrankenhauses Burglengenfeld, gestorben 1976;
Dr. Paul RIXEN, ehemals Chefarzt des St. Kornelius-Hospitals Dülken;
Professor Dr.Dr.h.c. Peter PITZEN, ehemals Direktor der Chir. Universitätsklinik Münster/Westfalen;
Dr. Werner EHRLICH, Facharzt für Chirurgie in Thalhofen an der Wertach;
Professor Dr. Siegfried KOEPPEN, ehemals Chefarzt der Inneren Abteilung des Stadtkrankenhauses Wolfsburg, gestorben am 27.12. 1976;
Dr. Werner RATH, ehemals Chefarzt der Unfallabteilung des St. Vinzenz-Hospitals in Köln-Nippes, gestorben am 31.12.1976;
Dr. Eberhard STEDEN, ehemals Chefarzt der Chir. Abteilung des St. Marien-Hospitals Herne, gestorben am 3.1.1977;
Dr. Walther BAUMANN, ehemals Chefarzt der Chir.-Orthop.-Klinik Dr. Baumann in Stuttgart, gestorben am 4.1.1977;
Dr. Fritz ARNDTS, ehemaliger Gesellschaftsarzt der Alten Leipziger Lebensversicherungs-Gesellschaft, gestorben am 6.2. 1977;
Dr. Hans BRÄUTIGAM, Chefarzt der Chir. Abteilung des Städtischen Krankenhauses Achern, gestorben am 20.2.1977;
Professor Dr. Friedrich WARNER, ehemals Chefarzt der Oststadt-Klinik Mannheim, die von ihm selbst errichtet und nach der Zerstörung im 2. Weltkrieg wieder aufgebaut worden war. Professor Dr. WARNER war auch Mitbegründer des Bundesverbandes der für Berufsgenossenschaften tätigen Ärzte nach dem 2. Weltkrieg. Im Landesverband Südwestdeutschland der gewerblichen Berufsgenossenschaften übte er die Funktion des Beratenden Arztes aus. Er starb am 26.3.1977;
Dr. Peter KLASSEN, Chefarzt der Medizin. Abteilung der Deutschen Herold-Versicherungen in Bonn, gestorben am 11.4.1977;
Dr. Willy BELZ, ehemaliger Chefarzt des Kreiskrankenhauses Regenwalde in Pommern, später Facharzt für Chirurgie in Osterhagen am Südharz, gestorben am 26.4.1977;

Dr. Julius SINZINGER, Facharzt für Chirurgie in München, gestorben am 1.5.1977;
Dr. Hein EWE, Facharzt für Chirurgie in Bad Oeynhausen, gestorben am 10.5.1977;
Dr. Wilhelm BANGE, Chefarzt der Chir. Abteilung des St. Hildegard-Krankenhauses in Berlin, gestorben am 1.7.1977;
Dr. Ludwig HUMBORG, Facharzt für Chirurgie in Bad Driburg, gestorben am 15.10.1977;
Professor Dr. Gustav HAUBERG, Chefarzt der Orthopädischen Heilanstalt Annastift in Hannover Kleefeld;
Dr. Helmut MÜLLER, Chefarzt der Chir. Abteilung des Krankenhauses Paul-Gerhardt-Stift in Berlin, gestorben am 18.10.1977.

Ich danke Ihnen, daß Sie das Andenken unserer verstorbenen Kollegen geehrt haben.

Eine arbeitsreiche Tagung liegt vor uns. Sie werden verstehen, daß ich als Rechtsmediziner mit dem Schwerpunkt Verkehrsmedizin bei der Gestaltung dieses Kongresses vielleicht etwas von der üblichen Themenauswahl abgewichen bin. So ist die heutige Vormittagssitzung der "Verkehrsmedizin" gewidmet. Der Festvortrag und das erste Referat zeigen auf, daß viele der verkehrsmedizinischen Fragestellungen nicht mehr allein von Klinikern, Pathologen oder Rechtsmedizinern behandelt werden können, sondern daß eine erfolgversprechende Entwicklung nur gemeinsam mit den Vertretern anderer Disziplinen zu erreichen ist.

Das zweite Hauptthema: "Krankenhaushygiene" zeigt unsere Aufgeschlossenheit für jene Fragen, die dem Wohl der uns anvertrauten Patienten zugute kommt.

Die Richtlinien über Erkennung, Verhütung und Bekämpfung von Krankenhausinfektionen (Bundesgesundheitsbl. 19,1,1976) bzw. die Anlage zu Ziffer 5.3.7. dieser Richtlinien, betreffend die Weiterbildung zur Hygiene-Fachschwester bzw. zum Hygiene-Fachpfleger (Bundesgesundheitsbl. 20,12,1977) zwingen, neue Wege zu beschreiten.

Wenn am Freitag aktuelle Probleme zum "Schädelhirntrauma" und den "Halsmarkverletzungen" diskutiert werden, wenn u.a. neurochirurgisch tätige Kollegen über Fortschritte und ihre Probleme referieren werden, dann wissen wir, wie nötig es ist, neueste Erkenntnisse auf breiter Basis darzulegen. Der Anteil dieser Verletzungsgruppen ist, besonders bei den Polytraumatisierten, sehr groß.

Ein klassisches Thema der Unfallheilkunde schließt unsere Tagung mit den Fragestellungen über die "Unterarmschaftbrüche" ab.

Ich hoffe, daß Sie bereichert, voll neuer Erkenntnisse und Erfahrungen am Sonnabend-Nachmittag Berlin verlassen, um bereits die Tagung 1978 in Ihre Terminkalender einzutragen.

In die Begrüßung darf ich einflechten, daß mir bei der Ausrichtung dieses Kongresses viele Kollegen ihre Hilfe angeboten hatten; viel Arbeit wurde geduldig von Frau VOPEL und meinen Mitarbeitern übernommen. Dank sage ich ihnen.

Ich eröffne die 41. Jahrestagung und darf Herrn Senatsdirektor NAULIN bitten, im Namen des Senates von Berlin einige Worte an uns zu richten.

Berlins Bürgermeister STOBBE sowie Herr Senator PAETZOLD sind durch eine andere Tagung am Erscheinen verhindert.

Festvortrag

Professor Dr.-Ing. H. Praxenthaler, Köln
Präsident der Bundesanstalt für Straßenwesen

Verkehrsunfallforschung, eine interdisziplinäre Aufgabe

Meine sehr verehrten Damen, meine Herren!

Dank an Sie, Herr Präsident, Dank an die Deutsche Gesellschaft für Unfallheilkunde für die ehrenvolle Einladung, bei Ihrer Jahrestagung zu sprechen. Ein guter Anlaß, wieder in Berlin zu sein; in dieser Stadt, von der Jean PAUL gesagt hat, sie sei mehr ein Weltteil als nur eine Stadt. Ein Teil der Welt, mit dem wir nicht nur durch Geschichte und Sprache, nicht nur politisch verbunden sind, sondern dessen Lebenskraft und Weltoffenheit uns immer wieder Bewunderung abringen, ja Faszination bewirken.

Von Universalität und Weltoffenheit zeugt auch, daß heute hier einem Ingenieur das Wort gegeben wird, um vor einem großen Kreis von Ärzten und Wissenschaftlern in einem Einleitungsvortrag über den interdisziplinären Charakter der Verkehrsunfallforschung zu sprechen.

Lassen Sie mich zunächst versuchen, mit einigen Begriffen ins reine zu kommen. Forschung ist definiert worden als ein Verfahren zur Formulierung und Lösung ausgewählter Probleme, das sich wissenschaftlicher Methoden bedient. Als Lösungsverfahren ist sie demnach auf Ergebnisse und insofern auf Erkenntniszuwachs sowie Verwertbarkeit und Verwendung angelegt (1). Hier ist allerdings sogleich der Blick auf eine in mancher Version kursierende These zu richten. Forschung sei nur dann sinnvoll, wenn aufgrund vorausgehender kritischer Prüfung Klarheit darüber bestehe, daß und in welcher Weise die Ergebnisse in der Praxis Anwendung finden werden. Von NOVALIS stammt das Wort "Hypothesen sind Netze, nur der wird fangen, der auswirft". Es läßt sich ergänzen:... der den Mut hat auszuwerfen und andererseits, der in Freiheit auswerfen darf; der nicht fürchten muß, sofort in die Pflicht genommen zu werden. Gewiß kann die Garantie der Freiheit von Wissenschaft und Forschung nicht einfach Garantie einer umfassenden Autonomie sein. Aber ebenso wie die Öffentlichkeit Anspruch darauf hat, daß öffentlich getragene Forschung vorrangig nach den Bedürfnissen der Allgemeinheit ausgerichtet wird, daß sie sozialgebunden ist, muß andererseits den Forschenden ein Freiraum zum "Auswerfen der Netze" in ungewisse, vielleicht ertraglose Gewässer zugestanden werden.

Unkritische Wissenschaftsgläubigkeit und undifferenzierte geduldige Forschungsförderung gehören der Vergangenheit an, und das nicht zu unrecht; an ihre Stelle darf jetzt aber nicht die Vorstellung treten, Forschungsbedarf und Zielgewichtung ließen sich etwa schlechthin von außen her mit dem sogenannten gesunden Menschenverstand beurteilen und festlegen. Und es darf schon gar nicht jenen Raum gegeben werden, deren Ideen darin gipfeln, Forschungspolitik solle sich weitgehend an den Ergebnissen breiter und womöglich besonders geschichteter Volksbefragungen orientieren.

Nun zur Unfallforschung: Die Aussage, von der Raumfahrt sei zu lernen, daß es besser ist, die Gedankenarbeit auf die Planung von sich gegenseitig überwachenden Sicherheitssystemen zu konzentrieren als die verkohlte Kapsel aus dem Meer zu fischen und nach den Ursachen der Katastrophe zu forschen, vereinfacht zwar stark und trifft auch nicht die terrestrischen Massenphänomene Unfall; sie gibt uns aber einen Hinweis zur Definition: Unfallforschung ist nämlich nicht etwa allein Erforschung der Ursachen oder gar nur Auswertung geschehener Unfälle, sondern ist auch Prognose der Gefahr, d.h. Erarbeitung von Gefährdungsvoraussagen; je nach Unfallbereich sind diese in unterschiedlichem Maße gestützt auf den Rücklauf aus der Analyse von Unfällen - in der Reaktortechnik beispielsweise gab und gibt es nur eine sehr begrenzte Anzahl von Fakten konkreter Unfallereignisse. Wenngleich auf dem Gebiet des Straßenverkehrs - darauf möchte ich im folgenden die Thematik einschränken - aus der Analyse geschehener Unfälle, insbesondere der großen Zahl wegen, eine Fülle von Erkenntnissen und Ergebnissen gewonnen werden kann, so müßten doch auch hier prognostische Arbeitsweise und Verfahren mehr als bisher zu einer wichtigen Grundlage gemacht werden. So laufen an Straßenkreuzungen zahlreiche kritische Verkehrsvorgänge ab; die tatsächlichen Unfälle sind indessen, weil vom Zufall beeinflußt, nicht immer ohne weiteres gefahrentypisch. Vertiefte Erkenntnisse könnten sich möglicherweise über eine Verknüpfung zwischen Unfallgeschehen und einer im mathematischen Modell zeitgerafften Simulation des Verkehrsablaufes und der sich dabei ergebenden Konfliktsiutation gewinnen lassen. Zwischen theoretischer Prognose und herkömmlicher Unfallanalyse wäre einzuordnen die Erfassung der "Beinahe-Unfälle", ein relativ aufwendiger, aber aussichtsreicher, weil nicht an das - statistisch gesehen - seltene Kriterium des Unfalles unmittelbar gebundener Ansatz, der in jüngster Zeit auch international verstärkt verfolgt wird. Ob hiermit auch die angesprochene Verknüpfung zwischen Unfallgeschehen und mathematischem Modell erreicht werden kann, ist beim derzeitigen Stand allerdings noch eine offene Frage.

Soviel, um den vielfach verwendeten zu engen Begriff Unfallursachenforschung auszuweiten.

Unfallforschung ist eine "interdisziplinäre Aufgabe". Eine Erkenntnis von gestern, eine inzwischen abgegriffene Aussage, die längst den Glanz des Neuen eingebüßt hat, ebenso wie diese Begriffsgesellschaft von multidisziplinär, interfakultativ, mehr- und multidimensional bis hin zu dem wieder zu Ehren gelangten, schlichten Wort fachübergreifend. Doch, volle Kongruenz der Begriffe ist selbstverständlich nicht gegeben, und ich möchte Gewinn aus der Vielfalt ziehen und später - ohne terminologische Festlegung - auch von Dimensionen sprechen; denn damit eröffnet sich die Möglichkeit, mehr einzubeziehen als nur die wissenschaftlichen Disziplinen im engeren Sinne und Interdependenzen aufscheinen zu lassen, die in die Realität des Kampfes gegen den Unfall hineinführen.

Vorab aber einen Blick auf einige Probleme des interdisziplinären Forschens. Der Wunsch, stets alle möglicherweise tangierten Disziplinen zunächst gleichgewichtig zu beteiligen und über den Lernprozeß in der interdisziplinären Gruppe die sachgemäße Begrenzung zu suchen, stößt häufig an forschungsökonomische Grenzen. Zwar hat die Unfallforschung einen relativ hohen Anteil von Aufgabenstellungen interdisziplinärer Art; unbeschadet dessen muß jeweils geprüft werden, wie breit sie anzulegen ist; zunächst auch, ob sie monodisziplinär geleistet werden kann, und fortschreitend, ob das Zusammenwirken von zwei oder von mehreren Disziplinen erforderlich ist und dabei gegebenenfalls, ob eine unter ihnen vorrangig ist und daher eine Leitfunktion hat. Eine derartige Gewichtung der Disziplinen kann naturgemäß zeitlicher Änderung unterworfen sein.

Ein bekanntes Beispiel für unmittelbare interdisziplinäre Teamforschung sind die sogenannten "in depth-studies", örtliche Unfalluntersuchungen, bei denen Medizin, Kraftfahrzeugtechnik und Psychologie zusammenwirken und mit denen hier in Berlin wie in Hannover und Heidelberg beachtliche Erfolge erzielt wurden. Daß Wissenschaftler verschiedener Disziplinen gemeinsam und zeitgleich vor Ort forschen, wird allerdings, über den gesamten Forschungsbereich gesehen, auch künftig nicht die Regel sein. Breitere Anwendung hat hingegen gefunden und sollte noch mehr finden das Verfahren, die Gliederung und Ausgestaltung des jeweiligen Forschungskomplexes einer interdisziplinären Gruppe anzuvertrauen. Sie sichtet das Umfeld, fächert gegebenenfalls den Komplex in monodisziplinäre Teilprojekte auf und führt insbesondere nach Abschluß der Forschungen die Ergebnisse zusammen. Für eine erfolgreiche Gruppenarbeit sind freilich hohe Kommunikationsfähigkeit, eine besondere Redlichkeit im Beharren und Nachgeben und eine hohe wissenschaftliche Eigenleistung des Einzelnen unabdingbare Voraussetzungen. Die Forderung, möglichst rasch eine gemeinsame Sprache zu finden und die Grenzen zwischen den einzelnen festgefügten, oft auch verkrusteten Fachterminologien zu überwinden, ist dabei vielfach besonders schwer zu erfüllen. Verstehen wollen und das Bemühen, sich soweit irgendmöglich und zulässig einfach auszudrücken, müssen hier gleicherweise die Haltung der Zusammenwirkenden bestimmen. Und schließlich noch als Anmerkung: Es kann nicht ganz übersehen werden, daß bei uns interdisziplinäres Forschen weitgehend in einer Zeit begann, in der jedwede Fremdsteuerung abgelehnt wurde und sich das Modell der Gruppe als ein sich selbst regulierendes System überstarker Wertschätzung erfreute. Diese ideologisch befrachtete Betonung führte auch dazu, daß sich zuweilen offensichtlich nur vom Rande her beteiligte Disziplinen mit hohem Anspruch dauerhaft in Projekten festzusetzen versuchten, und ihr Dominanzstreben stand dann nicht selten in umgekehrtem Verhältnis zur Bedeutung dessen, was von ihnen überhaupt geleistet werden kann. Nichts spricht selbstverständlich dafür, die bestehende Disziplinstruktur in der Unfallforschung, die durch das Zusammenwirken von Humanwissenschaften, Naturwissenschaften, Technik und Wirtschaftswissenschaften geprägt ist, in Frage zu stellen; jede grundsätzliche Änderung wäre absurder Rückschritt.

Ich möchte nun auf einige mir wesentlich erscheinende Dimensionen - die methodische, ökonomische, rechtliche und gesellschaftliche - zu sprechen kommen.

Bert BRECHT läßt seinen Galilei im Zusammenhang mit der Beobachtung der Sonnenflecken sagen "... ja wir werden alles, alles noch einmal in Frage stellen ... und was wir heute finden, werden wir morgen von der Tafel streichen und erst wieder anschreiben, wenn wir es noch einmal gefunden haben. Und was wir zu finden wünschen, das werden wir, gefunden, mit besonderem Mißtrauen ansehen. Also werden wir an die Beobachtung der Sonne herangehen mit dem unerbittlichen Entschluß, den Stillstand der Erde nachzuweisen. Sollte uns aber dann jede andere Annahme als diese unter den Händen zerronnen sein, dann keine Gnade mehr mit denen, die nicht geforscht haben und doch reden" (2). Hier ist mit den Mitteln des Dichters glänzend dargestellt, was wir unter Hypothesenbildung und Falsifizierung verstehen, was an Sorgfalt der Forschung und an fortdauernder kritischer Selbstprüfung des Forschers zu fordern ist. Im gleichen Zusammenhang wird noch gesagt "Wir werden im Schnekkentempo vorangehen!" Ja, wer kann das heute noch? Trotzdem, wir sollten uns immer wieder fragen, ob wir nicht zu rasch dahineilen, weil alle Welt auf ein Ergebnis wartet und drängt. Wir müssen uns ständig um den Kompromiß zwischen vertiefender Gründlichkeit und Zeitmaß mühen, und es sollte uns die Mahnung von BRECHT und auch das Wort von HESSE "... die Wurzeln tiefer treiben, nicht an den Ästen rütteln," vor Augen sein, wenn wir versucht sind, zu rasch etwas herauszustellen, weil es verlangt wird oder weil es uns selbst danach verlangt. Bekanntlich wird gerade in Gebieten, in denen längst hätten Aktivitäten entwickelt werden müssen, die Wissenschaft häufig mit zu enger Frist gefordert. Dann muß an den Ästen gerüttelt werden; kein Wunder, daß nur Unreifes geerntet wird.

Der geschilderte Vorgang der Hypothesenbildung und des wiederholten Infragestellens vollzieht sich durchaus auch in praxisnahen Forschungen. Bei den Großversuchen über Geschwindigkeitsbeschränkungen auf Landstraßen und Autobahnen - bekanntgeworden unter "Tempo 100" und "Tempo 130" - ergab sich ein Unfallrückgang im Untersuchungszeitraum bzw. beim Vergleich verschiedener Strecken. Arbeitshypothese! Rückgang infolge Tempolimit. Diese Hypothese muß von der Tafel gestrichen werden, und sie darf erst wieder angeschrieben werden, wenn das Ergebnis noch einmal gefunden ist. Es sind Fragen über Fragen zu stellen, an verschiedene Disziplinen: Inwieweit ist bei dem Zahlenrückgang für Verletzte und Tote eine vermehrte Benutzung des Sicherheitsgurtes im Spiel, sind die Straßen und Kraftfahrzeuge sicherer geworden, fährt man infolge intensiver Aufklärung und Verkehrserziehung ohnehin defensiver, welchen Anteil hat das verbesserte Rettungswesen, und sind alle diese Faktoren zusammen nicht schon hinreichende Erklärung für den Unfallrückgang? Hier muß mit beinahe fanatischer Wahrheitssuche gegen die erste Arbeitshypothese angegangen und es müssen Gegenhypothesen aufgestellt werden. Dabei muß aber gegenwärtig sein, daß eine Hypothese niemals durch eine einzige widersprechende Tatsache widerlegt wird, sondern immer nur durch eine andere Hypothese, die mehr Tatsachen einzuordnen vermag.

Die Hypothese, Tempolimit trage zur Unfallminderung bei, hat sich gehalten; bei Tempo 100 mit noch größerem Gewicht als bei Tempo 130. Die Wissenschaftler haben hinsichtlich der Autobahngeschwindigkeit differenziertere Folgerungen gezogen. An Schelte, das Ergebnis lasse Eindeutigkeit vermissen, fehlt es nicht. Dies ist aber gelassen hinzunehmen, viel schwerer würde der Vorwurf wiegen, hochkomplexe Zusammenhänge seien unzulässig in Richtung dessen - und hier noch einmal BRECHT - "was wir zu finden wünschen" - vereinfacht worden.

Mit der Forderung nach wissenschaftlich einwandfreier Methodik eng verknüpft ist jene nach Beherrschung und fallgerechter, sorgfältiger Anwendung der Statistik. Gegen kaum einen Wissenschaftszweig ist soviel Unsinniges gesagt worden; er wird ebenso oft überschätzt wie belächelt, und es ist nicht selten zu hören, Statistik sei ein zweifelhaftes, lebensfernes Instrument, mit dem man alles, d.h. nichts beweisen könne, und andererseits, sie sei der Manipulation bestes und willfähriges Hilfsmittel. Alles spricht hingegen dafür, sie gleichrangig neben die problemrelevanten Disziplinen zu stellen. Sie ist heute hochentwickelt und eben auf diesem hohen Niveau muß mit ihr gearbeitet werden. Dabei läßt sich bei schwierigen Zusammenhängen nicht vermeiden, daß wir uns in die Hand der Statistiker geben, weil nämlich die Lehre von den Verteilungen, von Regression und Signifikanz, von Stichprobenumfang und Homogenität u.a.m. sehr kompliziert ist und ihre Anwendung nicht zuletzt ständigen "Trainings" bedarf.

In extremem Gegensatz zur interdisziplinären wissenschaftlichen Problembehandlung steht die Einzelfallbewertung aus der Sicht nur einer Disziplin. Da hängen in einem Unfallwagen Verletzte und Getötete in einem Sicherheitsgurt. In letzter Minute gelingt es, eine lebensbedrohende Bauchverletzung erfolgreich zu behandeln. Noch bevor aber Sachverständige den Unfallhergang analysieren, aufgrund der Deformation der Fahrzeuge rekonstruieren, macht der Unfall Schlagzeilen. Schlagzeilen gegen den Gurt, Verwirrung breitet sich aus, ein Teil des Werbeerfolges für das Gurtanlegen wird zunichte gemacht. Die interdisziplinäre Untersuchung ergibt ein anderes Bild! Nur eines der Opfer hätte möglicherweise ohne Gurt überlebt, einem Insassen wurde der Gurt zum Lebensretter, das zweite Unfallopfer hatte keine spezifischen Gurtverletzungen; die Bauchverletzung entstand mit hoher Wahrscheinlichkeit, weil der Gurt zu lose angelegt war. Aus der medizinischen Beurteilung wäre zunächst nur die warnende Feststellung abzuleiten gewesen, daß andere Verletzungsbilder, vor allem infolge des gefürchteten Submarinings entstehen, und daß die Kenntnis davon dem Kraftfahrer vermittelt werden und daß sie bei der Versorgung präsent sein muß. Um aber der Frage, in welcher Zahl von Fällen der Gurt schwerere Folgen bewirken kann, näher zu kommen, gibt es nur die statistisch einwandfrei angelegte und durchgeführte Großzahluntersuchung. Die gleichzeitig zu fordernde interdisziplinäre Problembehandlung schützt vor Fehlbeurteilung und übereilter Aussage ebenso wie vor bedenklichen Augenblicksforderungen.

Die plakative Maxime "Jeder Tote ist zuviel" beherrscht das Feld der Verkehrsaufklärung und Verkehrserziehung. Darüber hinaus hat sie ihre strategische Berechtigung, wenn dagegen anzukämpfen ist, daß die Verkehrssicherheit als gesellschaftliches Ziel in ihrer Bedeutung zurückgedrängt wird. Problematisch wird dieser Satz aber in der häufig zu findenden Ausdeutung, es sei jeder noch so hohe Aufwand berechtigt, um ein - oder sagen wir, um relativ wenige - Verkehrsopfer "einzusparen".

Für alle öffentlichen Aufgaben wird heute bekanntlich gefordert, die "ökonomische Meßlatte" anzulegen und über die abgegrenzte Einzelbeurteilung von Maßnahmen hinaus ergeht der Ruf nach Festlegung von Prioritäten in einer ökonomisch ausgerichteten Dringlichkeitsreihung. Im Bereich der Verkehrssicherheit ist die Reaktion auf die Absicht solch scheinbar pietätlosen Nutzen-Kosten-Kalküls nicht ausgeblieben. Man verweist die Methoden in die Wirtschaft und in den Investitionsbereich zurück und sagt, beim Unfall könne sie nicht Platz greifen, weil es um Menschenleben gehe. Dieser Denkansatz ist falsch; gerade weil es um Menschenleben geht, muß versucht werden, die naturgemäß immer begrenzten Mittel so einzusetzen, daß Lebens- und Gesundheitsverlust in möglichst hohem Maße vermieden wird. Ebenso wie medizinische Reihenuntersuchungen im Hinblick auf das Nutzen-Kosten-Verhältnis nicht auf seltene Krankheiten, sondern auf bekannte Geißeln der Menschheit angesetzt werden, ist es auch in der Straßenverkehrssicherheit ein nicht nur mit dem Humanitätsstreben verträgliches, sondern aus ihm heraus sogar gebotenes Verhalten, Nutzen und Kosten einer Maßnahme gegeneinander abzuwägen. Dabei muß auch die - in den einzelnen Ländern unterschiedliche - Scheu vor der monetären Bewertung des menschlichen Lebens überwunden werden. Mit ihr vollzieht sich nicht ein Abgleiten in kalte materialistische Denkansätze, die mit unserer Wertordnung nicht vereinbar sind, sondern es soll vielmehr die ethisch-soziale Forderung nach mehr Verkehrssicherheit in möglichst hohem Maße Erfüllung finden.

Vor einiger Zeit stand man vor der Frage, ob Vorschriften über die Ausrüstung von Personenkraftwagen mit Kopfstützen und insbesondere ein Verbot des Einscheibensicherheitsglases zugunsten der Verbundglasscheibe erlassen werden sollen. Festzustellen war dabei nicht primär, ob eine Schutzwirkung bzw. ob bestimmte Vorteile gegeben sind; dies gilt für die Kopfstütze beim Heckaufprall als völlig unbestritten und auch die Verbundglasscheibe zeigt in der Gesamtbeurteilung gegenüber der anderen Scheibenart Vorteile. Festzustellen war vielmehr, ob eine gesetzliche Maßnahme aufgrund von Nutzen-Kosten-Überlegungen begründet ist, d.h. ob die bei allgemeiner Anordnung entstehenden Kosten deutlich unter dem zu erwartenden Nutzen liegen. In beiden Fällen haben interdisziplinäre Expertengespräche und eingehende Analysen stattgefunden, und zwar mit dem Ergebnis, daß aus gesamtwirtschaftlicher Sicht gesetzliche Maßnahmen nicht angezeigt erscheinen. Dabei spielte bekanntlich für die Kopfstütze eine wichtige Rolle, daß nach neueren biomechanischen Untersuchungen davon auszugehen ist, daß der Rückprall des in den Gurt geworfenen Körpers relativ energiearm, d.h. nicht sehr heftig ist. Daraus leitet sich ab, daß die These, der Gurt bedinge zwingend die Kopfstütze, nicht mehr aufrechterhalten werden kann. Im Streit um die Windschutzscheibe setzte sich in der interdisziplinären Analyse - allerdings gegen medizinische Bedenken vor allem seitens der Ophthalmologen - die Auffassung durch, daß insbesondere im Hinblick auf die Gurtbenutzung der Scheibenart nur mehr eine geminderte Bedeutung zukommt.

Diese Untersuchungen, an denen vor allem Mediziner, Ingenieure und Ökonomen beteiligt waren, haben erneut gezeigt, wie eine gründliche interdisziplinäre Analyse neue Gesichtspunkte bringt und vor allem verdrängten Gesichtspunkten wieder das rechte Gewicht zu geben vermag. Gleichwohl, diese Aussagen wurden verschiedentlich als Millionenspiel hart kritisiert, und was noch schlechter ist, es wurden gesamtwirtschaftliche Betrachtungen mit Feststellungen über Wert oder Unwert der genannten Bau- bzw. Ausrüstungsteile verwechselt. Im übrigen! Bezüglich der Verbundglasscheibe sind inzwischen von der Industrie Fakten gesetzt worden; vielleicht kommt es zu einem ähnlichen verkaufsorientierten Sicherheitszuwachs auch hinsichtlich der Kopfstütze.

Den Gedanken zur ökonomischen Dimension sei eine vorsichtig fragende Bemerkung über die jüngst wieder mit Nachdruck und nicht ohne Widerhall geforderten obligatorischen ärztlichen Untersuchungen aller Fahrerlaubnisbewerber sowie der periodischen Wiederholungsuntersuchungen angefügt! Dem Problem, wie sich der erhebliche Aufwand zu dem zu erwartenden Nutzen bzw. Sicherheitsgewinn verhält, muß man sich konsequenterweise auch hier stellen. Wie von selbst drängt sich trotz bestehender Unterschiede der Bezug zu anderen medizinischen Vorsorgeuntersuchungen auf. Diese nur eingeblendete Frage lenkt noch hin zu der in der ökonomischen Betrachtung wichtigen Problematik der Grenzziehung. Sollte man, was methodisch zwingend wäre, bei den Optimierungsbestrebungen über den jeweiligen Sektor hinausgreifen, hier z.B. auch die Arbeitsunfälle einbeziehen, und warum soll man eigentlich nicht die Grenze des Sicherheitsbereiches überschreiten, hinüber zu anderen lebensbedeutenden Sektoren, denn Verkehrssicherheit ist ohne Zweifel ein sehr wichtiges, aber nicht das einzige Ziel der Gesellschaft. Als praxisnahe Vorstellung gibt es aber wohl doch nur jene einer sinnvollen sektoralen Abgrenzung der Optimierungsbereiche, wenn man sich nicht in ausufernde allgemeine Nützlichkeitsbetrachtungen verlieren will. So wird derzeit z.B. bei der Entwicklung neuer zukunftsgerechter Kraftfahrzeuge die naheliegende engere Abgrenzung mit den Zielen Safety, Energy, Environment - Sicherheit, Energie, Umwelt - verfolgt.

Beim Verkehrsgerichtstag 1977 ist formuliert worden, daß alle wissenschaftlichen Erkenntnisse und praktischen Erfahrungen solange zur Verkehrssicherheit nichts oder doch nur wenig beitragen können, als sie nicht in verbindliche Rechtsnormen umgesetzt werden (3). Die Aussage geht sicher zu weit, aber sie stößt die Tür auf zu dem Spannungsfeld zwischen freier Entfaltung der Persönlichkeit und Reglementierung, zur Frage nach Zwang und Strafe, oder anders, zur rechtlichen, gesellschaftspolitischen und auch politischen, ja sogar zur ethischen Dimension der Verkehrssicherheitsprobleme. Wieviele von denen beispielsweise, die lautstark und nicht immer ohne Grund gegen den Schilderwald zu Felde ziehen, vergegenwärtigen sich eigentlich, daß sich hier nicht Reglementierlust der Behörden auslebt, sondern daß der Schilderwald vor allem entsteht, weil sich Gesetzgeber und örtliche Stellen zu einem hypertrophen

Haftungsdenken gedrängt sehen, für das nicht zuletzt die Gerichte verantwortlich sind; und auch, weil vielfach den örtlichen Wünschen der Bevölkerung zu sehr nachgegeben werden muß. Recht und politische Einflüsse stehen gegen die eindeutige wissenschaftliche Erkenntnis, daß der Mensch nur in engen Grenzen fähig ist, Informationen unter den Bedingungen des Straßenverkehrs aufzunehmen.

Noch einmal zum Sicherheitsgurt, denn kaum irgendwo greifen Disziplinen und Dimensionen so eineinander: Psychologie, Pädagogik und Werbung, Kraftfahrzeugtechnik, Biomechanik, Materialprüfung und - seit der Anlegezwang in die Diskussion kam - auch Verfassungs- und Straf- bzw. Ordnungsrecht. Klarer Befürwortung standen und stehen Bedenken hinsichtlich der Verfassungsmäßigkeit gegenüber. Zunächst konzentrierten sich die Zweifel auf die berechtigte und schwerwiegende Frage, mit welcher Wahrscheinlichkeit Unfälle entstehen, bei denen das Tragen des Gurtes nachteilig gewirkt hat. Es bildete sich die "1%-Marke" heraus und von daher auf breiterer Front die Ansicht, der Anlegezwang sei rechtlich vertretbar. Doch die Gegner sind nicht verstummt, sie scheinen sich vielmehr zu formieren für den Fall, daß man die Nichtbeachtung mit Strafe belegen will. Verständnislos steht man mancher Argumentation aus neuerer Zeit gegenüber, vor allem wenn der grundgesetzliche Schutz der Sphäre privater Lebensgestaltung beschworen und von einem letzten unantastbaren Bereich menschlicher Freiheit gesprochen wird, der der Einwirkung der gesamten öffentlichen Gewalt entzogen ist; wenn bei der Entscheidung über das Anlegen oder Nichtanlegen des Gurtes von letzten Dingen im Sinne der Theologie die Rede ist und wenn schließlich das Problem aus der harten Realität unserer Verkehrsszenerie mit der Feststellung herausgerückt wird, wo Gesundheit und sogar Menschenleben auf dem Spiele stehen und höchstpersönliche Rechtsgüter geschützt werden müssen, gehe es nicht an, sich an statistisch errechneten Prozentzahlen zu orientieren (4). Leichthin werden die Eigengefährdungen bei Skilauf und Bergsteigen bemüht und andererseits das den Anlegezwang wesentlich mittragende Argument, daß der Gurt auch dem Schutz Dritter dient, als unbewiesen beiseite geschoben. Es ist meines Erachtens unstreitig, daß der Gurt nicht ausschließlich Selbstschutz, sondern auch potentieller Schutz für andere ist. Jeder Verkehrsteilnehmer muß ein Interesse daran haben, daß sein Unfallgegner möglichst lange reaktionsfähig bleibt, d.h. für den anderen verläuft der Unfall nicht selten weniger folgenschwer, wenn noch manövriert werden kann. So können z.B. angegurtete Fahrer - im Gegensatz zu den durch einen Aufprall bewußtlos gewordenen - ihr havariertes Fahrzeug möglicherweise noch aus der Fahrbahn steuern und damit einen Kettenunfall verhindern; angegurtete Fondinsassen werden nicht auf Fahrer und Beifahrer geschleudert - eine nach neueren Untersuchungen relativ häufige schädigende Kollisionsfolge; oder sei es, daß vor einem plötzlich auftauchenden Kind unverzüglich scharf gebremst werden muß und dies geschehen kann, frei von der Befürchtung, der Beifahrer werde gegen die Windschutzscheibe prallen.

Beachtliche Ansätze zu interdisziplinärer Zusammenarbeit zwischen Juristen und Wissenschaftlern anderer Disziplinen sind zweifellos vorhanden. Der Dialog sollte noch weiter verstärkt werden, um insbesondere auch in die Bildung richterlicher Auffassungen die Fakten und Ergebnisse der Forschung einfließen zu lassen.

Was Freiheit ist, darüber denken wir heute gründlicher denn je nach. Das Bild eines weithin normenfreien Lebens, in dem positive Motivation nahezu jeglichen Zwang ersetzt, hat fasziniert; aber es war ein Trugbild. Wir sollten mit dem Freiheitsbegriff auch auf dem Felde der Verkehrssicherheit nüchterner umgehen und erkennen, wo die Grenze zur Unfreiheit wirklich verläuft. Begriffe wie Kontrolle und Überwachung, im Sprachklang diskriminierend geworden und vielfach aus subversiver Absicht verteufelt, sollten wieder ohne dogmatische Gegenhaltung diskutiert werden, und wir sollten auch aufhören zu glauben, es müsse nur jede Regel und jedes Verbot verständlich gemacht werden, dann würden sie schon befolgt. Wir sehen dies besonders deutlich bei der Verkehrsabwicklung an Baustellen der Autobahnen, wo tatsächlich - wie gefordert - Regelung sinnvoll erlebt werden kann! obwohl für jedermann einsichtig, wie gefährlich eng der Verkehrsraum ist, halten sich nur wenige an die vorgeschriebene Geschwindigkeit.

Normenbeachtung sollte nicht als Ausweis von Unmündigkeit betrachtet und es sollte endlich wieder der Erkenntnis Rechnung getragen werden, daß Normen positiv verhaltensstützend wirken können. Eine konsequentere Erziehung zur Befolgung auch nicht unmittelbar einsichtiger Regeln sollte einsetzen, vielleicht sogar mit einem Hauch alter ethischer Vorstellungen, daß nämlich das Achten eines Gebotes einen Wert in sich darstelle.

Selbstverständlich wollen wir nicht in eine Welt kommen, in der das Atmen der Genehmigung bedarf. Es sollten weder die Grundlinie positiver Verhaltensbeeinflussung verlassen, noch ihre Ziele und Erfolge durch unbedachten Umgang mit Strafe und Strafverschärfung gefährdet werden. Daß es aber nur die ganze oder keine Freiheit gebe, von dieser Vorstellung haben wir uns schon und werden wir uns wohl noch mehr lösen müssen. Freie Entfaltung und Lebensqualität hängen eng und leider sich vielfach partiell ausschließend zusammen. Gegen Norm und Regelung im Straßenverkehr sollte daher nicht so sehr der Freiheitsbegriff ins Feld geführt werden, sondern Schutz bietet sich an, wenn wir jeweils prüfen, ob eine Maßnahme nicht so geartet ist, daß sie schon den Keim der Nichtbeachtung in sich trägt und ihre Durchsetzung von vornherein fragwürdig ist. Und Schutz vor einem Zuviel an Regelung und davor, daß sie zur Unzeit Platz greift, bringt es nicht zuletzt, wenn Verkehrssicherheitsmaßnahmen grundsätzlich in sachlichem und zeitlichem Einklang mit der Forschung getroffen werden. Deren Ergebnisse werden allerdings nicht immer bis ins letzte zweifelsfrei und unangefochten sein. Hier ist dann von den Trägern der Verantwortung zu verlangen - und ihnen dafür Verständnis zu zollen - daß trotz ungeklärter Reste aufgrund hochwahrscheinlicher Zusammenhänge Entscheidungen getroffen werden. Im Sinne KANT's, der gesagt hat: "Die Notwendigkeit zu entscheiden, reicht weiter als die Fähigkeit zu erkennen".

Literatur

1. Empfehlungen des Wissenschaftsrates zur Organisation, Planung und Förderung der Forschung, April 1975 - Abschnitt C1.
2. BRECHT: Leben des Galilei, S. 9, Hamburg: Rowohlt.

3. Deutsche Akademie für Verkehrswirtschaft - Veröffentlichung der Referate und Entschließungen des VGT 1977, S. 13.
4. STREICHER, K.: Neue juristische Wochenschrift 1977, Heft 7, S. 282ff.

H. Appel, Berlin und L. Gotzen, Hannover

Verletzungsursachen, Verletzungsmechanik und Verletzungsmuster bei verschiedenen Unfallbedingungen

1. Allgemeine Übersicht

Trotz stetig steigender Zahl von Kraftfahrzeugen auf unseren Straßen hat es nach 1972 einen deutlichen Rückgang von Verletzten und Getöteten im Straßenverkehr der BRD gegeben (Abb. 1a).

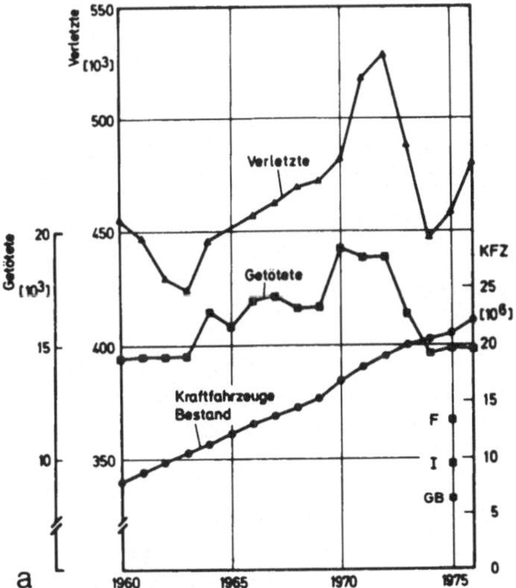

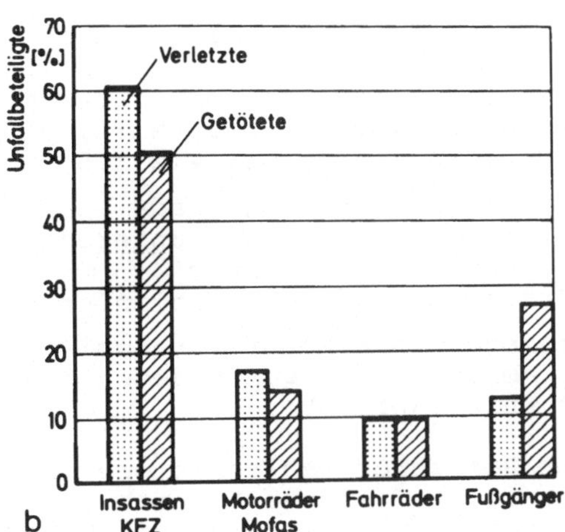

Abb. 1. Überblick über das Unfallgeschehen im Straßenverkehr für die Bundesrepublik Deutschland (Statistik Bundesamt Wiesbaden); (a) Zeitliche Entwicklung von Unfallopfern und Kraftfahrzeugbestand; (b) Aufteilung der Unfallopfer nach Verkehrsbeteiligung

Diese erfreuliche Tatsache dürfte zu einem großen Teil auf verschiedene gesetzgeberische Maßnahmen wie z.B. "Tempo 100 auf Landstraßen" oder "Gurtanlegepflicht auf den PKW-Vordersitzen" zurückzuführen sein: Die absoluten Zahlen geben aber mit etwa 480 000 Verletzten und 15 000 Getöteten allen Anlaß, weiterhin intensive Unfall- und Sicherheitsforschung zu betreiben.

Auf die Gruppe der Kraftfahrzeuginsassen entfallen etwa 50% der Getöteten im Straßenverkehr. Motorradfahrer machen - in jüngster Zeit mit steigender Tendenz - einen Anteil von 14%, Fahrradfahrer 10% und Fußgänger 26% aus. Die besondere Gefährdung der Fußgänger, bei einem Unfall tödlich verletzt zu werden, drückt sich darin aus, daß ihr Anteil an der Gesamtzahl der Getöteten doppelt so groß ist wie bei den Verletzten.

Hauptkollisionsgegner für PKW, Zweiräder und Fußgänger bei schweren Unfällen ist der PKW mit einem Anteil von etwa 60%, gefolgt vom LKW mit 20%. Feste Hindernisse stellen für PKW und Zweiräder mit 20% den Aufprallort dar.

Beim Personenkraftwagen dominiert mit etwa 50% der Frontalaufprall vor dem Seitenaufprall mit 25%, danach folgt der Überschlag mit 20% und der Heckaufprall mit 5%. Diese Zahlen beziehen sich auf Ergebnisse der Unfallforschung Hannover - Berlin und berücksichtigen nur Unfälle mit Schwerverletzten (6). Die genannten Daten mögen dazu dienen, die Relevanz der einzelnen Unfallbedingungen abzuschätzen.

2. Frontalaufprall, Fahrer und Beifahrer ohne Gurt

In Abb. 2a sind für den Fahrer ohne Gurt einige der vielfältigen Bewegungsabläufe dargestellt, die sich abhängig von und gesteuert durch Unfallparameter wie z.B.

- Verhalten der Lenkanlage
- Abstand der Knie zur unteren Armaturentafel
- Festigkeit des Sitzes
- Größe und Anfangspositionierung des Fahrers

ergeben. Man erkennt die dominierende Rolle des Lenksystems. Die am stärksten gefährdeten Körperteile sind Kopf, Thorax und Knie (Abb. 3b).

Beim Beifahrer fehlt das energieabsorbierende Lenksystem und es erfolgt, gesteuert durch die Art der Gestaltung der Armaturentafel und die Lage und Art der Windschutzscheibe, ein direkter Aufprall auf diese Teile (Abb. 2b). Der Beifahrer ist vor dem Fahrer und dem Rücksitzinsassen der am stärksten gefährdete Insasse (5).

Eine besondere Gefährdung geht beispielsweise für die nichtangegurteten Beifahrer von der Windschutzscheibe aus, wenn sie in ESG (Einscheiben-Sicherheitsglas, Zersplitterung des thermisch vorgespannten Glases, Schnittverletzungen an stehengebliebenen Rändern) und nicht in VSG (Verbund-Sicherheitsglas, bestehend aus den 3 Lagen Glas-Kunststoffolie-Glas, Bruchspinne) ausgeführt sind. Heute beträgt der VSG-Anteil etwa 30%.

3. Frontalaufprall, Insassengurt

In Verbindung mit Knautschzonen im Vorderwagen und einer steifen Fahrgastzelle ergibt sich heute die beste Schutzwirkung

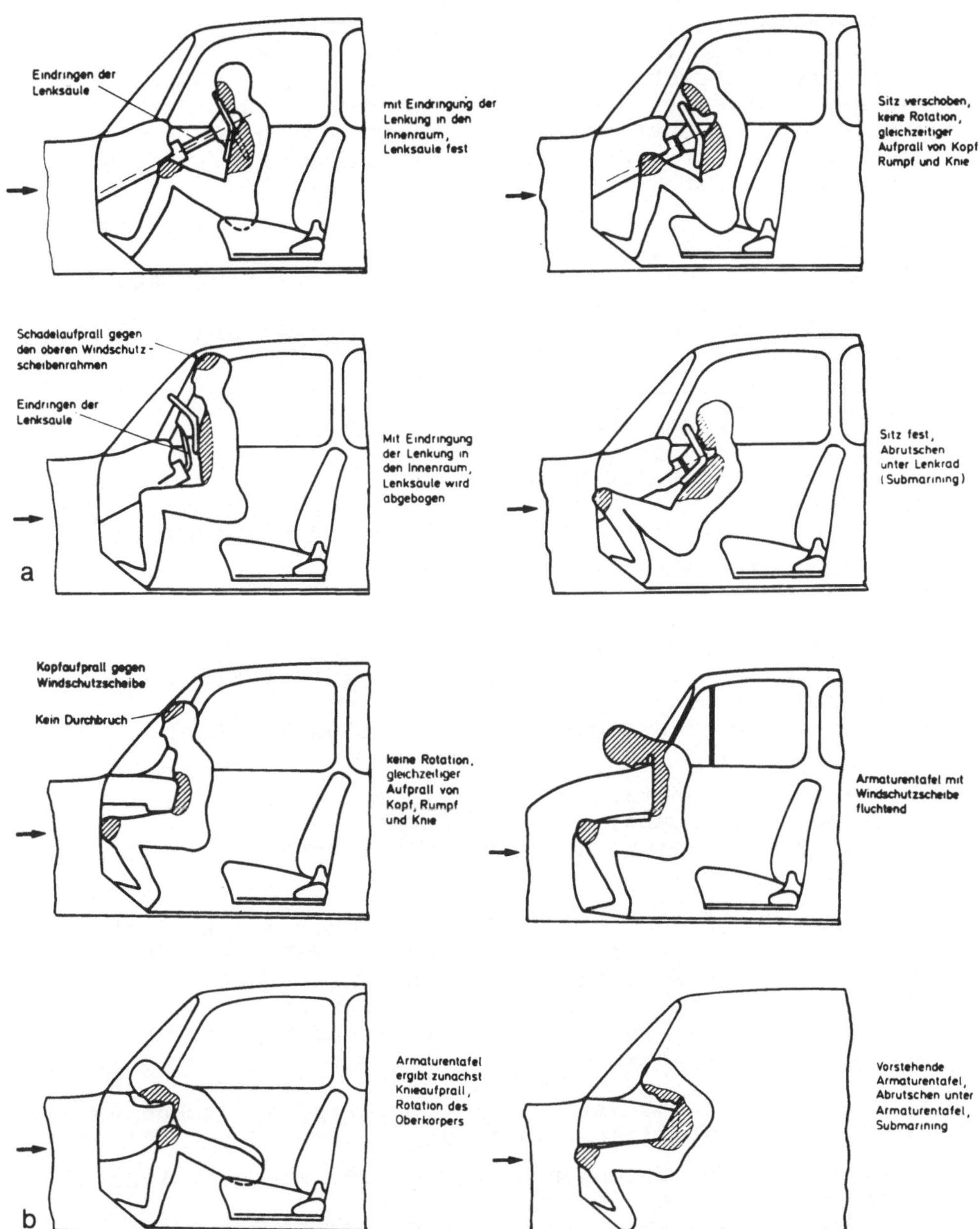

Abb. 2. Charakteristische Bewegungsabläufe (Endphase) für Insassen auf den Vordersitzen ohne Gurt beim Frontalaufprall. (a) Fahrer; (b) Beifahrer

durch 3-Punkt-Gurte. Wichtig ist, daß durch das Zurückhalten im Gurt nicht nur die innere Vorverlagerung bis zum Lenkrad oder bis zur Windschutzscheibe, sondern dazu auch die äußere Deformation des Fahrzeuges als Verzögerungsweg für den Insassen ausgenutzt wird. Der Gurt muß die Verzögerungskräfte an den hochbelastbaren Körperregionen wie Thorax und Becken auffangen (Abb. 3a). Dazu ist Voraussetzung, daß

- keine zu große Vorverlagerung
- kein Untertauchen unter dem Gurt
- kein Drehen des Oberkörpers über dem Schultergurt stattfindet.

Hervorgerufen bzw. begünstigt werden diese fehlerhaften Bewegungsabläufe durch folgende Fehlfunktionen (2):

a) Technische Fehlfunktionen wie
   falscher Ankerpunkt oben
   zu flacher Beckengurtwinkel
   zu lange Peitsche mit Schloß
   Sitz reißt aus der Verankerung
   zu weicher Sitz im Bereich der Oberschenkelauflage

b) Insassenbedingte Fehlfunktionen
   zu große Gurtlose
   Sitzposition zu geneigt
   Sitzposition zu weit vorn
   Positionierung des Brustgurtes nicht in der Mitte über dem Schlüsselbein
   Positionierung des Beckengurtes nicht unterhalb der Beckenschaufel

c) Indirekte Fehlfunktionen
   zu große Eindringung, z.B. des Daches
   zusätzliche Belastung durch den nicht angeschnallten Rücksitzinsassen.

Bei leichten Verletzungen reduziert der Gurt die Häufigkeit um etwa 50%, bei schweren Verletzungen um 75% (5). Abb. 3b zeigt, daß eine Verschiebung der am stärksten betroffenen Körperregion von Kopf zum Thorax hin auftritt, wobei aber ein deutlicher Rückgang hinsichtlich Anzahl und Schwere der Verletzungen zu verzeichnen ist.

Nach ihrer Entstehung lassen sich die gurtspezifischen Verletzungen wie folgt klassifizieren!

- unvermeidbare Verletzungen am Gurt (z.B. Rippenfrakturen bei hohen Kollisionsgeschwindigkeiten)
- vermeidbare Verletzung am Gurt (z.B. abdominelle Verletzungen durch technische oder insassenbedingte Fehlfunktionen)
- Verletzungen trotz Gurt (z.B. Kopfverletzungen am Lenkrad trotz einwandfreier Gurtfunktion infolge zu hoher Aufprallgeschwindigkeit).

Es ist verständlich, daß aus technischer Sicht zunächst die "vermeidbaren Verletzungen am Gurt" abgestellt werden müssen, z.B. durch kürzere Gurtpeitschen oder durch Anbringen des Schlosses am Sitz.

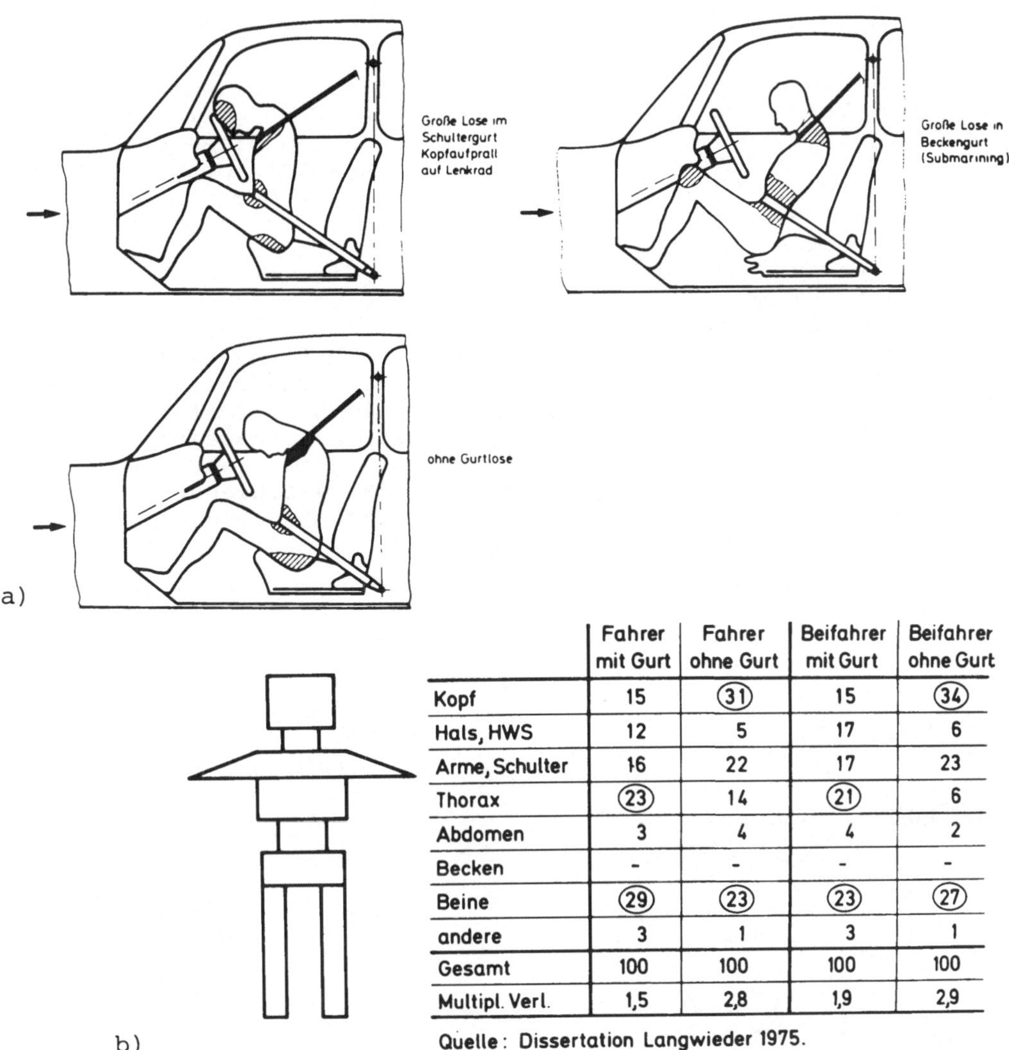

	Fahrer mit Gurt	Fahrer ohne Gurt	Beifahrer mit Gurt	Beifahrer ohne Gurt
Kopf	15	(31)	15	(34)
Hals, HWS	12	5	17	6
Arme, Schulter	16	22	17	23
Thorax	(23)	14	(21)	6
Abdomen	3	4	4	2
Becken	-	-	-	-
Beine	(29)	(23)	(23)	(27)
andere	3	1	3	1
Gesamt	100	100	100	100
Multipl. Verl.	1,5	2,8	1,9	2,9

Quelle: Dissertation Langwieder 1975.

Abb. 3. Einfluß des Gurtes auf das Verletzungsmuster. (a) Belastete Körperteile bei fehlerhafter und korrekter Gurtfunktion; (b) Verletzungshäufigkeit einzelner Körperregionen für Fahrer und Beifahrer mit und ohne Gurt

4. Seitenaufprall

Beim Seitenaufprall ergibt sich natürlicherweise für den stoßseitigen Insassen ein deutlich höheres Verletzungsrisiko. Betroffen sind vor allem Kopf, Thorax und obere Extremitäten. Nahezu die Hälfte der tödlichen Kopfverletzungen werden durch den Aufprall des Kopfes auf das externe, stoßende Objekt (anderes Fahrzeug, Baum usw.), verursacht. Eine nicht unerhebliche Schutzwirkung des Gurtes von ca. 40% ergibt sich für den stoßabgewandten Insassen (1).

5. Motorradunfall

Die zunehmende Anzahl von Motorrädern hat auch die Unfallfrequenz mit diesem Verkehrsmittel ansteigen lassen. Wegen der hohen Eigengeschwindigkeit des Motorrades verursachen diese Unfälle meist schwere Verletzungen. Das Risiko eines tödlichen Unfalles ist für die Führer schwerer Motorräder 6 mal größer als für KFZ-Insassen. Besonders schwere Kopf- und Thoraxverletzungen ergeben sich dann, wenn der Motorradfahrer mit der oberen Körperhälfte auf das Kollisionsobjekt trifft (4). Das Vorgleiten auf dem Motorrad selbst verursacht gravierende Abdominal-, Becken- und Genitalverletzungen (Abb. 4a). Günstiger ist die Situation, wenn der Motorradfahrer auf die Motorhaube aufgeworfen oder über das Kollisionsfahrzeug hinweggeschleudert wird (Abb. 4a u. b). Besonders wenn der Kopf nicht betroffen ist, sind die Verletzungen wesentlich geringer. Eine häufige Unfallursache besteht auch darin, daß durch abbiegende Fahrzeuge der Motorradfahrer mit seiner Maschine zu Boden geschleudert wird. Hierbei stehen die schweren Beinverletzungen im Vordergrund (Abb. 5).

Durch das Tragen eines Schutzhelmes lassen sich die Kopfverletzungen erheblich verringern (4).

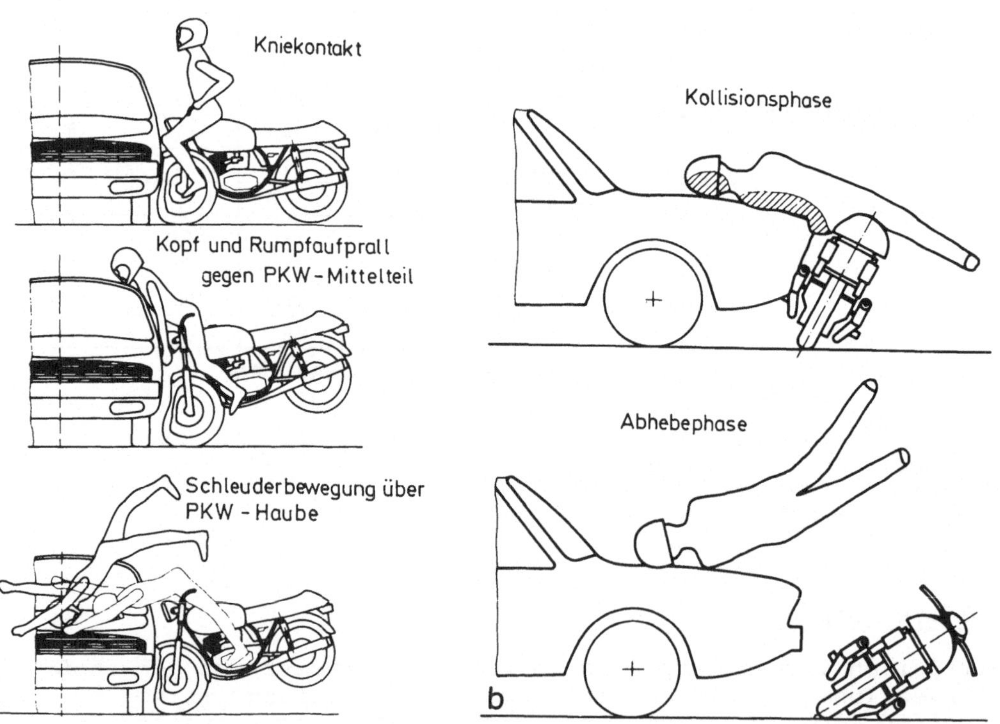

Abb. 4. Typische Kollisionsarten zwischen PKW und Motorrad mit Darstellung der charakteristischen Bewegungsabläufe während der Kollisionsphase. (a) Motorrad-Front auf PKW-Seite; (b) PKW-Front auf Motorrad-Seite

6. Fahrradunfall

Der Radfahrer wird durch die höhere Stoßpunktlage eher und weiter zum Fahrzeug aufgeworfen. Schädelhirnverletzungen stehen im Vordergrund, gefolgt von Unterschenkel-, Arm- und Thoraxverletzungen (Abb. 5). Radfahrer erleiden wesentlich geringere Verletzungen als Motorradfahrer, bedingt durch die niedrigere Eigengeschwindigkeit, und auch als der Fußgänger, bedingt durch die höhere Schwerpunktlage des Fahrradfahrers in Verbindung mit einer anderen Körperhaltung.

7. Fußgängerunfall

Der Fußgänger ist beim Unfall der Gewalteinwirkung schutzlos ausgesetzt. Kinder werden besonders häufig und ältere Menschen besonders schwer verletzt. Der typische Fußgängerunfall ereignet sich beim Überqueren der Straße. Die Unfallursache beruht zu über 50% auf einem krassen Fehlverhalten der kindlichen und betagten Fußgänger (3). Als charakteristische Unfallsituation sind anzuführen:

- unerwartetes und plötzliches Betreten der Fahrbahn, ohne daß sichtverständliche Hindernisse vorhanden sind. Kinder reißen sich oft von der Hand der Mutter los.
- unverhofftes Hervortreten hinter oder zwischen parkenden Fahrzeugen oder sonstigen Sichthindernissen
- überraschende Änderung der Geh- und Laufrichtung auf der Fahrbahn.

Die häufigste Kollisionsstelle der Fußgänger am Kraftwagen ist die Fahrzeugfront. Die typischen Fahrzeugfrontkonturen Keil-, Ponton- und Kastenform beeinflussen die Kinematik und damit auch Verletzungsschwere und -spektrum bei Kind und älteren Menschen entscheidend. Es wirken abhängig von der Konturform zum Zeitpunkt der Kollision unterschiedliche Massenkräfte in verschiedenen Höhenverhältnissen zum Körperschwerpunkt auf den Fußgänger ein. Die Folge sind differierende Kraftangriffspunkte und damit unterschiedliche Transversal- und Rotationsbeschleunigungen für Kind und Erwachsenen (3).

Bei der Pontonform trifft die höher gelegene Haubenvorderkante das Kind oberhalb, den Erwachsenen unterhalb des Körperschwerpunktes. Kinder werden in der Kollisionsphase vom Fahrzeug weg, Erwachsene dagegen auf die Motorhaube aufgeworfen. Bei der Keilkontur werden Kind und Erwachsener von der weit hervorragenden und tiefliegenden Stoßstange unterhalb des Körperschwerpunktes getroffen und erfahren dadurch eine Winkelbeschleunigung zum Fahrzeug, so daß sie auf die Motorhaube aufgeschöpft bzw. bei höherer Kollisionsgeschwindigkeit sogar auf das Dach geschleudert werden. Bei der Kastenform wird keine Drehbewegung eingeleitet. Der ganze Körper wird auf die Fahrzeuggeschwindigkeit beschleunigt. Kind und Erwachsene prallen grundsätzlich von der Fahrzeugfront ab (Abb. 6a).

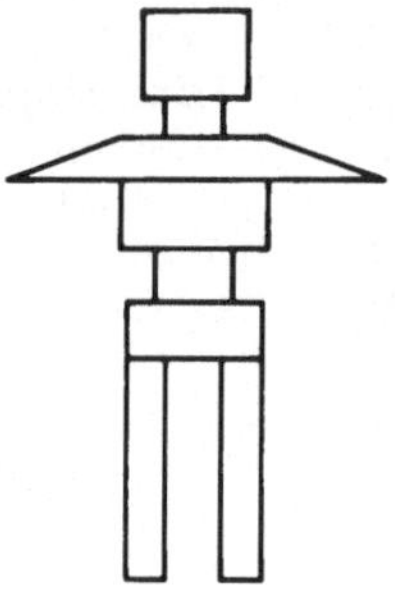

	alle Kollisionsarten PKW AIS 2-6			Fahrrad-fahrer	Motorrad-fahrer
	Fahrer	Beifahrer	Heckpassagier		
Kopf	36	48	44	41	33
Hals, HWS	8	6	3	1	2
Arme, Schulter	10	10	14	19	18
Thorax	22	16	18	4	5
Abdomen	5	5	8	2	3
Becken	-	-	-	2	2
Beine	20	15	11	25	32
andere	-	-	-	6	5
Gesamt	100	100	100	100	100
Multipl. Verl.	1,4	1,3	1,3	1,6	1,8
Quelle: Dissertation Langwieder				Heidelberg Bäckstrom Slatis Grattan UFO H-B Mittelwerte	Heidelberg Bäckstrom Slatis Feldkamp Hight Grattan Mittelwerte

Abb. 5. Verletzungshäufigkeit der einzelnen Körperregionen. Vergleich von PKW-Insassen, Fahrradfahrern und Motorradfahrern

Aus Verletzungshäufigkeit und Verletzungsschwere sowie der mittleren Kollisionsgeschwindigkeit (38 km/h) wurde für die einzelnen Körperregionen der "Relative Traumatisierungsgrad" ermittelt (Abb. 6b u. c). Die Summenbildung ergibt für den älteren Menschen wesentlich höhere Werte als für den kindlichen Fußgänger bei allen 3 Fahrzeugfrontkonturen und verdeutlicht, daß der betagte Fußgänger überdurchschnittlich schwer und oft tödlich verletzt wird. Die größere Verletzungsschwere ist im wesentlichen auf die ausgedehnte Frakturierung des Skeletsystems zurückzuführen. Für das Kind sind Ponton- und Kastenfahrzeug nahezu gleich aggressiv. Beim Kastenfahrzeug sind vorwiegend Kopf und Thorax betroffen, beim Pontonfahrzeug nebem dem Kopf das Abdomen, das Becken und die Oberschenkel. Beim älteren Menschen verursacht das Kastenfahrzeug die schwersten Verletzungen, wobei die Auswirkungen auf den oberen Körperbereich im Vordergrund stehen. Das Keilfahrzeug ist für beide Altersgruppen am gefährlichsten. Allerdings ergeben sich für den älteren Menschen durch den Aufschlag des Kopfes auf den Windschutzscheibenrahmen und die Dachkante schwere Schädelhirnverletzungen.

Aus der besonderen Gefährdung des Fußgängers im Verkehrsgeschehen ergeben sich folgende Forderungen!

a) Abschwächen der Fahrzeugaggressivität durch konstruktive Änderungen;
b) Intensivierung der Verkehrserziehung von Fußgängern, um deren falsche Verhaltensweisen und Fehlreaktionen zu reduzieren, und von KFZ-Führern, um sie mit den besonderen Verhaltensweisen der Kinder und älteren Menschen im Straßenverkehr vertraut zu machen.

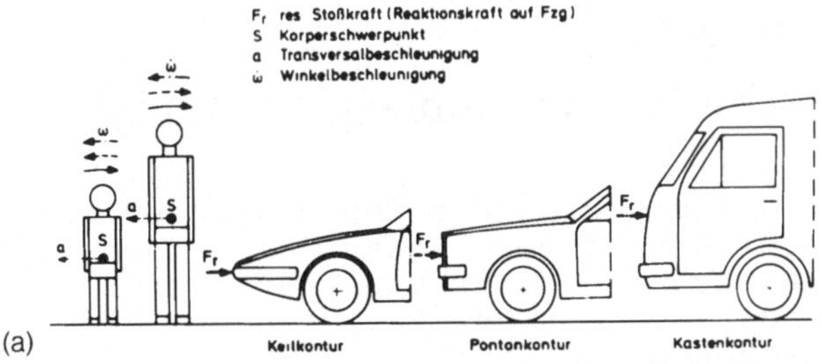

(b)

Körperregion \ Fahrzeugtyp	Panton	Keil	Kasten
Kopf	6,6	4,4	9,2
HWS	0,1	—	—
obere Extremität	0,5	0,9	0,6
Thorax BWS	1,1	0,2	2,4
Abdomen LWS	2,0	—	1,9
Becken	1,1	0,3	—
Oberschenkel	2,9	0,6	0,7
Unterschenkel	2,3	4,0	1,1
Summe	16,6	10,4	15,9

(c)

Körperregion \ Fahrzeugtyp	Panton	Keil	Kasten
Kopf	5,4	6,5	9,4
HWS	1,2	1,7	—
obere Extremitat	2.4	0.7	5,6
Thorax BWS	3.7	5,1	7.9
Abdomen LWS	2.1	0,5	1.8
Becken	4.0	1.3	3,4
Oberschenkel	1.4	—	—
Unterschenkel	6.9	7,4	4,1
Summe	27,1	23,9	32,2

Abb. 6. Fußgängerunfall des Kindes und älteren Menschen, Aufprall gegen Fahrzeugfront. (a) Beschleunigungsrichtungen bei den drei verschiedenen Fahrzeugfrontkonturen; (b) und (c) Relativer Traumatisierungsgrad = $\frac{\text{proz. Verletzungshäufigkeit x AISqm}}{v_{Koll}}$ *der einzelnen Körperregionen für die verschiedenen Fahrzeugfrontkonturen beim Fußgängerunfall des Kindes (b) und des alten Menschen (c)*

Literatur

1. APPEL, H., HOFFMANN, J.: Accident Analyses of Vehicle Side Collisions. III. Int. Conference on Impact Trauma, Berlin Sept. 1977.
2. BEHRENS, S., SUREN, E.G., OTTE, D., TRYBA, M., GOTZEN, L.: Bedienungsfehler am Sicherheitsgurtsystem als Verletzungsursache. 3. Internationaler Verkehrs- und Kraftfahrmedizinischer Kongreß, Wien Nov. 1977.
3. GOTZEN, L., SUREN, E.G., BEHRENS, S., STÜRTZ, G.: Ergebnisse aus der Verkehrsunfallforschung Hannover auf dem Gebiet des Fußgängerunfalls. Sicherheitsreport 1, 17 (1977).
4. HIGHT, P.V., SIEGEL, A.M., NAHUM, A.N.: Injury Mechanismus and Motorocycle Design. Proceedings of the Meeting on Biomechanics of Injury to Pedestrians, Cyclists and Motorcyclists. Amsterdam Sept. 1976.
5. LANGWIEDER, Kl.: Aspekte der Fahrzeugsicherheit anhand einer Untersuchung von realen Unfällen. Dissertation Berlin 1975.
6. Zwischenbericht zu den Projekten der BAST: "Erhebungen am Unfallort" und "Örtliche Untersuchungen von Fußgänger- und Radfahrerunfällen". Unfallchirurgische Klinik der Med. Hochschule Hannover, Institut für Landverkehrsmittel der Techn. Universität Berlin 1977.

Gg. Schmidt, Heidelberg

Verletzungsschwere und Aufprallgeschwindigkeit

Während der Chirurg sich aus den Umständen des Unfalls ein Bild über die zu erwartenden Verletzungen machen muß, um über eine schnelle Diagnose zur wirksamen Therapie zu gelangen, versucht der Rechtsmediziner aus den Verletzungen Hinweise zur Rekonstruktion des Geschehens zu geben.

So können etwa beim Zusammenstoß zwischen einem Kraftfahrzeug und einem erwachsenen Fußgänger Verletzungsmuster beobachtet werden, die zur Abschätzung der Aufprallgeschwindigkeit führen (Abb. 1). Die primären Stoßberührungen kommen von der Stoßstange. Zu beachten ist die Körpergröße in Relation zur Frontstruktur des Fahrzeugs, wegen der sich daraus ergebenden Bewegungsabläufe (5). Ein Stoß unter dem Körperschwerpunkt führt zum "Aufschöpfen" und damit zu schnell folgenden sekundären Anstoßverletzungen. Ein Stoß über dem Schwerpunkt, etwa bei Kindern, erteilt dem Körper eine mehr horizontale Beschleunigung. Der Abwurfwinkel ist in den beiden Fallgruppen unterschiedlich, davon abhängig die Wurfweite.

Tertiäre Verletzungen durch Sturz, Überfahrung, Anprall gegen Hindernisse müssen unterschieden werden. Grundsätzlich sind die älteren und neueren Erkenntnisse der Verletzungsmechanik zu beachten, die in der Regel folgende Unterschiede zulassen:

1. Es handelt sich um eine Verletzung durch statische oder dynamische Krafteinleitung.

   Als statisch kann in diesem Zusammenhang eine Kraft angesehen werden, die von der Massenträgheit nicht wesentlich beeinflußt wird. Stoßgeschwindigkeiten bis 5 km/h sind bei flächenhafter Krafteinleitung (stumpfer Gewalt) noch hierzu zu rechnen. Quetschungen erfolgen dabei gegen ein Widerlager. Dynamisch sind mittels Bewegungsenergie hervorgerufene Kräfte, die verletzend wirken, wenn sie die Belastbarkeit der getroffenen Gewebe und Organe überschreiten. Die Verletzung läßt Wirkungen der Massenträgheit erkennen.

   Beispiel: Contrecoup des Gehirns. Das Widerlager fehlt in der Regel bei Stoßverletzungen.

   Die Belastbarkeit der einzelnen biomechanischen Funktionseinheiten des Körpers ist in groben Zügen erforscht. Auf die Altersabhängigkeit der Verletzungsschwere wird zunehmend hingewiesen (Abb. 2).

2. Die Richtung des Stoßes ist erkennbar. Ein zentraler Stoß quetscht das Weichgewebe, dessen Durchtrennung sowohl die Kraft in Abhängigkeit von der Verletzungsform erkennen läßt, als auch Hinweise auf die Kontaktfläche ergibt. Wichtig ist bei der Auswertung die jeweilige Gewebsstruktur, so die Textur der Haut mit topischen Besonderheiten, die zur Entdeckung der LANGER'schen Spaltlinien Anlaß gab (9). Selbstverständlich ist die Polsterwirkung der Weichteildicke über dem Skelet

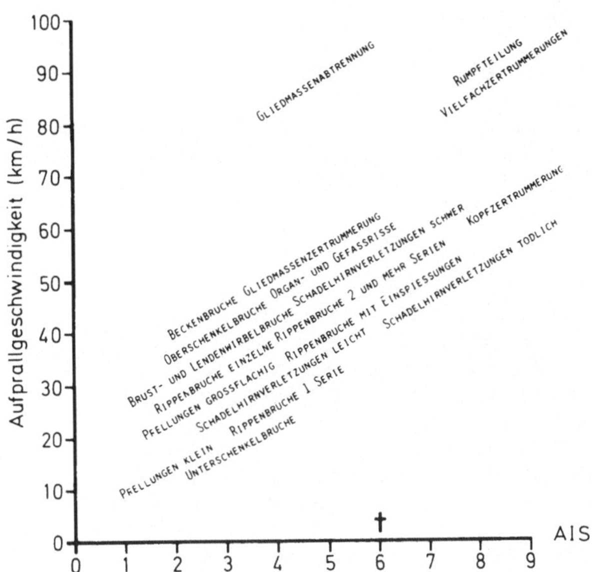

Abb. 1. Fußgängerverletzungen in Abhängigkeit von der Aufprallgeschwindigkeit und den Schweregraden nach der AIS (Abbreviated Injury Scala)

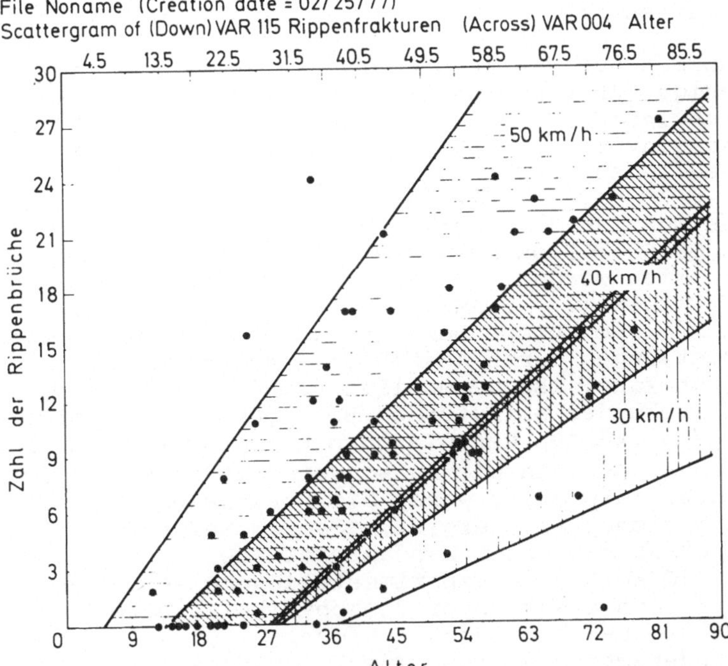

Abb. 2. Zusammenhang zwischen Rippenbruchhäufigkeit und Alter beim simulierten Frontalaufprall mit gurtgeschützten Leichen. Aufprallgeschwindigkeiten: 50 km/h (51 Fälle), 40 km/h (27 Fälle), 30 km/h (21 Fälle) (Gg. SCHMIDT et al. (10)

von großer Bedeutung, ebenso das Körperteilgewicht und das Gesamtgewicht. Bei mehr streifendem Stoß gehen die Quetschungen mit Abschürfungen oder Ablederungen einher.

Aus den bekannten Knochenbruchformen läßt sich ableiten, in welcher Richtung die Verformung über die Belastbarkeitsgrenze hinausging. Um das Beispiel Rippenbrüche noch einmal zu bringen: Aus den Bruchformen läßt sich die Richtung der Deformation und deren Ausmaß ablesen.

3. Die pro Fläche einwirkende Kraft kann abgeschätzt werden. Auf Beispiele muß weitgehend verzichtet werden. Wir kennen die Stoßkraft, die etwa benötigt wird, um einen Berstungsbruch am Schädel oder einen Querbruch des Unterschenkels oder einen axialen Bruch des Oberschenkels zu bewirken. Hilfsweise finden auch Kleiderbeschädigungen und -beschmutzungen Berücksichtigung. Wenn auf Textilgewebe Lackabrieb erkennbar ist, so weist dies auf großen Flächendruck hin, der in der Regel das darunter liegende Gewebe schwer verletzt.

Sturzverletzungen von angefahrenen Fußgängern sind in der Regel durch Krafteinleitung über rauhe Flächen bedingt. Dadurch gewinnen sie topische Formbesonderheiten, abgesehen von ihren Spurenmerkmalen durch Kontaktschmutz. Prominente Körperteile sind bevorzugt, also Stirnhöcker, Augenbrauenwülste, Kinn, Nase, Ellbogen, Knie, Knöchel usw. Selten trifft der Körper lotrecht, also überwiegen Schürfungen mit den bereits erwähnten Richtungshinweisen.

Kann man aus den Fußgängerverletzungen und aus der Wurfweite (weniger aber aus den Sturzverletzungen) etwas über die Aufprallgeschwindigkeit des Fahrzeuges sagen, so gilt dies nicht für die Insassenverletzungen in einem Kraftfahrzeug, das gegen ein anderes bewegliches Hindernis gestoßen ist.

Hier muß man den Begriff der Kollisionsgeschwindigkeit einführen (MARQUARDT: Closing speed). Details können der Spezialliteratur entnommen werden, in letzter Zeit haben sich u.a. DANNER und LANGWIEDER (2), KRAMER (6), LÖHLE (7), MARQUARDT (8) dazu geäußert. Die rasche Bewegungsänderung eines Insassen, die zu Verletzungen durch Anstoß an Innenstrukturen der Fahrgastzelle führen kann, ist wesentlich vom Stoßpartner abhängig. Die in Millisekunden ablaufenden Beschleunigungs- oder Verzögerungsvorgänge können den gleichen Wert haben (Abb. 3), wenn ein Fahrzeug auf ein gleich schweres und gleichartiges Fahrzeug frontal aufprallt, wobei die Beschleunigung für jede Besatzung den gleichen Wert ergibt, also im Beispiel a) 55 km/h, vergleichbar mit einem Wandaufprall bei 55 km/h, aber keinesfalls bei 110 km/h. Die experimentell gemessenen Werte liegen dabei stets noch etwas unter den physikalisch-technisch abgeleiteten, weil die Fahrzeugbeschleunigungen durch Ineinander- oder Übereinanderschieben einen etwas längeren als den theoretischen Bremsweg erlauben. Je länger aber der Bremsweg, desto geringer die Verletzungsmöglichkeit. Das Beispiel b) entspricht einem Wandaufprall mit 5 km/h!

Was die Berechnung weiter kompliziert, sind ungleich schwere Stoßpartner. Das Beispiel c) zeigt, daß die Insassen des größeren

Kollisionsgeschwindigkeit 110 km/h

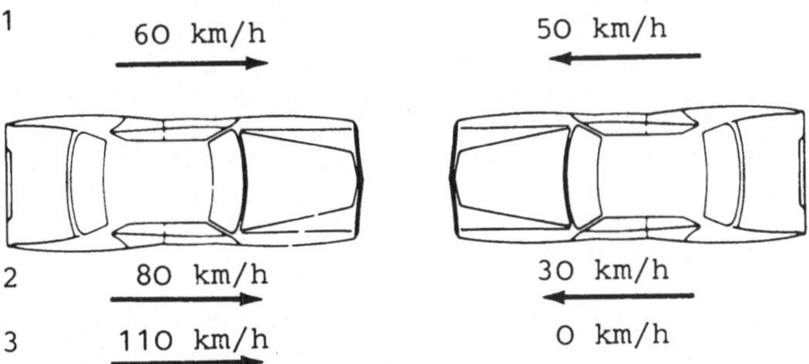

Δv = 55 km/h für gleich schwere Fahrzeuge
a) Gleiches Δv bei verschiedenen Kollisionsgeschwindigkeiten

Kollisionsgeschwindigkeit bei 10 km/h

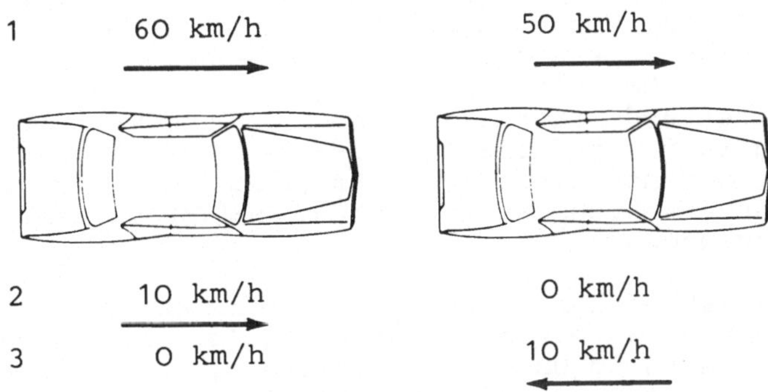

Δv = 5 Km/h für gleich schwere Fahrzeuge
b) Gleiches Δv bei verschiedenen Kollisionsgeschwindigkeiten

Kollisionsgeschwindigkeit 120 km/h

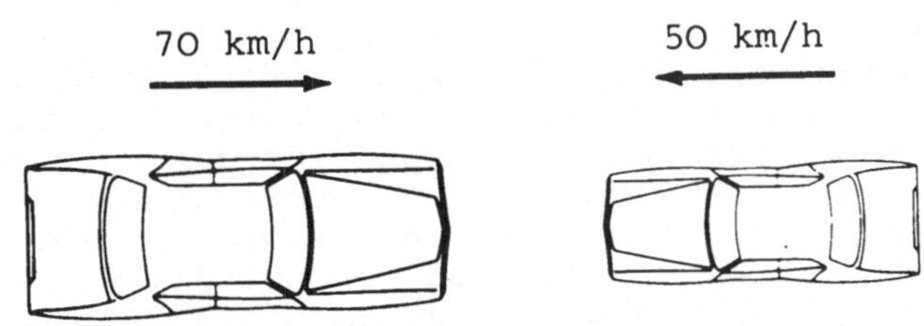

2000 kg-Wagen | 1000 kg-Wagen

Gewichtsverhältnis: 2000/1000 = 2

Δv = 40 km/h | Δv = 80 km/h

c) Wirkung ungleicher Fahrzeuggewichte (nach MARQUARDT)

Abb. 3. Kollisionsgeschwindigkeiten bei einigen PKW-Zusammenstößen

Fahrzeugs besser geschützt sind als die des kleinen. Nehmen wir noch ungleichere Stoßpartner, wie etwa den Fußgänger im Vergleich zum Auto, so vermindert sich die Geschwindigkeit des PKW nur um 1/20 bis 1/30, bei 60 km/h also um 2 bis 3 km, was keine Insassenverletzung hervorruft, falls nicht der Fußgänger ins Auto gelangt. Bei den gezeigten Fahrzeugbeispielen sind zusätzliche wichtige Faktoren unbeachtet geblieben, die die Kollisionsschwere beeinflussen können (Schwerkräfte, Rotationen durch exzentrische Stöße, Bremswirkung, Sitzposition, Verzögerungscharakteristik u.a.).

Man wird also die aus den Verletzungen der Insassen erschlossenen Kräfte nicht auf eine Fahrzeuggeschwindigkeit beziehen können, sondern nur auf Δv, was den Betrag der Geschwindigkeitsänderung in sehr kurzer Zeit, viel weniger als 1/10 Sekunde, bezeichnet.

Über Verletzungsmuster der PKW-Insassen wurde sehr viel geschrieben (z.B. GÖGLER (4)). Die Ärzte haben vielfältige Anregungen an die Technik zur Verbesserung der inneren Sicherheit weitergegeben. Knautschzonen, Gurte, Polsterungen, Straßenverbesserungen, Verkehrsvorschriften sind gemacht worden, um das Δv möglichst klein zu halten. Die Belastbarkeitsgrenzen des Menschen, aber nicht nur des jungen und gesunden, sondern auch des alten und kranken, finden mehr und mehr Beachtung. Als einen Erfolg kann man das Stagnieren der Unfallzahlen trotz nachhaltig steigender Motorisierung betrachten. Um aber die horrenden Straßenverkehrsopfer zu senken, bedarf es weiterer und großer Anstrengungen.

Vor 15 Jahren haben GARRETT und BRAUNSTEIN (3) nach Unfallanalysen das Seatbelt-Syndrom beschrieben. Es bezog sich auf gurtbedingte Verletzungen im Unter- und Oberbauch bei Verwendung des damals üblichen Beckengurts. Wir haben dieses Syndrom anhand von Leichenversuchen mit Dreipunktgurten auf exakte Meßwerte bei gegebenem Δv erweitert (Abb. 4). Die Betonung liegt hier auf den Thoraxverletzungen. Trotz der unbestrittenen segensreichen Wirkung richtig angelegter Gurte sind Verbesserungen des Insassenschutzes zu betreiben.

Bei der Rekonstruktion von Verkehrsunfällen bemüht sich der Rechtsmediziner, die oben genannten Daten zu liefern, also Größe, Art und Richtung der Krafteinleitung auf den menschlichen Körper. Der Techniker kann für das Muster des frontalen Wandaufpralles die Verzögerungswerte abschätzen. Hier sagt eine Faustregel, daß Beschleunigungswerte in g, Bremsweg durch Verformung in cm und Aufprallgeschwindigkeit etwa den gleichen Zahlenwert haben, also bei 40 km/h ein Bremsweg aus der Fahrzeugverformung von 40 cm und eine Verzögerung von 40 g.

Zusammenfassung

1. Die Verletzungsschwere ist empirisch und experimentell in Skalen und Mustern zu erfassen.
2. Damit können Schlüsse auf die Geschwindigkeitsänderung während des Stoßes gezogen werden, bei Fußgängerunfällen auch auf die Geschwindigkeit eines Fahrzeugs im Moment des Aufpralls.

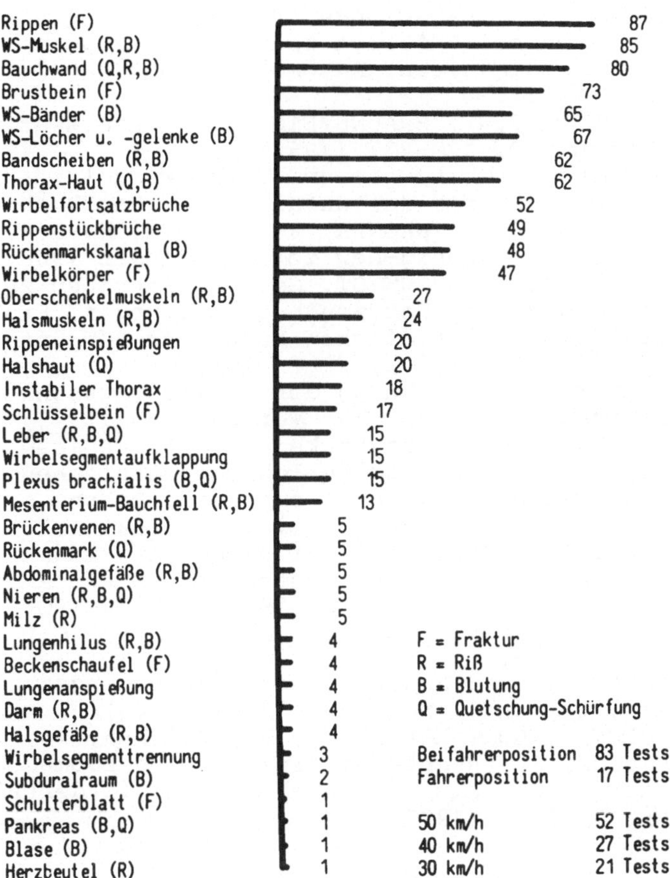

Abb. 4. Verletzungsverteilung bei 100 simulierten Frontalaufprallen mit gurtgeschützten Leichen (BARZ et al (1))

3. Bei der vollgültigen Rekonstruktion eines Unfalls mit Personenschaden sollten erfahrene Sachverständige aus Medizin und Technik zusammenarbeiten.
4. Sowohl für die Arbeit von Unfallärzten und Rechtsmedizinern als auch für die Verbesserung der Verkehrssicherheit und der Rechtssicherheit ist eine breitere Unterstützung der Unfallforschung notwendig.

Literatur

1. BARZ, J., MATTERN, R., SCHMIDT, Gg., KALLIERIS, D., SCHULZ, F.: Verletzungsmuster und Verletzungsgrad beim simulierten Frontalaufprall. Vortrag anläßlich der 56. Tagung der Deutschen Gesellschaft für Rechtsmedizin in Graz, 1977. Beitr. gerichtl. Med. 36, im Druck.

2. DANNER, M., LANGWIEDER, K.: Verletzungen von Personenwageninsassen bei Unfällen und deren Bezug auf äquivalente Testgeschwindigkeiten. Automobiltechnische Zeitschrift 75, 202-207 (1973).
3. GARRETT, J.W., BRAUNSTEIN, P.W.: The seat belt syndrome. J.Trauma 2, 220-237 (1962).
4. GÖGLER, E.:Chirurgie und Verkehrsmedizin. Klinik, Mechanik und Biomechanik des Unfalls. In: Handbuch der Verkehrsmedizin (Hrsg. WAGNER, K., WAGNER, H.-J.), S. 417-529. Berlin-Heidelberg-New York: Springer 1968.
5. KAMIYAMA, S., SCHMIDT, Gg.: Beziehungen zwischen Aufprallgeschwindigkeit, Fahrzeugbeschädigungen, Frakturen und "Wurfweite" bei 50 tödlichen Fußgänger-PKW-Unfällen. Z. Rechtsmed. 67, 282-292 (1970).
6. KRAMER, M.: Berechnung der Verletzungsschwere in Fußgänger-Fahrzeug-Unfällen. Der Verkehrsunfall 15, 117-124 (1977).
7. LÖHLE, U.: Übertragbarkeit der Ergebnisse der Schlittenaufprallversuche am Gerichtsmedizinischen Institut der Universität Heidelberg auf reale Fahrzeug-Fahrzeug-Zusammenstöße. Der Verkehrsunfall 13, 65-68 (1975).
8. MARQUARDT, J.F.: Collision severity-measured by v. Proceedings of the 21st Conference of the American Association for Automotive Medicine 1977, S. 379-390. (HUELKE, D.F.Ed.) Amer.Ass. for Automotive Med., BOX, P.O., 222, Morton Grove III. 60053.
9. SCHMIDT, Gg.: Hauttopik und Verletzungsspuren. Dtsch. Z. ges. gerichtl. Med. 62, 87-92 (1968).
10. SCHMIDT, Gg., KALLIERIS, D., KÖPPNER, R., MATTERN, R., SCHULZ, F.: Rechtsmedizinische und biomechanische Erfahrungen nach einem Jahr Gurtanlegepflicht in der BRD. Arzt + Auto 53, Nr. 5, 28-39 (1977).

W. Kurock, C.-H. Schweikert und J. Dahl, Mainz

Einflüsse von Fahrgeschwindigkeit und Straßenverhältnissen auf Unfallhäufigkeit und Verletzungsmuster

Der Verkehrsunfall steht nach wie vor im Brennpunkt des Interesses; die Bilanz auf bundesdeutschen Straßen für 1976 lautet: 1 417 000 Unfälle, 359 694 Verletzte, 14 820 Tote. Um mögliche Zusammenhänge zwischen Fahrgeschwindigkeit und Straßenlage und der Unfallfrequenz bzw. dem Verletzungsausmaß abzuklären, wurden die Krankenblattunterlagen und die Unfallakten von 815 Verkehrsunfallverletzten der Jahre 1972, 1973 und 1974 ausgewertet. Alle Unfallopfer waren im Raum Bad Hersfeld verletzt worden und wurden im dortigen Krankenhaus stationär behandelt bzw. verstarben an der Unfallstelle oder auf dem Transport. Leichtverletzte, die nur ambulant versorgt wurden, sind in der Aufstellung nicht berücksichtigt.

Es handelt sich um 512 PKW-Insassen, 25 LKW-Insassen, 160 Zweiradfahrer, 108 Fußgänger und 10 "sonstige" Verkehrsteilnehmer. Die Verteilung auf die einzelnen Unfallorte - Bundesautobahnen, Bundes- und Landstraßen sowie Ortsverkehr - ergibt einen überraschend hohen Anteil von Verletzungen auf Autobahnen und Straßen außerhalb geschlossener Ortschaften (Tabelle 1). Diese abweichenden Ergebnisse im Vergleich zu großen Unfallstatistiken lassen sich nicht allein damit erklären, daß leichte Personenschäden nicht erfaßt wurden. Einen Hinweis dafür, daß auf den drei verschiedenen Autobahnabschnitten im Raum Bad Hersfeld Unfälle überdurchschnittlich häufig auftraten, liefert die Verteilung der Verletzungen auf die einzelnen Monate; entsprechend den Hauptreisewellen zeigt sich für den Autobahnverkehr ein zweigipfliger Kurvenverlauf. Der tageszeitliche Rhythmus der Unfälle weist eine weitgehende Übereinstimmung für die einzelnen Verkehrswege auf.

Auf Bundesautobahnen wurden in der vorliegenden Zusammenstellung 209 von 230 Verletzten im PKW verletzt. Auf Straßen außerhalb geschlossener Ortschaften lag der Anteil der PKW-Insassen bei 76%. Im Ortsverkehr betrug die Verletzungsbeteiligung nur noch 30%.

Beim Vergleich der Unfälle auf den drei verschiedenen Autobahnabschnitten, zeigt sich eine deutliche Häufung von Personenschäden aller Schweregrade auf dem Teilstück der Bundesautobahn A 10. Es handelt sich um die 1938 fertiggestellte Verbindung Kassel-Frankfurt mit einer kurvenreichen Streckenführung und zahlreichen Steigungen bzw. Gefällstrecken. Das Verkehrsaufkommen auf dieser Nord-Süd-Linie ist hoch. Bei dem zweiten Autobahnabschnitt, der 1968 eröffenten Rhönlinie, ist die Trassenführung dagegen modern und großzügig; die Strecke ist weitgehend dreispurig ausgebaut. In jedem Fall wurde an Steigungen und Gefällen eine Kriechspur angelegt. Die Verkehrsdichte ist geringer. Der dritte Autobahnabschnitt umfaßt die Eisenacher Autobahn, die vor der Zonengrenze endet und deshalb wenig frequentiert wird (Tabelle 2).

Tabelle 1. Verkehrsbeteiligung und Unfallort (n = 815)

	Autobahnen	Straßen	Ortsverkehr
PKW-Insassen	209	212	91
LKW-Insassen	15	5	5
Zweiradfahrer	3	39	118
Fußgänger	3	18	87
Sonstige	0	4	6

Tabelle 2. Verletzungsgrad auf Autobahnen (n = 230)

	BAB A 10	Rhönlinie	Eisenacher Autobahn
Mäßig	106	9	16
Schwer	50	3	4
Lebensbedrohlich	21	2	0
Tödlich	15	3	1

Die ausgewerteten Fallzahlen sprechen dafür, daß auf Autobahnen mit hohem Verkehrsaufkommen die Unfallfrequenz und die Verletzungsgrade vom technischen Ausbau bestimmt werden.

Eine Gelegenheit, den Einfluß der Fahrgeschwindigkeit auf Zahl und Ausmaß der Unfallfolgen zu beurteilen, bot sich anläßlich der sogenannten Energiekrise mit Geschwindigkeitsbeschränkungen von 100 km/h auf Autobahnen bzw. 80 km/h auf Straßen außerhalb geschlossener Ortschaften. Dieses Tempolimit hat sich im gesamten Bundesgebiet in einer Senkung der Unfallziffern und der Personenschäden aller Schweregrade niedergeschlagen. Dieser Trend zeigt sich auch im untersuchten Zahlenmaterial. Dabei muß jedoch berücksichtigt werden, daß zur gleichen Zeit die Verkehrsbeteiligung auf allen Straßen deutlich niedriger lag.

Der Effekt einer Geschwindigkeitseinschränkung auf dem Teilgebiet der Autobahn A 10 (Tempo 120) war zumindest für die ausgwerteten ersten vier Monate weniger überzeugend. Durch diese Höchstgeschwindigkeitsverordnung ist jedoch ein Vergleich der Verletzungen auf den Autobahnstrecken vor und nach Einführung der Richtgeschwindigkeit nicht möglich.

Zusammenfassung

Die Auswertung von 815 Unfallverletzten läßt mit der Einschränkung einer relativ kleinen Fallzahl folgende Schlüsse zu: Die Einführung von Geschwindigkeitsbegrenzungen auf unfallreichen Autobahnabschnitten mit hohem Verkehrsaufkommen läßt keine sichere Verbesserung der Verkehrssituation erwarten. Mit dem Ausbau der Autobahnen können insbesondere an Steigungen und Gefällstrecken die Unfallrisiken wesentlich entschärft werden.

Literatur

1. DAHL, J.: Unfallhäufigkeit und Verletzungsarten im Hinblick auf Geschwindigkeit und Straßenlage. Inaug. Dissertation Mainz 1976.
2. DAHL, J.: Innere Sicherheit im Auto. Das Unfallgeschehen und seine Folgen. Eine Untersuchung der deutschen Autoversicherer über 28 936 PKW-Unfälle mit Insassenverletzung. HUK-Verband, Hamburg 1973.

J. Barz und J. Reime, Heidelberg

Schweregrad des stumpfen Bauchtraumas bei Fahrzeuginsassen unter Berücksichtigung der verschiedenen Unfalltypen

Neben den Schädel-Hirnverletzungen und den stumpfen Thoraxtraumen gehören Verletzungen der Abdominalorgane zu den häufigsten lebensgefährlichen Verletzungen bei verunfallten Fahrzeuginsassen. GÖGLER (1968) konnte bei 670 verletzten Fahrzeuginsassen 43 (6,4%) mit Verletzungen des Abdomens feststellen. Die Mortalitätsrate des stumpfen Bauchtraumas bei 269 tödlichen Verkehrsunfällen gibt GÖGLER mit 3,3% an. Unter 50 464 verletzten PKW-Insassen hat DANNER (1975) bei 5,8% der Fahrer und 5,3% der Beifahrer Abdominaltraumen gefunden. Auch von anderen Autoren werden ähnliche Zahlen genannt. In der jüngsten Zeit haben sich mehrere Publikationen mit dem stumpfen Bauchtrauma befaßt, insbesondere auch im Hinblick auf jene Verletzungen, die bei Verkehrsunfällen durch unsachgemäß angelegte oder verrutschende Sicherheitsgurte verursacht wurden (APPEL et al., 1975; HARTUNG u. EGGER, 1976; SEFRIN, 1976; TRISKA, 1977).

Diese Mitteilungen basieren im wesentlichen auf klinischem Patientengut. Nach unseren rechtsmedizinischen Erfahrungen sind Abdominalverletzungen bei tödlich verunfallten Fahrzeuginsassen noch zahlreicher. Wir möchten deshalb für eine zweiseitige Betrachtung die Resultate einer Auswertung getöteter PKW-Insassen auf Verletzungen der Bauchorgane den klinisch ermittelten Zahlen hinzufügen.

Unsere Untersuchung stützt sich auf 227 tödlich verletzte Fahrzeuginsassen, die im Institut für Rechtsmedizin der Universität Heidelberg in den Jahren 1973 bis 1975 obduziert worden sind.

Von den 227 Unfallopfern wurden 126 (57,5%) bei einem Frontalaufprall, 40 (18,3%) bei einem Seitenaufprall, 7 (3,2%) bei einem Heckaufprall, 21 (9,6%) bei einem Fahrzeugüberschlag und 25 (11,4%) durch Herausschleudern tödlich verletzt. In 8 Fällen konnte der Unfallhergang nicht eruiert werden. 119 (53,4%) waren Fondpassagiere und in einem Fall wurde der Betroffene als Patient während eines Krankentransportes tödlich verletzt. In 4 Fällen blieb die Sitzposition unbekannt. Nur 7 der 227 Unfallopfer waren durch Gurte gesichert.

Von den Getöteten wiesen 49 keine Verletzungen der Abdominalorgane auf. Bei den übrigen 178 Fahrzeuginsassen (78%) fanden sich Bauchverletzungen aller AIS-Schweregrade. Berücksichtigt man dabei nur diejenigen Verletzungsgrade, die nach der Definition der AIS lebensgefährlich bzw. tödlich sind - nämlich die Verletzungen der AIS-Kategorie 4 bis 6 - dann wurden solche noch bei 127 (56%) festgestellt.

Am häufigsten fanden sich Verletzungen der Leber und der Milz (Abb. 1a). Mit deutlichem Abstand folgten Traumatisierungen von Mesenterium, Nieren, Arterien, Magen-Darmkanal und Pankreas.

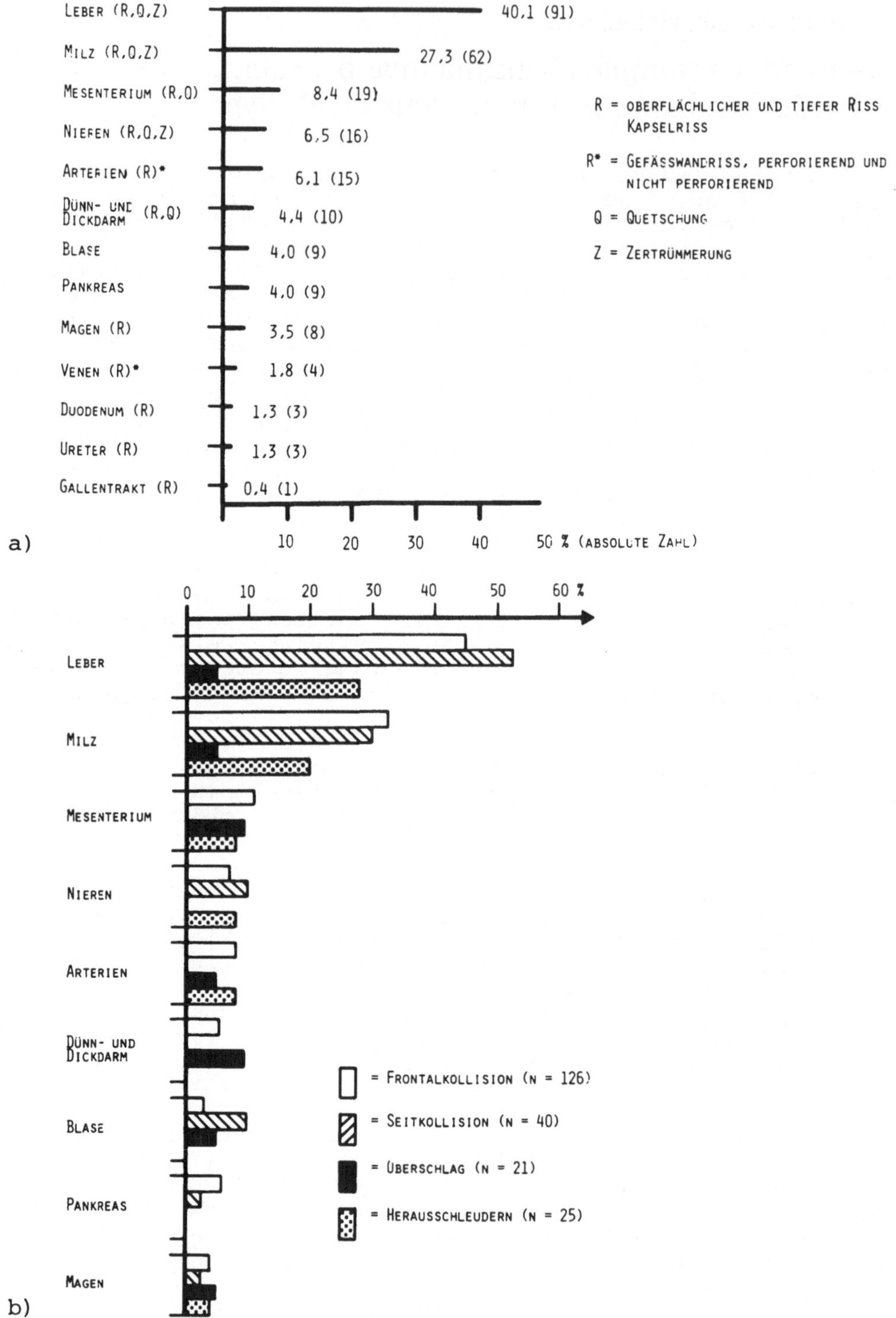

Abb. 1. (a) Häufigkeitsverteilung der Organverletzungen beim stumpfen Bauchtrauma; (b) Verletzungshäufigkeit der Abdominalorgane in Abhängigkeit vom Unfalltyp

Verletzungen der Blase waren ausnahmslos von Beckenfrakturen begleitet. Selten waren traumatische Alterationen der großen Venen, des Duodenums, der Uretheren und des Gallentraktes.

Trägt man die Verletzungshäufigkeit gegen den Unfalltyp auf, dann zeigt sich, daß bei den Frontal- und Seitenkollisionen annähernd 50% der von diesen Unfalltypen betroffenen Insassen Verletzungen der Leber und etwa 30% Verletzungen der Milz hatten (Abb. 1b). Bei der ebenfalls ziemlich hohen Verletzungsfrequenz der Leber von 28% und der Milz von 20% bei den Herausgeschleuderten ist zu berücksichtigen, daß die Verletzungen nicht nur im Fahrzeug beim primären Anstoß, sondern teilweise auch außerhalb entstanden sein können. In mehreren Fällen wurden die Herausgeschleuderten von anderen Fahrzeugen überfahren oder unter dem im Verlauf des Unfalles umstürzenden Wagen eingeklemmt. Die geringste Verletzungshäufigkeit von Leber und Milz betraf die bei einem Fahrzeugüberschlag tödlich verletzten Insassen. Bei den übrigen Abdominalverletzungen lagen die Verletzungshäufigkeiten bei den verschiedenen Unfalltypen um oder unter 10%.

Die Fahrer waren häufiger und schwerer als die übrigen Insassen von den stumpfen Bauchtraumen betroffen. So war die Frequenz der Leberverletzungen der Fahrer bei Frontalkollisionen um etwa 20% höher als die der Beifahrer (57% gegenüber 36%). Auch bei Auftragung des nach der AIS gebildeten Regionalverletzungsgrades des Abdomens der Fahrer und der Passagiere läßt sich dies verdeutlichen (Abb. 2). Der Anteil der Passagiere ohne Abdominalverletzungen ist deutlich höher als derjenige der Fahrer. Während bei den höheren Schweregraden nur im Bereich AIS 4 das Verhältnis ausgeglichen ist, findet sich in den Kategoerien 3 und besonders 5 ein klar erkennbares Überwiegen des Anteils der Fahrer. Die Ursache hierfür ist im wesentlichen auf den Anprall des Fahrers gegen das Lenkrad zurückzuführen.

Die Abdominalverletzungen resultieren aus Unfällen mit Kollisionsgeschwindigkeiten zwischen 30 und 210 km/h.

Von den 7 Insassen (5 Fahrer, 2 Beifahrer), die angeschnallt bei Unfällen getötet worden waren, hatten 3 keine Verletzungen der Abdominalorgane erlitten. Die restlichen 4 wiesen Abdominalverletzungen der AIS-Kategorie 4 und 5 auf. In 2 Fällen wurden Leberrupturen festgestellt. Die verbleibenden 2 Insassen erlitten Mesenterialrisse und Serosaverletzungen des Dünndarmes; sie wurden bei Frontalkollisionen bei Geschwindigkeiten von etwa 40 bzw. 80 km/h verletzt. Nach den Umständen kann dabei angenommen werden, daß eine zu große Gurtlose im Beckengurt ein Hochrutschen mit "Submarining" verursachte, wie es ähnlich von APPEL et al. beschrieben wurde.

Die erschreckend hohe Zahl von schweren stumpfen Bauchtraumen in unserem Material zeigt einmal mehr die dringende Erfordernis von Rückhaltesystemen. Diese müssen indessen so beschaffen sein, daß ein "Submarining" bei einem Unfall möglichst weitgehend ausgeschlossen ist. Von den beiden angeschnallten Insassen mit Verletzungen des Mesenteriums und der Dünndarmserosa hätte zumindest einer überleben können, wenn der Gurt über dem Becken gelegen hätte und nicht oberhalb der Spinae iliacae ant. sup. die Bauch-

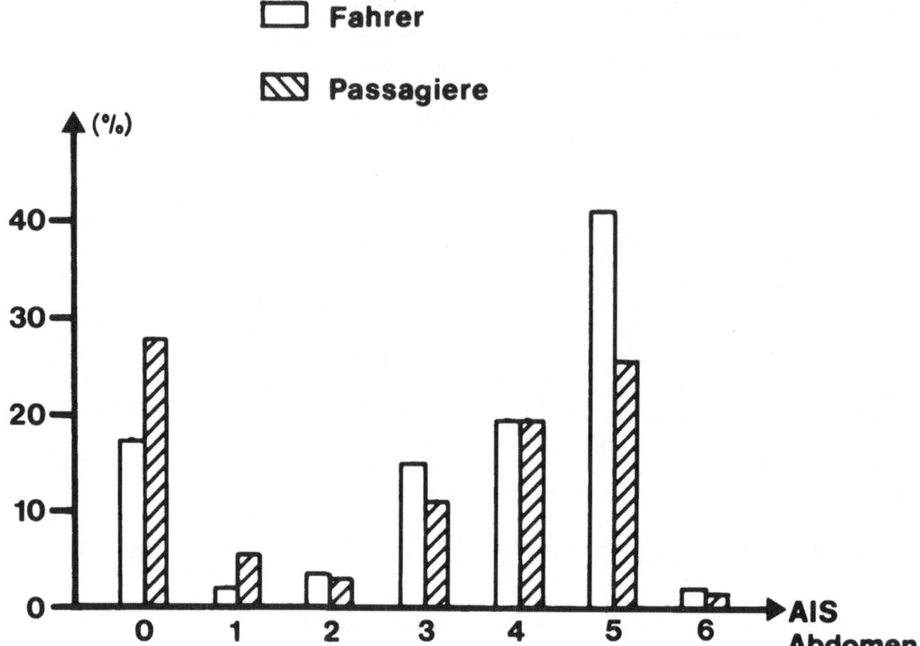

Abb. 2. Häufigkeitsverteilung des AIS-Verletzungsgrades des Abdomens bei den Fahrern und den Beifahrern

decke eingeschnürt hätte. Darüberhinaus ist im Hinblick auf die hohe Frequenz von Leber- und Milzverletzungen bei den Fahrern, den wiederholten Hinweisen GÖGLERS auf die potientelle Gefährdung durch Lenkeinrichtungen, nicht nur im Hinblick auf Thorax-, sondern auch auf Oberbauchverletzungen, beizupflichten.

Der Unfallheilkunde, der Rechtsmedizin und auch anderen Disziplinen fällt eine umfangreiche präventivmedizinische Aufgabe zu, die sich über die Kraftfahrer erstreckt, aber sich auch an die Hersteller richten sollte, um offensichtliche Verletzungsschwerpunkte, die sich aus der Sammlung der Verletzungsmuster verunfallter Fahrzeuginsassen nachweisen lassen, durch konstruktuve Änderungen zu beseitigen.

Literatur

1. APPEL, W., ADOMEIT, D., KÜHNEL, A., BRATZKE, H.: Verletzungen durch einen 3-Punkt-Automatik-Gurt. Eine Analyse des Bewegungs-Belastungs-Ablaufes und des Verletzungsmechanismus aus medizinischer und technischer Sicht. Mschr. Unfallheilk. 78, 460-468 (1975).
2. DANNER, M.: Unfallstatistik - Unfallauswertung. In: Mensch und Motorisierung. Ein ärztliches und menschliches Problem. Bericht über den 2. ADAC-Ärztekongreß 1975. ADAC-Verlag 1976.

3. GÖGLER, E.: Chirurgie und Verkehrsmedizin. In: Handbuch der Verkehrsmedizin (WAGNER, K., WAGNER, H.-J., Hrsg.). Berlin-Heidelberg-New York: Springer 1968.
4. HARTUNG, R., EGGER, W.: Schwere isolierte Nierenruptur durch Sitzgurttrauma. Unfallheilkunde 79, 117-119 (1976).
5. SEFRIN, P.: Verletzungen durch Sicherheitsgurte. Unfallheilkunde 79, 429-433 (1976).
6. TRISKA, H.: Seltene Verletzung durch Sicherheitsgurte. Unfallheilkunde 80, 329-330 (1977).

R. Mattern, Heidelberg

Anwendung von Verletzungsskalen in der biomechanischen Forschung

Deformationen am menschlichen Körper durch mechanische Energie stellen das biomechanische Prinzip der Verletzungen dar. Die quantitative Analyse von Verletzungsursachen und Verletzungsfolgen mit dem Ziel, Belastbarkeitsgrenzen des Menschen zu bestimmen, erfordert definierte und allgemein anerkannte Maßsysteme.

Für die technologisch-biomechanische Bewertung stehen die Maßeinheiten der klassischen Physik zur Verfügung; da die im medizinischen Sprachgebrauch üblichen Begriffe unverletzt - leicht - mittel - schwer - tödlich verletzt zur quantitativen Kennzeichnung eines Verletzungsbefundes zu unverbindlich und zu wenig differenziert erschienen, wurden Systeme der Verletzungsbeschreibung entwickelt, von denen die AIS (STATES 1969, 1971, 1974, 1976) am besten definiert erscheint und größte Verbreitung gefunden hat.

Tabelle 1 stellt einige wichtige Systeme vergleichend nebeneinander; Unterschiede bestehen vor allem hinsichtlich der Anzahl der Skalenstufen, der Zuordnungskriterien für Einzelverletzungen, der Bewertung von Verletzungskombinationen für den Gesamtverletzungsgrad und der Definition tödlicher Verletzungen.

Die neueste Auflage der AIS von 1978 unterscheidet sechs Schweregrade, die für Einzelverletzungen und Gesamtverletzungsschwere in gleicher Weise gelten (Tabelle 2a).

Ein großer Vorzug der AIS ist darin zu sehen, daß sie gemäß der wichtigsten Voraussetzung für eine einheitliche Anwendung eine lexikalische Zusammenstellung von annähernd 300 Verletzungsarten mit der zugehörigen Rangziffer enthält.

Zuordnungskriterien der Einzelverletzungen zu den AIS-Graden sind die beiden Gesichtspunkte

Energieaufnahme und
Lebensbedrohlichkeit.

Tabelle 1. Wichtige Systeme der Verletzungsbeschreibung

Publikation	Abkürz.	SKALENSTUFEN unverletzt	nicht lebensbedr.	lebensbedr.	tödlich
1952 DEHAVEN		0	1 2 3	4	5
1956 HASEBROOK	AICR	1	2 3 4	5 6	7 8 9 10
1969 STATES	AIS	0	1 2 3	4 5	6 7 8 9
1971	AIS	0	1 2 3	4 5	6 7 8 9
1974	AIS	0	1 2 3	4 5	6
1976	AIS	0	1 2 3	4 5	6
1969 STATES	CHRIS	1	2 3	4	5
1972 PATEL	ISL	0	1 2 3	4 5	6
1974 GÖGLER		0	1 (2) 3 4	5 6	getrennt angegeben
1974 1976 BAKER	ISS	$= (AIS_I^2 + AIS_{II}^2 + AIS_{III}^2)$			Bewertungsstufen 0-75

AICR = Automotive Crash Injury Research; AIS = Abbreviated Injury Scale; CRIS = Comprehensive Injury Scale; ISL = Indice de Sévérité des Lésions; ISS = Injury Severity Score.

Bei der Bestimmung der Gesamtverletzungsschwere OIS (Overall Injury Scale) wird demgegenüber nicht das Kriterium der Energieaufnahme, sondern nur das der Lebensbedrohlichkeit berücksichtigt. Eine detaillierte Bestimmung des OIS bei mehrfachen AIS-Werten wurde von den Autoren nicht angegeben. Vielmehr soll der OIS durch einen traumatologisch geschulten Arzt unter klinisch-prognostischen Gesichtspunkten und sorgfältiger Würdigung der pathophysiologischen Kombinationswirkung der Einzelverletzungen auf den Gesamtorgansimus eingeschätzt werden.

Hier zeigt sich ein erster Mangel dieses Klassifizierungssystems:

Es wird - was verhindert werden sollte - nicht vermeidbar sein, daß verschiedene Untersucher zu unterschiedlichen Bewertungen der Gesamtverletzungsschwere kommen. Die Autoren selbst haben bei Überprüfung festgestellt, daß die Bewertung gleichen Patientengutes durch verschiedene Untersucher in 80% eine übereinstimmende Skalierung erbrachte.

Der Einfluß subjektiver Beurteilung wird durch die mathematische Bestimmung einer Punktzahl für die Gesamtverletzungsschwere mittels des ISS (Injury Severity Score, BAKER 1974, 1976) vermieden. Der ISS basiert auf den definierten AIS-Werten der Einzelverletzungen, ausgenommen AIS 6. Die jeweils höchsten AIS-Ziffern der drei am schwersten verletzten Körperregionen (Körperoberfläche, Kopf, Hals Brust, Bauch, Becken, Gliedmaßen) werden quadriert und dann addiert:

$$(AIS_I^2 + AIS_{II}^2 + AIS_{III}^2) = ISS$$

Tabelle 2a. AIS = Abbreviated Injury Scale

Kriterien: Lebensbedrohlich Energieaufnahme

Skalenstufen: AIS/OIS

0 = unverletzt

1 = leicht verletzt

2 = mittelschwer verletzt

3 = schwer verletzt ohne Lebensbedrohung

4 = gefährlich verletzt, Überleben wahrscheinlich

5 = kritisch verletzt, Überleben unsicher

6 = tödlich verletzt, Überleben unmöglich

OIS - Overall Injury Scale

Kriterien: Lebensbedrohung unter klinisch-prognostischer Würdigung des Gesamtverletzungsbildes

Tabelle 2b. CRIS - Comprehensive Research Injury Scale Umfassende quantifizierende Verletzungsanalyse

Kriterien	Code-zahl	Schweregrad
Energie-aufnahme	1	unbedeutend
	2	klein
	3	mittel
	4	groß
	5	maximal
Lebensbe-drohung	1	keine
	2	klein
	3	mittel
	4	stark
	5	maximal (tödlich)
Dauer-schaden	1	0 - 20 %
	2	21 - 40%
	3	41 - 60%
	4	61 - 90%
	5	91 - 100%
Behand-lungsdauer	1	0 - 2 Wochen
	2	2 - 8 Wochen
	3	8 - 26 Wochen
	4	26 - 52 Wochen
		52 Wochen
Häufigkeit	1	ungewöhnlich
	2	gelegentlich
	3	häufig
	4	sehr häufig
	5	fast immer

Die retrospektive Anwendung des ISS zur prognostischen Beurteilung von fast 2 500 Unfallpatienten mit Mehrfachtrauma (BULL 1975, BAKER 1976) ergab einen Zusammenhang zwischen ISS-Ziffer und prozentualer Mortalität. Es zeigte sich aber, daß die einer 50%igen Mortalitätsrate ("LD_{50}") entsprechenden ISS-Werte mit dem Alter niedriger ausfielen.

Dies weist auf einen zweiten Mangel der AIS hin:

Der Einfluß des Alters ist bei der Verletzungsbewertung nicht berücksichtigt. Sowohl für das Kriterium der Energieaufnahme als auch für das der Lebensbedrohung durch die Verletzung ist ein erheblicher Alterseinfluß zu erwarten.

Zur Erzeugung einer Oberschenkelfraktur bei einem osteoporotischen Menschen ist weit weniger Energie erforderlich, als für die gleiche Verletzung eines Jugendlichen. Gleichzeitig bedeutet ein solches Trauma für den alten Menschen meist eine erheblich größere Lebensbedrohung.

Trotzdem nennt die AIS nur den Schweregrad 2 für die unkomplizierte Oberschenkelfraktur.

Für eine isolierte Rippenfraktur ist ebenfalls die Bewertung AIS 2 vorgesehen, obwohl die Energieaufnahme für eine solche Verletzung wesentlich geringer ist.

Derartige Beispiele lassen Zweifel aufkommen, ob die gemeinsame Berücksichtigung der Kriterien Energieaufnahme und Lebensbedrohung einen Fortschritt in der quantitativen Verletzungsanalyse darstellt.

Eine differenzierte Beurteilung, die im Gegensatz zu allen anderen Systemen der Verletzungsbeschreibung fünf getrennte Bewertungskriterien der Verletzungsschwere mit jeweils fünf Skalenstufen vorsieht, wurde bereits von den Autoren der AIS 1969 vorgestellt. Die CRIS (Comprehensive Research Injury Scale, Tabelle 2b) bewertet die Verletzungsschwere getrennt nach Energieaufnahme und Lebensbedrohung und berücksichtigt die weiteren wesentlichen Gesichtspunkte des Dauerschadens, der Behandlungsdauer und der Häufigkeit des Vorkommens, die für eine ökonomische Analyse wertvoll sind.

Abschließend soll noch auf eine Gefahr hingewiesen werden, die in der statistischen Handhabung von AIS-Ziffern liegt, wenn beispielsweise Korrelationen zwischen mechanischen Parametern und Verletzungsschwere gebildet werden sollen.

Die numerischen Energiewerte liegen auf einer kontinuierlichen Skala - doppelte Zahlenwerte entsprechen doppelter Energie. Doppelte AIS-Ziffern dagegen bezeichnen keineswegs die doppelte Verletzungsschwere; der Abstand der Skalenstufen untereinander ist unbekannt, jedenfalls nicht gleichmäßig, wie es die Zahlenreihe 0-6 vermuten läßt; diese gibt nur an, daß sieben Stufen existieren. Eine Verletzung AIS 3 etwa (z.B. Fraktur von zwei Rippen) ist keinesfalls halb so schwer wie eine, das Leben zwingend fordernde Verletzung AIS 6 (z.B. Durchtrennung des Thorax).

Auch die Energieabsorption der beiden Fälle dürfte wohl kaum einem Verhältnis 2:1 entsprechen. Daher verbietet es sich, OIS- oder AIS-Ziffern 0-6 wie eine arithmetische Zahlenreihe zu behandeln und z.B. aus den Skalenwerten zahlreicher Einzelfälle Mittelwerte zu bilden oder andere mathematische Operationen vorzunehmen.

Schlußfolgerungen

1. Im AIS-Wert einer Verletzung sind die Kriterien Lebensbedrohung und Energieaufnahme gemeinsam enthalten. Da diese Kriterien keine numerisch vergleichbaren Größen darstellen, kann der AIS-Wert einer Verletzung weder die Lebensbedrohlichkeit noch die Energieaufnahme ausreichend genau angeben.

2. Zur Förderung des Hauptziels der Biomechanik, der Ermittlung der Belastbarkeitsgrenze des Menschen, erscheint deshalb eine differenzierte Bewertung nach den Einzelkriterien zweckmäßig.

3. Für alle Beurteilungskriterien der Verletzungsschwere ist eine Berücksichtigung des Lebensalters, für das der Energieaufnahme auch die Einbeziehung anthropometrischer Daten unerläßlich.

4. Die mathematische Handhabung der AIS-Ziffern als arithmetische Reihe ist nicht zulässig.

Literatur

1. HASBROOK, A.H.: The Historical Development of the Crash-Impact Engineering Point of View. Clin. Orthop. 8, 268 (1956).
2. DE HAVEN, H.: The Site, Frequency and Dangerousness of Injury Sustained by 800 Survivors of Light Plane Accidents. Crash Injury Research, Dept. of Public Health Cornell Univ. Medical College, New York 1962.
3. STATES, J.D.: The Abbreviated and the Comprehensive Research Injruy Scale, Proceedings of the Thirteenth Stapp Car Crash Conference Nr. 690920 282, 1969. Published by Society of Automotive Engineers, Inc. Two Pennsylvania Plaza New York. N.Y. 10001. The Abbreviated Injury Scale (1976 Revision) AMA - SAE - AAAM, Morton Grove Illinois 1976.
4. PATEL, PASTEYER, TARRIÈRE: Critères de Sévérité des Lésions Causeés par les accidents d'automobiles. Nouvelle Presse Med. 17, 1129 (1972).
5. GÖGLER, E.: Sicherheitslenkeinrichtungen: Technische und medizinische Analyse. Trimestrial Publication of Technical Aspects of Road Safety, CIDITVA, Brüssel 1974, Bd. 57.
6. BAKER, S., O'NEILL, B.: The Injury Severity Score: An Update, Trauma 16, 882 (1976).

J. Durst und W. Heller, Tübingen

Ätiologie und Pathophysiologie des Polytraumas

Folgt man den Jahresberichten des Statistischen Bundesamtes über die Zahl der Unfallverletzten im Straßenverkehr, so könnte der Eindruck entstehen, als hätte sich unsere Bevölkerung gleichgültig oder gedankenlos mit der sinnlosen Verstümmelung oder Tötung meist Unschuldiger abgefunden. Dabei weckt noch immer die Erinnerung an die systematische Vernichtung von Menschen, wie sie durch Bombenangriffe z. B. in Dresden, Halberstadt, Hamburg oder Berlin geschah, Abscheu und Mitleid. Heute stehen wir vor der Tatsache, daß innerhalb von 5 Jahren über 2,6 Millionen Personen entsprechend der Bevölkerungsdichte von Westberlin im Straßenverkehr der Bundesrepublik verunglücken. Davon werden etwa 88 000 tödlich, 770 000 schwer und 1,6 Millionen leicht verletzt. Großbritannien oder Italien haben im gleichen Zeitraum nur die Hälfte an Verkehrstoten zu beklagen, während Belgien, Dänemark, die Niederlande, Österreich, Schweden und die Schweiz gemeinsam nicht einmal die Bundesrepublik erreichen. Noch erschütternder wird die Bilanz wenn man berücksichtigt, daß bei uns mehr als 3000 Kinder pro Jahr an den Folgen eines Straßenverkehrsunfalles sterben oder, um einen anderen Vergleich zu gebrauchen, die Einwohner einer Stadt wie Erlangen oder Ulm in nur 5 Jahren zugrunde gehen. Im Gegensatz zum körperlichen und seelischen Leid der Menschen läßt sich der volkswirtschaftliche Schaden, den die Verkehrsunfälle verursachen, in Zahlen ausdrücken. Er wird bei rund 1,4 Millionen Unfällen pro Jahr auf 15 bis 17 Milliarden DM geschätzt. Allein der Aufwand der Kraftfahrzeugversicherungen für Schadensfälle steigerte sich von 5,9 Milliarden im Jahre 1971 auf 8 Milliarden im Jahre 1972. Jeder Verkehrstote kostet den Steuerzahler etwa DM 300 000,--. Die Zahl der Pflege- und Behandlungstage, die Unfallverletzte jährlich im Krankenhaus verbringen müssen, liegt bei rund 10 Millionen.

Zum Begriff des Polytraumas

Stellt man die hohen kinetischen Energien, die auf den menschlichen Organismus im Zuge eines Verkehrsunfalles einwirken in Rechnung, so nimmt es nicht wunder, daß wir es hier in den meisten Fällem mit polytraumatisierten Patienten zu tun haben. Der Begriff ist schwierig zu definieren. Wir verstehen darunter die gleichzeitige Entstehung von Verletzungen mehrerer Körperregionen, Organsystemen oder Organe. Beispiele hierfür sind Kombinationen von Schädel-Hirn-Verletzungen mit Frakturen, mit Verletzungen der Brusthöhle und/oder der Bauchorgane.

Pathophysiologie und Pathobiochemie des Polytraumas

Die pathophysiologischen Auswirkungen ergeben sich dementsprechend aus dem Zusammenwirken von Organ- bzw. Gewebstrauma und Schock. Dieser kann hämorrhagisch oder im späteren Verlauf septisch bedingt sein und in Mischformen auftreten. Bei den verschiedenen Schockformen ist die Umverteilung der Makrozirkulation beträchtlich, kann jedoch allein den Schock nicht erklären. Allgemeine endokrine Reaktionen bestehen in einer Stimulation des sympathicoadrenalen Systems und der Nebennierenrinde und in der Reaktion des Renin-Angiotensin-Aldosteron-Mechanismus auf die Hypovolämie zur Sicherung des extrazellulären Flüssigkeitsvolumens. Hinzu tritt die Retention von Natrium, die zwangsläufig zum tubulären Kaliumverlust führt und eine vermehrte ADH-Sekretion. Die ADH-bedingte Antidiurese wird durch eine Steigerung der Plasmaosmolarität sowie durch verminderte Füllung des linken Vorhofs ausgelöst. Die entscheidenden Auswirkungen des Schocks gleich welcher Genese liegen aber in Störungen der Mikrozirkulation.

Eine Erklärung für die allgemein bekannten morphologischen biochemischen und physikalischen Veränderungen liefert das von CHAMBERS und ZWEIFACH entwickelte Konzept der Funktion der Endstrombahn. Wie in den Abb. 1 und 2 zu erkennen ist, gibt es neben den netzförmig angeordneten nutritiven Capillaren einen relativ gestreckt verlaufenden sog. Durchgangskanal. Letzterer kann bei gestörter Mikrozirkulation, d.h. bei weitgehend verschlossenen nutritiven Capillaren deren gesamten Blutfluß bewältigen, so daß

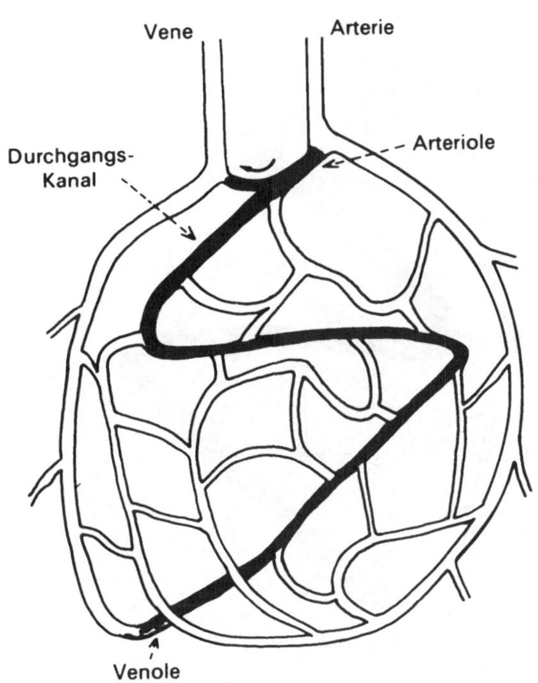

Abb. 1. Halbschematische Darstellung eines Capillarbezirkes mit den netzförmigen nutritiven Capillaren und dem relativ gestreckt verlaufenden Durchgangskanal. Intakter Capillarbezirk

der Nettodurchfluß durch das Gefäßgebiet genauso groß sein kann wie vor Beginn der Mikrozirkulationsstörung, obwohl im Bereich der nutritiven Capillaren ein Perfusionsdefizit vorliegt. Die Folgen des Sauerstoffmangels im Gewebe bestehen zunächst in einer durch den anaeroben Energiegewinn bedingten Lactatacidose, die jedoch wegen der Störung der nutritiven Capillardurchblutung teilweise verdeckt bleibt und erst bei Besserung der regionalen Perfusion am Auswascheffekt voll erkennbar wird.

Durch die Anhäufung von Lactat und anderen wasserlöslichen Metaboliten im Gewebe wird die Reaktionsfähigkeit der Gefäße im Sinne einer Vasomotion verändert. Dabei ist die Dilatation der präcapillären Sphincter mit einer persistierenden Constriction der postcapillären Sphincter gekoppelt. Die Folgen sind lokale Hämokonzentration und eine weitere Erhöhung der Blutviskosität.

Eigene Untersuchungen haben am Modell des Tourniquet-Schocks gezeigt, daß die Leber auffallend rasch an Glucose, Fructose-1,6-Diphosphat und ATP verarmt und gleichzeitig ein rascher Abfall der pO_2-Spannung an der Leberoberfläche eintritt. Fortschreitende Gewebshypoxie und -acidose führen dann zu schweren auch morphologisch faßbaren Veränderungen von Zellorganellen wie Lysosomen und Mitochondrien.

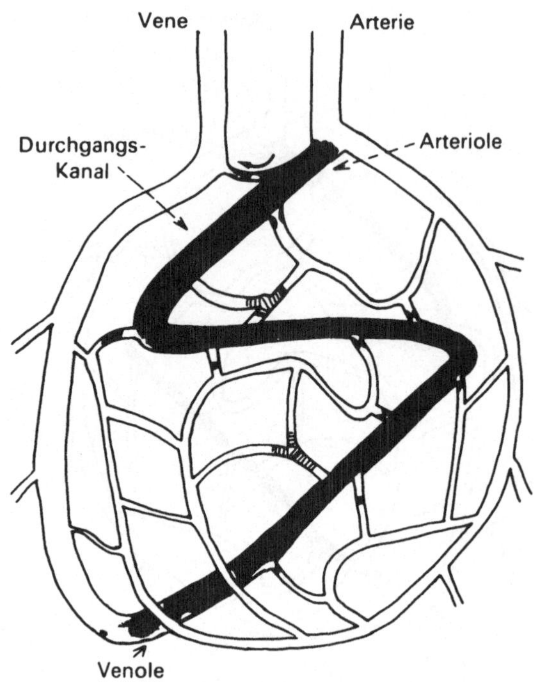

Abb. 2. Durchgangskanal nach Dilatation bei fast vollständiger Unterbrechung der nutritiven Capillarversorgung durch verschiedene Mikrozirkulationsstörungen. Der Durchgangskanal wirkt als funktioneller Shunt. Einige präcapillare Sphincteren sind dargestellt

Während es heute recht gut gelingt, ein schockinduziertes akutes Nierenversagen durch Haemodialysen zu überwinden, und die Leber wahrscheinlich dank ihrer Reparationsfähigkeit mit den Folgen der lokalen Hypoxie in der Regel fertig wird, wird in den meisten Fällen das Schicksal der polytraumatisierten Patienten durch den Schweregrad der Schocklunge entschieden. Die primäre Läsion liegt im Endothel, elektronenmikroskopisch erkennbar an einem Bruch der Aminoglykanleiste mit nachfolgemdem interstitiellen Oedem. Schäden der Alveolarepithelzellen mit Beeinträchtigung der Surfactant-Synthese schließen sich an. Stirbt der Mehrfachverletzte zu diesem Zeitpunkt, so werden nicht selten vom Pathologen Mikrothromben und hyaline Membranen als typische Schockäquivalente gefunden. Gelingt es dagegen, den Patienten über die akute Schockphase hinaus am Leben zu erhalten, so treten im Spätstadium der Schocklunge Fibroblastenproliferation und fibröse Organisation hinzu. Die sich darauf entwickelnden besonderen Probleme einer sog. Beatmungslunge sind durch den täglichen Umgang mit Intensivpflegefällen nur zu gut bekannt.

Vor allem die schlechte Perfusion in Verbindung mit der meist vorliegenden Lungencontusion sind dann in der Regel die Ursache für das Angehen einer bakteriellen Infektion. Berücksichtigt man ferner, daß bei diesen meist bewußtlosen Beatmungsfällen ein extremer kataboler Stoffwechselzustand vorliegt, so darf es nicht wunder nehmen, daß eine Pneumonie einen toxisch foudroyanten Verlauf nehmen kann, und auch bei nachgewiesener Empfindlichkeit der Erreger auf bestimmte Antibiotica nicht mehr zu beherrschen ist.

Ein besonderes Problem stellt die posttraumatische Fettembolie dar. Eigene experimentelle und pathologisch-anatomische Untersuchungen haben gezeigt, daß die posttraumatische Fetteinschwemmung ein regelmäßig nach Unfällen vorkommendes Ereignis ist, dem aber erst dann eine pathogenetische Bedeutung zukommt, wenn ein schwerer Volumenmangel zur schockspezifischen Vasomotion geführt hat. Unserer Auffassung nach liegt deshalb dem morphologischen Bild einer massiven posttraumatischen Fettembolie ein Summationseffekt synergistisch wirkender Veränderungen zugrunde, wobei den Fettemboli als einem Epiphänomen des posttraumatischen Schocks die Bedeutung einer additiven Komponente zukommen kann. Ohne Zweifel wird gerade der polytraumatisierte Patient von dieser Komplikation besonders bedroht. Hier ist es vor allem die stetige Zunahme der Totraumventilation mit der Notwendigkeit auch den Beatmungsdruck zu steigern, die den Kliniker alarmiert, ohne daß zur Zeit andere Behandlungsmöglichkeiten zur Verfügung stehen, als diejenigen, die bereits zur Therapie der Schocklunge Anwendung fanden.

Mit einer erstaunlichen Selbstverständlichkeit glauben heute weite Kreise der Bevölkerung, daß allein durch die Einrichtung von immer mehr Rettungsstellen, noch besser ausgestatteten Krankenhäusern und durch die Beseitigung des Hospitalismus, um nur einige Beispiele zu nennen, auch das Problem des polytraumatisierten Patienten zu lösen sei. Niemand wird ernsthaft bezweifeln, daß hier noch erhebliche Verbesserungen möglich sind. Andererseits sollten aber diejenigen, die heute Ärzte und medizinisches Personal für die Kostenexplosion im Krankenhauswesen verantwortlich machen wollen einmal darüber nachdenken, welche Ursachen tausende von jungen Menschen zum polytraumatisierten Kranken und damit zu einem der kostenintensivsten Behandlungsfälle werden lassen.

Literatur

1. CHRISTIAN, W.: Kinder-Unfallsterblichkeit 1960-1969. Bundesgesundheitsblatt 22, 317-326 (1971).
2. DURST, J, GEISBE, H., KOSLOWSKI, L.: Die posttraumatische Fettembolie - ein Epiphänomen des hämorrhagischen Schocks? Arch. orthop. Unfall-Chir. 82, 79-84 (1975).
3. GÖGLER, E.: Der schwere Unfall in der modernen Industriegesellschaft. Langenbecks Arch. Chir. 329, 922-965 (1971).

H. Joachim, Freiburg im Breisgau

Untersuchungen zur Häufigkeit, Mechanogenese und Mortalität von Blutungen in die Brücke bei Verkehrsunfällen

Traumatisch bedingte Stammhirnblutungen werfen eine Reihe noch ungeklärter Probleme auf, die mit der besonderen Biomechanik des menschlichen Schädels zusammenhängen und deswegen auch im Tierversuch nicht befriedigend aufgeklärt werden können.

Folgende Fragenkomplexe sind von Interesse:

Wie häufig sind traumatische Brückenblutungen und wie ist ihre Mortalität einzuschätzen?

Welche Unterscheidungskriterien lassen sich für primär und sekundär traumatische Brückenblutungen erarbeiten?

Welche Art und Schwere des Traumas muß bei stumpfen Schädelhirntraumen (SHT) mit Brückenblutungen vorausgesetzt werden?

Bei der großen Anzahl von Unfallopfern unter dem gerichtsmedizinischen Obduktionsgut ist somit die Forderung von UNTERHARNSCHEIDT (5) zu begrüßen, daß "das gerichtsmedizinische Untersuchungsgut in dieser Hinsicht untersucht und ausgewertet werden" sollte.

Der Befund der Brückenblutung gewinnt ferner mit dem Einsatz der computerisierten Tomographie zunehmend an klinischer Bedeutung.

Unter diesen Aspekten wurde das Obduktionsgut der Jahrgänge 1973, 1974 und 1975 des Instituts für Rechtsmedizin in Freiburg i. Brsg. überprüft und die Unfälle mit gedeckten Hirntraumen einer statistischen und morphologischen Untersuchung unterzogen.

Unter den insgesamt 2556 Autopsiefällen fanden sich 753 Verkehrsunfälle und hiervon 377, d.h. 50% Unfälle mit stumpfen SHT ohne Brückenblutungen und 108 Fälle bzw. 14,3% mit SHT und Brückenblutungen.

Die Tabelle 1 zeigt im Vergleich mit den Angaben des statistischen Jahrbuches die tödlichen Verkehrsunfälle des Jahres 1973, 1974 und 1975 und ihre Aufschlüsselung nach den beteiligten PKW-Insassen, Fußgängern und Zweiradfahrern. Im Obduktionsgut von Freiburg findet sich ein deutliches Vorherrschen von Fußgängern und Zweiradfahrern, das verstärkt bei den SHT mit und ohne Brückenblutungen zu erkennen ist.

Untersucht man die Altersverteilung der Schädelhirntraumen ohne und mit Ponsblutung, so überwiegen die 15-25jährigen deutlich. Ein weiterer Gipfel liegt bei den 60- und 70jährigen. Diese Verhältnisse sind offenbar Ausdruck gestörter Anpassung der jüngeren und älteren Verkehrsteilnehmer infolge alterstypischer Verhaltensformen. Die Altersverteilung entspricht auch der sämtlicher Unfälle des Freiburger Obduktionsgutes.

Tabelle 1. Verkehrsunfälle aus dem Obduktionsgut des Instituts für Rechtsmedizin in Freiburg i.B. im Vergleich mit den Angaben des statistischen Jahrbuches für die BRD nach PKW-Insassen, Fußgängern und Zweiradfahrern aufgeschlüsselt

Tödl. Unfälle 1973, 1974, 1975	Insassen	Fußgänger	Zweiradfahrer
	%	%	%
Statist. Jahrbuch n = 49714	51,1	28,9	19,4
Obduktionsgut Freiburg n = 753	40,1	34,6	25,2
davon Unfälle mit SHT ohne Ponsblutung n = 377	32,5	42,2	25,0
Pons-Blutungen n = 108	27,7	39,8	32,5

Tabelle 2. Häufigkeit anderer Verletzungen und sekundär traumatischer Erkrankungen bei 108 Fällen von SHT mit Brückenblutungen

	Anzahl der Fälle	%
Pneumonie	9	8,3
Luftembolie	4	3,7
Riß- und Quetschungs-Blutungen der Lunge	27	25
Pneumothorax	4	3,7
Schocklunge	2	1,8
Schockniere	7	6,5
Verletzungen von		
Herz	15	13,9
Leber	21	19,4
Niere	12	11,1
Milz	11	10,2
Aorta	2	1,8
Darm	8	7,4
Frakturen von		
Rippen	34	31,5
Wirbelsäule	11	10,2
Beckenknochen	12	11,1
Extremitäten	32	29,6

Schlüsselt man die beiden Kollektive nach Überlebenszeiten auf (Abb. 1), so findet sich kein wesentlicher Unterschied zwischen den Fällem mit (schwarze Säulen) und ohne Brückenblutungen (schraffierte Säulen). Eine Sonderstellung mit sehr hoher Letalität beanspruchen die Halsmarkverletzungen, auf die hier wegen ihrer speziellen Problematik nicht näher eingegangen wird. Bei den Brückenblutungen läßt sich ein etwas stärker ausgeprägter zweiter Gipfel erkennen, der die Überlebenszeit mehrerer Tage bis einer Woche betrifft, Zeiträume in denen offenbar durch ein Hirnödem über supra- und infratentorielle raumfordernde Prozesse die sekundär traumatischen Blutungen ausgelöst werden.

Die Annahme, daß die SHT mit Brückenblutungen unter den SHT im allgemeinen eine Sonderrolle einnehmen und Folge einer schwereren Traumatisierung sind und deswegen mit kürzeren Überlebenszeiten einhergehen, läßt sich an unseren Ergebnissen somit nicht bestätigen. Es starben nämlich bei den SHT ohne Brückenblutungen innerhalb der ersten Stunde 46,1% und bei den Fällen mit Brückenblutungen 38%. In Fällen mit Überlebenszeiten von mehr als einer Woche sind beide Gruppen mit 12,1% bzw. 9,3% ebenfalls annähernd gleich stark vertreten.

Die Aufschlüsselung nach Geschlechtern und Alter brachte nur zu vernachlässigende Unterschiede. Es zeigt sich dagegen, daß die Überlebenschance bei den Fällen mit und ohne Brückenblutungen durch den Zustand der Allgemein-Traumatisierung bestimmt wird.

In Tabelle 2 sind in den Fällen von Brückenblutungen die anderen festgestellten Verletzungen und Folgeerkrankungen aufgeführt. Es überwiegt die Thoraxcontusion mit Verletzungen der Lunge, Leber und Herz sowie der Rippen. Weitere Prädilektionsstellen sind die Extremitäten.

Mit zunehmender Überlebenszeit ließen sich ferner die typischen mikromorphologischen Detailmerkmale des Allgemeinschockes nachweisen, wie Mikrothrombosen, Endothelschädigung, Plasmaskimming mit Fehlen fast jeglicher corpusculärer Blutanteile und das perivasculäre Ödem.

36% der Fälle mit Brückenblutungen erlagen innerhalb der ersten Stunde dem Allgemein-Trauma. In 64% der Fälle wurde primär das SHT als Todesursache angesehen.

In den nachfolgenden Tagen beherrscht bis zu einer Woche der Hirndruck als Todesursache mit 85% das Bild. 15% entfallen auf die Ateminsuffizienz, die bei Überlebenszeiten von mehr als einer Woche mit 50% neben dem Hirndruck das entscheidende limitierende Ereignis darstellt. Es handelt sich um Lungenveränderungen im Sinne bronchopneumonischer Herde und des Schocklungensyndroms.

Die Tabelle 3 zeigt in Prozentzahlen die nach Überlebenszeiten unterschiedenen Formen von Brückenblutungen. Die im allgemeinen zu den primär traumatischen Blutungen zugerechneten und vorwiegend im Hauben- und Aquäduktbereich gelegenen petechialen Blutungen sind überwiegend ein Ereignis, das bei den Soforttodesfällen gefunden wird, aber auch noch nach längerer Überlebenszeit angetroffen werden kann. Bei den Massenblutungen findet sich eine eindeutige Häufung bei den Fällen mit längeren Überlebenszeiten.

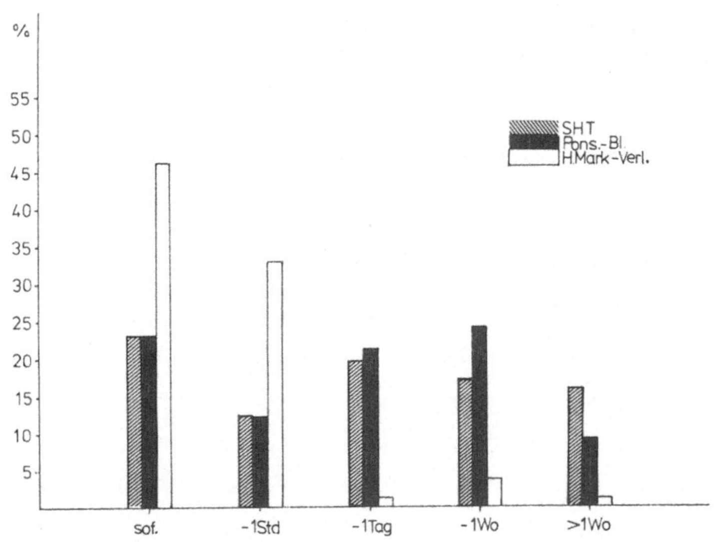

Abb. 1. Überlebenszeiten bei 377 Fällen von SHT ohne Brückenblutungen (schraffiert), 108 Fällen von SHT mit Brückenblutungen (schwarz) und 83 Fällen von Halsmarkverletzungen (weiß). Die Letalität der Halsmarkverletzungen ist besonders hoch, die der SHT mit und ohne Brückenblutungen annähernd gleich

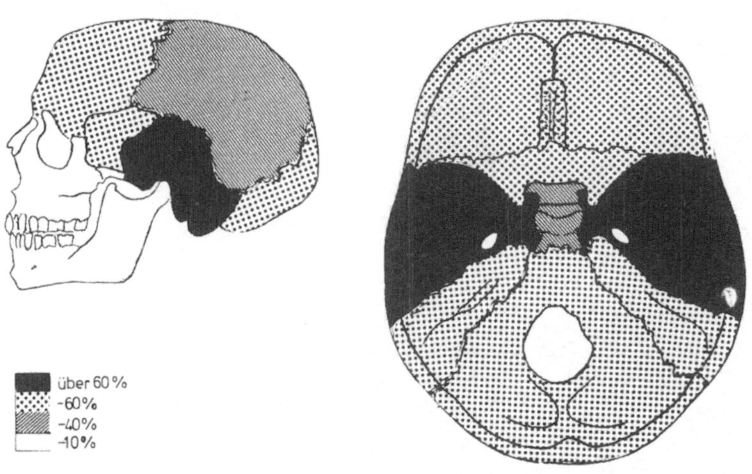

Abb. 2. Prozentuale Verteilung von Frakturen auf die verschiedenen Schädelregionen in 108 Fällen von SHT mit Brückenblutungen

Tabelle 3. Prozentuale Aufschlüsselung der verschiedenen Formen von 108 Brückenblutungen nach Überlebenszeiten

	Petechien N = 23	kleine Blutg. n = 36	Massenblutg. n = 88
ÜZ 0	56,6	38,9	5,7
ÜZ - 1 Std	4,3	16,7	9,1
ÜZ - 1 Tag	8,6	11,1	35,2
ÜZ - 1 Woche u. mehr	30,5	33,3	50,0
	100	100	100

Tabelle 4. Frakturhäufigkeit des Schädels bei Brückenblutungen

Mehrfachfrakturen	74 Fälle	69,0%
Stirnbein	40	(49,0%)
Scheitelbein	33	(40,7%
Schläfenbein	55	(67,9%)
Felsenbein	38	(46,9%)
Hinterhauptsbein	43	(53,1%)
Keilbein	36	(44,4%)
Türkensattel	32	(39,5%)
Hinterhauptsloch	8	(9,9%)
Gesichtsschädel	8	(9,9%)
Einzelfrakturen	7 Fälle	6,4%
Stirnbein	3	
Schläfenbein	2	
Hinterhauptbein	1	
Scheitelbein	1	
Ohne Frakturen	27 Fälle	25,0%

Tabelle 5. Richtung der Gewalteinwirkung bei 108 Fällen von stumpfen SHT mit Brückenblutungen

Gewalteinrichtung	Anzahl	in %
von hinten (sagittal)	10	9,3
von oben hinten (sagittal)	4	3,7
von hinten seitlich li.	12	11,1
von hinten seitlich re.	10	9,3
von vorne oben (sagittal)	13	12,0
von vorne oben seitl. li.	11	10,2
von vorne oben seitl. re.	7	6,5
von seitlich links	8	7,4
von seitlich rechts	12	11,1
Unklare Fälle	21	19,4

Die kleineren Blutungen zeigen dagegen eine uncharakteristische Verteilung.

Bezüglich der Mechanogenese von SHT mit Brückenblutungen schienen folgende Befunde relevant zu sein:

Wird die Häufigkeit der betroffenen Schädelregionen untersucht (Tabelle 4), so finden sich zwar in der Mehrzahl der Fälle Mehrfach-Frakturen, aber immerhin in 27 Fällen keine Verletzungen des knöchernen Schädels. Hiervon verstarben 16 innerhalb des ersten Tages. Es konnte sich somit in diesen Fällen nicht um sekundär traumatische Blutungen gehandelt haben.

Die Gewalteinwirkung gegen den Kopf erfolgte offenbar ausgesprochen tangential mit dem Ergebnis einer Drehbeschleunigung.

Die Abb. 2 zeigt das prozentuale Betroffensein der verschiedenen Schädelregionen. Ganz besonders häufig sind die mittleren Schädelgruben, die Schläfen- und auch die Scheitelregionen frakturieren. Da es sich fast ausschließlich um Berstungsbrüche handelt, ist bei diesen Befunden von einer vorwiegend sagittalen Gewalteinwirkung auszugehen.

Werden andere Kriterien zur Bestimmung der Richtung der Gewalteinwirkung herangezogen, wie Prellmarken und Hämatome der Kopfschwarte, Impressionsfrakturen und Coup-contre-coup-Verletzungen am Gehirn, so läßt sich tatsächlich die sagittale Richtung der Gewalteinwirkung als häufigster Verletzungsmechanismus nachweisen (Tabelle 5).

In der Tabelle ist die Aufteilung der Hauptstoßrichtungen nach der Einteilung von SPATZ erfolgt.

Zusammenfassung und Schlußfolgerungen

Die Aufschlüsselung des gerichtsmedizinischen Obduktionsgutes des Instituts in Freiburg i.B. aus den Jahren 1973, 1974 und 1975 zeigt, daß entgegen der Auffassung von UNTERHARNSCHEIDT (6) das SHT mit Brückenblutungen nach stumpfen Schädeltrauma ein relativ häufiges Ereignis ist und 14,3% aller obduzierter Opfer von Verkehrsunfällen ausmacht. In fast 30% aller Fälle von SHT muß mit diesem Befund gerechnet werden - nach JELLINGER (1) sogar bei 43,5% -. Besonders betroffen sind Fußgänger und Zweiradfahrer.

Die Mortalität bei SHT ohne und mit Brückenblutungen ist annähernd gleich hoch.

Die primär traumatische Brückenblutung wird im Gegensatz zu der Auffassung von UNTERHARNSCHEIDT (6), SCHEWE und ADEBAHR (4) oder MAYER (2) durchaus auch mehrere Tage überlebt. Limitierendes Ereignis der ersten Stunde ist offenbar das Allgemein-Trauma.

Eine Untersuchung zwischen primär und sekundär traumatischer Blutung ist in Übereinstimmung mit TAMASKA (5) nicht immer möglich. Größere Blutungen sind ein Ereignis längerer Überlebenszeit und offenbar sekundär traumatisch. Petechiale und kleine Blutungen sind in allen Phasen der Überlebenszeit zu finden.

Im Gegensatz zu MAYER (2), der bei kurzen Überlebenszeiten immer Frakturen des Schädels fand, war in den vorliegenden Fällen von SHT mit Brückenblutungen in 25% keine Schädelfraktur vorhanden.

Mit PETERS, UNTERHARNSCHEIDT, Th. MAYER und anderen sind wir der Meinung, daß die SHT mit Brückenblutungen vorwiegend Folge einer sagittalen Gewalteinwirkung sind, die zu Rotationsbewegungen des Gehirnes um die bitemporale Achse führt. Durch diese rotatorische Komponente ist die in der peripheren Geometrie des Gehirnes gelegene Brücke besonders gefährdet. Der Hyperextension und -flexion des Halses kommt eine ähnliche Bedeutung als Ursache zu.

Im ganzen besteht der Eindruck, daß die Brückenblutung in der verkehrsmedizinischen Statistik und traumatolgisch nicht die Sonderstellung beanspruchen kann, die ihr häufig als angeblich seltenes Ereignis von großer Letalität eingeräumt wird.

Literatur

1. JELLINGER, K.: Häufigkeit und Pathogenese zentraler Hirnläsionen nach stumpfer Gewalteinwirkung auf den Schädel. Z.Nervenheilk. 25, 223-249 (1967).
2. MAYER, Th.: Zentrale Hirnschäden nach Einwirkung stumpfer Gewalt auf den Schädel. Hirnstammläsionen. Psychiat.Nervenk. 210, 238-262 (1967).
3. PETERS, G.: Klinische Neuropathologie, 2. Auflage. Stuttgart: Thieme 1970.
4. SCHEWE, G. u. ADEBAHR, G.: Sekundärschäden am Gehirn bei Schädeltrauma. Z.Rechtsmed. 67, 129-146 (1970).
5. TAMASKA, L.: Die gerichtsmedizinische Bedeutung der sekundären traumatischen Stammhirnblutungen. Beitr.gericht.Med. 24, 131-138 (1968).
6. UNTERHARNSCHEIDT, F.J.: Die traumatischen Hirnschäden Mechanogenese, Pathomorphologie und Klinik. Z. Rechtsmed. 71, 153-221 (1972).

H.J. Mallach, Tübingen

Die Luftembolie als primäre oder konkurrierende Todesursache

"Unter Luftembolie", - auch Pneumathämie oder Aerhämie genannt, "versteht man" nach FREY (1929) "das Eindringen von Luft in den Blutkreislauf und die Verschleppung der Luftblasen mit dem Blutstrom. Die Folgeerscheinungen sind durch die physikalischen Eigenschaften der Gase bedingt, die chemische Zusammensetzung der Gase ist im allgemeinen belanglos". Ihr Stellenwert ist in der Medizin schlechthin begrenzt, denn welcher Pathologe oder welcher Gerichtliche Mediziner wird sie ohne weiteres vor Beginn einer Leichenöffnung sogleich in seine Überlegungen einbeziehen.

Im Rahmen meines Faches, der Gerichtlichen sive Rechtsmedizin, wird sie im Zusammenhang mit dem kriminellen Abort als primäre, im Zusammenhang mit tiefgreifenden Schnittverletzungen am Hals als konkurrierende Todesursache genannt.

Eigene Untersuchungen

Causa efficiens zu unseren Untersuchungen war eine massive Gasembolie bei einer jungen, nicht schwangeren Frau, bedingt durch einen von Gasödembildnern erzeugten Abzeß, der die Wand der rechten Beckenvene arrodiert hatte.

Wir haben deshalb seit 1971 insgesamt 884 mal (Tabelle 1) nach RICHTER (1914) auf Luftembolie geprüft und 134 mal positive Befunde erhalten (Tabelle 2).

Tabelle 1. Luftembolie

Jahrgang	Anzahl der Leichen-öffnungen	Anzahl der Prüfungen auf Luftembolie		
		absolut	%	rel.%
1971	224	9	1,0	4,0
1972	275	72	8,1	26,2
1973	293	177	20,0	60,4
1974	304	198	22,4	65,1
1975	331	184	20,8	55,6
1976	317	153	17,3	48,3
1977[a]	200	92	10,4	46,0
Gesamt	1944	884	100,0	45,5

[a]bis 8.8.1977.

Tabelle 2. Luftembolie

Jahrgang	Anzahl der Prüfungen auf Luftembolie	Anzahl der positiven Gasbefunde		
		absolut	%	rel.%
1971	9	2	1,5	22,2
1972	72	13	9,7	18,1
1973	177	22	16,4	12,4
1974	198	33	24,6	16,7
1975	184	29	21,6	15,8
1976	153	16	11,9	10,5
1977[a]	91	19	14,2	20,9
Gesamt	884	134	99,9	15,1

[a]bis 8.8.1977.

Nach Aussonderung aller Fälle, die auch nur den leisesten Verdacht einer Beeinträchtigung durch Fäulnisgase aufkommen ließen, verbleiben für die weitere Betrachtung 67 positive Luftembolien, von denen ein Drittel die Folge von Schädeltraumen waren. Dies steht in Einklang mit den Ergebnissen, über die MEIXNER bereits 1939 berichtet hatte. Unter den ärztlich versorgten Fällen (Tabelle 3) ist eine Häufung von Luftembolien nach Einführung von Venenkathetern und nach künstlicher Beatmung - rund 50% aller Fälle - zu beobachten. Gegliedert nach der Kammer - oder den Kammern -, in denen der Luft- bzw. Gasnachweis gelang, und nach der Art des Traumas (Tabelle 4) überwiegen die Schädelhirntraumen bei weitem, gefolgt von abdominellen Verletzungen, Thoraxtraumen, Halsverletzungen und Polytraumatisierungen. Auf die pathophysiologischen Voraussetzungen beim Nachweis von Luft im linken Herzen, - ein geschlossenes Foramen ovale vorausgesetzt -, kann hier aus Gründen des Zeitmangels nicht näher eingegangen werden.

Tabelle 3. Luftembolie. Häufigkeiten bei diagnostischen und therapeutischen Maßnahmen

Diagnostische und therapeutische Maßnahmen	Anzahl der Eingriffe absolut	%
Venenkatheter eingeführt	12	27,3
Künstliche Beatmung	9	20,5
Externe Herzmassage	5	11,4
Laparotomie	5	11,4
Carotisangiographie	5	11,4
Drainage von Thorax oder Abdomen	3	6,8
Schädeltrepanation	2	4,5
Lumbalpunktion	1	2,3
Tracheotomie	1	2,3
Tonsillektomie	1	2,3
Gesamt	44	100,2

Tabelle 4. Luftembolie

Gasgehalt in den Ventrikeln	Anzahl der Fälle absolut	%	Art des Traumas 1	2	3	4	5
rechts	18	43,9	9	2	3	3	1
rechts/links	13	31,7	7	4	.	1	1
links	10	24,4	8	.	2	.	.
Gesamt	41	100,0	24	6	5	4	2

1 = Schädel-Hirn-Trauma; 2 = abdominelle Verletzung; 3 = Thoraxtrauma; 4 = Halsverletzung; 5 = Polytraumatisierung.

Nur drei der 67 Luftembolien waren primäre Todesursache:

Der erste Fall betraf die schon erwähnte Embolie der jungen Frau, hervorgerufen durch Gasödembildner; der zweite Fall betraf eine Frau, die nach einer Contusio thoracis eine Lungenzerrung mit Einriß der Vv.bronchiales erlitten hatte; der dritte Fall betraf eine ältere Frau, die einem Sexualverbrecher zum Opfer gefallen war. Der Täter hatte ihr mit einer Scheibengardinenstange von 6 mm Durchmesser das hintere Scheidengewölbe durchstoßen und ganz offensichtlich die Wände kleiner Beckenvenen perforiert.

In acht weiteren Fällen war die Luftembolie mit Sicherheit konkurrierende Todesursache: Zweimal lagen Stichverletzungen des Halses und des Abdomens, zweimal offene Schädelfrakturen mit Verletzungen der Hirnsinus und einmal ein Bauchschuß mit Eröffnung der V.cava inferior vor. Einmal hatte sich ein Arzt nach Überstülpen einer "Glückshaube", eines Plastikbeutels, über den Kopf und Einnahme stark wirkender Medikamente Luft in die linke V.cubitalis gespritzt; zweimal waren Taucher davon betroffen (Caisson-Effekt). In den übrigen 56 Fällen (= 85,6%) wurde der Luftembolie vorläufig nur die Bedeutung eines Nebenbefundes beigemessen.

Auch wenn in unserem bisherigen Untersuchungsgut die Luftembolie nur in 16,4 % der Fälle bei kritischer Prüfung als primäre oder konkurrierende Todesursache angesehen worden ist, dürfte diese Rate in Wahrheit größer sein. Fortdauernde Untersuchungen, die der qualitativen wie quantitativen Erfassung der Gase in einer Modifikation der Methode von ROER und TEICHERT (1957) dienen, sollten zu gegebener Zeit darüber Aufschluß geben.

Dennoch sei schon an dieser Stelle bemerkt:

Gerade bei der Therapie Unfallverletzter, - insbesondere Schädelverletzter -, sollte man mit der gebotenen Sorgfalt in Betracht ziehen, daß Luftembolien - entweder präexistent oder iatrogen bedingt - über Leben oder Tod entscheiden können.

Podiumsdiskussion zum I. Hauptthema: Verkehrsmedizin – Teil 1*(Leitung: G. Dotzauer, Köln)

Teilnehmer: ARENS (Ludwigshafen), BOTZENHART (Bonn), KOSLOWSKI (Tübingen), PERRET (München), PULVERER (Köln), SCHAAL (Köln), SPANN (München), THOFERN (Bonn)

VON KARGER: Mich interessiert eine Frage als Motorradfahrer. Ich fahre seit 15 Jahren ein schweres Gespann. Es ist ja wohl unbestritten, daß der Sicherheitsgurt die Wahrnehmungsfähigkeit und Aufmerksamkeit des PKW-Fahrers nicht beeinträchtigt; beim Helm scheint es mir anders zu sein. Ich selbst trage keinen. Aber ich kann mir gut vorstellen, daß der Helm - insbesondere der Integralhelm - die Vigilität und auch das Hörvermögen doch erheblich beeinträchtigt. Wenn man die Sitzhaltung, besonders der einspurigen Zweiradfahrer, kennt, dann könnte ich mir vorstellen, daß der Helm als Unfallursache eine gewisse Rolle spielt. Meine Frage an Herrn APPEL: Existieren Ergebnisse über die unfallverursachende oder -mitverursachende Wirkung des Helms? Gibt es überhaupt Ansätze für derartige Untersuchungen?

APPEL: Mir sind derartige Untersuchungen nicht bekannt. Wir haben sie nicht durchgeführt. Ich könnte mir vorstellen, daß im Auftrag der Bundesanstalt für Straßenwesen solche Untersuchungen durchgeführt worden sind.

* Teil 2 s. S. 95 ff.

FRIEDEL: Wir haben solche Untersuchungen durchgeführt und in einer Stellungnahme für den Bundesminister für Verkehr niedergelegt. Speziell zur letzten Frage, die Sie gestellt haben bezüglich der Verletzungen durch den Helm, sind weltweit nur in Japan Beobachtungen angestellt worden. Das ist in neueren Untersuchungen, vor allem in Kanada, nicht bestätigt worden.

DOTZAUER: Es waren Gesichtsfeldeinschränkungen gemeint.

FRIEDEL: Auch bezüglich der Gesichtsfeldeinschränkungen kommen kanadische Untersuchungen zu dem Ergebnis, daß hier keine Beeinträchtigung vorliegt.

MAY: Ich fand sehr interessant, daß Sie bei reellen Unfällen, die Sie uns demonstrierten, eine Geschwindigkeit von 37,0 Stundenkilometern angaben. Warum nicht 36, und warum nicht 38 Stundenkilometer? Ich zweifle die Zahl an. Sollte man in diesem Zusammenhang nicht besser einen gewissen Spielraum angeben?

APPEL: Es ist sicherlich richtig, daß die Rückrechnungen von Geschwindigkeiten nicht auf die Dezimalstelle genau vorgenommen werden können. Man kann sich darüber streiten, ob man einen Toleranzbereich angeben sollte. Wir versuchen, das so gut wie möglich zu machen. Wir haben entsprechende Rechenprogramme, mit denen wir die einzelnen Unfälle rekonstruieren. Es ist eine prinzipielle Frage.

Wir machen es, so gut wir können. Es kommen in diesem Fall 37 Stundenkilometer heraus. Ich gestehe Ihnen aber zu, daß hier eine Toleranzbreite je nach Unfallart von 10% durchaus angemessen ist.

FELDKAMP: Ich habe eine Bemerkung zu dem Problem, ob ein Motorradfahrer einen Schutzhelm tragen sollte oder nicht. Ich glaube, daß es sehr gefährlich ist, das als Hinweis im Raum stehen zu lassen. Es ist eindeutig, daß eine Schutzfunktion vom Helm ausgeht. Die Angaben in der Weltliteratur schwanken zwischen 20 und 40% protektiv. In einer holländischen Sammelstudie aus dem Jahre 1976 wird betont, daß es keinen einzigen Fall eines Verkehrsunfalls durch Helm gibt. Mir war es wichtig, das noch einmal zu betonen. Ich freue mich auch, daß in der Arbeit von APPEL/GOTZEN die Schutzwirkung der Helme betont wurde. Es gab nämlich in diesem Jahr eine belgische Studie, welche die Schutzwirkung bestreitet und etwa gleich hohe Zahlen von tödlich Verletzten mit und ohne Helm herausstellt.

SATERNUS: Mir fiel auf, daß Sie bei Ihrem Diagramm über die tödlichen Unfälle eine relativ hohe Verletzungsbeteiligung des Schädels angegeben haben, die der Halswirbelvereltzungen war jedoch sehr gering. Das widerspricht den eigenen Ergebnissen. Mich würde interessieren, wie Sie die Halswirbelsäulen untersucht haben.

GOTZEN: Darf ich zurückfragen: Welche Diagramme haben Sie gemeint?

SATERNUS: Sie hatten am Anfang Tabellen und Schemata über tödliche Verletzungen gebracht.

GOTZEN: Ich kann mich nicht erinnern, daß bei den ersten beiden Tabellen differenziert auf Schädelhirntrauma und Halswirbelsäule eingegangen wurde. Wir kommen zu unseren Todesursachen durch Sektionen. Wir sind bemüht, alle Unfalltoten obduzieren zu lassen, was uns auch bei etwa 90% der Fälle gelingt. Ich kenne Ihre Arbeit, in der Sie weit häufiger Halswirbelsäulenverletzungen als Todesursache gefunden haben. Ich kann mir den Unterschied im Moment nicht erklären.

MAYER (Tübingen): Herr JOACHIM, Sie haben gesagt, daß 30% der Schädelhirnverletzten eine Brückenblutung hatten. Ich nehme an, Sie gehen von den Obduzierten aus, d.h. von den tödlich Verletzten; denn sonst wäre der Prozentsatz zweifellos zu hoch. Abgesehen davon bin ich überzeugt, daß tatsächlich mehr Brückenverletzungen oder Blutungen auftreten, nur: Der Kliniker kann sie beim bewußtseinsgestörten Patienten schwer feststellen.

JOACHIM: Ich kann das nur bestätigen. Es ergibt sich ja aus unserem Obduktionsgut, daß wir nur solche Fälle haben können.

DOTZAUER: Vielleicht zum Schluß noch folgende Bemerkung: Herr TAMASKA hatte die Frage aufgeworfen: "Wie kann man morphologisch gesichert entscheiden, lediglich vom Obduktionsbefund ausgehend, ob es sich um eine primäre oder um eine sekundäre Brückenblutung handelt?" - ist besonders bei einer kürzeren Überlebenszeit bereits sehr, sehr schwer zu beantworten.

JOACHIM: Es ist praktisch morphologisch nicht möglich, mit Sicherheit zu entscheiden.

DOTZAUER: Wir kommen zum Referat über die Luftembolie, hier nach Verkehrsunfällen. Das ist vorwiegend im Rahmen des Gesamtthemas von Interesse.

ALTHOFF: Herr MALLACH, mich interessiert folgendes. Sie haben gesagt, das sei ein qualitatives und ein quantitatives Problem. Bei den 16%, bei denen Luftembolie eine Rolle spielt, wie war die Luftmenge gemessen worden?

Waren bei diesen Fällen von Luftembolien solche zum Beispiel im Plexus coronoides nachweisbar?

MALLACH: Wir haben nur die Technik nach RICHTER angewandt und haben abgeschätzt, daß in diesen Fällen sehr viel Luft aus der einen oder der anderen Herzkammer oder aus beiden Kammern herausgeperlt ist. Die quantitativen Untersuchungen sind jetzt im Gange.

ARENS: Die Zahl 16% ist doch ganz erheblich hoch. Wir wundern uns eigentlich, daß wir nicht mehr Luftembolien von den Pathologen bekommen. Sollte man nicht fordern, daß grundsätzlich die Luftembolieuntersuchungen gemacht werden?

DOTZAUER: Das ist - um es direkt zu beantworten - eine Frage des Vorgehens. Es ist nicht ganz einfach, und nicht jeder unterzieht sich der Mühe.

MALLACH: Ich würde empfehlen, es so zu machen. Wir sind auch durch Zufall darauf gekommen, sonst hätten wir es nicht gemacht.

DOTZAUER: Es ist in Vergessenheit geraten. Zuerst kam MEISSNER, dann hat den nächsten Anstoß ROER gegeben mit seinem Vortrag in Prag. In Hamburg wurden quantitative Messungen durchgeführt.

MALLACH: Das war 1957. Dann ist es in Vergessenheit geraten. Deswegen habe ich gesagt: Welcher Pathologe, welcher Gerichtsmediziner bezieht es gleich in seine Überlegungen mit ein?

SATERNUS: Bei Prüfung auf Luftembolie kann man natürlich den Pneumothorax nicht mehr feststellen; das steht häufig gegeneinander.

MALLACH: Nun, wenn ein Pneumothorax vorliegt, sieht man das auch so.

DOTZAUER: Das wage ich zu bezweifeln.

GÜRTNER: Ich bin Anästhesist. Es ist mir bekannt, daß sehr viele Hohlvenenkatheter gelegt werden. Die Gefahr, daß eine Luftembolie entsteht, ist bei Hohlvenenkathetern, insbesondere bei negativem Venendruck, sehr groß. Ich empfehle auch, man sollte öfters danach sehen.

DOTZAUER: Vielen Dank, daß auch aus diesem Kreis ein Hinweis erfolgt. Ich danke allen Vortragenden und Diskussionsrednern.

G. Beier, München

Zum Risiko bei Gurtbenutzung

Auch der Schutzwirkung des Sicherheitsgurtes sind natürliche und technische Grenzen gesetzt, auch bei Gurtbenutzung können gefährliche Verletzungen entstehen, und es besteht bei hohen Geschwindigkeiten und bei besonderen Unfallabläufen auch für den Gurtträger ein tödliches Unfallrisiko. Gerade bei den gefährlichen Verletzungen handelt es sich häufig um gurtspezifische Verletzungen, d.h. solche, die eindeutig der meist direkten Einwirkung des Sicherheitsgurtes während des Unfallgeschehens zuzuordnen sind und die der Art nach ohne Gurt nicht beobachtet werden (2, 6, 7, 9, 10, 11, 12, 13, 14, 15). Zusammen mit der Erörterung von Unfallsituationen, bei denen der Gurt einer Selbst- oder Fremdrettung hinderlich sein könnte, fordert die eindeutige Zuordnung vieler gefährlicher Verletzungen zum Gurtverlauf eine Klärung dahingehend, wie häufig im aktuellen Verkehrsunfallgeschehen tatsächlich Situationen auftreten, bei denen der Sicherheitsgurt nicht zur Verminderung der Folgen beiträgt oder gar ein erhöhtes Risiko darstellt.

Eine erste Studie dazu haben wir 1975 durchgeführt (1). Im Auftrag und gemeinsam mit der Bundesanstalt für Straßenwesen (BASt), Köln, wurde durch Umfrage bei den Unfallkliniken der Bundesrepublik, den Instituten für Rechtsmedizin und den Landgerichtsärzten eine Stichprobe von Unfällen mit verletzten Gurtträgern zusammengetragen[1].

Darüber hinaus wurden durch die BASt Unfallerhebungsbögen sowie listenmäßig erfaßte Gurtunfälle aus anderen Untersuchungen zur Auswertung bereit gestellt. Zu den erfaßten Unfällen wurden, soweit möglich, Krankengeschichten, Sektionsprotokolle, polizeiliche Ermittlungen und Akten der Staatsanwaltschaften und Gerichte eingesehen; Fälle, bei denen die Unterlagen zu einer Bewertung nicht ausreichten, wurden verworfen. So konnten 78 Unfälle mit 106 verletzten Gurtträgern aus den Jahren 1971 bis 1974 ausgewertet und bewertet werden. Unverletzt gebliebene Gurtträger wurden nicht einbezogen. Die Stichprobe war somit dahingehend eindeutig definiert, daß es sich ausschließlich um Gurtträger handelte, die bei Unfällen getötet oder in einem Ausmaß verletzt worden waren, daß zumindest eine ambulante, ärztliche Versorgung notwendig war. In allen Fällen waren Dreipunktgurte getragen worden.

Hinsichtlich der wahrscheinlichen Wirkung des Sicherheitsgurtes wurden vier Gruppen definiert:

1. Fälle, bei denen der Gurt zur Minderung der Verletzungsfolgen beigetragen hat.
2. Fälle ohne Minderung der Folgen, da trotz Gurt Verletzungen entstanden sind, die auch ohne Gurt zu erwarten waren.
3. Fälle ohne Minderung der Folgen, da infolge des Gurtes Verletzungen entstanden sind und ohne Gurt gleich schwere zu erwarten waren.
4. Fälle mit negativer Gurtwirkung, da infolge des Gurtes schwerere Verletzungen gesetzt wurden, als ohne zu erwarten waren.

Die Schwere der ohne Sicherheitsgurt mit Wahrscheinlichkeit zu erwartenden Verletzungen wurde aufgrund verletzungsmechanischer Überlegungen und unfallmedizinischer Erfahrungen abgeschätzt.

Das Ergebnis ist in nachfolgender Tabelle zusammengestellt (Tabelle 1). Wir konnten bei 79 von 106 verletzten Gurtträgern eine positive Wirkung des Gurtes feststellen. In zusammen 26 Fällen (Gruppe 2 und 3) mußte die Wirkung des Gurtes als neutral bewertet werden. In einem Fall konnten wir eine nachteilige Wirkung nicht mit Wahrscheinlichkeit ausschließen.

Inzwischen liegt auch eine Einjahresstudie aus 1976 aus Zürich vor. WALZ et.al. (15) haben in dieser Studie unter anderem die 410 schwer und tödlich verletzten Sicherheitsgurtträger unter

---

[1]Es sei an dieser Stelle allen gedankt, die uns in großzügiger Weise Unterlagen zur Verfügung gestellt und so diese Untersuchung ermöglicht haben.

Zugrundelegung der von uns definierten Bewertungsgruppen klassifiziert. Dabei fanden sie 5 Personen, bei denen der Sicherheitsgurt möglicherweise eine negative Wirkung hatte. Bezogen auf schwer oder tödlich Verletzte errechnet sich so ein Anteil von 1,2%. WALZ et.al. (15) berechnen für den Personenkreis, der in unserer Studie erfaßt wurde, d.h. unter Einschluß auch Leichtverletzter, daß mit einer Wahrscheinlichkeit von 95% der Anteil negativer Gurtwirkungen bei weniger als 0,7% liegt.

Tabelle 1. Gesamtergebnis der Bewertung

Unfalltyp	Anzahl der Unfälle	Anzahl der Verletzten				
		insgesamt	Bewertungsgruppe			
			1	2	3	4
Frontalkollision	55	78	59	8	10	1
Unterfahrung	4	6	6	-	-	-
Seitenkollision	6	7	4	3	-	-
Streifkollision	5	6	5	1	-	-
Überschlag	8	9	5	2	2	-
Zusammen	78	106	79	14	12	1

Das absolute Risiko für den Einzelnen abzuschätzen stößt auf prinzipielle Schwierigkeiten, da eine sinnvolle Bezugsgröße fehlt. Weder die Zahl der zugelassenen PKW noch etwa die Zahl der gefahrenen Kilometer erscheint geeignet.

Aus der Unfallstatistik der Bundesrepublik ergibt sich, daß in der BRD jährlich von 270 000 bis 300 000 verletzten PKW-Insassen 7000 bis 8000 umkommen. So beträgt für die Personengruppe der verletzten PKW-Insassen das Risiko getötet zu werden 1:40.

Andererseits beträgt, wie dargelegt, der Anteil negativer Gurtwirkung bei verletzten Gurtträgern weniger als 0,7%. Unterstellt man aufgrund anderer Erhebungen (3,4,5,6), daß die Zahl der Unfallverletzten bei 100%iger Anlegequote um mindestens 30% auf etwa 70% absinkt, so ist rechnerisch der Anteil der durch den Gurt geschädigten Gurtträger, bezogen auf die derzeit ohne Gurt verletzten PKW-Insassen etwa 0,5%, das Risiko 1:200.

Mit diesen beiden Verhältniszahlen ergibt sich als Relation für das Risiko bei Gurtbenutzung, daß das Risiko, ohne Gurt getötet zu werden, etwa fünfmal so hoch ist wie das Risiko, durch den Gurt gefährdet, d.h. schwerer als ohne verletzt zu werden.

Literatur

1. BEIER, G., HAUCK, G. und SPANN, W.: Zur Frage der Häufigkeit von Unfällen, bei denen der Sicherheitsgurt nicht zur Verminderung der Folgen beigetragen hat. Z. Verkehrssicherheit 22, 37 (1976).
2. BIERWAG, K.: Dekapitulation durch unzweckmäßigen Sicherheitsgurt. Mschr. Unfallheilk. 73, 421 (1970).

3. BOHLIN, N.I.: A Statistical Analysis of 28 000 Accident Cases with Emphasis on Occupant Restraint Value. Proc. 11th Stapp Car Crash Conf., p.455. New York: Society of Automotive Engineers 1967.
4. HELL, K.: Verletzungen von Auto-Insassen bei Unfällen ohne und mit Sicherheitsgurt-Obligatorium. 16. Tag. über Unfalluntersuchung und Unfallverhütung, Stuttgart 1977.
5. HENDERSON, M. and WOOD, R.: Compulsory Wearing of Seat Belts in New South Wales, Australia - An Evalution of the Effects on Vehicle Occupant Deaths in the first Year. Med. J. Aust. 2, 797 (1973).
6. HENDERSON, J.M. an WYLLIE, J.M.: Seat Belts - Limits of Protection! A Study of Fatal Injuries Among Belt Wearers. Proc. 17th Stapp Car Crash Conf., p.35. New York: Society of Automotive Engineers 1973.
7. KUROCK, W. and NAGEL, M.: Strangulation des Halses durch Sicherheitsgurt. Münchn.med.Wschr. 111, 1413 (1972).
8. LANGWIEDER, K.: Injuries in Collisions and their Relation to General Speed Scale. Proc. 17th Stapp Car Crash Conf., p.l. New York: Society of Automotive Engineers 1973.
9. LINDGREN, St.: Verletzungen durch Sicherheitsgurte. Hefte Unfallheilk. 99, 246 (1969).
10. MARSCH, J.C., SCOTT, R.E., MELVIN, J.W.: Injury Pattern by Restraint Usage in 1973 and 1974 Passenger Cars. Proc. 19th Stapp Car Crash Conf., p. 45. New York: Society of Automotive Engineers 1975.
11. MATTHEWS, C.D.: Incorrectly used seat belt associated with uterine rupture following vehicular collision. Amer. J.Obstet. Gynec. 121, 1115 (1975).
12. RUBOVITS, F.E.: Traumatic rupture of the pregnant uterus from "seat belt" injury. Amer. J.Obstet. Gynec. 90, 828 (1964).
13. SLADEEN, T.: Fatal Neck Injuries caused by Use of Diagonal Safety Belts. J. Trauma, 7, 856 (1967).
14. VOIGT, G.E.: Sitzgurte bei Autoinsassen. Hefte Unfallheilk., 114, 252 (1973).
15. WALZ, F., ZOLLINGER, U., RENFER, A., WEGMANN, R., MEIER, M, NIEDERER, P. und RUDIN, H.: Unfalluntersuchung - Sicherheitsgurten. Eidgenössisches Justiz- und Polizeidepartement (Hrsg.) Bern 1977.

L. Schroeder, D. Havemann und G. Zierott, Kiel

Der schwerverletzte Sicherheitsgurtträger

Hohe Zulassungszahlen neuer Kraftfahrzeuge mit serienmäßig vorhandenen Sicherheitsgurtsystemen und einer Anlegequote von etwa 40% haben zu einer steigenden Zahl von durch Sicherheitsgurte geschützten Unfallverletzten geführt. Von November 1974 bis September 1977 stieg der Anteil von verletzten Sicherheitsgurtträgern von 0,5% auf 12% bei durchschnittlich 160 Verkehrsunfallverletzten pro Jahr in der Kieler Klinik.

In Abhängigkeit von der Kollisionsgeschwindigkeit, so vermuteten wir aufgrund der vorläufigen Ergebnisse unserer Untersuchungen 1976, müssen bei richtig angelegtem Gurt neben der direkten Wirkung des Gurtes auf Thorax und Abdomen Verletzungsmuster angenommen werden, die durch Dehnung der Gurte und Kontakt mit den vorderen Strukturen zustande kommen. Seltener scheinen nach unserem Eindruck Defekte des Gurtsystems Ursache für Verletzungen zu sein.

Krankengut, Untersuchungsergebnisse

In die Untersuchung werden 37 stationär behandlungsbedürftige verletzte Sicherheitsgurtträger aufgenommen, die insgesamt 177 Verletzungen an verschiedenen Körperregionen aufwiesen. Bei der Ermittlung der Unfallart wurde festgestellt, daß weitaus am häufigsten, nämlich in 21 Fällen Frontalkossisionen dem Unfallgeschehen zugrunde lagen, 6 wurden bei linksseitigen und 3 bei rechtsseitigen Anprällen verletzt. 3 Autoinsassen wurden bei Auffahrunfällen und 4 bei Überschlägen unter 3-Punkt-Sicherheitsgurten betroffen.

Die Ermittlung der Kollisionsgeschwindigkeit erwies sich als die mit geringster Sicherheit zu bestimmende Größe. Aufgrund der bei allen Verletzten erfolgten Inaugenscheinnahme und bilddokumentatorischen Befundsicherung der Deformation am Kraftfahrzeug und der Feststellung des inner- oder außerörtlichen Unfallortes wurde auf die vermutliche Geschwindigkeit geschlossen. Es ergab sich dabei, daß 25 Unfallverletzte aus frontalkollidierten und überschlagenen Personenkraftwagen stammten, die hochgradige Deformation aufwiesen und deren Unfallort überwiegend außerhalb geschlossener Ortschaften lag. 12 Verletzte wurden aus Fahrzeugen nach vorwiegend innerörtlichen Seitanprällen und nach Auffahrungen geborgen.

Die Überprüfung der Alterszugehörigkeit zeigte, daß wie in früheren verkehrsunfallepidemiologischen Analysen gefunden wurde, die Gruppe der 20-40jährigen die Mehrheit im Untersuchungsgut stellte. Männer waren in 26 Fällen - fast ausschließlich Fahrer der Kraftwagen - gegenüber 11 Frauen beteiligt. Der typische unter Sicherheitsgurten Verletzte weist durchschnittlich 3 Verletzungen auf und muß unter Verwendung unserer 1972 publizierten auf internationalem Standard beruhenden Schweregradklassifikation als polytraumatisiert "schwerverletzt" eingestuft werden.

Die festgestellte Verletzungsverteilung aller angegurteten Verletzten ergab als markantes Ergebnis eine hohe Beteiligung der Wirbelsäule, des Thorax und des Abdomens, die wir als Merkmal einer schwergradigen Unfallverletzung bewerteten.

Nach wie vor hoch ist die Verletzungsmitbeteiligung des Schädels, die jedoch abweichend von den Ergebnissen bei Untersuchungen nichtgegurteter PKW-Insassen überwiegend den Gesichtsschädel ohne starke Hirntraumatisierung betraf. Auffällig war ferner, daß die früher so häufigen Schnittverletzungen des Gesichtes fast völlig fehlten.

Die Analyse der Wirbelsäulenverletzungen zeigte, daß die Traumatisierung der HWS und LWS in je 2 Fällen zu einer Querschnittslähmung führte. Querfortsatzfrakturen und Schleuderverletzungen wurden nicht in die primär objektivierten Traumafolgen aufgenommen. Es scheint eindeutig zu sein, daß bei höheren Kollisionsgeschwindigkeiten die Wirbelsäule bei Sicherheitsgurtträgern mit Flexions- und Stauchungsdrücken belastet wird, die die Toleranzgrößen überschreiten.

Während es sich bei den bisher dargestellten Verletzungsformen auch um Traumafolgen handelt, die unter der Dehnung des Gurtsystemes entstehen können, sind die Verletzungen am Brustkorb und Abdomen wesentlich überwiegend die Folge von Druckeinwirkungen unter den Gurten. Gerade bei diesen Verletzungen scheint das sachgerecht angelegte Sicherungssystem unter Vermeidung der "Gurtlose" eine große Rolle zu spielen. Hämato- und Pneumothorax sowie Rippenserienfrakturen sind fast stets causal miteinander verbunden, mehr aber noch spricht das Auftreten einer Aortenruptur für eine unter dem Gurt eintretende Schleuderung der Mediastinalorgane.

Die Verletzungen des Abdomens sind mit großer Sicherheit vermutlich nicht selten auf direkte Gurteinwirkung bei nicht regelrecht sitzenden Beckengurtteil zurückzuführen. Stoßartig ansteigende Druckwirkung auf kleiner dem Beckengurtteil entsprechender Fläche führte zu Rupturen intraabdominaler Organe. Bevorzugt scheinen die im Oberbauch liegenden Hohlsysteme und die mit einer Kapsel versehenen "Kompaktorgane" wie Milz, Leber und weniger häufig Nieren zu sein. Von uns beobachtet, aber bisher nicht beschrieben wurde eine Auslösung der Gallenblase aus dem Leberbett.

Besonderheiten des Verletzungsbildes bietet auch die Analyse der Verletzungen an den unteren Extremitäten. Hier fällt vor allem der hohe Anteil der sonst sehr seltenen Frakturen des Sprungbeines auf. Wir glauben, daß für das Auftreten derartiger Verletzungen der unter dem Gurt zu beobachtende "submarining"-Effekt verantwortlich zu machen ist.

Es wird mit den Ergebnissen unserer Untersuchungen an mit 3-Punkt-Sicherheitsgurten gesicherten verunfallten Personenwageninsassen keinesfalls der Wert derartiger Sicherungssysteme geschmälert, da mit größter Wahrscheinlichkeit ein Teil leichter verletzter Unfallbeteiligter nicht in den ärztlichen Beobachtungskreis gerät und zum anderen mit dem Gurtsystem Verletzungen resultieren, die ein Überleben im Kollisionsfall überhaupt ermöglichen.

F. Walz, Zürich

Verletzungen, Unfallumstände und Häufigkeit nachteiliger Gurtwirkung*

Die Interdisziplinäre Arbeitsgruppe für Unfallmechanik des Gerichtlich-medizinischen Instituts der Universität Zürich und des Institutes für Biomedizinische Technik der ETH und Universität Zürich untersuchte im Jahre 1976 in der Schweiz die Unfallumstände von 257 schwerverletzten (OAIS $\geq$ 2) und 153 tödlich verletzten Trägern von Sicherheitsgurten. Das Datenmaterial basiert auf polizeilichen und medizinischen Akten und - soweit möglich - auf speziellen Abklärungen an den Unfallfahrzeugen bzw. deren Gurtsystemen. Zusätzliche Untersuchungen wurden von der BfU (Bestimmung der Tragquote), von der EMPA in St.Gallen (materialtechnische Prüfungen an Sicherheitsgurten) und vom KTB (Schlittenversuche) durchgeführt.

Aus umfangreichen Unfallanalysen und ausgedehnten Versuchsserien älteren wie neuesten Datums ist bekannt, daß Gurte Autoinsassen wirksam vor Verletzungen schützen. Es wurde deshalb davon abgesehen, erneut die Schutzwirkung von Gurten in einer vergleichbaren Studie von Fällen mit bzw. ohne Gurte nachzuweisen. Es bestand hingegen die Absicht, aufgrund von Unfällen mit schwer und tödlich verletzten Gurtträgern allfällige Fragen, die sich im Zusammenhang mit dem Gurtobligatorium vom 1.1.1976 ergeben könnten, im Detail zu analysieren.

Entsprechend dem Ziel dieser Studie sind folgende Aussagen möglich:

Häufigkeit und Umstände nachteiliger Auswirkungen von Sicherheitsgurten

Es ließen sich unter den 410 erfaßten Gurtträgern 5 Personen feststellen bei denen angenommen werden mußte, daß infolge des Sicherheitsgurtes mit Wahrscheinlichkeit schwerere Folgen entstanden als ohne Gurt in der entsprechenden Situation zu erwarten gewesen wären. Zwei dieser Personen befanden sich im selben Fahrzeug und in einer vergleichbaren Situation, weshalb sich eine mit Wahrscheinlichkeit nachteilige Auswirkung der Sicherheitsgurte für vier verschiedene Unfallbedingungen ergab. Es handelte sich dabei um seltene Situationen. Ein System zum Schutze von Autoinsassen zu entwickeln, das allen Unfallsituationen im gleichen Maße gerecht wird, ist kaum ralisierbar. Ausgehend von den 5 ermittelten Personen mit wahrscheinlich nachteiliger Gurtwirkung, ließ sich die Häufigkeit derartiger Fälle bezogen auf die berechnete Gesamtzahl von 6700 tödlich, schwer- und leichtverletzten Gurtträgern (OAIS 1 bis 6+) in der Schweiz im Jahre 1976 mit höchstens 0,65% berechnen. Anders ausgedrückt bedeutet dies, daß das Risiko bei einem Verkehrsunfall mit genereller Verletzungsmöglichkeit infolge der Sicherheitsgurten schwere Verletzungen (OAIS $\geq$ 2) zu erleiden, welche mit

*Unter Mitarbeit von: U.ZOLLINGER, P.NIEDERER, A.RENFER, R.WEGMANN, U.MEIER, H.RUDIN.

Wahrscheinlichkeit schwerer sind als die Verletzungen ohne Gurte in der entsprechenden Situation, weniger als 0,65% beträgt. Aufgrund dieser Zahl, welche unter der bisher angenommenen 1%-Grenze liegt, besteht keine Berechtigung, von einer generellen Gefährdung der Autoinsassen durch Sicherheitsgurte zu sprechen.

Mögliche Folgen von unkorrektem Gurttragen

Befragungen von verletzten Gurtträgern und Untersuchungen an Unfallfahrzeugen ergaben, daß nur rund die Hälfte der Verunfallten (49%) die Gurte zum Zeitpunkt des Unfalles korrekt (= straff dem Körper anliegend) getragen hatten. Es zeigte sich, daß die durchschnittliche Verletzungsschwere bei denjenigen Personen, welche locker angeschnallt waren, hochsignifikant höher lag als bei den korrekt angeschnallten Personen.

Verletzungsmuster bei Gurtträgern und Zusammenhang mit verschiedenen Kollisionsumständen

Die Frontalkollisionen mit 73 Todesfällen (11,12,01 Uhr) stellten insgesamt die höchste Gefährdung dar. Dabei war der 12-Uhr-Aufprall am stärksten beteiligt (45 Todesfälle). Komplexe Unfälle sind an zweiter Stelle zu nennen (31 Todesfälle). Als drittgrößte Gefährdung erwiesen sich die Seitenkollisionen mit 20 Todesfällen. Brandfälle und Stürze ins Wasser stellten insgesamt für angeschnallte Insassen nur eine sehr geringe Gefährdung dar (3 Todesfälle).

Bei den Frontalkollisionen wurde ein durchschnittliches Δv von ca. 50 km/h ermittelt. Todesfälle traten schon bei Δv = 15 km/h. Gründe für die teilweise unerwartet hohe Verletzungsschwere waren:

Schrägfrontal- und Off-set-Kollisionen mit starken Deformationen der Fahrgastzelle; Überlastung durch nicht angeschnallte Rücksitzpassagiere; die signifikant erhöhte Gefahr von Thoraxverletzungen bei älteren Personen; locker getragene Gurte und Sitzposition nahe am Lenkrad. Fahrer erlitten hochsignifikant häufiger schwere Kopfverletzungen als Beifahrer.

Bei Seitenkollisionen führten bereits relativ niedrige Δv (durchschnittlich ca. 35 km/h) zu Intrusionen, was die erhöhte Verletzungsschwere erklärt. Die Schutzwirkung der Gurte beschränkt sich bei Seitenkollisionen vor allem auf die Verhinderung des Herausschleuderns und des Insassen-Insassenkontaktes mit gegenseitiger Verletzungsmöglichkeit.

Herausgeschleuderte Personen (15=3,5%) wiesen die weitaus höchste Verletzungsschwere aller Unfallsituationen auf. Sie erlitten dabei signifikant häufiger Hals- und Brustwirbelsäulenbrüche, insbesondere solche mit Beteiligung des Rückenmarkes. Die Ursachen waren zerrissene Dreipunktgurte und Herausrutschen aus intakten Schultergurten.

Der Kopf war der am stärksten gefährdete Körperteil; bei 68 von 153 mit Sicherheitsgurten tödlich verunglückten Personen führten Kopfverletzungen zum Tode (44%). Dies steht jedoch nicht im Wider-

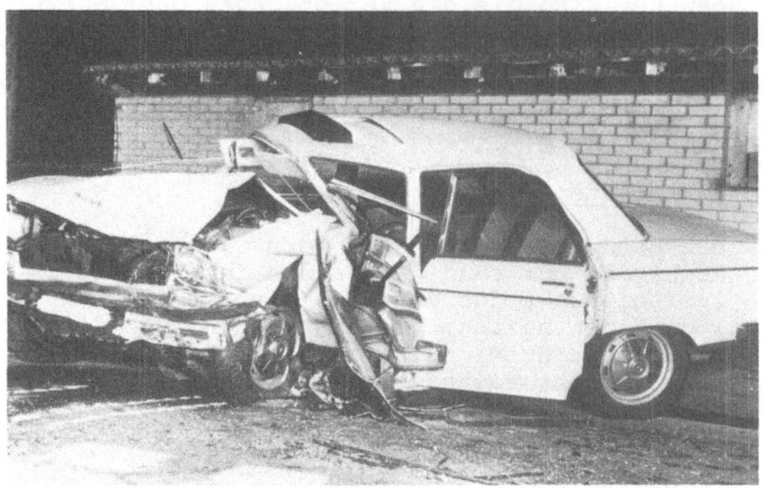

Abb. 1. Schrägfrontale Kollisionen führen zu sehr gefährlichen Deformationen der Zelle

spruch zu den Untersuchungen, die eine Verminderung von Kopfverletzungen durch Gurte nachgewiesen haben, da bei Insassen ohne Gurte schwere Kopfverletzungen noch häufiger vorkommen.

Halsschlagaderverletzungen wurden bei Trägern von Dreipunktgurten nicht festgestellt. Bei Verwendung von Zweipunkt-Schultergurten ergab sich in einem Fall eine direkte tödliche Schnittverletzung der Halsschlagader, da sich die Türe geöffnet hatte und die Lenkerin vom Fahrzeug herausgeschleudert wurde.

Halswirbelsäulenverletzungen wurden in 38 Fällen gesehen (16 Todesfälle, 22 Schwerverletzte AIS 2-5). Begriffe wie Peitschenschlagverletzung, Whiplach, Coup de lapin, Schleudertrauma, Schleuderverletzung, Hyperflexions- bzw. Hyperextensionstrauma sind mit Vorsicht anzuwenden, da sie nicht die Art und Schwere einer Verletzung, sondern deren mutmaßlichen Entstehungsmechanismus bezeichnen. So waren 28 der 38 Halswirbelsäulenverletzungen auf einen Abknickungsmechanismus mit einem Kopfanprall und nicht auf einen reinen Schleudermechanismus zurückzuführen. Der entsprechende Kopfanprall und damit die Halswirbelsäulenverletzung wäre demnach ohne Gurte mit Wahrscheinlichkeit mindestens ebenso schwerer Natur gewesen. Diese Feststellung wird durch eine Reihe von Untersuchungen bestätigt, die besagen, daß leichte Halswirbelversäulenverletzungen (Muskelschmerzen, AIS 1) bei Gurtträgern gehäuft auftreten, während die schweren Halswirbelsäulenverletzungen durch das Gurttragen drastisch vermindert werden.

Einfache und mehrfache <u>Rippenfrakturen</u> wurden bei über 35% der Personen festgestellt. Schwere Verletzungen der Thoraxorgane (Lungen-, Herz-, Hauptschlagaderverletzungen) traten praktisch nur in Verbindung mit mehrfachen Rippenbrüchen auf. Es handelte sich also <u>nicht</u> um Decelerationsverletzungen (Decelerationsverletzung = indirekt durch eine hohe Verzögerung bedingte Verletzung).

Bauchverletzungen waren bei den hohen Verletzungsgraden (AIS 3 bis 5) relativ häufig vertreten (22%). Die Anzahl der Leber-, Milz- und Darmverletzungen könnte durch bessere Anordnung der unteren Gurtverankerungspunkte und härtere Sitzflächen ohne großen Aufwand reduziert werden.

Einfluß von Kopfstützen auf die Halswirbelsäulenverletzungen

In anderen Untersuchungen konnte deutlich gezeigt werden, daß richtig montierte Kopfstützen bei Heckkollisionen wirksam vor Halswirbelsäulenverletzungen schützen. Ein Einfluß von Kopfstützen bei Frontalkollisionen konnte in dieser Studie nicht nachgewiesen werden.

Technische Mängel bei heute gebräuchlichen Gurt- und Verankerungssystemen

Die Untersuchungen ergaben keine Anzeichen dafür, daß die Schutzwirkung von Gurten aufgrund von technischen Defekten oder Mängeln stark beeinträchtigt würde. Insbesondere konnte kein Versagen von Automatikgurten nachgewiesen werden. Immerhin sollte den folgenden Problemen weiterhin Beachtung geschenkt werden:

Ungünstig lokalisierte Verankerungspunkte des Beckengurtes, insbesondere in Kombination mit weichen Sitzkernen, fördern das Untertauchen (Submarining), wodurch der Gurt Bauchverletzungen verursachen kann.

Zu lange Gurtpeitschen führen einerseits zu einer ungünstig veränderten Gurtgeometrie und können andererseits direkt zur Entstehung von Bauchverletzungen beitragen.

Schultergurte, welche den Hals des Insassen direkt berühren, stellen zwar keine wesentliche Gefährdung dar, sie können jedoch sehr störend wirken.

Bei Gurten, welche über scharfkantige metallene Sitzbeschläge bzw. Schloßteile verlaufen, besteht die Gefahr der Durchtrennung im Kollisionsfall. Kunststoffabdeckungen vermögen den Belastungen nicht immer standzuhalten.

Gurtschlösser, welche nach Kollisionen nicht leicht zugänglich und nicht auf eine sofort ersichtliche Weise zu öffnen sind, können zu Lösungsschwierigkeiten führen und damit eine potentielle Gefährdung der Insassen darstellen. Es konnte jedoch nur in 2 Fällen eine nachteilige Wirkung aufgrund von Löseschwierigkeiten festgestellt werden.

Möglichkeiten der verbesserten Unfallrekonstruktion mittels Großcomputer

Eine rasche und zuverlässige Methode zur Rekonstruktion von Unfällen ist für umfangreiche Unfallanalysen unerläßlich. Weder Fahr- noch Kollisions- noch Relativgeschwindigkeiten eignen sich zur Klassierung der Kollisionsschwere. Für die Ermittlung der zu diesem Zweck verwendeten Fahrzeugverzögerungswerte bzw. der

Geschwindigkeitsänderung während der Kollisionszeit, Δv, eignet sich das von der amerikanischen Firma Calspan entwickelte und von der Arbeitsgruppe angewandte computerisierte Verfahren in den Fällen, wo sich Kollisionen horizontal und ohne Überrollen abspielen, keine Fahrzeugverhakungen auftreten und die Massenunterschiede nicht extrem groß sind.

Einfluß von Geschwindigkeiten auf die Verletzungsschwere

Erwartungsgemäß steigt die Verletzungsschwere, ausgedrückt in ISS, stark mit zunehmender mechanischer Kollisionsschwere, gemessen als v. Weiterhin ergibt die statistische Analyse, daß die Verletzungsschwere ebenfalls mit höheren Fahrgeschwindigkeiten signifikant ansteigt.

Abklärungsmethoden zur Frage, ob Sicherheitsgurte bei einem Unfall getragen wurden

Hinweise aufgrund von Verletzungen sind nur in Einzelfällen schlüssig. Es ist zu fordern, daß der ärztliche Begutachter über den Unfallhergang, die Beschädigung des Fahrzeuges, die Sitzposition und die zur Frage stehenden Sicherheitsgurte ins Bild gesetzt wird. Bei einer Fronatlkollision ohne wesentliche Deformation des Innenraumes sprechen Schürfungen und Prellungen im Bereiche des Gurtverlaufes, entsprechend lokalisierte Rippen- und Brustbeinverletzungen, isolierte Arm- und Beinverletzungen und Bauchverletzungen beim Beifahrer für das Tragen von Sicherheitsgurten. Das Vorhandensein von Kopfverletzungen ist insbesondere beim Fahrer kein Hinweis dafür, daß die Gurte nicht benützt worden sind.

Hinweise aufgrund technischer Untersuchungen am Gurt und am Unfallfahrzeug erscheinen zuverlässiger als medizinische Hinweise. Eine Verwertung ist jedoch nur in Zusammenhang mit der Kenntnis der Unfalldaten und des Verletzungsbildes zulässig. Für das Tragen von Sicherheitsgurten sprechen: Schräggezogene Gurtverankerungen, Gurtriß, durch Helfer zerschnittene Gurte, spezifische nicht durch normalen Gebrauch entstandene Druckstellen am Gurtband durch die Schloßzunge, Abriebspuren an Gurtband und Umlenkbeschlägen bei Automatikgurten.

Verbesserungsmöglichkeiten

1. Durch richtige Lokalisation der Verankerungspunkte kann sowohl das gefährliche Untertauchen (Submarining), als auch der störende Verlauf der Gurte am Hals weitgehend vermieden werden.

2. Frontalkollisionen mit Kopfverletzungen stellen nach wie vor die größte Gefährdung für Autoinsassen dar. Der weiteren Verbesserung von Lenksäulen und Steuerrädern im Hinblick auf Kopfverletzungen kommt deshalb Bedeutung zu (z.B. Airbag in der Lenksäule).

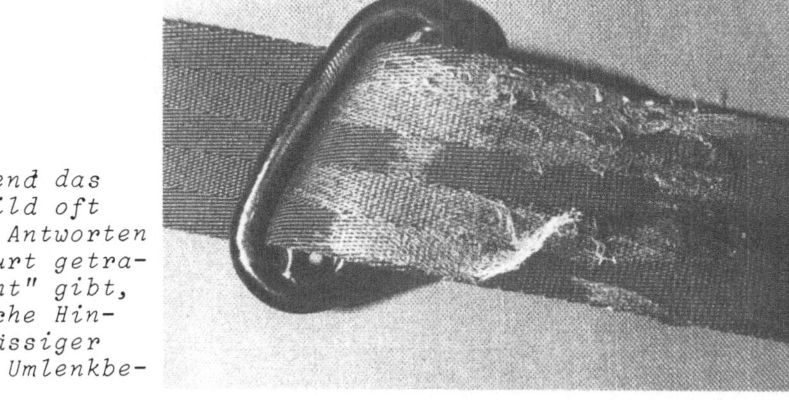

Abb. 2. Während das Verletzungsbild oft irreführende Antworten zur Frage "Gurt getragen oder nicht" gibt, sind technische Hinweise zuverlässiger (hier oberer Umlenkbeschlag)

3. Eine straffe Tragart von Sicherheitsgurten ist in jedem Falle anzustreben (vermehrte Verwendung von Automatikgurten).

4. Insassen von leichteren Wagen sind signifikant stärker gefährdet. Eine Angleichung der Fahrzeuggewichte und eine Vermeidung der Möglichkeit derartiger Gegenverkehrsunfälle (Autobahnen, Trennung des Schwer- und Personenwagenverkehrs) könnte hier eine Verbesserung bringen.

5. Periodische Überprüfung des Gurtsystemes ist notwendig (ausgedrehte Schrauben, durch Metallteile aufgerauhte oder angerissene Gurtbänder, schwergängig gewordene oder nicht mehr zuverlässig einhakende Gurtschlösser).

6. Obwohl im Einzelfall die Fahrgeschwindigkeit keine Schlüsse auf die entstehenden Δv bei Kollisionen zulassen, zeigt die statistische Analyse, daß eine Verringerung der mittleren Fahrgeschwindigkeiten die Verletzungsschwere in positivem Sinne beeinflußt. Da Personen, die bei Fahrgeschwindigkeiten verunfallten, welche über den jeweils gesetzlich zugelassenen lagen, eine überdurchschnittlich hohe Verletzungsschwere aufwiesen, erscheint es gerechtfertigt, der Einhaltung der vorgeschriebenen Höchstgeschwindigkeiten auch im Zusammenhang mit einem Gurttragobligatorium genügende Beachtung zu schenken.

7. Nicht angeschnallte Passagiere auf Rücksitzen tragen signifikant zu einer Erhöhung der Verletzungsschwere von Insassen auf Vordersitzen bei. Es ist deshalb der Sicherung von Passagieren auf den Rücksitzen (inklusive schwere Gegenstände) vermehrte Bedeutung zuzumessen.

8. Von den insgesamt 269 getöteten Autolenkern des Jahres 1976 in der Schweiz waren nur ca. 40% angeschnallt, obwohl im rollenden Verkehr die Tragquote bei 70 bis 80% liegt. Eine weitere Erhöhung der Tragquote zu jeder Tages- und Nachtzeit ist deshalb anzustreben.

Literatur

1. SIEVERT, W.: Wissenschaftlicher Erkenntnisstand zum Problem "Windschutzscheiben und Kopfstützen". Unfall- und Sicherheitsforschung Straßenverkehr Heft 5/1976 (BaSt).

H. Gögler, D. Adomeit und E. Kraas, Berlin

Tödliche Halswirbelsäulen-Luxation bei Dreipunkt-Gurtträgern

Über die Effektivität der Sicherheitsgurte bei der Reduzierung von Verletzungen und Todesfällen bei Autounfällen besteht heute kein Zweifel mehr. Seit Einführen der Gurtpflicht am 1. Januar 1976 in Deutschland sank die Zahl der tödlichen Verkehrsunfälle um 12%, obwohl die Zahl der in Verkehrsunfälle verwickelten Personen um 5,5% stieg (1). Die durch den Sicherheitsgurt gegebene Körperfixierung in den Sitz führt bei Auffahrunfällen zum Auftreten von erheblichen Massenkräften im Bereich der Halswirbelsäule durch den mobilen Kopf.

Es wird über einen Unfall berichtet, bei welchem das Tragen eines Sicherheitsgurtes lebensrettend für den Fahrer war, bei dem Beifahrer jedoch zu extremen HWS-Belastungen mit Todesfolge geführt hat.

Fallbeschreibung

Um 14.30 Uhr fuhr ein zweitüriger Ford Capri etwa 1 km vom Krankenhaus entfernt gegen einen Baum. Die geschätzte Aufprallgeschwindigkeit betrug zwischen 50 und 60 km/h. Beide Insassen trugen Dreipunkt-Automatik-Sicherheitsgurte und wurden nicht herausgeschleudert.

Eine 19 Jahre alte Frau (63 kg Gewicht, 172 cm Größe) war Beifahrerin. Um 14.43 Uhr wurde sie ohne Lebenszeichen in die Chirurgische Aufnahme-Station eingeliefert. Nach unverzüglicher Reanimation trat um 14.50 Uhr ein spontaner Herzrhytmus mit palpablem Arteria-femoralis-Puls auf. Nur geringgradige äußere Verletzungen wurden festgestellt: eine 6 cm lange Hautabschürfung über der rechten Augenbraue, eine 4x4 cm große Abschürfung über dem rechten Acromion sowie eine horizontale Hautabschürfung zwischen Nabel und Symphyse und Abschürfungen über beiden Knien. Der rechte Oberschenkel war gebrochen. Der Kopf war abnorm gegen den Hals beweglich. Die Röntgenaufnahmen von 15.15 Uhr zeigten eine komplette Luxation beider Atlanto-Occipital-Gelenke mit Verschiebung des Kopfes gegen die Halswirbelsäule um etwa 3 cm (Abb. 1). Die Frau verstarb um 16.00 Uhr.

Die Sektion bestätigte die komplette Zerstörung beider Atlanto-Occipital-Gelenke mit totaler Durchtrennung des Rückenmarks. Es wurden keine anderen Verletzungen des knöchernen Schädels, des

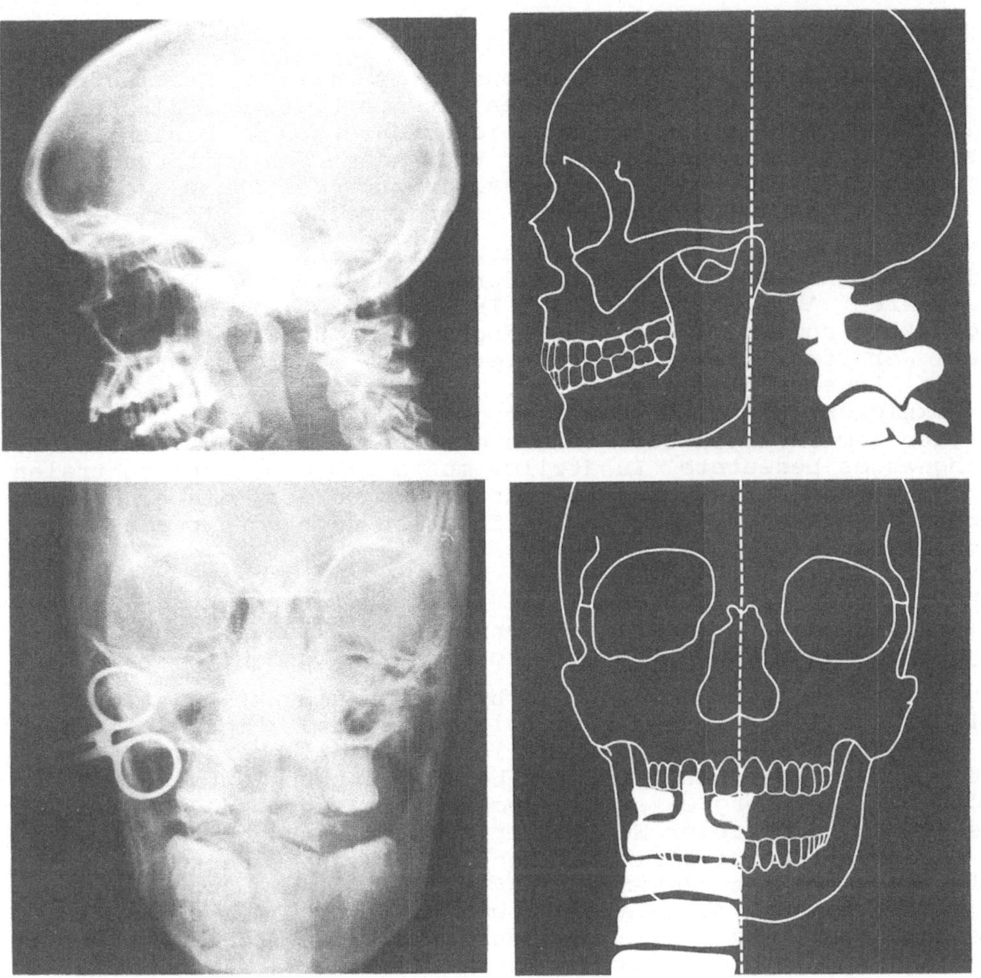

Abb. 1. Verschiebung des Kopfes gegen die Halswirbelsäule im Röntgenbild

Gehirns oder Weichteile des Halses gefunden. Im Bereich des Thorax fanden sich multiple subpleurale Hämatome, aber keine Brüche der Rippen. An der unteren Bauchwand fand sich ein grösseres Hämatom, doch keine Verletzungen der inneren abdominellen Organe. Der rechte Femur war im proximalen Drittel gebrochen.

Der 18 Jahre alte Fahrer (67 kg Gewicht, 180 cm Größe) war bewußtseinsklar bei der Aufnahme. Er klagte über Atembeschwerden sowie Schmerzen im Bereich der rechten Hüfte. Röntgenologisch wurden Frakturen der III. und IV. Rippe rechts und eine Hüftgelenksluxation rechts festgestellt. Etwa 30 min nach der Aufnahme entwickelte sich eine respiratorische Insuffizienz, welche eine künstliche Beatmung über 5 Tage mit permanenter Pleuradrainage wegen Hämatopneumothorax nötig machte. Anschließend war der Patient außer Lebensgefahr. Nach orthopädischer Behandlung der Hüftgelenksluxation konnte er das Krankenhaus 48 Tage nach dem Unfall verlassen.

Technische Analyse der Biomechanik der Insassenbewegung

1. Crash-Bedingungen. Der Kollisionstyp ist mit dem Pfahlaufprall vergleichbar, wie er von Versuchen mit den Experimental-Safety-Vehicles bekannt ist. Ein wesentlicher Unterschied besteht in diesem Fall jedoch darin, daß der Baum neben den in Längsrichtung liegenden Motorblock in die Frontalstruktur des PKW eingedrungen ist. Daraus resultieren folgende Besonderheiten:

Im Vergleich zum frontalen Wandaufprall zeichnet sich ein derartiger, nicht zentraler Pfahlaufprall durch einen "weicheren, langsameren" Anstieg der auf die Insassenzelle wirkenden Fahrzeugverzögerung aus. Ferner verlängert sich die Verzögerungsdauer. Der Pfahl (Baum) dringt tiefer ein, d.h. der Verzögerungsweg ist länger und führte zu einer Deformation der Insassenzelle mit Abknicken der Seitenschwellers um ca. 40°, was eine Verkürzung des dem Insassen zur Verfügung stehenden freien Vorverlagerungsweges bedeutete. Zusätzlich muß durch den nicht zentralen Stoß eine Querkraftkomponente konstatiert werden, die eine Ablenkung des Bewegungsvektors der Insassen nach vorn rechts zur Folge hatte.

2. Korrelation zwischen Belastungen und Verletzungen. Annähernde Daten der Bewegungsabläufe bei den Insassen können durch Erfahrungen von Dummy-Crash-Testen rekonstruiert werden:

Fahrer sowie Beifahrer waren durch einen Dreipunkt-Automatikgurt gesichert. Beide erlitten Knieverletzungen und zeigten Marken des Beckengurtbandes im abdominellen Weichteilbereich. Dies deutet eindeutig darauf hin, daß beide Insassen "Submarining" erfuhren, ein Untergleiten des Beckenkammes unter den Gurt. Dies führte zu extremer Hüftvorverlagerung bis die Knie gegen die untere Armaturentafel prallten, so daß die Unterkörpervorverlagerung und die Beckengurtlast sich auf das Abdomen übertrugen. Diese Hüftvorverlagerung war kombiniert mit einer vertikalen Hüftabsenkung in die weichen Sitzpolster. Eine zusätzliche Verstärkung erfolgte durch die Abknickung des Fahrzeugbodens mit dem darauf montierten Sitzrahmen.

Der Blockierungsmechanismus der Gurtautomaten funktionierte in beiden Fällen. Unbekannt blieb, ob es sich um gurtbandsensitive oder fahrzeugsensitive Automaten handelte. Eine gewisse Verspätung des Ansprechens der Gurtautomatik muß angenommen werden, da zur Aktivierung der Arretierungsvorrichtung ein Gurtbandzug von der Gurtrolle - also Insassenvorverlagerung - benötigt wird. Der Gurtbandabzug wurde möglicherweise verzögert:

1. durch den "weichen" Crashpuls des Fahrzeuges,
2. durch die Kombination der "weichen Fahrzeugverzögerung mit Abstützkräften durch die Arme und Beine der Insassen.

Diese Umstände und eventuelle zusätzliche "Gurtlose" durch Handhabungsfehler oder auftragende Bekleidung werden zu einem erheblichen Anstieg der Relativgeschwindigkeiten der Insassen bis zum Wirksamwerden des Rückhaltesystems bzw. der unteren Armaturentafel geführt haben.

Von Dummy-Crash-Tests ist weiterhin bekannt, daß während der freien Vorverlagerung ohne Rückhaltekräfte praktisch keine

<u>Phase 1:</u> Thorax-Aufprall auf RHS ($a_{ind.}(t)$ führt aufgrund der Massenkraft des Kopfes ($F_{inertia}$) zu einer ersten HWS-Deformation mit Scherkräften zwischen D_1, C_7 und C_6.

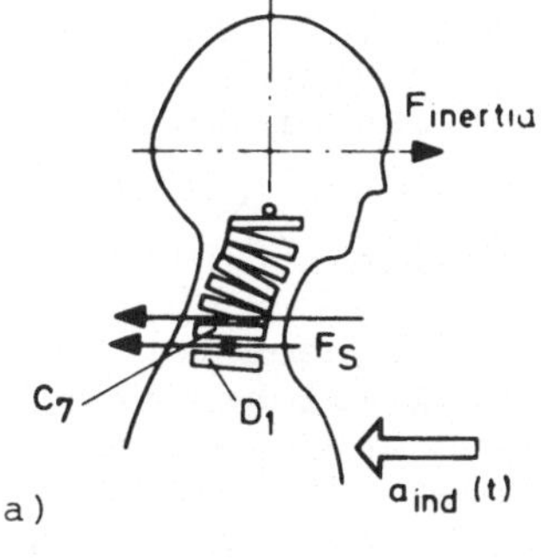

<u>Phase 2:</u> Beginn der Kopfrotation mit ansteigendem Biegemoment in der HWS aufgrund von Kräftepaar $F_{comp.}$ und F_{tens}. In dieser Phase wird nur C_7 bis C_3 (nach C_1 verlagernd) belastet.

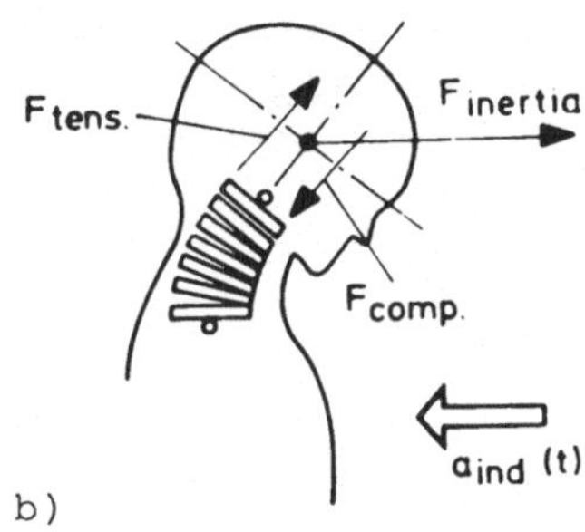

<u>Phase 3:</u> Maximale Anteflexion der HWS durch mechanische Anlage von C_7 bis C_1. Ansteigen der Rotationsbeschleunigung des Kopfes mit Überlastung des C_1-Bereiches durch Scher-, Normal- und Biegekräfte. Zusätzlicher Spannungsanstieg im C_1-Bereich durch Kopfaufprall ($F_{imp.}$).

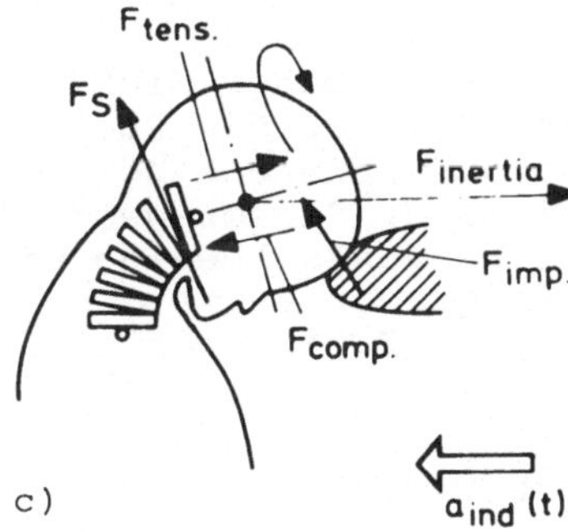

Abb. 2. Bewegungsablauf des Kopfes nach Thorax-Aufprall auf das Rückhaltesystem

Relativbewegungen zwischen Oberkörper und Kopf auftreten. Der Kopf bleibt in aufrechter Position bis die Rückhaltekräfte den Thorax abbremsen. Dann beginnt die Relativbeschleunigung des Kopfes relativ zum Oberkörper. Die anfängliche Relativbeschleunigung des Kopfes führt zu einer Scherbelastung im D_1-C_7-C_6-Bereich (Abb. 2a-c) und führt schließlich zu einer Vorwärtsrotation des Kopfes. Am Ende der Kopfrotation, wenn schließlich die Anteflexion der HWS durch mechanische Abstützung der Wirbelkörper begrenzt wird, kommt es zu einem "peitschenschlag"-ähnlichen Anstieg der Kopfrotationsbeschleunigung mit extremen Scher-, Normal- und Biegebelastungen im C_1-Bereich. Die tödliche HWS-Luxation kann zusätzlich durch einen leichten exzentrischen Kopfaufprall der rechten Stirn gegen Innenraumanteile erklärt werden, der eine weitere HWS-Torsion mit einseitigem Spannungsanstieg begründet hat.

Die geringe Schwere der äußerlich erkennbaren Verletzung der Stirn deutet jedoch auf eine Dominanz der Schleuderbelastung hin. Eine individuelle Konstitution der Betroffenen mag ein zusätzlicher Faktor gewesen sein.

Diskussion

Untersuchungen von Autounfällen sowie Crash-Tests zeigten, daß Dreipunkt-Sicherheitsgurte, wenn einwandfrei angelegt, ein Maximum an Schutz für den Insassen bieten. Es ist jedoch vorstellbar, daß Beugungsverletzungen im Bereich der Halswirbelsäule besonders häufig bei Auffahrunfällen auftreten. HAMILTON (4), DEHNER (3) und andere sagten eine Zunahme dieser Verletzungen bei Sicherheitsgurtträgern voraus, obwohl in der Literatur nur einzelne Fälle von isolierten Halsverletzungen in Verbindung mit Dreipunkt-Sicherheitsgurten beschrieben wurden (2, 5, 6).

In den berichteten Fällen wie auch in unserem, muß ein unzureichender Gurtsitz angenommen werden. HWS-Verletzungen, wie sie überraschend häufig auch bei leichteren Unfällen zu beobachten sind, können nur wirksam reduziert werden, wenn die vorhandenen Gurte richtig getragen, d.h. mit wenig "Gurtlose" angelegt werden. Dabei sollte der Beckengurt so tief wie möglich vor dem Beckenkamm und der Schultergurt möglichst zentral über dem Sternum laufen.

Aus technischer Sicht sind die Gurtautomaten soweit zu entwickeln, daß das Rückhaltesystem so früh wie möglich rückhaltend und absorbierend bei möglichst geringer Insassenbelastung wirksam wird. Sensor-gesteuerte, d.h., vorgespannte Gurtsysteme, die bei Unfallbeginn eine "Gurtlose" ausschließen sowie Lenkradairbags zur Vermeidung von hartem Kopfaufprall könnten eine weitere Erhöhung der Effektivität von Rückhaltesystemen bringen.

Zusammenfassung

Es wird über einen Fall einer tödlichen HWS-Luxation bei einem Dreipunkt-Sicherheitsgurtträger berichtet. Eine biomechanische und technische Analyse des Unfallablaufs werden gegeben. HWS-Verletzungen bei Sicherheitsgurtträgern können durch Verbesserung der Rückhaltesysteme und richtiges Anlegen derselben vermindert werden.

Literatur

1. ADAC-Report. ADAC-Presse-Dienst, Jan./Febr. 1977.
2. BURKE, D.C.: Spinal Cord Injuries and Seat Belt. Med.J.Austr. 2, 801, 1973.
3. DEHNER, J.R.: Seat Belt Injuries of the Spine and Abdomen Am.J.Roent. 111, 833, 1971.
4. HAMILTON, J.B.: Seat Belt Injuries, Br.Med.J. 4, 485, 1968.
5. JEFFERISS, C.D.: An Unusual Seat-Belt Injury in a Doctor Injury 7, 310, 1976.

F. Koudsi, H.-J. Walde, P. Kirschner, Mainz*

Endogene und exogene Faktoren bei schweren Verkehrsunfällen

Straßenverkehrsunfälle mit tödlichem Ausgang gehören zu den dominierenden Problemen in den zivilisierten Staaten. Sie beschäftigen Gesetzgeber, Kraftfahrzeugindustrie, Straßenplaner, Versicherungen und nicht zuletzt Unfallchirurgen. Pro Jahr sterben etwa 15 000 Menschen durch Verkehrsunfälle auf unseren Straßen.

Durch die tägliche Konfrontation mit den Unfallopfern sahen wir uns veranlaßt, eine Serie von schweren Verkehrsunfällen zu analysieren.

Von einem 45 km langen Abschnitt der Autobahn Köln - Frankfurt bei Idstein/Ts. wurden die Verkehrsunfälle mit schweren Verletzungen der Jahre 1966 bis 1976 ausgewertet.

Soweit es nachträglich möglich war, untersuchten wir vergleichbare Unfallfaktoren. Für die Auswertung standen uns sämtliche Unterlagen der Polizeiverkehrsbereitschaft Idstein/Ts. zur Verfügung.

In den Abb. 1 u. 2 werden die prozentualen Abweichungen der jährlichen Anzahl der Unfälle der Verletzten, der Schwerverletzten, der Verkehrstoten sowie die Größe der Verkehrsdichte dargestellt. Die Durchschnittswerte wurden jeweils auf die gleiche Dimension verändert. Dadurch werden die Werte anhand der Kurven vergleichbar.

Die starke Abnahme der Verkehrsdichte auf dem bearbeiteten Autobahnstück nach den Jahren 1971/72 ist auf den Bau einer entlastenden Autobahn zurückzuführen. Die Zahl der Unfälle, der Verletzten, Schwerverletzten und Verkehrstoten ging in dieser Zeit stärker zurück, als es der Verkehrsdichte entsprechen müßte. Dieses ist wahrscheinlich auf den Ausbau der Autobahn als dreispurige Fahrbahn zurückzuführen. Daneben erfolgte in diesem Bereich eine konsequente Überwachung mit Radarmeßanlagen. Der Anstieg der Unfallzahl in den Jahren 1975/76 zieht keine Zunahme der Zahl der Verletzten nach sich. Als Ursache hierfür wäre die Verwendung von Sicherheitsgurten sowie die Verbesserung der sonstigen passiven Sicherheitsausrüstung zu diskutieren.

Erstaunlich stark stieg jedoch der Anteil der Schwerverletzten und Verkehrstoten in den selben Jahren. Der kausale Zusammenhang ist ungeklärt.

In der Abb. 3 sehen Sie in gleicher Weise die Zahl der Verletzten und Toten zusammen mit dem Verlauf der Verkehrsdichte in der Jahresverteilung. Dargestellt ist wieder die prozentuale Abweichung vom Durchschnittswert, diesmal über das Jahr verteilt. Der stärksten Verkehrsdichte in den Monaten Juli, August und September entsprechen auch die meisten Schwerverletzten sowie Verkehrstoten.

---

*Unter Mitarbeit von W. BIRKHÖLZER.

200
%
160
120
100
80
40
1966 67 68 69 70 71 72 73 74 75 76 Jahr
Schwer-
Verletzte x̄ 346/Jahr
Verkehrsdichte
x̄ 446000 Kfz/Jahr
Verkehrstote
x̄ 24/Jahr

Abb. 1

200
%
180
160
140
120
100
80
60
40
1966 67 68 69 70 71 72 73 74 75 77 Jahr
Verkehrsdichte
x̄ 446000 Kfz/Jahr
Unfälle x̄ 679/Jahr
Verletzte x̄ 346/Jahr

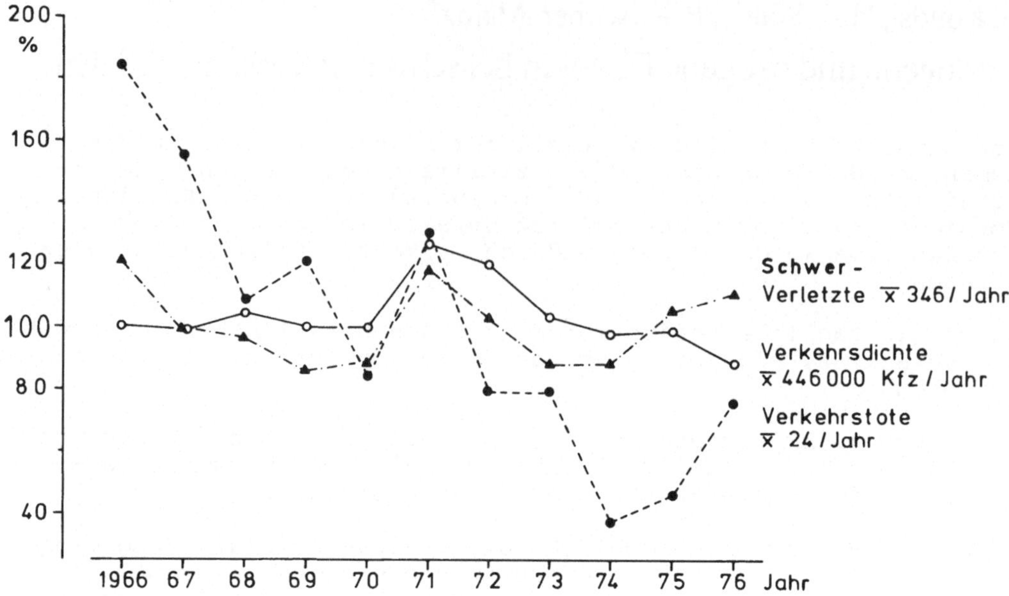

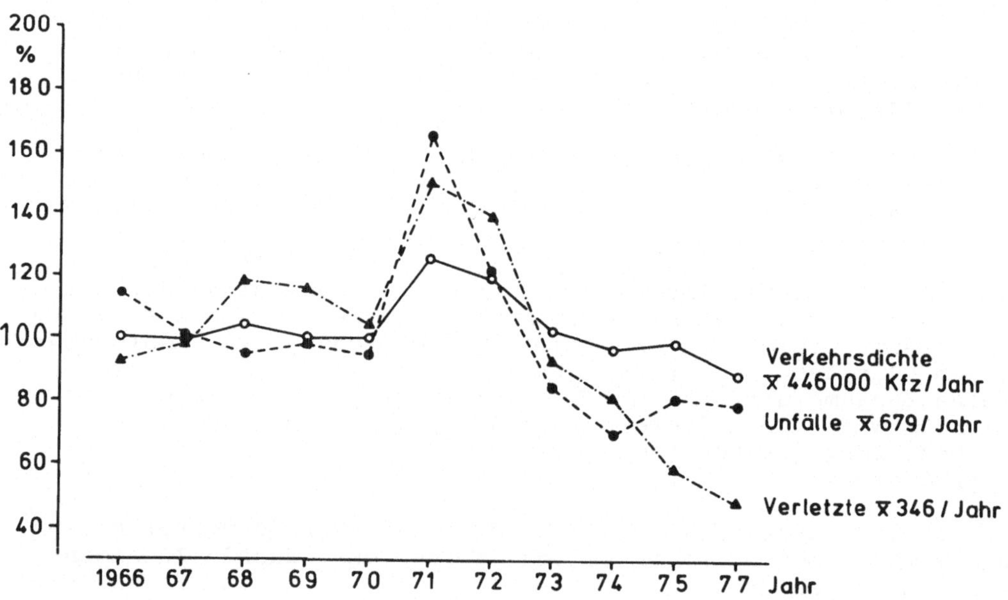

Abb. 2

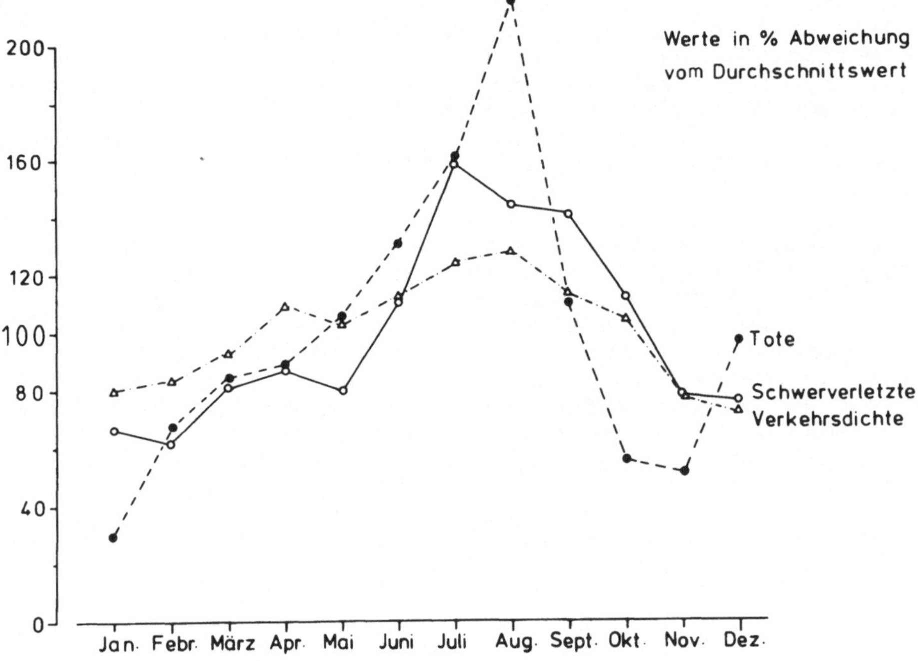

Abb. 3

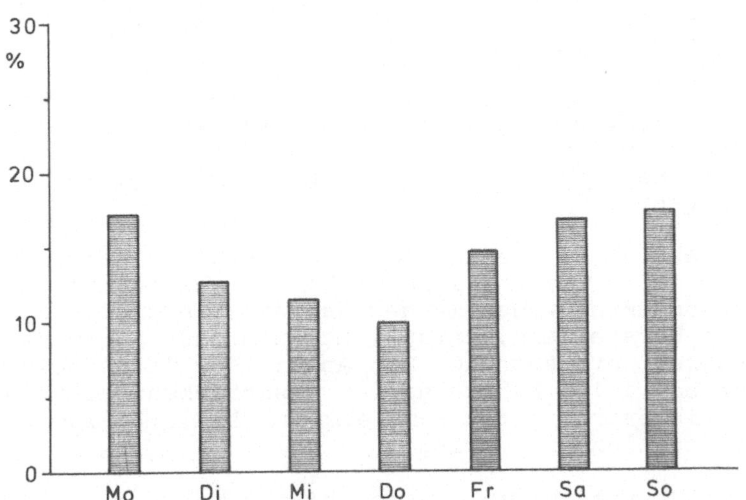

Abb. 4. Verteilung der Schwerverletzten auf die Wochentage (n = 73)

Der Schwerpunkt der Verkehrsunfälle (Abb. 4 u. 5) mit Schwerverletzten liegt an den Wochentagen Freitag, Samstag, Sonntag und Montag. Gleichzeitig wurden die Unfälle hinsichtlich der Tages- und Wochenzahl aufgeschlüsselt. Dabei ergab sich für die Wochentage Montag bis Donnerstag ein fast völlig identisches Verteilungsmuster. Dies weicht von dem im Schaubild gezeichneten Wochendurchschnitt nur am Abend in der Zeit von 19.00 bis 21.00 Uhr ab.

Der allgemein erwartete Gipfel der Verkehrsunfälle in der abendlichen rush-hour tritt in diesen Tagen nicht auf. Wie an der gezeichneten Kurve ersichtlich, ist der Freitagabend an dieser Unfallhäufung überproportional stark beteiligt. Interessant ist, daß am Freitagvormittag in völliger Abweichung von den sonstigen Tagen fast keine Unfälle mit Schwerverletzten registriert werden. Samstag und Sonntag zeigen in der ersten Hälfte des Tages eine identische Unfallhäufigkeit, während in der zweiten Tageshälfte die Unfälle am Sonntag überwiegen. Dies gilt verstärkt für die Hauptrückreisezeit zwischen 15.00 und 19.00 Uhr. Besonders herausgestellt werden sollte, daß während der Tageszeit zwischen 0.00 und 6.00 Uhr trotz relativ niedriger Verkehrsdichte die Unfallhäufigkeit sehr hoch ist.

Es war uns nicht möglich, genaue Angaben zur Geschwindigkeit (Abb. 6) zu machen und schlüssige Werte herauszufinden, aber es ist interessant, einmal die Angaben der Unfallbeteiligten im Hinblick auf die Geschwindigkeit zusammenzustellen. Die weitaus meisten Unfälle sollen dabei auf der Autobahn bei Geschwindigkeiten zwischen 60 und 90 km/h stattgefunden haben. Diese Werte können im Durchschnitt nur als Schutzbehauptung gewertet werden.

Bei der Gruppe der Schwerverletzten (Abb. 7) waren die 19 bis 30jährigen am stärksten vertreten, des weiteren waren PKW-Fahrer am häufigsten betroffen. Gab es noch Beifahrer, so wurden diese nach unseren Beobachtungen meist schwerer verletzt als der Fahrer.

Die Abb. 8 u. 9 zeigen die Fahrzeugfabrikate, die Verletze und Unfalltote zusammenstellen. Der durchschnittliche Bestand der Personenkraftwagen in den Jahren 1966 bis 1976, aufgegliedert nach Herstellern, entspricht auch fast genau der Verteilung in unserer Untersuchung. Der Anteil der Toten bei den Unfallopfern ist bei allen Fahrzeugarten erschreckend hoch. Die in unserer Studie erarbeiteten Vergleichszahlen sind jedoch für eine solche Feststellung zu gering.

Eine überraschende Aussage bietet Tabelle 1, die Zusammenstellung der verschiedenen Witterungsbedingungen. Der erwarteten Unfallhäufigkeit bei Regen, Nebel sowie bedecktem Himmel steht eine über Erwarten hohe Unfallhäufigkeit bei sonnigem und allgemein trockenem Wetter gegenüber. Die Zahl der Unfälle bei Schneeglätte und Glatteis ist demgegenüber erstaunlich gering.

Wir haben die Verletzungen in Tabelle 2 in verschiedenen Regionen angeordnet und mit der Weltliteratur verglichen; die durchschnittlichen Prozentsätze können Sie aus der Tafel ersehen. Die Untersuchung über vorbestehende Erkrankungen des Verunglückten hat ergeben, daß kein Zusammenhang zwischen Unfallursache und Krankheitsvorgeschichte zu erkennen ist.

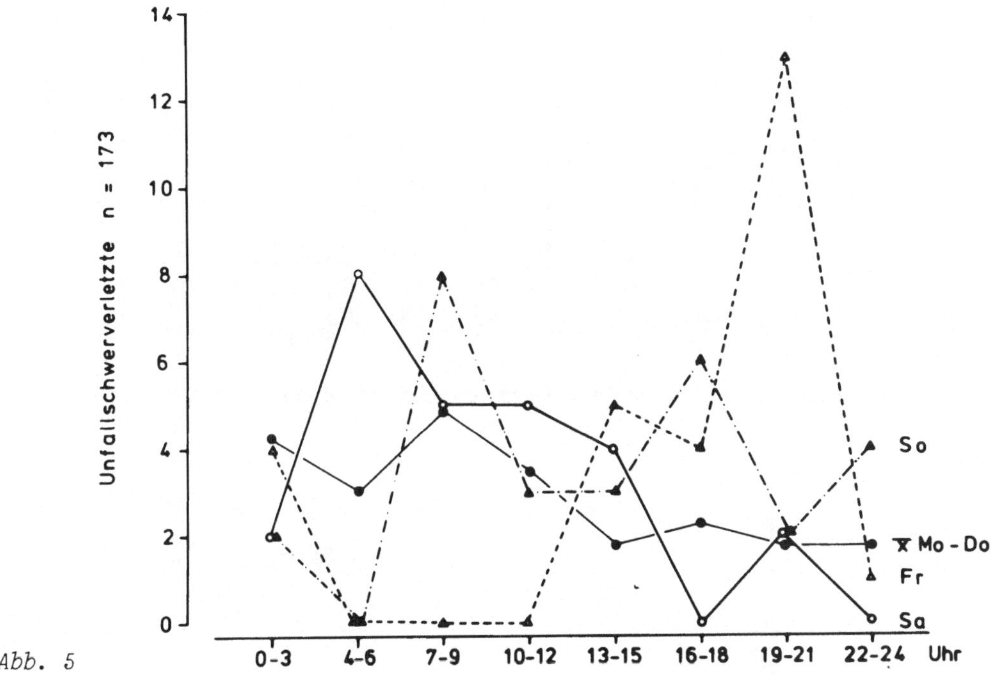

Abb. 5

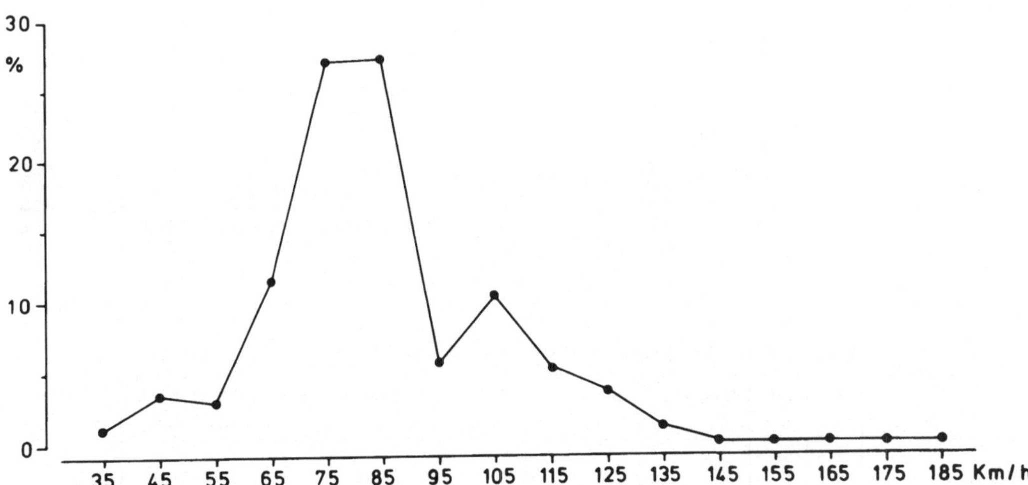

Abb. 6. Anteile der Unfälle durch Geschwindigkeit in % (n = 173)

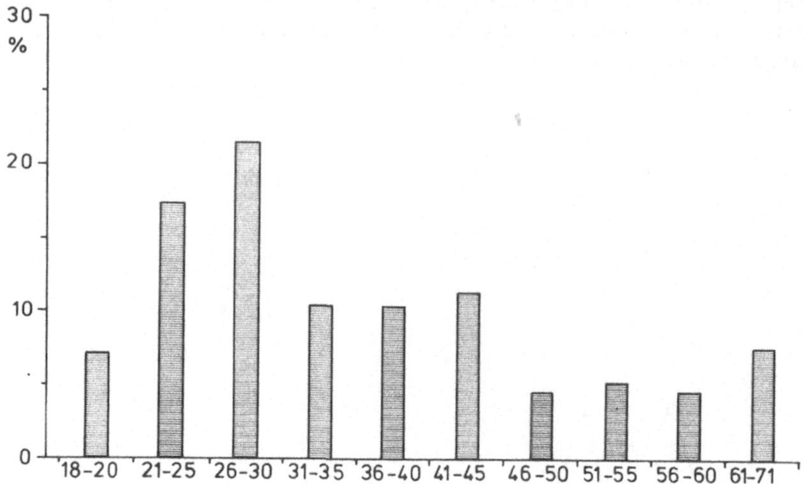

Abb. 7. Altersverteilung der Schwerverletzten (n = 173)

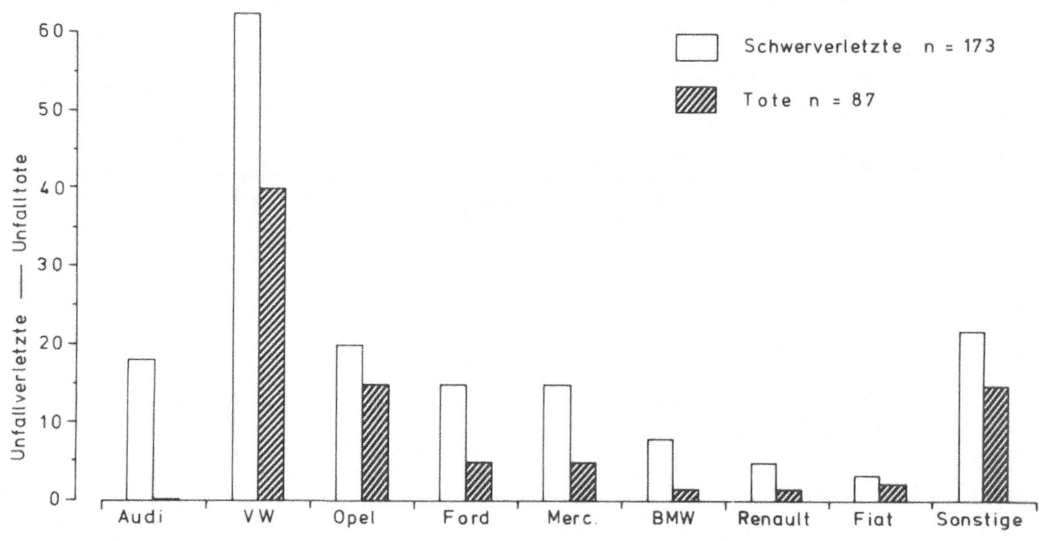

Abb. 8

Tabelle 1. Witterungs- und Straßenverhältnisse

	Regen	Nebel	Sonne	Schnee	bedeckt	Sternkl. Nächte	Summe
Nässe	24	15	4	2	16		62
Trockenh.	-	6	45	-	34	12	97
Schneegl. Glatteis	1	1	1	6	3	3	15
Summe	25	22	50	8	53	15	173

Tabelle 2. Verletzungsarten

	Weltstatistik	Unsere Statistik
Kopf	40,0%	60,4%
untere Extremität	32,0%	20,0%
obere Extremität	21,0%	16,6%
Thorax	8,0%	10,0%
Abdomen	3,0%	4,0%
Wirbelsäule	2,8%	2,0%
Becken	2,0%	2,0%

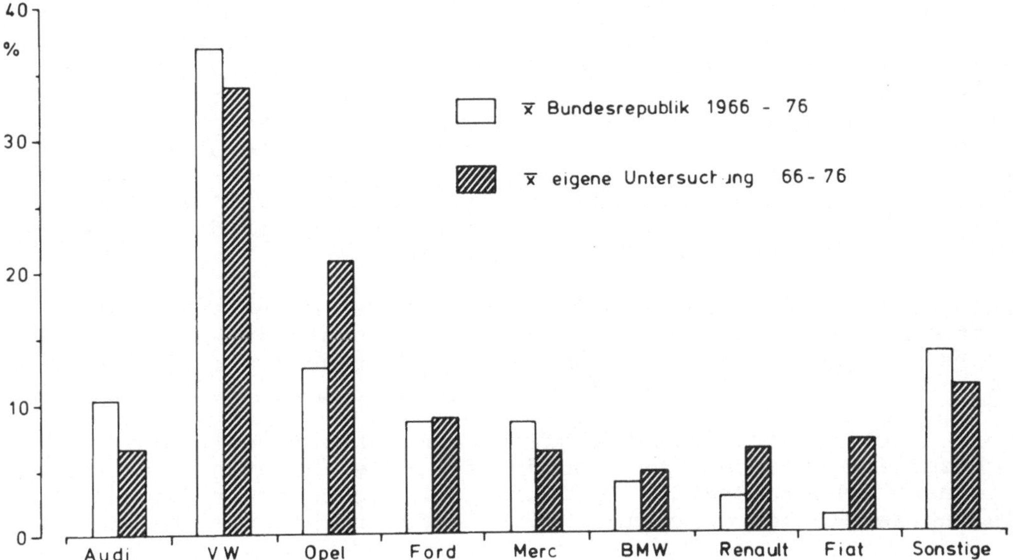

Abb. 9. Anteile der Fahrzeuge nach Herstellern in %

Zusammenfassung

Die Altersgruppen der 20 bis 40jährigen sind am meisten betroffen, dabei handelt es sich in 84% um Männer. Bei zwei Autoinsassen ist der Beifahrer häufiger schwerverletzt. Ein Korrelat zur Geschwindigkeit ist wegen fehlender Messungen nicht zu machen.

30,9% der schweren Verkehrsunfälle ereigneten sich in den Monaten Juli, August und September; die Unfälle zeigen eine eindeutige Häufung an Wochenenden, der Anstieg beginnt am Freitag um 19.00 Uhr und erreicht den zweiten Höhepunkt von Sonntag auf Montag.

88% der Verkehrsunfälle wurden durch PKW's verursacht.
70% der Verkehrsunfälle geschahen auf trockener Straße,
8% bei Schneeglätte und Glatteis.
60,4% der Verunglückten wurden an Kopf, Hals und
36,9% an den Extremitäten verletzt.

Ein Zusammenhang zwischen Unfallhäufigkeit bzw. Unfallhergang mit vorbestehenden Erkrankungen der Fahrer konnte nicht nachgewiesen werden.

F. Maag, Zürich

Die Fahrtauglichkeitsuntersuchung als Präventivmaßnahme

Aufgrund der Verordnung über die Zulassung von Personen und Fahrzeugen zum Straßenverkehr (VZV) vom 27.10.1976 müssen sich Bewerber und Inhaber einer höheren Fahrkategorie (Gruppe 2: Taxi- und Lastwagenlenker sowie Carchauffeure; Gruppe 1: Carlenker) bis zum zurückgelegten 50. Altersjahr alle 5 und hernach alle 3 Jahre periodisch einer verkehrsmedizinischen Eignungsuntersuchung unterziehen. Ebenfalls periodisch untersucht werden alle 70jährigen und älteren Inhaber einer Fahrerlaubnis der 3. Gruppe (PKW, Motorrad) in einem 2jährigen Turnus.

Eine gezielte vertrauensärztliche Untersuchung verlangt der Gesetzgeber bei Bewerbern um eine Fahrerlaubnis der Gruppe 3, die bei der Gesuchsstellung um den Lernfahrausweis eine Krankheit oder ein Suchtleiden geltend machen.

Diese Gesetzesbestimmung ermöglicht dem Verkehrsmediziner das rechtzeitige Erfassen von gesundheitlich Gefährdeten und damit - je nach Schweregrad des Leidens - deren gänzlichen Ausschluß als Fahrzeuglenker oder eine bedingte Zu- resp. Weiterbelassung.

Besonders deutlich hat sich die Notwendigkeit periodischer ärztlicher Kontrolluntersuchungen bei den Lastwagenlenkern gezeigt, welche bis zum Jahre 1971 nicht zu den Berufschauffeuren gezählt hatten und somit auch nicht verkehrsmedizinisch erfaßt wurden: Virusstörungen wie mangelnde Sehschärfe, eingeschränkte Stereopsis oder gar Einäugigkeit traten bei Inhabern dieser Kategorie als häufigste Mängel auf, gefolgt von Hypertonien teils beträchtlichen Ausmaßes. Ebenfalls relativ häufiger als bei den übrigen Berufschauffeuren - Kategorien stellten wir hier die Neigung zu Alkoholdelikten fest; dies dürfte am ehesten darauf zurückzuführen sein, daß den Lastwagenlenkern, im Gegensatz zu den anderen Berufschauffeuren, keine gesetzliche Fahrabstinenz auferlegt wird.

Als ebenfalls notwendig hat sich die routinemäßige Erfassung älterer Führerscheininhaber erwiesen wegen der individuell verschieden stark ausgeprägten Symptome des Altersabbaues mit entsprechenden Auswirkungen auf das Fahrverhalten.

Besteht aufgrund der vertrauensärztlichen Untersuchung bei einem Kandidaten nicht uneingeschränkte Tauglichkeit, so kann diese an bestimmte, dem jeweiligen Leiden sinngemäß korrespondierende Auflagen, gebunden werden. Als Beispiele seien aufgeführt:

1. Tragen einer Brille zur Korrektur eines Sehfehlers.
2. Hausärztliche Kontrolle und Behandlung einer Hypertonie oder eines Diabetes; Einreichen entsprechender Zeugnisse nach Ablauf einer Frist, die der Schwere der Krankheit und der Zuverlässigkeit des Probanden anzupassen ist.
3. Alkohol-Fahrabstinenz. Diese ist besonders angezeigt bei Epileptikern, Alkoholgefährdeten und Kandidaten, welche alkoholpotenzierte Psychopharmaca benötigen. (Bei Taxi- und Carlenkern sowie bei Fahrlenkern besteht gesetzliche Fahrabstinenz -s.o.).

Bisweilen kann der Verkehrsmediziner zur Zulassung eines Kandidaten als Fahrzeuglenker erst dann definitiv Stellung nehmen, wenn er zusätzlich zu seiner vertrauensärztlichen Querschnittsuntersuchung in den Beisitz eines Berichtes des behandelnden Arztes über den bisherigen Krankheitsverlauf gelangt (Längsschnitt), z.B. bei Diabetikern, Herz- und Kreislaufpatienten sowie psychisch Kranken. Im weiteren ergibt sich bei Invaliden häufig die Notwendigkeit einer zusätzlichen speziellen Fahrzeugadaptation (das STVA des Kantons Zürich verfügt über einen eigenen entsprechenden Dienst).

Im Rahmen der ärztlichen Untersuchung auftretende fragliche Charakterfehler und Intelligenzmängel bedürfen einer zusätzlichen psychologischen Abklärung.

Bei älteren Führerscheininhabern hat sich in fraglichen Fällen die Probefahrt mit Arztbegleitung seit 4 Jahren als wertvolles Zusatzdiagnostikum erwiesen.

Zusammenfassung und Schlußfolgerung

Die Präventivaufgabe der verkehrsmedizinischen Untersuchung besteht also darin, Krankheiten und Gebrechen bei Kandidaten zu erfassen und dadurch ärztlich begründete bedingte Fahrtauglichkeit, in schweren Fällen sogar Fahruntauglichkeit, zu beantragen. Für eine möglichst differenzierte Stellungnahme sind hierfür vielfach zusätzliche Abklärungen durch andere Spezialisten notwendig.

H. Kehr, Duisburg

Unfallrettung und Erstversorgung von Mehrfachverletzten mit Schädelhirntrauma durch den Notfallarzt

Die Überlebensaussichten für den Mehrfachverletzten sind durch 3 Kriterien determiniert:

1. Schwere der Verletzung,
2. Zeitintervall zwischen Unfall und Behandlung,
3. Zusammenarbeit zwischen ärztlichen Spezialdisziplinen von der Erstversorgung am Unfallort bis zur Endversorgung in der Klinik.

Im Gegensatz zum schicksalhaften ersten Punkt vermögen intensive Bemühungen auf den Gebieten Unfallrettung, Erstversorgung und Intensivtherapie die Chancen des Schwerverletzten zu verbessern Der organsierte schnellstmögliche Transport eines Rettungsteams, bestehend aus Notarzt und speziell ausgebildetem Sanitätspersonal mit NAW oder Hubschrauber an den Unfallort, hat in den letzten Jahren eine sehr erfolgreiche Entwicklung genommen und ist zum integrierenden Bestandteil des modernen Rettungswesens geworden.

Ein Blick in die einschlägige Statistik zeigt den Polytraumatisierten als den weitaus am meisten gefährdeten Patienten, was besonders bei Mitbeteiligung des Zentralnervensystems gilt. So betrug die Mortalität auf der Wach- und Intensivstation der BG-Unfallklinik Duisburg-Buchholz bei 100 Mehrfachverletzten in den letzten 2 Jahren 32%. Bei 75 Fällen lag gleichzeitig ein Schädelhirntrauma vor. Hier betrug die Letalität 37%. Die höchste Todesrate sahen wir erwartungsgemäß bei den 3 Höhlenverletzungen mit 66%.

Nun sind Letalitätsstatistiken generell nicht etwa im Sinne eines Qualitätsurteils über Intensivstationen zu interpretieren. Vielmehr muß man berücksichtigen, daß heute durch ein effizientes Rettungssystem Schwerverletzte die Klinik erreichen, die früher bereits an der Unfallstelle oder auf dem Transport verstarben.

Die notärztliche Versorgung, die sich in Sofortmaßnahmen an der Unfallstelle und Maßnahmen auf dem Transport gliedert, orientiert sich an den pathophysiologischen Besonderheiten bei Mehrfachverletzten mit Schädelhirntrauma.

Nur in seltenen Fällen ist durch die contusionelle Schädigung allein ein deletärer Endausgang verursacht. Vielmehr setzt der durch das Polytrauma ausgelöste Volumenverlust mit Blutdruckabfall, Hypoxie, CO_2-Anstieg und Acidose in Verbindung mit einer allfälligen respiratorischen Insuffizienz einen Circulus vitiosus in Gang: es kommt zur Hirnschwellung. Diese wiederum wird durch zunehmende arterielle und venöse Flußbehinderung verstärkt bis schließlich im totalen Cirkulationsblock die Katastrophe eintritt. Eindeutiges Fazit hieraus: Versäumnisse zwischen Unfallereignis und Klinikaufnahme können später durch nichts mehr nachgeholt werden.

Primäres Therapieziel an der Unfallstelle ist daher beim Polytrauma mit Hirnbeteiligung die Sicherung der lebenswichtigen Funktionen von Atmung und Kreislauf durch Intubation und Infusion. Gleichzeitig gilt es, einer sich anbahnenden intrakraniellen Druckerhöhung entgegenzuwirken. Eine Osmotherapie, unmittelbar nach dem Trauma im Rahmen der Erstmaßnahmen ist abzulehnen, weil Blutungskomplikationen damit zusätzlicher Raum geschaffen wird. Cortisonderivate, wie das Dexamethason, haben sich in experimenteller und klinischer Anwendung bewährt. Wir beginnen die Behandlung so früh wie möglich nach dem sog. "Essener Schema" (2).

Erwachsene-Anfangsdosis 48 mg i.V.,
1. Tag 8 mg alle 2 Std,
2. Tag 4 mg alle 2 Std,
3. Tag 8 mg alle 2 Std,
4. Tag 4 mg alle 2 Std,
5. - 8. Tag 4 mg alle 2 Std.

An lokalen Maßnahmen kommen bei offener Hirnverletzung sterile Verbände zur Anwendung. Starke Blutungen aus dem Nasen-Rachenraum verlangen die unverzügliche Tamponade der Blutungsquelle, auch sollten diese Verletzten wegen Aspirationsgefahr grundsätzlich intubiert sein.

Um das Transportrisiko für den Schwerverletzten so gering wie möglich zu halten, müssen die Erstmaßnahmen am Unfallort wirkungsvoll und vollständig durchgeführt worden sein. Besonders gilt diese Forderung für Transporte im Rettungshubschrauber, weil in der engen Kabine kaum Möglichkeiten für erweiterte diagnostische oder therapeutische Maßnahmen bestehen. Es muß mindestens ein großkalibriger, venöser Zugang liegen, um ausreichenden Volumenersatz mit Plasma oder Plasmaersatzlösungen während des Transportes vornehmen zu können.

Auf dem Transport ist die Wirksamkeitskontrolle der Erstmaßnahmen sowie die Überwachung des Verletzten unter Weiterverfolgung der speziellen Diagnostik Hauptaufgabe des Notarztes. Auf folgende Symptome ist beim Schädelhirntrauma besonders zu achten: Bewußtseinslage, Pupillenveränderungen, zentrale Extremitätenparesen, Respirationsstörungen. Nicht zuletzt ist die richtige Lagerung für einen störungsfreien Transport wichtig. Schädelverletzte werden schräg gelagert - Kopf hoch, Beine tief - Winkel von 10-15 Grad.

Für das Schädelhirntrauma ist neben dem Zeitfaktor die weitere Prognose sehr oft abhängig von der Auswahl der Klinik, welche die definitive Versorgung durchführt. Während mit dem bodengebundenen Rettungssystem gewöhnlich die nächstgelegene chirurgische Abteilung angefahren wird, ist es mit dem Rettungshubschrauber eher möglich, den Schädelhirnverletzten primär in eine Neurochirurgische Klinik zu verbringen, ohne daß der Rettungseinsatz hierdurch zeitlich verlängert wird. Als Kriterium zum sofortigen Transport in eine Neurochirurgische Spezialabteilung gelten die offene Schädelhirnverletzung sowie der Verdacht auf intrakranielle Blutung.

Von großem Wert für den Erfolg eines Rettungseinsatzes ist darüber hinaus eine Vorinformation der Klinik auf dem Funkwege vom Hubschrauber aus, um rechtzeitig konsiliarische Hilfe oder eine sofortige Operation zu ermöglichen.

Als letztes Glied der Rettungskette hat sich an größeren Krankenhäusern die Schaffung einer zentralen Notfallaufnahme organisatorisch bewährt. Hier werden die Konsiliarien tätig, Prioritäten im Therapieplan festgelegt und intensive Therapiemaßnahmen eingeleitet.

Die Rettungskette kann - notabene - nur so stark sein wie ihr schwächstes Glied. Waren es in der Vergangenheit vorwiegend Mängel in der vorklinischen Versorgung, die Mißerfolge maßgeblich bestimmten, so sehen wir heute, nach Reorganisation des Rettungswesens, auch Versager im letzten Glied der Kette. Der vom Rettungsdienst gut versorgte Verletzte wird erst in der Klinik zum Notfallpatienten, weil die per Funk übermittelten Vorinformationen nicht mit der notwendigen Schnelligkeit zu vorbereitenden Maßnahmen genutzt werden.

Zusammengefaßt kann festgestellt werden, daß nur eine gut organisierte Zusammenarbeit aller an der Unfallrettung Beteiligten eine optimale Versorgung von schwerverletzten Unfallopfern bewirken kann.

Literatur

1. AHNEFELD, F.W., GORGASS, B., DICK, W.: Organisatorische und medizinische Probleme bei der vorklinischen Versorgung von Polytraumatisierten. Notfallmedizin 1, 166 (1976).
2. GOBIET, W.: Die Behandlung des akuten traumatischen Hirnödems. Notfallmedizin 2, 98 (1976).
3. GÖGLER, E.: Erste Versorgung der Verletzten. In: ZENKER, R., DEUCHER, F., SCHINK, W.: Chirurgie der Gegenwart, Bd, 4, 1 München, Wien, Baltimore; Urban & Schwarzenberg 1976.
4. GROTE, W., BETTAG, W., BOCK, W.J.: Intensivbehandlung bei Schädelverletzten. München, med.Wschr. 114, 849 (1972).
5. SCHMIT-NEUERBURG, K.P., WALLRAF, R.: Unfallrettung in der Großstadt. Unfallheilk. 80, 323 (1977).
6. WEIDENBACH, W., KONZERT-WENZEL, J.: Notarzt und Neurochirurgie. Münch. med. Wschr. 118 (1976).

H. Meier und G.H. Willital, Erlangen

Unfallgefährdung und Unfallverhütung bei Kleinkindern und Schulkindern im Straßenverkehr – dargestellt anhand einer Sammelstatistik von 4100 Verkehrsunfällen

Jährlich verunglücken rund 1 000 Kinder in der Bundesrepublik tödlich. Dabei sind die Ursachen in den einzelnen Altersstufen unterschiedlich. In allen Altersklassen aber sind Verkehrsunfälle bei weitem die häufigste Unfalltodesursache. Bei den Kleinkindern werden nahezu die Hälfte aller Todesunfälle durch Verkehrsunfälle verursacht, bei den Schulkindern sind es sogar 75%.

An der Kinderchirurgischen Abteilung der Chirurgischen Universitätsklinik Erlangen haben wir in einer Untersuchungsreihe über Unfallgefährdung und Unfallverhütung von Kindern im Strassenverkehr 3000 ambulante und 1100 stationäre Kinder erfaßt. Eine Analyse dieser Verkehrsunfälle ergibt, daß rund 63% sogenannte Kinder - aktive Verkehrsunfälle darstellen, also primär durch die Verhaltensweise des Kindes im Straßenverkehr zustande gekommen sind. Hier muß die Unfallgefährdung unter dem Aspekt des entwicklungsbedingten Handikaps bei Kleinkindern gesehen werden: Ihre Reaktionszeit ist verlängert, Seh- und Hörvermögen sind noch nicht voll ausgebildet, die Fähigkeit der Tiefenwahrnehmung ist reduziert, die sog. links-rechts-Dimension und die richtige Einschätzung der Entfernung sind unvollständig; die Umwelt wird vorwiegend effektiv sowie ganzheitlich erfaßt.
Das Kind als Fußgänger nimmt eine besonders gefährdete Stellung ein. Typisches Fehlverhalten von Kindern konnten wir an folgenden Gefahrenpunkten des Straßenverkehrs nachweisen:

<u>1. Vorschule und Kindergärten:</u> In 90% erfolgt ein intuitives Überqueren der Straße zu Eltern, Bekannten und Freunden, die auf der anderen Straßenseite warten. In 75% erfolgt das rasche, zentrifugale Verlassen dieser Stätten unter Mißachtung jeglicher Vorsichtsmaßnahmen und Verkehrsregeln.

<u>2. Kinder am Straßenrand bedeuten immer eine potentielle Gefahr:</u> In unserer Untersuchung springt 1/3 intuitiv vom Bürgersteig auf die Fahrbahn, läuft 1/3 zwischen parkende Autos und springt zwischen diesen hervor, überquert 1/3 die Straße spontan, ohne umzublicken.

<u>3. Im Bereich von Straßenkreuzungen:</u> Hier erfolgte ein Mißachten der Ampeln in 50% der Fälle; eine Mißachtung der Verkehrsinseln in 50%; kein eindeutiges Verhalten beim Überqueren in 50%, Mißachtung von Zebrastreifen in 30%; diagonales Überqueren der Kreuzung in 30%.

Den Kinder-aktiven Verkehrsunfällen stehen die Kinder-passiven gegenüber. Hier verunfallen Kinder als passive Verkehrsteilnehmer, indem sie von den Erwachsenen im Verkehr transportiert werden. Das Auto und das Fahrrad sind dabei die gefährlichsten Transportmittel. Eine Analyse der Unterbringung von Kindern im Auto ergab, daß gerade die Kinder, die am wenigsten am Verkehrsgeschehen teilnehmen können und völlig labil der Schwerkraft folgend auf Beschleunigung und Verzögerung reagieren, im Auto zu häufig vorne sitzen (Abb. 1).

Besonders gefährdet sind Schulkinder. Aus dieser Tatsache leitet sich die Bedeutung einer verkehrsgerechten Erziehung in den Schulen, Vorschulen und Kindergärten ab. Anhand einer Umfrage (Tabelle 1) versuchten wir uns ein Bild über Verkehrskenntnisse bei Kindern unterschiedlicher Altersgruppen zu machen. Alle 4 Fragen haben nur 22% der Kinder von 3-6 Jahren richtig beantwortet. Bei den 11-15jährigen war das Ergebnis enttäuschend: Nur 71% hatten eine richtige Antwort bereit.

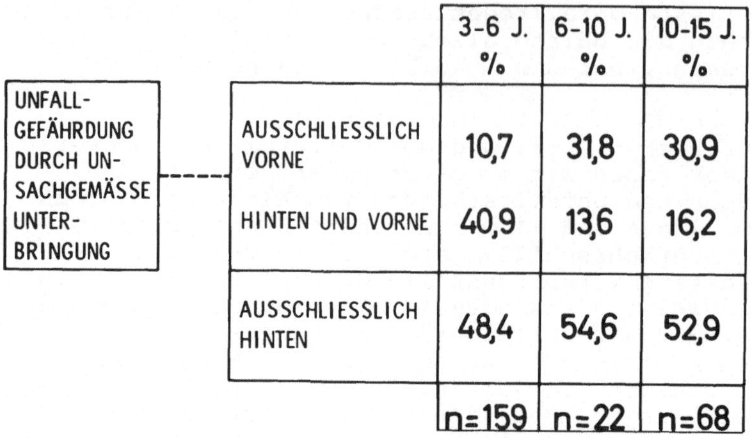

UNFALLGEFÄHRDUNG DURCH UNSACHGEMÄSSE UNTERBRINGUNG		3-6 J. %	6-10 J. %	10-15 J. %
	AUSSCHLIESSLICH VORNE	10,7	31,8	30,9
	HINTEN UND VORNE	40,9	13,6	16,2
	AUSSCHLIESSLICH HINTEN	48,4	54,6	52,9
		n=159	n=22	n=68

Abb. 1. Analyse der Unterbringung von Kindern im Auto. Bei den 3jährigen sitzen 10,7% auf dem Beifahrersitz, bei den 6jährigen sind es 6,8%. Eine Zunahme ist bei den Schulkindern festzustellen

Tabelle 1. Anhand folgender einfacher Fragen wurde versucht, ein grobes Bild über die Verkehrskenntnisse bei Kindern zu erstellen

Folgende Fragen waren zu beantworten:
1. Bedeutung der Ampel
2. Bedeutung des Zebrastreifens
3. Blickrichtung vor Straßenüberquerung
4. Rechts/links Unterscheidung

Unfallverhütung setzt bestimmte Vorsichtsmaßnahmen voraus, die den Kindern rechtzeitig beigebracht werden müssen.

Daneben ist die permanente Schärfung des Bewußtseins der Eltern auf die besondere Gefährdung der Kinder im Straßenverkehr notwendig. 1000 beobachtete Erwachsene begingen als motorisierte Verkehrsteilnehmer folgende Fehler:

In 90% wurde die Fehlverhaltensweise der Kinder nicht einkalkuliert.

In 60% wurde die vorgeschriebene Geschwindigkeit in Wohngegenden, vor Schulen und Kindergärten überschritten.

In 45% waren Kinder auf Verkehrsmittel falsch untergebracht.

In 25% wurden Verkehrsregeln und Hinweisschilder nicht beachtet.

Die Konsequenzen, die sich daraus ergeben sind:

- Kein Kind darf auf dem Beifahrersitz sitzen;
- Kinder über fünf Jahre müssen im Auto angeschnallt werden;
- Kinder unter fünf Jahren sind auf spezielle Kindersitze, die im Auto entsprechend verankert sind, unterzubringen;
- Säuglinge sind darüberhinaus auf Grund anatomischer und physio-

logischer Gegebenheiten unter zusätzlichen Sicherheitsvorkehrungen in einer Babytragetasche mit Spezialgurt - besser in Sicherheitskunststoffschalen - unterzubringen.

Zusammenfassung

Eine Reduzierung kindlicher Unfälle im Straßenverkehr läßt sich auf Grund bekannter Ursachen erreichen durch

- Schulung der Kinder auf besondere Gefahrenmomente;
- Verkehrssicherem und verkehrsgerechtem Transport der Kinder;
- Für die Erwachsenen gilt: Erlernen der typischen und immer wiederkehrenden Fehlverhaltensweisen der Kinder im Straßenverkehr.

Literatur

1. EHRENPREIS, Th.: Accident Prevention in Childhood. In: REHBEIN, F.: Der Unfall im Kindesalter. Stuttgart: Hippokrates 1972.
2. GENZ, H.: Zur Epidemiologie des Kinderunfalls in der Bundesrepublik Deutschland und über einige seiner physiologischen Gegebenheiten. In: REHBEIN, F.: Der Unfall im Kindesalter. Stuttgart: Hippokrates 1972.
3. WILLITAL, G.H., MEIER, H.: Verkehrsunfälle im Kindesalter - eine Analyse von 4 100 Fällen. Münch.med.Wschr. 119, 565 (1977).

H. Schilling und U. Kirschbaum, Lünen

Zusammenarbeit von Rettungsleitstellen nach dem Rettungsgesetz NRW und der Luftrettung

Der Rettungshubschrauber (RTH) "Christoph 8" ist in Lünen seit nunmehr fast 3 Jahren im Einsatz und hat in dieser Zeit 2133 Einsätze geflogen, die sich in 1248 Primär-, 329 Sekundär- und 25 Sachtransporte einteilen lassen. Insgesamt wurden 1808 Patienten versorgt und transportiert, Fehleinsätze waren es 547.

Zwischenzeitlich ist die Zusammenarbeit mit 13 Leitstellen von kreisfreien Städten oder Kreisen des Ruhrgebietes, des Münsterlandes und des Sauerlandes gesichert.

In Kürze wird eine zentrale Rettungsleitstelle mit Leitstelle für den Rettungskreis von 50 km um Lünen mit dem Sitz in Unna eingerichtet gem. § 23 Abs. 2 KGAG, dem Gesetz über kommunale Gemeinschaftsarbeit.

Der Einsatz von Rettungshubschraubern im Rettungsdienst ist durch den Erlaß des Ministers für Arbeit, Gesundheit und Soziales und des Innenministeriums vom 11.6.1976 in Verbindung mit dem Gesetz über den Rettungsdienst vom 26.11.1974 geregelt.

Die RTH sind Teil und nur ein Teil des einheitlichen Rettungsdienstes und dienen der Ergänzung der bodengebundenen Rettungsmittel.

Eine Trägergemeinschaft mit Wahrung der gemeinsamen Aufgabe in Form einer öffentlich-rechtlichen Vereinbarung hat sich bewährt.

Die Aufgabe des RTH ist es, schnell den Notfallarzt und Notfallsanitäter an den Unfallort zu bringen mit dem Ziel, lebensrettende Maßnahmen einzuleiten, den Unfallverletzten transportfähig zu machen und - wenn erforderlich - unter Vermeidung weiterer Schäden in ein geeignetes Krankenhaus zu fliegen (Primärtransport). Eine weitere Aufgabe ist der Sekundärtransport von einem Krankenhaus zur endgültigen Versorgung in eine Fachabteilung.

Erwähnt seien noch die Sachtransporte bei Transporten von Blutkonserven, Arzneimitteln, Organen für Transplantationen oder medizinischem Gerät.

Nach dem Gesetz kann jede Leitstelle oder Rettungswache einen RTH anfordern, wenn die Kriterien des Notfalls vorliegen, d.h. wenn durch Unfall, Krankheit oder "sonstige Umstände" Lebensgefahr besteht oder eine wesentliche Verschlechterung zu erwarten ist und damit unverzüglich eine medizinische Notversorgung erforderlich ist, insbesondere dann, wenn ein Notarztwagen nicht in gleicher oder kürzerer Zeit eintreffen kann.

Nach unserer Auffassung sollte jeder, der Kenntnis von einem lebensbedrohlichen Unfall hat, den RTH anfordern können.

Bei Unfall, wie auf der Autobahn und dergleichen, fordern die Polizeidienststellen über ihre Leitstelle oder die des RTH den Hubschrauber an.

Wesentlich ist, daß die Leitstelle bei Start des RTH der für das betreffende Gebiet zuständigen Bodenorganisation über Draht oder über Funk den Start mitteilt, den Kontakt hält, bis der RTH selbst Kontakt mit der zuständigen Bodenorganisation aufnehmen kann. Trotz Technik und des noch mehr notwendigen guten Willens ist die Flexibilität und Rücksichtnahme aller Beteiligten, besonders am Unfallort, notwendig. Es gilt zu vermeiden, daß ohne Arzt kurz vor Eintreffen des RTH der Unfallverletzte oder Erkrankte abtransportiert wird, was zwischenzeitlich bei 29 Fällen vorkam, wobei zweimal auf dem Transport der Tod eintrat.

Dies ist durch eine Benachrichtigung der bodengebundenen Rettung über den Anflug des RTH meist vermeidbar. Eine Kontaktaufnahme im Anflug auf dem Funksprechweg ist dringend zu empfehlen und auch gesetzlich bindend.

Der Arzt des RTH hat im Anflug bereits zu entscheiden, ob sein Eintreffen abzuwarten ist, und er entscheidet im allgemeinen nach der Landung darüber, ob die Beförderung bodengebunden oder über den RTH zu erfolgen hat.

Wenn diese Forderungen zur Selbstverständlichkeit werden, dann hat sicher der RTH eine Lücke in der Behandlungskette geschlossen.

Konkurrierende und sich den Rang in der Priorität ablaufende Einrichtungen wären nur für den Patienten schädlich und auch das Gesetz unterlaufend.

Diese Rettungsgesetze erscheinen uns heute modern. Sie sind jedoch nur in der Technik und keinefalls in ihrer Aussage und Zielsetzung modern.

Ich gehe jetzt in die Anfänge, auch in die medizinischen Anfänge des Ruhrgebietes, zurück und zitiere aus dem Jahresbericht von 1890 über das Krankenhaus "Bergmannsheil" Bochum:

1. *Das Krankenhaus "Bergmannsheil" ist an das rheinisch-westfälische Telefonnetz - Bochum Nr. 251 - angeschlossen.*

   Eine mündliche Verständigung zwischen den Zechen und dem Krankenhaus ist daher jederzeit möglich.

2. *Im Krankenhaus ist ein beständiger ärztlicher Wachdienst eingerichtet. Ärztliche Hilfeleistung kann also in Notfällen bei Abwesenheit des Knappschaftsarztes etc. vom Krankenhaus stets requiriert werden.*

3. *Bei etwaigen Unglücksfällen können die Verletzten ohne weiteres in das Krankenhaus eingeliefert werden. Die Verständigung mit dem Knappschaftsverein sowie alle sonstigen Formalien werden in solchen Fällen von seiten der Krankenhausverwaltung erledigt.*

4. *Besitzt eine Zeche keine geeigneten Transportmittel für Schwerverletzte, so kann der Wagen des Krankenhauses bei Unglücksfällen requiriert werden. Dieser Wagen bietet zwei Verletzten bequeme Unterkunft und hat außerdem noch Raum für den Kutscher und einen Begleiter des Verletzten.*

5. *Erfordert der Transport des Verletzten die Aufsicht eines sachverständigen Begleiters, so steht in schweren Fällen ein Arzt des Krankenhauses, in leichteren Fällen ein Wärter des Hauses, hierfür zur Verfügung.*

6. *Bei umfangreicheren Unglücksfällen stellt sich der Oberarzt (damalige Bezeichnung für Chefarzt) evtl. mit dem gesamten Personal des Hauses den Zechen zur Verfügung.*

Diese damaligen, vor 87 Jahren gestellten Forderungen und Einrichtungen sind auch heute noch, wenn auch unter anderen technischen und medizinischen Bedingungen, aktuell. Sie waren richtungweisend, und ich verstehe sie durchaus als Vorläufer unserer heutigen Rettungsgesetze.

G. Spitzer, Bad Hersfeld

Effizienzkontrolle der „Erste Hilfe"-Ausbildung von Laien

Vom Auftreten einer lebensbedrohlichen Störung bis zu einer erfolgreichen Beseitigung steht nur ein begrenzter Zeitraum zur Verfügung. Dieser Zeitraum zwischen Zusammenbruch der Vitalfunktionen und Beginn der Notmaßnahmen ist auch heute oft zu lang, um eine irreversible ischämische Hirnschädigung zu verhindern.

Der Idealzustand wäre, daß ein in der Intensivmedizin ausgebildeter Arzt an jeder Unfallstelle den Verkehrsverletzten versorgen könnte. Trotz enormen Ausbaus der Rettungkette und Zunahme der Einsätze von Notarztwagen sind wir auch in Deutschland wegen organisatorischer und finanzieller Probleme noch weit vom Idealzustand entfernt. K.T. HERZOG hat vor Jahren durch Versuchsreihen nachgewiesen, daß der zeitliche Abstand zwischen einem Unglücksfall und einem zufällig vorbeikommenden Arzt 2 Std und 20 min beträgt. So werden zwangsläufig medizinische Laien als erste bei einem Notfall eintreffen und helfen müssen.

§ 330 StGB (unterlassene Hilfeleistung) zwingt jeden Bürger, medizinischen Laien und Ärzte zur Hilfeleistung, wobei allerdings nichts über die Vorbildung des zur Hilfe Verpflichteten ausgesagt ist. Im Jahre 1975 betrug der Anteil in Erster Hilfe ausgebildeter Personen an der Gesamtbevölkerung der Bundesrepublik 3,2%.

Durch § 8a und b StVZO vom 1.3.1971 werden Führerscheinbewerber gezwungen, einen Kurs in "Sofortmaßnahmen am Unfallort" oder in "Erster Hilfe" zu absolvieren. Leider werden die vielen Millionen Führerscheinbesitzer von dieser Maßnahme nicht erfaßt.

Mit Unterstützung der Bundesanstalt für Straßenwesen haben wir in den Jahren 1975 und 1976 den Sinn und den Erfolg dieser vom Staat angeordneten Kurse überprüft.

Bei dieser Untersuchung wurden 536 medizinische Laien in 8 Gruppen eingeteilt und getestet.

<u>Gruppe I.</u> (Vortest) 108 Probanden, die noch keine Ausbildung "Sofortmaßnahmen am Unfallort" erhalten hatten;
<u>Gruppe II.</u> (Vortest) 95 Probanden , denen noch keine Ausbildung "Erste Hilfe" dargeboten worden war;
<u>Gruppe III.</u> (Nachtest) 97 Probanden, die den Ausbildungskurs "Sofortmaßnahmen am Unfallort" absolviert hatten;
<u>Gruppe IV.</u> (Nachtest) 88 Probanden, die den Ausbildungskurs für "Erste Hilfe" abgeschlossen hatten;
<u>Gruppe V.</u> (Wiederholungskurs) 62 Probanden, bei denen mindestens 3 Monate zwischen dem Kursus "Sofortmaßnahmen am Unfallort" verstrichen waren;
<u>Gruppe VI.</u> (Wiederholungskurs) 86 Probanden mindestens 3 Monate nach dem Kursus "Erste Hilfe".

Bei allen 536 Probanden wurde das theoretische Wissen anhand eines Fragebogens überprüft: 16 verschiedene Fragen, die sich auf das Erkennen von Störungen der vitalen Funktionen (Bewußtlosigkeit, Atemstillstand, Kreislaufversagen) und deren Behebung bezogen, wurden gestellt. Das praktische Können wurde an dem Beatmungsphantom "Resouci Anne", des Atemstoßvolumens und Atemfrequenz registriert, getestet. Die gefundenen Daten wurden in einem Auswertungsprogramm für Häufigkeitsanalysen statistisch ausgewertet.

Ergebnisse

Bei der Auswertung der Phantombeatmung zeigte sich, daß in der Gruppe I vor einer Ausbildung nur 10,2% eine ausreichende Beatmung leisten. In der Gruppe III (Nachtest unmittelbar nach einem Kurs Sofortmaßnahmen) konnten 86,6% der Probanden ausreichend beatmen. In der Wiederholungsgruppe V sank die ausreichende Beatmung wieder auf 54,8% ab.

Bei den Absolventen eines "Erste Hilfe" Kurses ergab sich das gleiche Bild.

In der Gruppe II (vor der Laienausbildung) konnten immerhin 14,7% eine genügende Beatmung erzielen. In der Gruppe IV erreichten 88,4% der Probanden eine gute Beatmungsleistung unmittelbar nach dem Kurs. Und in der Gruppe VI (Wiederholungskurs) hatten noch 68,6% der Probanden eine genügende Beatmung am Phantom erreicht.

Aus den gesicherten statistischen Unterschieden der sechs Gruppen ergibt sich, daß Laien ohne Ausbildung in nur etwa 10% eine ausreichende Beatmung erreichen.

Durch Ausbildung und Übungen in Erste Hilfe Kursen steigt dieser Prozentsatz auf fast 90% an.

Mehrere Monate nach Abschluß der Kurse sinkt der Prozentsatz wieder auf etwa 60% ab.

Als Beispiel, wie der theoretische Wissensstand durch die Kurse beeinflußt werden kann, soll anhand der Frage "Was macht man bei Bewußtlosigkeit" erläutert werden.

In der Gruppe I (Vortest zu Sofortmaßnahmen) gaben 12,1% der Probanden richtige und 87,9% falsche Antworten.

In der Gruppe III (Nachtest) stieg der Prozentsatz der richtigen Antworten auf 45,8% an.

Und in der Gruppe V (Wiederholungstest) fanden wir 35,5% richtige und 64,5% falsche Antworten.

In der Gruppe II lieferten die Probanden 20% richtige und 80% falsche Antworten.

In der Gruppe IV stieg der Anteil der richtigen Antworten auf das Doppelte (39,5%).

Die Gruppe VI hatte noch einen Prozentsatz von 24,5% richtige und schon wieder 75,5% falsche Antworten.

Das heißt, daß durch die Kurse signifikante Wissenverbesserungen erzielt werden. Schon nach Monaten fällt der Wissensstand wieder deutlich ab.

Aus der Fülle der gefundenen Einzelergebnisse sollen noch einige wichtige besonders herausgestellt werden:

1. Es konnte statistisch gesichert werden, daß der Wissensstand der Probanden nach einem Kurs von der Qualität der Ausbilder abhängt.

2. Es konnte nachgewiesen werden, daß Männer vor der Ausbildung schon bessere Vorstellungen über die Problematik der Ersten Hilfe besitzen, bei Frauen aber bessere Lerneffekte erzielt werden.

3. Bei bestimmten Berufsgruppen (Schülern, Studenten, Angestellten) bestehen vor einem Kurs schon gewisse Vorbildungen. Bei diesen Gruppen läßt sich der Wissensstand recht einheitlich verbessern und festigen.

4. Laien sind durchaus in der Lage, nach Training und praktischen Übungen eine ausreichende Beatmung durchzuführen.

5. Theoretisches Wissen über Notfallmedizin ist von Laien erlernbar.

6. Das praktische Können und theoretische Wissen sinkt nach den Kursen bald wieder ab.

Zusammengefaßt bedeutet dies, daß alle Bereiche der Bevölkerung imstande sind, die Problematik der Wiederherstellung der vitalen Funktionen durch geeignete Kurse erlernen zu können.

Schlußfolgerungen, oft von Medizinern geäußert, daß nur ein bestimmter Teil medizinischer Laien Soforthilfe leisten könnten, trifft nicht zu.

Zur Verbesserung der Laienausbildung müssen aus unseren Untersuchungen nachfolgende Schlußfolgerungen gezogen werden.

Zusammenfassung und Schlußfolgerungen

1. Auf die Ausbildung und Auswahl der Ausbilder muß größere Sorgfalt gelegt werden.

2. Medizinische Laien sind durchaus in der Lage, praktisches Können und theoretisches Wissen über Notfallmedizin in "Erste Hilfe Kursen" zu erlernen.

3. Da das Erlernte wieder vergessen wird, sind Wiederholungskurse eine wichtige Forderung an den Gesetzgeber.

Podiumsdiskussion zum I. Hauptthema: Verkehrsmedizin – Teil 2* (Leitung: G. Dotzauer, Köln)

Teilnehmer: ARENS (Ludwigshafen/Rh.), BOTZENHART (Bonn), KOSLOWSKI (Tübingen), PERRET (München), PULVERER (Köln), SCHAAL (Köln), SPANN (München), THOFERN (Bonn)

DOTZAUER: Die ersten vier Vorträge beschäftigen sich alle mit der Thematik "Gurt". Wir sollten das Thema auf Dreipunktgurte beschränken, denn Verletzungen durch Zweipunktgurte gehören der Vergangenheit an.

PRATZKE: Ich habe eine Frage an Herrn WALZ: Ich kann mich erinnern, daß sich bei der Mitteilung in Saarbrücken 1976 die Auswertung auf Unfälle, die außerhalb von geschlossenen Ortschaften passierten, beschränkte. Hier habe ich eine entsprechende Einschränkung heute nicht gehört. Ich frage Herrn WALZ ob er inzwischen diese Untersuchung auch auf Unfälle innerhalb von geschlossenen Ortschaften ausgeweitet hat.

WALZ: Ja, das ist der Fall. Die Untersuchung hat die ganze Schweiz betroffen, und zwar innerorts, außerorts, Autobahnen usw., sämtliche Unfälle, über die wir von der Polizei Unterlagen zugesandt bekamen, nachdem wir landesweit ein Schreiben verschickt haben - das hat die Justizdirektion in Bern gemacht -, daß uns sämtliche Unfälle mit verletzten Gurtträgern gemeldet werden müßten, also auch Unfälle innerorts.

FRITZE (Duisburg): Die Angaben über den Sicherheitsgurt sind ja teilweise widersprüchlich, und zwar dergestalt, daß die Laien sagen: Der Arzt hat gesagt, der Gurt ist gut, der andere Arzt hat gesagt, er sei nicht gut; und der dritte Arzt lehnt ihn überhaupt ab. Die Frage ist, ob man in Zukunft vielleicht eine gemeinsame Linie findet. Wenn ein Arzt ihn aus persönlichen Gründen ablehnt, dann sollte er es für sich behalten, da, wie heute wiederum festgestellt wurde, die Vorteile eindeutig überwiegen.

MEINECKE: Mir ist bei den Referaten aufgefallen, daß eine gewisse Diskrepanz zwischen dem Anteil an Wirbelverletzungen im Sektionsgut und dem, was bei Gurtträgern in der Klinik gesehen wird, besteht. Liegt das daran, daß das Sektionsgut anders geartet ist, oder gibt es andere Erklärungen, möglicherweise auch übersehene Wirbelverletzungen im klinischen Bereich?

WALZ: Aufgrund unseres Materials kann ich Ihnen nur beipflichten. Es ist leider häufig der Fall gewesen, daß keine Sektion durchgeführt wurde und äußerst mangelhafte Leichenschauen von zugezogenen Ärzten durchgeführt wurden: Der Kopf war etwas beweglich, folglich "Halswirbelsäulenfraktur". Wir haben dann jeweils in diesen Fällen ganz genau nachgeforscht und zum Teil herausgefunden, daß dem nicht so war und daß die Kriterien für eine Halswirbelsäulenfraktur, sofern man überhaupt Kriterien von der äußerlichen Untersuchung her hat - also beispielsweise die Krepitation und Stufenbildung -, in diesen Fällen nicht einmal immer zutrafen.

* Teil 1 s. S. 55 ff.

Wenn Sektionen durchgeführt wurden, dann kam es natürlich sehr darauf an, wie. Dazu muß ich sagen: In der Schweiz wird im Moment die Sektion der Halswirbeläule sehr stiefmütterlich behandelt. In Deutschland wird das sehr viel besser gemacht. Wir haben jetzt ein Programm, mit dem wir versuchen, das in ähnlicher Weise durchzuführen, wie das in Deutschland gemacht wird. Es ist sehr wichtig, daß die Halswirbelsäule ganz genau angeschaut wird.

SPANN: Durch den projizierten Auszug aus dem "Münchner Merkur" fühle ich mich angesprochen. Das sogenannte Patientenkarussell ist sicher keine Ausnahme. Die Patienten in die Neurochirurgie einzuliefern, wirft eine Fülle von Problemen auf. Wenn Sie zunächst anrufen und die Dinge vorbereiten lassen, tragen Sie das Risiko, daß die Aufnahme abgelehnt wird. Das ist nicht der Fall, wenn Sie direkt landen; das zeigt sich immer wieder. Es wird das Problem aufgeworfen, daß die Neurochirurgie mit den traumatologischen Fällen einfach volläuft. Wir müßten sie innerhalb von Stunden weitertransportieren. Das ist ein ungeheures Problem. Wir sehen im Moment keine Lösung vor uns. Das einzig Richtige wäre, Kliniken zweiter Stufe zu errichten, die weniger intensiv ausgerichtet sind.

Es ist die Frage, ob man an den chirurgischen Kliniken nicht neurochirurgische Abteilungen nur für traumatologische Fälle errichten sollte.

DOTZAUER: Wir kommen damit zum Vortrag von Herrn SPITZER über die Effizienzkontrolle der Ausbildung von Laien in Erster Hilfe.

SPANN: Zunächst eine Bemerkung zu § 330c, der ja nur verlangt, daß Hilfe geleistet wird, soweit es zumutbar ist. Das vorweg.

Es tut sich aber ein ganz anderes Problem auf: Daß der Rettungssanitäter, der sich seiner "Allmacht" bewußt ist, den zufällig hinzukommenden Arzt nicht mehr respektiert. Ich kenne bereits einige Fälle, in denen der Rettungssanitäter sagte - in seiner weißen Kluft als solcher imponierend -: Lassen Sie mich das allein machen!

SPITZER: Ich habe nicht Rettungssanitäter untersucht, sondern wirkliche Laien. Ich habe versucht, eine ähnliche Untersuchung in Hessen zu starten, indem ich auch das praktische Können aller Ärzte, d.h. aller niedergelassenen Ärzte - auch der Hautärzte und Augenärzte - untersuchte. Ich bin auf große Schwierigkeiten gestoßen. Ich tendiere zu der Auffassung, daß der gut ausgebildete Rettungssanitäter heute auf der Straße dem mäßig ausgebildeten Arzt überlegen ist.

II. Krankenhaushygiene

G. Pulverer, Köln

Wandel der Erreger bei Wundinfektionen

Im Krankenhaus erworbene Wundinfektonen können entweder exogen oder endogen bedingt sein. Endogene Wundinfektionen werden von körpereigenen Bakterien der normalen Haut- und Schleimhautflora verursacht, während bei der exogenen Wundinfektion die auslösenden Bakterien aus der Umwelt des Patienten stammen. Die endogene Wundinfektion bleibt praktisch immer auf den Patienten selbst beschränkt, während sich die exogene Wundinfektion weiter ausbreitet, das heißt auf andere Patienten und auf Krankenhauspersonal übertragen werden kann. Wenn wir heute von Krankenhausinfektionen oder nosocomialen Infektionen sprechen, dann meinen wir immer exogene Wundinfektionen.

Das Problem der nosocomialen Infektionen oder, wie das entsprechende Schlagwort bei uns heißt, des infektiösen Hospitalismus, hat es schon immer gegeben, solange überhaupt Krankenhäuser existieren. Nur das Ausmaß und insbesondere das bakterielle Spektrum der Wundinfektionen haben sich im Laufe der Zeit wesentlich geändert. Dieser Beitrag soll sich auf das bakterielle Spektrum der Wundinfektionen beschränken. Hierbei können wir recht deutlich vier Perioden voneinander unterscheiden:

1. In der Zeit vor Einführung der Antisepsis, also vor Semmelweis und Lister, führten Wundinfektionen meist zum bösartigen Hospitalbrand. Dieses Krankheitsbild wurde sicherlich von verschiedenen Erregerarten hervorgerufen, hauptsächlich waren es aber die Gasbrand- und Diphtherie-Erreger.

2. In der Zeit der Antisepsis und Asepsis verschwand der Hospitalbrand. Die damals beobachteten Wundinfektionen wurden zumeist durch ß-hämolysierende Streptokokken und Pneumokokken verursacht, pathogene Staphylokokken folgten erst in weitem Abstand an dritter Position. Die gramnegativen Bakterienarten spielten damals praktisch keine Rolle.

3. Mit Beginn der Sulfonamid- und Antibiotica-Ära fand wiederum ein Erregerwechsel statt: Die ß-hämolysierenden Streptokokken und Pneumokokken traten in den Hintergrund, ihre führende Stelle übernahm der Staphylococcous aureus. Gramnegative Bakterien waren ebenfalls in zunehmendem Maße zu beobachten. Auf die 40er und 50er Jahre entfiel die viel diskutierte Periode des mit Recht gefürchteten Staphylokokken-Hospitalismus.

4. In den 60er Jahren kam es zum neuerlichen Erregerwechsel: Die gramnegativen Bakterien verdrängten den Staphylococcus aureus von der Spitzenposition als Erreger von Wundinfektionen.

FINNLAND u. Mitarb. (2) gebührt das Verdienst, als erste anhand ihres umfangreichen Bostoner Materials auf diesen Erregerwechsel zwischen Vorantibiotica-Ära und Antibiotica-Periode aufmerksam gemacht zu haben. Wir selbst haben bereits 1968 praktisch identische Veränderungen im Kölner Raum nachgewiesen (4). 1971 wurden diese Beobachtungen im Rahmen des 3. Bayer-Symposions erneut diskutiert und voll bestätigt (1, 3, 6, 8). 1974 haben wir dann nochmals auf diesen Erregerwechsel hingewiesen (5, 7).

In Tabelle 1 haben wir das im Kölner Raum in den letzten 25 Jahren bei Wundinfektionen beobachtete Erregerspektrum zusammengestellt. Staph.aureus war bis 1962 zahlenmäßig der wichtigste Wundinfektionserreger, die verschiedenen gramnegativen Bakterienarten standen damals im Hintergrund. Dasselbe gilt für die Enterokokken und auch für die ß-hämolysierenden Streptokokken Danach setzte aber eine erstaunliche Veränderung ein, die zum dritten Erregerwechsel führte: Der Staph.aureus-Anteil an den Wundinfektionen sank kontinuierlich von 72% im Jahre 1962 auf 29% im Jahre 1972. Während die Quote der Streptokokken und Enterokokken in dieser Periode in etwa gleich blieb, kam es zum Vormarsch der verschiedenen gramnegativen Bakterienarten. In den letzten Jahren trat wiederum eine leichte gegenläufige Bewegung ein: Der Anteil der Staphylokokken nahm zu, die Quote der gramnegativen Bakterienarten sank dagegen. Ob dies nun das erste Anzeichen eines neuerlichen Erregerwechsels ist oder nicht, muß noch offen bleiben. Hinzuweisen ist auch auf die leichte Zunahme der ß-hämolysierenden Streptokokken, was vorwiegend auf das Konto der zur Antibioticaresistenz neigenden Streptokokken der B-Gruppe geht.

Wird nach den Ursachen dieser Erregerwechsel gefragt, dann können wir nur unvollständige und nicht voll befriedigende Antworten geben: Der erste Erregerwechsel geht sicherlich auf das Konto der Ende des vergangenen Jahrhunderts in die Chirurgie eingeführten strikten Regeln der Antispesis und Asepsis. Das in den Vordergrundtreten der Staphylokokken beim zweiten Erregerwechsel ist nur zum Teil durch die Resistenzneigung der Staphylokokken zu erklären. Meines Erachtens spielen da noch andere Faktoren eine wichtige Rolle, wie z.B. das Auftreten echter Epidemie- und sogar Pandemietypen unter den Staphylokokken. Der letzte Erregerwechsel kann auch wiederum nur teilweise den Antibiotica angelastet werden: Der Rückgang der Staph.aureus-Frequenz ging sehr auffällig parallel zur Einführung der ß-Lactamase-festen Penicilline und Cephalosporine in die ärztliche Praxis. Wir glauben aber nicht, daß dies der einzige Grund für das plötzliche Verschwinden der Staphylokokken-Epidemien und damit des Staphylokokken-Hospitalismus war. Beim in den Vordergrundrücken der gramnegativen Bakterien spielten sicherlich deren große Antibiotica-Resistenzneigung und auch Widerstandsfähigkeit gegen Umweltfaktoren eine wichtige Rolle. Auch das veränderte Patientenmaterial muß hier in die Diskussion einbezogen werden, vielleicht auch eine echte Virulenz-Zunahme bestimmter Bakterienarten.

Tabelle 1. Erregerspectrum bei Wundinfektionen (Raum Köln)

Jahr	gram-positive Kokken in %			gram-negative Stäbchen in %			
	Staph.aureus	Enterokokken	ß-hämolys. Streptokokken	E.coli	Klebsielleae	Proteae	Pseudomonas aeruginosa
1952	54	11	9	13	1	11	
1954	70	12	10	12	2	8	3
1956	69	11	10	13	2	11	6
1958	69	9	7	12	3	8	12
1960	74	7	10	11	5	8	8
1962	72	10	10	14	8	9	9
1964	64	15	10	19	12	11	14
1966	58	15	11	15	8	12	23
1968	51	19	13	21	13	16	17
1970	40	15	10	20	11	16	20
1972	29	14	9	17	20	16	18
1974	36	16	10	20	14	13	16
1976	40	13	13	17	13	12	16
1977	40	15	13	18	11	13	14

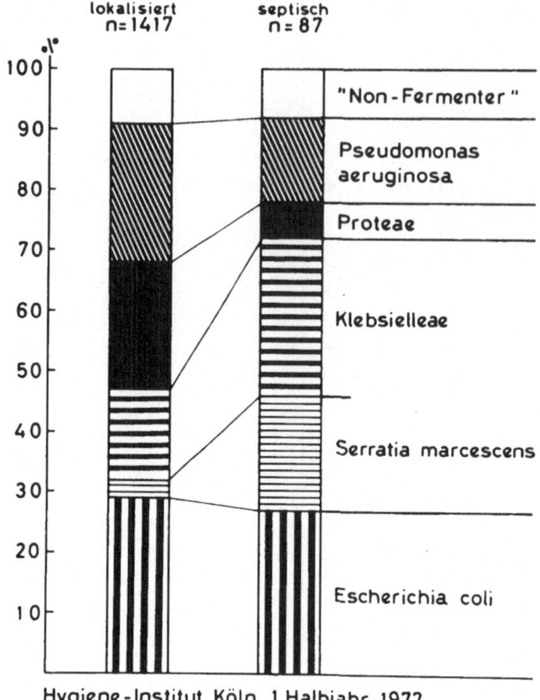

Abb. 1. Wundinfektionen durch gram-negative Bakterien

Trotzdem vermögen wir nicht eindeutig zu erklären, warum die noch vor rund 30 bis 40 Jahren als harmlose Schmarotzer bezeichneten Bakterienarten wie Pseudomonas aeruginosa, Klebsiella, Serratia, u.a.m. jetzt zu sehr bösartigen Infektionserregern geworden sind.

In Tabelle 1 ist auch die Entwicklung der heute wichtigen gramnegativen Bakterienarten für den Kölner Raum aufgezeichnet. Wie zu sehen, sind besonders zwei Bakterienarten in den letzten 25 Jahren in den Vordergrund getreten, nämlich Pseudomonas aeruginosa und das Genus der Klebsielleae. In den letzten Jahren haben wir es besonders mit zwei Arten dieser Klebsielleae zu tun gehabt, nämlich mit der Klebsiella pneumoniae und der Serratia marcescens, des früheren Bacterium prodigosum.

Anhand der Daten der Abb. 1 soll versucht werden, die für uns besonders gefährlichen Arten der gramnegativen Bakterien aufzuzeigen. Wir haben dazu das für den Kölner Raum im ersten Halbjahr 1977 ermittelte Erregerspektrum nach lokalen Wundinfektionen und nach septischen Infektionen (Erregernachweis im Blut) aufgeschlüsselt. Wie sehr deutlich zu sehen, sind es insbesondere die Klebsieleae, die zur Sepsis neigen. Serratia marcescens muß hier besonders hervorgehoben werden. Während nur 18% der durch gramnegative Bakterien verursachten lokalen Wundinfektionen auf die Klebsielleae entfielen, gingen immerhin 45% der nachgewiesenen Sepsisfälle durch gramnegative Bakterien auf das Konto dieses Genus. Die Generalisierungstendenz der Proteae und auch von Pseudomonas aeruginosa ist dagegen nicht sehr groß.

Im Laufe der letzten 100 Jahre haben wir einen mehrfachen Wechsel im Erregerspektrum von Wundinfektionen durchgemacht. Heute stehen die verschiedenen gramnegativen Bakterienarten als Verursacher nosocomialer Infektionen im Vordergrund. Wir wissen aber nicht, ob diese Situation in den nächsten Jahren so bleiben wird oder nicht. Wundinfektionen werden wir nie gänzlich verhindern können. Wir haben aber die Verpflichtung, das Ausmaß und die Folgen der Wundinfektionen möglichst gering zu halten. Was hier zu tun ist, darüber soll in den nachfolgenden Beiträgen gesprochen werden.

Literatur

1. FINLAND, M.: Changing prevalence of pathogenic bacteria in relation to time and the introduction and use of new antimicrobial agents. Bayer-Symposium III., S.4-18. Berlin-Heidelberg-New York: Springer 1971.
2. FINLAND, M., JONES, F.W., BARNES, M.W.: Occurence of serious bacterial infections since introduction of antibacterial agents. J. Amer. med. Ass. 170, 2188-2197 (1959).
3. NAUMANN, P.: The change of causative agents in wound infection, septicaemia and meningitis in a 2000-bed hospital from 1957 to 1968. Bayer-Sypmosium III, S. 37-40. Berlin-Heidelberg-New York: Springer 1971.
4. PULVERER, G.: Aktuelle Probleme der Mikrobiologie bei entzündlichen Erkrankungen der Ohren und der oberen Luftwege. HNO-Wegweiser 14, 133-138 (1966).
5. PULVERER, G.: Erregerspektrum im Kölner Raum. Therapiewoche 24, 5730 (1974).
6. PULVERER, G., GHO, Ch., SPIECKERMANN, Ch.: Etiology of pyogenic and urinary tract infections in the region of Cologne. Bayer-Symposium III, S. 31-35. Berlin-Heidelberg-New York: Springer 1971.
7. PULVERER, G,, SCHAAL, K.P.: Krankenhausinfektionen - infektöser Hospitalismus. Immunität und Infektion 2, 104-109 (1974).
8. WYSOCKI, S., DRÜNER, H.W.: The changing pattern of infecting organismus. Bayer-Symposium III, S. 25-29. Berlin-Heidelberg-New York: Springer 1971.

E. Thofern, Bonn

Infektionserreger im Umfeld des Patienten

Der Erregerwandel bei den Infektionen ist in den vorstehenden Ausführungen von PULVERER besonders anschaulich dargelegt worden. Die über einen Zeitraum von 25 Jahren sich erstreckenden Beobachtungen beinhalten sicher noch eine Fülle epidemiologischer Fragen, die der Klärung und Antwort bedürfen.

Die folgenden Ausführungen befassen sich mit einem Bereich, der den therapeutisch tätigen Arzt zunächst wesentlich weniger tangiert. Es ist ein Bereich, der als das Umfeld des Patienten bezeichnet werden soll.

Für den chirurgisch tätigen Arzt gehört die Vermeidung oder die Beherrschung der Wundinfektionen zu den täglichen Arbeiten. Seit fast 90 Jahren arbeitet man im klinischen Bereich unter sterilen und neuerdings hochsterilen Bedingungen, und die Asepsis ist eine Selbstverständlichkeit. Es ist aber bemerkenswert, daß trotz aller Fortschritte und Errungenschaften der infizierte Patient erneut im Mittelpunkt des Interesses steht und für krankenhaushygienische Überlegungen eine dominierende Rolle spielt.

Daraus ergibt sich die Frage, wo für dieses Geschehen die Gründe zu suchen sind. Es soll daher in den folgenden Abschnitten versucht werden, vor dem Hintergrund der täglichen Szenerie des Krankenhauses das Umfeld des Patienten unter hygienischen Gesichtspunkten zu betrachten.

Die infizierte Wunde. Das von ihr abgegebene Sekret - als hochinfektiös bekannt - wird mit größter Sorgfalt gehandhabt und alsbald unschädlich beseitigt. Im Rahmen der Intensivmedizin und ihrer raschen Entwicklung sind aber eine Anzahl von therapeutischen Maßnahmen möglich, von denen es zur Streuung von Mikroorganismen kommt. Hierzu gehören Blasendauerkatheter, Venenkatheter, Intubation, maschinelle Beatmung, Tracheotomie und Venaesectio (5, 12). So kommt es zum Haften der Bakterien am Bettextil, und von da ist als ein genereller Weg der Abklatsch auf die Berufskleidung des Personals möglich. Da einige Mikroorganismen An- und Austrocknungsvorgängen gut widerstehen, können sie nach Ablösen von der Haftfläche dann als lufttransportierte Mikroorganismen in Erscheinung treten. Die Streuung von Hospitalismuserregern - und hier besonders von gramnegativen - hat KANZ (11, 12) vielfach untersucht und eindrucksvoll beschrieben. So gelang der Nachweis bei Langzeitbeatmung, bei Patienten mit Blasendauerkatheter und bei Dekubitus-Patienten. Die Blutdruckmanschette erwies sich vor allem mit Klebstellen besiedelt. In gleichem Maße wie die Haut des Patienten mit derartigen Bakterien besiedelt ist, zeigt nach Untersuchungen sowie pflegerischen Eingriffen die Hand des Arztes und des Pflegepersonals praktisch einen Abklatsch der mikrobiellen Situation.

Dies leitet über zu dem Umfeld Luft im Krankenzimmer oder im OP, womit sich unter anderem die Ausführungen von BOTZENHART befassen.

Darüber hinaus hat aber eine aerogene Verbreitung von pathogenen oder fakultativ pathogenen Mikroorgansimen dort erhebliche Bedeutung, wo resistenzgeschwächte Patienten behandelt werden. Der aerogenen Infektion, deren Häufigkeit derzeit mit 10-20% der Gesamtinfektionen angenommen wird, sollte keine besondere Bedeutung zugemessen werden, doch ist geboten, die verallgemeinernde Betrachtung zu verlassen.

Der spetische Patient der Intensivstation, vielleicht besser der colonisierte Patient, der aus seinem Bronchialsystem eine große Zahl von Bakterien exhaliert, hat für das Umfeld des Patienten eine besondere Bedeutung (KARIMI, 13). Die Streuung, vor allem gramnegativer Erreger, wie z.B. Klebstellen oder anderer coliformer Bakterien und deren Transport durch die Luft zeigt die Bedeutung der Luftführung durch Klimaanlagen. Da hier der baulich-apparative Bereich angeschnitten wird, soll den nachstehenden Ausführungen von BOTZENHART nicht vorgegriffen werden.

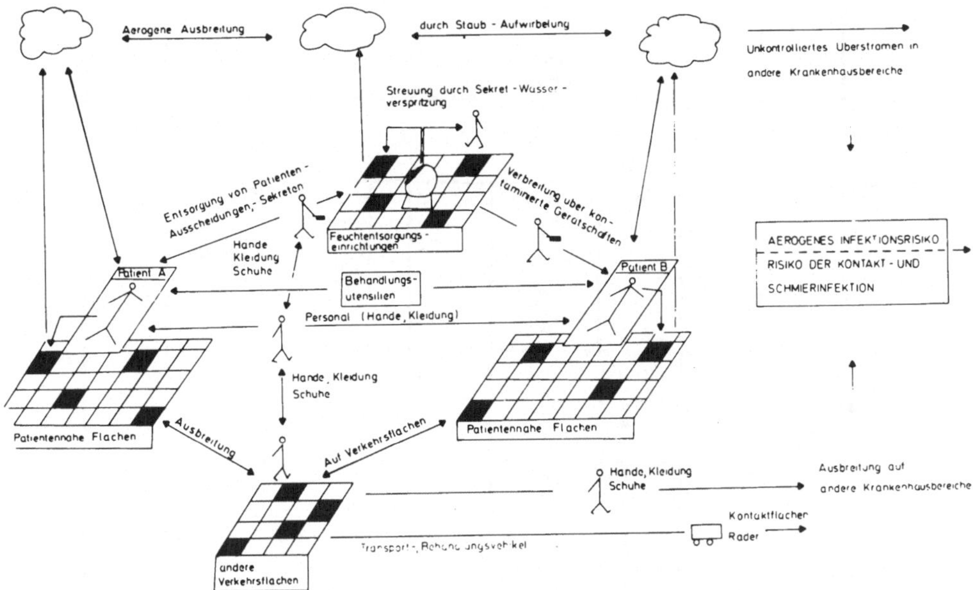

Abb. 1. Schematische Darstellung einiger wichtiger und für Intensivpflegestationen typischer Ausbreitungswege von Hospitalismuserregern. Die schwarzen Felder symbolisieren kontaminierte Oberflächen (Abb. aus (16) entnommen)

Nachdem das Bett und die Luft erörtert sind, sei ein anderer Bereich der Betrachtung unterzogen.

Bei den Oberflächen unterscheidet man zwischen Oberflächen, die durch Wände und Gegenstände vorgegeben sind und den Oberflächen in Form der Verkehrsflächen. An einem einfachen Beispiel sind in der Abb. 1 die Verhältnisse anschaulich gemacht. Bakterienhaltiges Aerosol geht aus der luftgetragenen Form durch Sedimentation auf die Flächen und kommt dort zum Haften. Sofern die Mikroorganismen nicht durch irgendwelche Tätigkeiten abgeklatscht werden, kann man davon ausgehen, daß die Bakterien haften bleiben.

Der Sedimentationsvorgang läßt die Mikroorganismen aber auch auf die Verkehrsflächen gelangen, und nun können sie durch die Personalbewegungen und Transportvehikel weit verfrachtet werden.

In noch stärkerem Maße ist das der Fall, wenn nach pflegerischen Maßnahmen infektiöses Sekret aus Instrumenten oder Geräten abtropft, nicht beachtet und dann auf den Verkehrswegen gestreut wird. Diesem Umstand wird nach unserer Erfahrung immer noch zu wenig Rechnung getragen. Die in Abb. 2 dargestellten Untersuchungen lassen die Zusammanhänge erkennen.

Die infektiösen Sekrete dürfen aber nicht allein als eine potentielle Keimquelle angesehen werden.

Die Exkrete sind gleichermaßen einer ähnlichen Betrachtung zu unterziehen. So besteht kein Zweifel daran, die Fäkalien eines

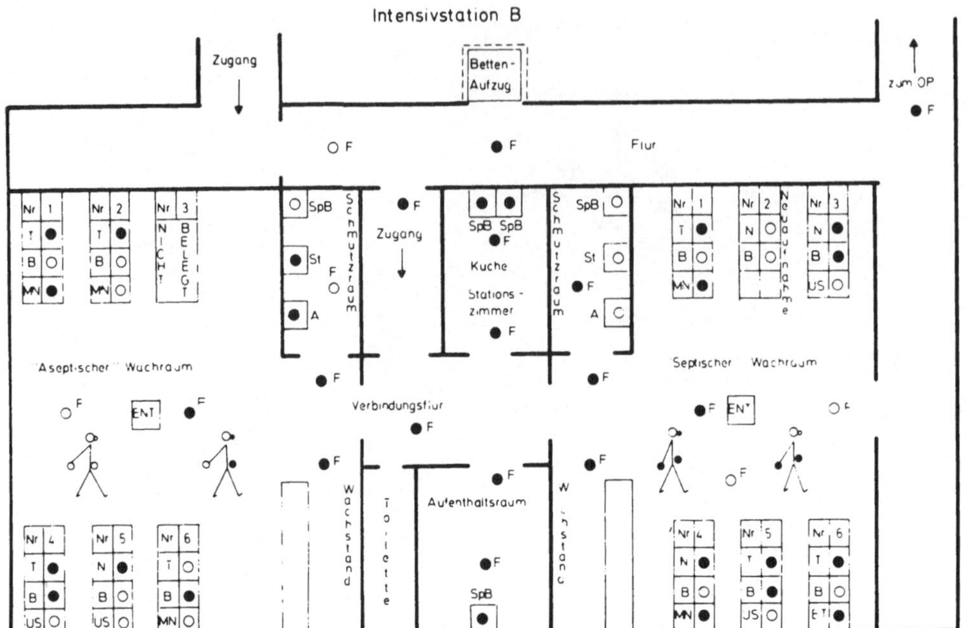

Abb. 2. Verbreitung von Erregern nosocomialer Infektionen = NIE auf einer Intensivstation. Die Zeichen bedeuten:
Leere Kreise: NIE nicht nachgewiesen.
Ausgefüllte Kreise: NIE nachgewiesen.
N = Nasalabstrich; B = Betwwäsche neben dem Kopf des Patienten; ET = Katheterspülwasser für die endotracheale Absaugung; US = Ultraschallvernebler, Zerstäuberkammer; ST = Fäkalienspüle; SpB = Spülbecken; A = Ausguß; T = Innenabstrich vom Trachealtubus; MN = Absaugkatheter - Spülwasser für die Absaugung von Mund und Nase; ENT = Entsorgungsstützpunkt (Abb. aus (16) entnommen)

Typhus- oder Paratyphuskranken zu desinfizieren, da sie eine Gefahr für die Gesunden darstellen. Der Stuhl eines Kranken, der infolge therapeutisch bedingter Verschiebungen seiner Darmflora große Mengen von Pseudomonas aeruginosa ausscheidet, ist indes keine Gefahr für gesunde Pflegekräfte. Wohl aber kann sich hier ein Streuherd ausbilden, sofern dem einzelnen Patienten nicht ein eigener Schieber zugeordnet ist. Die üblichen Steckbeckenspülgeräte leisten zwar eine mechanische Säuberung aber keine ausreichende mikrobielle Dekontamination. In der verbleibenden Restflüssigkeit können dann fakultativ-pathogene Bakterien, die nur ein geringes Nährstoffangebot benötigen, zu erheblichen Keimdichten heranwachsen.

Das vorstehend Ausgeführte ist auch für das Ableiten und Auffangen des Urins gültig, da auch dieser einen Nährboden darstellt und bei ungünstiger Handhabung aus dem Sammelgefäß eine retrograde Besiedlung erfolgen kann. Wiederum sind es hier coliforme Bakterien und solche der Gattung Pseudomonas, beide mit geringen Nährstoffansprüchen und beide eine therapeutische Crux. Hier haben aber Einmalgeräte eine pflegerische Erleichterung und hygienische Verbesserung gebracht. Entscheidend ist aber, daß die Pflegekraft, welche mit dem Auswechseln der Geräte befaßt ist, Kenntnis darüber haben muß, daß aus Schlauchenden auf den Boden tropfende Flüssigkeit zu einer Kontamination des Umfeldes führt.

Ein anderer bedeutungsvoller Bereich des Umfeldes ist die sanitäre Installation.

Bereits seit langem ist bekannt, daß z.B. die Abflüsse der Waschbecken, vor allem die Syphons und aus ihnen aufsteigend auch das Becken mit Pseudomonas aeruginosa besiedelt sind. Bei Reinigungsarbeiten können die Bakterien von hier an die Hähne verschleppt werden. Das wäre noch kein bedeutungsvoller Vorgang, würden die Bakterien nicht vom Wasserstrahl abgetragen und gelangten so an Gegenstände und auch an die Hände des Pflegepersonals. Eine weitere Schwierigkeit liegt darin, daß sich die Mikroorganismen in der Installation leicht antibakteriellen Maßnahmen entziehen, da sie durch Schmutzpartikel und Sekretreste geschützt sein können. Darüber hinaus sind leicht zu desinfizierende Abflüsse noch nicht technisch ausgereift. Auch nach einer Desinfektion muß durch die Hände des Personals oder durch kontaminierte Sekrete mit einer baldigen Reinfektion gerechnet werden, da gebrauchte Schläuche oder andere Materialien oft in Waschbecken abgelegt werden.

Die Besiedelung der Sanitärinstallation mit Pseudomonas aeruginosa, die nach SCHIER und FREYSS (18) bis zu 47% beträgt, scheint aber in anderen Feuchtbereichen nicht gleich hoch zu sein. So fanden RÜDEN und Mitarbeiter (15) an der Sanitärinstallation von Schulen nur selten Ps.aeruginosa. Am häufigsten wurde von diesen Autoren Enterobacter isoliert. Im Gegensatz zu Intensivstationen konnte auch Serratia marcescens nicht nachgewiesen werden. Diese Befunde und die Arbeiten von CASELITZ und Mitarbeitern (7) über die Besiedlung eines Krankenhausneubaus mit Ps.aeruginosa lassen den Schluß zu, daß im Krankenhaus für einige Arten besonders günstige ökologische Verhältnisse vorliegen, wobei noch von Interesse sein dürfte, daß die letztgenannten Autoren auch die zeitliche Reihenfolge beobachten konnten. So erfolgte die erste Isolierung von Ps.aeruginosa sechs Wochen nach Belegung der Station von einem Patienten; in der siebten Woche gelang die zweite Isolierung aus der Umgebung, und danach wurde die ganze Station besiedelt. Erwähnenswert ist ferner, daß es nicht gelang, diese Bakterien vom Fußboden zu isolieren, im Gegensatz zu Staphylokokken und Enterobakterien. Dagegen wurden alle Waschbecken besiedelt.

Ergänzend seien noch die Untersuchungen von GROSSMANN und LIEBETRAU (8) angeführt, die bei ihren hygienisch-bakteriologischen Untersuchungen in Kindergärten coliforme Bakterien der Gattung Klebsiella und Citrobacter bevorzugt an Wickeltischen, Türgriffen, Handtüchern und Waschlappen nachweisen konnten.

Auch die Reinigungsgeräte wie Schrubber, Sooger, Besen, Putztücher und dergleichen werden nach KANZ (12) nicht richtig eingeschätzt und in Überlegungen zur Verbreitung von Hospita-

Tabelle 1. (nach BOTZENHART)

Einrichtungen, welche infolge einer mikrobiellen Vermehrung im wässrigen Millieu Infektionserreger verbreiten können:	
Umlaufsprühbefeuchter	Ultraschallinhalatoren
Waschmaschinen	Irrigatoren
Ionenaustauscheranlagen	Dialysenalagen
Bädereinrichtungen	Steckbeckenspülgeräte
Druckerhöhungsanlagen	sanitärtechnische Einrichtungen

Tabelle 2. Übersicht des Koloniezahlverhaltens von 12 Arten verschiedener Hospitalismuserreger in 4 Medien

Keimart	Verhalten in			
	Aqua bidest.	Deionat	Leitungs-wasser	Mineral-salzlsg.
Alcalig.faec. I	-	++	+	+(-)
Alcalig.faec. II	-	-	+	++
Citrobacter	-	±	+	++
Enterob.aerog.	-	+	++	+
Enterob.cloac.	±	-	±	+
Erwinia	-	-	+	+
E.coli	-	-	-	+
Hafnia alvci	±	±	±	±
Klebsiella pneum.	-	-	+	++
Providencia	-	-	-	+
Pseudomonas aerug.	±	++	++	++
Serratia marc.	+	++	+	++

Zeichen: -: Rückgang; ±: gleichbleibende Kennzahl;
+: Vermehrung um das 10-100fache;
++: Vermehrung um das 100-1000fache;
+(-): nach anfängl. Vermehrung Absterben

lismuserregern oft nicht mit einbezogen. Neben dem Überleben der Keime bieten sie oft auch Verhältnisse, die eine Vermehrung gestatten.

Einen Sonderfall des Umfeldes stellen bestimmte apparative Ausstattungen dar, welche mit Wasser arbeiten oder der Wasseraufbereitung dienen. Die Tabelle 1. gibt eine Auswahl solcher Einrichtungen wieder, von denen die Anlagen zur Herstellung von deionisiertem Wasser oder die Enthärteranlagen als Herde mikrobieller Vermehrung nach MÜLLER (14) und RUSCHKE (17) zunächst in der pharmazeutischen Industrie, später auch in vielen anderen Einsatzgebieten aufgefallen sind.

Man findet immer noch die irrige Meinung, das Deionat sei dem Destillat mikrobiologisch gleichzusetzen. Die Vermehrungsfähigkeit fakultativ pathogener Mikroorganismen in verschiedenen wässrigen Medien ist aus der Tabelle 2 ersichtlich. Diese experimentellen Befunde sollen nur die Basis für die folgenden Ausführungen sein.

Tabelle 3. Gefahren durch unsterile Medikamente

Material	mikrobielle Gefährdung	Applikation	Folgen für den Patienten
unsteril hergestellte Infusionslösungen	Vermehrung von apathog. Keimen pathogenen Keimen	Infusion	Fieber, Schock durch Pyrogene Bakteriämie, Fieber, Sepsis
primär sterile Lösungen, Transfusionsblut	Kontamination beim Öffnen, Vorbereitung, durch unsterile Infusionsbestecke, ggf. Vermehrung während der Verwendung	Infusion	Fieber, Sepsis, Hepatitis
primär,sterile Hilfsstoffe, z.B. A.dest., physiol.NaCl, Citrat-Lsg. in Vorratsflaschen	Anstechen, Vermehrung bei der weiteren Aufbewahrung	Injektion oder Infusion	Fieber, Sepsis
Augentropfen bzw. -salbe	Kontamination bei Gebrauch, Vermehrung bei weiterer Aufbewahrung	Aufbringen auf die Conjunctiva vor o. nach Operation	Infektion der Orbita
Inhalationslösung, Irrigatorwasser, Baby- und Sondenkost	Kontamination bei Herstellung oder Einfüllen, Vermehrung in der Standzeit bis zum Gebrauch	Inhalation, Blasenspülung, Ingestion	Bronchopneumonie, Harnwegsinfektion, Sepsis, Enteritis

Im Krankenhaus sind immer noch Mehrfachflaschen im Gebrauch, deren Armierung mit Kanülen bei Besichtigungen immer wieder angetroffen werden kann. Die Kanülenverschlüsse sind besonders suspekt, vor allem wenn Heftpflasterstreifen hierzu herangezogen wurden. Gelangen in solche Mehrfachverpackungen Mikroorganismen mit geringen Nährstoffansprüchen wie Serratia marcescens, so kann eine hohe Bakterienzahl erreicht werden. Es ist meist viel zu wenig bekannt, daß erst oberhalb von 5 x 10^5 Bakterien/ml optisch wahrnehmbare Trübungen auftreten. Die folgende Tabelle 3 gibt in einer Zusammenstellung die Gefahren wieder, welche von unsterilen Medikamenten und Lösungen ausgehen. Mit der Bedeutung des Sterilwassers für diagnostische und endoskopische Eingriffe in der Urologie haben sich BRÜHL und Mitarbeiter (6) befaßt und die klinische Bedeutung herausgestellt. Aber nicht nur das aufbereitete Wasser sollte in die Betrachtungen über das Vorkommen von Infektionserregern einbezogen werden, sondern das Leitungswasser bedarf ebenfalls einer gesonderten Darstellung. Die routinemäßige Trinkwasseruntersuchung unterscheidet nur zwischen E.coli und

Tabelle 4. Nachweishäufigkeit verschiedener Hospitalismuserreger an unterschiedlichen Gegenständen nach Schlußdesinfketion auf 4 verschiedenen Intensivpflegestationen

	Waschbecken - Hahn	Waschbecken - Abfluß	Urinflasche	Respirator	Absauggerät	verschiedene trockene Flächen	Pflege-Utensilien	Fußboden
Citrobacter		I		I	I			
Enterobacter sp.		II	I		I	II	I	II
E. coli		I			III			
Klebsiella		II			I			I
Proteus sp.		I					I	
Ps.aerug.	I	III		I	I		I	
Serr. marc.		II	I		II	IIII	I	

Die Zeichen bedeuten: I = Nachweis auf einer Intensivstation; II, III, IIII = Nachweis auf zwei, drei oder auf allen vier Intensivstationen.

coliformen Bakterien. Bei den letzteren wird keine Artdiagnose gestellt. Nach GRÜN (10) können aus Trinkwasser isoliert werden: verschiedene Pseudomonas species, darunter auch Pseudomonas aeruginosa; ferner Enterobacter, Klebsiella, Citrobacter, Proteus, Hafnia, Achromobacter und Serratia marcescens. Gelegentlich auch grampositive aerobe Sporenbildner.

Vor allem destilliertes Wasser in Kanistern weist nach GRÜN (10) hohe Koloniezahlen auf. Es müssen keine fakultativ pathogenen Bakterien darunter sein, aber man kann sie auch nur schwer mit Sicherheit ausschließen. Steht primär keimarmes Wasser über längere Zeit bei Zimmertemperatur in einem Apparat, wie z.B. in Luftbefeuchtern, so tritt ebenfalls eine erhebliche Keimvermehrung ein. So fand GRÜN (9, 10) im Befeuchterwasser von Atmungsgeräten Keimzahlen zwischen 20 000 und 6,4 x 10^6/ml. Unter Zwangsbeatmung wird der Patient dann mit einem hochgradig bakterienhaltigen Aerosol belastet. Auch wenn steriles Wasser eingefüllt wird, ist die Gefahr noch nicht beseitigt, da die Gefäße selbst unsteril sind und - wie schon erwähnt - demineralisiertes Wasser oft fälschlicherweise als steril angesehen wird.

Fakultativ pathogene Bakterien, vor allem Ps.aeruginosa und andere Pseudomonaden werden bislang nach einer Aufstellung von GRÜN (10) auch aus Handcremes, Zahnpasta, Kinderöl, Babyschaumbädern, Badezusätzen, Geschirrspülmitteln sowie aus Weichspülern für Wäsche und auch aus pflanzlichen Abführmitteln isoliert. Eine derartige Aufzählung soll keine unnötige Bakterienfurcht verbreiten. Das Krankenhauspersonal muß aber um diese Sachverhalte wissen; sie sind Bestandteil einer modernen Kleinraumepidemiologie im Rahmen der Krankenhaushygiene, die auch den Erfolg der Desinfektion kritisch betrachten muß.

Die Tabelle 4 zeigt die Ergebnisse mikrobiologischer Untersuchungen an verschiedenen Einrichtungen des Krankenhauses nach einer

Desinfektion. Man kann erkennen, daß vor allem am Waschbeckenabfluß und am Absauggerät keine ausreichende Wirkung erzielt wurde. Derartige Untersuchungen gehören heute noch nicht zur Routine. Sie sollten aber häufiger als bislang durchgeführt werden, da nur so eine Beurteilung der Desinfektionsmaßnahmen möglich ist.

Die vorstehende kurze Darstellung der Infektionserreger im Umfeld des Patienten sollte die Gegebenheiten des Krankenhauses unter hygienischen Gesichtspunkten wiedergeben.

Derzeit denken viele der im Krankenhaus Beschäftigten nur dann an eine Infektionsmöglichkeit, wenn der Patient im Sinne der klassischen Seuchenlehre infektiös ist. Hierdurch besteht zwischen dem hygienisch Wünschenswerten und dem klinisch Praktizierten oft eine erhebliche Kluft. Sie zu verkleinern ist eine permanente Aufgabe der Krankenhaushygiene. Die dazu erforderlichen Voraussetzungen sind unlängst von BOTZENHART (4) und THIMM (19) dargestellt worden.

Zusammenfassend lassen sich die fakultativ pathogenen Mikroorganismen wie folgt einteilen:

Die erste Gruppe hat als Standort den Menschen. Die Streuung erfolgt aus Wunden oder von Keimträgern. Das Überleben im Umfeld ist begrenzt, und es erfolgt hier keine Vermehrung. Staphylokokken gehören hierher, wobei die Vermehrung in Nahrungsmitteln eine Ausnahme darstellt.

Die zweite Gruppe hat als Standort den Menschen und sein Umfeld. Die Infektkette ist Mensch-Mensch, oder Mensch-Umfeld-Mensch. Die Mikroorganismen überleben nicht nur im Umfeld, sondern vermehren sich bei Vorliegen entsprechender Bedingungen ("Pfützenkeime"). Coliforme Bakterien, Pseudomonas aeruginosa und Serratia marcescens seien beispielhaft aufgeführt.

Literatur

1. BOTZENHART, K., KUFFERATH, S.: Über die Vermehrung verschiedener Enterobacteriaceae sowie Pseudomonas aeruginosa und Alcaligenes spec. in destilliertem Wasser, entionisiertem Wasser, Leitungswasser und Mineralsalzlösung. Zbl.Bakt.Hyg.I.Abt.B. 163, 470-485 (1976).
2. BOTZENHART, K., RÜDEN, H., KRASEMANN, Chr.: Verhalten von Hospitalismuserregern auf Intensivpflegestationen gegenüber Antibiotika, Desinfektionsmaßnahmen und Umwelteinflüssen. Prakt.Anästh. 11, 327-333 (1976).
3. BOTZENHART, K.: Gefahren durch unsterile Medikamente und Lösungen. Krankenhaus 69, 67-69 (1977).
4. BOTZENHART, K.: Erkennung und Bekämpfung des Hospitalismus. Internist (Berlin) 18, 382-389 (1977).
5. BOTZENHART, K., FISCHER, P., RÜDEN, H., LAUTERBACH, M.: Kriterien zur hygienischen Beurteilung von Intensiv-Pflege-Stationen. Zbl.Bakt.Hyg.I.Org.B., im Druck.
6. BRÜHL, P., SCHULZE, H., SCHWEINSFURTH, R., STRAUBE, W.: Sterilwasser für die diagnostische und operative Endoskopie. Urologie, Ausgabe A 10, 253-258 (1971).

7. CASELITZ, F.H., MERCIER, M., PETERS, M., SPECHT, H.: Die epidemiologische Bedeutung der Pseudomonas aeruginosa im Rahmen des modernen Hospitalismus. Zbl.Bakt.Hyg.I.Abt. Orig.A. 228, 16-21 (1974).
8. GROSSMANN, G., LIEBETRAU, B.: Über den mikrobiologischen Status von Kindereinrichtungen des Bezirks Suhl. Z.ges. Hygiene 20, 233-237 (1974).
9. GRÜN, L.: Desinfektion medizinischer Spezialgeräte. Zbl. Bakt.Hyg.I.Abt.Orig.B. 156, 129-137 (1972).
10. GRÜN, L.: Wasserhygiene - Wasseraufbereitung - Wasser für klinische Zwecke. Wissenschaftliche Fortbildungstagung der Arbeitsgemeinschaft Deutscher Krankenhausapotheker, Dortmund 1977.
11. KANZ, E.: Transmission von Mikroorganismen im Krankenhaus. In: SEELIGER, DIETRICH, RAFF: Bekämpfung des infektiösen Hospitalismus durch antimikrobielle Dekontamination. Karlsruhe 1977.
12. KANZ, E.: Hygiene auf Intensivstationen. Internist (Berlin) 18, 390-398 (1977).
13. KARIMI-NEJAD, A.: Zur Verhütung und Behandlung der entzündlichen Lungenkomplikationen im akuten und subakuten Stadium einer Hirnschädigung. Acta neurochir. 30, 257-285 (1974).
14. MÜLLER, G.: Ionenaustauscher als bakteriologisch-hygienisches Problem. Bundesgesundheitsblatt 14, 1-3 (1971).
15. RÜDEN, H., THOFERN, E., AUSTERMANN, H.J.: Zum Vorkommen von coliformen Bakterien und Ps.aeruginosa in Feuchtbereichen außerhalb des Krankenhauses. Öff.Gesundh.-Wes. 39, 1-6 (1977).
16. RÜDEN, H., FISCHER, P., THOFERN, E.: Intensivpflegestationen und ihre hygienischen Probleme. Praktische Anaesthesie, im Druck.
17. RUSCHKE, R.: Pseudomonas aeruginosa - "ein Zivilisationskeim". Nachweis seiner Vermehrung in Kationenaustauschern von Geschirrspülmaschinen. Zbl.Bakt.Hyg.I.Abt.Orig.B. 156, 391-398 (1972).
18. SCHIEK, W., FREYSS, D.: Über das Vorkommen von Pseudomonas aeruginosa im Krankenhaus und Desinfektionsmaßnahmen. Krankenhaus 59, 331-335 (1967).
19. THIMM, B.: Welche personellen, betrieblich-organisatorischen und baulich-funktionellen Voraussetzungen sind für eine optimale Krankenhaushygiene notwendig? In: SEELIGER, DIETRICH, RAFF: Bekämpfung des infektiösen Hospitalismus durch antimikrobielle Dekontamination. Karlsruhe 1977.

K. Botzenhart, Bonn

Hygienische Bedeutung baulicher und apparativer Einrichtungen im Krankenhaus

Bauliche und apparative Einrichtungen begründen im wesentlichen die höhere Leistungsfähigkeit der Krankenhaustherapie gegenüber der häuslichen Pflege und Behandlung. Das erklärte Ziel des Baues und der Einrichtung von Krankenhäusern besteht darin, für therapeutische, diagnostische und pflegerische Maßnahmen am Patienten optimale Voraussetzungen zu schaffen und modernste Verfahren zu gewährleisten. Hygienische Gesichtspunkte werden hierbei in vielfältiger Weise tangiert und sind schwer auf einen Nenner zu bringen. Da der Zusammenhang mit Infektionen beim Patienten häufig nicht klar erkennbar ist und die Probleme mit technischen und architektonischen Mitteln, nicht aber mit ärztlichen Verfahren gelöst werden müssen, ist das geringe, häufig verspätete Interesse der Krankenhausärzte verständlich.

Um nicht allzusehr in die Breite gehen zu müssen, sollen nur wenige bauliche Einrichtungen, nämlich Operationssaal und die Intensiv-Pflegestation sowie an modernen krankenhaustechnischen Einrichtungen die automatischen Warentransportanlagen, lüftungstechnische Einrichtungen sowie sanitärtechnische Installationen mit Desinfektionsaufgaben behandelt werden.

Der Verfasser stützt sich hierbei z.T. auf eigene Erfahrungen und Untersuchungen, zu einem wesentlichen Anteil aber auch auf die Ergebnisse ausgiebiger Diskussionen mit Vertretern des eigenen Faches und anderer Disziplinen anläßlich der Erstellung der Richtlinie des Bundesgesundheitsamtes zur Erkennung, Bekämpfung und Verhütung von Krankenhausinfektionen.

Operationsabteilungen

Die Operationseinrichtungen stellen für den Chirurgen den Bereich mit den höchsten Anforderungen an die Asepsis dar. Mikroorganismen sollen nicht in die Wunde eingetragen werden, um eine Wundinfektion zu verhindern. Dazu dient die Entkeimung aller Gegenstände, welche mit dem Operationsfeld in Berührung kommen, namentlich die präoperative Hautdesinfektion, die sterile Abdeckung des Operationsfeldes, die Verwendung steriler Instrumente, Handschuhe, Kleidung sowie die Abdeckung von Gesicht und Haaren des OP-Personals. Alle weiteren Abschirmungsmaßnahmen dienen einzig der Fernhaltung von Keimen, die in schwebefähigem Zustand von der Luft transportiert werden und in die Wunde selbst oder auf Gegenstände, welche mit ihr in Berührung kommen, sedimentieren können. Die Bedeutung dieser Luftinfektion ist aber zahlenmäßig schwer festzustellen und soll deshalb hier angesprochen werden. Insbesondere werden durch luftgetragene Partikel nur selten gramnegative Erreger, sondern überwiegend verschiedene Staphylokokken, Corynebakterien und andere trocknungsresistente Arten verbreitet. Streptokokken und gramnegative Erreger können mit der Luft eher in Form von Tröpfchen aus dem Nasen-Rachenraum, aus Luftbefeuchtern oder anderen aerosolerzeugenden Geräten verbreitet werden.

Durch das Aufstellen von Sedimentationsplatten in der unmittelbaren Umgebung der Wunde kann ermittelt werden, wieviele Keime aus der Luft direkt in die Wunde hineingelangen (Tabelle 1). Bei einer diesbezüglichen Untersuchung ergab sich bei zwei gleichmäßig genutzten, konventionell mit 15-fachem Luftwechsel belüfteten Operationsräumen eine Sedimentationsrate von 10 bzw. 14,5 koloniebildenden Einheiten pro Stunde und 100 cm^2. Bei nicht künstlich belüfteten Räumen findet man Sedimentationsraten von 50 koloniebildenden Einheiten pro 100 cm^2 in der Stunde und mehr.

Tabelle 1. Keimgehalt in der Luft (KBE/m^3 = koloniebildende Einheiten pro m3) und sedimentierende Keime in zwei konventionell klimatisierten OP-Räumen (K1 und K2), einem OP mit horizontaler turbulenzarmer Verdrängungsströmung (TAVS) und einem OP mit spontaner Lüftung durch Fenster und Türen (Sp)

	OP KI	OP KII	OP TAVS	OP SP
KBE/m^3 Betriebsruhe	8,9	7,8	0,2	200
KBE/m^3 OP-Betrieb	76,2	135,6	5,0	600
Sedimentierende Keime im Wundgebiet: KBE/100 cm^2 Std	10,0	14,5	2,0	50

Der Luftkeimgehalt betrug in den genannten Räumen bei Betriebsruhe 7 bis 9 Keime pro m^3, während des Operationsbetriebes 70 im einen bzw. 135 Keime pro m^3 im anderen Operationsraum. Der Unterschied ist vermutlich auf den unterschiedlichen Personenverkehr in den beiden Sälen zurückzuführen. Während im einen ca. 1 Personen-Zu- oder -Abgang in zwei Minuten zu verzeichnen war, gingen im anderen Raum in 30 Sekunden je 1 Person herein oder heraus. Die in die Wunde sedimentierten Keime führen nicht unbedingt zu einer Infektion. Es steht aber aufgrund der Sedimentationsraten fest, daß die Operationswunden nach kurzer Zeit kontaminiert sein müssen. Das Angehen der Infektion ist von der Keimart und der Keimzahl abhängig. Da im OP-Raum überwiegend Keime menschlichen Ursprungs sich ausbreiten und pro Person je nach Aktivität um 1000 Keime pro Minute abgegeben werden, sind hohe Anstrengungen für die Luftreinhaltung aus hygienischer Sicht durchaus gerechtfertigt.

Um die Einschleppung der Keime auf dem Luftweg zu verringern, wird der Operationstrakt vom übrigen Krankenhaus durch Schleusen abgetrennt. In diesen Schleusen soll ein vollständiger Wechsel der Kleidung zu Gunsten sterilisierter Operations-Wäsche, Haube, Maske und Schuhen erfolgen. Es muß ferner eine Händedesinfektion durchgeführt werden. Toilletten sollen sich im unreinen Teil der Schleuse befinden, so daß nach ihrer Benutzung das Anlegen frischer OP-Kleidung erfolgen kann. Die Türen der Schleusenräume dürfen nicht gleichzeitig offen stehen, um den positiven Schutzdruck der inneren OP-Abteilung aufrecht erhalten zu können und keine Luft aus dem äußeren Krankenhausbereich eindringen zu lassen. Entsprechende Schleusen sind für die Patienten vorzusehen. Sie sollen neben der lüftungstechnischen Abschirmung verhindern, daß die Stationsbetten und Stationswäsche in den Operationstrakt gelangen. Auch für Material und Geräte sind Schleusen notwendig, in denen eine Entfernung der Verpackung und eine Dekontimination erfolgen soll.

Nach diesen Schleusen wird ein Flur betreten, welcher zu den inneren Räumen des Operationstraktes führt. Das Personal betritt den Operationssaal über den Waschraum, die Patienten kommen über den Einleitungsraum herein. Den Operationsräumen ist außerdem ein Narkoseausleitungsraum zuzuordnen, durch welchen der Patient sowie Geräte, Material und das Personal den Saal verlassen. Schmutziges Material kann hier vordesinfiziert und zum Abtransport vorbereitet werden.

Für das Sterilgut ist ein eigener Versorgungsflur zu empfehlen. Das Personal der Sterilgutversorgung soll aber die OP-Räume nicht betreten und das OP-Personal nicht im Sterilgutflur auftauchen. Die inneren OP-Räume sollen nach jeder Operation desinfizierend gewischt, nach dem Operationsprogramm vollständig desinfiziert werden. Dies erfordert eine desinfektionsfreundliche Gestaltung der Flächen und Installationen. Es sind eine Reihe von Nebenräumen im Inneren des OP-Traktes notwendig, die hier nicht im einzelnen aufgezählt werden sollen. Außerhalb desselben sollte ein eventueller Aufwachraum und der Erfrischungsraum für das Personal angeordnet sein. Der durch die Klimaanlage bereitgestellte Luftdruck sollte vom OP-Raum selbst über die Vorräume bis zu den Schleusen abfallen, aber auch diese sollen noch gegenüber den angrenzenden Krankenhausstellen einen Überdruck aufweisen (2).

Aus diesen Ausführungen sowie auch den später folgenden über die Klimaanlagen ist ersichtlich, daß zur Abschirmung der Operationswunde von luftgetragenen Mikroorganismen große Aufwendungen baulicher und technischer Art notwendig sind, größere, als sie zur Verhinderung von Schmier- und Tröpfcheninfektion erfolgen müssen. Sie können durch Unverständnis oder Disziplinlosigkeit leicht wirkungslos gemacht werden. Es ist die Aufgabe des ärztlichen Leiters der Abteilung, die Bedeutung des Luftweges für seine Tätigkeit zu beurteilen und nach dieser Entscheidung hohe Aufwendungen und hohe Disziplin oder geringe Disziplin und direkten Zugang zum Operationssaal zu verlangen.

Intensiv-Pflege-Stationen

Andere Probleme der Infektionsverhütung stellen sich auf Intensiv-Pflege-Stationen. Infektionsquellen bilden hier in erster Linie die dort befindlichen Patienten, ferner Gerätschaften und Personal der Station. Die Abschleusung vom übrigen Krankenhaus erfüllt hier zunächst die Funktion, einen Raum für Kittelwechsel, das Anlegen von Überschuhen und eine Händedesinfektion beim Herein- und Herausgehen bereitzustellen. Ein Eindringen luftgetragener Keime oder an Gegenständen haftender Keime ist für das Infektionsgeschehen auf der Intensivstation praktisch bedeutungslos. Dagegen müssen innerhalb der Stationen wegen der Infektanfälligkeit der Patienten große Anstrengungen unternommen werden, um Infektionsübertragungen zu vermeiden. Risikofaktoren, welche die Anfälligkeit erhöhen, liegen vor in Form von hohem Alter, Unreife oder schweren Allgemeinerkrankungen sowie bei Bewußtlosigkeit, Schockzuständen und Querschnittslähmungen. Risikofaktoren sind aber auch in ärztlichen Eingriffen wie Intubation, künstlicher Beatmung, Blasendauerkatheter, Zentralvenenkatheter u.ä. zu sehen. Eine Zusammenstellung ärztlich bedingter Infektionsrisiken zusammen mit der Liegedauer für verschiedene Intensiv-Pflege-Einheiten gibt die Abb. 2.

Krankenhaus	intensivmed. Eingriffe	Liegezeit in Tagen 1	2	3	4-5	6-7	8-14	15-28	>28	Zahl der Patienten Σ
N.C.	0									5
	1									5
	2									13
	3									49
	4									28
										100
A.C.	0									25
	1									18
	2									14
	3									18
	4									25
										100

Abb. 1. Verweilzeit und Zahl (0-4) der intensivmedizinischen Eingriffe bei Patienten einer neurochirurgischen und einer allgemeinchirurgischen Intensivstation. Die Breite der Blöcke im Mittelfeld entspricht der Zahl der Patienten (aus: (4))

Die Breite der Blöcke im Mittelfeld ist der Zahl der Patienten proportional. Sie zeigt den großen Teil von Patienten mit mehreren infektionsbegünstigenden Eingriffen und langer Liegedauer auf einzelnen Intensiv-Pflege-Einheiten. Der lang liegende Anteil der Patienten ist überwiegend infiziert, bekommt Antibiotica und streut multiresistente Erreger. Die erfolgversprechende Maßnahme zur Abschirmung nicht infizierter Patienten sowie zur Isolierung infizierter streuender Patienten besteht in der Unterbringung in Einzelzimmern mit einem schleusenartigen Vorraum. Die Zimmer können auch zwei Betten enthalten, wobei das zweite Bett mit einem nicht empfänglichen Patienten belegt sein kann. Wichtig und von zentraler Bedeutung ist aber, daß diesem Zimmer eine eigene ständig anwesende Pflege-Person zugeordnet wird. Die gleichzeitige Intensivbetreuung verschiedener Patienten durch die gleiche Pflegeperson muß mit einer Infektionsübertragung einhergehen, wie die Ausführungen von THOFERN deutlich gemacht haben (7). Die gesonderte Betreuung der Patienten durch speziell zugeordnete Pflegekräfte hat weitere Vorteile:

Es kann eine persönliche Verantwortung für das Schicksal des Patienten entstehen, Fehler in der Pflege können leichter erkannt und verbessert werden. Der zusätzliche Personalaufwand ist nicht sehr erheblich, da durch Untersuchungen von ALTER u.M. bekannt ist, daß Beatmungspatienten ohnehin mehr als 24 Std täglicher Betreuung bedürfen (1). In dieser aus Patient, Pflegeperson sowie Pflegeraum mit Vorraum gebildeten Pflegeeinheit muß auch die Desinfektion oder infektionssichere Verpackung gebrauchten Materiales erfolgen. Der Vorraum des Intensiv-Pflege-Zimmers dient gleichzeitig zur lüftungstechnischen Abschirmung des Pflegeraumes durch Unterdruckhaltung in dieser Vorzone.

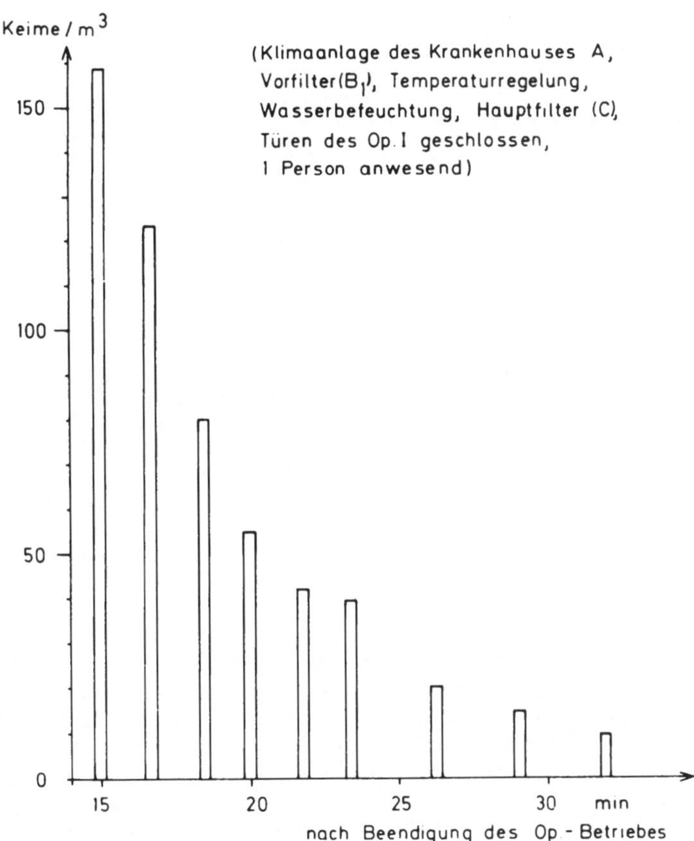

Abb. 2. Reduktion der Luftkeimzahlen nach Beendigung des OP-Betriebes in konventionell belüftetem OP. (aus: (5))

Diese Isolierungsmaßnahmen sind erfolgreich sowohl hinsichtlich luftgetragener Keime als auch der an Gegenständen haftenden Keime. Nur die Übertragung durch menschliche Keimträger, z.B. Personen mit Staphylococcus aureus im Nasen-Rachenraum wird nicht behindert. Von Bedeutung kann auch die Übertragung von R.Faktoren von Patient zu Patient über die körpereigene Flora des Personals sein. Umsomehr besteht die Notwendigkeit, die Pflegepersonen einzelnen Räumen zuzuordnen und sie nicht an alle Patienten der Station heranzulassen.

Lüftungstechnische Anlagen

Lüftungstechnische Anlagen sind im Krankenhaus überwiegend deshalb notwendig, weil in zahlreichen Räumen die Lüftung durch Fenster nicht ausreichend möglich ist. Klimaanlagen in Krankenhäusern müssen allerdings besonders hohe Qualitätsanforderungen erfüllen, weil sie der Ausbreitung von luftgetragenen Infektionen nicht Vorschub leisten dürfen. Der Stand der Technik, welcher auch hygienischen Anforderungen entspricht, ist in der neuen, nunmehr zum Druck freigegebenen Fassung der DIN 1946, Teil 4 festgelegt (3). An dieser Stelle sollen als hygienisch relevante Funktionen der Klimaanlagen die Filterung, der Luftwechsel und die Druckhaltung angesprochen werden (Tabelle 2).

Tabelle 2. Hygienische Schwerpunkte bei der Überwachung von Klimaanlagen

wichtig	cave
Filtration	verunreinigte Außenluft
Luftwechsel	Umluftbetrieb
Druckhaltung	verkeimtes Befeuchterwasser
	Wartungsmängel

Wenn eine keimarme Luft eingeblasen werden soll, muß die Luft entsprechend gefiltert werden. Für den allgemeinen Krankenhausbereich ist eine zweistufige Filterung vorzusehen, und zwar soll ein Filter der Güteklasse B_2 vor und ein Filter der Güteklasse C hinter den Klimaaggregaten sitzen. Die Zuluft enthält dann um 10 Keime pro m^3. Bei höheren Anforderungen kann die Luft durch Hochleistungsschwebstoff-Filter auf Keimgehalte unter ein Keim pro m^3 gereinigt werden. Diese Filter sind möglichst nahe an den Luftauslässen zu den Räumen anzubringen, damit nicht aus den eventuell undichten oder verstaubten Kanälen eine Wiederverkeimung erfolgt.

Wenn nicht nur die Zuluft, sondern auch die Raumluft keimarm sein soll, muß durch einen hohen Luftwechsel für eine starke Verdünnung und schnelle Abfuhr der Keime aus dem Raum gesorgt werden. Die menschliche Aktivität im Raum bewirkt, je nach Intensität, unterschiedlich hohe Keimzahlen in der Luft (Abb. 2). Die Abb. 2 zeigt, wie die Keimzahl nach Beendigung der Operationstätigkeit und Fortgang des Personals im klimatisierten OP rasch heruntergeht. Ohne Klimaanlagen liegt die Luftkeimzahl in geschlossenen, menschlich genutzten Räumen zwischen 250 und 1000 Keimen pro m^3, manchmal auch darüber. Mit 20 bis 25fachen Luftwechsel und guter Disziplin lassen sich Keimgehalte unter dem Wert von 70 pro m^3 erzielen, welcher im amerikanischen Schrifttum zuweilen als Grenzwert für Operationen mit hohen Anforderungen an die Asepsis genannt wird (6). Zu Luftkeimzahlen zwischen 0 und 10 pro m^3 während des Operationsbetriebes kommt man mit dem Verfahren der turbulenzarmen Verdrängungsströmung. Ein ausreichender Luftwechsel ist im Operationssaal auch zur Beseitigung der Narkosegase notwendig.

Neben Filtration und Luftwechsel trägt die Druckhaltung in den belüfteten Räumen zur Keimarmut bei, weil sie das Eindringen von kontaminierter Luft aus den Nebenräumen verhindert. Eine Überdruckhaltung kann aber nur bei dicht geschlossenen Fenstern und bei Vermeidung von Durchzug durch mehrere offen stehende Türen erfolgreich sein, andernfalls kommt es zum Zusammenbruch des Überdrucks und zum Einströmen von Fremdluft.

Mikrobielle Belastungen, welche bei unzureichender Filterung zu einem Keimeintrag in die belüfteten Räume führen können, haben ihre Ursachen meistens in der Ansaugung stark keimhaltiger Aussenluft und einer Befeuchtung der Luft durch bakteriell bewachsenes Befeuchterwasser. Es soll daher die Außenluft in staubfreier Lage angesaugt und die Befeuchtung vorzugsweise durch Dampf vorgenommen werden.

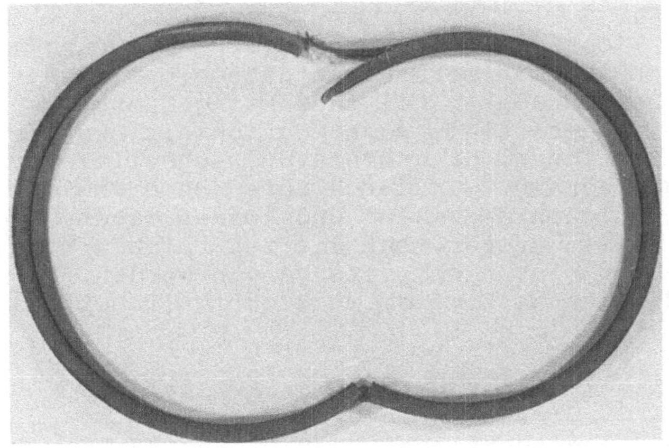

Abb. 3. Gerissener Keilriemen aus einer Klimaanlage

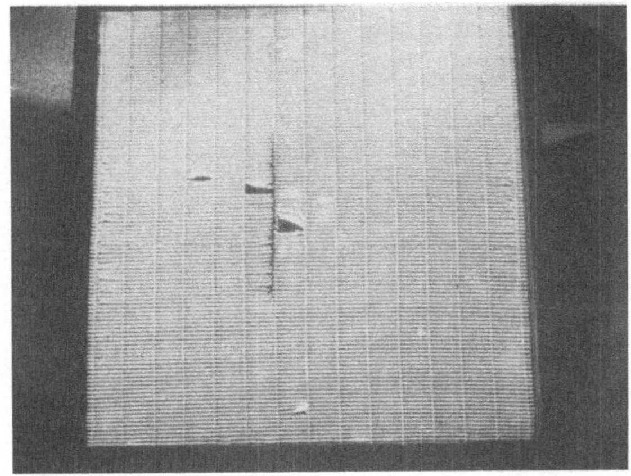

Abb. 4. Hochleistungsschwebstoff-Filterzelle mit großen Defekten

Gravierende hygienische Bedenken werden durch die unzureichende Ausführung und Wartung von Klimaanlagen in vielen Krankenhäusern veranlaßt. Als Beispiele aus der Fülle der möglichen Betriebsstörungen soll hier ein gerissener Keilriemen, welcher den Antrieb des Ventilators bewerkstelligen sollte, im Bild gezeigt werden (Abb. 3). Der Ausfall des Ventilators bringt die Lüftung zum Stillstand und alle Überlegungen über Filtration, Luftwechsel und Druckhaltung werden hinfällig. Einen anderen Fehler gibt die Abb. 4 wieder. Es zeigt eine Hochleistungsschwebstoff-Filterzelle mit einem großen Defekt in der Mitte. Hier passiert die Luft ungefiltert. Es kommt über Jahre hinaus keine Verschmutzung und damit kein Druckanstieg am Filter zustande, wodurch das Auswechseln unterbleibt. Fehler dieser Größenordnung werden häufig nur zufällig entdeckt. Ohne entsprechende Wartungsmöglichkeiten sollte man tatsächlich vom Einbau einer Klimaanlage besser absehen.

Automatische Warentransportanlagen

Eine wichtige betriebstechnische Neuerung moderner Krankenhäuser bilden automatische Warentransportanlagen. Sie ersetzen nicht nur den hergebrachten Hol- und Bringedienst, sondern ermöglichen eine andersartige, nach Möglichkeit bessere Ver- und Entsorgung der Stationen, da größere und schnellere Transportleistungen erfolgen können. Sie durchlaufen Bereiche mit unterschiedlichen hygienischen Merkmalen und können daher zu einer Verschleppung von Keimen führen. Auf die zahlreichen konstruktiven Möglichkeiten kann hier nicht eingegangen werden. Für die Keimverbreitung sind folgende Eigenarten wichtig (Tabelle 3):

Tabelle 3. Anforderungen an AWT-Anlagen

1. Lüftungstechnische Abschottung der Fördertrassen von den angeschlossenen Betriebsstellen
2. Infektionssichere Verpackung sowohl der sauberen als auch der schmutzigen Transportgüter
3. Regelmäßige Reinigung und Desinfektion der Transportbehälter
4. Sauberhaltung der Fördertrassen

Tabelle 4. Geräte mit Desinfektionsaufgaben

1. Reinigung und Desinfektion:	2. Anlagen für
Waschmaschinen für Wäsche	Abwasserdesinfektion
desinfiz.chemische Reinigung	Sterilwasserversorgung
Bettendesinfektionsanlagen	Betten-, Matratzendesinfektion
Bettpfannen- und Urinflaschen-Spülgeräte	Beatmungsgeräte-Desinfektion
Desinfektionsspülmaschinen für	**3. Desinfektionsmitteldosiergeräte**
Instrumente	zentrale Versorgungsanlagen und
Anästhesiegerät	peripher installierte Wandgeräte
Laborglas	für Flächendesinfektionsmittel
Eß- und Küchengeschirr	Chlorzudosierung für Netz- und Badewasser
Waschanlagen für AWT-Container	Wirkstoffzugabe für Geräte nach 1. und 2.

Die Anlagen bilden durch ihre Fördertrassen eine lüftungstechnische Verbindung der verschiedensten Krankenhausbereiche, z.B. der Müllentladestation und der Zentralsterilisation. Ein Luftaustausch über die Förderwege muß verhindert werden. Dieses Ziel kann durch geeignete Ausbildung der Aufgabe- und Entladeräume erreicht werden, welche lüftungstechnische Schleusen bilden müssen. Ferner muß das Kanalsystem unter Unterdruck gehalten werden, z.B. dadurch, daß es über Dach entlüftet wird.

Die Keimverschleppung durch das transportierte Material muß durch eine zweckentsprechende Verpackung verhindert werden, welche einer Kontamination von sauberen Gütern auf dem Transport und einer

Verunreinigung der Transportanlagen durch schmutzige Fördergüter vorbeugt. Die Notwendigkeit einer hygienisch einwandfreien Transportumhüllung stellt sich bei konventionellen Transportformen in gleicher Weise.

Die Transportwagen und Behälter sollen möglichst geschlossen sein. Sie müssen desinfiziert werden können, wozu eine geeignete Desinfektionsanlage vorhanden sein muß. Ort und Häufigkeit der Desinfektion können nach den hygienischen Erfordernissen des Betriebes festgelegt werden, doch sollten die Desinfektionseinrichtungen von der Kapazität her so ausgelegt sein, daß die Behälter nach jedem Umlauf desinfiziert werden können. Schließlich müssen die Fördertrassen einer regelmäßigen Reinigung und Schädlingsbekämpfung zugänglich sein. Eine regelmäßige Desinfektion ist im allgemeinen nicht notwendig.

Desinfektionseinrichtungen

Abschließend sollen die zahlreichen automatisierten oder mechanisierten Reinigungs- und Desinfektionseinrichtungen angesprochen werden, welche im Krankenhaus anzutreffen sind. Hierzu zählen die in Tabelle 4 ohne Anspruch auf Vollständigkeit aufgeführten Einrichtungen. Sie ist gegliedert in Maschinen für gleichzeitige Reinigung und Desinfektion, Geräte für die alleinige Desinfektion und in Desinfektionsmittelversorgungs- oder Zumischgeräte.

Die Anlagen haben gemeinsam, daß sie einige manuell durchgeführte Verfahrensschritte durch apparative Methoden ersetzen. Hierin können große hygienische Vorteile liegen, weil schmutzige Naßarbeiten mit hoher Infektionsgefahr für das Personal und mit starker Keimstreuung in die Umgebung in das Innere von Maschinen verlegt werden und weil maschinelle Vorgänge meistens gleichförmiger und exakter ablaufen als manuelle. Sie beinhalten aber auch die Gefahr eines blinden Vertrauens in ein vom Benutzer nicht mehr durchschaubares System. Dies ist bei Fragen der Infektionsprophylaxe höchst gefährlich, da die Erreger nicht sichtbar und der Desinfektionserfolg äußerlich nicht erkennbar sind.

An dieser Stelle muß an die Verantwortung des Arztes für die Hygiene im Krankenhaus erinnert werden. Wenn man sich vor Augen führt, wie sorgfältig die Methoden zu Heilbehandlungen in internationaler Zusammenarbeit ausgewählt werden, wie während der Behandlungsmaßnahmen die korrekte Durchführung überprüft und schließlich der Heilerfolg kontrolliert wird, und dem die Auswahl und Kontrolle der Desinfektionsverfahren gegenüberstellt, so wird eine krasse Diskrepanz erkennbar.

Eine Darstellung der hygienischen Anforderungen an die Konstruktion der einzelnen Geräte ist hier nicht möglich und würde wohl auch nicht in den Verantwortungsbereich des Arztes fallen. Die Kontrolle einer zuverlässigen Funktion muß aber von ärztlicher Seite gefordert und nachgeprüft werden. Hierzu läßt sich zusammenfassend feststellen, daß eine in Abständen erfolgende stichprobenartige mikrobiologische Kontrolle nur unzureichende und stark zufallsabhängige Auskünfte geben kann. Aufschlußreicher ist eine mikrobiologische Stufenkontrolle des Verfahrens. Sie ist aber aufwendig und kann nur bei speziellen Anlässen, wie Neuinstallationen und Reparaturarbeiten erfolgen. Die Kontrollverfahren müssen eine laufende Sicherstellung des Desinfektionserfolges zum Ziele haben. Hierzu müssen die für die Desinfektionswirkung ursächlichen Verfahrensschritte technisch, möglichst durch fortlaufende Messung kontrolliert werden. Bei Temperatur und Zeit ist dies mit einfachen Mitteln möglich. Trotzdem arbeiten viele Geräte ohne äußerlich ablesbare Anzeige dieser Größen. Die fortlaufende Anzeige von Desinfektionsmittelkonzentrationen bietet dagegen sehr viel größere Schwierigkeiten. Sie ist aber z.B. in der Wasserwerkspraxis bei der Trinkwasserchlorierung verwirklicht. Fortschritte auf diesem Gebiet sind nicht möglich, solange nicht klar gesehen wird, daß die Nutzung der apparativen Hilfsmittel für die Desinfektion nicht verantwortet werden kann, wenn die Apparate keine Meßgeräte enthalten, welche die korrekte Funktion nachweisen und eine erfolgreiche Desinfektion laufend sicherstellen. Diese hygienischen Forderungen betrifft zahlreiche Geräte im Krankenhaus. Sie läßt sich nur durchsetzen, wenn von ärztlicher Seite auf ihre Erfüllung bestanden wird.

Zusammenfassung

Durch bauliche und apparative Einrichtungen im Krankenhaus werden hygienische Gesichtspunkte in vielfältiger Weise tangiert. Für ihre hygienische Beurteilung muß zunächst geklärt werden, in welcher Weise sie zu einer Infektionsübertragung beitragen können. Die Grundrißgestaltung des Operationstraktes muß für eine klare Trennung von Tätigkeiten und Vorgängen unterschiedlicher mikrobieller Sauberkeit sorgen, damit keine Verschmutzung der Operationswunde auf dem Luftweg durch luftgetragene Partikel eintreten kann. Für diesen Zweck müssen zusätzliche Räume und Schleusen für Personal, Patienten und Material bereitgestellt werden. Die bauliche Aufteilung von Intensiv-Pflege-Stationen muß aus hygienischer Sicht die Möglichkeit bieten, infizierte und infektionsgefährdete Patienten zu isolieren bzw. abzuschirmen, wozu diese Patienten in Ein- oder Zweibettzimmer mit eigener Sanitärzelle und schleusenartigem Vorraum ausgestattet sein müssen. Dem dergestalt abgesonderten Patienten soll eine eigene Pflegeperson zugeordnet werden.

Die lüftungstechnischen Anlagen müssen in Krankenhäusern besonders hohe Qualitätsanforderungen erfüllen, von denen die Filtration, der Luftwechsel und die Druckhaltung hygienisch die größte Bedeutung haben. Durch Wartungsmängel bieten allerdings auch gute Anlagen häufig zu Beanstandungen Anlaß. Bei automatischen Warentransportanlagen ist ebenfalls auf die Vermeidung einer Keimverschleppung auf dem Luftwege zu achten. Ferner müssen die Transportgüter infektionssicher verpackt, die Transportbehälter desinfizierbar und die Förderstrecken einer Reinigung zugänglich sein. Apparative Desinfektionseinrichtungen müssen zur Sicherstellung des Desinfektionserfolges mit Meßgeräten versehen sein, welche eine einwandfreie Funktion erkennen lassen.

Literatur

1. ALTER, H., JERETIN, S. und ERDMANN, W.: Studie zum pflegerischen Zeitaufwand auf einer Intensivstation. Anästhesist 24, 180-182 (1975).
2. Anonym: Richtlinie für die Erkennung, Verhütung und Bekämpfung von Krankenhausinfektionen. Bundesgesundheitsblatt 19, 1-7 (1975).
3. Anonym: DIN 1946 - Blatt 4 Lüftung in Krankenanstalten, Fassung 1977 (im Druck).
4. BOTZENHART, K., FISCHER, P., RÜDEN, H. und LAUTERBACH, M.: Kriterien zur hygienischen Beurteilung von Intensiv-Pflege-Stationen. Zbl.Bakt.Hyg. I Abt. Orig. B (im Druck).
5. BOTZENHART, K. und RÜDEN, H.: Zur Beurteilung von Klimaanlagen im Krankenhaus. Öff. Gesundht.-Wesen 35, 141-150 (1973).
6. GALSON, E. und GODDARD, K.R.: Hospital Air Concitioning and Sepsis Control ASHRAE Journal (N.Y.) 10, 33-41 (1968).
7. THOFERN, E.: Infektionserreger im Umfeld des Patienten. Monatsschrift f. Unfallheilk. (im Druck).

P. Schaal, Köln

Fehlermöglichkeiten bei Sterilisation und Desinfektion

Die spezifischen Gefahren und Probleme, die sich aus dem fortlaufenden Wandel des aktuellen Spektrums nosocomialer Krankheitserreger, aus ihrer potentiellen Anreicherung und sogar Ansiedlung im Umfeld des Patienten und aus der zunehmenden Technisierung im Krankenhaus für die moderne Medizin ergeben haben oder noch ergeben können, haben die Herren Professoren PULVERER, THOFERN und BOTZENHART in eindrucksvoller und eindringlicher Weise dargelegt. Der Weg zu einer Überwindung oder wenigstens Minderung all dieser Schwierigkeiten, darüber ist man sich heute weltweit einig, führt primär nicht über den Einsatz immer neuer und wirksamerer antimikrobieller Pharmaka, sondern in erster Linie über eine Wiederbelebung bzw. Intensivierung und bessere Adaptierung der klassischen Maßnahmen der Antisepsis und Asepsis (3).

Da diese Maßnahmen und die ihnen zugrundeliegenden Verfahren der Desinfektion und Sterilisation im Prinzip schon seit etwa 100 Jahren bekannt sind, mag es erstaunen, daß, wie der Titel meines Vortrages impliziert, nach so langer Zeit noch immer nicht alle wesentlichen, mit ihnen verbundenen methodischen, verfahrenstechnischen und organisatorischen Fragestellungen hinreichend geklärt und allgemein bewußt sind. Man muß sich aber vergegenwärtigen, daß die Vornahme von Sterilisationen und Desinfektionen überwiegend zu den Aufgaben des ärztlichen Hilfspersonals und weniger zu denen des Arztes gerechnet wird und damit leicht in einen Bereich scheinbar unklarer Verantwortlichkeit, geringerer Beachtung und weniger fundierter praktischer und theoretischer Kenntnisse gerät (8). Weiterhin gilt zu bedenken, daß die Ergebnisse der Keimtötung mit unseren Sinnen nicht wahrnehmbar sind (8) - äußerlich erkennbare Sauberkeit bedeutet ja keineswegs gleichzeitig auch Keimfreiheit - und daß neue medizinische Techniken oft zunächst nicht beachtete, zusätzliche hygienische Risiken bringen können. Der Arzt darf deshalb nicht automatisch davon ausgehen, daß an sich anerkannte und erprobte Mittel und Verfahren in jedem Fall Fehler und Fehlleistungen ausschließen (8); er muß vielmehr wenigstens soweit mit den verschiedenen Methoden und ihren wichtigsten Fehlermöglichkeiten vertraut sein, daß er in der Lage ist, Gefahrenquellen in seinem Verantwortungsbereich aufzuspüren und gezielt und regelmäßig die unbedingt erforderlichen Kontrollmaßnahmen vorzunehmen oder zu veranlassen.

Sterilisation

Sterilisation, das heißt definitionsgemäß die vollständige Abtötung aller lebenden Mikroorganismen und biologischen Einheiten, läßt sich prinzipiell durch Hitze, Strahlen und - mit gewissen Einschränkungen - durch Kombination von Wärme und chemischen Mitteln erreichen.

Hitze kommt dabei entweder als heiße Luft im Heißluftsterilisator, oder als gespannter Dampf im Autoklaven zur Anwendung. Die grundsätzlich ähnlichen Betriebscharakteristika beider Gerätearten (Tabelle 1), die vor allem durch den Temperaturverlauf bestimmt sind, dürften allgemein bekannt sein. Die Zeitabschnitte, in die sich die Temperaturkurve aufgliedern läßt, sind allerdings in ihrer Dauer von Methode zu Methode, Apparatetyp zu Apparatetyp und Charge zu Charge variabel, so daß sie vielfältigen Anlaß zu Bedienungsfehlern geben können.

Der biologische Parameter, an dem sich die thermische Sterilisation orientieren muß, ist die recht unterschiedliche Hitzeresistenz verschiedener Gruppen des Mikrobereiches (Tabelle 2). Von einem praktisch ausreichenden Sterilisationseffekt spricht man, wenn zumindest Organismen der Resistenzstufen I bis III, das heißt vegetative Bakterien, Viren, Pilze, Milzbrandsporen und Sporen mesophiler Bacillaceae einschließlich der der pathogenen Clostridien, sicher abgetötet werden. Die hochresistenten Dauerformen thermophiler Sporenbildner, die immer apathogen sind, bleiben bei dieser praxisbezogenen Einschränkung der Definition des Sterilisationsbegriffes bewußt außer acht. Für mesophile Sporen sind die in Tabelle 2 angegebenen Abtötungstemperaturen und -zeiten unter experimentellen Optimalbedingungen ermittelt worden (10). Da die Keimtötung bekanntlich im trockenen Millieu recht langsam abläuft, benötigt der Heißluftsterilisator eine wesentlich höhere Betriebstemperatur als der Autoklav. Außerdem verlängern sich die angegebenen Zeiten unter Praxisbedingungen um den sog. Sicherheitszuschlag auf das 1,5 bis 2fache, um der Erkenntnis gerecht zu werden, daß das Erreichen des Sterilisationszieles auch eine Funktion der Ausgangskeimdichte ist. Dadurch sind für die Heißluftsterilisation in der Regel nur Temperaturen zwischen 180° C und 200° C praktikabel, was wiederum ihren Anwendungsbereich auf thermoresistente Materialien beschränkt.

Tabelle 1. Betriebsablauf bei thermischen Sterilisatoren (modifiziert nach DIN 58946)

Zeitabschnitt	Heißluftsterilisator	Autoklav
I	Erwärmungszeit	Anheizzeit Entlüftungszeit Steigezeit
II	Ausgleichszeit	Ausgleichszeit
III	Abtötungszeit + Sicherheitszuschlag	Abtötungszeit + Sicherheitszuschlag
IV	Abkühlzeit	Druckentlastungszeit Trocknungszeit (Rückkühlzeit, Belüftungszeit)
II + III	Sterilisierzeit	
I - IV	Chargenzeit	

Tabelle 2. Thermische Abtötungszeiten unter optimalen Bedingungen

trockene Heißluft		gespannter Dampf	
Temperatur	Zeit	Temperatur	Zeit
200° C	8 min	121° C	8 min
180° C	15 min	134° C	2 min
170° C	60 min		
160° C	90 min		
150° C	180 min		

Von den typischen Fehlermöglichkeiten (Tabelle 3), die bei der thermischen Sterilisation auftreten können, läßt sich das Einstellen zu niedrigen Temperaturen oder zu kurzen Zeiten, das aus Unwissenheit, Nachlässigkeit oder falscher Sparsamkeit erfolgen kann, noch am ehesten durch ausreichende Schulung des Personals und Anbringung von Bedienungsanleitungen vermeiden. Schwieriger ist, sofern keine Meßwerte vorliegen, die Abschätzung der erforderlichen Ausgleichszeiten, da diese mit Art und Menge des Sterilisationsgutes variieren. Die häufigsten und gravierendsten Fehler werden aber wohl bei der Beschickung der Geräte gemacht (1, 8). Zu starke Beladung der Kammern, zu dichte Packung oder ungünstige Anordnung des Gutes oder die Einbringung von Gegenständen mit geschlossenen Hohlräumen führen bei Heißluftsterilisatoren, auch bei solchen mit Luftumwälzung, zu niedriger temperierten Luftinseln, die den Erfolg der Keimtötung lokal durchbrechen. Bei Autoklaven verursachen dieselben Bedienungsfehler das Zurückbleiben von Restluft, die ebenfalls eine empfindliche Störung des Sterilisationseffektes bewirken. Denn die genannte, hohe mikrobielle Aktivität gilt nur für luftfreien, gesättigten Wasserdampf. Dieselben negativen Folgen treten auf, wenn bei manuell bedienten Autoklaven, die nach dem Gravitationsprinzip arbeiten, nicht genügend lange entlüftet wird oder wenn

Tabelle 3. Fehlermöglichkeiten bei der thermischen Sterilisation

Bedienungsfehler	Technische Fehler
1. Einstellen zu niedrigeren Temperaturen und Zeiten 2. Nichtbeachten der Erwärmungs- und Ausgleichszeit 3. Falsche Beschickung des Gerätes 4. Mangelhafte Entlüftung (bei Autoklaven)	1. Ausfallen einzelner Heizelemente 2. Versagen automatischer Regeleinrichtungen oder der Kontrollinstrumente 3. Unzulänglicher oder schwankender Dampfdruck (bei Autoklaven) 4. Defekte Dichtungen (bei Autoklaven) 5. Mangelhafte Evakuierung (bei Autoklaven)

Tabelle 4. Prüfung thermischer Sterilisatoren

Parameter	Methodik
Temperatur im freien Raum des Gerätes	apparateeigene Thermometer
Druck im freien Raum des Gerätes	apparateeigene Manometer
erreichte Maximaltemperatur im Inneren des Sterilisationsgutes	Einlegen von Maximalthermometern
Erreichen der gewünschten Betriebstemperatur im Inneren des Sterilisationsgutes	Einlegen eines Thermofühlers, über den bei Erreichen der eingestellten Temperatur ein Klingelzeichen ausgelöst wird (Klingel-Kontakt-Thermometer)
Schätzung von Mindesttemperatur und -einwirkungszeit im Inneren des Sterilisationsgutes	Einlegen von Indikatoren mit thermochromen Substanzen
Temperaturverlaufskontrolle	Einlegen von Thermosonden mit fortlaufender Schreibung der Meßwerte
direkte Prüfung des Sterilisationseffektes	Einlegen von Sporenpäckchen (Erdsporen), Sporenstreifen (B.-stearothermophilus-Sporen) oder fertigen Sporentestbestecken (z.B. Attest[R]) mit anschliessender kultureller Prüfung auf Sterilität

bei Geräten mit Vorvakuum die Evakuierung mangelhaft ist bzw. über defekte Dichtungen nachträglich Luft zurückströmt (8). Der Zustand einer unzureichenden Entlüftung kann übrigens während des Sterilisationsvorganges daran erkannt werden, daß der Druck höher liegt als die Temperatur nach physikalischen Gesetzesmässigkeiten erwarten ließe. Letztere und die anderen, in Tabelle 3 genannten technischen Fehler zeigen, daß auch bei sachgerechter Bedienung Fehlsterilisationen nicht ohne weiteres ausgeschlossen sind.

Deshalb kommt der regelmäßigen Kontrolle der Funktionen der Sterilisationsapparate eine entscheidende Bedeutung für die Aufrechterhaltung einer lückenlosen Asepsis zu. Solche Kontrollen (Tabelle 4) erlauben außerdem allein die zuverlässige Abstimmung der einzelnen Betriebszeiten auf unterschiedliche Beschickungsmengen und -arten (10). Wichtiger als die Beobachtung von Temperatur und Druck im freien Raum des Gerätes sind dabei die Verhältnisse im Inneren des Sterilisationsgutes, insbesondere an erwartungsgemäß ungünstigen Stellen. Erreichte Maximal- und Mindestemperaturen lassen sich relativ leicht durch sachgerechtes Einlegen von Maximalthermometern, Thermofühlern von Klingel-Kontakt-Thermometern und Indikatoren mit thermochromen Substanzen (8, 10) prüfen; die letzteren chemischen Indikatoren erlauben teilweise auch eine grobe Schätzung der Mindesteinwirkungszeit der Sterilisationstemperatur. Exakte Temperaturverlaufskontrollen sind jedoch nur mit Thermosonden möglich, deren Meßwerte fortlaufend geschrieben werden (8).

Die größte praktische Wichtigkeit hat die Überprüfung des Sterilisationseffektes selbst. Dazu verwendet man verschiedene Präparationen von mesophilen Sporen bekannter Hitze- und Dampfresistenz, die, an mehreren Stellen der beschickten Kammer deponiert, mit sterilisiert werden und anschließend kulturell auf Vermehrungsfähigkeit untersucht werden.

Neben ihrer technischen Überwachung hinsichtlich ihrer Betriebssicherheit sollten thermische Sterilisatoren bei Inbetriebnahme, nach größeren Reparaturen, bei Auftreten sichtbarer Mängel, bei jeder neuen Beschickungsart und routinemäßig in Abständen von 1 bis 2 Jahren vom Fachmann auf ihre Funktionsfähigkeit getestet werden (4, 10). Daneben hat eine laufende Eigenkontrolle durch den Benutzer zu erfolgen, die sich aber auf die einfacheren physikalischen, chemischen und biologischen Prüfungen beschränken kann. Werden handelsübliche, fertige Sporentestbestecke vom Benutzer selbst ausgewertet, darf natürlich ihre vorschriftsmäßige Bebrütung vor der Beurteilung des Ergebnisses nicht vergessen werden.

Auf die Besprechung der äußerst leistungsfähigen Strahlensterilisationsverfahren, etwa mit Gammastrahlen, soll an dieser Stelle nicht näher eingegangen werden, da sie aus wirtschaftlichen und sicherheitstechnischen Gründen bisher weitgehend der Industrie vorbehalten sind.

Ein chemothermisches Sterilisationsverfahren, das wegen der Zunahme thermolabiler Materialien im medizinischen Bereich immer größere Verbreitung findet, ist die sog. Gassterilisation mit Äthylenoxid bei Temperaturen von 50 bis 50° C und einer relativen Feuchte von optimal 70 bis 80%. Nachteile dieses Verfahrens sind die hohe Giftigkeit des Äthylenoxids, seine Explosivität, die sich nur durch Mischung mit CO_2 und weitgehende Sauerstoffentfernung ausschalten läßt, und die unzuverlässige Abtötungswirkung auf angetrocknete Mikroben und insbesondere auf Sporen.

Ein weiteres Problem kann die ungleichmäßige Penetrierbarkeit von Verpackungsmaterialien für Äthylenoxid und Wasserdampf darstellen (1). Deshalb ist eine besonders sorgfältige und häufige Überwachung des ausreichenden mikrobiciden Effektes unabdingbar, zumal Entmischungen der verwendeten Äthylenoxid/CO_2-Gemische in den Gasflaschen auch zu Unsicherheiten bei der Dosierung führen können.

Bei der Verwendung gassterilisierter Gegenstände ist zu beachten, daß sich Äthylenoxid in Gummi und Kunststoffen löst und dadurch zu Gewebeschädigungen bei Gebrauch am Patienten Anlaß geben kann. Derartige Gerätschaften müssen deshalb vor der Benutzung genügend lange luftig gelagert werden, um ein vollständiges Abdiffundieren des Gases zu gewährleisten. Aus all diesen Gründen sollten nur Materialien im Gassterilisator behandelt werden, die sich mit thermischen Methoden nicht keimfrei machen lassen.

Desinfektion

Als Desinfektion ist die Abtötung bzw. Inaktivierung der Erreger übertragbarer Krankheiten definiert; sie erfaßt die Sporen pathogener Bacillaceae jedoch nicht mit Sicherheit. Methodisch kommen die Dampfdesinfektion, die Desinfektion mit UV-Strahlen und die Desinfektion mit chemischen Mitteln zur Anwendung. Wegen ihrer äußerst geringen Tiefenwirkung sind UV-Strahlen allenfalls unter bestimmten Voraussetzungen zur Luft- und Trinkwasserdesinfektion geeignet; ihre Verwendung in innen bestrahlten Boxen zur "Kaltsterilisation" ist sträflicher und gefährlicher Unfug.

Wegen ihrer großen praktischen Bedeutung sollen nur die chemischen Desinfektionsverfahren eingehend besprochen werden. Anders als Antibiotica schädigen chemische Desinfektionsmittel die Mikroben relativ unspezifisch, etwa durch Veränderung der Membranfunktion oder Denaturierung der Cytoplasmaeiweißkörper und des genetischen Materials (10). Dennoch besitzen die einzelnen Substanzgruppen typische Wirkungsspektra (5) (Tabelle 5), die maßgeblich über ihre Verwendung bestimmen.

So vermögen Wirkstoffe wie Alkohole, Phenole, Quecksilbersalze, quartäre Ammoniumverbindungen oder Amphotenside bakterielle Sporen und unbehüllte Viren nicht auszuschalten (6, 10). Bei quartären Ammoniumverbindungen erstrecken sich die Wirkungslücken zusätzlich noch auf einige gram-negative Bakterienspezies und Mycobakterien; letztere werden auch von Amphotensiden nicht sicher erfaßt (2). Nur Aldehyde und Halogene verfügen über eine universell breite Aktivität gegen alle pathogenen Mikrobengruppen einschließlich der unbehüllten Viren und - bei ausreichender Dosierung - der Sporen (6).

Mit Ausnahme der Alkohole und Aldehyde können die antimikrobiellen Eigenschaften aller anderen Wirkstoffklassen durch akzidentelle äußere Einflüsse abgeschwächt oder aufgehoben werden. Organische Verschmutzungen haben dabei die größte praktische Bedeutung (8, 10). Phenole werden zusätzlich noch durch Kalkseifen, Quecksilbersalze durch SH-Gruppen-haltige Verbindungen und quartäre Ammoniumverbindungen durch Neutralseifen inaktiviert.

Tabelle 5. Wirkungslücken und Inaktivierungsmöglichkeiten chemischer Desinfektionsmittel

Wirkstoffgruppe	relative oder vollständige Unwirksamkeit gegenüber	Wirkungsabschwächung durch
Alkohole	bakteriellen Sporen unbehüllten Sporen, unbehüllten Viren, z.T. auch Mycobakterien und gram-negativen Bakterien (Hexachlorophen, Chlorhexidin)	Kalkseifen organische Verschmutzungen
Halogene		organische Verschmutzungen
Quecksilbersalze	bakteriellen Sporen, Viren	Eiweiße und andere Substanzen mit Sulfhydrylgruppen
quartäre Ammoniumverbindungen	einigen gram-negativen Bakterien (P.aeruginosa), Mycobakterien, bakteriellen Sporen, unbehüllten Viren	organische Verschmutzungen (Eiweiß, Phospholipide), Neutralseifen, hartes Wasser
Amphotenside	Mycobakterien, bakteriellen Sporen, unbehüllten Viren	Schmutzreste
Oxidantien	meist schwache Wirkung	organische Verbindungen, Reduktionsmittel

Tabelle 6. Anwendungsbereich chemischer Desinfektionsmittel (I)

Wirkstoffgruppe	wichtigste Verbindungen	Konzentrationsbereich	hauptsächliche Anwendungsbereiche
Alkohole	Äthanol n-Propanol iso-Propanol	70-80% 50-60% 60-70%	hygienische und chirurgische Händedesinfektion
	Glykole	0,01-0,1 mg/ pro m^3 Luft	Raumdesinfektion
Aldehyde	Formaldehyd (Formalin)	1-3%	Flächen-, Wäsche-, Gerätedesinfektion
	5g bzw. 15ml pro m^3 Luft	5g bzw. 15ml pro m^3 Luft	Raumdesinfektion
	Glutaraldehyd	2%	Gerätedesinfektion
Phenolderivate	halogenierte Phenole, Kresole	1-5%	Flächen-, Wäsche-, Händedesinfektion
	Phenole und Alkali	5%	Desinfektion von Ex- und Sekreten
	Chlorhexidin	in alkoholischer Lösung	hygienische und chirurgische Händedesinfektion

Diese Eigenschaften sowie Toxizität und Aggressivität bestimmen vorwiegend den Anwendungsbereich der einzelnen Substanzgruppen (2) (Tabelle 6). Alkohole werden hauptsächlich wegen ihrer günstigen Korrelation von Wirksamkeit und Verträglichkeit zur hygienischen und chirurgischen Händedesinfektion eingesetzt. Der Wirkungseintritt ist dabei rasch, eine remanente Aktivität fehlt allerdings. Wichtig ist, daß Alkohole nur in richtig verdünntem Zustand sicher desinfizieren. Außerdem sind sie nicht sporocid; infektionstüchtige bakterielle Sporen können sich sogar in ihnen anreichern. Deshalb sind sie besonders für ihren zweiten Anwendungsbereich, die Hautdesinfektion vor Injektionen, durch Filtration oder andere geeignete Maßnahmen sporenfrei zu machen und dann vor Rekontaminationen zu schützen. Wegen der Explosionsgefahr dürfen alkoholhaltige Desinfektionsmittel nicht oder nur unter besonderen Sicherheitsvorkehrungen für Flächen- und Raumdesinfektionen eingesetzt werden.

Zur Desinfektion von Flächen, Wäsche und Geräten (9) finden heute die Aldehyde wegen ihres universellen Wirkungsspektrums und ihrer großen mikrobiciden Potenz bei geringer Anfälligkeit für inaktivierende Einflüsse breitere Anwendung. Durch Kombination mit waschaktiven Substanzen können sie zur gleichzeitigen Reinigung und Desinfektion eingesetzt werden (7). Ihre Applikation kann durch Wischen, Eintauchen oder Sprühen erfolgen. Zur Raumdesinfektion im Sinne der seuchenhygienischen Schlußdesinfektion, die sinngemäß auch bei Hospitalepidemien stattzufinden hat, wird Formaldehyd verdampft oder vernebelt und nach einer Einwirkungszeit von 6 Std durch Ammoniak ausgefüllt.

Phenole, seit den Anfängen antiseptischer Techniken im Krankenhaus verwendet, werden heute zunehmend durch aldehydische Mittel verdrängt. Ihre Desinfektionswirkung ist aber, abgesehen von den genannten Inaktivierungsmöglichkeiten, gut. Sie werden deshalb hauptsächlich noch zur Wäsche- und Flächendesinfektion eingesetzt. Lösungen bestimmter Derivate sind auch zur Haut- und Händedesinfektion brauchbar. Unter Zusatz von Alkali, das ihre Penetrationsfähigkeit erhöht, lassen sich mit ihnen außerdem infektiöse Ex- und Sekrete, auch bei Tuberkulose, in einen hygienisch unbedenklichen Zustand überführen, soweit man nicht mit aggressiven Viren rechnen muß (2).

Unter den Halogenen haben Chlorgas und Chlor-abspaltende Verbindungen ihre hygienische Hauptbedeutung bei der Entkeimung von Trink-, Schwimmbad- und Abwasser. Chlorkalk und Chloramine sind ferner bei ausreichender Dosierung zur Desinfektion von Ex- und Sekreten nutzbar. Jod in alkoholischer Lösung stellt an sich das am zuverlässigsten wirksame Mittel zur Hautdesinfektion vor operativen Eingriffen dar. Die leider ausgeprägte allergisierende Fähigkeit der Jodtinktur ließ sich durch Anlagerung des Jod an Polyvinylpyrroliden weitgehend ausschalten, ohne die mikrobielle Aktivität wesentlich zu mindern (8). Die übrigen, in der Tabelle 7 genannten Substanzen haben wegen ihrer Wirkungslücken, ihrer Inaktivierbarkeit oder generell schwachen antimikrobiellen Eigenschaften jeweils nur sehr begrenzte Einsatzbereiche, sofern sie nicht mit anderen Verbindungen kombiniert werden. Hingewiesen sei nur noch auf die Peressigsäure, die anscheinend sowohl zur Händedesinfektion, als auch als sporocider Zusatz zu Alkoholen geeignet ist.

Tabelle 7. Anwendungsbereich chemischer Desinfektionsmittel (II)

Wirkstoffgruppe	wichtigste Verbindungen	Konzentrationsbereich	hauptsächliche Anwendungsgebiete
Halogene	Chlorgas Chlordioxid	0,2-0,3g/m^3 Wasser 0,05mg/l Wasser	Trinkwasser- und Badewasserdesinfektion, bei höherer Dosierung Abwasserdesinfektion
	Chlorkalk Chloramine	je nach Anwendungsbereich	Trinkwasserdesinfektion Desinfektion von Ex- und Sekreten
	Jod org. Jodverbindungen Brom	2,5-3% in alk.Lösgn. konz. 8,7% in alk. Lösgn.	Hautdesinfektion
Metallsalze	Phenylquecksilberborat	in alk. Lösg.	Hautdesinfektion
	org. Zinnverbindungen	0,5-1,5%	Flächendesinfektion in Verbindung mit anderen Substanzen
kationische Tenside	Quats	2%	hygienische Händedesinfektion
amphotere Tenside	Amphotenside	2-5%	Flächendesinfektion
Oxidantien	Wasserstoffperoxid, Kaliumpermanganat	3%	Haut- und Schleimhautdesinfektion
	Peressigsäure	0,2%	Händedesinfektion

Trotz der Vielzahl brauchbarer Desinfektionsmittelgruppen und einer Fülle aus ihnen bestehender, geprüfter Handelspräparate sind mangelhafte Desinfektionsergebnisse offenbar keine Seltenheit. Sieht man einmal von der Verwendung a priori ungeeigneter Präparate ab, sind bei der Aufzählung von Fehlermöglichkeiten (Tabelle 8) an erster Stelle die falsche Dosierung und der falsche Einsatz an sich wirksamer Präparate zu nennen (5). Besonders wenn die Gebrauchsverdünnung erst aus Konzentraten hergestellt werden muß, kommt es häufig zu Fehldosierungen, die auch durch Verwendung automatischer Dosiergeräte nicht ohne weiteres vermieden werden, wie Herr BOTZENHART gezeigt hat. Weiterhin sind verschiedene Mittel keinesfalls wahllos in ihren Einsatzbereichen austauschbar. So wird eine zur Hände- oder Schleimhautdesinfektion vorgesehene Substanz wie ein kationisches Tensid oder Wasserstoffperoxid beim Gebrauch an Oberflächen oder Instrumenten erwartungsgemäß versagen. Auch die Nichteinhaltung der erforderlichen Einwirkungszeiten muß einen ausreichenden Keimtötungseffekt zunichte machen. So sind sofortiges Waschen

Tabelle 8. Fehlermöglichkeiten bei der Desinfektion mit chemischen Mitteln

1. Verwendung nicht oder unzureichend desinfizierender Mittel (z.B. Nichtbeachtung spezifischer Wirkungslücken, Verwendung von Substanzen mit bloßer Reinigungswirkung)
2. Falscher Anwendungsbereich
3. falsche Dosierung
4. nicht ausreichende Einwirkungszeit
5. Nichtbeachtung von Inaktivierungsmöglichkeiten
6. mangelhafte Reinigung vor oder während der Desinfektion
7. fehlerhafte bzw. fehlende Desinfektion der Reinigungsutensilien
8. Rekontamination durch unzweckmäßige Folgemaßnahmen

Tabelle 9. Kontrolle der Desinfektionsmaßnahmen

1. ausschließliche Verwendung geprüfter und anerkannter Mittel
2. regelmäßige Überprüfung der verwendeten Desinfektionsmittelkonzentrationen (chemische Konzentrationsbestimmungen)
3. regelmäßige Kontrolle, ob die vorhandenen Mittel auch tatsächlich und richtig eingesetzt werden
4. Erfolgskontrolle der Desinfektionsmaßnahmen durch bakteriologische Untersuchungen vor, nach und 6 Std nach Desinfektion durch
   a) Kontaktkulturen
   b) Tupferabstriche
   c) Bestimmung des Luftkeimgehaltes
   d) Untersuchung von Materialproben

der Hände nach der Applikation des Desinfektonsmittels oder ein sofort angeschlossener weiterer Reinigungsprozeß nach erfolgter Flächendesinfektion nicht selten Ursachen für unzureichende Ergebnisse.

Unkenntnis oder Nichtbeachtung der genannten Inaktivierungsmöglichkeiten sind ein weiterer Grund für Mißerfolge, die besonders leicht bei der unkritischen eigenen Mischung von Desinfektions- und Reinigungsmitteln auftreten. Da die Wirkung der meisten Substanzen andererseits durch Verschmutzungen mehr oder weniger stark beeinträchtigt werden kann, muß eine ausreichende Reinigung vor oder während des Desinfektionsvorganges gewährleistet sein. Zum Schutz des Personals dürfen natürlich nicht-desinfizierende Vorreinigungen nur vorgenommen werden, wenn obligat pathogene Erreger nicht zu erwarten sind, auf Verkehrsflächen verbieten sie sich wegen der Gefahr der weiteren Verschleppung opportunistischer Hospitalkeime ganz.

Bei der desinfizierenden Reinigung von Verkehrsflächen stellen mikrobielle Kontaminationen der Reinigungsutensilien, unzweckmäßige Arbeitsweisen und Rekontaminationen durch Folgemaßnahmen besondere Unsicherheitsfaktoren dar (7). Insbesondere hat die

Aufbringung von Pflegemitteln nach der Desinfektion zu unterbleiben, da sie unweigerlich zu einer Rekontamination führt.

Bei den genannten vielfältigen und offenbar auch nicht selten vorkommenden Fehlern ist der sorgfältigen und konsequenten Kontrolle der Desinfektionsabläufe (Tabelle 9) großes Gewicht beizumessen (5). Um ihre zentrale Bedeutung zu betonen, sollte sich der verantwortliche Arzt von Zeit zu Zeit selbst um die Desinfektion in seinem Bereich kümmern und sich den Arbeitsablauf, die beauftragte Personengruppe und die verwendeten Mittel nennen bzw. zeigen lassen. Es ist selbstverständlich, daß aus Sicherheitsgründen nur geprüfte und anerkannte Präparate zum Einsatz kommen dürfen.

Schwieriger, aber erforderlich ist auch die regelmäßige Konzentrationsbestimmung der Gebrauchsverdünnungen, die in erschreckend hoher Zahl von den Sollwerten abweichen (8). Für einige aldehydische Handelspräparate stehen inzwischen schon einfach zu handhabende Teststreifen zur Verfügung., die die bisher aufwendige Prüfung der Konzentration wesentlich praktikabler machen.

Wie die Erfahrung gelehrt hat, kann man sich nicht darauf verlassen, daß vorhandene Mittel auch entsprechend den Vorschriften gebraucht werden, wenn man dies nicht unermüdlich kontrolliert. Unerlaubte Zumischung von warmem Wasser zur Gebrauchsverdünnung, überhaupt Weglassen des Desinfektionsmittels, um das Arbeiten mit Gummihandschuhen zu umgehen, Unfähigkeit zur Einhaltung des richtigen Mischungsverhältnisses und bewußtes oder unbewußtes Abweichen von eingeübten Arbeitsweisen sind offenbar an der Tagesordnung.

So sollte man sich laufend davon überzeugen, vor allem bei externem Reinigungspersonal, daß die Zwei-Eimer-Methode (Abb. 1) richtig und ausnahmslos zur desinfizierenden Reinigung von Verkehrsflächen zur Anwendung kommt und daß Lappen und Sauger nach jedem Gebrauch für mehrere Stunden desinfiziert, dann getrocknet und trocken gelagert werden.

Letztlich die einzige Möglichkeit zur umfassenden Beurteilung aller Desinfektionsmaßnahmen ist die bakteriologische Erfolgskontrolle, die allerdings nur dann ausreichende Aufschlüsse über den Wirkungsgrad gibt, wenn sie vor, unmittelbar nach und etwa 6 Std nach Desinfektion erfolgt.

Um alle erforderlichen Arbeiten sachgerecht, ökonomisch und betriebssicher ausführen zu lassen, ist die Aufstellung eines detaillierten Desinfektionsplanes unerläßlich. Dieser darf aber nicht kritiklos ein allgemeines Schema übernehmen, sondern muß individuell an die jeweiligen örtlichen Gegebenheiten angepaßt werden.

Trotz der nur bruchstückhaften Aufzählung von Verfahren, Fehlern und Versäumnissen und Abhilfe- und Kontrollmaßnahmen hoffe ich, deutlich gemacht zu haben, daß die heutigen hygienischen Probleme im Krankenhaus und die vorrangig dazu gehörenden Risiken der Hospitalinfektionen weniger auf einen Mangel geeigneter Methoden und wirksamer Mittel, als auf deren unzureichende Nutzung zurückgehen. Es dürften deshalb noch Reserven bestehen, deren vollständige Ausschöpfung auch ohne die Entwicklung grundsätzlich neuer Techniken eine bessere Bekämpfung der nosokomialen Infektionen und ihrer Erreger ermöglichen müßte.

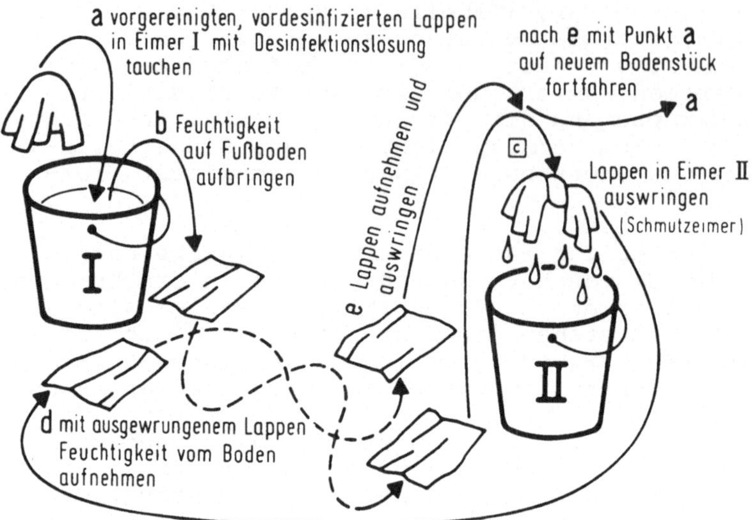

Abb. 1. Zwei-Eimer-Methode zur desinfizierenden Reinigung von Verkehrsflächen (aus RÜDEN et al., 1976)

Literatur

1. ADAM, W.: Desinfektion und Sterilisation im Krankenhaus. Internist 18, 374-381 (1977).
2. Anonym: IV. Liste der nach den "Richtlinien für die Prüfung chemischer Desinfektionsmittel" geprüften und von der Deutschen Gesellschaft für Hygiene und Mikrobiologie als wirksam befundenen Desinfektionsmittel. Ges.wesen und Desinf. 2 (1974).
3. Anonym: Richtlinie für die Erkennung, Verhütung und Bekämpfung von Krankenhausinfektionen. Bundesgesundheitsblatt 19, 1-7 (1976).
4. BADER, R.-E.: Gesetze, Verordnungen und Richtlinien zur Praxis- und Krankenhaushygiene. Internist 18, 345-352 (1977).
5. BOTZENHART, K.: Kontrolle der Desinfektion. Das Krankenhaus 69, 378-381 (1977).
6. HAHN, W.: Wirkung von Desinfektionsmitteln bei Viruskrankheiten. Das Krankenhaus 69, 383-385 (1977).
7. RÜDEN, H., FISCHER, P., SCHOENEN, D.: Anforderungen an Reinigung und Desinfektion. Rat. Reinigen 27, 50-52 und 55-56 (1976).
8. THOFERN, E. und BOTZENHART, K.: Fehlermöglichkeiten und Kontrolle bei der Sterilisation und der Desinfektion. Das Krankenhaus 67, Heft 5 (1975).
9. TOLON, M., THOFERN, E., MIEDERER, S.E.: Disinfection Procedures of Fiberscopes in Endoscopy Departements. Endoscopy 8, 24-29 (1976).
10. WERNER, H.-P., WIEDERMANN, G. und FLAMM, H.: Angewandte Hygiene im Krankenhaus. Wien-München: Göschi 1972.

K.H. Knoll, Marburg

Die hygienische Bedeutung der Entsorgung des Krankenhauses

Im Rahmen der Umwelt-Hygiene gebührt auf vielen Gebieten der Entsorgung heute bereits Priorität vor der Versorgung. Nicht oder nur unvollständig gelöste Beseitigungsprobleme bei festen, flüssigen und gasförmigen Abfällen können zur Einschränkung oder zum Erliegen von Versorgungseinrichtungen führen.

Ebenso haben im Bereich des Krankenhauses nosocomiale Infektionen und Hospitalismus-Probleme enge Beziehungen zur Entsorgung von Abfallstoffen, die ihrerseits für den Hygieniker bei der eigentlichen Beseitigung zusätzliche umweltrelevante Probleme aufwerfen.

Die Forderungen nach mehr Hygiene in der Krankenhausversorgung führten zu Umstrukturierungen auf verschiedenen Gebieten, wodurch die Problematik um die Entsorgung ebenfalls erweitert wurde. Einmalgeräte, Einwegwäsche und Vliesstoff-Hygiene kennzeichnen den Trend in der Krankenhaushygiene, der zunächst eingeschlagen wurde, ohne daß die Frage der Entsorgung ebenfalls von Seiten der Hygiene befriedigend gelöst war. Dies führte zwangsläufig zu einem beträchtlichen Anstieg der krankenhausspezifischen Abfälle, deren Anteile in einigen Kliniken über 50% der Gesamtabfälle ausmachen. Dabei ist zu berücksichtigen, daß zwischen verschiedenen Fachkliniken oder Abteilungen große Differenzen vorliegen. Aus krankenhaushygienischer Sicht muß aber beachtet werden, daß gerade in jenen Bereichen, die in besonderem Maße vor Infektionen geschützt werden müssen oder in jenen, von denen bevorzugt Infektionen ausgehen können, der Anteil krankenhausspezifischer Abfälle am größten ist.

Bei Krankenhäusern der Größenordnung etwa zwischen 200-500 Betten resultiert für 1977 ein mittlerer Müllanfall von 1450 kg/Bett/Jahr; dabei müssen für die Infektionsabteilung fast 2000 kg/Bett/Jahr mit einem Volumen von nahezu 12 m^3/Bett/Jahr angerechnet werden. Gynäkologie und Chirurgie stehen mit einem Abfallvolumen von 8-10 m^3 pro Bett und Jahr an nächster Stelle, wobei dessen prozentualer Anteil krankenhausspezifischer Abfälle mit 60-70% der höchste von allen Funktionsbereichen ist. Krankenhausspezifische Abfälle sind aber bevorzugt Träger und Vektoren nosocomialer Infektionskeime und müssen sogar oft als optimale Nährböden für Hospitalismuskeime angesehen werden. Neben Streptokokken, Staphylokokken und Pseudomonaden werden auch häufig Enterobacteriaceen in solchen Abfällen nachgewiesen. Aus diesem Grunde gelten für deren Einsammeln, Befördern, Behandeln, Lagern oder Ablagern und Beseitigen auch besonders hygienische Regeln.

Bereits im Jahre 1974 wurde in einem im Auftrag von Bund und Ländern erstellten Merkblatt zur Beseitigung von Abfällen aus Krankenhäusern das Einsammeln und Befördern der nach verschiedenen Kategorien eingeteilten Abfälle angesprochen. Im Auftrage des Bundesministeriums des Innern wurde eine weitere Studie zur Erfassung und Beseitigung von Abfällen aus Krankenhäusern erstellt. In ihr werden den hausmüllähnlichen Abfällen, Sperrmüll und Speisenresten, krankenhausspezifische, Pharma- und Sonder-Abfälle gegenübergestellt. In der nach Novellierung des Abfallbeseitigungsgesetzes geänderten Fassung gelten ab 1.1.1977 für Abfälle, welche Erreger übertragbare Krankheiten enthalten oder hervorbringen können, zusätzliche Anforderungen für die Beseitigung. So fallen z.B. Krankenhäuser mit mindestens einer der folgenden Abteilungen Chirurgie, Gynäkologie und Geburtenhilfe, Dialysestation, Infektionsstation, Blutbank, Pathologie, Mikrobiologie, Virologie unter diese Verordnung zu § 2 Abs. 2 Abfallbeseitigungsgesetz und haben auf die daraus abzuleitenden Rechtsfolgen zu achten, zu denen beispielsweise die Verpflichtung gehört, einen Betriebsbeauftragten für Abfall zu bestellen.

Aus allen diesen Hinweisen wird deutlich, welche Bedeutung der Beseitigung krankenhausspezifischer Abfälle aus umwelthygienischer Sicht beigemessen wird. Umsomehr muß die krankenhausinterne Entsorgung unter solchen Bedingungen durchgeführt werden, welche zur Optimierung der Krankenhaushygiene beitragen. Dabei kommt es darauf an, praxisbezogene Lösungen anzubieten, die auch unter erschwerten Bedingungen praktikabel sind.

Im chirurgischen Bereich wird die Entsorgung in den OP-Einheiten, in der Intensivpflege und auf Station mit unterschiedlichen Hygiene-Parametern ablaufen müssen. Nach der Richtlinie des Bundesgesundheitsamtes für die Erkennung, Verhütung und Bekämpfung von Krankenhausinfektionen werden diese Einheiten sowohl den Bereichen zugeordnet, die in besonderem Maße vor Infektionen geschützt werden müssen, als auch zu jenen gerechnet, von denen bevorzugt Infektionen ausgehen können oder die ein mittleres Infektionsrisiko haben. Der Entsorgung des OP-Bereiches kommt dabei aus krankenhaushygienischer Sicht eine besondere Bedeutung zu. Obwohl Fragen der Abwasserbeseitigung und der Abluft-Hygiene ebenfalls von Interesse wären, sollen nur Probleme der Entsorgung fester Stoffe angesprochen werden.

Grundsätzlich müssen einschließlich der Instrumentenentsorgung im OP-Trakt vier verschiedene Entsorgungsbereiche differenziert werden: OP-Wäsche, OP-Abfall, Körperteile und Organabfälle, welche auch seperat einzusammeln sind, da sie unterschiedlicher Weiterbehandlung zugeführt werden müssen. Für die Instrumenten-Entsorgung sollte unabhängig vom Vorhandensein einer dezentralen oder Zentralsterilisation das Prinzip der Desinfektion am Krankenbett eingehalten werden, wobei der Forderung nach mechanisch-desinfizierender Vorreinigung möglichst im Anschluß an die Nutzung Priorität gebührt. Körperteile und Organabfälle müssen als Sonderabfälle einem besonderen Verbrennungsverfahren unterzogen werden; dies bedingt ihre von den übrigen OP-Abfällen getrennte Einsammlung in undurchsichtigen und verschließbaren Einwegbehältnissen. Da die Verbrennung in Spezialöfen oder Krematorien erfolgen muß, kann kurzzeitige Aufbewahrung unter Tiefkühlung notwendig werden.

Eine weitere Auftrennung des übrigen OP-Abfalles in Zellstoff, Kuststoff, Glas, Metalle kann weder vom Operationsablauf als praktikabel gefordert werden, noch ist ein solches Vorgehen notwendig, zumal der gesamte OP-Abfall als krankenhausspezifischer Müll einer ordnungsgemäßen Verbrennung zugeführt wird. Ebenfalls wird im OP anfallende Einmalwäsche zusammen mit diesen Abfällen beseitigt. Für den Transport derartiger Abfälle sind Schutzbehältnisse vorgeschrieben, die Verletzungen des Personals oder Verschmutzung des Transportwegs verhindern.

Für die Entsorgung der Schmutzwäsche aus dem OP-Bereich sind ausreichend große Sammelbehältnisse außerhalb der Sterilzone I bereitszustellen, welche eine weitgehend staubfreie Einsammlung gewährleisten. Daß die Auswahl der für den OP und andere Steril-Bereiche zweckmäßigen Textilien und die dafür geeigneten Waschverfahren für die Staubentstehung von großer Bedeutung sein können, soll nur am Rande vermerkt werden.

Sofern völlig kreuzungsfreie Versorgungs- und Entsorgungswege im OP-Bereich einzuhalten sind, sollte die Entsorgung grundsätzlich nach jeder Operation durchgeführt werden; andernfalls in möglichst kurzen Zeitabständen, um sekundären Kontaminationen aus überfüllten Sammelbehältern vorzubeugen.

Umladestationen oder weitere Sammelstellen für Abfälle innerhalb des Klinikbereiches sind möglichst zu vermeiden. Werden diese bei größeren Häusern unumgänglich, so kann nur ein Containerprinzip akzeptiert werden, bei dem Keimverschleppungen weitgehend ausgeschlossen sind.

In diesem Zusammenhang müssen auch die pneumatischen Sammelsysteme erwähnt werden, die in letzter Zeit auch zur Abfallentsorgung im Krankenhausbereich eingesetzt wurden. Derartige Einrichtungen können dann auch von der Hygiene anerkannt werden, wenn sekundäre Verkeimungen im Klinikbereich ausgeschlossen sind. Für die Entsorgung von Steril- wie Infektionsbereichen sollten jedoch keine pneumatischen Systeme eingesetzt werden.

Für die endgültige Beseitigung krankenhausspezifischer Abfälle wurden inzwischen Müllverbrennungsanlagen entwickelt, die auch der unterschiedlichen Zusammensetzung dieser Abfallstoffe gegenüber Hausmüll gerecht werden. Die eigentliche Verbrennungseinheit und die Einrichtungen zur Abluftreinigung konnten den Bedürfnissen der krankenhausspezifischen Abfälle mit teils extrem hohen Kunststoffanteilen angepaßt werden. Allerdings wird der sichere und ökonomische Betrieb derartiger Anlagen erst von einer bestimmten Abfallmenge an eingestellt, so daß sie meist nur bei größeren Krankenhauseinheiten, wie Universitätskliniken, installiert werden. In manchen Bundesländern werden z.Zt. im Rahmen von Abfallbeseitigungsplänen zentrale Krankenhausmüll-Verbrennungsanlagen für mehrere Kliniken gemeinsam konzipiert, so daß auch für kleinere Einheiten eine einwandfreie Abfallbeseitigung ermöglicht wird.

Wenn die Beseitigung von krankenhausspezifischen Abfällen vom Gesetzgeber bisher weitgehend unter den Aspekten der Umwelt-Hygiene gesehen wurde, so gewinnt aus krankenhaushygienischer Sicht die einwandfreie Entsorgung von Problembereichen zur Verhütung nosocomialer Infektionen zunehmend an Bedeutung. Die für den OP-Bereich gültigen Vorschläge sollten in analoger Weise auch für andere Sterilzonen Anwendung finden. Dabei muß nochmals auf die Möglichkeit der "Desinfektion am Krankenbett" hingewiesen werden, welche als wichtige Maßnahme auf vielen Gebieten der Krankenhaushygiene vorrangige Bedeutung hat; sie gewinnt gerade auch für die Entsorgung Beachtung, zumal die Desinfektion von Abfallstoffen nicht nur auf der Infektionsstation als obligatorisch angesehen werden muß, sondern auch in anderen Bereichen als Alternativmöglichkeit zu aufwendigen Transport- und Beseitigungssystemen Bedeutung hat.

Wenn somit der Entsorgung im Krankenhausbereich die gleiche hygienische Bedeutung beigemessen wird, wie der Versorgung und den Desinfektions- und Sterilisationsmaßnahmen, sie also gleichrangig in das Hygiene-Bewußtsein aller im Krankenhaus tätigen Personen eingeht, dann wurde ein weiterer Beitrag zur Verbesserung der Krankenhaushygiene geleistet.

Literatur

1. Bundesminister des Innern: Untersuchung über die Erfassung und Beseitigung von Abfällen aus Krankenhäusern und ähnlichen Einrichtungen einschließlich Pharma-Abfällen. Heft 10 der Beihefte zu Müll und Abfall, Erich Schmidt Verlag, Berlin 1974.
2. Bundesrepublik Deutschland: Abfallbeseitigungsgesetz i.d.F. vom 21.6.1976, Bundesgesetzblatt I, S. 41/228, 1977.
3. KNOLL, K.H.: Abfallbeseitigung im Krankenhaus, Zbl.Bakter.Hyg. I.Abt.Orig. A 227, 522-523 (1974).
4. Richtlinie für die Erkennung, Verhütung und Bekämpfung von Krankenhausinfektionen des Bundesgesundheitsamtes, Bundesgesundheitsblatt 19. Jg.Nr.1, 1-8 (1976).
5. ZfA-Merkblatt Nr. 8: Die Beseitigung von Abfällen aus Krankenhäusern, Arztpraxen und sonstigen Einrichtungen des medizinischen Bereichs. Bundesgesundheitsblatt, 17. Jg.Nr. 23, 355-357 (1974).

L. Zichner, Frankfurt a.M.

Erfahrungen mit einer ultrasterilen Operationseinheit

Die Endoprothetik hat sich im orthopädisch-chirurgischen Alltag größerer Kliniken durchgesetzt und nimmt einen ständig steigenden Raum im Operationsprogramm von Kliniken ein, die sich mit dem Gelenkersatz befassen. Doch trotz der in den letzten 2 Jahrzehnten erzielten Fortschritte in der Knochen- und Gelenkchirurgie besteht weiterhin in der Gefahr der Wundinfkeiton ein sehr ernst zu nehmendes Problem. Zusätzlich erhöht wird die Infektionsgefahr immer dann, wenn große Implantate, wie Hüft- und Kniegelenksendoprothesen in das Körpergewebe eingebracht werden (WEBER, 1971).

Das Angehen eines Infektes hängt einmal vom Operationsgebiet ab. Operationen an Knochen und in Gelenken sind weitaus gefährdeter als Eingriffe in anderen Geweben. Knochen sind weniger widerstandsfähig gegen Keime als gut durchblutete Weichteile. Weiterhin bestimmen das Alter und die Abwehrkraft des Patienten mit über die Infektionsrate.

Diese Faktoren sind jedoch wenig zu beeinflussen. Weitgehend kontrollierbar sind jedoch Menge und Virulenz der Bakterien, vermindert man die Kontaminationsquellen, aus denen Bakterien kommen können, die möglicherweise zu einem Infekt führen. Als wichtigste Verunreinigungsquellen mit Bakterien sind zu nennen:

1. Die Körperoberfläche des Patienten und der Personen des Operationsteams,
2. das Operationsinstrumentarium,
3. die haematogene Aussaat vom Patienten selbst und
4. die Luft im Operationssaal.

Teilweise ausschalten kann der Chirurg diese Kontaminationsquellen durch:

1. eine sorgfältige Vorbereitung des Patienten,
2. exaktes, steriles Abdecken des Operationsfeldes unter Verwendung von Incisionsfolien,
3. durch einwandfrei sterilisiertes Operationsmaterial und
4. durch schnelles und gewebeschonendes Operieren.

Besonderer Vorkehrungen bedarf es jedoch zur Verminderung des Keimgehaltes der Luft. Hierzu bieten sich sog. ultrasterile Operationseinheiten an.

CHARNLEY (1969) entwickelte 1961 aufgrund von Erfahrungen in der Bierbrauerei die erste sterile Operationsbox mit einem vertikalen Luftstrom. WHITCOMB (1969) verfeinerte 1965 dieses Prinzip durch bessere Filter und ungestörteren Luftabfluß. Auf dem Kontinent war es neben BOEHRLER (1968 in Linz) WEBER (1971), der 1970 in St.Gallen eine mit MEIERHANS entwickelte sterile Operationsbox in Betrieb nahm.

Seit März 1972 steht uns in unserer Klinik als einer der ersten in der Bundesrepublik eine solche sog. ultrasterile Operationseinheit zur Verfügung. Diese entspricht konstruktiv der St.Galler Box.

Diese Operations-Einheit steht als Raum im Raum (Abb.1). Sie ist weitgehend abgetrennt von der rückwärtigen Sterilzone, von der die Beschickung mit dem notwendigen Instrumentarium erfolgt (Abb.2). Die Trennung zur Anaesthesiezone wird durch sterile Tücher vorgenommen (Abb.3), durch welche der Patient so weit als nötig in die Box gefahren wird. Der Patient wird zuvor in einem Vorraum auf den Operationstisch gelagert. Hier wird erstmals die Haut desinfiziert und das Operationsfeld mit sterilen andersfarbigen Tüchern (blau) abgedeckt. Im eigentlichen Operationsraum wird das Operationsgebiet erneut desinfiziert und endgültig steril (grün) abgedeckt.

In der Box befinden sich dann nur noch der zu operierende Teil des Patienten und das Operationsteam mit der Instrumentierschwester (s.Abb.2). Turbulenzen durch andere üblicherweise im Operationssaal Anwesende fehlen. Diese Anordnung erlaubt auch Operationsdemonstrationen vor größerem Publikum.

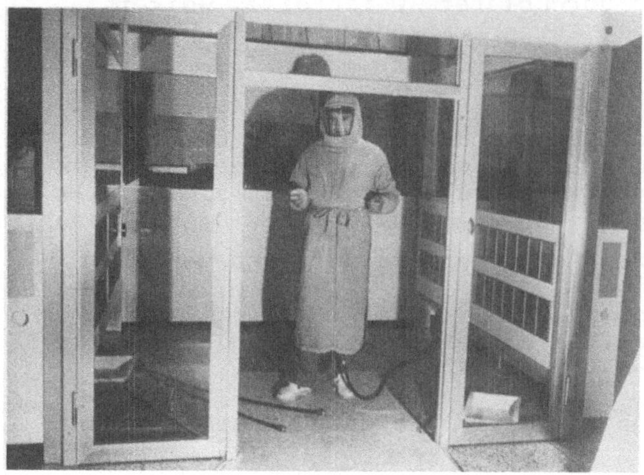

Abb. 1. Die ultrasterile Operationseinheit steht als Raum im Raum. Durch die verglasten Seitenwände kann alles Geschehen sehr gut beobachtet werden. Das Operationsteam trägt einen Plastikhelm und Operationskittel aus doppelt verarbeitetem Gewebe. Die Ausatemluft wird über Schläuche abgesaugt

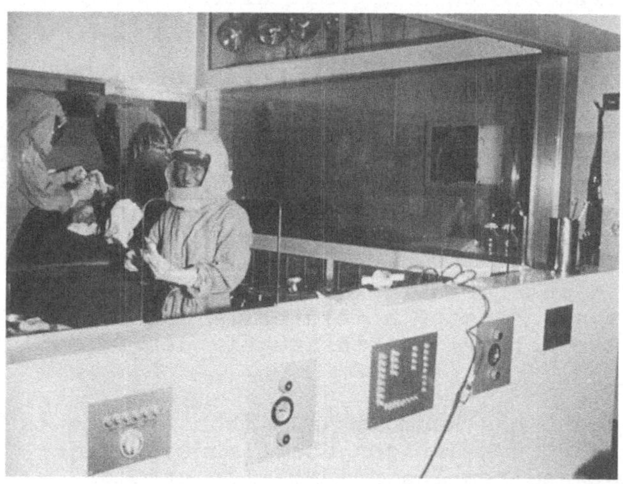

Abb. 2. Von der Sterilzone aus wird die Einheit durch Aussparungen in der Verglasung beschickt. In der OP-Box befinden sich nur noch Operateure und Instrumentierschwester

Die Operationsequipe trägt (wie auch bei CHARNLEY, nicht jedoch beim WHITCOMB'SCHEN Prinzip) Helme aus Plastik (s. Abb. 1) und völlig abschließende Operationskittel aus besonders dichtem doppelschichtig verarbeitetem Gewebe. Durch Schläuche, die unter dem Schutzanzug und um den Hals getragen werden, wird die Ausatemluft abgesaugt.

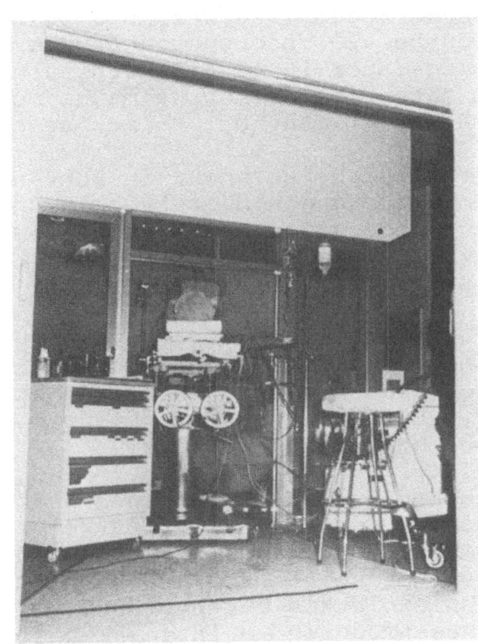

Abb. 3. Von der Anaesthesiezone wird der Patient so weit als nötig in die Box hereingefahren. Die Trennung im Box-Einlaß erfolgt mit sterilen Tüchern

Frische Luft fließt durch Schlitze im Helm nach. Das Tragen der Helme ist, wie auch WEBER (1973) nachgewiesen hat, unbedingt erforderlich. Denn nur die hermetische Abschirmung der Haut der Operateure vom Luftstrom garantiert die Ausschaltung dieser Kontaminationsquelle.

Die Luft, welche die Box durchströmt, wird nach Aufbereitung in einem Filtersystem von der Decke her völlig keimfrei und gleichmäßig eingepreßt: Dabei sorgt eine große Luftmenge, bereitgestellt durch 700 Luftwechsel in der Stunde, - im Gegensatz zu 10-20 im konventionellen Operationssaal - für einen großen Überdruck gegenüber der Umgebung. Eine Luftrückströmung und damit Turbulenzen treten nicht ein, da die Luft kolbenartig die Kabine von oben nach unten durchzieht und seitlich von dem Kanalsystem in den Seitenwänden abgesogen und zu 80% als Umluft erneut in die Box zurückgeführt wird.

Den Reinheitsgrad der Luft unserer Operationsbox überwachen wir (STEIN und WILLERT, 1973) durch Bestimmung der Keimzahl. Vor den Operationen und neben der Wunde während der Operation wird die Luft durch ein steriles Gelatinefilter in einem Metalltrichter abgesaugt. Über ein Durchfluß-Meßinstrument wird das Sammelgerät an die Vakuumanlage angeschlossen. Die Absaugmenge beträgt 20-30 l/min. Aufgrund der großen Filterfläche von 12,5 cm^2 entspricht die Absauggeschwindigkeit dem idealen Wert von 0,45 m/s, was eine isokinetische Entnahme der Proben in der Kolbenströmung ermöglicht. Das Filterblatt wird bei 37°C Temperatur für 48 Std auf einer Blut-Agar-Platte bebrütet und anschließend die Kolonien ausgezählt.

Folgende Ergebnisse werden dabei erzielt: In der Operationsbox wurden bei 20 Untersuchungen über eine Zeit von 1955 min Untersuchungsdauer in 48 875 Liter abgesaugter Luft 4 Keime gezählt. Dies entspricht einer Keimzahl von 0,082 Keimen pro cbm Luft. WEBER (1971) fand 0,7 Keime pro cbm Luft.

Zum Vergleich haben wir in konventionellen Operationsälen bei 20 Untersuchungen über 590 min Untersuchungsdauer in 14 750 Litern abgesaugter Luft 3456 Keime gezählt. Dies ergibt eine Keimzahl von 234 Keimen pro cbm Luft. WEBER teilt 125 Keime pro cbm Luft mit.

Die Differenzierung der Keimkulturen erbrachte für die Box den apathogenen Keim Staphylococcus albus. Im konventionellen Saal fanden sich folgende Keime: 1. apathogener Staphylococcus albus 19 x, grampositive Sporenbildner der Subtilis-Gruppe 4 x und Staphylococcus aureus 2 x.

Wir haben in den vergangenen 5 1/2 Jahren in unserer sterilen Box unter den geschilderten Voraussetzungen 1638 Eingriffe vorgenommen. Bei 1444 Patienten wurden Endoprothesen der Hüftgelenke implantiert und an 194 Patienten der prothetische Ersatz des Kniegelenkes durchgeführt. Die Verteilung auf die einzelnen Prothesenmodelle ist in der Tabelle 1 wiedergegeben. Zahlenmäßig führend sind die konventionellen Hüftendoprothesen.

Bei allen diesen Operationen machen wir zur weiteren Kontrolle Abstriche mit einem sterilen Watteträger direkt aus dem Gelenk. Diese Proben werden in einer Nährbouillon bei 37°C für 48 Std bebrütet und qualitativ auf ihren Keimgehalt untersucht. Die ersten bakteriologischen Untersuchungen ergaben im 1. Halbjahr nach Inbetriebnahme der Einheit folgendes Ergebnis:

In 45 Abstrichen bei Operationen im konventionellen Operationssaal fanden sich:

Kein Wachstum bei 40 Abstrichen,
Staphylococcus aureus bei 2 Abstrichen und
apathogener Staphylococcus albus bei 3 Abstrichen
(positive Abstriche in 11%).

In 110 Abstrichen bei Hüftoperationen in der Operationsbox fanden sich:

Kein Wachstum in 102 Fällen,
Escherichia coli in 2 Fällen, Enterococcen in 2 Fällen,
Staphylococcus aureus in 3 Fällen und
apathogener Staphylococcus albus in 1 Fall.
(7,2% der Abstriche waren positiv).

Die Ergebnisse der Untersuchungen von Oktober 1972 bis Oktober 1976 bei 674 Abstrichen (Tabelle 2), abgenommen in der Sterilkabine, ergaben bei den Hüfttotalendoprothesen noch 16 positive Abstriche. Diese Ergebnisse sind also deutlich günstiger gegenüber den konventionellen Operationssälen und den ersten Keimbestimmungen in der Operationsbox.

Tabelle 1. Anzahl und Art der Eingriffe in der OP-Box (März 1972 - Oktober 1976)

Hüftendoprothesen		1444
davon Totalprothesen	1402	
Schalenprothesen	42	
Knieendoprothesen		194
davon Schlittenprothesen	89	
Gleitflächenprothesen	27	
Totalprothesen	71	
Patellagleitbahn	7	
Total		1638

Tabelle 2. Abstrich - Ergebnisse bei TEP-Hüfte (Oktober 1972 - Oktober 1976)

Anzahl der Abstriche	674 = 100%
Negative Ergebnisse (absolut steril)	658 = 97,6%
Positive Ergebnisse	16 = 2,4%

Tabelle 3. Infektrate

bei 1442	Hüftendoprothesen
16	Infekte (1,1%)
bei 194	Knieendoprothesen
1	Infekt (0,5%)

Folgende Keime wurden angetroffen:

Staphylococcus aureus 3 x,
Escherichia coli 2 x,
Enterococcen 2 x,
Streptococcen 1 x,
Pyocyaneus kein x,
Proteus 1 x und
apathogener Staphylococcus albus 7 x.

Mit diesen bakteriologischen Befunden sind die klinischen Ergebnisse zu vergleichen (Tabelle 3).

Bei 194 Knieendoprothesen-Operationen stellte sich ein akuter Infekt ein. In 2 anderen Abstrichen war eine Kontamination ohne späteren Infekt festzustellen.

Bei den Hüftoperationen mit der Schalenprothese ist bisher keine durch einen Infekt kompliziert worden. Ein Abstrich zeigte eine Kontamination mit Escherichia coli.

Bei den konventionellen Hüftimplantaten mußten wir 16 Infekte feststellen. Davon traten 12 Infekte akut als Frühinfekte und 4 als Spätinfekte nach mehr als 2 Jahren nach der Operation auf. Dies entspricht einer Gesamt-Infektionsrate von 1,1%. CHARNLEY (1969) teilt eine 0,6%ige Früh-Infektionsrate mit, WEBER (1971) eine Infektrate von 0,8% gegenüber 4% vor Einführung der Box.

Die Keimbesiedlung der infizierten Hüften bestand aus:

Staphylococcus aureus 7 x,
Streptococcen 1 x,
Escherichia coli 1 x,
Enterococcen 1 x,
Proteus 1 x,
Pyocyaneus 1 x und
apathogener Staphylococcus albus 2 x.
2 Abstriche waren steril.

Eine Übereinstimmung der Keime aus den infizierten Hüften mit den Box-Abstrichen fand sich in 2 Fällen, ein unterschiedlicher Keim in einem Fall. Primär keine Keime bei später entzündlich veränderten Hüften fanden wir nach 13 Operationen.

Aufgrund dieser Ergebnisse kann festgestellt werden, daß in unseren konventionellen Operationsräumen die Bakterienzahl im Normbereich liegt. Die Mehrzahl der gefundenen Keime gelten zudem als apathogen. Eine Wundheilstörung trat bei keinem Patienten mit positivem Abstrich ein.

In der Operationsbox ist die Luft nahezu steril. Die im ersten Halbjahr nach Inbetriebnahme der Box in den Abstrichen gefundenen Keime führten nicht zu Wundheilungsstörungen oder infektiösen Lockerungen und stehen daher im Gegensatz zu den Luftuntersuchungen. In der Folgezeit hat sich der prozentuale Anteil der positiven Abstriche deutlich vermindert. Es ist daher zu fragen, wenn die Luft in der Operationskabine und die Atemluft der Operateure als Kontaminationsquelle ausgeschaltet sind, welche Fehlerquellen noch bestehen.

In Frage kommen:

1. Die Körperoberfläche des Patienten und die Bekleidung des Operationsteams,
2. das Instrumentarium,
3. die Gewebe und Organe des Patienten und
4. die bakteriologische Untersuchung.

Durch Fehler bei der Hautdesinfektion, beim Abdecken des Operationsfeldes oder beim Einkleiden der Operateure können von außen Keime in die Sterileinheit eingebracht werden. Dies war im ersten Halbjahr nach Inbetriebnahme der Box mit ein Grund für die zahlreichen positiven Abstriche. Sie können aber, wie unsere Ergebnisse gezeigt haben, und müssen vermieden werden.

Nicht einwandfreies sterilles Instrumentarium, wie z.B. industriell verpackte, aber unsterile Einmalmesser, kann Keime in die Box einschleppen.

Eine endogene Bakterienquelle kann ausgeschlossen werden, da Hohlorgane z.B. der Bauchhöhle nicht eröffnet werden.

Eventuelle Verunreinigungen der Abstriche im bakteriologischen Labor oder falsche Handhabung der Abstriche können die Ergebnisse verfälschen.

Zusammenfassung

Die sog. ultrasterile Operationseinheit bietet zwar eine größere Sicherheit im Hinblick auf mögliche Infektionsgefahren, da man in nahezu keimfreier Luft arbeitet. Andererseits darf sie jedoch nicht dazu verleiten, angesichts des Fortschritts auf einem Teilgebiet die Sterilitätskautelen bei anderen Faktoren zu vernachlässigen. Vielmehr sollte diesen Teilaspekten der Gesamtsterilität eines operativen Vorganges besondere Aufmerksamkeit gewidmet werden. Denn die Nachteile, wie räumliche Beengtheit, begrenzte Einsatzmöglichkeit röntgendiagnostischer Hilfsmittel und eingeschränkte Kommunikation können nur dann als sinnvoll akzeptiert werden, wenn die Vorteile für den Patienten überwiegen. Eine sterile Operations-Box fordert ein geschultes und erfahrenes Operationsteam und kann keine Alibifunktion für inkorrektes und traumatisierendes Vorgehen übernehmen. Dieses zeigt auch unsere Statistik von infizierten Hüften (HEIPERTZ, 1976), daß etwa die Hälfte der entzündlich gelockerten Prothesen von Erstoperateuren (in der Box!) eingesetzt wurden (Tabelle 4).

Tabelle 4. OP wegen Infekten

Pat.	Eingriffe	Lockerung	Erstoperateur
16	19	16	8

Die exakte Nutzung einer sterilen Box erlaubt bei den großen endoprothetischen Eingriffen die Infektionsrate von 4-5% auf 1% oder darunter zu senken. Die Möglichkeiten einer solchen Klimaanlage tragen aber nur dazu bei, die aerogene Keimübertragung zu bekämpfen. Nicht beeinflußt wird die Kontaktübertragung. Demzufolge dürfen die übrigen Forderungen der Asepsis und Antispetik nicht vernachlässigt werden.

(Darüberhinaus läßt sich durch diese Einrichtung ein Raum preisgünstig zu einer sterilen Operationseinheit herrichten, der sonst aus baulichen Gründen nicht klimatisierbar ist).

Literatur

WEBER, Bg., STÜRMER, G., MEIERHANS, R.: Sterile Operationsboxen. Zeitschr. Orthopädie 109, 803-813, (1971).

CHARNLEY, J.: La "serre" de Wrightington. Rev.Chir.Orthop. 55, 231, (1969).

WHITCOMB, Jg.: Laminar Flow devices in critical Hospital Areas. Technical lecture, Stanford Univ. Talo Alto, USA, (1969).

WEBER, Bg., STÜRMER, G., MEIERHANS, R.: Die Bekleidung eines Operationsteams in einer sterilen Operationskabine. Reinraumtechnik I, 132-134, (1973).

STEIN, O., WILLERT, H.G.: Erfahrungen mit einer ultrasterilen Operationsboxe. Reinraumtechnik I, 129-132, (1973).

HEIPERTZ, W., WILLERT, H.G., ZICHNER, L.: Das Risiko der Implantatlockerung - eine Analyse unseres Krankengutes, Orthop. Praxis 12, 1104-1109, (1976).

U. Knapp und U. Ullmann, Tübingen

Ergebnisse bakteriologischer Untersuchungen von Operationswunden im konventionellen und im Laminar-Flow-Operationsraum

In der traumatologisch-orthopädischen Implantatchirurgie stellt die Wundinfektion noch immer eine folgenschwere, mitunter den ganzen Operationserfolg in Frage stellende Komplikation dar. Mögliche Infektionsquellen sind - eine lückenlose Asepsis im Operationsbereich vorausgesetzt - neben der Haut des Patienten, in erster Linie an Partikel gebundene Schwebekeime aus der Luft des Operationsraumes. Aus einer Vielzahl von Untersuchungen wissen wir, daß in konventionellen Operationsräumen Keimkonzentrationen bis 400 Keime pro Kubikmeter Luft durchaus nicht außergewöhnlich sind. Der Keimgehalt der Luft ist dabei vor allem von der Zahl der anwesenden Personen und deren Tätigkeit im Operationssaal abhängig. Bislang war es allerdings noch nicht möglich, die tatsächliche Bedeutung der Luftkeime als Infektionsquelle zahlenmäßig zu erfassen.

Untersuchungsergebnisse

Eigene Untersuchungen bei über 1000 im konventionellen Operationsraum durchgeführten Gelenkersatzoperationen ergaben, daß die Wunden am Ende des Eingriffes - also zum Zeitpunkt der längsten Luftkontamination des Gewebes - in 41% der Fälle bakteriell kontaminiert waren. Dabei müssen mindestens die Hälfte der nachgewiesenen Mikroorganismen den pathogenen Keimen zugerechnet werden, wobei Staphylococcus aureus deutlich überwiegen. Eine bakterielle Wundkontamination ist freilich noch lange nicht gleichbedeutend mit einem Infekt. Die Zahl der Krankheitserreger, die Ausdehnung der gesetzten Gewebsnekrosen und nicht zuletzt die Abwehrkraft des Operierten selbst spielen sicher eine erhebliche, ja sogar entscheidende Rolle für das Zustandekommen eines Wundinfektes. Nur so ist es zu erklären, daß in unserem Krankengut bei nahezu 1500 Gelenkersatzoperationen - trotz Verzicht auf jegliche Antibiotikaprophylaxe und unter Verwendung eines antibiotikafreien Knochenzementes - nur in 0,95% der Fälle eine klinisch manifeste Infektion auftrat.

Seit 1975 verfügen wir an der Berufsgenossenschaftlichen Unfallklinik Tübingen über eine vertikal belüftete Laminar-Flow-Operationskabine der Bauart Pro. Auf konstruktive Details kann im einzelnen nicht eingegangen werden. Bei über 500 mit Sartorius-Gelatine-Membranfiltern durchgeführten isokinetischen Luftkeimmessungen bewegte sich der Keimgehalt in der Reinraumkabine bei Werten unter 1 Keim pro Kubikmeter Luft, während wir in konventionellen Operationsräumen üblicherweise mindestens 100-fach höhere Keimzahlen fanden. In Übereinstimmung mit den Untersuchungsergebnissen anderer Autoren kann in der Reinraumkabine eine Kontamination der Operationswunden durch Luftkeime vernachlässigt, wenn nicht sogar gänzlich ausgeschlossen werden. Wie wirkt sich nun das Fehlen von Schwebekeimen auf die intraoperativen Abstrichresultate und damit letztlich auch auf die Infektionsrate aus?

Bei 794 in der Reinraumkabine durchgeführten Operationen ging der Prozentsatz positiver Wundabstriche um nahezu die Hälfte auf 23% zurück. Auch die Infektionsrate konnte bei 650 Gelenkersatzoperationen auf 0,15% gesenkt werden. Die deutliche Abnahme der bakteriellen Wundkontamination im Reinraum und die Senkung der Infektionsrate sind Ausdruck für die tatsächliche Bedeutung der Luftkeime als Kontaminations- und Infektionsquelle.

Trotz deutlichem Rückgang der Keimbesiedlung ist freilich der Anteil positiver Wundabstriche im Reinraum noch immer erschreckend hoch. Hier stellt sich zwangsläufig die zentrale Frage nach der Herkunft eben dieser Keime.

Eigene Untersuchungen

Im Falle eines positiven Wundabstriches sollte deshalb durch eine biochemische Typisierung der nachgewiesenen Keime versucht werden, deren Infektionsweg aufzuklären. Zu diesem Zwecke wurden bei 100 Patienten zunächst vom nicht desinfizierten Operationsbereich ein Hautabklatsch entnommen und dieser zusammen mit der intraoperativ gewonnenen Spülflüssigkeit und einem Wundabstrich bakteriologisch untersucht. Beim Nachweis von Staphylococcus epidermidis erfolgte die Biotypisierung der Keime aufgrund ihrer Stoffwechselleistungen. Die Untersuchungsserie ergab einen in 80% positiven Hautabklatsch vom Operationsbereich. Nur bei 7% konnte im Wundabstrich - bei 2 Patienten auch in der Spülflüssigkeit - Keime nachgewiesen werden. Überraschenderweise fanden wir bei 5 von insgesamt 7 Patienten sowohl auf der Haut als auch in der Operationswunde Staphylococcus epidermidis des gleichen Biotyps. In diesen Fällen darf mit an Sicherheit grenzender Wahrscheinlichkeit angenommen werden, daß die Keime von der Haut des Patienten selbst stammen. So muß auch bei sorgfältiger Hautdesinfektion mit einer Kontamination der Operationswunden durch Hautkeime gerechnet werden.

Zusammenfassung

Der objektive Nutzen einer Reinraumkabine schlägt sich in unserem Krankengut in einer signifikanten Senkung positiver Wundabstriche und in einem deutlichen Rückgang der Infektionsrate nieder. Die Abnahme der bakteriellen Wundkontamination im Reinraum ist gleichzeitig Ausdruck für die tatsächliche Bedeutung der Luftkeime als Kontaminations- und Infektionsquelle. Alle Forderungen an die Asepsis der klassischen Chirurgie - wie sie seit LISTER und SEMMELWEIS Allgemeingut geworden sind, behalten auch in der Reinraumkabine ihre uneingeschränkte Gültigkeit. Unseren Untersuchungen zufolge sollte die Haut des Patienten als mögliche Infektionsquelle vermehrt beachtet werden. Nur bei kompromißloser Einhaltung einer lückenlosen Asepsis und einem hohen Maß an Disziplin vermag die Reinraumkabine mit zur Senkung der Infektionsrate beizutragen.

D. Rogge, H.-J. Oestern, R. Malottke und Z. Duvlis, Hannover

Erfahrungen mit der Laminar-Flow-Technik in der Extremitätenchirurgie

Den ersten medizinischen, für operative Zwecke vorgesehenen Laminar Flow Reinraum erstellte 1966 WHITCOMB in Albuquerque, New Mexico. Im gleichen Jahr baute CHARNLEY sein bekanntes "Greenhouse", mit dem er schließlich die Infektionsrate bei Hüftprothesen von 8,9% auf 1,3% reduzieren konnte.

Im europäischen Raum stellte J. BÖHLER 1969 den ersten Laminar Flow Raum nach dem Vorbild WHITCOMB's in einem bereits bestehenden Operationssaal auf.

Wesentliche Impulse gingen von der 1971 durch WEBER in St.Gallen errichteten Operationsbox aus, die eine Weiterentwicklung des "Greenhouse" von CHARNLEY" darstellte.

Die eigene Laminar Flow Kabine

Die Unfallchirurgische Klinik der Medizinischen Hochschule Hannover verfügt seit dem 1.10.1974 über eine Operationskabine mit vertikalem Laminar Flow und 600-fachem Luftwechsel. Die Operationsbox ist nach dem Vorbild des St.Gallener Modells in einem bereits bestehenden Operationssaal aufgebaut. Vorgefilterte und klimatisierte Luft wird durch die mit Hosch-Filtern ausgestattete Decke gedrückt und bewegt sich weitgehend ohne Turbulenzen kolbenförmig mit einer Geschwindigkeit von etwa 0,45 m/sec nach unten, wo an beiden Längsseitenwänden 80% der Luft als Umluft abgesaugt und zur Klimaanlage zurückgeführt wird. 20% der Luft entweicht über Schlitze unter beiden Längsseiten in den umgebenden Raum.

Mit etwa 8 m^2 Grundfläche ist die Kabine relativ klein. Aus der geringen Größe ergibt sich jedoch als vorteilhafte Folge ein räumlicher Zwang zu besonderer Disziplin und bewegungssparendem Arbeiten.

Operiert wird unter Absaugung der Ausatemluft aus einem steril abgedeckten Helm bei Verwendung besonders undurchlässiger Wickelkittel.

Die Zone über dem Operationsgebiet sollte durch entsprechende Anordnung und Haltung der Operateure, Stellung der Lampen und Verwendung langer Haken so weit wie möglich freigehalten werden, da unterhalb von im Luftstrom befindlichen Körpern deutliche Turbulenzen entstehen. Dabei kann der nach oben gerichtete Rückstrom bakterienbeladene Teilchen emporreißen und verteilen.

Zur Kontrolle der Wirksamkeit des Systems wurden eine Reihe eigener Versuche durchgeführt.

Bestimmung der Luftkeimzahl

In früheren Versuchen wurde die Luftkeimzahl in unmittelbarer Wundnähe bestimmt. Die Messungen wurden bei jeweils 50 Selektiveingriffen in der Operationskabine und im konventionell klimatisierten Operationssaal vorgenommen. Gemessen wurde mit einem Keimsammelgerät vom Typ Sartorius "Collectron" bei einem Ansaugvolumen von 500 und 1000 l/h mittels Gelatine-Membranfiltern, die alle 10 min gewechselt wurden. Die Bebrütung erfolgte bei 37 Grad Celsius über 24 und 48 Std auf Blutagar.

Im konventionell klimatisierten Operationssaal ergab sich eine mittlere Keimzahl von 137 Keimen/m^3 mit Spitzenwerten bis zu 1000 Keimen/m^3 bei intraoperativer Betätigung des Röntgen-Bildwandlers. Demgegenüber wurden in der Kabine im Mittel nur 4 bis 5 Keime/m^3 Luft gezählt.

Vergleichende Wundabstriche

Das Ausmaß der präoperativen Haut- und der operationsbedingten Wundkontamination wurde jeweils an 50 vergleichbaren Patienten untersucht. Dabei ergaben sich, möglicherweise aufgrund der kleinen Kollektive, keine eindeutigen Unterschiede zwischen beiden Gruppen. Am Operationsende fanden sich ausschließlich im konventionellen Operationssaal dreimal subcutane Keime, davon einmal Enterococcen und zweimal Staphylococcus epidermidis, so daß jedoch eine aerogene Kontamination nicht auszuschließen ist.

Die häufigsten nachgewiesenen Keimarten, - Staphylococcus epidermidis, Mikrokokken und Diphteroide -, waren apathogene Hautkeime. Bedingt pathogene Keime wurden in 13 Fällen auf der Haut nachgewiesen. Dabei wurde kein Verteilungsunterschied zwischen Kabine und konventionellem Operationssaal festgestellt. In keinem Fall wurde postoperativ eine Infektion beobachtet.

Klinische Ergebnisse

In 3 Jahren wurden 933 Eingriffe in Laminar Flow durchgeführt, die sich vornehmlich auf rekonstruktive Hüft- und Kniegelenkseingriffe erstreckten. In allen Fällen handelte es sich um Selektiveingriffe (Tabelle 1). In nur 7 Fällen wurde postoperativ eine Infektion beobachtet.

Allgemeine Infektionsraten

Im gleichen Zeitraum wurden 5456 Operationen in konventionellen Operationssälen vorgenommen. Dabei kam es bei 69 Fällen zu einer gesicherten Infektion. Die Infektionsraten von 1,26% im konventionellen Operationssaal und 0,75% im Laminar Flow Op. lassen sich jedoch nicht miteinander vergleichen, da alle Notfalleingriffe in konventionellen Operationssälen durchgeführt wurden (Tabelle 2).

Tabelle 1. Operationen im Laminar Flow (Unfallchirurg. Klinik MHH 1.10.74-30.9.77)

Hüftprothesen	412
Hüftproth.-Wechsel	48
Hüftproth.-Reop.	8
Knieprothesen	56
andere Knie-Op.	226
andere Op.	183
	933

Tabelle 2. Vergleich konventioneller Op. und Laminar Flow Op.: Gesamtinfektrate und Infektrate der Hüft-TEP (Unfallchirurg. Klinik MHH 1.10.74-30.9.77)

	Gesamt-Eingriffe	Infekte
Konventioneller Op	5456	69 (1,26%)
Laminar Flow Op	933	7 (0,75%)
	Hüft-TEP	Infekte
Konventioneller Op	111	5 (4,50%)
Laminar Flow Op	406	4 (0,99%)

Infektionsrate vergleichbarer Kollektive

Sichere Rückschlüsse erlaubt dagegen der Vergleich identischer Kollektive wie bei der Implantation von Hüfttotalprothesen (Tabelle 2). Die hier festgestellte Infektrate von 4,5% (5 von 111 Patienten) im konventionellen Op. und 0,99% (4 von 406 Patienten) im Laminar Flow Op. beinhaltet auch vorübergehende Weichteilinfektionen, davon 4 im konventionellen Op. und 2 in der Kabine. Die statistische Analyse erwies mit p 0,05 die Signifikanz der Ergebnisse. Der Wert der Laminar Flow Technik wird hier nachdrücklich unterstrichen.

Zusammenfassung

Die Überprüfung der Luftkeimzahlen zeigt sowohl im eigenen Untersuchungsmaterial wie auch in der zahlreichen Literatur einen deutlichen Unterschied zugunsten des Laminar Flow Op. mit seiner allerdings auch konzeptionell bedingten niedrigeren Personenzahl.

Das von KNAPP und Mitarbeitern und anderen angegebene, mittels Abstrichen registrierte, unterschiedliche Ausmaß der Wundkontamination konnte jedoch im eigenen Kollektiv bisher nicht entsprechend reproduziert werden.

Eindeutig klinisch nachweisbar zeigt sich der Wert der Infektionsprophylaxe durch die Laminar Flow Technik im Vergleich identischer Kollektive bei der Implantation von Hüfttotalendoprothesen.

Die Bedeutung dieser Technik, die lediglich Einfluß auf die aerogene Kontamination nimmt, darf jedoch nicht überschätzt werden. Nach wie vor sind die wesentlichen Grundlagen der Infektionsprophylaxe eine saubere und gewebeschonende Technik und einwandfreie Disziplin des Operationsteams. Nur auf dieser Basis lassen sich auch mit der Laminar Flow Technik langfristig bessere Ergebnisse erzielen.

Literatur

BÖHLER, J.: Einige Gedanken zur Notwendigkeit ultrareiner steriler Operationseinheiten. Unfallmed. Tag. d. Landesverbände d. gewerbl. Berufsgenossenschaften 14, 225 (1972).

CHARNLEY, J.: Postoperative infection after total hip replacement with special reference to air contamination in the operating room. Clin. Orthop. 87, 167 (1972).

KNAPP, U., WELLER, S.: Bakterielle Kontamination von Operationswunden im konventionellen Operationsraum und in der Reinraum-Kabine. akt. traumatologie 7, 149 (1977).

OESTERN, H.J., DUVLIS, Z., TSCHERNE, H.: Vergleichende Untersuchungen zwischen Operationen im Laminar Flow und in konventionellen Operationssälen. Proc. 3'rd Internat. Symp. on Contamination Control, Copenhagen 236 (1976).

WEBER, B.G., STÜRMER, G., MEIERHANS, R.: Sterile Operationsboxen. Z. Orthop. Grenzgeb. 109, 803 (1971).

WHITCOMB, J.G.: The role of laminar air flow in hospitals: A case history. Contamination Control X, No. 9/10, 13 (1971).

F. Hahn, I. Nierlich und M. Faensen, Berlin

Organisation, Arbeitsweise und erste Erfahrungen in einer modernen Laminar-Flow-Operationskammer

An unserer Abteilung am Klinikum Steglitz ist seit dem 17.3.1976 eine Laminar-Flow-Operationskammer mit vertikaler Strömung in Betrieb, die in eine bisher vorhandene Operationseinheit eingebaut worden war.

Am Anfang waren es weniger theoretisch-wissenschaftliche Überlegungen, sondern handfeste praktische Probleme, die einen Lernvorgang bei Schwestern, Operateuren und Anaesthesisten in Umgang mit den neuen Arbeitsbedingungen auslösten. Dabei war das vom Hersteller vermittelte Know-how eine sehr wichtige Hilfe.

Abweichend von Idealforderungen können wir unser breitgefächertes unfall- und wiederherstellungschirurgisches Operationsgut neben der LF-Kammer nur noch in einem weiteren konventionellen Op-Saal unterbringen.

Für die Benutzung der LF-Kammer stellen wir deshalb folgende Indikationen:

Gelenkersatzoperationen
Osteosynthesen offener und geschlossener Frakturen
(einschl. Korrektureingriffe)
Größere und "saubere" Metallentfernungen
Weichteiloperationen im Gelenkbereich
<u>Keine</u> septischen Eingriffe.

Die LF-Kammer ist dazu Tag und Nacht betriebsbereit. Ausfallzeiten zur Ganzdesinfektion und zum Filterwechsel sind äußerst selten.

Von einem Ausweiten der ultrasterilen OP-Technik (mit Helm, Sterilhaube und Luftabsaugung) - obligat bei Gelenkoperationen - auf möglichst viele Eingriffe (z.B. größere Osteosynthesen, Marknagelungen) sind wir in Abwägung des technischen Aufwandes und der räumlichen Probleme einerseits mit den fraglichen Vorteilen andererseits wieder abgekommen (Tabelle 1).

Tabelle 1. Durchschnittliche Luft-Keimzahlen im Op

Ultrasterile Technik im LF-OP	1 - 3/m^3
Konventionelle Technik im LF-OP	10 - 30/m^3
Konventionelle Technik im konv. OP	300 - 1000/m^3

Die bekannten durchschnittlichen Luftkeimzahlen rechtfertigen auch ein konventionelles Vorgehen kombiniert mit den Vorteilen in einer LF-Kammer.

Unsere bisherigen Ergebnisse bestätigen diese Abstufung (Tabelle 2).

Tabelle 2. Operationsfrequenz der Abteilung für Unfall- und Wiederherstellungschirurgie am Klinikum Steglitz. In der "Laminar-Flow"-Operationskammer durchgeführte Eingriffe (17.3.76-30.9.77) n = 1366 (2013)

		postop. Infekte
Endoprothesen	329	2
Osteosynthesen geschlossener Frakturen	788	3
Osteosynthesen offener Frakturen	43	7
übrige Operationen	306	-
		12

Ich möchte allerdings die Zahlen unserer relativ jungen Abteilung als vorläufig gewertet wissen. Im Vergleich zum Zeitraum vor Einrichtung der LF-Kammer sehen wir als signifikanten Erfolg, daß trotz steigender OP-Frequenz und steigender Anzahl verschiedener Operateure die erfahrungsgemäß zu erwartende Infekthäufigkeit ausgeblieben ist. (Als Infekte wurden tiefe, eitrige Weichteilentzündungen und Osteitiden gewertet).

Die jetzige Zwischenbilanz ist mit einer Gesamtinfektrate von unter 1% ermutigend.

Zur Erläuterung des OP-Alltags in der LF-Kammer folgen einige Szenen, die durch entsprechende Grundrisse erläutert werden:

1. Hüftgelenkendoprothese auf dem Normaltisch, Hautdesinfektion im Vorraum, obligate Heizunterlage, Sterilabdeckung zum Reinfahren, vollständige Abschirmung zur Anaesthesie; an die relative Enge gewöhnt man sich rasch (die Weitwinkelaufnahmen täuschen etwas), obwohl unsere LF-Kammer mit den Maßen 3,10 m x 3,20 m eine der größten bisher gebauten ist.

2. Schenkelhalsverplattung auf dem Extensionstisch, Reposition mit 2 fest eingestellten Bildwandlern, die 2 Monitore sind in der Wand eingebaut, OP-Leuchteinstellung mit sterilen Griffen; die optische und akustische Abschirmung ist wohltuend; die im Universitätsbetrieb unvermeidlichen Zuschauer stellen kein zusätzliches Risiko dar.

3. Oberschenkelnagelung auf dem Extensionstisch, Einrichten mit 1 beweglichen Bildwandler, op-bereit abgedeckt.

4. Tibiamarknagelung auf dem Extensionstisch, Reposition und Hautdesinfektion, eine halbsterile Person ist zur Bildwandlerbedienung notwendig.

Unsere ersten Erfahrungen zeigen, daß die Laminar-Flow-Operationskammer <u>ein</u> Mittel ist, in der Gelenk- und Knochenchirurgie das Infektionsrisiko zu senken, allerdings nur in Kombination mit allen anderen Maßnahmen und Grundsätzen, allem voran die konsequente Operationsdisziplin, die für sich allein schon gute und sehr gute Ergebnisse ermöglicht.

Literatur

HELL, K.: Strömungstechnische Analyse einer neuen Sterilboxe und vergleichende bakteriologische Untersuchungen von Sterilboxe und konventionell belüftetem Operationsraum während Scheinoperationen. Langenbecks Arch. f. Chir. 341, 167-173 (1876).

MEIERHANS, R.: Erfahrungen mit Laminar-Flow-Operationsräumen mit vertikaler und horizontaler Luftströmung nach vierjährigem Betrieb. et al. Medita 4, Nr. 4, 14-25 (1974) (Solothurn).

WEBER, B.G.: Sterile Operationsboxen. et al. Z. Orthop. 109, 803-813 (1971).

D. Michel und R. Spier, Ludwigshafen/Rh.

Die Bedeutung regelmäßiger Händedesinfektionskontrollen durch bakteriologische Untersuchung in einer operativen Abteilung

"Es ist eigentlich eine beschämende Tatsache, daß die Chirurgie so viele Jahrhunderte dazu brauchte, die verblüffend einfache Tatsache zu finden, daß man sauber sein muß, um in dem Wundergewebe des Organismus mit Finger, Messer oder Glüheisen herumwühlen zu können ..." (S.L.SCHLEICH). Diese und andere, wie uns Heutigen scheint, Gemeinplätze sind in einem Werk der Jahrhundertwende in der Euphorie der noch brandneuen Kenntnisse der Asepsis und Antisepsis niedergelegt, und die "verblüffend einfache Tatsache" hat zweifellos seither uneingeschränkte Gültigkeit.

In modernen operativen Kliniken werden mannigfache Maßnahmen der Hygiene mit antiseptischer Intention durchgeführt, mit dem Ziel, den infektiösen Hospitalismus einzudämmen. Diese Maßnahmen betreffen Räumlichkeiten, Personal und Patienten, und bakteriologische Kontrollen des Erfolges dieser Anstrengungen sind ebenfalls weithin selbstverständlich.

Im Zuge dieser Kontrollen werden an der Berufsgenossenschaftlichen Unfallklinik Ludwigshafen seit ihrem Bestehen, d.h. seit nunmehr 9 Jahren, regelmäßige Kontrollen der präoperativen chirurgischen Händedesinfektion durch bakteriologische Untersuchungen vorgenommen.

Im Schrifttum besteht weitgehende Einigkeit, daß bezüglich der Infektionsquellen und der Infektionswege in einer operativen Abteilung die Hände des Operateurs und seiner Helfer am Tisch mit Abstand die quantitativ bedeutendste Rolle spielen.

Wir meinen, daß mit dem von uns geübten Verfahren in mehrfacher Hinsicht ein Beitrag im Kampf gegen den Hospitaltismus geleistet werden kann, und dies scheint uns immerhin so wesentlich, daß wir aus der nun mehr als 9-jährigen Erfahrung einige Punkte hier vorstellen möchten.

Unsere Untersuchungsmethode der Wahl ist die Abklatschprobe. In unregelmäßigen Abständen, jedoch stets mehrmals in einem Quartal, werden ohne vorherige Ankündigung nach abgeschlossener chirurgischer Händedesinfektion des Operationsteams von jeweils allen Fingern einer Hand bei allen an der Operation beteiligten Personen solche Abklatschproben entnommen. Dies geschieht mit Nährböden, die auf einer Kunststoffolie aufgetragen sind, sog. Kontaktkulturen (nach KANZ), direkt. Die Abklatschfolien können steril von der Industrie bezogen werden. Nach erfolgter Abklatschprobe werden die Kulturen im bakteriologischen Labor unserer Klinik sofort in den Brutschrank verbracht. Nach 48 Std Bebrütung erfolgt die Ablesung der gewachsenen Bakterienstämme. Die Ergebnisse werden detailliert und unter ausdrücklicher Namensnennung in einem Protokoll aufgeführt, diese Protokolle werden in Kopie mehrfach ausgehängt.

Als das Verfahren 1968 an unserer Klinik eingeführt wurde, erwartete man zunächst zweierlei: 1. sollte allen Beteiligten ständig vor Augen geführt werden, daß trotz der chirurgischen Händedesinfektion mit inzwischen von der Industrie in zahlloser Form hergestellten modernen Händedesinfizienzien damit zu rechnen ist, daß vitale Bakterien an den Händen verbleiben. Dieser psychologische Effekt fördert ohne Frage das intraoperative Bewußtsein und sollte damit das Verhalten des Operationsteams beeinflussen, z.B. beim häufigen Vorgang der Verletzung eines Handschuhs.

In den Jahren 1970 bis 1976 sind an unserer Klinik in der geschilderten Weise Proben an 2205 Fingern entnommen worden, die bakteriologischen Befunde sind in Tabelle 1. dargestellt.

Tabelle 1. Händedesinfektionskontrollen im Operationssaal 1970 bis 1976

n 3 2205	
steril	1775 = 80,6%
Staphylokokken	393 = 17,7%
Staph. aureus	8 = 0,3%
Mischflora	14 = 0,5%
Sporenbildner	7 = 0,2%
Sarcinen	7 = 0,2%
Coli	1 = 0,0%

Zweitens liegt in der "regelmäßigen unregelmäßigen Kontrolle" ein erzieherisches Element begründet. Jedermann kann so seine Händewaschgewohnheiten und deren Effizienz überprüfen und die Veröffentlichung, die namentliche Bekanntgabe der Ergebnisse fördert das Ziehen von Konsequenzen aus dieser Überprüfung. Es ist wohl keinem chirurgisch Tätigen gleichgültig, wenn er häufig mit unsterilen oder gar stark verunreinigten Händen "erwischt" wird, und davon auch noch alle Mitarbeiter ausführlich Kenntnis erhalten.

Dieser erzieherische Wert unseres Verfahrens läßt sich bei Überprüfung der bisherigen Testergebnisse deutlich demonstrieren (Abb. 1). Die Anzahl der sterilen Proben hat innerhalb von 5 Jahren

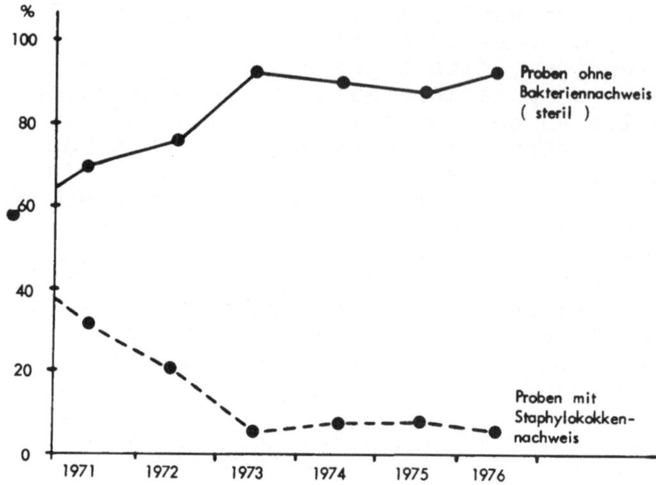

Abb. 1

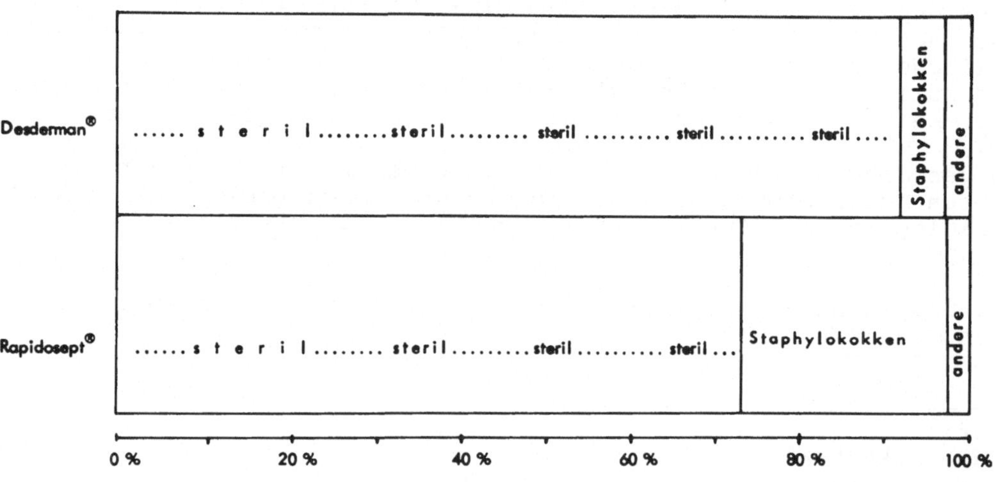

Abb. 2

um mehr als 20% zugenommen. Inzwischen haben wir ein Gleichmaß erreicht, die sterilen Proben haben sich im Jahresdurchschnitt auf 93% eingependelt.

Als Nebenprodukt ergeben diese regelmäßigen Kontrolluntersuchungen noch begründete Entscheidungshilfen bei der Umstellung von Desinfektionsmitteln in einem Hause. Die Erfahrung zeigt, daß auch unter den Substanzen, die in das Verzeichnis der wirksamen Desinfektionsmittel der Deutschen Gesellschaft für Hygiene und Mikrobiologie aufgenommen wurden, unter den Bedingungen einer bestimmten Anstalt unterschiedliche Ergebnisse zu erzielen sind. Als Beispiel darf an dieser Stelle ein Vergleich der Ergebnisse mit den von der Industrie angebotenen Mitteln Desderman R und Rapidosept R gezeigt werden, wie es sich in unserem Hause ergeben hat.

Selbstverständlich wird man angesichts dieser eindeutigen Zahlen (Abb. 2) dem erfolgreicheren Mittel an der entsprechenden Klinik den Vorzug geben.

Abschließend noch ein Wort zu den Kosten des vorgestellten Modells, wobei dazu gesagt werden muß, daß wir über ein hauseigenes bakteriologisches Labor verfügen, wo somit bei der Aufarbeitung keine wesentlichen gesonderten Kosten anfallen. Die von der Industrie angebotenen Kontaktkulturen nach Prof. KANZ, können zum Preis von ca. 2,-- DM bezogen werden, bei 100 bis 150 Proben im Jahr belaufen sich die Materialkosten also auf 200,-- bis 300,-- DM.

Zusammenfassung

Angesichts der geringen Kosten und der doch positiven Ergebnisse kann das hier geschilderte Verfahren der regelmäßigen Händedesinfektionskontrollen durch bakteriologische Untersuchung in allen operativen Abteilungen empfohlen werden. Das Verfahren stellt im Rahmen der Hygienepläne der Krankenhäuser ein weiteres Mittel im Kampf gegen den infektiösen Hospitalismus an chirurgischen Abteilungen dar.

R. Spier, Ludwigshafen

Beherrschung eines Klebsiellen-Hospitalismus auf einer gemischten Station für Querschnittsgelähmte und septische Patienten

Auch FRIEDLÄNDER war ein Berliner. 1882 entdeckte er das nach ihm benannte Bacterium pneumoniae, das normalerweise als Epiphyt auf den Schleimhäuten des Respirationstrakts vorkommt, aber auch die Kennzeichen eines äußerst virulenten Infektionserregers tragen kann.

Als unbewegliches, gram-negatives, sporenloses Stäbchen bevorzugt es das feuchte Milieu. Als Erreger vereinzelter Osteomyelitiden, Cystitiden oder Pneumonien war es an unserer Klinik kein Unbekannter.

Mitte Dezember 1975 kam ein Patient mit einer Osteomyelitis nach offener Fraktur und nachfolgender Osteosynthese beider Unterschenkel auf unsere gemischte Station für Querschnittsgelähmte und septische Fälle zur Aufnahme. Bei einem Wundabstrich - der noch am Aufnahmetag in der Ambulanz entnommen wurde - fanden sich Klebsiellen. Auf der Station zu diesem Zeitpunkt kein weiterer Keim dieser Gattung. Etwa einen Monat später sah das Bild völlig anders aus. Schon zu diesem Zeitpunkt hatte 1/3 aller Patienten einen Klebsielleninfekt.

Insgesamt fanden wir innerhalb eines halben Jahres den Keim bei über 40 Querschnittsgelähmten und einem Drittel unserer septischen

Patienten, so daß wir davon ausgehen mußten, daß im Dezember 1975 ein hochvirulenter Keim eingeschleppt wurde, der sich rasend schnell über die Station ausbreitete.

Im Januar 1976 wurden - nach Erkennung der Gefahr - eindämmende Maßnahmen eingeleitet. Dabei sei zugestanden, daß es sich bei den ergriffenen Maßnahmen sicherlich nicht um Neuschöpfungen handelt, im Gegenteil: Sie gehören zum Allgemeingut einer hygienischen Infektionsprophylaxe im Krankenhaus.

In der Erkenntnis, daß - wie auch bei uns - Selbstverständliches oft vergessen oder zumindest oft nur inkonsequent befolgt wird, sehen wir die Berechtigung - anhand eines akuten, in seinem Verlauf überschaubaren Beispiele - diese Maßnahmen erneut aufzuzeigen.

Nach Kenntnis der enormen Ausbreitungsgeschwindigkeit der Klebsiellen über die Station wurde zunächst eine intensive Aufklärung des medizinischen Personals, des Putzgeschwaders - in unserem Fall einer Fremdreinigungsfirma - sowie zusätzlich auch der Patienten über Infektionsquelle und -weg durchgeführt. Zusätzlich wurde die Patientenzahl auf die Soll-Stärke der Station reduziert.

Bei der Aufklärung zeigte sich, daß die Weitergabe der Ergebnisse von Abklatschuntersuchungen der Thematik den Nimbus des Theoretischen nahm und das Personal zur konsequenten Durchführung spezieller Maßnahmen motivierte.

Zu ihnen gehörte:

- Verbandwechsel und Katheterismus nur durch geschultes Personal unter strengsten - allerdings aufwendigen - Kautelen der Asepsis, d.h. Einmal-Kittel und -handschuhe sowie Desinfektion der Hände vor und nach jeder pflegerischen und ärztlichen Verrichtung.
- Regelmäßige Desinfektion der Urinale.

Zusätzlich wurden Harnwegsinfektionen nach entsprechender Austestung mit Antibiotica behandelt, und zwar - gleichzeitig und unabhängig von der Keimzahl - mit Gentamycin.

Die Dosierung lag in den ersten vier Tagen bei 3 x 80 mg, danach bei 3 x 40 mg pro die, nachdem eine herabgesetzte Nierenfunktion bei allen Patienten durch Clearenceuntersuchung ausgeschlossen worden war. Eine antibiographische Kontrolle wurde nach Absetzen der Therapie und einem behandlungsfreien Intervall von 4 Tagen durchgeführt.

Zu den hygienischen Maßnahmen in der Umgebung der Patienten gehörte:

- Konsequente 2-Eimerreingiung mit Wechsel des Inhalts nach jedem Zimmer.
- Tägliche Umgebungsdesinfektion mit Absprühen von Nachttischen, Stühlen, Fensterbänken usw. mit alkoholischen Lösungen.

- Regelmäßiger Bettenwechsel.
- Regelmäßige Schlußdesinfektion, d.h. Vernebeln der Zimmer mit einer 3%igen Desinfektionslösung sowie
- Kontrolle und Neueinstellung der Desinfektionsmittelzumischgeräte mit gleichzeitiger Konzentrationserhöhung des Desinfektionsmittels von 1 auf 1,5%.

Mit dem skizzierten Maßnahmekatalog gelang es, innerhalb eines halben Jahres die Rate der Klebsielleninfekte auf 0 zu senken und vor allem ein Überspringen des Keims auf andere Stationen zu verhindern, ohne daß es notwendig wurde, eine so exponierte Station vorübergehend zu schließen.

Unser Beispiel bestätigte leider die Erkenntnis, daß zu große Routine der Tod aller guten Dinge ist, d.h. in unserem Falle, daß der Wert allgemeingültiger Maßnahmen zur Infektionsprophylaxe durch kleinere und größere Nachlässigkeiten erheblich reduziert werden kann.

Als Positivum ist dagegen zu verzeichnen, daß durch konsequente Durchführung bekannter hygienischer Maßnahmen - unterstützt durch eine gezielte antibiotische Therapie - auch ein manifester Hospitalismus erfolgreich in den Griff zu bekommen ist.

B. Oellers, R. Bethke und J. Vogl, Mannheim

Wundinfektion nach aseptischen unfallchirurgischen Operationen und vergleichende bakteriologische Umfelduntersuchungen

Septische Wundheilungsstörungen nach aseptischen traumatologischen Operationen - insbesondere bei Übergang in eine sekundärchronische Osteomyelitis - sind eine entscheidende Niederlage für den behandelnden Chirurgen und bedeuten häufig für den Patienten den Beginn eines lebenslangen Leidens. Aus diesem Grunde erscheint eine ständige Kontrolle der Wundinfektionsrate des eigenen Krankengutes zwingend notwendig. Um einen Einblick in das Infektgeschehen zu gewinnen, wurden die Ergebnisse einer prospektiven Studie unserer Wundheilungsstörungen bakteriologischen Umfelduntersuchungen im Operationsbereich gegenübergestellt.

Ergebnisse

In einem Zeitraum von 15 Monaten (Januar 1976 - März 1977) wurden 1197 traumatologisch-orthopädische Operationen durchgeführt. In dieser Zahl sind auch die operativen Versorgungen offener Frakturen und Verletzungen enthalten. Primär septische Eingriffe wurden nicht berücksichtigt. Die Auswertung der kontinuierlich geführten Infektkartei weist in dieser Zeit insgesamt 67 Eintragungen auf. Werden die aseptischen Wundheilungsstörungen bei 31 Patienten, die Wundrandnekrosen und Hämatome ohne Erregernachweis abgezogen, so ergibt sich eine Infektrate von 3,0%. In dieser Zahl sind jedoch die offenen Verletzungen enthalten, nach deren Abzug 22 Infekte verbleiben. Das entspricht einem Prozentsatz von 1,9% (Tabelle 1).

Die Keimdifferenzierung des ersten positiven Wundabstriches erbrachte insgesamt 33 mal den Nachweis von Staphylococcen. Das bedeutet, daß in 92% der Fälle dieser Keim beteiligt war. Gram-negative Erreger waren, wie erwartet, selten anzuzüchten. In 29 Fällen lagen Monoinfektionen vor, aus 7 Wunden wurden mehrere Erreger gezüchtet. Bei den Mischinfektionen bestand jeweils ein längeres zeitliches Intervall zwischen Operationen und erstem positivem Wundabstrich (Tabelle 2). Diese Ergebnisse entsprechen den in der Literatur angeführten (1, 2).

Tabelle 1. Anzahl der aseptischen und septischen Wundheilungsstörungen (Januar 1976 - März 1977)

Anzahl der Operationen	1197 - 100%
Anzahl der Wundheilungsstörungen	67 - 5,6%
Anzahl der Wundinfekte	36 - 3,0%
Anzahl der Wundinfekte nach aseptischen Operationen	22 - 1,9%

Tabelle 2. Erregerspektrum bei Wundinfektion

Keimart	Häufigkeit
Staphylococcus aureus	18
Staphylococcus epidermidis	15
Streptococcus haemolyticus	3
Streptococcus viridans	2
Enterococcus	4
Enterobacter	2
Escherichia coli	2
Klebsiella pneumoniae	1
Proteus mirabilis	1
Monoinfektion	29
Mischinfektionen	7

Die bakteriologischen Umfelduntersuchungen im Operationsbereich wurden in den Monaten August und September 1977 durchgeführt. Die zeitliche Inkongruenz zum Zeitraum der Infektermittlung erschien uns zulässig, da von Januar 1976 bis September 1977 im Operationsbereich keine baulichen oder organisatorischen Veränderungen getroffen wurden. Insgesamt wurden 7 mal 22, also 154 Abklatschuntersuchungen nach KANZ (3) vorgenommen. Die Abklatschstellen konzentrierten sich auf

1. das Operationsgebiet
2. die Operationsumgebung.

Im Operationsgebiet wurden untersucht:

1. die Haut des Patienten präoperativ ohne Desinfektion,
2. die Hände des Operateurs präoperativ nach Desinfektion,
3. die Hände der Operationsschwester präoperativ nach Desinfektion,
4. ein intraoperativer Wundabstrich vor Wundschluß (Stiel-Tupfer),
5. die Handschuhe des Operateurs am Ende der Operation,
6. die Handschuhe der OP-Schwester am Ende der Operation,
7. die Hände des Operateurs postoperativ,
8. die Hände der OP-Schwester postoperativ,
9. die Haut des Patienten postoperativ
10. der Instrumententisch postoperativ,
11. die Kittelvorderseite des Operateurs am Ende der Operation,
12. die Mundschutzaußenseite des Operateurs am Ende der Operation.

70 Untersuchungen des Operationsgebietes bezogen sich auf den sterilen Bereich. Erwartungsgemäß waren niemals pathogene Erreger anzüchtbar. Die Keimzahlen der apathogenen Keime lagen zweimal zwischen 10 und 30, im übrigen unter 10. Der intraoperativ entnommene Wundabstrich war jeweils steril.

Die Untersuchung des Hautabklatsches aus dem Operationsgebiet vor der Hautdesinfektion erbrachte immer den Nachweis von Staphylococcen bei insgesamt hohen Keimzahlen von 230 bis über 1000. Ebenfalls war die Mundschutzaußenseite des Operateurs am Ende der Operation kontaminiert, jedoch mit deutlich geringerer Keimzahl von apathogenen Bakterien.

Aus der Operationsumgebung wurden Abklatschkulturen gewonnen von:

1. der Armbank des Operationstisches,
2. der Ablagefläche des Narkoseapparates,
3. der Blutdruckmanschette innen,
4. dem Ambu-Beutel,
5. dem Anaesthesie-Stethoskop,
6. der Röntgenschürze,
7. der unsterilen Operationskleidung des Operationspflegers,
8. dem Bildverstärker,
9. der Schuhaußenseite des Operateurs,
10. dem Fußboden unter dem OP-Tisch.

Die Auswertung zeigte insgesamt einen wechselnd hohen Grad der Kontamination. Auch hier überwogen apathogene Bakterien. Schwerpunkte der Keimbesiedelung waren die Blutdruckmanschette innen, der Ambu-Beutel und das Stethoskop des Anaesthesisten, die unsterile OP-Kleidung des Operationspflegers und die Außenseite der untersuchten Operationsschuhe. Diese auch von anderen gemachte Erfahrung ist insbesondere deshalb von Bedeutung, weil die ermittelten Keimquellen einen möglichen Infektionsweg zur Infektverbreitung darstellen. Die Keimzahlen lagen in der Größenordnung von einigen Hundert. Bei insgesamt 70 Untersuchungen wurden 5 mal pathogene Keime angezüchtet, zweimal Staphylococcus aureus und dreimal gram-negative pathogene Bakterien.

Zusammenfassung und Schlußfolgerungen

Die Gegenüberstellung der ermittelten Erreger bei postoperativen Wundinfektionen - in 92% der Fälle Staphylococcen - und der nachgewiesenen Keime einer bakteriologischen Umfelduntersuchung im Operationsbereich mit insgesamt 2 Staphylococcus aureus - Kulturen führt zusammenfassend zu dem Schluß, daß beim Infektgeschehen der endogene Infektionsweg die entscheidende Rolle spielt (4, 5). Der Nachweis jedoch einer gram-negativen postoperativen Wundinfektion legt den Verdacht auf eine exogene Ursache nahe und sollte zu verschärfter Kontrolle der Sterilisations- und insbesondere Desinfektionsmaßnahmen führen.

Literatur

1. PROBST, J.: Häufigkeit der Osteomyelitis nach Osteosynthese. Chirurg 48, 6-11 (1977).
2. PLAUE, R.: Zur Infektrate orthopädisch-traumatologischer Operationen. Z. Orthop. 111, 881-886 (1973).
3. KANZ, E.: Aseptik in der Chirurgie München, Berlin, Wien: Urban & Schwarzenberg (1971).
4. ALEXANDER, J.W.: Nosocomial Infections. In: Current Problems in Surgery, Chicago: Year Book Medical Publishers 1973.
5. ROBSON, M., KRIZEK, T.J., HEGGERS, J.P.: Biology of Surgical Infection. In: Current Problems in Surgery, Chikago: Year Book Medical Publishers 1973.

J. Vogl und W. Wundt, Mannheim

Untersuchungen über die Wirksamkeit eines Trockenmattensystems zur Verminderung der Keimzahlen auf Fußböden infektionsgefährdeter Bereiche

Die bisherigen Bemühungen, die Keimverschleppung in aseptische Bereiche durch feuchte, mit Desinfektionsmittel getränkte Fußbodenmattensysteme zu verhindern, haben keine befriedigenden Ergebnisse gezeigt.

Organische Schmutzreste von Schuhen, Bettenrollen und Rädern medizinischer Geräte, können zu einer oft schnellen Neutralisation der verwendeten Desinfektionsmittel führen, wodurch die Matten zu einer idealen Brutstätte oder zu einem Reservoir für Bakterien werden.

Die Wartung der Matten ist schwierig.

Für das in aseptischen Bereichen tätige Personal besteht zudem die erhöhte Gefahr des Ausrutschens durch feuchte Schuhsohlen und feuchte Fußböden.

Unsere Untersuchungen beziehen sich auf ein in neuerer Zeit angebotenes Trockenmattensystem S-Entry der Firma Johnson & Johnson, das aus einem Leichtmetallrahmen mit einem durchgehenden Bodenblech besteht, in dem Nachfüllmatten enthalten sind. Die Nachfüllmatten setzen sich aus 20 einzelnen, mit einer Spezialklebeschicht überzogenen Polyäthylenfolien zusammen. Die Klebeschicht ist mit einer antimikrobiellen Substanz, 1,2 - Benzisothiacolin - 3-on, versehen, die chemisch am ehesten den Phenolen nahesteht, oberflächenaktiv und mit breitem Spektrum bakteriostatisch wirksam ist.

Die Klebeschicht vermag nicht nur feine, sondern auch grobe Schmutzpartikel aufzunehmen und sicher festzuhalten.

Der Mattenwechsel ist im übrigen mühelos, durch einfaches Abziehen der obersten verschmutzten Folie durchführbar.

Die Wirksamkeit der Trockenmatten wurde von uns im Labor wie folgt geprüft: Schuhsohlen von Versuchspersonen wurden mit einer standardisierten Aufschwemmung von Serratia marcescens, einem gramnegativen empfindlichen Stäbchenkeim, kontaminiert. Vor Betreten der Matte wurde die Keimzahl von beiden Schuhsohlen bestimmt. Anschließend überschritt die Versuchsperson mit dem einen Fuß die Matte, wozu 2 Schritte notwendig sind, während sie mit dem anderen Fuß an der Matte vorbei auf einem vorher desinfizierten Boden ging (Abb. 1). Danach erfolgte erneut nach Abklatsch der Schuhsohlen eine Keimzählung. Wir führten 10 Versuche durch. Sowohl beim Fußbodengang wie auch beim Mattengang konnten wir eine Keimreduzierung feststellen, die jedoch nach Überschreiten der Matte in den meisten Fällen deutlicher ausfiel.

Im Durchschnitt verringerte sich die Zahl der Keime nach dem Mattengang um die Hälfte. In einem Fall war nach dem Fußbodengang und dem Überschreiten der Matte kein Unterschied erkennbar. In einem anderen Fall betrug nach Begehen der Matte die Keimabnahme mehr als zwei Drittel (Tabelle 1).

In einem zweiten Versuch wurde die Trockenmatte unter klinischen Bedingungen getestet. Es wurden Abklatschuntersuchungen von Bettenrollen vor und nach Überfahren der Folie durchgeführt sowie Abklatschuntersuchungen an OP-Schuhen des Personals vor und nach Überschreiten der Matte vorgenommen.

Tabelle 1. Abklatschergebnisse der Schuhsohle vor und nach Fußbodengang und Mattengang

	Fußbodengang Sohle		Mattengang Sohle	
	vorher	nachher	vorher	nachher
Vers.Nr. III Keimzahl	408	337	415	310
Vers.Nr. VIII Keimzahl	226	202	195	60

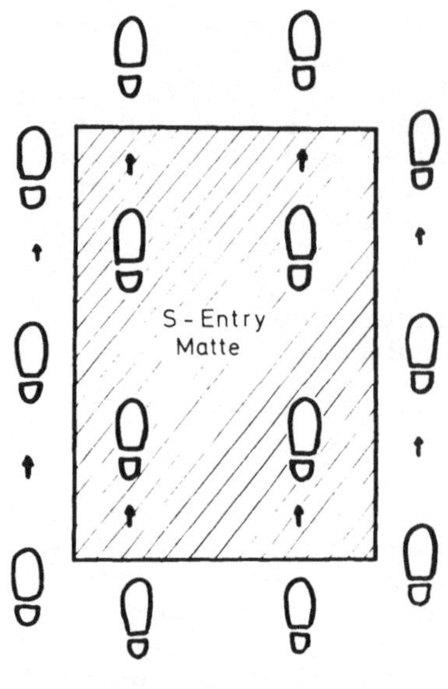

Abb. 1. Überschreiten der S-Entry-Matte mit kontaminierter Schuhsohle (Serratia marcescens) und gleichzeitiges Begehen eines desinfizierten Bodens mit ebenfalls kontaminierter Schuhsohle durch Versuchspersonen

Eine Verringerung der Keimzahl um etwa die Hälfte bis drei Viertel ließ sich nach Überfahren bzw. nach Überschreiten der Matte in allen Fällen feststellen (Tabelle 2).

Tabelle 2. Abklatschergebnis der Bettenrollen eines Stationsbettes vor und nach Fußboden- und Mattenfahrt

	Mattenfahrt Bettenrolle rechts vorn		Fußbodenfahrt Bettenrolle links vorn	
	vorher	nachher	vorher	nachher
Keimzahl	426	102	1000	705

Durch die starke, adhaesive Wirkung der Klebeschicht der Kunststoffolien kommt es zu einer raschen Schmutzansammlung auf der Matte. In einem weiteren Versuch haben wir geprüft, ob grobe Schmutzpartikel von der antimikrobiellen Substanz durchdrungen und damit Erreger abgetötet werden, oder ob Keime auf diesen Schmutzpartikeln wie auf einer Insel überleben und so von einem Vehikel, wie Schuhsohle oder Rollen eines Gerätes, aufgenommen und unter Umständen weiterverschleppt werden können.

Auf der Matte festhaftende Schmutzteilchen von 1-2 cm Durchmesser wurden mit Sarcina lutea kontaminiert und nach einer halben Std, einer Std und nach 24 Std Abstriche von diesen Partikeln durchgeführt. Hierbei konnten wir in allen Fällen ein Keimwachstum nachweisen.

Ein Wachstum von Keimen zeigt sich auch in dem folgenden Versuch, bei dem Grobpartikel, die eine Std nach Betreten der Matte abgelöst werden, auf Blutagarplatten gebracht worden waren.

Bei häufiger Benutzung wird, wie wir beobachten konnten, die Matte rasch mit Schmutz gesättigt, wobei der adhaesive Effekt bald merklich nachläßt. Die Konzentration von Schmutz auf der Matte stellt dann, wenn nicht häufiger die Folie gewechselt wird, einen Gefahrenherd dar.

Die Ergebnisse unserer Untersuchungen zeigen, daß mit dem Trockenmattensystem S-Entry eine Keimreduzierung zwar erreicht wird, daß sie jedoch unserer Meinung nach nicht ausreichend ist. Abgesehen davon steht die Effektivität auch in keinem Verhältnis zu den Kosten des Systems.

Fußbodenmatten verbreiten zudem bei dem Personal ein unbegründetes Gefühl von Sicherheit. Gründliches und häufiges Putzen nach der 2-Eimer-Methode, konsequenter Schuh- und Kleiderwechsel und Fernhalten von Stationsbetten aus aseptischen Bereichen trägt, wie uns Umgebungsuntersuchungen gezeigt haben, besser zur Verminderung der Keimzahl auf Fußböden infektionsgefährdeter Bereiche bei, als irgendeines der z.Zt. angebotenen Mattensysteme.

Zusammenfassung und Schlußfolgerungen

Das Trockenmattensystem S-Entry der Firma Johnson & Johnson wurde auf seine Wirksamkeit hinsichtlich Verminderung der Keimzahlen auf Fußböden infektionsgefährdeter Bereiche überprüft. Die Ergebnisse unserer Laboruntersuchungen und die Testung der Trockenmatten unter klinischen Bedingungen haben gezeigt, daß die Effektivität des Systems nicht ausreichend ist.

Literatur

AYLIFFE, G., COLLINS, B., LOWBURY, E.: Cleaning and desinfection of hospital floors. Brit.med.J. 1966 II, 442-445.

MINER, N., BERRY, R., KLEASKY, S.: Evaluation of an antimicrobial adhaesive mat for the control of tracked bacteria. Arlington Texas, USA: Arbrook 1975.

KANZ, E.: Transmission von Mikroorganismen im Krankenhaus. Ulm: Symposium, Oktober 1976.

K. Schwencke, Hamburg

Die Krankenhaushygiene – ein Beitrag aus der Tätigkeit des Hygiene-Ausschusses in einem 650-Betten-Krankenhaus

Ich möchte Ihnen in den nächsten 5 min Ausschnitte dessen aufzeigen, was an kleinen und größeren Widrigkeiten an den Hygiene-Ausschuß herangetragen wird bzw. wofür er sich interessieren sollte.

Ich berichte aus einem Hamburger Haus der Zentralversorgung, welches vor gut 20 Monaten in Betrieb genommen wurde. Anfangs mußten wir uns alle sehr auf die völlig anderen Verhältnisse im neuen Hause umstellen, auf wesentlich mehr Risiko-Patienten, mehr Mitarbeiter, auf viel längere Wege im Hause, wobei kaum noch eine Kontrolle über die Bewegungen Einzelner möglich ist.

Ich berichte nun der Reihe nach über die einzelnen Bereiche.

OP-Bereich

Überwiegend geht es um die allgemeine Disziplin betreffende Fragen, wie in welchen Bereichen Mundtuch tragen, Türen zur Erhaltung der Klimatisierung geschlossen halten, Vermeiden unnötiger Personenbewegungen, unnötigen Sprechens der Operationsgruppen, Einzelheiten der OP-Desinfektion und der dazugehörenden Gemische, die die Desinfektoren zubereiten. Beispielsweise muß der Raum zur Bereitung dieser Gemische besonders beschaffen sein. Wenn die Substanzen wassergelöst werden, dann kleben sie, werden sie mit Alkohol nicht im richtigen Verhältnis verdünnt, dann explodieren sie. Die Tropfen aus den Desinfektionsmittelspendern der Schleusentüren lösen den PVC-Fußboden auf usw.

Intensivstation

Früher in einem Extra-Pavillon gelegen, heute mit der medizinischen Intensiv-Station an einem Flur. Vom Bettenhause, obwohl voll klimatisiert, nicht durch Schleusen, sondern leider nur durch Türen getrennt. Es fehlt eine farblich einheitliche Kleidung, die nirgends sonst im Hause angetroffen werden darf. Schuhe farblich gekennzeichnet, können nicht von jedem Fuß vertragen werden und klappern zudem. Mützen werden oft als lästiges Attribut angesehen, Feuchtmatten vor den Türen desinfizieren nicht genug. Klebematten reißen die Plastiküberschuhe ab, Raumdesinfektion bei voller Belegung schwierig.

Allgemeinreinigung des Hauses

Erfolgt durch Fremdfirma. Desinfektionslösung wird einem eigenen Rohrnetz des Hauses entnommen. Sie soll 1/2%ig sein. Viele Kontrollen waren notwendig, viele Klagen der Putzfrauen über Kopfschmerzen anzuhören, bis es einigermaßen klappte. In den sog. Wisch-Mops wuchsen Feuchtkeime, seither werden sie täglich sterilisiert.

Stationen

Die in den Stationsseifenspendern enthaltene Flüssigseife zeigt Pseudomonaswachstum. Die Pseudomonas waren schon im Liefergefäß vorhanden, daraufhin Sterilisation der Spender, anderes Waschmittel. Die meisten Spender gingen bei der Sterilisation kaputt, es erwuchsen erhebliche Kosten. Heute nehmen wir wieder Stückseife.

Um festzustellen, welche Keime auf einer der 19 Stationen überwiegen, werden die bakteriologischen Scheine in Mappen gesammelt und diese vierteljährlich durchgesehen. So kann evtl. Infektionswegen nachgespürt werden.

Betten von Langliegern mit Infektionen werden nicht mehr unbedeckt oder gar mit anderen Personen zusammen im Fahrstuhl befördert. Es wurde Sorge getragen, daß zur Besuchszeit keine Betten in den Stationsvorhallen stehen. Kinder tummeln sich gern darauf.

Nachdem die Kosten für blaue Plastiküberschuhe enorm anstiegen, mußte der Hygieneausschuß festlegen, welche Bereiche unbedingt noch damit begangen werden müssen. Fenster von Räumen, die teilklimatisiert sind, werden geöffnet, der Klimameister kommt angelaufen.

Die meisten Meldungen erhält man auf Rundgängen im Hause oder man macht selbst seine Beobachtungen.

Die zur Beurteilung des Gesamthygienezustandes des Hauses erforderlichen genauen bakteriologischen Untersuchungen sind sehr zeitaufwendig und kosten viel Geld. Für uns macht diese Untersuchungen Prof. FROMM vom Hygienischen Institut, mit dem wir auch sonst stets enge Verbindung halten. Vergleichsuntersuchungen fanden bei uns bislang im März 1976 und jetzt im Herbst statt. Der Vergleich zeigt, daß die anfangs gute Gesamtsituation gehalten, auf einigen Sektoren sogar etwas verbessert werden konnte. Der Vergleich bezieht sich auf Operations- und Intensivbereiche.

Einzelheiten würden im Rahmen meines Berichtes zu weit führen. Ich habe die Unterlagen aber bei mir und kann sie ernstlich Interessierten gern zeigen.

Zusammenfassend läßt sich sagen, daß ein guter hygienischer Zustand an einem heutigen Krankenhaus der Zentralversorgung nur gehalten werden kann, wenn ständig, in oft mühseliger Kleinarbeit alle Mitarbeiter immer wieder von der Notwendigkeit aller Hygienemaßnahmen überzuegt werden, so daß schließlich jedem an seinem Arbeitsplatz die Bedingungen der Krankenhaushygiene so in Fleisch und Blut übergegangen sind, wie einer langjährigen OP-Schwester die Gebote der Sterilität.

G. Leitz, Stuttgart

Detailschwierigkeiten aus der Praxis einer intensiven Krankenhaushygiene

Die Reduzierung des "Bakteriengefälles" von den Stationen zum Operationstrakt durch Flächendesinfektion und zahlreiche andere hygienische Maßnahmen habe ich ja schon in Bern mit unserer sehr niedrigen Infektionsrate propagiert - leider wurden meine Diskussionsbemerkungen redaktionell trotz Manuskript zum Unsinn entstellt.

Da Wundheilstörungen sehr selten bei uns sind und dann so gut wie niemals Infektionserreger gefunden werden, scheint mir der offenbare Nutzen unserer Hygienebemühungen deutlich. Wir genießen allerdings darüberhinaus den Vorteil, daß aus baulichen Gründen noch immer keine auswärtigen septischen Patienten aufgenommen werden können.

Die bei der praktischen Durchführung unserer ganzen Hygienemaßnahmen aufgetretenen Schwierigkeiten waren überraschend groß und können deshalb in der gekürzten Zeit hier nur fast stichwortartig mitgeteilt werden.

1. Es ist vollkommen sinnlos, ohne konsequente Weiterbildung und Erziehung des gesamten Personals einschließlich aller Ärzte und auch der Patienten einen entscheidenden Nutzen großangelegter Desinfektionsmaßnahmen zu erwarten. Weit wichtiger ist das Auffinden von Infektstraßen durch Fehlverhalten ganz bestimmter Mitarbeitergruppen wie Röntgenassistentinnen, Krankengymnastinnen und Hausmeister.

2. Unerläßlich sind häufige und regelmäßige bakteriologische Untersuchungen von Personal, Patienten und Klinikgebäude, um Schwachstellen besonders hoher bakterieller Belastung zu finden und zu entschärfen. Das setzt eine ausgebildete Hygieneschwester oder -pfleger voraus und zur Durchsetzung der entsprechenden Konsequenzen Verantwortliche in Teilbereichen der Klinik, besonders aber eine beispielhafte und unerbittliche Konsequenz des Leitenden Arztes und seiner Oberärzte.

3. Die hohen Kosten allein für Desinfektionsmittel von DM 2.50 pro Bett und Tag sowie die etwa gleichhohen Kosten für bakteriologische Untersuchungen und Personalmehrbedarf werden von den Krankenkassen verzweifelt abzuwehren versucht.

4. Die Beratung von Putz- und Desinfektionsmittelherstellern ist lückenhaft;

   erst nach 2jährigem Einsatz konnten wir die Ursache der Zerstörung unserer Hartversiegelung der Fußböden als Desinfektionsmittelfolge beweisen;
   Zumischungen von Putzmitteln zur Desinfektionslösung mindern oder zerstören den Desinfektionseffekt, was selbst geprüft werden müßte;
   verschiedene Desinfektionsmittel führen zu klebenden Belägen und Verfärbungen, alle wässrigen Lösungen und häufige Formalinvergasungen führen zur Korrosion an Kontakten der elektromedizinischen Geräte mit entsprechend verheerend häufigen Ausfällen und Reparaturkosten insbesondere im OP- und Nachbehandlungsbereich;
   verschweißte Kunststoffußböden gehen sehr rasch auf;

- die Geruchsbelästigung reiner Aldehydpräparate und besonders der Formalin-Gas-Desinfektion führt sehr früh zu massiven Protesten bei Personal und Patienten und leider auch garnicht selten zu Allergien;
- Die Praxis zeigte die Notwendigkeit zur Dauerüberwachung der Putzkräfte, die für das nur gelegentliche Zwischenschalten reiner Putzlösungen kein Verständnis aufbringen. In unserer Klinik mit nur 100 Betten ist damit eine Hausdame nahezu vollständig ausgelastet;
- preiswertere Dosieranlagen zeigen starke Konzentrationsabweichungen schon zentral, besonders aber peripher und bedürfen häufiger Konzentrationskontrollen. Da sich jedoch das freie Mischen durch Putzfrauen als gänzlich insuffizient erwiesen hat, werden jetzt automatische Mischvorrichtungen an den mobilen Putzgeräten erprobt;
- Überlaufwaschbecken und Gullis sind fast unbeherrschbare Bakterienreservoire, entsprechend sind auch die Hausmeister und Handwerker den Vorschriften zur Händedesinfektion und Schutzkleidung zu unterwerfen.

5. Ohne massive Einflußnahme auch auf den Patientenbereich ist kein guter bakterieller Querschnitt erreichbar:
   - Aufbewahren von Nahrungsmitteln im Zimmer,
   - wiederholt zu benützende Waschlappen und Handtücher,
   - langfristiges Tragen von Nachthemden oder Schlafanzügen,
   - Besuche in anderen Krankenzimmern,
   - Sitzen von Besuchern auf den Betten und vieles mehr

   ist nicht leicht abzustellen und bedarf hartnäckiger Kontrollen.

6. Zur Bettendesinfektion: Bei längerem Verbleib in der schützenden Plastiksackabdeckung können dampfsterilisierte Matratzen Schimmel bilden. Eine Lücke im Bettendesinfektionssystem besteht leider noch immer bei den Kopfkissen, da kochbare Kopfkissen aus Kunststoffen wegen des Schwitzens von unseren Patienten rundweg abgelehnt wurden. Auch ist für wirklich getrennte Wege und Lagerung von Schmutz- und Sauberwäsche zu sorgen.

7. Besonders die Vorabkontamination der täglich zu wechselnden Berufskleidung bei üblichem Umkleideschranksystem mindert den Wert dieses täglichen Wäschewechsels ganz beträchtlich und bedürfte organisatorischer Neuordnung. Ohne zusätzliche Schutzkleidung für pflegerische Schmutzarbeit ebenso wie für Hausmeister, Putzkräfte über die selbstverständliche Schutzkleidung auf einer septischen Abteilung hinaus, ohne regelmäßige Händedesinfektion mit Lösungen ohne Wasserzusatz ist die Bakterienverschleppungsrate ebenfalls kaum zu senken.

Lassen Sie mich diese gänzlich unvollständige Aufzählung schließen mit dem Eingeständnis, daß fast 5 Jahre vergingen, ehe ein effektvolles Gesamtsystem erprobt und durchgesetzt war - mit der Übernahme von fertigen Programmen auch sog. Hygieneberatungsfirmen beginnt erst die Mühe einer Anpassung an die speziellen Krankenhausverhältnisse und insbesondere die nie endende, oft und immer wieder deprimierend erfolgsarme Erziehungsarbeit an allen Klinikangestellten.

M. Zimmermann, G. Lob, F.W. Schildberg und G. Feifel, München

Senkung der postoperativen Infektionsrate durch organisatorische Maßnahmen

Bauliche Gegebenheiten älterer Krankenhäuser zwingen häufig zu Kompromissen bei den Maßnahmen der Hospitalismusbekämpfung. Da sich den meisten chirurgischen Abteilungen nicht die Möglichkeit eines OP-Neubaus bietet, stellt sich die Frage, wo die Grenzen hospital-hygienischer Kompromisse liegen. Als erster Schritt ist zwischen der Gefährdung des Patienten, die an der laufend erfaßten Infektionsrate gemessen wird, und den örtlichen Sanierungsmöglichkeiten abzuwägen. Mit dem wichtigen Appell zur Selbstdisziplin allein können nicht alle baulichen und organisatorischen Mängel ersetzt werden. Konstant erhöhte Infektionsraten bei primär aseptischen Eingriffen sollten daher den 2. Schritt auslösen, der in einer gründlichen Ortsbesichtigung durch Fachleute von Bau, Technik, Hygiene, Pflege und Chirurgie besteht. Gleichzeitig ist der 3. und in der Regel wichtigste Schritt zu tun: die Überprüfung der Funktionsabläufe in Abhängigkeit von den örtlichen Gegebenheiten, vom speziellen Krankengut und nicht zuletzt von eingefahrenen Gewohnheiten.

Im folgenden möchte ich über Erfahrungen an der Chirurgischen Universitätsklinik München berichten, die von NUSSBAUM geplant, von ANGERER 1891 eingerichtet, von SAUERBRUCH erweitert und seither laufend umgebaut wurde. Als Maßstab der erzielten Verbesserungen wurden die Wundinfektionen bei Patienten einer chirurgischen Allgemeinstation über einen definierten Zeitraum während 3 Jahren herangezogen. Im einzelnen wurden erfaßt: Operationsfrequenz, Operateur, Operationszeit, Operationsdauer, Operationsreihenfolge, Art der Wundheilstörung, bakteriologische Untersuchungen, Dauer des stationären Aufenthalts und Alter der Patienten. Unterschieden wurden aseptische Eingriffe wie Vagotomien, operative Frakturbehandlung, Herniotomien, Probelaparotomien, Gefäßeingriffe und Strumektomien von bedingt aseptischen Eingriffen wie Eingriffe am Magen, Pankreas, Dünn- und Dickdarm, komplizierte Frakturen und Appendektomien. Es wurden folgende bauliche und organisatorische Veränderungen vorgenommen.

Operationsbereich

Im Operationsbereich fanden sich vor dem Umbau drei gemeinsame Zugänge für Personal und Patienten, der Umkleideraum war in der OP-Saal-Ebene angeordnet. Nach dem Umbau blieb nur ein Zugang für Patienten auf der OP-Ebene bestehen, der Personalzugang erfolgt nunmehr ausschließlich über einen auf das Flachdach des Waschraums aufgesetzten Container, der über eine Wendeltreppe zum Waschraum führt (Abb. 1). Somit konnte der reine Bereich im OP deutlich vergrößert, der unreine Bereich auf ein Minimum reduziert werden.

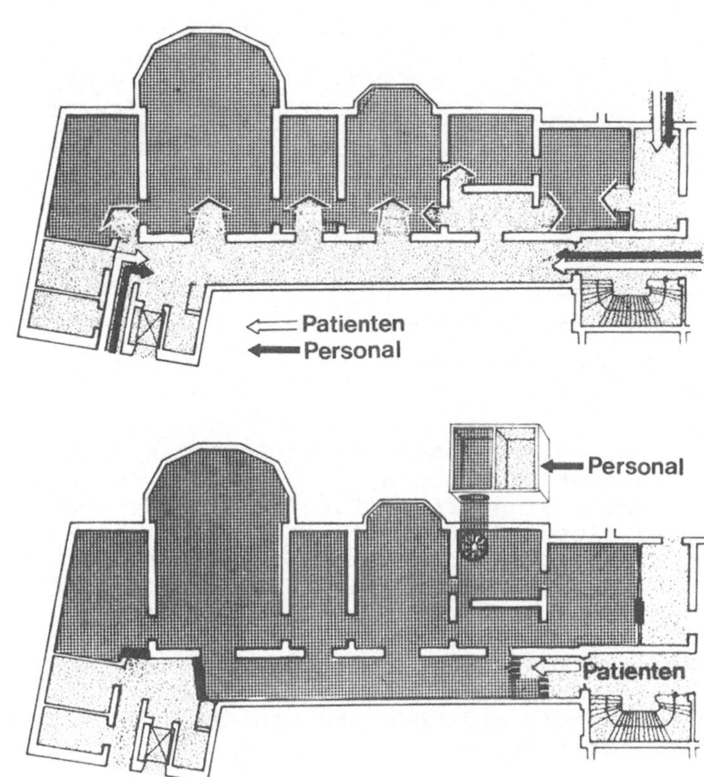

Abb. 1. (a) Operationstrakt vor dem Umbau; 3 Patienten- und Personalzugänge auf einer Ebene;
(b) Operationstrakt nach dem Umbau; 1 Patientenzugang; 1 Personalzugang durch eine Schleuse;

feiner Raster = unreiner Bereich; grober Raster = reiner Bereich

Stationsbereich

Im Stationsbereich wurde eine Vielfalt von Maßnahmen getroffen: Vorbereitung der Patienten zur Operation mit einer Reinigungsdusche einschließlich Haarwäsche, Rasur des Operationsfeldes unmittelbar vor Operationsbeginn, konsequente Isolierung von Patienten, bei denen im Verlauf der Behandlung Atemwegs- oder Harnwegsinfekte auftraten, oder bei denen sich Anzeichen einer gestörten Wundheilung zeigten. Die regelmäßige innerbetriebliche Hygienefortbildung diente dazu, Ärzten, Pflege- und Reinigungspersonal Keimquellen und Keimwege aufzuzeigen und bewußt zu machen. Ziel der Bemühungen war es, gezielt Infektionsquellen aufzudecken, Infektionswege zu unterbrechen und Möglichkeiten der Bekämpfung aufzuzeigen. Denn Krankenhaushygiene stellt eine Kette von Schutzmaßnahmen und Verhaltensregeln dar, von deren Einhaltung alle Beteiligten überzeugt werden wollen.

Tabelle 1. Wundheilungsstörungen in %

	1974 (April-Sept.)	1975 (April-Sept.)	1977 (Mai-Sept.)
aseptische Eingriffe	8,3% (96/8)	1,9% (101/2)	0,9% (108/1)
bedingt aseptische Eingriffe	25,4% (51/13)	21,0% (57/12)	18,8% (53/10)
Operationsfrequenz	172	182	200

Ergebnisse

Unter diesen Maßnahmen verzeichneten wir einen Rückgang der Wundheilungsstörungen von 8,3% 1974 auf 1,9% 1975 und 0,9% 1977 bei aseptischen Eingriffen (Tabelle 1). Die Operationsfrequenz ist während dieser Zeit gleich geblieben. Überwiegend (82%) fanden sich Staphylokokkeninfekte als Ursachen für die aufgetretenen Wundheilungsstörungen. Unverändert hoch blieb die Quote der Wundheilungsstörungen bei bedingt aseptischen Eingriffen. Dies dürfte nicht zuletzt auf das Patientengut und auf chirurgisch-technische Komplikationen zurückzuführen sein. Ein Zusammenhang zwischen Wundheilungsstörung einerseits, Operationsdauer und Operationszeit andererseits konnte in unserem Krankengut nicht nachgewiesen werden.

Zusammenfassung

Zusammenfassend stellen wir fest, daß auch im Altbau mit verhältnismäßig einfachen Mitteln eine Verbesserung der hospital-hygienischen Verhältnisse zu erreichen ist. Dennoch sind all diese Maßnahmen nur dann fruchtbar, wenn sich jeder Mitarbeiter täglich persönlich neu engagiert.

W. Spann, E. Liebhardt und W. Braun, München

Krankenhaushygiene und strafrechtliche Verantwortlichkeit

Obwohl Zwischenfälle aus dem Bereich der Krankenhaushygiene, die öffentlich bekannt werden, immer das besondere Interesse, vor allem der Publikationsorgane beanspruchen, sind Fragen der strafrechtlichen Haftung bislang kaum erörtert, daher wenig geklärt, wenn nicht gar offen.

Zivilrechtlich gilt: Das Rechtsverhältnis zwischen Patient und Krankenhaus, gleichgültig ob von privater oder öffentlicher Hand betrieben, ist privatrechtlicher Natur. Das Krankenhaus schuldet die allgemeine Versorgung des Patienten und auch dessen gesamte ärztliche Behandlung. Ärztliche Sonderleistungen können durch den Abschluß eines Zusatzvertrages vereinbart werden. In der Erfüllung seiner Vertragspflicht muß sich der Krankenhausträger seines Personals bedienen, von dem jeder als Erfüllungsgehilfe (§ 278 BGB) handelt. Das Verschulden der Erfüllungsgehilfen ist zivilrechtlich im gleichen Umfang zu vertreten wie eigenes Verschulden. Schuldhaftes, hier speziell fahrlässiges Verhalten liegt vor, wenn die im Verkehr erforderliche Sorgfalt außer Acht gelassen wird (§ 276 BGB).

Anders als im Zivilrecht haftet im Strafrecht grundsätzlich jede Einzelperson für den Fehler und nur für den, den sie tatsächlich selbst verschuldet hat.

Erkrankt ein Patient zusätzlich, als Folge eines Fehlverhaltens durch eine Krankenhausinfektion oder stirbt er gar an den Folgen, dann ist strafrechtlich eine Haftung wegen Körperverletzung (§ 223ff StGB) oder fahrlässiger Tötung § 222 StGB) zu prüfen.

Neben der Erfüllung des Tatbestandes (Körperverletzung bei §§ 223ff StGB, Todeseintritt bei § 222 StGB) sind die Rechtswidrigkeit der Tat und das schuldhafte Handeln der betreffenden Person zu prüfen. Schließlich muß die ursächliche Verknüpfung, der Kausalzusammenhang zwischen dem Fehler und dem negativen Erfolg nachgewiesen werden.

a) Rechtswidrigkeit. Handelt der Arzt fehlerhaft, so entfällt der Rechtfertigungsgrund der Einwilligung des Patienten, da dieser nur in die sorgfältige, kunstgerechte, nicht in die fehlerhafte Behandlung einwilligt. Der Arzt (oder entsprechend das ärztliche Hilfspersonal) handelt dann rechtswidrig.

b) Schuld. Fahrlässig im Sinne des Strafrechtes handelt der Arzt, wenn er die Sorgfalt, zu der er nach den Umständen und nach seinen persönlichen Kenntnissen und Fähigkeiten verpflichtet und imstande war, außer Acht gelassen hat und infolgedessen entweder den Schadenseintritt (Krankheit, Tod), den er bei Anwendung der pflichtgemäßen Sorgfalt hätte voraussehen können, nicht vorausgesehen hat (unbewußte Fahrlässigkeit) oder den Eintritt des Schadens zwar für möglich gehalten, aber darauf vertraut hat, er werde schon nicht eintreten (bewußte Fahrlässigkeit).

Diese Grundsätze können nicht ohne weiteres auf die Frage der Haftung für Fehler im Bereich der Krankenhaushygiene übertragen werden. Schwierigkeiten bereiten vor allem die Berücksichtigung der besonderen Organisationsformen, die zur umfassenden Bekämpfung von Krankenhausinfektionen notwendig sind.

Zuständigkeit

Organisation und Durchführung der Krankenhaushygiene mit dem Ziel, das Infektionsrisiko zu reduzieren und die Ausbreitung von Infektionen zu verhindern, sind spezifisch ärztliche Aufgaben, die nicht der allgemeinen Krankenhausverwaltung überlassen werden dürfen und können.

Ärztlicher Leiter des Krankenhauses

a) Der ärztliche Leiter ist - wie sich aus seiner Stellung ergibt, (end-)verantwortlich für die betrieblich organisatorischen Voraussetzungen der Krankenhaushygiene. Sein Verantwortungsbereich erstreckt sich von der organisatorischen Einteilung verschiedener Krankenhausbereiche nach hygienischen Gesichtspunkten über konkrete Maßnahmen zur Desinfektion der Operationsräume bis zur hygienisch einwandfreien Wäscheversorgung.

Besondere Bedeutung kommt der Fort- und Weiterbildung des gesamten Personals zu.

b) Der umfassende Aufgabenbereich des leitenden Arztes zwingt dazu, seine Verantwortung zumindest zum Teil auch an seine Mitarbeiter zu delegieren. Damit ist er aber seiner Haftung nicht enthoben, denn fahrlässig im strafrechtlichen Sinne handelt auch der, der das fehlerhafte Handeln eines anderen nicht verhindert, obwohl ihm dies bei Beachtung der für ihn notwendigen Sorgfalt möglich gewesen wäre. Demgemäß liegt ein für eine Körperverletzung oder den Tod eines Menschen ursächliches Verschulden vor, wenn die betreffende Person die ihr obliegende Organisations-, Aufsichts- und Überwachungspflicht, die ihr bekannt war und zu deren Ausübung sie auch nach den äußeren Umständen und ihrer Persönlichkeit imstande gewesen wäre, nicht erfüllt hat.

c) Ein ordnungsgemäßer Ablauf des Krankenhausbetriebes erfordert, daß jeder sich auf ein sorgfältiges Verhalten des anderen verlassen kann. Es gilt der sog. Vertrauensgrundsatz: "Handeln bei gefahrenträchtigen Vorgängen mehrere Personen arbeitsteilig, so kann jeder nach dem für den Bereich des Straßenverkehrs entwickelten, nunmehr aber auch für andere Lebensbereiche geltenden Vertrauensgrundsatz darauf "vertrauen", daß die anderen sich ordnungsgemäß, sorgfältig und vernünftig verhalten. Die Sorgfaltsanforderungen an den einen werden durch die an den anderen begrenzt; es ist grundsätzlich nicht notwendig, sein Verhalten darauf einzurichten, Fehler anderer zu verhindern.

Eine Haftung des leitenden Arztes für Fehler von ihm beauftragter Mitarbeiter tritt nur ein, wenn der Fehler auf Mängel in der Organisation, Leitung und / oder Aufsicht zurückgeführt werden kann.

Dies ist insbesondere dann der Fall, wenn ein fachlich noch ungenügend ausgebildeter Arzt mit ihn überfordernden Aufgaben betraut wird.

Dagegen braucht ein speziell für die Durchführung hygienischer Maßnahmen ausgebildeter Arzt nicht besonders überwacht zu werden.

d) Keineswegs muß der leitende Arzt jede einzelne Handlung seiner spezialisierten Mitarbeiter kennen und beherrschen. Es reicht aus, daß er Sinn und Zweck der Tätigkeit verstehen und beurteilen kann.

Krankenhausärzte

a) Alle Maßnahmen im Bereiche der Krankenhaushygiene sind von den Zuständigen, nach bestem Wissen und Können gemäß den Regeln der ärztlichen Kunst vorzunehmen. Für Fehler haftet der einzelne nach den allgemeinen Grundsätzen.

b) Der vom leitenden Arzt mit einer Aufgabe betraute Arzt darf im Rahmen des Organisationsplanes an nachgeordnete Ärzte weiterdelegieren. Allerdings darf ein noch in Weiterbildung stehender nur dann mit der selbständigen Erledigung von seine Kenntnisse übersteigenden Aufgaben betraut werden, wenn er darüber vorher in erforderlichem Maße unterrichtet oder eingearbeitet wurde. Gleiches gilt für die Überwachung.

Bei Übertragung einzelner Verrichtungen an Hilfspersonen ist der zuständige Arzt für die Qualifikation bei der Auswahl der Person und erforderlichenfalls auch für Anleitung und Überwachung verantwortlich. Eine wesentliche Erleichterung für Leitung und Personal, vor allem in Bezug auf die strafrechtliche Haftung, bringen allgemeingültige Richtlinien und deren Befolgung, wie diese in jüngster Zeit durch eine Kommission des Bundesgesundheitsamtes erarbeitet wurden. So bestimmen diese Richtlinien die Verantwortlichkeit des ärztlichen Leiters für die Krankenhaushygiene im Gesamtbereich des Hauses. Dabei soll ihn die Hygienekommission beraten und unterstützen. Weiter hat er die Aus- und Fortbildung der Ärzte und des Hilfspersonals auf dem Gebiet der Krankenhaushygiene zu veranlassen.

Dies setzt allerdings voraus, daß ihm vom Krankenhausträger die materielle Möglichkeit dazu gegeben wird.

Neu ist die Verpflichtung für jedes Krankenhaus, einen Krankenhaushygieniker oder einen Mikrobiologen mit entsprechenden Kenntnissen zur Beratung heranzuziehen. Für Kliniken mit über 800 Betten soll der Hygieniker hauptamtlich bestellt werden. Er hat neben der Beratung der Ärzte Maßnahmen zur Erkennung, Verhütung und Bekämpfung von Krankenhausinfektionen vorzuschlagen bzw. durchzuführen, sowie die Fortbildung des Personals in Fragen der Krankenhaushygiene zu übernehmen.

Nach den Richtlinien soll der Hygieniker gegenüber dem ihm unterstellten Personal, insbesondere den Hygienefachschwestern und den Hygienepflegern, Desinfektoren usw. weisungsbefugt sein.

Nicht so klar ist seine Weisungsbefugnis geregelt gegenüber den Ärzten und deren Hilfspersonal, obwohl er verpflichtet ist, "Anweisungen zur Verhütung von Krankenhausinfektionen für den Pflege- und ärztlichen Bereich" zu erteilen.

Die Weisungsbefugnis des leitenden Arztes gegenüber dem Hygieniker ergibt sich nach unserer Meinung mittelbar aus der Gesamtverantwortung des ärztlichen Leiters auch für alle Maßnahmen auf hygienischem Gebiet. Eine solche Regelung mit einer zentralen Verantwortung erscheint uns, wie die bisherige Praxis und die tatsächlichen Erfahrungen zeigen, sachgerecht.

Der Hygieniker haftet für fahrlässiges Verhalten sowohl bei der Beratung als auch bei der Durchführung von Verhütungs- und Bekämpfungsmaßnahmen. Er haftet auch insoweit, als seine Anweisungen von Ärzten oder Hilfspersonal durchgeführt wurden.

Der leitende Arzt haftet für Fehler des Hygienikers nur bei Verletzung seiner Organisations-, Aufsichts- oder Überwachungspflicht wie bereits ausgeführt.

Literatur

Bundesgesundheitsblatt 19, 1ff (1976).

GIERHAKE, Dtsch. Ärztebl. 1977, 884ff.

UHLENBRUCK: Die rechtlichen Auswirkungen der neuen Bundespflegesatzverordnung auf den Krankenhausaufnahmevertrag? Neue jru.Wschr. 1973, 1399ff.

vgl. z.B. BGH, Urtl.v.10.6.1955, Neue jur.Wschr.1955, 1487f.

vgl. z.B. SCHÖNKE, SCHRÖDER, CRAMER, § 15, Rdz. 147ff, mvwN.

vgl. dazu und für das folgende RIEGER, Dtsch.med.Wschr. 99, 1423 (1924f), (1974).

vgl. z.B. SCHÖNKE, SCHRÖDER, CRAMER, aaO, Rdz. 152f.

dazu zu Recht kritisch, GIERHANKE, aaO, 886.

W. Perret, München

Haftpflicht und Hospitalismus

Unter Hospitalismus soll die Übertragung pathogener Keime auf Patienten im Krankenhaus bei diagnostischen und therapeutischen Maßnahmen verstanden werden, im speziellen um Mehrfachinfektionen vieler Patienten mit dem gleichen Erreger. Einzelinfektionen sollen nicht erörtert werden. Obwohl Patienten sonst schnell bereit sind anzunehmen, daß bei unerwünschten Komplikationen ein Haftpflichtanspruch gegeben ist, findet sich im Schrifttum zu solchen Infektionen und Haftpflicht nichts. Es ist nur ein BGH Urteil bekannt geworden, was aber eine Einzelinfektion betraf. Mir sind aber als Gutachter einige Fälle bekannt geworden, die teils auch gerichtsgängig waren oder noch sind.

Auf der Intensivstation einer Univ.Klinik und einem größeren Krankenhaus kam es bei 5 bzw. 6 Frühgeborenen zu letal endenden Klebsielleninfektionen, in einer Univ.Klinik bei 14 erwachsenen Patienten nach verschieden größeren operativen Eingriffen zu gleichen, letal endenden Infektionen (2). Es kam in allen Fällen zu Strafverfahren, die später eingestellt wurden. Es wurde dabei davon ausgegangen, daß nicht ausgeschlossen sei, daß auch ohne diese Infektionen ein letal ausgehender Ausgang hätte erwartet werden können, da es sich ausschließlich um Risikopatienten gehandelt hat. Mehrfachinfektionen, 6 letal endende Gasbrandperitoniditen, traten nach operativen Eingriffen in einer Univ.Frauenklinik auf (1). Wie diese Fälle straf- und zivilrechtlich ausgegangen sind, ist nicht bekannt geworden. Streptococcenepidemien sind beschrieben worden (4, 6), bei denen nachträglich beim OP Personal klinisch symptomfreie Oropharynxinfektionen aufgedeckt wurden.

Bei den Klebsielleninfektionen ergaben nachfolgende Untersuchungen, daß diese Keime sich unregelmäßig verstreut im Krankenhausbereich, teils auch beim Personal, in den Behandlungsräumen etc. fanden; jedoch nicht generell, nur in einem Umfang wie es auch sonst der Fall ist, ohne daß es zu Mehrfachinfektionen kommt. Bestanden schon lange Zeit vor solchen Mehrfachinfektionen bauliche Mängel, offensichtliche Verstöße gegen erforderliche und durchaus mögliche hygienische Maßnahmen, ist Haftpflicht im erwähnten Fall des BGH angenommen worden. Es wurde darauf abgestellt, daß in solchen Situtationen Krankenhausträger und Behandler den Patienten vor der Aufnahme auf diese Mängel hinweisen müssen, das heißt darüber aufklären müssen, nur dann haftpflichtrechtlich eine weitgehende Absicherung gegeben ist.

Werden besondere Mängel erst nach Auftreten einer Mehrfachinfektion aufgedeckt, wie z.B. nicht ausreichende Trennung von aseptischen zu septischen Behandlungsräumen, nur gemeinsam benutzte Zugänge, Vorräume, Verwendung angebrochener Augentropfflaschen, die Pyoceaneuskeime enthielten und zur einseitigen Erblindung von 4 Patienten führte, hat ein Gericht Verschulden und Kausalität, also Haftpflicht, angenommen.

An Mehrfachinfektionen ist mir noch bekannt geworden, daß in einer Fachklinik bei ambulanten Behandlungen mit intraarticulären Cortisoninjektionen es an einem Tage zu 12 Pyoceaneus-Gelenkinfektionen kam. Sichere Quelle dieser Infektionen wurde nicht gefunden. Die Haftpflichtversicherung ersetzte die entstandenen Schäden ohne Anerkenntnis eines Verschuldens.

Nach Bluttransfusionen, nach Dialysen, nach Infusionen, verschiedenen Injektionen sind immer wieder Mehrfachinfektionen im Sinne der Hepatitis beobachtet worden. Über den Infektionsweg des Virus wie das Virus selbst, sind die Meinungen geteilt, es wird jetzt neben dem Virus A und B ein weiteres Virus C angenommen. Obwohl zuweilen von iatrogener Hepatitis gesprochen wurde, Urteile von Gerichten zu einer evtl. Haftpflicht sind nicht bekannt geworden. Nur nebenbei ist in einem Strafurteil (OLG Hamm) erwähnt, daß "bei einer Hepatitis ein ärztlicher Kunstfehler nicht in Frage komme, Hepatitiden vorerst noch unvermeidbar wären".

Erwähnen möchte ich noch immer unbesiegbare Einzelinfektionen von Gasbrand, zwei Fälle nach Osteosynthesen am Unterschenkel, die nicht veröffentlicht sind und drei Fälle nach Osteosynthesen am Hüftgelenk, veröffentlicht von SCHMAUSS (5).

Ein Haftpflichtanspruch ist grundsätzlich nur dann gegeben, wenn einerseits Verschulden, d.h. Fahrlässigkeit - Außerachtlassung der im Verkehr erforderlichen Sorgfalt angenommen werden muß, andererseits ein Schaden auch damit in Zusammenhang steht. Man spricht kurz von Verschulden und Kausalität. Wenn man nach Mehrfachinfektionen diese oder jene Keime findet, ist dies nicht schon der Beweis für Verschulden. Denn diese Keime sind ubiquitär. Allen chemischen, thermischen und physikalischen Maßnahmen sind absolute Grenzen gesetzt, täglich kommen immer wieder über Besucher neue Keime ins Krankenhaus. Viele spezielle antiseptische Maßnahmen, wie z.B. bei der Intensivbehandlung, stehen der wünschenswerten optimalen Asepsis im Wege. Was ärztlich notwendig, hygienisch wünschbar, klinisch praktikabel und auch ökonomisch realisierbar ist, das ist und bleibt ein Kompromiß - zwischen Wunsch und Wirklichkeit klafft eine Lücke.

Fehlende Trennung von septischen zu aseptischen Behandlungsräumen und viele andere offensichtliche Mängel - hygienische Nachlässigkeiten und Schlampereien wie es PROBST (3) genannt hat - müssen aber gutachtlich als Verschulden qualifiziert werden. Dem Gutachter kommt jedenfalls bei allen Fragen der Haftpflicht beim Hospitalismus große Bedeutung zu. Er muß getrennt Verschulden und Kausalität beurteilen, muß vor allem versuchen überzeugend dem Gericht darlegen, daß Arzt und Patient grundsätzlich mit dem Risiko einer Infektion leben müssen - was zumindest für die Mehrzahl dieser Mehrfachinfektionen gilt.

Literatur

1. BRABENY, J.: Zur Epidemiologie der Gasbrandinfektion. Unfallmed.Tg.d.gew. Berufsgenossenschaften, Heft 13, 1970.
2. KOSLOWSKI, A.: Chirurgische Problematik des Hospitalismus. Unfallmed.Tg.d.gewerbl. Berufsgenossenschaften, Heft 25, 1975.
3. PROBST, J.: Organisation der Krankenhaushygiene. Euromed. 1977, 694-696.
4. SCHMIEDEL, K.: Cit. v. VANEK (6).
5. SCHMAUSS, A.K.: Gas und oedembildende Infektionen. Zbl. Chir. 102, 129-138 (1977).
6. VANEK, E.: Gruppe A - Streptococceninfektionen. Med.Welt: (Stuttgt.) 28, 1118-1123 (1977).
7. BGH-Urteil v.10.11.1970: Neue jur.Wschr. 1973, 241-244.
8. OLG-Hamm: Urteil v.14.2.1973. Neue jur.Wschr. 1973, 1422-1423.

Podiumsdiskussion zum II. Hauptthema: Krankenhaushygiene (Leitung: G. Dotzauer, Köln)

KOSLOWSKI: Ich bin gefragt worden, wie die Hygienesituation an einer Universitätsklinik heute ist. Ich glaube, man kann die Antwort in einigen Sätzen zusammenfassen. Es handelt sich um ein hochselektiertes Krankengut, viel Alterschirurgie, viel Carzinomchirurgie, viel Polytraumen.

Vorgeschädigt sind viele dieser Patienten durch einen Antibioticaabusus, der bei der nichtoperativen Medizin auch heute noch sehr weit verbreitet ist. Ich will hier kein spezielles Fachgebiet nennen. Wir müssen als Unfallchirurgen darauf achten, daß die unkritische Verabreichung von Antibiotica noch mehr eingeschränkt wird. Das ist ein Gesichtspunkt, der heute bei den Vorträgen vielleicht noch nicht genügend herausgekommen ist.

Darüber hinaus spielt natürlich die Patientenfrequenz eine Rolle. Wenn Sie eine Liegezeit von unter zehn Tagen in einer Akutklinik mit 320 Betten haben, können Sie sich vorstellen, wieviel Keime von diesen rund 10 000 Patienten pro Jahr in die Klinik verschleppt werden.

Hinzu kommt vielleicht auch noch die Studentenfrequenz, obwohl ich persönlich nicht glaube, daß der Besuch der Studenten an der bakteriologischen Situation an der Klinik viel ändert.

Hinzu kommt der hohe Anteil an Lernenden im Bereich der Heilberufe: das Pflegepersonal, die MTA's, die Krankengymnastinnen sowie die Schulen - also Krankenpflegeschule, MTA-Schule usw. -. Das sind ja unerfahrene junge Leute, die durchgeschleust werden, die natürlich auch die Hygienesituation beeinflusssen können.

Wir haben in Baden-Württemberg Klinikhygieniker in Heidelberg, Freiburg und Tübingen etabliert. Sie sind zuständig in dem bereits dargestellten Sinne für die Hygiene in allen Kliniken. Wir müssen abwarten, wie sich das einspielen wird. Wir sind erst am Anfang. Es werden zum Teil noch Räume eingerichtet, bakteriologische Laboratorien.

Aber sicher ist, daß die Hygieneinstitute der Universitäten diese Aufgabe nicht leisten können. Sie wären total überfordert, wenn sie nun ausschließlich als Krankenhaushygieniker für das Klinikum tätig sein müßten. Wie weit die Kompetenz dieser Klinikhygieniker reichen wird, muß man abwarten. Man kann sich gut vorstellen, daß irgendein hochmögender Abteilungsdirektor, der Klinikdirektor sagt: Was kommt der hier an und redet mir dazwischen? Wer hat hier das Sagen, ich als Klinikchef oder der als Klinikhygieniker?

Das muß man noch abwarten. Zu den Gegenmaßnahmen, die wir getroffen haben: Herr PERRET hat ja die Serie von 14 tödlich endenden Klebsiellenpneumonien zitiert, die wir hatten; es waren fast ausschließlich alte Leute, einige wenige polytraumatisierte. Wir haben ein Hygiene-Exekutivkomitee in der Klinik: ein Oberarzt mit hygienischer Vorbildung, der Oberpfleger und der hauseigene Verwalter. Diese sind verantwortlich für die Aufrechterhaltung der praktischen Hygiene, für die Desinfektion von infizierten Räumen usw.

Zur Reinigung der Klinik durch eine Fremdfirma: Kostenpunkt 700 000 DM pro Jahr plus rund 100 000 DM an zusätzlichen Kosten, die durch außerplanmäßige Desinfektionen von Räumen, durch Sonntagsarbeit usw. anfallen.

Wir haben in sämtlichen Krankenzimmern und auch im Bereich der Toiletten, der Waschräume und der Personalzimmer, der Stationszimmer, Seifen abgeschafft; wir haben alle Handtücher abgeschafft. Wir haben 250 Waschmittel- und Desinfektionsmittelspender installiert. Daneben haben wir diese Papierhandtuchkästen. Textilhandtücher und Seifen sind im Bereich des Personals verbannt. Die Patienten allerdings in ihrer persönlichen Hygiene haben ihre Handtücher mitzubringen und dürfen natürlich auch ihre Seife benutzen.

Was mir am wichtigsten erscheint ist die Schaffung eines neuen Hygienebewußtseins beim Personal. Das ist eine schwere Aufgabe, eine Aufgabe, die immer wiederholte Belehrungen erfordert. Es ist die Frage, wie man sich rechtlich gegen Vorwürfe schützen kann. Herr SPANN und Herr PERRET, soll man einen Revers unterschreiben lassen, daß in regelmäßigen Abständen eine Belehrung stattgefunden hat, und der Betreffende hat das zu quittieren, damit sich die Klinikleitung gegen Vorwürfe sichert? Das ist natürlich rein formal. Wie ist es sonst? Wir haben für das Personal, für die Schwestern, für die Pfleger und für die jungen Kollegen eine Serie von Vorträgen von Chirurgen, Hygienikern verschiedener Seiten angefangen. Das stieß auch auf großes Interesse. Aber ich muß sagen: Nachdem das jetzt fast fünf Jahre her ist, ist vieles wieder eingeschlafen, und wir müssen im Grunde wieder von vorn anfangen.

THOFERN: Herr KOSLOWSKI, ich freue mich, zu Ihren Ausführungen vielleicht eine kleine Anmerkung und Ergänzung machen zu können. Wenn man sich die Situation anschaut, wie sie in einem Univeritätsklinikum herrscht, dann muß man sagen: Wir sind in Nordrhein-Westfalen noch nicht so weit wie in Baden-Württemberg. Sie sind halt ein wahres Musterländle.

Ich habe vor einer Situation etwas Bedenken, und das sollte ich hier einmal ausführen. Das Bereitstellen eines Krankenhaushygienikers, wenn ich es einmal so ausdrücken darf, wird sicherlich von vielen sehr schnell vollzogen. Man schafft eine Stelle, die wird ausgeschrieben, man hofft, daß jemand kommt. Dann hat man jemanden, und dem hängt man die Verantwortung an. Nun kommt die Situation, die Sie eben ansprachen: Er soll gegenüber den anderen ausführend sein, und plötzlich entsteht die Situation, der vorprogrammierte Konflikt um die Frage "Wer hat hier eigentlich das Sagen?". Diese Situation muß aber aus meiner Sicht nicht kommen, nämlich dann nicht, wenn man den Krankenhaushygieniker ausstattet. Ich halte es eigentlich für unerläßlich, daß er seine Argumente durch Befunde untermauern kann. Ich kann mir einfach nicht vorstellen, daß sich ein Klinikchef experimentellen Befunden verschließt, wie sie heute zum Beispiel in den Vorträgen von Herrn MICHEL und Herrn SPIER - ich nenne diese beiden Referenten - angesprochen wurden: einfache Befunde durch Kontrolle der Händedesinfektion, Kontrolle der Desinfektion, die überall war. Dann wird man das ausklammern können.

Wenn man aber nur jemanden nach dem Motto hinstellt "Wem der Herr ein Amt gibt, dem gibt er auch den Verstand", dann wird es nicht gehen. Wenn es mitunter schon Mißklänge gegeben hat, dann kommt es doch dadurch - gestatten Sie mir ein etwas persiflierendes Wort -, daß man die Hygiene, die man betreibt, gruppieren kann. Ich darf es einmal so ausdrücken, wobei ich mich zu den "mittelarlterlichen" Hygienikern rechne: Wir haben einmal die reine Hygiene, und diese ist der Philosophie partiell nahe verwandt. Sie möge dem Kongreß und dem Hörsaal angehören. Ferner haben wir die angewandte Hygiene, und da sind wir unmittelbar bei der Krankenhaushygiene. Diese soll betrieben werden.

Es gibt noch einen dritten Sektor, welchen ich als "hygienische Dramaturgie" bezeichne. Die ist auch passagenweise nicht unerheblich betrieben worden. Die können wir ganz sicherlich nicht brauchen, denn die einfachen Anschuldigungen, die immer wieder erhoben werden, und das Hineinlegen des Fingers in die sprichwörtlich bekannte offene Wunde sind zwar ein schmerzlicher Eingriff, aber sie vermitteln nicht die notwendigen Kenntnisse, um die Dinge als angewandte Hygiene betreiben zu können.

ARENS: Eine Frage an die Hygieniker und Bakteriologen: Können Sie nicht dafür sorgen, daß die täglichen Besuchszeiten in den Kliniken wieder abgeschafft werden?

THOFERN: Sie haben die Frage an den Hygieniker und Bakteriologen gestellt. Jetzt kann ich direkt taktieren und die Frage an Herrn PULVERER weitergeben; er ist beides.

PULVERER: Herr ARENS, wir verstehen Ihre Nöte. Ich bin absolut Ihrer Meinung: Man muß hier wieder reglementierend eingreifen. Es hilft alles nichts: Wenn Sie den besten Willen haben und sagen, ich muß mein Personal schulen damit es wirklich hygienisch arbeitet, dann kommt der Besuchsstrom über den ganzen Tag und auch in einem Teil der Nacht und bringt alles wieder durcheinander. Das wird alles sehr schwierig. Wir helfen gerne mit, aber wir sind uns beide der Tatsache bewußt, daß darin ein großer politischer Sprengsatz steckt.

ARENS: Ich habe noch eine Frage an Berlin-Steglitz. Ist es nicht völlig inkonsequent, wenn Sie in Ihrer Reinraumkammer halb und halb operieren, ohne Helme und ohne die notwendigen Kautelen? Was sagen die anderen Kammerbesitzer dazu?

HAHN: Ich habe die durchschnittlichen Keimzahlen gezeigt. Der Vorteil der Kammer ist gegenüber dem konventionellen Operationssaal so groß, daß der Einsatz gerechtfertigt ist. so lange nicht nachgewiesen ist, daß mit dem Einsatz der Kammer Nachteile entstehen. Wir konnten diese Nachteile nicht sehen. Wir fahren bisher gut damit, auch unter dem Druck der äußeren Gegebenheiten. Wir haben nicht mehr Möglichkeiten. Wir müssen soundsoviele konventionelle Operationen in der Kammer durchführen.

KOSLOWSKI: Herr THOFERN, vielleicht haben Sie mich mißverstanden. Ich wollte natürlich nicht sagen, daß ein Klinikleiter oder Abteilungsdirektor vernünftig handelt, wenn er sich gegen den Rat des Hygienikers sträubt. Ich habe das nie getan. Ich arbeite mit den Hygienikern in Tübingen sehr eng zusammen. Ich erinnere mich immer daran, daß unsere Hygieniker uns sagen: Der beste Hygieniker ist derjenige, der die besten Kompromisse schließt. Das meinen Sie wohl auch mit Ihrer Teilung in akademische und angewandte Hygiene.

Noch etwas anderes, meine Damen und Herren. Niemand soll glauben, daß ihm das nicht passieren kann. Jeder von uns kann heute oder morgen eine Infektionsserie in seinem Haus haben. Wenn Sie einmal vor dem Staatsanwalt gestanden haben und ein Ermittlungsverfahren wegen fahrlässiger Tötung gegen Unbekannt eingeleitet wurde, auch wenn Sie sich frei von Schuld fühlen, dann ist das für einen Arzt eine so schreckliche Situation, die ich niemanden wünschen möchte. Wir sollten deswegen lieber zu früh als zu spät damit anfangen, Überlegungen in unseren Häusern anzustellen.

PULVERER: Herr KOSLOWSKI, ich kann das nur noch einmal unterstützen. Es war ja auch der Sinn des ganzen Nachmittags, daß wir versucht haben, Ihnen ein geschlossenes Programm vorzustellen, und zwar auch geboren aus unseren Praxiserfahrungen. Ich kann nur noch einmal sagen: Wir als die praxisbezogenen Hygieniker und Bakteriologen haben nur den einen Sinn: dem Kliniker zu helfen, nicht zu kontrollieren, sondern zu helfen. Das setzt aber co-work von beiden Seiten voraus. So sehen wir es jedenfalls.

N.N.: Ich habe noch eine praktische Frage: Die Fremdreinigungsfirmen dringen im Krankenhausberiech immer wieter vor, weil sie als "billiger" bezeichnet werden. Würden Sie im OP-Bereich eine Fremdreinigungsfirma zulassen? Ich habe mich bisher immer gewehrt, weil das Versprechen der Firmen, daß sie gleichbleibendes, geschultes Personal einsetzen, doch nicht gehalten wird.

PULVERER: Ich kann das nur unterstützen. Ich habe nur Erfahrungen aus unserem eigenen Institut. Wir haben auch Fremdreinigungsfirmen, aber nicht für den Laborbereich. Dasselbe gilt für den OP-Bereich. Ich würde mich ganz intensiv dagegen wehren.

THOFERN: Vielleicht eine Ergänzung und Anregung dazu. Wir sind von Krankenhäusern beauftragt worden, die Gewährleistungen der Firmen zu überprüfen. Es gibt Krankenhäuser, die sind so vorgegangen, daß sie sich von Fremdreinigungsfirmen Angebote und einen Gewährleistungskatalog haben geben lassen. Dieser Gewährleistungskatalog für die Desinfektion wurde uns vorgelegt mit der Bitte um Überprüfung.

Ich muß sagen: Die Ergebnisse waren oft nicht so, wie sie es nach dem Gewährleistungskatalog hätten sein sollen. Das muß keine Schuld sein.

Herr SCHAAL hat in seinem Vortrag auf folgendes hingewiesen:

Es werden bewährte Desinfektionsmittel eingesetzt. Dann beginnt man zu kombinieren; denn man will nicht nur Desinfektion, sondern auch operative Sauberkeit, gekoppelt mit Glanz. Das ist uns so eingeimpft worden.

Dann kommen Dinge in die Flüssigkeit hinein, die mit den Desinfektionsmitteln interferieren und ihre Wirkung aufheben. Das weiß man aber vorher nicht. So handeln alle - fast könnte man sagen: nach bestem Wissen und Gewissen.

Im übrigen schließe ich mich aber den Ausführungen von Herrn PULVERER an. Wir handhaben das genauso. In diesen Risikobereichen des Krankenhauses - ich kann es noch etwas weiter fassen - müssen Kräfte eingesetzt werden, die eine ganz enge Rückkoppelung ermöglichen - ich darf es so umschreiben -. Das geht nicht irdendwie am langen Strang zu regeln. Das muß prüfbar sein, es muß eine Unterstützung stattfinden können. Sie ist sonst, glaube ich, kaum gewährleistet.

N.N.: Ich wollte noch einmal kurz auf die Helme zurückkommen, die in der Box getragen werden. Wir tragen in Frankfurt Helme immer, und zwar aufgrund einer Untersuchung von WEBER, der die Keime pro

Kubikmeter Luft bemessen hat, und zwar einmal mit Helm, das andere Mal mit der konventionellen Behaubung. Die Werte lagen etwa zehnmal so hoch, während das Operationsteam keine Helme trug. Das entspricht etwa der Größenordnung, die von Steglitz genannt wurde. Bei den laminar-vertikal flows, bei denen vom Kopf des Operateurs die Keime direkt herunter in die Wunde geblasen werden, ist sicherlich eine gewisse Gefahr der Kontamination gegeben.

Dasselbe gilt für die Lampen. Wir haben in Frankfurt keine Operationslampen in der Box, sondern wir haben ein Heer von 50 Scheinwerfern oben in der Decke, die außerhalb des laminar-air-flows gezielt auf die Operationswunde gerichtet werden.

KLAUS (Berufsgenossenschaft, Gesundheitsdienst und Wohlfahrtspflege Hamburg): Zu unseren Aufgaben gehört es, Krankenhäuser zu revidieren. In der Industrie pflegt man in Gefahrenbereichen das Personal immer wieder neu einzuweisen, wenn es neu in ein Haus kommt. Es wird sozusagen auf besondere Gefährdungsbereiche vergattert und darüber informiert.

Uns ist immer wieder aufgefallen, daß man im Krankenhausbereich unterstellt: Wer zur Schwester ausgebildet ist, kann jederzeit an jedem Platz eingesetzt werden. Wenn auch die Schülerinnen in den Krankenpflegeschulen sehr gut ausgebildet werden, so lassen sie doch in ihrem Hygiene- und Verhaltensbewußtsein sehr schnell nach, wenn sie immer wieder erkennen müssen, daß die Ärzte hier ein sehr schlechtes Vorbild sind. Ich glaube, wir müssen hier mehr ansetzen. Dann werden wir wahrscheinlich etwas weiterkommen.

SPANN: Es sind noch zwei Fragen offen geblieben. Herr KOSLOWSKI, ich bin der Meinung - das habe ich auch zum Ausdruck gebracht -, daß der Chef dafür verantwortlich ist, wenn es auch nicht expressis verbis aus der Verordnung hervorgeht; aber so ist sie zu interpretieren.

Zur Frage des Revers: Ich nehme an, Sie werden nicht jede Krankenschwester einzeln vergattern und ihr das beibringen, sondern das findet ja in Kursen statt. Sie sind mit dem Revers nur in einer besseren Beweislage. Mehr bringt er Ihnen nicht. Ich glaube, Sie können ihn sich sparen, wenn das coram publico stattfindet.

DOTZAUER: Mit Anwesenheitsliste! Irgendeine Deckung muß vorzuweisen sein.

Ich danke allen Beteiligten.

III. Aktuelle Fragen zum Schädelhirntrauma

G.E. Voigt, Lund/Schweden

Unfallmechanik und Morphologie

Kopfverletzungen durch stumpfe Gewalteinwirkungen sind besonders durch die steigende Anzahl von Verkehrsunfällen immer häufiger geworden. Durch neue diagnostische und therapeutische Methoden konnten während der vergangenen Jahrzehnte erhebliche Fortschritte bei ihrer Behandlung erzielt werden. Leider ist jedoch ein großer Teil der Kopfverletzungen nicht behandlungsbar. Es gilt deshalb das Entstehen solcher Verletzungen zu verhindern, was besonders bezüglich der Verkehrsverletzungen bei Insassen kollidierender Fahrzeuge möglich erscheint. Bevor Schutzmaßnahmen ergriffen werden können, muß die Entstehungsweise der Verletzungen klargelegt sein.

Wesentliche Fragen bezüglich der Genese der intracraniellen Verletzungen als Folge eines stumpfen Kopftraumas sind bisher noch ungeklärt. Dies ist besonders bezüglich der Rindenprellungsherde der Fall. Für ihre Entstehung werden von verschiedenen Autoren eine translatorische Beschleunigung mit Kavitationseffekt, Winkelbeschleunigung, Druckwellen usw. geltend gemacht. So interessant die Diskussion über diesen wichtigen Typ von Hirnverletzungen ist, darf nicht vernachlässigt werden, daß der Rindenprellungsherd nur eine der möglichen intracranialen Verletzungen nach einem Kopftrauma darstellt.

Die Erfahrungen bei der Sektion der Unfalltoten zeigt eine Abhängigkeit der Art der Schädelbrüche und der intracranialen Verletzungen von der Richtung des stumpfen Traumas und der Stelle seiner Einwirkung am Kopf. Hierüber soll im folgenden ein kurzer Überblick gegeben werden.

1. Intracraniale Verletzungen ohne Schädelbruch nach Trauma von vorn gegen das Gesicht

Durch ein von gerade von vorn oder von vorn unten gegen das Gesicht - meist gegen Kinn oder Stirn - gerichtetes Trauma ist stets mit einer Winkelbeschleunigung des Kopfes um eine transversal verlaufende Achse zu rechnen. Bei einer derartigen Winkelbeschleunigung muß man mit einer Verschiebung der Hirnoberfläche gegenüber dem Schädelinneren rechnen, da das Gehirn auf Grund seines Beharrungsvermögens nicht unmittelbar der Bewegung des Schädels folgt. Dies wird als Ursache für das Entstehen der Abrisse der parasagittalen Brückenvenen angesehen. Der Abriß sämtlicher oder zahlreicher Brückenvenen ist stets von einer tödlichen primären Hirnstammverletzung begleitet. Es tritt im allgemeinen kein nennenswertes Subduralhaematom auf und auch keine Mittellinienverschiebung im Großhirn. Diesen Verletzungstyp sieht man besonders bei jüngeren Menschen, da die Brückenvenen nicht wie beim Älteren von einer größeren umgebenden Bindegewebsmenge mechanisch verstärkt werden. In einem kürzlich beobachteten Fall zeigten sich bilaterale Brückenvenenabrisse bei einem Kind, dessen Kinn nach Fallhöhe aus 80 cm Höhe gegen den Fußboden aufgeschlagen war. Die errechnete Winkelbeschleunigung des Kopfes lag bei 5000 rad/sec^2 und die Veränderung der Winkelgeschwindigkeit bei 30 rad/sec (LÖWENHIELM).

Multiple Brückenvenenabrisse können von sog. gliding contusions begleitet sein. Letztere können aber auch ohne Brückenvenenabrisse isoliert nach einem Trauma gegen das Gesicht (oder den Hinterkopf) auftreten. Dies ist besonders bei älteren Personen zu beobachten. Modellversuche haben gezeigt, daß bei einer Winkelbeschleunigung eines sphärischen Zylinders, der mit Hirnsubstanz gefüllt war, nicht nur mit einem Gleiten der Hirnoberfläche gegenüber der Innenseite des Zylinders zu rechnen ist, sondern auch mit einer Deformation der Hirnsubstanz. Diese Deformation ist ca. 1-2 cm unter der Hirnoberfläche am stärksten ausgeprägt. Daraus läßt sich die Entstehungsweise der gliding contusions erklären. Diese Verletzungen bestehen im akuten Stadium aus perivasculären corticalen und subcorticalen Blutungen in bzw. unter den Windungstälern der Hirnrinde an der Mantelkante des Großhirns, hauptsächlich im dorsalen Teil der oberen Frontalwindung oder im Bereich der Zentralwindungen. Die Blutungen können den Charakter von Massenblutungen annehmen und werden dann leicht mit spontanen Blutungen verwechselt. Es resultieren weiterhin Axonabrisse, wie sich dies nach einigen Tagen aus retraction balls erkennen läßt. Weiterhin sind bei längerer Überlebenszeit kleine oder aber auch ausgedehnte inkomplette Hirnnekrosen in den genannten Hirnbereichen zu beobachten.

Eine nicht ungewöhnliche Folge einer Winkelbeschleunigung des Kopfes nach Trauma gegen das Gesicht (oder gegen den Hinterkopf) sind Abrisse einzelner Brückenvenen, die zu subduralen Blutungen führen. Selbst große, in Ausheilung befindliche subdurale Blutungen - sog. chronische Subduralhaematome - brauchen keine dem Laien auffallenden klinische Veränderungen hervorzurufen. Als Folge von erneuten Traumen - nicht selten Bagatelltraumen - können erneute Blutungen bei diesen Patienten entstehen.

Als Folge eines Traumas gegen das Gesicht, besonders gegen das Jochbein aber auch gegen den Proc.mastoideus können traumatische basale Subarachnoidalblutungen verursacht werden. Eine Voraussetzung für diese meist sofort zum Tode führenden Blutungen ist, daß das Opfer des Schlages unter Alkoholeinfluß steht. Als Blutungsquelle ist hauptsächlich die A.vertebralis anzusehen, worauf die häufig in diesen Fällen zu beobachtenden Frakturen des Seitenfortsatzes von Atlas oder Axis hindeuten.

2. Schädelbrüche und intracraniale Verletzungen nach Trauma von vorn gegen das Gesicht

Zu einer großflächigen Abplattung des Os frontale führende Gewalten haben mitunter Globusfrakturen zur Folge, die stets von Frakturen der vorderen Schädelgrube begleitet sind. Lacerationen der Dura und der weichen Hirnhäute und ihrer Gefäße, sowie Verletzungen der Hirnrinde im Bereich der Frontallappen sind die Folge. Die Abplattung des Os frontale ist mitunter von einer Anhebung des vorderen Teils der Schädelkalotte mit hierdurch entstehenden, von der Globusfraktur ausgehenden dorsalwärts verlaufenden Brüchen begleitet. Dies führt zu Zerrungen der Brückenvenen und damit zu subduralen Haematomen, die natürlich auch von den lacerierten pialen Gefäße der Frontallappen ausgehen können. Die Abplattung des Os frontale führt weiterhin zu einer Vergrößerung des Querdurchmessers des vorderen Teils des Schädels und damit zu einer medialen, dorsalwärts verlaufenden Fraktur der Schädelbasis. Diese kann sich mitunter vor dem widerstandsfähigen Corpus ossis occipitale in lateralwärts vor den Pyramiden verlaufende Frakturen aufsplittern. Diese Frakturen können von den Basen der Pyramiden in die Squama ossis occipitale hinein fortsetzen (inkomplette oder komplette Ringfrakturen der Schädelbasis).

Frakturen im Bereich der vorderen Schädelgrube heilen häufig unter Zurücklassung von Knochendefekten, die von einem Granulationsgewebe ausgefüllt werden. Spätere, aufsteigende bakterielle Infektionen vom Nasen-Rachenraum sind gefürchtet.

Es ist wesentlich hervorzuheben, daß beim Trauma von vorn Verletzungen der Hirnrinde nur frontal zu erwarten sind, nicht dagegen Gegenpolverletzungen.

Ringfrakturen der Schädelbasis können in verschiedener Weise entstehen. Sie haben nur dann ein klinisches Interesse, wenn sie inkomplett sind. Dies ist mitunter bei solchen der Fall, die durch eine Traktion entstanden sind, wie dies nach einem von caudal gegen das Kinn gerichteten Trauma der Fall sein kann. Versuche an der Leiche haben gezeigt, daß hierfür unter dynamischen Bedingungen 600 kp ausreichend sind. Verletzungen des Hirnstammes, nicht selten ein Abriß zwischen Pons und Medulla obl. führen dabei rasch zum Tode. Die häufigsten Ringfrakturen entstehen durch eine Torsion in der Schädelbasis. Das ursächliche Trauma trifft im allgemeinen die Schläfe von vorn seitlich. Diese Ringfrakturen verlaufen im allgemeinen vor den Pyramiden und quer durch die Squama ossis occipital oder um diese herum.

3. Trauma von dorsal gegen den Hinterkopf

In gleicher Weise wie bei einem Trauma von frontal gegen das Gesicht gibt das Trauma gegen den Hinterkopf Anlaß zu einer Winkelbeschleunigung des Kopfes und damit zu Abrissen der parasagittalen Brückenvenen und gliding contusions an der Mantelkante des Großhirns. Verletzungen dieser Art sind häufig bei Alkoholikern zu beobachten, die beim Fall mit dem Hinterkopf aufschlagen. Die beim Abriß von Brückenvenen entstehenden Subduralblutungen können sich medial zwischen Falx cerebri und Innenseite einer Großhirnsphäre ergießen. Mit zunehmender Blutung kann es zu einer lateralen Dislokation der Mantelkante und damit zu einer Zerrung und zum Abriß weiterer Brückenvenen kommen. Diese subduralen Blutungen, die natürlich auch nach Trauma gegen das Gesicht auftreten können, sind der neurochirurgischen Behandlung schwer zugänglich. Sie wurden klinisch nicht selten übersehen, bevor die Computertomographie ihren Einzug in die Röntgendiagnostik gehalten hat.

Das Trauma gegen den Hinterkopf führt gern zu einer linearen Fraktur der Squama ossis occipitale. Diese Fraktur kann in das Corpus ossis occipitale oder quer durch die medial gelegenen Teile der Pyramide bis in die vordere Schädelgrube hinein fortsetzen. Verletzungen des Sinus transversus können dabei auftreten mit dem Risiko für das Entstehen einer Sinusthrombose oder eines epiduralen, klinisch schwer nachzuweisenden Haematoms in der hinteren Schädelgrube.

Mitunter sieht man als Folge des Traumas gegen den Hinterkopf auch isolierte Frakturen in der vorderen Schädelgrube, deren genaue Entstehungsweise bislang unbekannt ist. Diese Frakturen sind von Blutungen in die Augenhöhlen begleitet und lassen sich als Brillen- oder Monokelhaematom erkennen. Die gerichtsmedizinischen Beobachtungen lassen es berechtigt erscheinen, derartige Patienten einer genauen Untersuchung bezüglich eines möglichen allmählich zunehmenden Subduralhaematoms zu unterziehen.

Beim Trauma von hinten gegen den Hinterkopf beobachtet man Rindenprellungsherde hauptsächlich am Gegenpol, d.h. an der Vorderseite und Basis der Frontal- und Temporallappen, dagegen kaum im Bereiche der Occipitallappen. Frakturen, die in das Foramen magnum occipitale hinein verlaufen, sind häufig von primären Hirnstammverletzungen begleitet.

4. Trauma von der Seite oder von schräg seitlich gegen die Seitenpartie des Kopfes

Bei den Schädelfrakturen als Folge einer Gewalteinwirkung von der Seite kann es sich um kreisförmige Globusfrakturen, Impressionsfrakturen anderer Art, lineare Frakturen und besonders um Schädelbasisfrakturen handeln. Letztere verlaufen je nach Richtung und Angriffsart des Traumas entweder quer oder schräg.

Durch ein Trauma gegen den dorsalen Teil des Os parietale kann eine lineare ventralwärts verlaufende Fraktur entstehen. Dabei muß mit einer Verletzung der A.meningea media und der klassischen Epiduralblutung gerechnet werden.

Querfrakturen der Schädelbasis in der mittleren Schädelgrube sind mitunter von Verletzungen der A.carotis int. aber auch der A.cerebri media begleitet. Dabei braucht es sich nur um Intimarupturen zu handeln, die jedoch in der Folgezeit zur Ausbildung von Thromben und intracerebralen Zirculationsstörungen führen können. Beim Vergleich der Obduktionsresultate mit den Röntgenbefunden zeigt sich, daß große Schwierigkeiten bestehen, Schädelbasisfrakturen im Röntgenbild nachzuweisen.

Allgemein bekannt ist, daß Rindenprellungsherde beim Kopftrauma von der Seite hauptsächlich an der Gegenpolseite aber auch auf der Traumaseite auftreten. Besonders bei schräg von der Seite einwirkenden Gewalten sieht man mitunter primäre Verletzungen des Corpus callosum aber auch zentral gelegene cerebrale Blutungen.

Im allgemeinen lassen sich die klinischen Symptome nach einem Hirntrauma gut mit den bei der Obduktion beobachteten intracranialen Verletzungen erklären. Es gibt aber Fälle, bei denen eine Diskrepanz zwischen dem klinischen Bild und dem pathologisch-anatomischen Befund besteht. In ganz seltenen Fällen sucht man makroskopisch und mikroskopisch vergeblich nach Anzeichen einer klinisch manifest gewesenen Hirnverletzung, selbst wenn sie nach einigen Tagen klinischer Behandlung offenbar zum Tode geführt hat. Daraus ergibt sich, daß die pathologisch-anatomischen Möglichkeiten und Kenntnisse bezüglich der von einem stumpfen Trauma gegen den Kopf verursachten Hirnverletzungen nach wie vor unzulänglich sind.

Zusammenfassung

Es wird ein kurzer Überblick über die wesentlichsten cranialen und intracranialen Verletzungen gegeben, wie sie nach stumpfen Gewalteinwirkungen aus verschiedenen Richtungen gegen den Kopf vorkommen.

R.A. Frowein, H.W. Steinmann, D. Terhaag und K. auf der Haar, Köln

Koma – Einteilung und Verlaufbeobachtung

Die kritisch vergleichende Abwägung der Ergebnisse der folgenden Vorträge setzt eine möglichst einheitliche Bewertung der sogenannten "Schwere" eines Hirntraumas und die gleichsinnige Verwendung von klinischen Begriffen und Diagnosen voraus.

Daß dieses bisher nicht der Fall ist, zeigt eine Auswahl (Tabelle 1) von Veröffentlichungen der letzten 10 Jahre mit größeren Statistiken sogenannter "schwerer Schädel-Hirn-Verletzungen", die durch eine langdauernde Bewußtlosigkeit, ein langdauerndes Koma, charakterisiert sein sollen. Auch bei Berücksichtigung der Altersgruppen finden sich darin nämlich auffallend große Unterschiede in der Letalität, die zwischen einerseits 35% - z.B. bei CARLSON (3) bzw. VIGOUROUX (24) - und andererseits 50-70% - bei HEISKANEN (12) bzw. FROWEIN et al. (7) liegt. Eine Verschiedenartigkeit der Behandlungsmethoden allein kann diese große Differenz nicht erklären, sondern diese liegt m.E. hauptsächlich an dem Unterschied in dem Gebrauch des für die Auswahl dieser Patienten zugrunde gelegten Kriteriums "Koma". Denn bekanntlich hat der Begriff "Koma" in der internationalen Literatur der Schädel-Hirn-Traumen eine sehr unterschiedliche Bedeutung, die in unterschiedlicher nationaler Tradition liegt und, obgleich diese Definition so einfach und klar erscheint, sehr schwer zu überwinden ist.

Tabelle 1. Letalität schwerer Hirntraumen

Autoren	Jahr	Dauer der Bewußtlosigkeit mehr als	n	Total	Letalität in % Alters-Gruppen <20	20-60	>60
LEWIN	1967		102		39		
CARLSSON et al.	1968	12 Std	496	35	18-30	35	48
HEISKANEN et al.	1969	24 Std	204	50	32	50	78
GUTTERMANN + SHENKING	1970	Streckstarre	52	42	35	42	
GOUTELLE, MOURET	1970	2 Std	2107	32			
GORDON	1971	48 Std A Beatmung B ohne	51 201	2 32			
VAPALATHI + TROUPP	1971		50	36			
VIGOUROUX et al.	1972	3 Wochen	150	37	12	36	75
DELLAORE et al.	1973		400	51			
PAGNI et al.	1973	24 Std	194	32			
FRIEDRICH	1973	24 Std.	20	65			
OVERGARD,CHRISTENSEN	1973						
LECIURE et al.	1973	1 Monat	69	46			
FROWEIN, TERHAAG, a.d. HAAR	1975	24 Std	830	57	38-48	48-68	86

Einteilung der Bewußtseinsstörungen

Aber das unabweisliche Bedürfnis internationaler Vergleichbarkeit der Ergebnisse, macht heute eine einheitliche Nomenklatur unbedingt notwendig. Dazu sind Kompromisse erforderlich. Deshalb hat das Neurotraumatologische Kommittee der WFNS 1975 auf Anregung von BRIHAYE in Oxford folgenden Vorschlag zur Definition und Abgrenzung der posttraumatischen Bewußtseinsstörungen gemacht (7) (Abb. 1).

a) Bewußtlosigkeit oder Koma ist ein unerweckbarer Zustand, in welchem der Patient die Augen weder auf Anruf noch auf Schmerzreiz öffnet und auf Aufforderung keine Bewegungen ausführt. Gleichwohl können auf Schmerzreiz gezielte Abwehr-Bewegungen erfolgen oder fehlen und neurologische und/oder vegetative Störungen verschiedener Form vorliegen.

Hirntod gehört nicht zum Koma.

b) Bewußtseinstrübung, Somnolenz, ist ein Zustand verminderter Wahrnehmung, in welchem der Patient aber zumindest seine Augen öffnet, entweder spontan, oder auf Anruf oder auf Schmerzreize, und/oder auf Aufforderung gezielte Bewegungen ausführt. Der Patient ist noch nicht orientiert zu Person, Zeit und Ort.

c) Bewußtseinsklarheit ist ein Zustand der Wachheit und der Wahrnehmung seiner selbst, mit adäquater Antwort auf Vorgänge der Umgebung. Der Patient ist voll orientiert zu Person, Zeit und Ort.

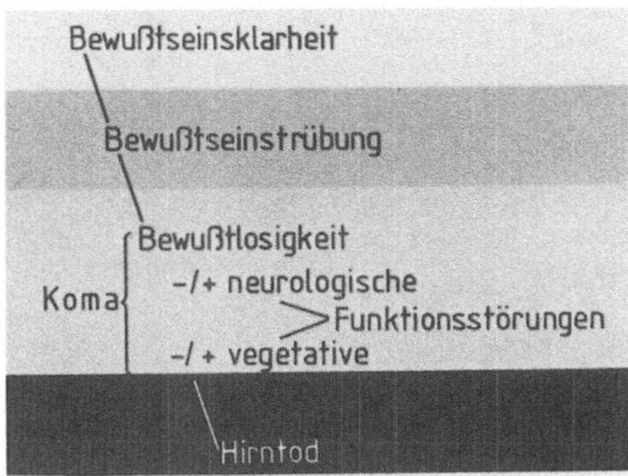

Abb. 1. Posttraumatische Bewußtseinsstörungen

Der Kompromiß im Vergleich verschiedener Definitionen besteht hier prinzipiell darin, daß der Begriff Koma einerseits nicht mehr - wie bisher im deutschen Sprachgebrauch - reserviert wird nur für einen Zustand der Bewußtlosigkeit mit völliger Tonus- und Bewegungslosigkeit; andererseits soll der Begriff "Koma" nicht mehr - wie teilweise im Englischen und Französischen - ausgedehnt werden auf die verschiedenen Formen der Bewußtseinstrübung mit offenen Augen, wie appalisches Syndrom, persistierendes vegetatives Stadium, Semicoma, Sopor usw. Selbstverständlich sind die Grenzen der Einteilung nicht ganz scharf, sondern fließend, manchmal schwankend.

Außerdem ist diese weitmaschige Definition der Bewußtseinsstörungen nur die Grundlage klinischer Verständigung. Um in der täglichen Praxis eine rasche Diagnose schwerer Hirntraumen und um wirksame Ergebnis-Vergleiche zu erreichen, ist eine weitere Beschreibung und Einteilung der wichtigsten, wohlbekannten klinischen Unterschiede der Koma-Stadien, also eine Koma-Klassifizierung, erforderlich, wie sie schon von mehreren Autoren vorgeschlagen worden ist (18, 2, 23).

Koma-Klassifizierung

Die klinischen und prognostischen Unterschiede der Koma-Stadien werden deutlich bei der Analyse von 85 Schwerverletzten mit einem Koma von mehr als 24 Std Dauer. Denn als schwere Hirntraumen sind vorwiegend diejenigen zu bewerten, nach welchen die Verletzten entweder am Unfalltag sterben oder mehr als 24 Std bewußtlos, also im Koma verbleiben.

Daher ist von dem individuellen Verlauf der 100 mehr als 1 Tag lang anhaltenden Komata das unterschiedliche Auftreten und Verschwinden von Symptomen im Syndrom-Zeit-Diagramm dargestellt (Abb. 2 u. 3).

Hierzu wurde eine vom Neurotraumatologischen Kommittee 1976 in Brüssel erarbeitete Klassifizierung des Komas in vier Schweregrade zugrundegelegt:

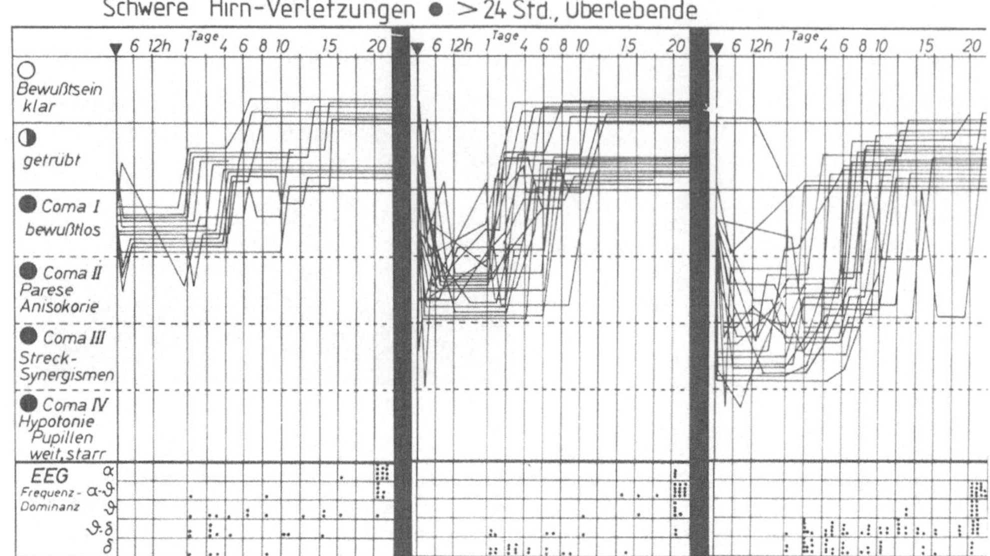

Abb. 2. Syndrom-Zeit-Diagramme schwerer Hirntraumen bei den Überlebenden verlaufen die Symptome innerhalb der Koma-Grade I–III. Längere Phasen von Koma IV fehlen

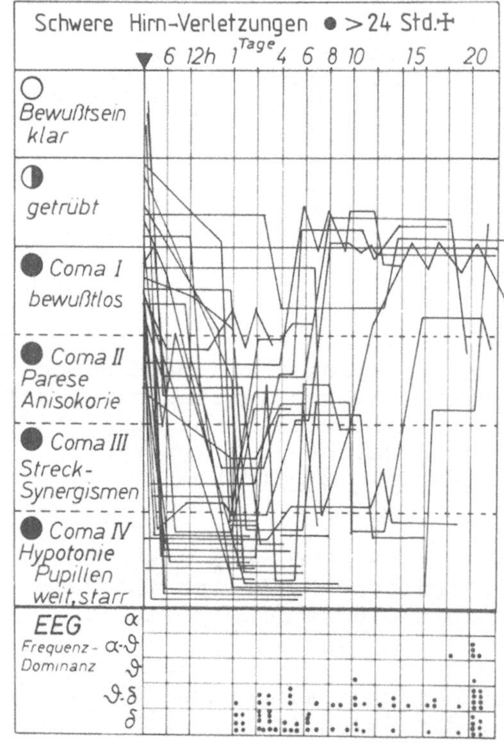

Abb. 3. In den Syndrom-Zeit-Diagrammen tödlicher Verläufe treten längerdauernde Phasen von Koma IV hervor

Koma I: Bewußtlosigkeit, ohne Rücksicht auf die Dauer, ohne andere neurologische Störungen.

Koma II: Bewußtlosigkeit verbunden mit gleichzeitigen neurologischen Funktionsstörungen, erkennbar an Paresen, Anfällen und/ oder Anisokorie und/oder Augenbewegungsstörungen.

Koma III: Bewußtlosigkeit mit zusätzlichem Auftreten von Streck- und/oder Beugesynergismen, spontan oder auf Schmerzreiz, an Armen und/oder Beinen.

Koma IV: Bewußtlosigkeit verbunden mit Tonuslosigkeit der Extremitäten und, vor allem, mit beiderseits lichtstarren weiten Pupillen, aber noch erhaltener Spontanatmung.

(Das Hirntodsyndrom mit lichtstarr-weiten Pupillen und Atemstillstand gehört nicht zum Koma und wird hier nicht besprochen).

Die oben genannte Einteilung dient nur der diagnostischen Zusammenfassung und ersetzt nicht die exakten Beobachtungsbogen (13, 21, 17).

Prognose der Koma-Grade

Aus der Verlaufsaufzeichnung unserer Patienten wird deutlich, daß bei den Überlebenden während der tagelang dauernden Bewußtlosigkeit zwar Paresen und/oder Anisokorie - Koma II -, auch Streckkrämpfe - Koma III - auftraten, letzteres vor allem bei Kindern (Dreieck) und Jugendlichen (Quadrat), aber bis zum Ende der Bewußtlosigkeit meist wieder verschwanden. Es fehlen bei den Überlebenden im akuten Verlauf länger dauernde Reaktionslosigkeit der Extremitäten und/oder weite reaktionslose Pupillen. Dagegen wurde bei den tödlichen Verläufen, außer Koma I-III, auch Koma IV, in allen Altersstufen, beobachtet. Primäre und länger dauernde Reaktionslosigkeit der Extremitäten, verbunden mit weiten Pupillen - Koma Grad IV - zeigte somit einen solchen Grad der Hirnschädigung an, daß er trotz erhaltender Spontanatmung und tagelanger Intensiv-Therapie nicht überlebt wurde. Eine Sektion zeigt dann gewöhnlich Mittelhirnblutungen (1, 8). Vgl. den Vortrag JOACHIM in diesem Band.

Bei den EEG-Intervall-Frequenzspektrum-Analysen nach TÖNNIE fand STEINMANN erwartungsgemäß zunächst in allen Fällen eine Delta - (Theta) Dominanz. Bei den Überlebenden stiegen jedoch die dominanten Frequenzen meistens bald an und unterschritten gegen Ende der Bewußtlosigkeit des Theta-Band nicht mehr.

Hierdurch bestätigen sich zwei bekannte klinische Erfahrungen:

a) daß die Schwere einer Gehirnschädigung charakterisiert wird in erster Linie von Art und Dauer der klinischen und bioelektrischen Hirnfunktionsstörungen,

b) daß bei den Überlebenden die Dauer der Bewußtlosigkeit überschaubar begrenzt ist.

Um diese Zeitspanne zu analysieren, ist als dritter prognostisch entscheidender Faktor auch das Lebensalter zu berücksichtigen.

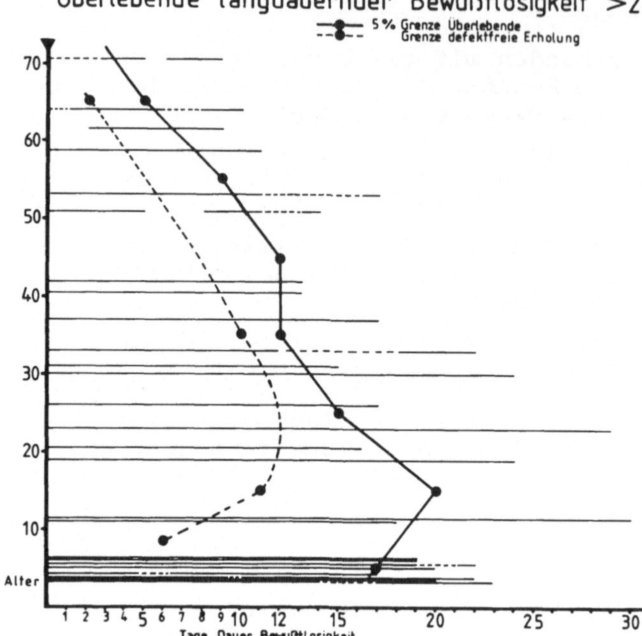

Abb. 4. Die Dauer der überlebbaren langdauernden Bewußtlosigkeit zeigt in der 5%-Grenze altersgebundene große Unterschiede

Lebensalter und Dauer der Bewußtlosigkeit

Von den 3400 in den letzten 10 Jahren in der Neurochirurgischen Klinik Köln behandelten schweren Schädel-Hirn-Verletzungen haben 596 eine Bewußtlosigkeit von mehr als 24 Std Dauer überlebt (Abb.4). (Abb. 4).

Allerdings war die Dauer der überlebbaren Bewußtlosigkeit in den einzelnen Lebensdekaden sehr unterschiedlich.

Als Grenzlinie ist hier diejenige Dauer der Bewußtlosigkeit eingetragen, die nur noch von sehr wenigen Verläufen, nämlich knapp 5% der Überlebenden der jeweiligen Lebensdekade, überschritten worden ist (6).

Der innerhalb dieser Grenzlinie liegende 95%-Bereich der Überlebenden schwerer Hirnschädigungen ist folgendermaßen limitiert:

bei über 60jährigen Verletzten auf 5 Tage Bewußtlosigkeit, bei 50 bis 60jährigen auf 7 Tage, bei 50 bis 40 bis 30jährigen auf 12 Tage, bei den 20 bis 30jährigen auf 15 Tage, bei 10 bis 20-jährigen auf 20 Tage, also das Vierfache der Zeit für die über 60jährigen Verletzten. Auffallenderweise sinkt die 5%-Grenze der unter 10 Jahre alten Kinder wieder ab auf durchschnittlich 17 Tage (14).

Da dieser altersgebundene Zeitkomplex überlebbarer schwerer Hirnschädigungen nur von 5%, also wenigen Ausnahmen überschritten wird, erscheint er als eine klinisch wichtige Orientierung dafür, in und bis zu welchem Zeitraum eine maximale Intensivtherapie noch erfolgversprechend sein kann.

Zusammenfassung (Abb. 5)

Die Schwere einer posttraumatischen Hirnschädigung wird charakterisiert von Art und Dauer der Hirnfunktionsstörungen, besonders von der Dauer der Bewußtlosigkeit.

Gegenüber der Bewußtseinsklarheit und gegenüber den vielfältigen Formen der Bewußtseinstrübung wurde die Bewußtlosigkeit definiert als unerweckbarer Zustand, in welchem der Patient die Augen weder auf Anruf noch auf Schmerzreiz öffnet und auf Aufforderung keine Bewegungen ausführt. Nur Bewußtlosigkeit soll international als Koma bezeichnet werden.

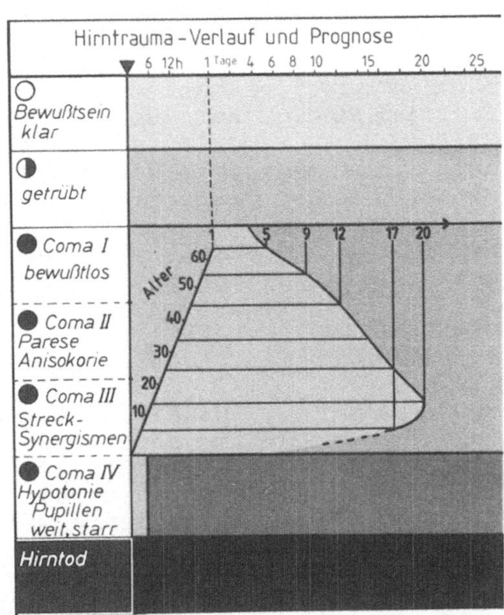

Abb. 5. Prognose schwerer Hirntraumen nach Art und Dauer der Hirnfunktionsstörung und unter Berücksichtigung des Lebensalters

Als schwere Hirntraumen sind vorwiegend diejenigen zu bewerten, nach welchen die Verletzten entweder am Unfalltag sterben oder mehr als 24 Std bewußtlos, also im Koma verbleiben. Die Frage, ob eine schwere Hirnschädigung überlebt werden kann, beantwortet sich nicht sofort, sondern erst aus Art und Dauer des Komas.

Akute Hirnschädigungen, die trotz Intensivtherapie im Koma IV verbleiben, haben schon nach 4-12 Std eine infauste Prognose.

Für schwere Hirnschädigungen mit mehr als 24-stündigem Koma I-III fanden sich altersgebundene große Unterschiede: Die Vitalprognose wird minimal, sinkt unter 5%, wenn die Bewußtlosigkeit, je nach Lebensalter, 5-20 Tage angehalten hat. Bei kürzer dauernder Bewußtlosigkeit ist der Verlauf offen.

Diese Einteilung der Hirntraumen ist zwar grobmaschig, vermittelt aber zugleich Grenzen klinisch begründeter Erholungsaussichten, an denen sich die Dauer der intensiven Behandlungsmaßnahmen orientieren kann.

Literatur

1. BRICOLO, A., RISSUTO, N.: Diagnostic critera for brainstem traumatic lesions. J. neurosurg. Sci. 20, 17-32 (1976).
2. BRINKMANN, R., CRAMON, D. von, SCHULZ, H: The Munich Coma Scale (MCS), J. Neurol. Neurosurg. Psych. int. 39,(No.8.), 788-793 (1976).
3. CARLSSON, C.A., ESSEN, C. von, LÖFGREN, J.: Factors affecting the clinical course of patiente with severe head injuries. J. Neurosurg. 29, 242-251 (1968).
4. DALLE ORE, G., DAPIAN, R., BRICOLO, A., BENATI, A., BAZZAN,A., SIGNORINI, G.C., BUFFATTI, P., MAZZA, C., VIVENCA, C., MASCHIO, A.: Critical evaluation of the neurosurgical treatment of acut traumatic coma: a follow up of 400 cases. Excerpta Med. Congr. Ser. 293-369 (1973).
5. FRIEDRICH, P.: Verlaufsbeobachtung schwerer gedeckter Schädelhirntraumen. Zbl. Neurochir. 34, 169-176 (1973).
6. FROWEIN, R.A.: Classification of Coma. Acta Neurochir. 34, 5-10 (1976).
7. FROWEIN, R.A., TERHAAG, D., AUF DER HAAR, K.: Früh-Prognose akuter Hirnschädigungen. Acta traumatol. 5, 203-211 und 291-298 (1975).
8. GERSTENBRAND, F., LÜCKING, C.H.: Die akuten traumatischen Hirnstammschäden. Arch. Psych. Nervenheilk. 213, 264-281 (1970).
9. GUTTERMANN, P., SHENKIN, H.A.: Prognostic features in recovery from traumatic decerebration! J. Neurosurg. 32, 330 (1970).
10. GORDON, E.: The effects of controlled ventilation on the clinical course of patiente with severe traumatic brain injury. In: Russell, R.: Brain and Blood Flow London, New York, Pitman 1971.
11. GOUTELLE, A., MOURET, Ph.: Prognostic des traumatischen craniens Acta psychiat.belg. 70, 445-482 (1970).
12. HEISKRANEN, O., SIPPONEN, P., RINNE, F., TOLA, S., WARIS, P.: Ennuste Vaikeissa Aivovammoissa (Prognosis of severe head injury). Duodecine 85, 1564 (1969).
13. JENNET, B., TEASDALE, G., BRAAKMANN, R., MINDERHOUD, J., KNILL-JONES, R.: Predicting Outcome in Individual patients after severe Head Injury. Lancet 1976, 1031-1034.
14. ALNGER, M., TERHAAG, D.: Catamneses after Head and Brain Injury in children Advances in Neurosurg. Vol. 5. Berlin-Heidelberg-New York: Springer 1978.
15. LECIURE, J., DERUTY, R., DECHAUME, J.P., LAPRAS, Cl.: Considérations actuelles sur l'evolution lointaine des traumatismes cranio-cérébraux graves avec coma prolongé. Neurochirurgie 19, (3), 271-277 (1973).

16. LEWIN, W.: Severe Head Injuries. Proc. royal. Soc. Med. 60, 1208-1212 (1967).
17. MEINECKE, F.W.: Auswertung des Begleitblattes und Verlaufskontrolle für Schädel-Hirn-Verletzte. Hefte Unfallheilkunde
18. MUMENTHALER, M.: Komatöse Zustände. Ihre Diagnose und Differentialdiagnose unter besonderer Berücksichtigung neurologischer Ursachen. Praxis 36, 1259-1265 (1970).
19. OVERGAARD, J., HVID-HANSEN, O., LAND, A., PEDERSEN, K.K., CHRISTENSEN, S., HAASE, J., HEIN, O., TWEED, W.A.: Prognosis after head injury, based on early clinical examination Lancet 1973, 631-635.
20. PAGNI, C.A., SIGNORONI, G., CROTTI, F., TOMEI, G. (Milano): Severe traumatic coma in infancy and childhood. Results after surgery and resuscitation. Excerpta Med. Congr. Ser. 293, 89 (1973).
21. SCHMITT, K.H.: Bessere Versorgung der Schädel-Hirn-Verletzten. Die Berufsgenossenschaft 1976, Heft 5, 2-4.
22. VAPALAHTI, M., TROUPP, H.: Prognosis for patients with Severe Brain Injuries Brit. med. J. 1971 III, 404-407.
23. VERJAAL, A., VON T'HOOFT: Commotio and contusio (cerebral concussion). In: VINKEN, P.J., BRUYN, G.W.: Handbook of Clinical Neurology, Vol. 23; Injuries of the Brain and Skull, Part I, 417-444.
24. VIGOUROUX, R.P., BAURAND, C., CHOUX, M., QUILLERMAIN, P.: Etat actuel des aspects sèquellaires graves dans les traumatismes craniens. V.: Le devenir des comas prolongés. Neurochirurgie (Paris) 18, Suppl. 2, 137 (1972).

K. Mayer, Tübingen

Erfassung und Wertung neurologischer Initial- und Verlaufssymptome nach Schädel-Hirn-Trauma

Die Bewußtseinsstörung nach einem Schädelhirntrauma ist klinisch und neurophysiologisch lediglich das unspezifische Symptom einer Hirnfunktionsstörung. Es ist daher zunächst nicht möglich zu unterscheiden, ob eine reversible Hirnfunktionsstörung oder eine irreversible Hirnsubstanzschädigung vorliegt und auch nicht, ob sich eine raumfordernde intrakranielle Blutung oder andere Komplikationen entwickeln. Dies klären erst die neurologischen Initialsymptome und Begleitsymptome. Bei nicht unmittelbar erkennbarem oder bekanntem Trauma ist nach vermeintlichen Bagatelltraumen, Podromen oder anderen Vorerkrankungen zu fragen.

Die Tiefe der Bewußtseinsstörung ist gekennzeichnet durch die klinische Symptomatik (Abb. 1). Sie korreliert mit dem elektroencephalographischen Befund. Dieser zeigt bei zunehmender Bewußtseinsstörung eine fortschreitende Verlangsamung des Grundrythmus bis zur theta- und delta-Aktivität über allen Hirnregionen und bei Aufklaren des Bewußtseins eine zunehmende Frequenzbeschleunigung. Bei der reversiblen Hirnfunktionsstörung (Commotio cerebri)

<u>Benommenheit</u>

Verminderte Aufmerksamkeit, Konzentration und Orientierung
Verlangsamte Denk- und Handlungsabläufe: "dösig", "schläfrig"

<u>Somnolenz</u>

Weckbar, noch "ansprechbar" und gerichtete Reaktionen

<u>Präkoma</u>

Nur durch starke Reize (Schmerzreize) kurzdauernd weckbar, ungezielte Abwehrreaktionen, Motorische Unruhe:
Pupillenreaktion erhalten (träge)

<u>Koma</u>

Nicht weckbar, keine Reaktionen:
Erlöschen von Pupillenreaktion und aller Reflexe

<u>Hirntod</u>

Erlöschen der vitalen zentralnervösen Regulationen

Abb. 1. Quantitative Bewußtseinsstörungen

zeigt das Elektroencephalogramm nur während und kurze Zeit nach der posttraumatischen Akutphase eine leichte Grundrhythmusverlangsamung. Eine länger anhaltende und ausgeprägtere Grundrhythmusverlangsamung (mittelgradige bis schwere Allgemeinveränderung) und ein Herdbefund sind beweisend für eine diffuse oder umschriebene Hirnsubstanzschädigung. Sie können zudem hinweisend sein für eine zunehmende Raumforderung, wenn beispielsweise ein Herd langsamer Wellen als Ausdruck einer umschriebenen Schädigung zunehmend durch eine diffuse delta-Wellen-Aktivität überdeckt wird als Ausdruck der zunehmenden Hirnfunktionsstörung infolge eines sich ausweitenden und übergreifenden Hirnödems und des zunehmenden Hirndrucks.

Die "Hirndruck"-Symptomatik ist Ausdruck einer intrakraniellen Drucksteigerung durch Zunahme der Hirnmasse (u.a. Abszeß, Hirnödem oder -schwellung) oder Zunahme der Blut- und Liquormenge. Nach Ausnutzung der relativ geringen Reserveräume (Liquorzysternen, basale Cysternen, Cysterna intrahemisphaerica, Cysterna ambiens) kommt es zur Drucksteigerung zunächst in der betroffenen Hemisphäre, die dann unter der Falx cerebri hindurch und über die basalen Cysternen auf die gegenseitige Hemisphäre übergreift bis schließlich das Mittelhirn im Schlitz des Tentorium cerebelli und/oder die Medulla oblongata zwischen den herabgedrückten Kleinhirntonsillen im Foramen occipitale magnum eingeklemmt wird. Zur klinischen <u>Symptomatik des erhöhten Hirndrucks</u> kommt nun die <u>Symptomatik der Hirnstammeinklemmung</u>.

Die subjektiven und objektiven Zeichen des erhöhten Hirndrucks gehen vor allem bei langsam zunehmender Raumforderung, wie etwa dem chronisch subduralen Hämatom, der Bewußtseinsstörung voraus. Der fortschreitende Druck führt schließlich zur oberen Hirnstammeinklemmung (Mesencephal-Tentoriumschlitz) oder unteren Hirnstammeinklemmung (Bulbär-Foramen occipitale magnum) mit entsprechender klinischer Symptomatik: Die untere Hirnstammeinklemmung zu Schluckstörungen, Nacken-Hinterkopf-, Schulter-Armschmerzen, Meningismus, Atemstörung, Atemlähmung, die obere Hirnstammeinklemmung zu Ausfällen des N.trigeminus und N.oculomotorius, zu Pyramidenbahnschädigung mit entsprechenden zentralmotorischen Paresen und zu Streckautomatismen.

Die obere Hirnstammeinklemmung äußert sich im Extremfall in einem sogenannten akuten Mittelhirnsyndrom. Dieses Mittelhirnsyndrom ist Ausdruck einer Decerebration, d.h. der funktionellen Trennung von Hirnmantel und Hirnstamm. Diese Akutphase der Decerebration äußert sich im Koma, pyramidaler und extrapyramidaler Symptomatik mit Spastik und Akinese, sowie spontan oder durch Reize ausgelöste Beuge- und Streckkrämpfe. Diese Krämpfe sind von den tonisch-kionischen Krämpfen des epileptischen Anfalles, der gleichfalls im posttraumatischen Koma auftreten kann, zu unterscheiden. Die Enthirnungsstarre kann sich äußern in den 2 Formen der doppelseitigen Hemiplegie vom Typ WERNICKE-MANN oder der spastischen Streckstarre aller 4 Extremitäten.

Die Rückbildungsphase des akuten Mittelhirnsyndroms geht einher mit dem Wiederauftreten motorischer Funktionen in der Art automatischer und reflektorischer Bewegungsabläufe und allmählichem Aufhellen des Bewußtseins bis zu einem eigenartigen Wachzustand (parasomnisches Bewußtsein) mit spastischer Parese, Akinese, Mutismus. Der Patient ist wach ("Coma vigile"), hat aber keine Spontanität und kein Reaktionsvermögen (akinetischer Mutismus). Dieser Endzustand nach Decerebration ist das sogenannte Apallische Syndrom. In der Mehrzahl der Fälle bleibt ein schwerer psychoorganischer Defektzustand. In wenigen Fällen, vor allem bei Jugendlichen ist eine gute Rückbildung selbst ohne wesentliche Dauerfolgen möglich.

Aber auch bei den weniger schwer erscheinenden Verlaufsformen ist die Erfassung und Beobachtung neurologischer, psychischer und vegetativer Begleitsymptome wichtig. Die Untersuchungen müssen sich auf die Erfassung von Hirnnervenstörungen und einer Seitensymptomatik konzentrieren. Wesentlich ist daher beim bewußtseinsgestörten Patienten immer die Untersuchung der Augen, und zwar der Stellung und Beweglichkeit der Bulbi, der Weite und Reaktion der Pupillen und auch die Untersuchung des Augenhintergrundes.

Die sogenannte Déviation conjugée, d.h. Blickwendung meist zum Herd, ist ein nicht seltenes Symptom einer Schädigung der frontoparietalen Großhirnregion.

Die Fehlstellung der Bulbi und dissoziierten Bulbibewegungen, das sogenannte Puppenkopfphänomen, zeigen eine Hirnstammschädigung an. Sie sind einfach zu prüfen durch passive Kopfbewegungen des Verletzten und Beobachtung, ob die Bulbi dabei stehenbleiben oder sich in Bewegungsrichtung oder entgegengesetzter Richtung bewegen.

Entscheidend ist die Beobachtung der Pupillenweite. Die weiterwerdende, weite und schließlich nicht mehr reagierende Pupille (Mydriasis) ist Ausdruck einer Okulomotoriusschädigung (parasympathische Fasern) und Folge einer zunehmenden Kompression des N.oculomotorius gegen die Clivuskante (Proc.clinoidei posterior), meist ist sie das Frühzeichen einer oberen Hirnstammeinklemmung. Wenn diese Pupillensymptomatik mit kontralateraler Halbseitensymptomatik kombiniert ist, kann eine Raumforderung auf der Seite der Mydriasis als sicher angesehen werden.

Der Augenhintergrund ist in der Initialphase weniger entscheidend. Eine Stauungspupille tritt im allgemeinen erst später auf. Bei bekannt längeren Podromen und schon länger anhaltendem Koma ist aber nach ihr zu fahnden, nicht aber und auf keinen Fall mit Hilfe einer medikamentösen Erweiterung der Pupille, da dadurch die rechtzeitige Erfassung einer zunehmenden Pupillenweite infolge Schädigung des N.oculomotorius unmöglich wird. Das Augentropfen zur Pupillenerweiterung beim bewußtlosen Patienten ist als ein Kunstfehler anzusehen!

Je nach Verlauf und Begleitsymptomatik sind neurotechnische Untersuchungen zur weiteren diagnostischen Klärung notwendig (Selektroencephalogramm, Echoencephalogramm, Röntgenaufnahmen des Schädels, Angiographie, Computer-Tomographie, Liquoruntersuchung). Die apparativen Einrichtungen und der für die Indikationsstellung und Durchführung notwendige neurologische Konsiliarius sind bereits für die Krankenhäuser der Regelversorgung zu fordern, für die Krankenhäuser der Zentral- und Maximalversorgung sind sie unerläßlich. Die Zentrierung nur auf Krankenhäuser der Maximalversorgung mit neurologischen und neurochirurgischen Abteilungen reicht nicht für die rechtzeitige Diagnostik und Therapie von Hirnverletzungen und Komplikationen. Ausreichende Feststellungen über die neurologische und psychologische Initial- und Verlaufssymptomatik sind auch notwendig für die rechtzeitige Einleitung geeigneter Rehabilitationsmaßnahmen und die spätere gutachterliche Beurteilung. Notwendig sind hierzu auch und nicht zuletzt ausreichende Feststellungen über Art und Dauer psychischer Störungen. Ich muß darauf hinweisen, daß der eigentlichen Bewußtseinsstörung in der Regel noch einige Zeit anhaltende Beeinträchtigungen intellektueller und anderer psychischer Leistungsfunktionen sowie Antriebs- und Affektstörungen folgen. Diese, vielfach auch als Durchgangssyndrom bezeichnete Symptomatik, wird nach meinen Erfahrungen meist nicht erkannt oder verkannt, da sich der Verletzte anscheinend geordnet, unauffällig verhält, "ansprechbar" ist. Auch für diese posttraumatischen psychischen Störungen besteht häufig eine mehr oder minder ausgeprägte Erinnerungslücke. Die Dauer dieser Erinnerungslücke stimmt meist nicht mit der vom Chirurgen vermerkten Dauer der eigentlichen Bewußtseinsstörung überein. Diese Diskrepanz zwischen der von dem behandelnden Arzt vermerkten Dauer der Bewußtseinsstörung und der vom Verletzten subjektiv erlebten Erinnerungslücke macht später häufig Schwierigkeiten bei der gutachterlichen Beurteilung.

Häufig nicht genügend beachtet werden Hirnnervenausfälle bei Verletzungen des Gesichtsschädels und der Schädelbasis ohne wesentliche Hirnfunktionsstörung. Diese peripher bedingten Nervenausfälle sind von den infolge einer Hirnschädigung zenralbedingten Hirnnervenausfällen abzugrenzen. Beispielhaft gilt dies für die periphere Facialisparese, die Schädigung des Hör- und Gleichgewichtsnerven, die Schädigung des N.trigeminus mit Sensibilitätsstörungen, sensible Mißempfindungen und Schmerzen nach Felsenbeinfrakturen und Schädigungen des könchernen Labyrinthes oder bei frontobasalen Schädelfrakturen für den Verlust des Geruchsvermögens durch Abriß der Fila olfactoria oder durch einen Prellungsherd im Bereich des Bulbus olfactorius.

Zu achten ist außerdem auf nasale oder otogene Liquorfisteln, die nicht selten zu rezidivierenden Meningitiden und zum Hirnabszeß führen, bevor als Ursache eine traumatische Liqpuorfistel erkannt wird.

Das Schädelhirntrauma ist ein Beispiel für die Notwendigkeit interdispziplinärer Zusammenarbeit von Chirurgen, Neurologen und Neurochirurgen. Bei Verdacht auf ein Schädelhirntrauma, und dieser Verdacht ist bei jeder Bewußtseinsstörung gegeben, ist rechtzeitige Hinzuziehung eines neurotraumatologisch erfahrenen Neurologen zu fordern.

J.W.F. Beks, Groningen

Die Problematik der intracranialen Druckmessung

Seitdem in 1951 GUILLAUME und JANNY ihre Erfahrungen mit der fortlaufenden Registrierung des intrakraniellen Drucks veröffentlichten, sind zahlreiche Studien publiziert worden, sowohl experimenteller Art als auch klinischen Ursprungs, über den Wert dieses Verfahrens.

Die Begeisterung für eine neue Methode wird aber nach einiger Zeit oft gemäßigt durch kritische Bewertung der erzielten Ergebnisse. Dies trifft auch zu hinsichtlich der Messung des intrakraniellen Drucks.

Es bestehen noch viele fundamentale Probleme, nicht nur über die Weise worauf und der Stelle wo die Druckmessung zu geschehen hat, aber auch bezüglich des intrakraniellen Drucks selber. Man könnte sich fragen was der intrakranielle Druck eigentlich ist. Ist er der Druck im Gefäßsystem und wenn schon in welchem Abschnitt des Gefäßsystems oder entweder ist es der Druck im Hirngewebe (der sogenannte Gewebedruck).

Aus praktischen Gründen setzt man den Druck im Liquorraum gleich dem intrakraniellen Druck. Dieser Druck aber ist keine statische Einheit sondern ein dynamisches Geschehen mit fortwährend wechselnden Werten.

Es wird ebenfalls unter pathologischen Bedingungen, wie während der Entwicklung eines raumbeengenden Prozesses, der intrakranielle Druck nicht überall gleichwertig sein.

Wäre dies nämlich der Fall, so könnten keine Verschiebungen auftreten. Es ist uns immer noch nicht klar, welche Bedeutung die Druckgradienten haben in Bezug auf eventuelle Verschiebungen. Es ist wahrscheinlich der Effekt auf die örtliche Durchblutung von größter Wichtigkeit (SYMON, 1975).

Es gibt noch zahlreiche Probleme bezüglich des dynamischen Charakters dieser Druckgradienten und dessen Konsequenzen, sowohl in funktioneller Hinsicht bezüglich der cerebralen Zirkulation, und des Funktionierens der Neuronen, sowie auch in struktureller Hinsicht (JENNETT, 1976).

Die Beziehung zwischen intrakraniellem Druck eines bestimmten Patienten und dessen klinischem Zustand ist oft so wechselhaft, daß man sich fragen muß, welche Aspekte des intrakraniellen Drucks klinische Bedeutung haben. Es hat sich auch herausgestellt, daß keine bestimmte Höhe des Drucks als offenbar gefährlich angedeutet werden könnte.

Wenn man sich fragt, was eigentlich der klinische Wert der intrakraniellen Druckmessung ist und welche die Indikationen sind für die Messung desselben, muß man erwägen, ob diese Messung wertvoll sein kann für die Feststellung einer Diagnose, für die Festsetzung einer Methode der Behandlung oder deren Ergebnisse und schließlich für die Bestimmung einer Prognose.

Für die Ermittlung der Diagnose kann das Messen des intrakraniellen Drucks bei bestimmten Patienten gewiß einen Beitrag liefern.

Zum Beispiel zeigen Patienten mit einer ernsthaften Schädelverletzung öfters Zeichen, die auf eine Schädigung des Hirnstammes hinweisen. Diese Schädigung kann beruhen auf einer primären Verletzung des Hirnstammes, doch sie kann auch Folge sein, einer Verschiebung von Hirngewebe mit anschließendem Hirnödem oder der Entwicklung eines intrakraniellen Hämatoms.

Aus eigener Erfahrung wissen wir, daß bei einer primären Schädigung eine bestimmte Zahl der Patienten einen normalen Druck aufweisen werden. Dadurch kann angenommen werden, daß das klinische Bild die Folge einer diffusen Schädigung der weißen Substanz oder aber von einer primären Verletzung des Hirnstammes oder von beiden Verletzungen die Ursache war.

Unter bestimmten Umständen also, wird die Messung eines normalen oder leicht erhöhten intrakraniellen Drucks von größter Wichtigkeit sein, weil hierdurch neuroradiologische Untersuchungen, das Anlegen von Bohrlöchern und die Verabreichung von Medikamenten zwecks Senkung des intrakraniellen Drucks indiziert wäre.

Es ist aber sehr schwierig zu ermitteln, bei welcher Höhe des erhöten intrakraniellen Drucks ein Eingriff stattfinden sollte.

Es gibt nämlich Patienten mit diffusen Hirnschädigungen, die einen hohen Anfangsdruckwert aufweisen, worauf weiterhin hohe Druckschwankungen überragend auftreten können und es gibt Patienten mit focalen Läsionen, wobei der Anfangswert nicht hoch ist, doch wobei Wellen auf einer Hochebene entstehen, die einen gefährlichen Wert erreichen können. Was ist aber eine gefährliche Höhe?

Es ist gewiß von großer Bedeutung, daß man im Stande ist, die Zweckmäßigkeit der Behandlung eines erhöhten intrakraniellen Drucks messen zu können, weil das klinische Bild öfters darüber einen falschen Eindruck bietet.

Wenn sich der Zustand des Patienten nicht verbessert, kann das darauf hinweisen, daß der Druck trotz der Behandlung nicht absinkt, oder daß die Schädigung nicht rückgängig ist.

Es ist uns klar geworden, daß der allgemein günstige Effekt von Corticosteroiden nur sehr wenige Beziehungen zeigt zu der Wirkung dieser Mittel auf den intrakraniellen Druck. LUNDBERG, TROUPP und VAPALAHTI haben behauptet, daß es eine enge Korrelation geben würde, zwischen der Höhe des Ventrikeldrucks und der Mortalität.

JENNETT und JOHNSTON bestätigen diese Behauptung, es sei denn mit der Bemerkung, daß ein normaler Druck nicht immer ein günstiges prognostisches Zeichen ist.

TYNDALL meint, diesem widersprechen zu müssen.

Wir sind jedoch der Meinung, daß es bei einer bestimmten Zahl von Patienten vernünftig ist, den intrakraniellen Druck zu messen, weil nicht alle Patienten mit erhöhtem intrakraniellen Druck neurologische Erscheinungen aufweisen. Ein erhöhter intrakranieller Druck wird eine Indikation darstellèn für die Tatsache, daß eine Störung in der Anpassung vom Volumen an den Inhalt vorliegt und somit an eine Situation, die unsere Aufmerksamkeit fordert.

Um so mehr ist dies der Fall, weil die klinischen Erscheinungen eines erhöhten intrakraniellen Drucks oft die Zeichen einer Einklemmung sind; ein Zustand, der meistens zu irreversibler Schädigung führt.

Überdies ist der erhöhte intrakranielle Druck eine Komplikation, die oft eine gute Funktion des Gehirns beeinträchtigen kann. Es ist deshalb von großer Wichtigkeit, daß dieser Umstand zeitig erkannt und bekämpft wird. Für die Registrierung des intrakraniellen Drucks gibt es verschiedene Methoden, doch es ist dies wohl nicht der richtige Ort das jetzt zu erörtern und namentlich die Vor- und Nachteile der jeweiligen Verfahren zu diskutieren.

Wir ziehen die epidurale Methode vor, weil es sich herausgestellt hat, daß diese Prozedur der Druckmessung die Risiken und Unannehmlichkeiten für den Patienten auf ein Minimum beschränken, während die Verläßlichkeiten der Methode eine Optimale ist.

Die Registrierung des intrakraniellen Drucks wird aber niemals einen Ersatz bilden können für andere diagnostische Methoden, wie die neurologische Untersuchung, die Röntgenleeraufnahme, die cerebrale Angiographie, die Isotopenuntersuchung und die Computer Tomographie.

Es ist prinzipiell falsch, den erhöhten Wert eines intrakraniellen Drucks als Phänomen an sich zu betrachten.

Man sollte diesen Parameter in Zusammenhang mit dem klinischen Bild betrachten wie das Bewußtsein, das Vorkommen von Streckautomatismen, Blutdruckveränderungen und Änderungen der Pulsfrequenz und des Atmungsmusters.

W. Schiefer, Erlangen

Zur Funktion des Computer-Tomographie-Gerätes (Differentialdiagnose: Hämatom/Kontusion)

Kaum eine andere Untersuchungsmethode hat seit der Erfindung der Röntgenröhre eine derartige Entwicklung eingeleitet wie die axiale Computer-Tomopraphie des Schädels. Dies trifft in besonderem Maße auch für die Diagnostik nach Schädel-Hirn-Traumen zu. Während mit den konventionellen neuroradiologischen Methoden die Folgen von Schädelverletzungen in der Mehrzahl nur indirekt darzustellen waren - etwa eine Verlagerung des Ventrikelsystems oder der normalen intrakraniellen Gefäßabschnitte - ermöglicht diese neue Methode den direkten Nachweis von Blutungen, Kontusionen und posttraumatischen Ödemen (Tabelle 1).

Tabelle 1. Aussagemöglichkeiten der axialen Computer-Tomographie beim Schädelhirntrauma

Verlagerung der Hirnstrukturen
Erweiterung bzw. Kompression der Liquorräume
Dichteänderung des Hirngewebes (Ödem)
extra- und intracerebrale Blutungen
Änderungen der Knochenstrukturen
Nachweis von Fremdkörpern

Das Prinzip der Computer-Tomographie besteht darin, ein Objekt aus möglichst vielen verschiedenen Richtungen zu durchstrahlen und die Absorptionswerte zu messen. Das kann erreicht werden, indem ein fest verbundenes Röhren-Strahlen-Meßsystem in kleinen Kreisbogenschritten zahlreiche lineare Messungen durchführt oder durch kreisförmige Anordnung zahlreicher Detektoren in Verbindung mit einer oder mehreren Röntgenröhren. Ein Computer errechnet aus den dabei gewonnenen Daten ein Rasterschnittbild des Schädels, das aus quadratischen Bildpunkten besteht. Jedes dieser Quadrate gibt die durchschnittliche Strahlenabsorption eines Gewebequaders an.

Seit Juli 1975 ist an der Neurochirurgischen Univ. Klinik Erlangen ein Prototyp des Siretoms routinemäßig im Einsatz. Inzwischen wurden mehr als 7000 Untersuchungen durchgeführt, darunter 783 bei Schädel-Hirn-Verletzungen und deren Folgen (Tabelle 2). Das Gerät

Tabelle 2. Computertomographische Untersuchungen bei 783 Patienten nach Schädelhirnverletzungen aus der Zeit vom 1.7.1975 bis 31.10.1977 (Neurochirurgische Univ.Klinik Erlangen)

1. Leichte Schädelhirnverletzungen ohne patholog. CT-Befund			172
2. Kontusionen			289
allgemein (Hirnschwellung)		73	
einseitig und umschrieben		61	
mit subarachnoidaler Blutung		16	
hämorrhagisch		88	
davon mit SDH	12		
davon mit Ventrikeleinbruch	1		
intracerebrale Hämatome		51	
davon mit Ventrikeleinbruch	8		
3. Extracerebrale traumatische Raumforderungen			244
akute SDH		47	
epidurale Hämatome		55	
chronische SDH		58	
davon doppelseitig	6		
subdurale Ergüsse (posttraumatisch)		84	
4. Zustand nach Schädelhirnverletzungen			47
5. Sonstige			31
Schußverletzungen	13		
Impressionsfrakturen	13		
Pneumatocelen	5		

gehört noch zur ersten Generation und hat eine Matrix von 80 x 80 Bildpunkten. Es benötigt 4 1/2 Minuten für eine Doppelschicht von je 10 mm. Die Dichteunterschiede werden in 16 Farb- bzw. Graustufen wiedergegeben. Gewebe mit hoher Strahlendichte erscheinen hell bzw. rot, solche geringer Dichte entsprechend dunkel oder in verschiedenen Gelb-, Grün- oder Blautönen.

Neuere Seriengeräte der dritten Generation besitzen eine Matrix von 256 x 256 Bildpunkten, eine zwischen fünf und dreizehn Millimeter variable Schichtdicke, verbesserte Dichteauflösung und eine auf eine Minute oder sogar nur fünf Sekunden verkürzte Abtastzeit. Wenn auch die Geräte der ersten Generation im allgemeinen für die Diagnostik des akuten Schädel-Hirn-Traumas, insbesondere für die Frage einer evtl. operativen Behandlung, noch ausreichen, so ist doch ein höheres räumliches Auflösungsvermögen zum Nachweis kleiner Rindenprellungsherde, von Mirkoblutungen und von postraumatischen Substanzdefekten wünschenswert. Auch die kürzere Untersuchungszeit stellt bei unruhigen Verletzten einen großen Vorteil dar, wenn dadurch eine Sedierung oder Narkose erspart werden kann.

Bei 172 Verletzten mit leichten Schädel-Hirn-Traumen (Tabelle 2) fanden sich keine sicher pathologisch verwertbaren Dichteänderungen. Es bestanden aber trotz des negativen Computer-Tomographie-

Befundes nicht selten Halbseitensymptome und in ca. 6% war es zu Anfällen gekommen. Im EEG ließen sich trotz des normalen CT-Befundes in einem nicht unerheblichen Prozentsatz Herdbefunde, Allgemeinveränderungen und auch steile Abläufe nachweisen.

Pathologische CT-Befunde waren bei insgesamt 564 akuten Schädelverletzten zu erheben:

1. Kontusionen. In der akuten Phase fielen oft für das Alter des Patienten sehr enge Ventrikel und auch fehlende Zisternendarstellungen auf. Diese Ventrikelkompression läßt sich durch eine vaskulär bedingte Volumenzunahme erklären. Zeichen einer Ödembildung durch Wassereinlagerung sind frühestens nach 6 bis 8 Std - vor allem im periventriculären Markraum an einer Dichteminderung zu erkennen.

Stärkere Gewalteinwirkungen führen zu Gefäßverletzungen mit Blutungen in das geschädigte Hirngewebe. Sind diese hämorrhagischen Kontusionen auf die Hirnoberfläche beschränkt, so erscheint diese heller und unregelmäßiger begrenzt. Reichen die Hämorrhagien weiter in die Tiefe, so kann eine Abgrenzung zum freien subduralen Hämatom schwierig werden. Die hämorrhagischen Schädigungen können auch innerhalb des gesamten Parenchyms verstreut gesehen werden (Abb. 1). Oft finden sie sich im Bereich der Stammganglien und in der Nähe der Ventrikel. Reine Ventrikelblutungen sahen wir selten.

Häufig sind auch Blutungen in die Subarachnoidalräume an der Basis, in den Fissuren und im Interhemisphärenspalt zu beobachten, die aus oberflächlichen Hämorrhagien stammen oder durch Gefäßschädigungen an den Kanten der Falx und des Tentoriums zu erklären sind. Bei Blutungen in den basalen Zisternen läßt sich bei entsprechender Klinik wohl am ehesten auf eine Schädigung des Hirnstammes schließen.

2. Intracerebrale Hämatome konnten wir 51 mal beobachten (Abb. 2), davon 8 mit Ventrikeleinbruch. Sie sind an der erheblichen Dichtevermehrung des frisch geronnenen Blutes leicht zu erkennen.

3. Extracerebrale traumatische Blutungen. Der Nachweis extracerebraler Blutungen bereitet selbst bei den ungewöhnlichsten Lokalisationen meist keine Schwierigkeiten.

Bei den akuten subduralen Hämatomen aus Rindengefäßen kommt zu den Veränderungen oft ausgedehnter hämorrhagischer Kontusionen eine sichelförmige, meist großflächige Zone deutlich vermehrter Dichte über der verletzten Hemisphäre hinzu. Die Abgrenzung dieser Hämatome zur Hirnoberfläche ist daher eher unregelmäßig und unterschiedlich scharf.

Epidurale Hämatome erscheinen im horizontalen Schnittbild des Computer-Tomogramms in typischer Weise bi- oder plankonvex (Abb. 3). Die Abgrenzung zur Hirnoberfläche ist scharf und regelmäßig. Die Unterscheidung von akuten subduralen Blutungen kann jedoch schwierig werden, wenn unter dem epiduralen Hämatom eine hämorrhagische Kontusion besteht. Bei chronischen subduralen

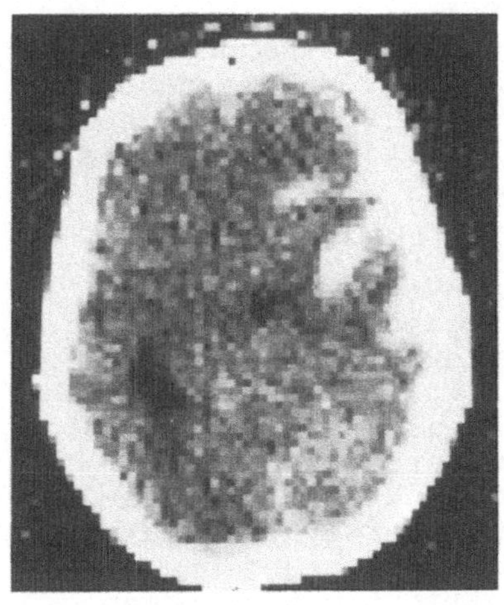

Abb. 1. Hämorrhagische Kontusionen re. fronto-temporal. Kompression der Ventrikel (Pat.D.P., 35 J.)

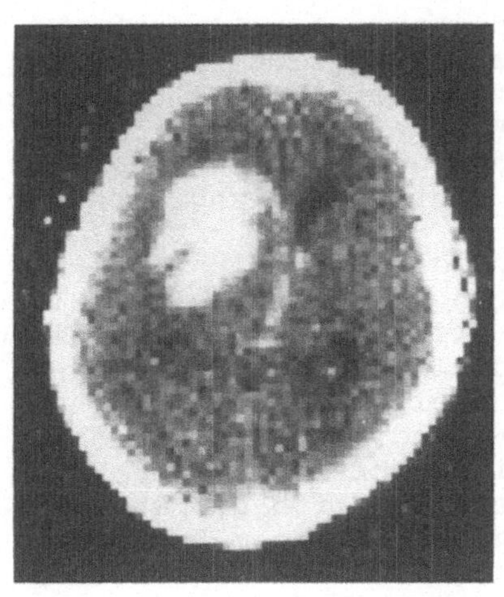

Abb. 2. Traumatisches intracerebrales Hämatom mit Ventrikeleinbruch. (Pat. H.M., 16 J.)

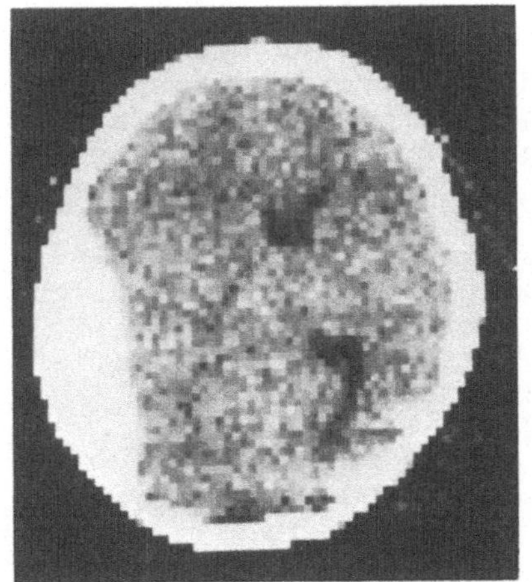

Abb. 3. Epidurales Hämatom li. Temp.-occipital. (Pat. D.Th., 11 J.)

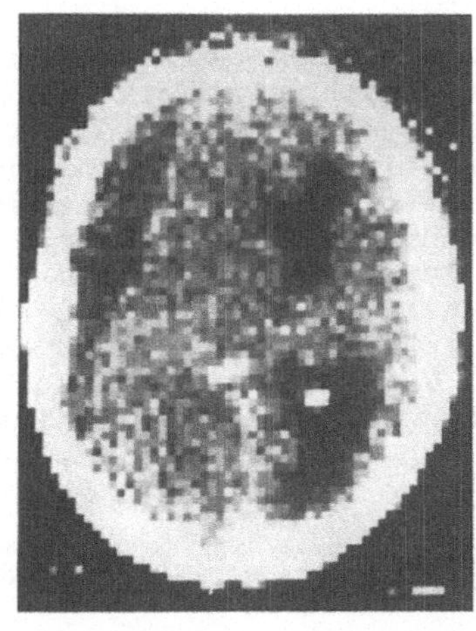

Abb. 4. Chronisches Suduralhämatom über der linken Großhirnhemisphäre. (Pat. H.D., 43 J.)

Hämatomen sind die Befunde unterschiedlich. Diese Blutungen stellen sich meist linsen- oder sichelförmig begrenzt dar (Abb. 4). Mit zunehmender Verflüssigung intrakranieller Blutungen nimmt deren Dichte ab; über ein Stadium hirngleicher Dichte nähert sie sich derjenigen von Liquor. So kann die Strahlendichte je nach Verflüssigungsgrad des Hämatominhaltes niedriger, gleich oder höher als die des umgebenden Hirngewebes sein. Gelegentlich finden sich unterschiedlich dichte, geschichtete Hämatomanteile, wobei der dichtere Anteil nicht in jedem Falle aus Coageln bestehen muß. Eine sichere zeitliche Korrelation zwischen dem Alter und der Dichte eines chronischen Subduralhämatoms besteht nach GRUMME et al. (1976) nicht. Diagnostische Probleme ergeben sich nach dem Gesagten besonders bei doppelseitigen chronischen subduralen Blutungen hirngleicher Dichte.

An Kliniken, die über ein CT-Gerät verfügen, hat dieses Verfahren in der akuten Phase nach einer Schädel-Hirn-Verletzung heute weitgehend die konventionellen neuroradiologischen Verfahren ersetzt und klärt rasch die Frage, ob operiert werden soll oder nicht. Auch seltene Komplikationen - wie atypisch lokalisierte Blutungen - sind rasch zu klären. Ganz besonders gilt dies bei gleichzeitigen multilokulären Verletzungen verschiedener Art - z.B. unterschiedlich großen doppelseitigen epiduralen Hämatomen bei gleichzeitigem Bestehen einer intracerebralen Blutung. Auch der weitere Krankheitsverlauf nach Kopfverletzungen und Operationen kann einfach und sicher kontrolliert werden. Wenn heute auch erst ein relativ kleiner Teil aller Schädelvereltzten dieser Untersuchung zugeführt wird, so sollte man jedoch die sich bietenden Möglichkeiten - wo dies möglich ist - unbedingt ausnutzen.

Zusammenfassung

Die axiale Computer-Tomographie hat sich nach unseren bisherigen Erfahrungen bei der Diagnostik von Schädel-Hirn-Verletzungen sehr bewährt. Selbst bei der noch relativ langen Untersuchungszeit älterer Geräte von 4 1/2 min pro Doppelschicht, stehen dem Untersucher bereits nach dieser Zeit ausreichende Informationen für die Diagnostik und die Wahl der zu ergreifenden therapeutischen Maßnahmen zur Verfügung, die besonders bei komplizierten Fällen mit anderen Untersuchungsmethoden nicht oder erst nach wesentlich längerer Zeit zu erreichen wären. Ganz besonders gilt dies bei gleichzeitigen Verletzungen an Bauch, Thorax und Extremitäten, so daß die Reihenfolge der Behandlungsmaßnahmen koordiniert werden kann. Auch für die prognostische Einschätzung stellt diese Methode eine große Hilfe dar.

Literatur

GRUMME, Th., LANKSCH, W., KAZNER, E., AULICH, A., MEESE, W., LANGE, S., STEINHOFF, H., WENDE, S.: Zur Diagnose des chronischen subduralen Hämatoms im Computer-Tomogramm. Neurochirurgia 19, 95-103 (1976).

HUK, W., SCHIEFER, W.: Möglichkeiten und Grenzen der Computer-Tomographie beim Schädel-Hirntrauma. Acta traumatol. 7, 281-291 (1977).

KAZNER, E., LANKSCH, W., STEINHOFF, H., WILSKE, J.: Die axiale Computer-Tomographie des Gehirnschädels, Anwendungsmöglichkeiten und klinische Ergebnisse. Fortschr. Neurol. Psychiat. 43, 487-574 (1975).

LANGE, S., GRUMME, Th., MEESE, W., ZUM WINKEL, K.: Das epi- und subdurale Hämatom im Computertomogramm. Fortschr.Röntgenstr. 125, 537-540 (1976).

LANKSCH, W., GRUMME, Th., KAZNER, E.: Schädel-Hirn-Verletzungen im Computer-Tomogramm, neue Aspekte in der Neurotraumatologie. Dtsch.Ärztebl. 74, 2327-2332 (1977).

SCHIEFER, W., HUK, W.: Die axiale Computer-Tomographie. Der praktische Arzt 18, 2854-2878 (1977).

J. Krüger, Frankfurt/M.

Zur Funktion des Computer-Tomographiegerätes (Differentialdiagnose: Hämatom/Kontusion)

Es besteht kein Zweifel daran, daß die Computer-Tomographie (CT) neue Dimensionen der Diagnostik - und auch der therapeutischen Konsequenzen - bei Erkrankungen des intrakraniellen Raumes eröffnet hat. Über die wichtigsten Merkmale der CT und die intrakraniellen Veränderungen nach Schädelhirntraumen hat SCHIEFER soeben berichtet.

Wir wollen zu dem Problem der Verlaufsuntersuchungen Stellung nehmen. Sie sind immer bei unverändertem oder verschlechtertem Befund des Patienten indiziert. Dabei zeigt die CT auf, ob es sich bei einer postoperativen Raumforderung um ein Ödem oder eine sekundäre contrecoup-Verletzung mit intracerebralem Hämatom oder um eine echte Nachblutung handelt. Sie gibt damit Richtlinien der weiteren Therapie an: konservativ oder nochmalige Operation.

Ganz besonders wichtig sind Kontrolluntersuchungen bei Patienten mit schwerem Schädelhirntrauma und Bewußtlosigkeit, bei denen die CT des Unfalltages nur ein Kopfschwartenhämatom, enge Ventrikel, subependymale Blutungen in Ventrikelnähe, Subarachnoidalblutungen oder gar keine Veränderungen gezeigt hat. So kann sich bei einem Kopfschwartenhämatom - wenn darunter eine Fraktur erkennbar ist - in den nächsten Stunden ein Epiduralhämatom entwickeln; in diesen Fällen ist das Kopfschwartenhämatom als ein sich nach außen drainierendes Epiduralhämatom anzusehen. Enge Ventrikel, die bei einmaliger Untersuchung nicht sicher als zu eng für diesen Patienten zu beurteilen sind, können auf eine allgemeine Hirnschwellung hinweisen; sie können aber auch durch eine beiderseitige Verletzungsfolge bedingt sein (z.B. durch ein isodenses chronisches Subduralhämatom).

Subarachnoidalblutungen bedürfen immer einer besonderen Wachsamkeit in der akuten posttraumatischen Phase. Wir haben bisher bei sechs Patienten, bei denen die Kontroll-CT einen oder mehrere Tage nach dem Trauma durchgeführt wurde und ganz erhebliche sekundäre Schädigungen mit multilokulären Kontusionsblutungen oder Ventrikeleinbrüchen aufzeigte, in den ersten Untersuchungen wenige Stunden nach dem Unfall lediglich eine Subarachnoidalblutung und/oder Kontusionsherde gesehen.

Es ist besonders hervorzuheben, daß bei Patienten mit einem gedeckten Schädelhirntrauma, die bei der Erstuntersuchung - einige Stunden nach dem Unfall - keinen zu operierenden CT-Befund aufweisen, Kontrolluntersuchungen von großer Bedeutung sind. Ganz besonders dann, wenn die Patienten nicht aus der Bewußtlosigkeit aufwachen oder eine Verschlechterung eintritt.

K.E. Richard und A. Karimi-Nejad, Köln

Intrakranielle Druckänderung unter Atemtherapie

Schon seit den experimentellen Untersuchungen von LEYDEN (1866) ist bekannt, daß eine extreme intrakranielle Drucksteigerung zu Atemstörungen führt; aber erst durch die in den letzten Jahren in Gang gekommene Langzeitregistrierung des Schädelinnendruckes ist deutlich geworden, daß bei akuter Hirnschädigung unterschiedlicher Genese jede Atemstörung, sei sie peripher oder zentral bedingt, eine Steigerung des intrakraniellen Druckes nach sich ziehen kann (6).

Einfluß von Atemstörungen auf den intrakraniellen Druck

Ein tägliches Ereignis ist eine Ventrikelliquordruck-Steigerung bei Verhaltung des Trachealsekrets. Diese periphere Atembehinderung kann zu erheblichen Anstiegen des Ventrikelliquordruckes führen (Abb. 1a).

Eine Beseitigung der bronchialen Obstruktion durch Absaugen des Sekrets kann rasch die ursprünglichen Druckverhältnisse wieder herstellen. Nach Intubation wurde häufig ein Absinken des erhöhten Ventrikelliquordruckes beobachtet (Abb. 1b).

Auch zentrale Störungen der Atemregulation können mit Anstiegen des Ventrikelliquordruckes einhergehen, insbesondere eine Atemdepression oder eine Cheyne-Stokes-Atmung.

Ausmaß, Auswirkung und klinische Bedeutung der durch Atemstörung hervorgerufenen intrakraniellen Drucksteigerungen sind abhängig vom intrakraniellen Reservevolumen: Ist dieses durch raumfordernde Größen, wie Hämatom, Ödem, Störungen der cerebralen Durchblutung oder der Liquordynamik erschöpft, so führen geringfügige Zunahmen des Hirnblutvolumens, etwa durch eine hirnvenöse Abflußbehinderung oder Anstieg des arteriellen Kohlensäuredruckes zu evtl. bedrohlicher intrakranieller Drucksteigerung.

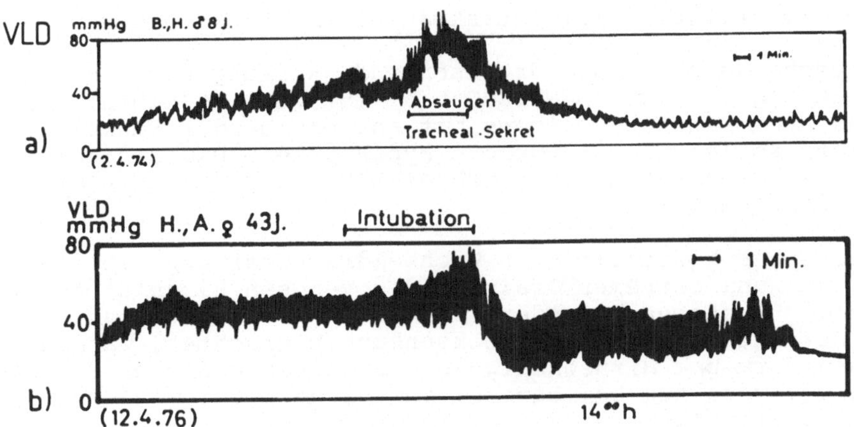

Abb. 1. Änderungen des Ventrikelliquordruckes (= VLD) (a) während Trachealsekretstau und nach Absaugen des Tracheal-sekrets; (b) nach naso-trachealer Intubation

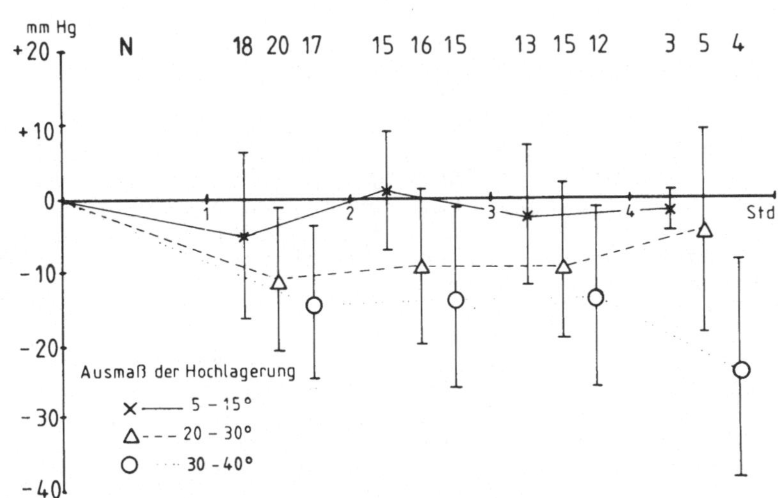

Abb. 2. Verhalten des Ventrikelliquordruckes bei Hochlagerung von Oberkörper und Kopf. Eine wirksame und längerdauernde Drucksenkung setzt Hochlagerung von Oberkörper und Kopf um mindestens 20° voraus

Der hirnvenöse Abfluß wird schon durch eine Hochlagerung von Oberkörper und Kopf günstig beeinflußt. Mit einer Hochlagerung der Oberkörper-Kopf-Achse von mindestens 20° und maximal 40° konnte eine wenigstens mehrere Stunden anhaltende Drucksenkung erreicht werden (Abb. 2). Die Wirksamkeit dieser einfachen Maßnahme kann gar nicht genug beachtet werden.

Hyperventilation bei intrakranieller Drucksteigerung

Entscheidend für die drucksenkende Wirkung einer maschinellen Beatmung ist, wie LUNDBERG u.a. (5) gezeigt haben, die Größe des Atem-Minuten-Volumens mit entsprechender Senkung der arteriellen Kohlensäurespannung - Hypokapnie - und Steigerung des hirnvenösen Abflusses durch eine Senkung des mittleren intrathorakalen Druckes.

Bei einer kontrollierten Wechseldruckbeatmung mit starker Hypokapnie und extremer Drainage des venösen Hirnblutes werden diese beiden Faktoren besonders wirksam. Ausschließlich unter dem Aspekt einer intrakraniellen Drucksenkung betrachtet, wäre diese Beatmungsform bei Hirnschädigungen unterschiedlicher Genese an sich ideal, wenn sie bei Langzeitanwendung nicht mit erheblichen Nachteilen für

1. Lungenventilation und
2. Hirndurchblutung

verbunden wäre.

Die Indikation für die kontrollierte Hyperventilation muß aber nach den bisherigen Ergebnissen auf eine zeitlich begrenzte Anwendung beschränkt bleiben, wie z.B. auf operative Eingriffe im intrakraniellen Raum oder akute intrakranielle Drucksteigerungen im weiteren Verlauf.

Für die Indikation zu einer Langzeitbeatmung sind in erster Linie die respiratorischen Störungen maßgebend. Eine maschinelle Beatmung sollte eingeleitet werden, wenn eine arterielle CO_2-Spannung von mehr als 45 mm Hg auf eine Atemdepression oder wenn Atemfrequenzsteigerung über 30/min mit Abfall der arteriellen O_2-Spannung unter 50 mm Hg auf eine unökonomische Hyperventilation hindeuten (2).

Bekanntlich wurde von pulmologischer Seite in letzter Zeit bei Langzeitbeatmung eine Überblähung der Lungen auch während der endexspiratorischen Atemphase empfohlen, um damit die Stabilität der Alveolen zu erhalten: die sog. positive endexspiratorische Druckanwendung, genannt "PEEP" (Lit. bei 1).

Am Beispiel eines 17jährigen bewußtlosen Verletzten sind die Auswirkungen verschiedener Beatmungsdrucke in der endexspiratorischen Phase zu erkennen (Abb. 3). Drei Tage nach einer gedeckten Schädel-Hirn-Verletzung wurden Ventrikelliquordruck, Druck im Bulbus venae jugularis und arterieller Blutdruck gemessen. Während der Beatmung mit einem negativen endexspiratorischen Druck ("NEEP") von minus 5 cm Wassersäule kommt es zu einer deutlich unter den Ausgangswert reichenden Senkung von jugular-venösem Druck und Ventrikelliquordruck. Die intrakraniale Druckänderung ist somit vorwiegend Folge der Begünstigung des venösen Rückflusses. Nach Übergang auf einen positiven endexspiratorischen Druck ("PEEP") wird offenbar der venöse Rückfluß ungünstig beeinflußt. Es kommt zum Anstieg des jugular-venösen Druckes sowie des Ventrikelliquordruckes.

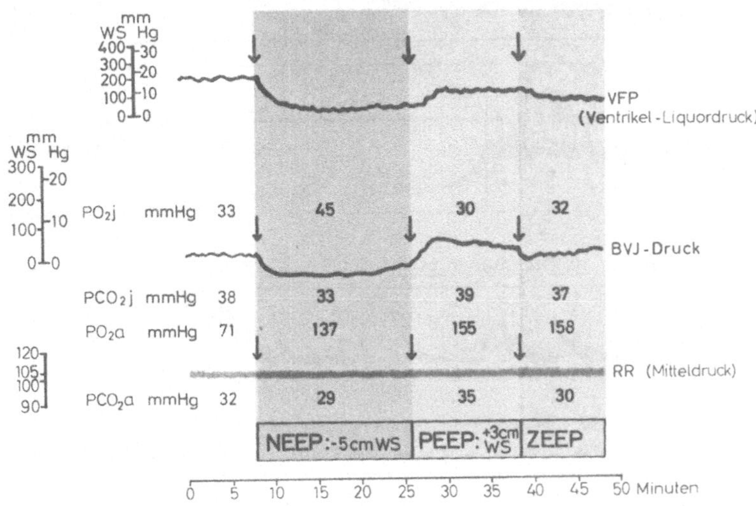

Abb. 3. Auswirkung verschiedener endexspiratorischer Beatmungsdrucke (NEEP, PEEP, ZEEP) auf Ventrikelliquordruck (VFP) Bulbus-venae-jugularis-Druck (BVJ) und arteriellen Blutmitteldruck (RR)

Die abschließende Ventilation mit passiver Ausatmung, also mit einem endexspiratorischen Druck von 0 cm WS ("ZEEP"), läßt keine so deutlichen Effekte auf Vena jugularis - und Ventrikelliquordruck erkennen.

Das Beispiel zeigt den günstigen Einfluß der Beatmung mit "NEEP" auf den hirnvenösen sowie den intrakraniellen Druck. Andererseits wird verständlich, daß eine Beatmung mit positivem Überblähungsdruck der Lunge in der akuten Phase einer Hirnschädigung mit einem meistens eingeschränkten intrakraniellen Reservevolumen nicht empfohlen werden kann.

Langzeitbeatmung

Für die Langzeitbeatmung der Patienten mit schwerer Hirnverletzung und respiratorischer Störung läßt sich aber keine generelle Entscheidung zugunsten einer dieser Beatmungsformen treffen. Ihre Auswahl muß vielmehr davon abhängig gemacht werden, ob respiratorische Störungen oder cerebrale Funktionsstörungen im Vordergrund stehen.

Soweit es die pulmonalen Aspekte zulassen, beatmen wir in der Regel mit einem negativen endexspiratorischen Druck von etwa 2 bis 5 cm WS (3).

Die Auswirkungen der Beatmung auf den intrakraniellen Druck sind besonders deutlich, wenn bei einer reversiblen Hirnschädigung durch Beseitigung der hämodynamischen Störungen eine Drucksenkung erzielt werden kann.

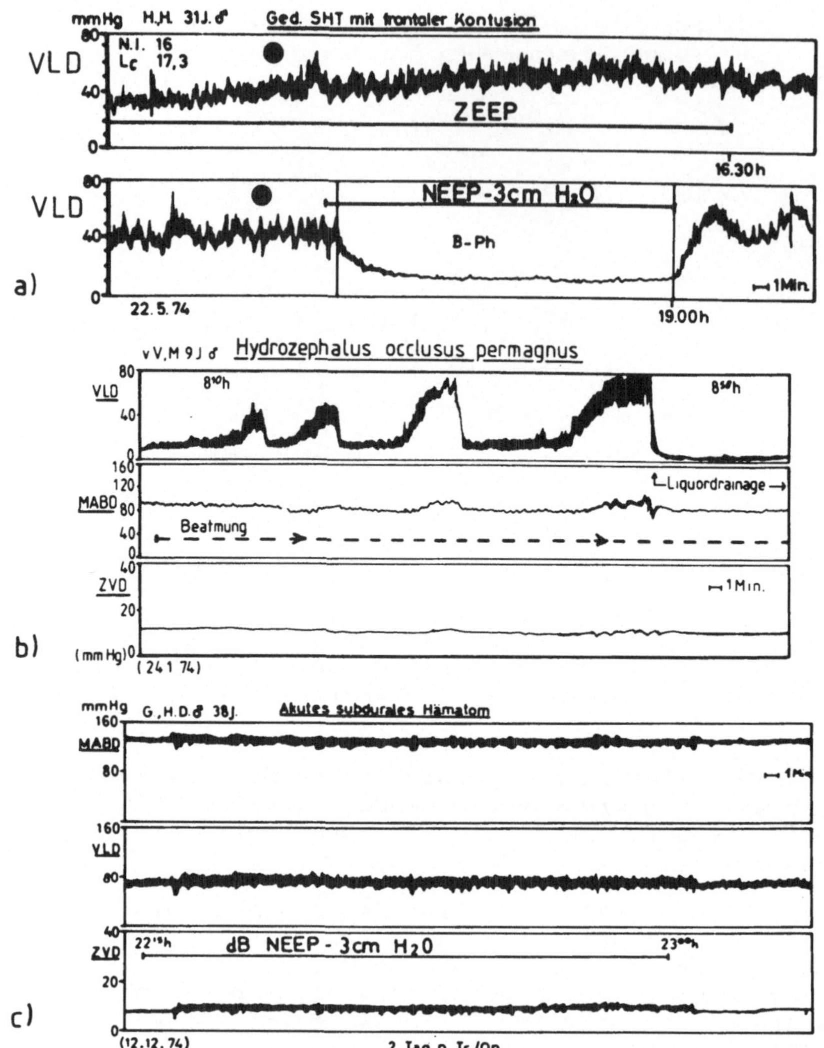

Abb. 4. Auswirkung der Beatmung bei intrakranieller Drucksteigerung unterschiedlicher Genese: (a) reversible Hirnverletzung; (b) Liquorzirkulationsstörung (Hydrozephalus occlusus); (c) irreversible Hirnverletzung mit akutem subduralem Hämatom bei hochgradiger cerebraler Zirkulationsverlangsamung. (VLD = Ventrikelliquordruck; MABD = arterieller Blutmitteldruck; ZVD = zentraler Venendruck)

Eine deutliche Drucksenkung unter der geeigneten Beatmungsform erwies sich als prognostisch günstig (Abb. 4a).

Stehen jedoch Liquorzirkulationsstörungen im Vordergrund, etwa bei einem Hydrocephalus occlusus (Abb. 4b), oder besteht bereits eine schwere cerebrale Zirkulationsstörung, z.B. bei einem Schädel-Hirn-Trauma mit extremer intrakranieller Drucksteigerung (Abb. 4c), so kann von einer maschinellen Beatmung verständli-

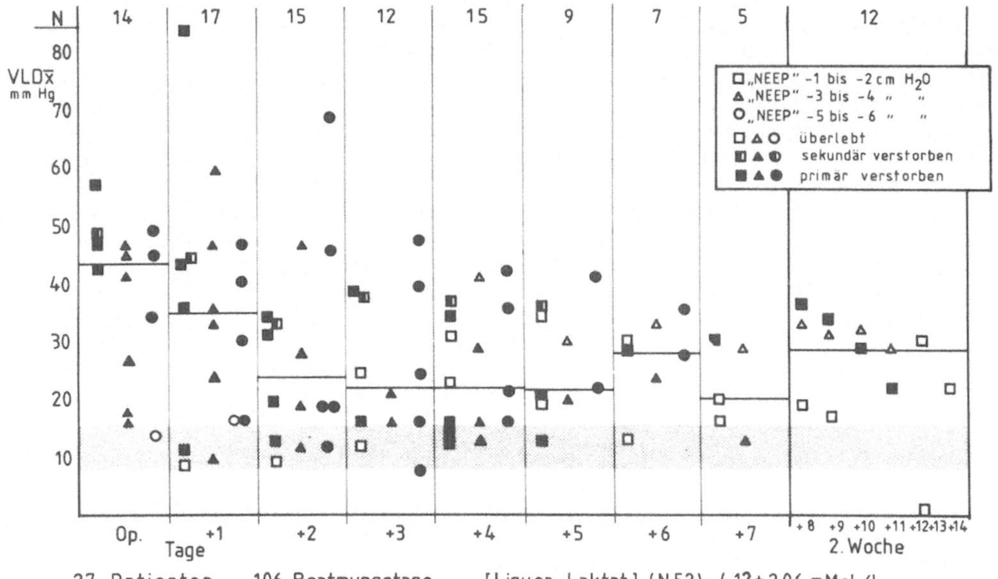

Abb. 5. Mittlere Ventrikelliquordrucke bewußtloser Patienten mit schwerer Hirnschädigung unter diskontinuierlicher Langzeitbeatmung mit negativem endexspiratorischem Druck ("NEEP")

cherweise keine wesentliche Beeinflussung des Schädelinnendruckes erwartet werden. Im letzteren Fall ist die Prognose in der Regel ungünstig.

Grundsätzlich muß aber zwischen den kurzfristigen Auswirkungen einer Beatmung auf den intrakraniellen Druck und den Wirkungen einer Langzeitbeatmung unterschieden werden.

Bei einer Langzeitbeatmung von 27 bewußtlosen Patienten mit einem negativen endexspiratorischen Druck war zwar durchschnittlich ein Abfall des mittleren Ventrikelliquordruckes während der ersten Behandlungstage festzustellen. Im weiteren Verlauf wurde jedoch kein weiterer Abfall des intrakraniellen Druckes erreicht (Abb.5).

Bei schwerster Hirnverletzung war trotz Langzeitbeatmung eine progrediente intrakranielle Drucksteigerung häufig nicht aufzuhalten.

Da die Beatmung keine kausale Behandlung des Hirnödems bzw. der Hirnschwellung oder einer Liquorzirkulationsstörung darstellt, ist bei Vorliegen dieser raumfordernden Größen die Kombination mit anderen Therapiemöglichkeiten, etwa mit Dexamethason, Hyperosmotika, Diuretika oder externer Liquordrainage unumgänglich.

Zusammenfassung

Jede Atemstörung, sei sie peripher oder zentral bedingt, kann zur Steigerung des intrakraniellen Druckes führen. Eine Steigerung des Atemminutenvolumens führt in der Regel zu einer Senkung des intrakraniellen Druckes, bedingt durch den Abfall des Kohlensäuredruckes - Hypokapnie - und durch die Begünstigung des hirnvenösen Abflusses. Die deutliche Senkung des intrakraniellen Druckes durch die Begünstigung des hirnvenösen Abflusses kann allein durch Hochlagerung des Kopfes demonstriert werden. Die intrakranielle Drucksenkung ist bei der kontrollierten Wechseldruckbeatmung quantitativ am stärksten ausgeprägt. Die Wechseldruckbeatmung als therapeutische Maßnahme zur Senkung des intrakraniellen Druckes kann jedoch wegen der nachhaltigen Auswirkung auf die Lungenventilation und auf die Hirndurchblutung nur kurzzeitig angewandt werden. Für die Langzeitbeatmung sind die respiratorischen Störungen maßgebend. Die Auswirkung der Langzeitbeatmung bei intrakranieller Drucksteigerung unterschiedlicher Genese wird anhand von mehreren Beispielen demonstriert.

Literatur

1. APUZZO, M.L.J., WEISS, M.H., PETERSONS, R.: Effect of positive endexspiratory pressure ventilation on intracranial pressure in man. J. Neurosurg. 46, 227-232 (1977).
2. KARIMI-NEJAD, A.: Advantages and Limitations of Long-Term ventilation, Modern aspects of Neurosurgery, Vol. 3, 165-175, Excerpta Medica 1973.
3. KARIMI-NEJAD, A., FROWEIN, R.A.: Langzeitbeatmung im akuten Stadium einer Hirnschädigung. Zbl. Neurochir. 34, 73-93, 1973.
4. LEYDEN, E.: Beiträge und Untersuchungen zur Physiologie und Pathologie des Gehirns. Virchow.Arch. 37, 519-559 (1866).
5. LUNDBERG, N., KJÄLIQUIST, A., BIEN, C.: Reduction of increased intracranial pressure by hyperventilation. A therapeutic aid in neurological surgery. Acta psychiat. Scand. 34, 139 (1959).
6. RICHARD, K.E.: Liquorventrikeldruckmessung mit Mikrokatheter und druckkontrollierte externe Liquordrainage. Acta Neurochir. 38, 73-87 (1977).

K.H. Holbach, Bonn

Indikation und Ergebnisse der hyperbaren Sauerstofftherapie

Die eigentliche Indikation der hyperbaren Sauerstoffbehandlung stellt im neurologisch-neurochirurgischen Fachgebiet der Sauerstoffmangel des Hirns dar. Denn die cerebrale Hypoxie ist der zentrale Faktor des folgenden Circulus vitiosus: Primäre Hirnschädigung - Sauerstoffmangel - Sauerstoffmangelfolgen - sekundärer verstärkter Sauerstoffmangel - sekundäre Hirnschädigungen. Zunächst tritt eine Hirnschädigung - eine Kontusion oder ein arterieller Hirngefäßverschluß etc. ein. Dies führt zwangsläufig durch die dabei auftretenden Hirngefäßläsionen zu einer lokalen Hypoxie des Hirngewebes. Diese Hypoxie wiederum bewirkt die Entstehung eines Hirnödems, d.h., eine intra- und intercelluläre Flüssigkeitsansammlung. Dadurch wird der Gewebsdruck erhöht, die

Capillaren werden komprimiert und vor allem wird die Sauerstoffdiffusionsdistanz zwischen Capillaren und den vor ihr versorgten Hirnzellen verlängert. Diese Faktoren, insbesondere der letztere führen zu einer weiteren Verschlechterung der Oxygenierung bzw. zu einer Verstärkung der sekundären Hypoxie. Hieraus wird deutlich, daß sich der Sauerstoffmangel des Hirngewebes im posttraumatischen und postapoplektischen Zustand aus sich selbst verschärft und zu den sekundären hypoxischen Hirngewebeschäden führt, denen fast immer die für den Krankheitsverlauf entscheidende Bedeutung zukommt. Um diese sekundären Schäden zu vermeiden oder einzuschränken, wandten wir seit 1967 die hyperbare Oxygenierung als zusätzliche Behandlungsmaßnahme bei Verletzungen und Durchblutungsstörungen des Hirns durch. Dazu verwenden wir eine Überdruckkammer, in der durch Luftkompression ein Druck von 1,5 ATM erzeugt wird. In diesem Milieu atmen die Patienten reinen Sauerstoff über spezielle Respiratoren etwa 40 min pro Tag.

Aufgrund elektroencephalographischer und biochemischer Untersuchungen sowie durch Messungen der regionalen Hinrdurchblutung, die wir bei zahlreichen Patienten mit schwereren Hirnverletzungen durchführten, konnten wir einen Einblick in die Wirkungsweise der hyperbaren Sauerstofftherapie erhalten. Zunächst ergaben die Untersuchungen, daß das geschädigte menschliche Hirn inspiratorische Sauerstoffdrucke, die über 1,5 ATM liegen, nicht toleriert. Dagegen verträgt es einen inspiratorischen Sauerstoffdruck von 1,5 ATM mit einer Expositionszeit von etwa 40 min. Daher führten wir die hyperbare Sauerstoffbehandlung mit diesem inspiratorischen Sauerstoffdruck und mit der oben erwähnten Expositionszeit durch und stellten folgendes fest:

1. Verbesserung der Sauerstoffversorgung des Hirngewebes. Bei der Inspiration von Sauerstoff unter einem Druck von 1,5 ATM steigt der arterielle Sauerstoffdruck um etwa das zehnfache des Normalwertes an, dabei steigt der hirnvenöse Sauerstoffdruck nur geringfügig an und man erkennt gleichzeitig einen mehrfachen Anstieg des Sauerstoffdrucks im Liquor. Letzteres weist auf eine verbesserte Sauerstoffversorgung des Hirngewebes hin.

2. Verbesserung der Durchblutung in der affizierten Hirnregion. Die hyperbare Oxygenierung bewirkt eine direkte Vasokonstriktion in den Hirngebieten mit intaktem Gefäßsystem. Dadurch sinkt der intrakranielle Druck und der Perfusionsdruck steigt an. Ein weiterer Mechanismus, der die Durchblutungsverbesserung erklärt, wird "inverse steal Phänomen" genannt. Dabei wird das Blut aus Hirnarealen, in denen die Fähigkeit zur Vasokonstriktion erhalten ist, in die affizierten Hirnregionen umgeleitet, in denen eine Vasokonstriktion auf Sauerstoff nicht mehr möglich ist.

3. Steigerung der cerebralen Energieproduktion. Die verbesserte Oxygenierung des Hirngewebes führt zu einer Steigerung des oxydativen Glucoseabbaues, was zwangsläufig zu einer Steigerung der cerebralen Energieproduktion führt. Gleichzeitig wird der anaerobe cerebrale Glucosestoffwechsel erheblich reduziert, was zu einer Senkung der Lactatkonzentration und des Lactat-Pyruvat-Quotienten führt. Daraus resultiert

4. eine Reduzierung der Hirngewebs- bzw. Lactatacidose. Diese Untersuchungsergebnisse zeigen, daß die pathologischen Verände-

rungen, die bei Hirnverletzungen und Hirndurchblutungsstörungen durch den Sauerstoffmangel des Hirngewebes verursacht werden, sich unter der Wirkung der hyperbaren Sauerstoffbehandlung wieder zurückbilden können. Dies wird auch durch Untersuchungsergebnisse unterstrichen, die wir bei schweren Hirnverletzungen beobachteten. Von 99 Patienten, die nach dem Trauma ein Mittelhirnsyndrom zeigten, d.h. komatös waren, eine weite lichtstarre Pupille und Streckkrämpfe hatten, behandelten wir jeden zweiten zusätzlich mit hyperbaren Oxygenierungen. Der Vergleich zwischen den nur intensivbehandelten und den noch zusätzlich mit hyperbarem Sauerstoff behandelten Patienten ergab im Hinblick auf die Überlebenszeit folgendes (Abb. 1):

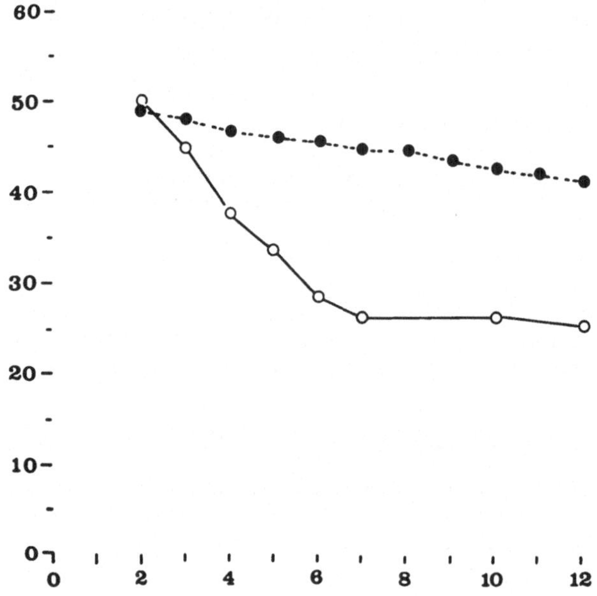

Abb. 1. Überlebenszeit der Patienten mit Mittelhirnsyndrom. Vergleich zwischen Gruppe A O-O (Fälle ohne HO) und Gruppe B ●---● (Fälle mit zusätzlicher Behandlung durch HO). Abszisse: Überlebenstage; Ordinate: Pat.-Zahl

In dem Zeitraum vom zweiten bis siebenten Tag nach dem Trauma fiel die Zahl der überlebenden Patienten bei den nicht mit hyperbaren Oxygenierungen behandelten erheblich ab, und zwar auf nur 54%. Im Gegensatz dazu fiel die Zahl der überlebenden bei den mit hyperbarem Sauerstoff behandelten Patienten nur auf 95% ab. Danach verliefen die Kurven der Überlebenszeit von beiden Gruppen fast parallel. Weiterhin verglichen wir die Behandlungsergebnisse in beiden Gruppen der Patienten mit posttraumatischem Mittelhirnsyndrom (Tabelle 1). Zum Exitus oder zur Ausbildung eines appallischen Syndromes kam es bei der nicht mit hyperbarem Sauerstoff behandelten Gruppe in 37 Fällen (= 74%) und in der mit hyperbarem Sauerstoff behandelten Gruppe in 26 Fällen (= 53%). Dieser Unterschied war statistisch signifikant. Bei der Entlassung aus unserer stationären Behandlung lag eine

Defektheilung bei 10 der nicht mit hyperbarem Sauerstoff behandelten (= 20%) und bei 7 der mit hyperbarem Sauerstoff behandelten Patienten (= 14%) vor. Dieser Unterschied war statistisch nicht zu sichern. Während nur 3 Fälle (= 6%) aus der nicht mit hyperbarem Sauerstoff behandelten Gruppe eine vollständige oder weitgehende Wiederherstellung zeigten, kam es dazu jedoch bei 16 Patienten (= 33%) der mit hyperbarem Sauerstoff behandelten Gruppe. Dieser Unterschied war statistisch hoch signifikant.

Diese und auch zahlreiche andere Untersuchungsergebnisse sowie unsere bisherigen klinischen Erfahrungen lassen den Schluß zu, daß hyperbare Oxygenierung sowohl bei Hirnverletzungen als auch vor allem bei Hirndurchblutungsstörungen eine wirkungsvolle zusätzliche Behandlungsmaßnahme darstellt.

Tabelle 1. Behandlungsergebnisse bei 99 Patienten mit traumatischem Mittelhirnsyndrom

Zustand bei Entlassung aus unserer stationären Behandlung	Gruppe A (ohne HO)	Gruppe B (mit HO)
Exitus oder Ausbildung eines apallischen Syndroms	37 = 74%	26 = 53%
Defektheilung (Paresen, hirnorganische Leistungsminderung)	10 = 20%	7 = 14%
Vollständige Erholung (ohne sichere neurologische Ausfälle)	3 = 6%	16 = 33%
Summe	50 = 100%	49 = 100%

R. Reschauer, L. Auer und P. Leinzinger, Graz

Der neurotraumatologische Notfall in Klinik und peripherem Krankenhaus

Die Prognose von Schädelhirnverletzten mit akuter intrakranieller Blutung hängt weitgehend vom Zeipunkt der operativen Versorgung ab. Ihre chirurgische Behandlung gehört zwar zur neurotraumatoligischen Routine, die diagnostische Abklärung ist jedoch auch für den Erfahrenen alles andere als einfach.

Mit dieser Aussage ist die sich stellende Problematik in ihrer Zwiespältigkeit bereits umrissen: Epi- und Subduralhämatome sind eine häufige Begleitverletzung schwerer Schädelhirntraumen welche einerseits an die operationstechnische Ausrüstung eines Krankenhauses keine großen Anforderungen stellen, andererseits selbst für das klinisch geschulte Auge sehr schwer von intracerebral traumatischen Veränderungen zu trennen sind (1).

Die folgende statistische Aufstellung ermöglicht eine objektive Aussage über das Schicksal von 162 Patienten, die sich im Rahmen eines schweren Schädelhirntrauma ein akutes Sub- oder Epiduralhämatom zuzogen. Es wurden sämtliche Patienten der Jahre 1973 und 1974 aus dem Einzugsgebiet der Neurochirurgischen Universitätsklinik Graz erfaßt, welche entweder in die Klinik oder in ein peripheres Krankenhaus im Einzugsgebiet der Klinik aufgenommen wurden. Neben den Aufzeichnungen der Krankenanstalten wurden auch sämtliche zu dieser Problemstellung gehörenden Obduktionsprotokolle des Instituts für Pathologie und Gerichtsmedizin der Universität Graz ausgewertet.

97 Patienten wurden in einem peripheren Krankenhaus, 65 in der Klinik versorgt, so daß insgesamt 162 Patienten erfaßt wurden. Ohne Operation kamen in der Peripherie 26, innerhalb des Klinikbereichs 7, davon 3 an der Neurochirurgischen Klinik selbst ad exitum. Dies entspricht 33 Patienten (Tabelle 1).

Tabelle 1. Patientengut der Jahre 1973 und 1974 an peripheren Krankenhäusern (PK) und Klinik (K). Unter K ohne Operation gestorben: 7 im Bereich des LKH Graz, 3 davon an der Neurochirurgischen Klinik

	PK	K	Ges.
Patient aufgenommen	97	65	162
ohne Operation gestorben	26	7 (3)	33
operiert nach Hause entlassen	24	37	61
operiert gestorben			
- 1. Tag	22	2	24
- 1. Woche	22	13	35
- nach 1 Woche	3	6	9

Nach erfolgreicher Operation konnten 24 aus peripheren Krankenhäusern und 37 aus der Klinik, insgesamt also 61 Patienten entlassen werden. Trotz Operation verstarben in der Peripherie 47, in der Klinik 21, zusammen also 68 Patienten. Am Tag der Operation und in der ersten Woche postoperativ verstarben in der Peripherie jeweils 2 - in der Klinik 2 bzw. 13. Nach einer Woche kamen in der Peripherie 3, in der Klinik 6 Patienten ad exitum.

Ohne Operation verstarben in der Peripherie 27%, (Abb. 1) in der Klinik 11%. Operiert nach Hause entlassen wurden aus peripheren Krankenhäusern 25%, aus der Klinik 57% der Patienten, 48% starben trotz Operation in der Peripherie, während es in der Klinik lediglich 32% waren. Die prozentuale Aufstellung der verstorbenen Patienten zeigt (Tabelle 2), daß an der Peripherie 36%, an der Klinik 25% ohne Operation verstarben, während 64% bzw. 75% trotz Operation ad exitum kamen.

Werden die, an akuten Sub- oder Epiduralhämatomen operierten Patienten prozentual aufgegliedert (Abb. 2), so haben in der Peripherie lediglich 32,5% in der Klinik jedoch 63% überlebt,

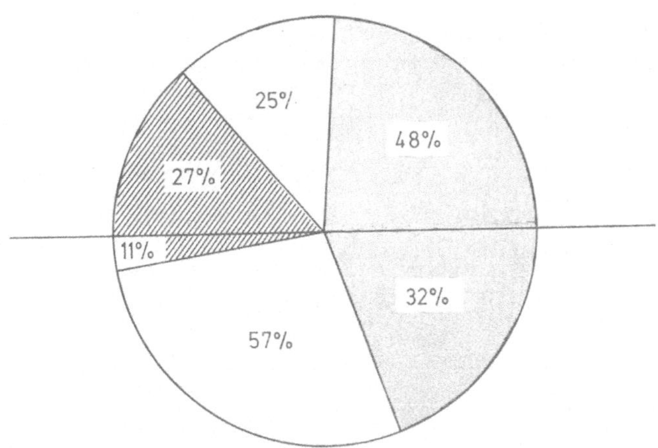

Abb. 1. Prozentuale Aufgliederung von Tabelle 1. Oberer Halbkreis: periphere Krankenhäuser; unterer Halbkreis: Klinik; schraffiert: ohne Operation verstorben; weiß: operiert nach Hause entlassen; punktiert: trotz Operation gestorben

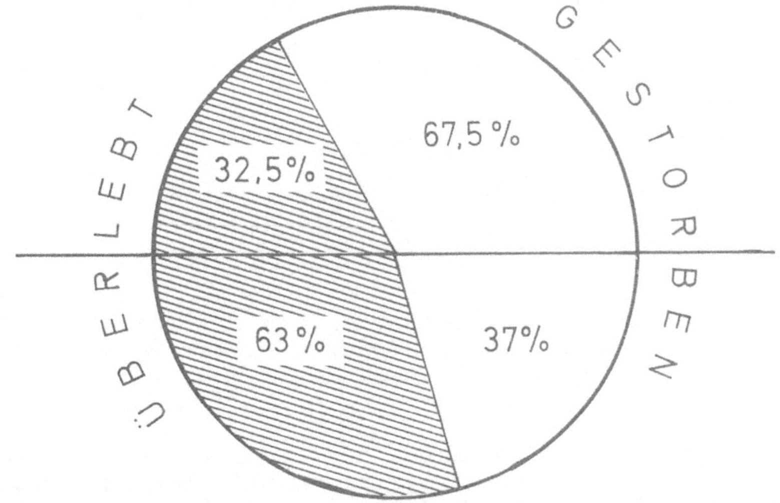

Abb. 2. Prozentuale Aufgliederung der in peripheren Krankenhäusern (oberer Halbkreis) und Klinik (unterer Halbkreis) an akuten Sub- oder Epiduralhämatomen operierten Patienten

während 67,5% in der Peripherie und 37% in der Klinik verstarben (2). Zusammenfassend kann gesagt werden (Abb. 3), daß 25%, das heißt jeder vierte Patient, welcher in ein peripheres Krankenhaus mit akutem Sub- oder Epiduralhämatom eingeliefert wird, nach erfolgreicher Operation entlassen werden kann. 3/4 der Patienten sterben im Krankenhaus, davon wieder 1/3 ohne und 2/3 nach Operation. An der Klinik überlebt etwa die Hälfte der Patienten ihre Verletzung. Von den Übrigen sterben 3/4 nach und 1/4 ohne Operation.

Die vorliegende Statistik unterstreicht die Tatsache, daß bei Compressio cerebri mit Verdacht auf intrakranielle Blutung im

Tabelle 2. Prozentuelle Aufstellung der in Klinik und peripheren Krankenhäusern an Sub- oder Epiduralhämatomen mit oder ohne Operation verstorbenen Patienten

Exitus	PK	K
ohne Operation	35,6 %	25,0%
mit Operation		
1. Tag	30,0%	7,0%
1. Woche	30,0%	46,5%
nach 1 Woche	4,0%	21,5%
Gesamt	100,0%	100,0%

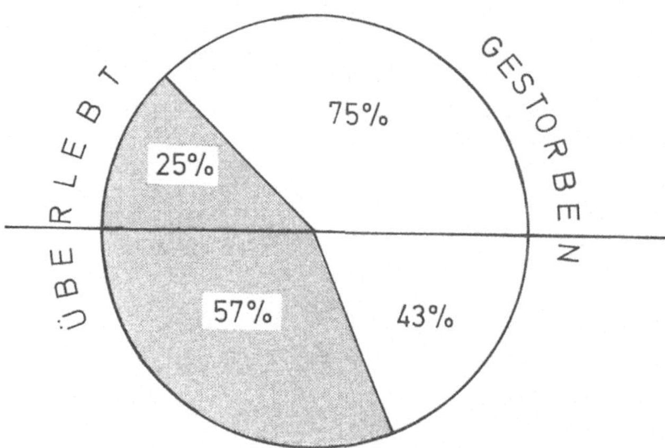

Abb. 3. Generelle Überlebensrate von Patienten mit akutem Sub- oder Epiduralhämatom im peripheren Krankenhaus (oberer Halbkreis) und Klinik (unterer Halbkreis)

erstversorgenden Krankenhaus der absolut lebensbedrohlichen Situation durch operativen Eingriff Abhilfe geschaffen werden muß. Es werden auch mehr als die Hälfte aller schweren Schädelhirntraumen in das nächstliegende Krankenhaus transportiert und dort versorgt.

Damit muß das periphere Krankenhaus für die zweite, weitaus schwierigere Seite des Problems gerüstet sein. HEPPNER: "Das operationstechnische Vorgehen ist zwar relativ einfach, doch schwierig ist die Diagnostik und damit die Anzeigestellung" (3).

Je akuter die Blutung auftritt, desto schlechter ist die Prognose. Die extrem hohe Letalität der Subduralhämatome der ersten 3 Std, welche bis zu 92% beträgt, ist nach FROWEIN (4) jedoch nicht allein bedingt durch die rasche Hämatomentwicklung sondern vorwiegend auf die schwere primäre Hirnverletzung zurückzuführen. Die Subduralhämatome der ersten Stunde sind praktisch inoperabel.

Deshalb könnte man einwenden, daß dieser deutliche Unterschied bezüglich der Überlebensrate dadurch entsteht, daß die peripheren

Krankenhäuser akute Fälle bekommen, welche die Klinik nie sieht. Die Grazer Klinik ist jedoch gleichzeitig Landeskrankenhaus und damit selbst Einzugsgebiet für frische schwere Schädelhirntraumen. Ein Großteil dieser Schädelhirntraumen wird am Department für Unfallchirurgie der Chirurgischen Universitätsklinik stationär aufgenommen und von den Neurochirurgen konsiliarisch betreut.

Der Unterschied der Ergebnisse zwischen Klinik und peripherem Krankenhaus zu Gunsten der Klinik ist neben der unterschiedlichen operativen Betreuung - es überlebten die Operation in der Peripherie 32,5%, in der Klinik jedoch 63% - vorwiegend auf die neurologisch geschultere Beurteilung durch den Neurochirurgen zurückzuführen (Abb. 2).

Da außer der herkömmlichen klinisch neurologischen Untersuchung immer speziellere und aufwendigere Methoden zur Verfügung stehen, welche in der Peripherie erstens nicht vorhanden sind und zweitens eine entsprechende Ausbildung verlangen, erhebt sich die Frage, ob diese Last der Weiterbildung dem Allgemeinchirurgen aufgebürdet werden soll. Diesem wird nämlich auch in Zukunft größtenteils die Akutversorgung schwerer Schädelhirntraumen zufallen (5).

Wir glauben, daß wie in den meisten Situationen traumatologischer Notfälle, die therapeutische Maschinerie möglichst rasch zum Patienten, nicht aber der Patient in ein möglicherweise weit entferntes Zentrum transportiert werden soll (6).

Es wurde deshalb als Reaktion auf obige Ergebnisse die Zusammenarbeit zwischen Allgemeinchirurgen in der Peripherie und Neurochirurgen intensiviert (Abb. 4).

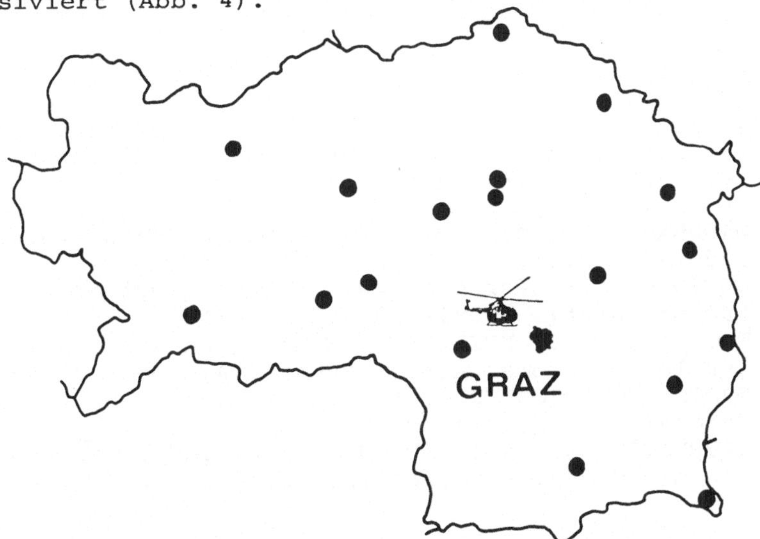

Abb. 4. Verteilung der Landeskrankenhäuser in der Steiermark in Bezug auf die neurochirurgische Universitätsklinik Graz

Bei Eintreffen eines schweren Schädelhirntrauma im peripheren Krankenhaus wird vom dortigen Chirurgen telefonisch die Klinik verständigt und der diensthabende Neurochirurg entscheidet dann in welcher Form die weitere Versorgung durchzuführen ist. In dringenden Fällen fliegt der Neurochirurg, ausgerüstet mit Instrumentenkoffer in das periphere Krankenhaus, um das weitere Vorgehen festzulegen. Der Patient wird dann entweder mit dem Hubschrauber zur weiteren Behandlung auf die neurochirurgische Intensivabteilung transferiert oder sofort in dem betreffenden Krankenhaus operiert, um dann entweder sekundär an die Klinik verlegt zu werden oder konsiliarisch neurochirurgisch weiter versorgt zu werden. Obwohl wir glauben, daß diese Form der neurochirurgischen Versorgung nicht das Optimum darstellt, konnten wir doch sehr bald feststellen, daß sich auch in der Peripherie nach Einführung dieser Organsiationsform die Ergebnisse deutlich verbessert haben. Sie soll jedoch nur eine Zwischenlösung darstellen, bis zur Errichtung weiterer neuro-chirurgischer Consiliarstellen oder Abteilungen, denn dann ist diese Organisationsform nicht mehr erforderlich.

Zusammenfassung

Nach Gegenüberstellung und Diskussion der in Klinik und peripheren Krankenhaus innerhalb eines Zeitraumes von 2 Jahren mit akutem Sub- und Epiduralhämatom versorgten Patienten wird wegen der in der Peripherie deutlich schlechteren Ergebnisse eine engere Zusammenarbeit zwischen Neurochirurg und Allgemeinchirurg empfohlen. Der Neurochirurg sollte sofort nach Eintreffen eines schweren SHT alarmiert werden, um mittels RHS sofort in das periphere Krankenhaus zu fliegen und dort weitere diagnostische und therapeutische Maßnahmen durchzuführen.

Literatur

1. AUER, L., LEINZINGER, P., ANGERER, K.: Das Problem der neurotraumatologischen Notfallchirurgie in Klinik und peripherem Krankenhaus. Ein statistischer Überblick. Acta traumatol. 5, 261-264 (1975).
2. WALDBAUR, H.: Das epidurale Hämatom. Acta traumatol. 4, 215-224 (1972).
3. HEPPNER, F.: Neurochirurgische Intervention beim Schädelhirntrauma. Ärztl. Praxis 29, 93 (1967).
4. FROWEIN, R.A., KEILA, M.: Einteilung der traumatischen subduralen Hämatome. Acta traumatol. 4, 205-213 (1972).
5. KUROCK, W., SCHIER, J.: Intensivmaßnahmen beim schweren Schädel-Hirn-Trauma. Mschr. Unfallheilk. 78, 427-434 (1975).
6. KIVELITZ, R., PALLESKE, H., CASPAR, W.: Das Schädel-Hirn-Trauma. Mschr. Unfallheilk. 78, 485-492 (1975).

H. Kolbow, W. Winkelmüller und M. Hüsch, Hannover

Der hirnverletzte Polytraumatisierte – Probleme der Indikation, Diagnostik und Therapie

Von 1972 bis Mitte 1977 wurden an der Unfallchirurgischen und Neurochirurgischen Klinik der Medizinischen Hochschule Hannover 980 frisch verletzte Patienten mit mittelschwerem bis schwerem Schädelhirntrauma behandelt. 45% dieser Patienten waren mehrfachverletzt (Tabelle 1).

Welche Problematik die Mehrfachverletzung im Rahmen des Schädelhirntrauma besitzt, ergibt sich nicht zuletzt aus der Zahl der Begleitverletzungen (Tabelle 2). Thoraxtraumen mit 42% und intraabdominelle Organverletzungen in 1/3 der Fälle heben sich hervor.

Mehrfachverletzung bedeutet also die akute Vitalgefährdung des Patienten durch ein gleichzeitig entstandenes Verletzungsmuster mehrerer Körperregionen oder Organsysteme, wobei mindestens eine Verletzung oder die Kombination mehrerer lebensbedrohlich sein müssen.

Aus dieser Definition ergibt sich die Problematik, die vom erstbehandelnden Chirurgen bewältigt werden muß. Die akute Vitalgefährdung seitens des Kreislaufs, der Atmung, des cerebrum und der Gerinnung erfordert unverzügliche und simultane Erstmaßnahmen zur Sicherung der Vitalfunktionen, Beginn einer effektiven Schocktherapie und gleichzeitige Diagnostik relevanter Verletzungen.

Diagnostische Probleme

Im Rahmen der Mehrfachverletzung bereitet die Erkennung einer offenen, in der Regel auch einer gedeckten Schädelhirnverletzung keine Schwierigkeiten. Probleme ergeben sich bei der Differenzierung primärer Schädelhirnverletzungen und sekundärer Komplikationen. Insbesondere verführt die trauma- und schockbedingte Hypoxie leicht zur Diagnose eines Schädelhirntraumas oder zumindest zur Annahme einer wesentlich stärkeren Hirnverletzung, als eigentlich vorhanden.

Das Problem besteht darin, zu entscheiden, wann das Schädelhirntrauma bei der Mehrfachverletzung als Leitverletzung im Vordergrund steht. Dies ist der Fall bei:

1. Sinusblutungen
2. Zeichen von Compressio cerebri

In unserem Kollektiv von 441 Fällen war dies 38 mal der Fall, d.h. in knapp 10% mußte dringlich ohne Aufschub wegen des bestehenden Schädelhirntraumas operiert werden (Abb. 1).

Eine entsprechende Differenzierung muß ohne Zeitverlust durch simultane neurochirurgische Untersuchung und apparative Diagnostik

Tabelle 1. Unfallchirurgische und Neurochirurgische Klinik Medizinische Hochschule Hannover (1.1.1972 - 30.8.1977)

Mittelschwere und schwere SHT	980
davon mehrfachverletzt	441 = 45 %

Tabelle 2. Verletzungen bei SHT und Polytrauma

	n = 441
Thorax und Lunge	195 = 41,9%
Intraabdominelle Organe	151 = 34,2%
Beckenbrüche	94 = 21,3%
Femurfrakturen	150 = 34,0%
Andere Extremitäten	416 = 94,3%

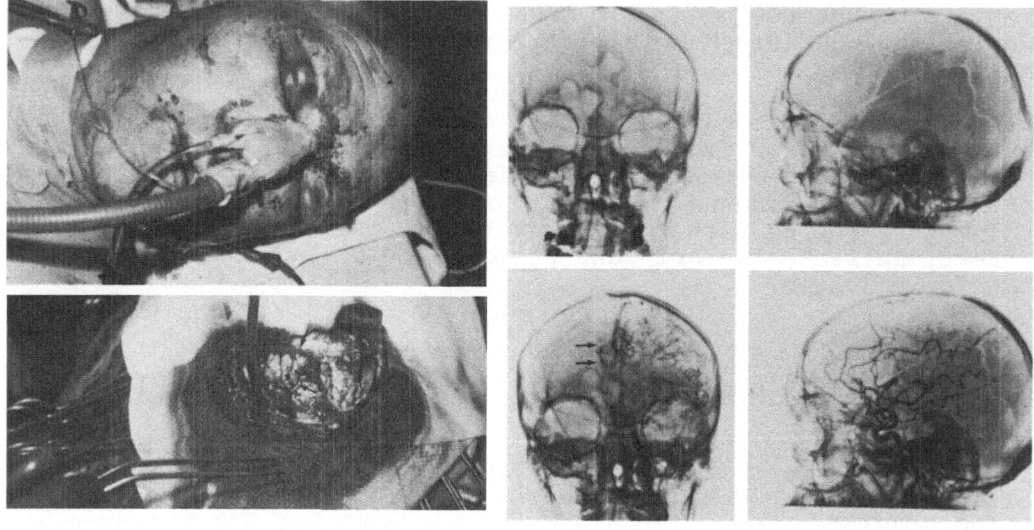

Abb. 1. R.O. 29.03.55. Schweres gedecktes SHT mit Laceration des rechten Temporallappens

(Echo, Computer-Tomogramm, Angiographie) herbeigeführt werden. Wichtig erscheint mir der Hinweis, daß im Management derart komplexer Verletzungen neben der apparativen Untersuchungszeit auch die Zeiten für Umlagerung, Transport u.ä. zu beachten sind. So dauert selbst bei günstigen räumlichen Voraussetzungen ein Computer-Tomogramm trotz kurzer Untersuchungszeit letztlich doch 1 Std.

Lebensbedrohliche Verletzungen anderer Genese also, und hier kommen insbesondere die Körperhöhlenverletzungen in Frage, müssen zuvor erkannt sein, um nicht plötzlich in unverwartete Schwierigkeiten fernab weiterer Behandlungs- und Diagnosemöglichkeiten zu geraten.

Bedeutung haben diesbezüglich einmal intraabdominelle Organverletzungen, insbesondere Blutungen. Ihre Diagnose ist erschwert durch das kurze Rettungsintervall moderner Transportmittel (RHS, NAW), d.h. der Zeitraum bis zur Manifestation schockbezogener eindeutiger klinischer Veränderungen ist zu kurz; die bei schweren Blutverlusten uns ansonsten geläufige Symptomatik ist unzuverlässig. Zum anderen erschweren Reaktionslage und Reflexverhalten des Schädelhirnverletzten durch Veränderung der abdominalen Symptomatik eine diesbezügliche Diagnostik erheblich. Die Abdominocentese und Peritoneallavage haben sich uns in diesen Fällen außerordentlich bewährt. Hohe Treffsicherheit von 95% und Risikoarmut lassen diese Untersuchung, zumal sie sehr schnell durchführbar ist, bei bewußtlosen Polytraumatisierten grundsätzlich als indiziert erscheinen. Zu den unverzichtbaren diagnostischen Primärmaßnahmen gehören ferner der Ausschluß thoracaler Verletzungen durch Röntgen und Blutgasanalyse. Gerade letztere ist zur Erkennung und Behandlung der für den Schädelhirnverletzten so bedeutsamen Hypoxie wichtig. Schon makroskopisch erkennbare niedrige Sauerstoffsättigung und meßtechnisch bestätigte niedrige arterielle Sauerstoffpartialdrucke unter 70 mm Hg bei Fi O_2 = 0,21 erfordern die sofortige Intubation und maschinelle Beatmung.

Die Schädelhirnverletzung darf wegen ihrer vermeintlichen Schwere keineswegs dazu führen, daß andere schwere Verletzungen in ihrer Wertigkeit als Begleitverletzung verkannt werden.

Fallbericht (Abb. 2)

W.W. 060237. 40jähriger Patient. Angenommenes schweres Schädelhirntrauma bei Alkoholbeteiligung, ferner Rippenbrüche bds. Zwei Tage später massive respiratorische Insuffizienz. - Die Schwere der Thoraxverletzung mit Rippenserienbruch, Hämatopneumothorax und massiver Lungenkontusion wurde letztlich unter der Annahme eines schweren Schädelhirntraumas verkannt und therapeutisch nicht konsequent beachtet. Bei der Verlegung erlitt der Patient einen hypoxischen Herzstillstand. Erfolgreiche Reanimation nach Thoraxentlastung und Intubation. 18 Tage maschinelle Überdruckbeatmung mit PEEP. Hier sehen Sie den Patienten noch intubiert, aber mit Spontanatmung am BASEL-PEEP-WEANER.

Probleme der Indikation

Beim Polytrauma sind chirurgische Eingriffe nur zur unmittelbaren Lebenserhaltung im Sinne der Sofortoperation indiziert. Dies gilt bei

- akuter Hirndrucksteigerung durch intrakranielle Blutung,
- offenen Sinusblutungen,
- Massenblutungen in Körperhöhlen (Leber-, Milzzerreißungen)
- oder auch unstillbaren äußeren Blutungen anderer Ursache (offene Beckenzertrümmerung).

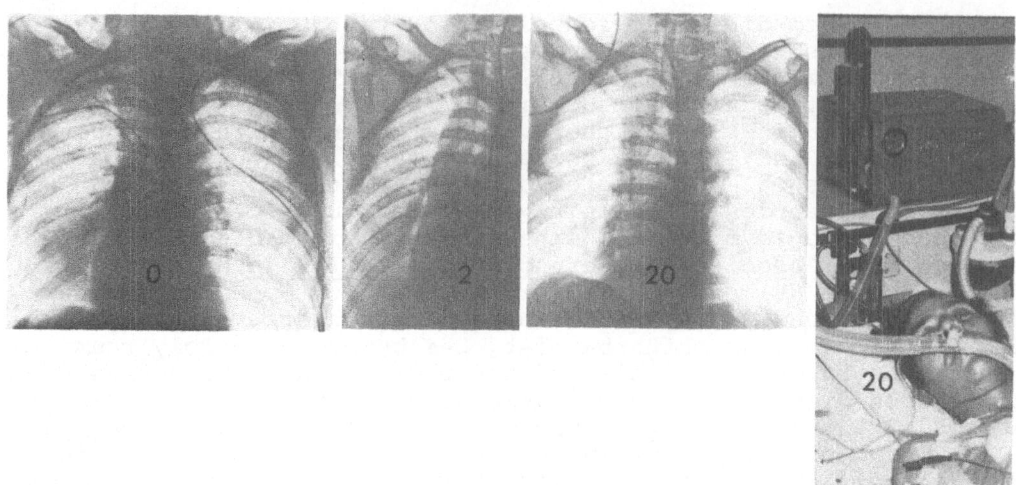

Abb. 2. W.W. 06.02.37. SHT mit schwerem Thoraxtrauma vor und nach maschineller Beatmung

Sofortoperation bedeutet, daß sämtliche weitere diagnostische und therapeutische Maßnahmen frühestens gleichzeitig mit dem Eingriff, in der Regel hinterher gemacht werden.

Verzögerte Primäreingriffe sollen erst nach Einleitung einer suffizienten Schocktherapie begonnen werden. Dazu zählen die Verletzungen aller übrigen Organe von Bauch, Thorax, Retroperitoneum. Auch offene Frakturen, Gelenkfrakturen und nach Möglichkeit auch geschlossene Oberschenkelfrakturen gehören dazu.

Bezüglich der Frakturversorgung beim schädelhirnverletzten Polytraumatisierten bietet sich die Simultanversorgung durch ein doppeltes Operationsteam an.

Zur Indikationsstellung in diesen Fällen sollte jedoch auch die massive Freisetzung von Gewebsthrombokinase beim Schädelhirnverletzten mit der Möglichkeit des Entstehens einer disseminierten intravasalen Gerinnung bedacht werden. Wir sehen eine Gefährdung des Patienten bei einem Gerinnungsmuster, das folgende Werte unterschreitet:

Thrombocyten $<100\ 000/mm^3$
Fibrinogen >100 mg%
F II + V >50%
TZ $>25''$

Von einem fatalen Indikationsfehler muß gesprochen werden, wenn durch primär nicht notwendige Eingriffe, hier insbesondere Osteosynthesen, das Leben des polytraumatisierten Patienten gefährdet wird.

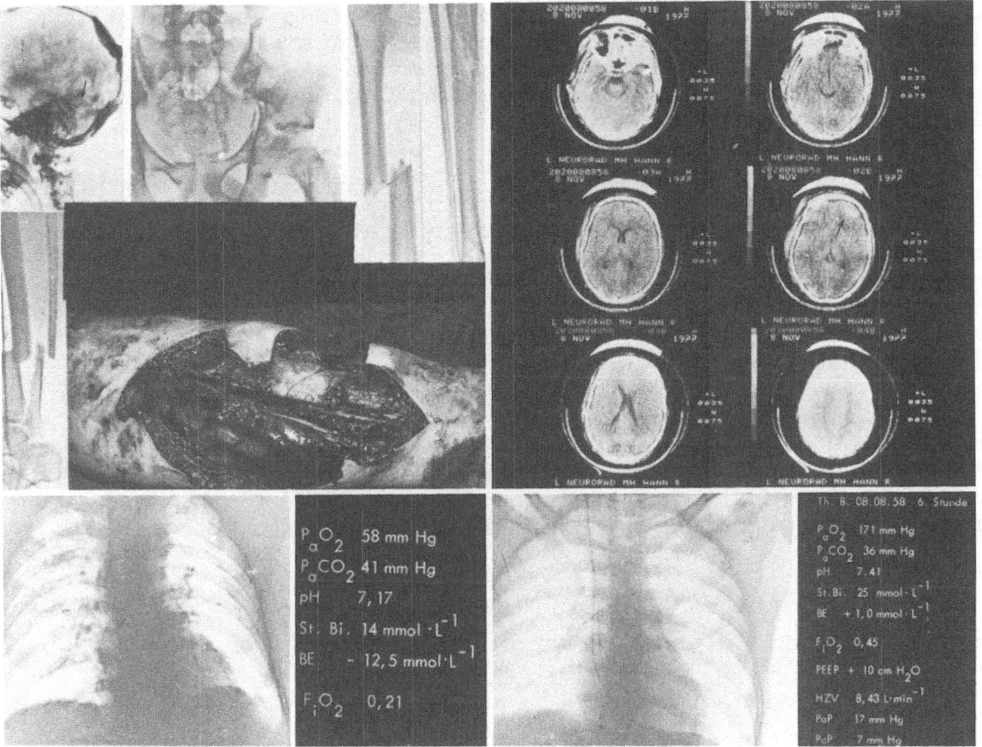

Abb. 3. Th.B. 08.08.58. Polytrauma: Verletzungsmuster und Lungenfunktion

Probleme der Therapie

Die Prognose des polytraumatisierten Schädelhirnverletzten wird entscheidend von der Qualität der therapeutischen Erstmaßnahmen beeinflußt. In diesem Zusammenhang halten wir die <u>frühzeitige Intubation und kontrollierte Beatmung</u> mit positiv endexspiratorischem Druck, hohem Zugvolumen, optimaler Atemfrequenz und niedrigem Sauerstoffgehalt für unbedingt notwendig. Eine <u>Hyperventilation</u> mit Senkung des Kohlendioxydpartialdruckes (auf 33 bis 36 mm Hg) sollte angestrebt werden, um den Hirndruck zu verringern.

Fallbericht (Abb. 3)

Th.B. 080858. 19jähriger Patient. Schweres Polytrauma mit Schock, schweres SHT, laterobasaler Schädelfraktur, Hirnkontusionen, Leber- und Milzruptur, Nierenkontusion. Oberschenkel- und Unterschenkelbruch re. II-gradig offener Unterschenkelbruch li. Beckenfrakturen und Compartmentsyndrom am Unterschenkel re.

Schockbehandlung am Unfallort. Hubschraubertransport in die Klinik, dort positive Abdominocentese, daher Entschluß zur sofortigen Laparatomie unter Hintansetzung weiterer Diagnostik.

Nach Versorgung einer Leber- und Milzzerreißung simultane Osteosynthesen am Oberschenkel re. und Unterschenkel li., gleichzeitig Fascienspaltung am Unterschenkel re. Im anschliessend durchgeführten Computer-Tomogramm wurden Hirnkontusionen und ein Hirnödem festgestellt.

Wir sehen hier das primäre Thoraxröntgen, einerseits mit typischen Veränderungen im Sinne einer Kontusion, aber auch mit Veränderungen, die den Verdacht einer Aspiration begründen. Die Blutgaswerte waren fatal. Nach sechsstündiger Beatmung haben sich Blutgase und Säurebasenhaushalt gebessert. Die erweiterten hämodynamischen Parameter wie HZV, Pulonalarteriendruck, Wedgepressure, durch SWAN-GANZ-Katheter ermittelt, zeigen durchaus befriedigende Werte.

Zusammenfassend darf ich nochmals hervorheben (Tabelle 3): Die Prognose der Schädelhirnverletzung beim Polytrauma wird entscheidend durch die richtige Reihenfolge der notwendigen diagnostischen und therapeutischen Primärmaßnahmen im Rahmen der interdisziplinären Zusammenarbeit beeinflußt.

Tabelle 3. Polytrauma + SHT

Empfohlenes Vorgehen	
1. Vitalfunktionen sichern	
2. Gemeinsame Diagnostik	
3. Therapieplanung nach Prioritäten	
- SHV - Bauch - Thorax - Extremitäten	
4. Durchführung	simultan? mehrzeitig?

Literatur

1. DIETZ, H.: Probleme der Organisation regionaler interdisziplinärer Zusammenarbeit. Tagungsbericht 13, Unfallseminar der Medizinischen Hochschule Hannover, 24.1.1976.
2. FAUPEL, G., SCHÜRMANN, K.: Diagnostik und Versorgung der frischen Schädelhirnverletzungen. Med. Klin. 69, 43 (1974).
3. KLOSS, K.: Bewertung der Schädelverletzungen im Rahmen des polytraumatisierten Patienten. Z. Allgemeinmed. 27, 1166 (1974).
4. LOEW, F.: Pathophysiologie der Mehrfachverletzungen - Störungen des zentralen Nervensystems. Langenbecks Arch. Chir. 337, 191 (1974).
5. LÜCKING, C.H.: Cerebrale Komplikationen bei Polytraumatisierung. Intensivbehandlung 1, 26 (1976).
6. MC GAULEY, J.L., MILLER, C.A., PENNER, J.A.: Diagnosis and treatment of diffuse intravascular coagulation following cerebral trauma. J.Neurosurg. 43, 374 (1975).

Th. Grumme und W. Meese, Berlin

Neurochirurgische Behandlungsergebnisse in geriatrischer Traumatologie

Aussagekräftige operative Behandlungsergebnisse auf dem Gebiet der geriatrischen Neurotraumatologie finden sich in der Literatur nur wenig, unter anderem bei SUTEVILLE/WELCH (1958), McKISSOCK et al. (1960), JAMIESON/YELLAND (1968, 1972) sowie RASKIND (1968) u.a..

Um dem Begriff Geriatrie zu entsprechen, wurde das 65. Lebensjahr als Grenze festgesetzt. Wir beobachteten in dem Zeitraum von 1950 bis Ende 1976 119 Patienten zwischen dem 65. und 83. Lebensjahr, die an einem Schädelhirntrauma operativ behandelt wurden. Dabei wurde bewußt auf die Fälle verzichtet, die wegen primär absolut infauster Prognose nicht operativ therapiert wurden. Zur Gegenüberstellung zogen wir die operativen Ergebnisse von 653 Schädelhirnverletzten der 16- bis 64jährigen hinzu, um so zu altersspezifischen Vergleichszahlen zu gelangen. Die Altersgruppen setzten sich wie folgt zusammen: 65-70 Jahre = 86 Personen, 71-75 Jahre = 22 Personen, 76-80 Jahre = 9 Personen, 80-83 Jahre = 2 Personen, 83 Personen waren männlich, 36 Patienten weiblichen Geschlechts. Bei 59 Patienten bestand der operative Eingriff im Anlegen von Bohrlöchern und bei 60 Personen wurde eine osteoplastische Trepanation vorgenommen. Es handelte sich um folgende Unfallursachen: Kopftrauma bei Stürzen, Hausunfällen und Schlägereien: 65 Fälle; Verkehrsunfälle: 30 Personen; Stürze unter Alkoholeinfluß: 29 Fälle.

In der Tabelle 1 finden sich übersichtsartig Zahlenmaterial und Letalität der einzelnen neurotraumatologischen Krankheitsbilder, wobei die Patienten von 16-64 denen jenseits des 65. Lebensjahres gegenübergestellt sind. Bei vergleichender Betrachtung zeigt sich, daß die Letalitätsangaben im Alter eindeutig höher liegen, sich teilweise sogar verdoppeln. Die Gesamtletalität aller 110 älteren Traumatiker beträgt 61,3%, wohingegen dieselbe Zahl für die Jahrgänge davor 32% ausmacht.

Beim epiduralen Hämatom ergibt sich im geriatrischen Bereich eine geringere Letalität gegenüber den 34% der jüngeren Jahrgänge. Hierbei dürfte es sich um ein zufälliges, nicht repräsentatives Ergebnis handeln, das sich aus der geringen Fallzahl erklären mag.

Beim akuten und subakuten subduralen Hämatom ist die Sterbeziffer alter Patienten um 15% höher als die der jüngeren Altersgruppe. Insgesamt besteht kein Zweifel, daß die Letalität von akuten und subakuten subduralen Hämatomen im Alter zunimmt. Auf die recht unterschiedlichen Letalitätsangaben bei diesem traumatischen Krankheitsbild in allen Altersgruppen muß aber besonders hingewiesen werden.

Beim chronisch- subduralen Hämatom wurde eine Letalitätsquote von 33,3% der Alten gegenüber 9,5% der jüngeren Jahrgänge festgestellt. Diese eindeutige Altersabhängigkeit beim therapeutischen

Tabelle 1. Gesamtübersicht der neurotraumatologischen Krankheitsbilder und ihrer Letalität bei Patienten vor und nach dem 65. Lebensjahr

Verletzungsart		Patienten von 16-64 J.			Patienten ab 65 J.		
	n	n	Exitus	%	n	Exitus	%
Epidurales Hämatom	108	100	34	34,0	8	2	
Akutes/subakutes subdurales Hämatom	188	147	82	55,8	41	29	70,7
Chronisch subdurales Hämatom	143	116	11	9,5	27	9	33,3
Intracerebrales Hämatom	18	12	3		6	5	
Raumfordernde Kontusion	103	79	44	55,6	24	24	100,0
Impressionsfraktur	122	112	17	15,1	10	3	
Frontobasale Schädelhirnverletzung	90	87	18	20,7	3	1	
Total	772	653	209	32.0	119	73	61,3

Bemühen um das chronisch-subdurale Hämatom wird im Prinzip von allen Autoren geteilt.

Der tödliche Verlauf von 5 der 6 intracerebralen Hämatomen im geriatrischen Bereich gegenüber 3 von 13 entsprechenden Fällen bei Patienten vor dem 65. Lebensjahr läßt bei der geringen Fallzahl die altersspezifische Altersabhängigkeit dieses schweren neurotraumatologischen Krankheitsbildes nur erahnen.

Das eindeutigste Ergebnis ließ sich bei der operativen Behandlung von Kontusionen, speziell der raumfordernden Kontusion erheben. Eine 100%ige Letalität im geriatrischen Bereich zeigt deutlich, wie hoch die Ineffektivität eines operativen Eingriffes bei diesem Krankheitsbild ist. Schon bei jüngeren Patienten ist eine Letalität von 55,6% zu verzeichnen. Diese entmutigenden Ergebnisse bei der raumfordernden Kontusion stehen im Kontakt zu der präoperativen neurologischen Ausgangssituation, die fast ausnahmslos gravierend war und sich zusätzlich rapide verschlechterte. Die geringe Beteiligung der geriatrischen Jahrgänge läßt bei der Impressionsfraktur und besonders beim frontobasalen Schädelhirntrauma keine spezifische Aussage zu.

Welche Besonderheiten bestehen nun im Bereich der geriatrischen Neurotraumatologie, welche klinisch-neurologischen Befunde beeinflussen die Prognose operativer Eingriffe bei verunfallten älteren Menschen? Im eigenen Krankengut boten 60 Patienten, entsprechend 50%, erhebliche Auffälligkeiten von seiten anderer Organe, 9 der Schädelhirnverletzten hatten ausgeprägte Herzkreislaufveränderungen. Komplizierte Mehrfachverletzungen - im vorliegenden Material siebenmal - beeinträchtigten zusätzlich die Abwehrlage des alten Menschen. Interessanterweise konnte bei vergleichender Betrachtung der 46 Überlebenden und 63 Verstorbenen keine ins Auge fallende Differenz hinsichtlich der präexistenten Erkrankungen und der Mehrfachverletzungen gefunden werden. Die Haupttodesursache lag im Versagen der zentralen vegetativen Funktionen. Eine Pneumonie als Todesursache wurde bei den älteren Traumatikern doppelt so häufig, nämlich in 15%, als bei den Patienten der jüngeren Jahrgänge beobachtet. Jenseits des 75. Lebensjahres verstarben mit Ausnahme von 3 Patienten (1 x Impressionsfraktur, 2 x chronisch-subdurales Hämatom) alle Patienten postoperativ. Selbst unterschiedliche, teils recht gute neurologische Aufnahmebefunde änderten nichts an dieser Tatsache.

Die Tabelle 2 gibt Auskunft über den Bewußtseinsstatus bei der Aufnahme und dessen Beziehung zum operativen Ergebnis. Die beiden Patienten, die zum Zeitpunkt der Erstuntersuchung bewußtseinsklar waren, verstarben an extracerebralen Ursachen. Mit zunehmender Bewußtseinsstörung wird die Prognose deutlich schlechter.

Die Tabelle 3 informiert über die wichtigsten neurologischen Befunde; bei den Überlebenden lag in keinem Fall eine bds. Pupillenstarre vor, doppelte Pyramidenbahnzeichen fanden sich nur zweimal. Beim akuten und subakuten subduralen Hämatom sowie der sogenannten raumfordernden Kontusion ergaben sich keine bindenden Beziehungen zwischen dem Zeitintervall von Trauma und Operation sowei der Letalität. Beim epiduralen Hämatom hingegen verstarben die zwei Patienten, die innerhalb von 6 Std nach dem Trauma dringend operiert werden mußten.

Tabelle 2. Bewußtseinslage bei Aufnahme

Bewußtseinsstatus	n	postoperativ Verstorbene	postoperativ Überlebende
o.B.	11	2	9
Somnolenz	44	17	27
Sopor	46	36	10
Koma	18	18	-

Tabelle 3. Neurologischer Befund bei Aufnahme

	n	Halbseiten-zeichen	Pyramidenbahn-zeichen bds.	Mydriasis	Pupillen-starre bds.
Postop. Überlebende	46	31	2	5	0
Postop. Verstorbene	73	35	30	23	11

Von den 46 Patienten, die postoperativ die Klinik verließen, wiesen 20 keine neurologischen Ausfälle mehr auf. Bei 14 Probanden ließen sich Paresen und Störungen im Reflexverhalten feststellen. Bei den restlichen Entlassenen fanden sich verschiedene Befunde wie Psychosyndrom, motorische Aphasie, Ataxie und amnestische Störungen. Der Beobachtungszeitraum der katamnestischen Erhebungen reichte von 1-10 Jahren nach der operativen Versorgung des Schädel-Hirn-Traumas. Bei 70% lag die Operation 5 Jahre oder mehr zurück.

Zusammenfassung

Bei zusammenfassender und abschließender Betrachtung der einzelnen traumatischen Krankheitsbilder kann festgestellt werden, daß die Aussicht auf operativen Erfolg im geriatrischen Bereich gemindert ist. Im Hinblick auf den physiologischen Altersprozeß ist dieser Tatbestand verständlich. Bei steigendem Alter muß mit einer deutlichen Zunahme konsumierender, teilweise latent verlaufender Krankheiten gerechnet werden. Patienten mit voll ausgebildetem Mittelhirnsyndrom starben in jedem Fall. Je weniger gravierend der neurologische Befund, je geringer die Einklemmungssymptomatik präoperativ ausgeprägt wer, desto größer war die Chance, postoperativ zu überleben. Diese Tatsache kann aber nicht als typische Feststellung für den geriatrischen Bereich allein herangezogen werden, da sie auf jüngere Patienten weitgehend anzuwenden ist. Die Operationsindikation in der geriatrischen Neurotraumatologie hängt also in jedem Einzelfall von der neurologischen Ausgangssituation ab. Die Prognose wird darüber hinaus mit zunehmendem Alter von den in der neurochirurgischen Intensivpflege häufiger zu beobachtenden pulmonalen und kardialen Komplikationen bestimmt.

Literatur

GRUMME, Th., REUTER, U.: Operative Behandlungsergebnisse in der geriatrischen Neuro-Traumatologie. Aktuelle Traumatologie 6, 241-250 (1976).

JAMIESON, K.G., YELLAND, O.N.: Extradural hematomas. Report on 167 cases. J. Neurosurg. 29, 13-23 (1968).

JAMIESON, K.G., YELLAND, O.N.: Surgical treated traumatic subdural hematomas. J. Neurosurg. 37, 137-149 (1972).

JAMIESON, K.G., YELLAND, O.N.: Traumatic intracerebral hematoma, report of 63 surgically treated cases. J. Neurosurg. 37, 528-532 (1972).

McKISSOCK, W., RICHARDSON, A., BLOOM, W.H.: Subdural hematoma, a review of 389 cases. Lancet 1960 I, 1365-1369.

RASKIND, R.: Chronic subdural hematoma in the elderly. A curable lesion. J. Amer. geriat. Soc. 16, 451-457 (1968).

STUTEVILLE, P., WELCH, K.: Subdural hematoma in the elderly person. J. Amer. med. Ass. 168, 1445-1449 (1958).

E.C. Fuchs, H.C. Müller-Busch und V. Amtenbrink, Berlin

Zum Problem der Rehabilitation von Patienten mit epiduralen Hämatomen

Im Jahr 1968 begannen wir an unserer Klinik die operative Versorgung von Patienten mit einem epiduralen Hämatom umzustellen: Anstelle der bisher üblichen Entfernung des epiduralen Hämatoms über ein erweitertes Bohrloch führen wir seit damals, vor allem bei allen fortgeschrittenen Verläufen, eine größere Trepanation mit gleichzeitiger Duraplastik durch. Wir erhoffen uns dadurch eine bessere Beherrschung der postoperativen Volumenzunahme während der Ödemphase.

Für eine Untersuchung zur Wertigkeit der beiden Operationsverfahren bildeten wir 2 Gruppen (1, 2). Die eine Gruppe der Patienten von 1956-1967, die nach der konventionellen Methode operiert worden war, betrug 42 Patienten. Eine etwa gleichgroße Gruppe wurde von 1968-1972 nach der erweiterten Methode behandelt. Grundsätzlich bezogen wir in diese Untersuchungsgruppen nur Patienten ein, die aller Wahrscheinlichkeit nach nur ein rein klassisches epidurales Hämatom ohne weitere Hirnläsion hatten. Als ein Ergebnis dieser Untersuchung fanden wir, daß die Überlebenschance der Patienten vor allem dadurch bestimmt wurde, inwieweit sekundäre Mittelhirnsymptome, also Einklemmungen am Foramen tentorii, verhindert bzw. frühzeitig behoben worden waren (3, 4, 5). Obwohl mehr als 80% unserer Patienten drei der vier klassischen Befunde, nämlich ein freies Intervall, eine Fraktur und eine Okkulomotoriusparese bzw. Halbseitensymptome aufwiesen, hatten wir eine Mortalität von rund 30% zu beklagen. Dabei fanden wir, daß mehr als die Hälfte der Verstorbenen ein freies Intervall von mehr als 4 Std aufwiesen und bis zum Operationsbeginn 8 Std verstrichen waren. Das bedeutet, daß die Mortalität offensichtlich weniger von der Akuität des Traumas abhängt, daß vielmehr die genaue medizinische Verlaufsbeobachtung von Kopfverletzten und ein entschlossenes Handeln beim Auftreten hinweisender Symptome Bedeutung besitzen. Wir sind der Ansicht, daß die medizinische Ausbildung in dieser Hinsicht intensiv gefördert werden muß.

Die 2 bis 3 Std, in denen der Medizinstudent heute während seiner Ausbildung mit solchen Problemen konfrontiert wird, reichen nicht aus. Außerdem sollten klinische Beobachtungsstationen für Gefährdete, vor allem für mit Alkohol intoxikierte Patienten eingerichtet werden.

Nur 3 von 8 Patienten, die sich vorübergehend in einer Ausnüchterungszelle befunden hatten und schließlich an einem epiduralen Hämatom operiert wurden, haben überlebt.

Fünf kamen mit beidseits lichtstarren Pupillen in einem fortgeschrittenen Einklemmungsstadium zu spät zur Aufnahme. Die Gesamtletalität des epiduralen Hämatoms muß wie Abb. 1 zeigt, viel höher angesetzt werden. In Zusammenarbeit mit Herrn Prof. Dr. KRAULAND aus dem gerichtsmedizinischen Institut der Freien Universität konnten wir nachweisen, daß immer noch mehr als 50%

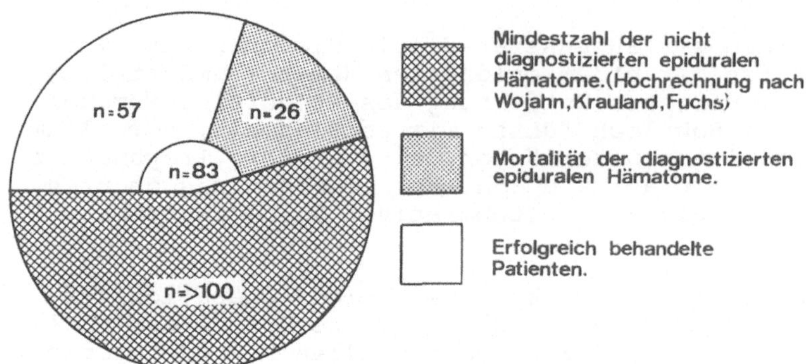

Abb. 1. Die Prognose von Patienten, die ein epidurales Hämatom entwickeln, hängt von einer aufmerksamen Überwachung ab, nicht so sehr von der Akuität des Traumas. Mehr als die Hälfte der insgesamt auftretenden Hämatome werden offensichtlich gar nicht erst erkannt

aller Patienten mit einem epiduralen Hämatom in Krankenhäusern Berlins sterben, ohne daß die behandelnden Ärzte an die Möglichkeit eines solchen Hämatoms denken (6, 7).

Wir können auf Akutprobleme hier nicht weiter eingehen und wollen uns auf die Ergebnisse der Rehabilitation der von uns untersuchten Patienten beschränken.

Ergebnisse

Aus der Gesamtgruppe von 83 Patienten verstarben 26. Von den restlichen 57 ist es uns gelungen, 28 nachzuuntersuchen. Dieser geringe Prozentsatz von rund 50% ist verständlich, da es sich meist um jüngere Patienten handelte. Die Fluktuation in West-Berlin muß hier in Rechnung gestellt werden. Wie die Abb. 2 (2) zeigt, fanden sich nur bei rund 50% aller Patienten dieser eigentlich extracerebralen Erkrankung keine neurologischen Ausfälle, 9 der nachuntersuchten Patienten hatten vor allem noch neurologisch nachweisbare Halbseitenzeichen. 6 dieser Patienten berichteten über Krampfanfälle, die alle nach der Entlassung aus der Klinik erstmals aufgetreten sind. Bei 2 von diesen Patienten waren die Anfälle 6 Jahre nach der Operation zum ersten Mal in Erscheinung getreten. EEG-Veränderungen in Form von Herdschädigungen und/oder mehr oder minder stark ausgeprägten AV fanden sich bei fast allen Patienten. Obwohl bei über 80% unserer Patienten im Entlassungsbericht keine psychischen Auffälligkeiten beschrieben worden waren, zeigten nunmehr 10 Patienten, also rund 30%, eine mehr oder weniger deutlich ausgeprägte psychische Störung mit teilweise erheblicher Antriebsarmut, emotioneller Instabilität bzw. Stimmungslabilität. Auf-

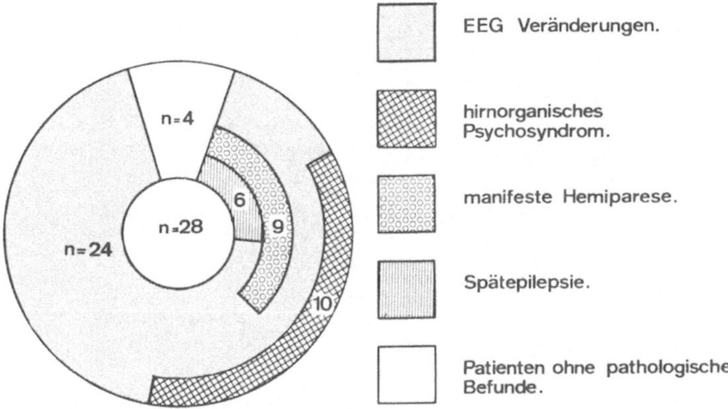

Abb. 2. Auch bei zunächst klinisch unauffällig entlassenen Patienten sind später häufig neurologische Ausfallserscheinungen nachweisbar

fällig war auch eine zunehmend verminderte Belastbarkeit und/oder intellektuelle Retardation, die von den befragten Partnern bestätigt bzw. beklagt wurde.

Die im Echo-EG gemessene deutliche Erweiterung des 3. Ventrikels über 8 mm, die gerade bei Patienten mit solchen Antriebsstörungen auffielen, ließ uns in einigen Fällen an einen low-pressure Hydrocephalus denken. Die bei einem Patienten durchgeführte Shunt-Operation hatte eine deutliche Besserung des psychischen und neurologischen Zustandes zur Folge. Die systematische Erfassung solcher Liquorzirkulationsstörungen bzw. von sekundären degenerativen Veränderungen im Marklager oder in der Rinde dürfte in Zukunft durch die Anwendung der Computer-Tomographie in der Nachsorge vereinfacht werden.

Veränderungen der individuellen und sozialen Entwicklung bzw. der familiären Situation, die auf das Trauma zurückgeführt werden müssen, sind schwierig zu bestimmen, zumal Aussagen hier nur unter einem allgemeineren soziologischen und politischen Aspekt gemacht werden können.

Die Abb. 3 zeigt, daß etwa die Hälfte unserer nachuntersuchten Patienten teilweise erhebliche Schwierigkeiten in der Ausbildung und im Beruf hatten, obwohl sie schon längere Zeit vom nachbehandelnden Arzt gesund geschrieben worden waren. 9 der 28 Patienten bezogen eine Rente, obwohl einige von ihnen bei der Entlassung als neurologisch und psychisch unauffällig gegolten hatten. 4 unserer 7 nachuntersuchten Kinder wurden den schulischen Anforderungen nicht gerecht. Sie mußten eine Sonderschule besuchen (8).

Auch wenn die von uns untersuchte Zahl der Patienten mit einem epiduralen Hämatom relativ gering ist, lassen sich somit einige Probleme erkennen, die bei Patienten mit subduralem Hämatomen und Kontusionen tendenziell natürlich noch viel gehäufter auftreten (9).

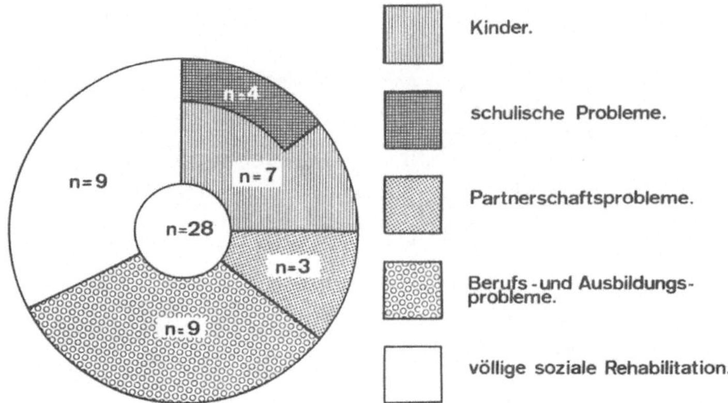

Abb. 3. Im Vordergrund einer sinnvollen Rehabilitation muß u.a. die Beachtung von Partnerschafts- und Berufsproblemen stehen

Zusammenfassung und Schlußfolgerungen

Die von uns gemachten Beobachtungen erhellen einmal mehr die Notwendigkeit einer langfristigen medizinischen und sozialen Betreuung von Kopfverletzten. Hier sollten poliklinische Einrichtungen bzw. die Weiterbehandlung durch Fachärzte verstärkt genutzt werden. Einige Patienten hatten seit der Entlassung über 12 Jahre keine neurologische Kontrolluntersuchung mehr gehabt! Unsere Ergebnisse zeigen aber auch, daß jene Patienten ebenso langfristig betreut werden sollten, deren Befunde bei der Entlassung als regelrecht angesehen werden. Das Zusammenwirken verschiedener medizinischer Disziplinen, auch von Psychologen und Sozialarbeitern, sollte dazu führen, daß nicht nur die medizinischen Probleme, sondern auch die Probleme in Ausbildung, Beruf und Partnerschaftsbeziehung, die sich in der Folge von Schädelhirnverletzungen ergeben, ihrem Stellenwert entsprechend angegangen werden.

Literatur

1. FUCHS, E.C., MÜLLER-BUSCH, Ch., AMTENBRINK, V.: Prognose und Spätprognose des epiduralen Hämatoms. Eine Studie über 83 Patienten. Rehabilitation 14, 82-87 (1975).
2. BINGAS, B., GRUMME, Th.: Die Bedeutung der erweiterten Dekompression für die Prognose des epiduralen Hämatoms. Aktuelle Traumatologie 2, 225-227 (1972).
3. FUCHS, E.C., FÖRNI, C.: The influence of secondary midbrain lesions and of the Cushing reflex relative to the prognosis of patients in traumatology (e.g. the epidural hematome). J.neurosurg.Sci. 18, 26-31 (1974).
4. BUTENUTH, J., FUCHS, E.C., SCHIFFTER, R., WOLF, P.: Klinische Kriterien zur Bestimmung der Komatiefe. Aktuelle Neurol. 2, 81-102 (1975).

5. ZANDER, E., CAMPICHE, E.: Extra-Dural Hematome. In: Advances and Technical Standards in Neurosurgery, Bd. 1, 121-139. Wien-New York: Springer 1974.
6. WOJAHN, H.: Untersuchungen üfer das epidurale Hämatom aus gerichtsmedizinischer Sicht. Dissertation an der medizinischen Fakultät, Freie Universität Berlin 1962.
7. KNÖFLER, H., FUCHS, E.C.: Zum Problem der Diagnostik beim epiduralen Hämatom. Eine vergleichende Studie aus den neurochirurgischen Kliniken und den gerichtsmedizinischen Instituten West-Berlins. 1972/73 (in Vorbereitung).
8. LANGE-COSACK, H.: Rehabilitation nach Hirntraumen im Kindesalter. Rehabilitation 11, 74 (1972).
9. SCHÜRMANN, K.: Gedanken eines Neurochirurgen über die Erfordernisse der Rehabilitation Hirngeschädigter. Rehabilitation 11, 65 (1972).

F.L. Glötzner, Würzburg

Medikamentöse Prophylaxe der posttraumatischen Epilepsie

Vor der Einleitung einer vorbeugenden antiepileptischen Behandlung nach Schädelhirntraumen gilt es, sich mit den verschiedenen Erscheinungsformen der posttraumatischen Epilepsie vertraut zu machen. Danach folgen Überlegungen zur Prognose des Epilepsierisikos bei Schädelhirntraumen verschiedener Schweregrade. Wenn man sich zu einer vorbeugenden Behandlung entschließt, ist ihre Dauer festzulegen. Schließlich ist unter den zahlreichen Antiepileptica das geeignete Medikament auszuwählen.

In der Abb. 1 ist der Verlauf vom Schädelhirntrauma zur posttraumatischen Epilepsie dargestellt. Epileptische Anfälle können zu ganz unterschiedlichen Zeiten nach einem gedeckten oder offenen Schädelhirntrauma auftreten. Die Immediat- oder Sofortanfälle laufen innerhalb von Sekunden nach dem Trauma ab. Sie werden nur selten beobachtet und wenn, dann vorwiegend bei Bagatellverletzungen. Die Immediatanfälle stehen dem Formenkreis der Reflexepilepsie oder der epileptischen Schreckreaktion nahe. Sie disponieren nicht zu einer späteren Epilepsie. Die Frühanfälle oder epileptischen Frühreaktionen sind in der ersten Woche, also in der Akutphase nach dem Trauma, zu beobachten. Sie stellen eine Komplikation dar, die auf das erhöhte Risiko einer Spätepilepsie hinweist. Streckkrämpfe als Zeichen eines akuten Mittelhirnsyndroms gehören nicht hierher. Die Angaben zur Incidenz der Frühanfälle schwanken bei den verschiedenen Untersuchern zwischen 4 und 15% der Hirnverletzten. In der ersten Woche werden in mehr als der Hälfte der Fälle focal motorische Attacken beobachtet. In rund 1/3 der Fälle wiederholen sich frühe Reaktionen.

Unter der traumatischen Spätepilepsie sind all jene Anfälle zusammengefaßt, die nach Ablauf der ersten Woche auftreten. Diese Spätepilepsie ist nicht zu verwechseln mit dem gleichlautenden Begriff, der das Auftreten von Anfällen spät im Leben

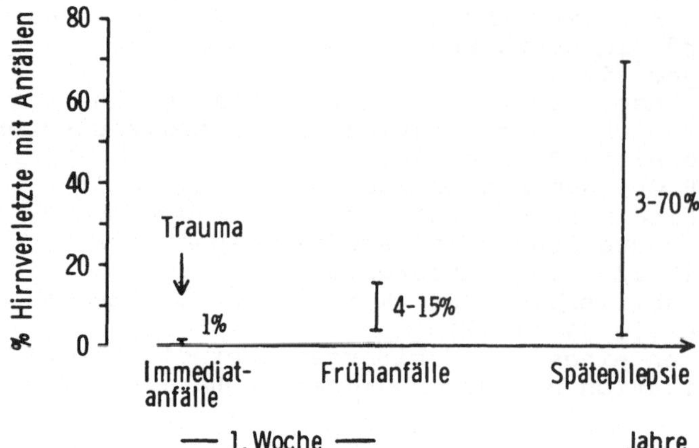

Abb. 1. Zeitliche Einteilung und Incidenz der posttraumatischen Epilepsie

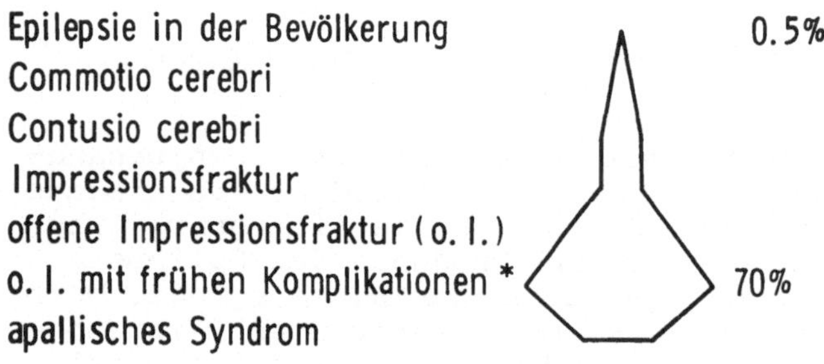

* posttraumat. Amnesie länger als 24 Std., frühe Anfälle, neurolog. Ausfälle, intrakranielles Haematom

Abb. 2. Spätepilepsie-Risiko nach Schädelhirntrauma

meint. Die große Streubreite der Incidenz von 3-70% der Hirnverletzten ist auf die Zusammenfassung von leichteren und schweren Traumen in dieser Übersicht zurückzuführen. Vom Trauma und von der traumatischen Epilepsie sind zu über 80% Männer vorwiegend zwischen dem 20. und 40. Lebensjahr betroffen.

Einer der eingangs erwähnten Punkte war die Forderung nach der Vorhersage des Epilepsie-Risikos. Hierzu sind eine Reihe von Faktoren anzuführen (Abb. 2). Die Frühanfälle waren schon als ungünstiger prognostischer Faktor erwähnt worden. In bestimmten Grenzen richtet sich die Prognose nach der Schwere der Verletzungen. Je schwerer das Trauma, desto höher das Epilepsie-Risiko. Durchschnittlich kann nach einem gedeckten Schädelhirntrauma bei 10% der Verletzten und nach einem offenen Trauma bei 40% der Verletzten mit einer traumatischen Epilepsie gerechnet werden. Im Vergleich dazu haben 0,5% der Bevölkerung eine Epilepsie. In der Abb. 2 ist das steigende Risiko bei zunehmender Verletzungsschwere deutlich gemacht. Die frühen Komplikationen spielen bei der Erhöhung des Risikos eine wesentliche Rolle. Bei einer übermäßig starken Schädigung des Gehirns vor allem durch Sekundärfolgen bei Decerebrationszuständen sinkt das Risiko wieder ab. Diese rückläufige Tendenz des Risikos bei schwersten Verletzungen gilt jedoch nicht bei Kindern, wie LANGE-COSACK und TEPFER gezeigt haben. Ein weiterer prognostisch wichtiger Faktor ist der Sitz der Verletzung. Bei zentral und parietal gelegenen Läsionen ist die Rate der Epilepsien besonders hoch. Sie nimmt bei frontalen und temporalen Verletzungen ab und ist bei occipitalen am geringsten.

Als zusätzliche Dispositionsfaktoren sind eine familiäre Epilepsiebelastung und die Entwicklung von epilepsietypischen Veränderungen im EEG zu nennen.

Die meisten Patienten, nämlich 56% erleiden ihren ersten späten Anfall innerhalb des 1. posttraumatischen Jahres, weitere 12% erkranken im 2. Jahr (Abb. 3). Bereits in den ersten 2 Jahren nach dem Trauma sind demzufolge nahezu 70% aller Anfallspatienten erkrankt. Die Dauer der vorbeugenden Behandlung wird sich nach diesen Gegebenheiten richten und zwei Jahre betragen. Die Nachzügler mit Erstmanifestation nach vielen Jahren können dabei nicht berücksichtigt werden.

In den USA ist die Einstellung zur medikamentösen Prophylaxe durchaus positiv. Aus einer Umfrage von RAPPORT und PENRY bei Neurochirurgen ist zu entnehmen, daß 60% der befragten amerikanischen Ärzte Antiepileptica nach Schädelhirntraumen anwandten. Meist herrschte jedoch Unklarheit über die genauen Kriterien, bei denen eine Prophylaxe angezeigt ist.

In Tabelle 1 sind die bisherigen Untersuchungen zur antiepileptischen Prophylaxe zusammengestellt. Die Mehrzahl der Autoren kommt zu außerordentlich günstigen Ergebnissen, die für eine konsequente antiepileptische Behandlung von Schädelhirntraumatikern sprächen, wenn man ihnen uneingeschränkt folgen würde. Bei den mit Sternchen versehenen Autoren fehlt eine unbehandelte Kontrollgruppe. Bei ihnen wurde der Erfolg der Behandlung danach beurteilt, ob die Incidenz der traumatischen Epilepsie unter den Erwartungswert gesenkt werden konnte. Eine Kontrolle des Serumspiegels der verwendeten Substanzen nahmen nur die beiden zuunterst aufgeführten Autorengruppen vor.

Tabelle 1. Wirksamkeit der vorbeugenden Behandlung auf die Entwicklung einer posttraumatischen Spätepilepsie

Autor	Substanz	Wirksamkeit
HOFF u. HOFF 1947	Phenytoin	+
BIRKMAYER 1951	Phenytoin	+
WERNER 1964	?	+
POPEK u. MUSLI 1969	Phenyt.+Barb.	+
MISTLER 1972	Carbamezepin	nicht sicher
PENRY et al. 1976	Phenyt.+Barb.	nicht sicher
YOUNG u. RAPP 1977	Phenotoin	+

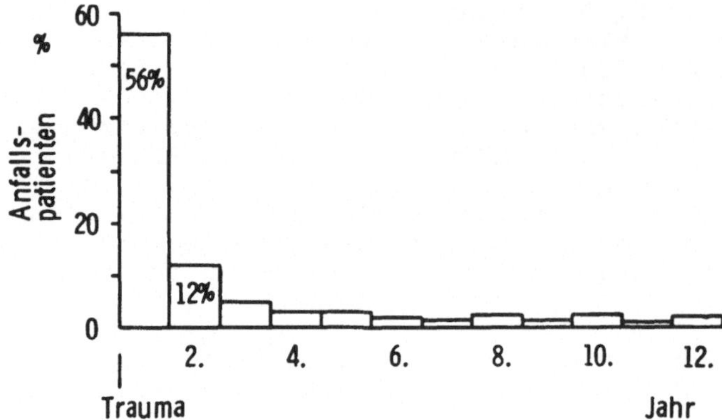

Abb. 3. Latenz zwischen Trauma und erstem spätem Anfall. Mittelwerte aus 15 Untersuchungen, n = 2183 Patienten

In einer weiteren kontrollierten Studie behandelte CAVENESS Schädelhirnverletzte des Vietnamkrieges mit Phenytoin, um frühe Anfälle zu verhüten. Dadurch konnte die Häufigkeit der frühen Anfälle von 3,7% bei den Unbehandelten auf 1,6% unter Behandlung gesenkt werden. Dieser Unterschied war jedoch statistisch nicht signifikant.

Die bisherigen Ergebnisse zur Wirksamkeit der vorbeugenden Behandlung darf man wohl als überwiegend positiv zusammenfassen. Dennoch steht man vielerorts dem Problem der Prophylaxe sehr kritisch gegenüber. Das liegt vermutlich z.T. an der mangelhaften Beweiskraft der früheren Untersuchungen, z.T. auch an der bisher ungenügenden Vorhersagbarkeit des Epilepsie-Risikos. Erst durch die Arbeiten von JENNETT, auf die ich mich im folgenden beziehe, sind wesentlich genauere Voraussagen möglich geworden.

In Abb. 2 war gezeigt, daß bei bestimmten Verletzungen das Risiko, an einer traumatologischen Spätepilepsie zu erkranken, bis auf 70% ansteigen kann. Im konkreten Fall (Abb. 4) ist damit die Kombination der vier aufgeführten Verletzungsfolgen gemeint. Zahlenmäßig stellen diese Patienten nur einen geringen Anteil aller Verletzten mit Impressionsfrakturen dar. Bei diesen wenigen sollte jedoch mit einer prophylaktischen Behandlung nicht gezögert werden. In einer kontrollierten Studie, die jetzt in der Neurochirurgischen und Neurologischen Universitätsklinik Würzburg begonnen wurde, wird die Indikation nach dem Vorschlag von JANZ auch auf penetrierende Verletzungen ausgedehnt. Auch gedeckte Schädelhirntraumen mit Kontusionsblutungen in der Zentrotemporoparietalregion werden in die vorbeugende Behandlung mit eingeschlossen.

Welches sind nund die Voraussetzungen, unter denen man eine Prophylaxe einleiten kann? Diese Frage versucht die Tabelle 2 zu beantworten. Die Gruppe mit hohem Risiko ist weiter oben besprochen worden. Die Intensivüberwachung in der Akutphase hilft unter anderem auch epileptische Frühreaktionen zu entdecken. Die Kontrolle der Bewußtseinslage ist nicht nur zur Erkennung von etwaigen traumatischen Komplikationen, sondern auch zur Erfassung

Epilepsie-Risiko = 70%
(Prophylaxe indiziert) bei Kombination von

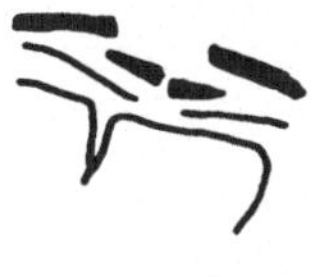

Impressionsfraktur
+ Duraeinriß

+ frühem Anfall

+ posttraumat. Amnesie über 24 Std.

Abb. 4. (Nach JENNETT)

Tabelle 2. Voraussetzungen für eine vorbeugende antiepileptische Behandlung nach Schädelhirntrauma

hohes Epilepsie-Risiko
Intensiv-Überwachung in der Akutphase
Möglichkeit der EEG-Ableitung
Möglichkeit der raschen Serumspiegelbestimmung von
- Phenytoin (Citrullamin, Epanutin, Phenhydan, Zentropil)
- oder von Carbamazepin (Tegretal, Timonil)

von Nebenwirkungen der Pharmaka erforderlich. EEG-Ableitungen in der Akutphase sind wichtig zur Beurteilung einer Bewußtseinsstörung, die auch einmal epileptischer Natur sein kann. Zur Kontrolle der Behandlung und Vermeidung der Überdosierung muß die Möglichkeit der Serumspiegelbestimmung der verabreichten Medikamente gegeben sein. Die Wahl des Medikamentes sollte sich nach der zu erwartenden Anfallart richten. Nach stumpfen Schädelhirntraumen treten überwiegend generalisierte tonisch-klonische oder psychomotorische Anfälle auf. Hier sind Phenytoin und Carbamazepin die Mittel der Wahl. Kann man nach der Art der Verletzung (umschriebene Rindenverletzung) mit focalen Anfällen rechnen, wäre Phenytoin der Vorzug zu geben. In diesem Zusammenhang ist es wichtig zu wissen, daß Phenytoin die Elimination von Dexamethason aus dem Plasma nach den Untersuchungen von HAQUE und Mitarbeitern beträchtlich beschleunigt und auf diese Art der antiödematösen Therapie zuwider läuft.

Eine breite Anwendung der Prophylaxe bei allen Schädelhirntraumen ist sinnlos. Die Indikation muß gezielt gestellt werden, und zwar dann, wenn eine Entwicklung zur posttraumatischen Epilepsie sehr wahrscheinlich ist. Nach dem Auftreten eines ersten frühen Anfalls bei offenen Schädelhirntraumen sollte eine antiepileptische Behandlung unverzüglich einsetzen. Darüber hinaus kann nach offenen Schädelhirntraumen mit anderen frühen Komplikationen und nach Kontusionsblutungen in der Zentroparietalregion eine Behandlung eingeleitet werden.

Literatur

CAVENESS, W.F.: Sequelae of cranial injury in the armed forces. In: Handbook of Clinical Neurology, VINKEN, P.J., BRUYN, G.W. Hrsg., Bd. 24, S. 455-476, North-Holland-Publishing, Amsterdam 1976.

HAQUE, V., THRASHER, K., WERK, E.E., KNOWLES, Jr.H.C., SHOLITON, Jr.L.J.: Studies on dexamethasone metabolism in man: Effect of diphenylhydantoin. J.clin.Endocr. 34, 44-50 (1972).

JANZ, D.: Epilepsiebehandlung bei Erwachsenen. Ärztl. Prax. 23, 4477-4480 (1971).

JENNETT, B.: Posttraumatic epilepsy. In: Handbook of Clinical Neurology, VINKEN, P.J., BRUYN, G.W. Hersg., Bd. 24, S. 445-454 North-Holland-Publishin Company, Amsterdam 1976.

LANGE-COSACK, H.: TEPFER, G.: Das Hirntrauma im Kindes- und Jugendalter. Schriftenreihe Neurologie Bd. 12, Heidelberg-New York: Springer 1973.

RAPPORT II, R.L., PENRY, J.K.: A survey of attitudes toward the pharmacological prophylaxis of posttraumatic epilepsy. J. Neurosurg. 38, 159-166 (1973).

H. Wenker, Berlin-Neukölln

Sonderformen gedeckter Schädelknochenverletzungen bei Kindern

Außer den häufigeren, vorwiegend bei Jugendlichen zu beobachtenden isolierten traumatischen Schädelnahtsprengungen, auf die hier nicht eingegangen werden soll, gibt es zwei seltenere Formen gedeckter Schädelknochenverletzungen, die nur bei Kindern vorkommen:

1. die Celluloidballfraktur und
2. die wachsende Schädelfraktur.

Als Celluloidballfraktur, Derbyhutimpression oder depressed skull fracture wird eine traumatische Schädelknocheneindellung beim Neugeborenen bezeichnet, welche im Gegensatz zur Impressionsfraktur des älteren Menschen keine knöchernen Bruchlinien aufweist. Diese Fraktur entsteht gewöhnlich bei Zangenentbindungen oder während des Geburtsvorganges bei heftigem Andrücken des in diesem Entwicklungsstadium noch überaus elastischen und weichen Knochens an Knochenvorsprünge im Geburtskanal.

Celluloidballfrakturen sind - da Hämatome der Schädelweichteile meist fehlen - schon bei einfacher Inspektion zu erkennen. Durch eine Röntgenaufnahme des Schädels kann die Diagnose bestätigt werden. Neurologische Befundabweichungen sind nur dann zu erwarten, wenn eine ausgedehnte Derbyhutimpression zu einer umschriebenen Kontusion einer funktionell wichtigen Hirnregion oder zu einer begleitenden intrakraniellen Blutung geführt hat.

Eine einhellige Meinung über Notwendigkeit und Art der Behandlung einer Celluloidballfraktur gibt es nicht. Von verschiedenen Autoren werden manuelle Therapie, Anwendung einer Vakuum-Pumpe oder offene Behandlungsmethoden zur "Ausbeulung" empfohlen. LOESER und Mitarbeiter bedauern in einer 1976 erschienenen ausführlichen Mitteilung, daß niemand über die Möglichkeiten einer spontanen Elevation berichtet hat. Sie halten aber, ebenso wie wir, die offene operative Behandlung wegen der besseren Übersicht und der Erkennungsmöglichkeiten von Begleitschäden (z.B. Hämatomen) für die Methode der Wahl. Bei dieser Therapie wird nach Bildung eines Haut-Galea-Periostlappens am Rande der Impression ein Bohrloch gesetzt, durch welches ein Elevatorium zwischen imprimierten Knochen und Dura mater eingeführt wird. Bei schon leichtem Druck mit dem Elevatorium springt in der Regel der zuvor eingedellte Knochenanteil wieder in das Niveau zurück.

Die von BILLROTH als "Menigocole spuria cum fistula ventriculi cerebri" und von PIA und TÖNNIS als "wachsende Schädelfraktur" bezeichnete Sonderform gedeckter Schädelknochenverletzungen des Kindesalters ist allgemein bekannt, während über die Pathogenese dieser Verletzungsfolge sowie die erforderlichen operativen Maßnahmen weniger Klarkeit herrscht.

Erste Voraussetzung für das "Wachsen" einer Schädelfraktur beim Säugling oder Kleinkind ist die eine Knochenverletzung begleitende Duraverletzung und Eröffnung der Liquorräume, so daß Liquor durch den Frakturspalt in die Schädelweichteile gelangen kann. Möglicherweise spielt dabei eine posttraumatisch erhöhte Liquorproduktion eine Rolle.

Weiterhin muß angenommen werden, daß eine ödembedingte Vermehrung des Hirngewebes und eine damit erhöhte intrakranielle Drucksteigerung das zunehmende Klaffen des Frakturspaltes begünstigt oder eine mögliche Weichteilinterposition eine sonst gerade bei Kindern zu beobachtende schnelle und spontane Frakturheilung verhindert. Das normale Größenwachstum des Gehirns dagegen spielt vermutlich keine Rolle, da dann wachsende Schädelfrakturen sicherlich häufiger zur Beobachtung kämen.

Ob Störungen im Mineralstoffwechsel oder der lokalen Durchblutung die Frakturheilungsstörung begünstigen, wie dieses erst kürzlich wieder von TWERDY und LUGGER diskutiert wurde, muß meines Erachtens dahingestellt bleiben.

Die Diagnose läßt sich oft schon aufgrund des klinischen Befundes stellen. Über der klaffenden Fraktur findet sich eine elastische und Hirnpulsation übertragende Vorwölbung der Schädelweichteile.

Auf Röntgenaufnahmen des Schädels erkennt man die breit klaffenden Frakturen, welche bei längerem Bestehen zu regelrechter Abhebung von größeren Knochenplatten oder zu knöchernen Wulstbildungen führen können.

Begleitende neurologische Reiz- und Ausfallserscheinungen, wie beispielsweise cerebrale Krampfanfälle oder Paresen, sind nur dann zu erwarten, wenn gleichzeitig Dura-Hirnnarben, corticale oder/und subcorticale Verletzungen funktionell wichtiger Zentren vorliegen.

Wachsende Schädelfrakturen müssen operativ versorgt werden. Nach Resektion der den Frakturspalt umgebenden aufgeworfenen Knochenpartien muß eine Exstirpation einer vorhandenen Dura-Hirnnarbe und prolabierten, oft cystisch degenerierten Hirngewebes vorgenommen werden. Die sich daran anschließende plastische wasserdichte Deckung des Duradefektes ist von besonderer Wichtigkeit. Am besten eignen sich dazu gestielte Periostschwenklappen oder, wenn das Periost zu dünn ist, lyophilisierte Dura.

Ob eine plastische Deckung des Knochendefektes notwendig ist oder nicht, muß im Einzelfall entschieden werden. Kleinere Knochendefekte können sich - insbesondere wenn sie von Periost oder Muskel überdeckt sind - nach festem Verschluß der Dura in relativ kurzer Zeit durch spontane Knochenregeneration schließen. Bei Knochendefekten mit Durchmessern über 3 cm wird von vielen Autoren die Forderung erhoben, eine Schädeldachplastik vorzunehmen. Die große Schwierigkeit dabei liegt jedoch in der Tatsache begründet, daß dem weiteren Schädelwachstum des Kindes Rechnung getragen werden muß, man also keine fixierenden Fremdplastiken mit Tantalum, Pallakos oder ähnlichem vornehmen kann und praktisch auf autologes Knochenmaterial, z.B. aus einem gesunden Schädelknochenbezirk, angewiesen ist. Wegen dieser Problematik halten wir es für zulässig, auch bei größeren Defekten nach sicherer Duradeckung zunächst abzuwarten, ob eine spontane Knochenregeneration einsetzt.

Kinder, welche wegen einer wachsenden Schädelfraktur operativ behandelt werden mußten, müssen mehrere Monate in sorgfältiger ärztlicher Kontrolle bleiben, insbesondere im Hinblick auf die Frakturheilung und evtl. später auftretende Komplikationen z.B. der Entwicklung eines cerebralen Krampfgeschehens.

Zusammenfassung

Es wird über Pathogenese, Klinik und operative Behandlung der Celluloidballfraktur beim Säugling und der wachsenden Schädelfraktur im Kleinkindesalter berichtet. Ausführlich wird auf die Problematik der Deckung des Schädelknochendefektes bei der wachsenden Schädelfraktur eingegangen.

Literatur

BILLROTH, T.: Ein Fall von Meningocele spuria cum fistula ventriculi cerebri. Arch. klin. Chir. (Berlin) 3, 398-412 (1862)

LOESER, J.D., KILBURN, H.L., JOLLEY, T.: Management of depressed skull fracture in the newborn. J. Neurosurg. 44, 62-64 (1976).

PIA, H.W., TÖNNIS, W.: Die wachsende Schädelfraktur des Kindesalters. Zbl. Neurochir. 13, 1-23 (1953).

TWERDY, K., LUGGER, J.L.: Zur Problematik der kindlichen wachsenden Schädelfraktur. Unfallheilkunde 80, 101-106 (1977).

WENKER, H.: Verletzungen des Schädels und Gehirns in: BUSHE/GLEES, Chirurgie des Gehirns und Rückenmarks im Kindes- und Jugendalter Stuttgart Hippokrates Verlag 1968.

S. Todorow, Tübingen

Posttraumatischer pseudokomatöser Zustand: Dornröschen-Stupor bei Kindern

Ein bewußtloses, schädel-hirn-verletztes Kind - häufig auch mehrfachverletztes - wird gewöhnlich zuerst auf der Intensivpflegestation behandelt. Das Kind verläßt in der Regel die Intensivpflegestation nicht, bevor es das Bewußtsein wiedererlangt hat. Nach dem Aufwachen aus der traumatischen Bewußtlosigkeit befindet sich jedoch ein Kind in einer Extremsituation, welche besonders geeignet ist, abnorme psychische Reaktionen hervorzurufen, die den Wiederherstellungsverlauf beeinflussen können.

Unvermittelt, ohne jeglichen Übergang ist das Kind aus seinem bisherigen Leben, seiner vertrauten Umgebung, von seinen liebenden und geliebten Personen losgerissen und in eine es erschrekkende Welt versetzt worden. Die Veränderung ist nicht nur radikal, sie wird infolge der Wirkung der traumatischen Amnesie auch als zeitlos empfunden.

Dazu kommt, daß sein eigener Körper dem Kind fremd erscheinen kann. Alles, was zu ihm sonst gehört - Stimme, Sprache, Sehen, Bewegen - kann beeinträchtigt oder unmöglich sein. Die Umweltkontinuität, die Zeitkontinuität, die Körper- und Erlebniskontinuität sind in einer seltsamen und besonders für Kinder unbegreiflichen Weise unterbrochen.

Wenn man sich in die unerträgliche und ausweglose Lage eines verletzten Kindes nach seinem Aufwachen auf der Intensivpflegestation versetzt, kann man leichter verstehen, warum manches Kind sich dieser Situation durch eine Notfall-Reaktion nach der Art des Totstellreflexes zu entziehen versucht.

Wir beobachteten bei mehreren Kindern nach Schädel-Hirn-Trauma einen akinetisch-apathisch-mutistischen Zustand, in den die Kinder durch Abblenden aller Außenreize und aller inneren Bedürfnisse verfielen. Dieser akinetisch-apathisch-mutistische Zustand, als Pseudo-coma vigile oder Dornröschenschlaf-Syndrom bezeichnet, ähnelt einem posttraumatischen apallischen Syndrom und kann leicht als solches verkannt werden.

Ein Kind, das nach dem Aufwachen aus der initialen Bewußtlosigkeit in einen Dornröschenschlaf-Zustand gerät, bleibt, manchmal nach vorübergehender motorischer Unruhe, still und regungslos. Es reagiert weder auf Ansprechen, noch auf pflegerische Manipulationen. Wenn es die Augen manchmal spontan aufmacht, dann stiert es ins Leere und scheint nichts von der Umgebung oder den Geschehnissen um sich herum wahrzunehmen. Zeichen einer groben diffusen Großhirnläsion oder Hirnstammschädigung, wie pathologische Stammhirnreflexe und Primitiv-Schablonen, Tetraspastik, vegetative Störungen etc., die gewöhnlich ein apallisches Syndrom begleiten, werden vermißt. Dagegen können gelegentlich kurze, dissonant wirkende Einbrüche in den affektiven Stupor beobachtet werden: ein flüchtiger, abschätzender oder trauriger Blick; manchmal ein Zusammenkneifen der Augen bei passivem Versuch oder bei Aufforderung, diese aufzumachen; oder das Kind ist für Aufforderungen bestimmter Personen, der Krankengymnastin oder einer Schwester, in gewissem Ausmaß zugänglich, obwohl es sonst ganz und gar nicht ansprechbar erscheint.

Die psychomotorische Erstarrung hält Tage oder Wochen ohne Änderung an, manchmal wird sie sogar mit der Zeit ausgeprägter. Das Kind wird dann als Apalliker abgestempelt, bedauert, behandelt. Wenn das Kind keine anderen Verletzungen erlitten hat, die einen weiteren Verbleib auf der Intensivpflegestation erforderlich machen, wird es dann einmal auf eine Kinder-Station verlegt werden. Die Änderung der Kulissen und des Milieus bringt dann häufig eine deutliche Änderung im Zustand und in der Reaktionsweise des Kindes.

Man sollte bei Schädel-Hirn-Traumen die Möglichkeit der Entstehung eines Dornröschenschlaf-Syndroms im Auge haben. Man muß dabei bedenken, daß man aus dem Verlauf und klinischen Bild gewöhnlich keine Gewißheit, sondern lediglich einen Verdacht auf das Vorliegen einer reaktiven Störung von dieser Art gewinnen kann. Aus dem Verdacht bereits aber sollte der Zwang zum Handeln entstehen. Denn wenn etwas kennzeichnend für eine solche Störung ist, dann ist es das rasche Auflösen des psychomotorischen Stupors nach dem Einsetzen einer gezielten, intensiven und kindgerechten psychologischen Betreuung sowie nach der Verlegung des Kindes in eine vertrautere und freundlichere Umgebung. In solchen Fällen ist der Behandlungsversuch das experimentum crucis und die Diagnose wird letztlich ex juvantibus gesichert.

Literatur

TODOROW, S.: Über das Vorkommen von psychoreaktiven Zustandsbildern in der Wiederherstellungsperiode nach schwerem Schädel-Hirn-Trauma bei Kindern. Fortschr.Neurol.Psychiat. 41, 606-621 (1973).

TODOROW, S.: Das verletzte Kind auf Intensivstation. Prakt. Anästh. 10, 294-301 (1975).

TODOROW, S.: Hirntrauma und Erlebnis. Bern-Stuttgart-Wien: Huber 1977.

K. Nittner, Köln

Tonusstörungen sowie extrapyramidale und cerebellare Hyperkinesen

Schwere traumatische Hirnschädigungen haben in der Gruppe der diffusen Kontusionen bei fast der Hälfte der Fälle klinische Zeichen einer subcorticalen Schädigung. Überwiegend sind die Stammganglien beteiligt (46%). Als Schädigungsfolgen dieser Art sind Tonusstörungen häufiger als Hyperkinesen.

Tonusstörungen liegen meist als starke Tonuserhöhung vor, die an Rumpf und an den unteren Extremitäten vielfach ausgeprägter als an den oberen Extremitäten ist.

Hyperkinesen können Schädigungsfolge des extrapyramidalmotorischen Systems, des cerebellaren Systems oder aber auch beider Systeme sein. In Abhängigkeit von dem Ort der Schädigung im Neostriatum, im Hypothalamus, im Cerebellum oder bei einer Schädigung der Bahnverbindung zwischen diesen Systemen unterscheidet man athetotische, choreatische, dystonische oder torsions-dystonische, ballistische und - bei einer Schädigung innerhalb des cerebellaren Systems - myoklonische und ataktische Abläufe. Seltener kommen extrapyramidale Hyperkinesen in der reinen Form vor, viel häufiger werden sie als Mischbilder angetroffen. Häufig ist aber auch die Pyramidenbahn geschädigt, so daß dann extrapyramidale, cerebellare und pyramidale Mischbilder vorliegen. Die Kombinationsmöglichkeiten variieren. Sie sind abhängig von der Schwere der Hirnverletzung, von den betroffenen Hirngebieten und von ihrer Anfälligkeit, insbesondere hinsichtlich paläo- und neostriärer sowie paläo- und neocerebellarer Strukturen.

Bezüglich der Rückbildung von neurologischen Störungen nach schweren traumatischen Hirnschädigungen ist auffällig, daß motorische Funktionsstörungen die günstigste Aussicht auf Rückbildung haben, wogegen extrapyramidale und cerebellare Störungen die schlechtesten Rückbildungstendenzen aufweisen. Vor allem sind es dysarthrische Sprachstörungen und Koordinationsstörungen, die sich im Anfangsstadium auch am häufigsten mit den klinischen Zeichen der Mittelhirnschädigung kombiniert.

Etwa die Hälfte der Patienten, die ein schweres Schädel-Hirn-Trauma überleben, weisen Parkinsonsymptome auf. Die Gruppe der Patienten mit einer Hinrstammschädigung beträgt nur etwa 10%. Hier finden sich dann Symptome von Seiten der langen Bahnen, Hirnnervensymptome sowie cerebellare Störungen - vor allem Dysarthrie, Ataxie und Dysphagie. Bei diesen Folgezuständen schwerer traumatischer Hirnschädigungen mit extrapyramidalen und cerebellaren Residualsymptomen können unter bestimmten Voraussetzungen stereotaktische Hirnoperationen angezeigt sein. Sie stellen allerdings eine kleine, aber durch die neurologischen Störungen eine wohl definierte Gruppe dar.

Die Operationsergebnisse sind umso günstiger, je umschriebener und je isolierter die extrapyramidalen oder cerebellaren Störungen im Hinblick auf eine gleichzeitige Pyramidenbahnschädigung vorliegen. Alleinige extrapyramidale oder cerebellare Hyperkinesen in Form der oben beschriebenen Bewegungsstörungen sind stereotaktisch am besten zu beeinflussen. Je schwerer die Pyramidenbahnbeteiligung ist, umso geringer sind die Aussichten auf eine Verbesserung der Motorik. Hierdurch wird die Operationsindikation entscheidend eingeengt. Eine Restitutio ad integrum durch eine stereotaktische Hirnoperation ist nach schweren Schädel-Hirn-Traumen nie zu erwarten.

Von den Tonusstörungen kann die extrapyramidale Tonuserhöhung durch stereotaktische Eingriffe im Kleinhirn (Nucleus dentatus oder Nucleus fastigii oder in seinen Bahnverbindungen (dentato-rubro-thalamisches System) angegangen und bis in eine Tonussenkung übergeführt werden.

Bei Hyperkinesen werden stereotaktische Ausschaltungen im Ventrolateralkern und anderen Anteilen des Thalamus (Voa, Voi, Vop, Vim), im Subthalamus und im Pallidum aufgrund elektrophysiologischer Reizuntersuchungen in den Gebieten der optimalen Reizbeantwortung vorgenommen.

Keine Indikation für eine stereotaktische Hirnoperation stellt das posttraumatische Parkinson-Syndrom dar, wenn es sich klinisch-neurologisch um ein hypokinetisch-rigides Syndrom mit vegetativen Begleiterscheinungen handelt; am häufigsten entwickelt es sich dann aus einem apallischen Syndrom (Abb. 1). In gleicher Weise sind von den Zeichen der Hirnstammschädigung funiculäre Symptome, Hirnnervenausfälle sowie bestimmte cerebellare Störungen wie Dysarthrie und Dysphagie kein Indikationsgebiet für eine stereotaktische Hirnoperation.

Als Indikationsgebiet bleiben somit die Tonussteigerung sowie die extrapyramidalen, cerebellaren oder extrapyramidal-cerebellaren Hyperkinesen, von denen Sie hier einen Patienten mit einem vorwiegend torsions-dystonischen Syndrom vor und nach der Operation sehen (Abb. 2a und b) sowie einen weiteren Patienten mit vorwiegend ballistischen Hyperkinesen (Abb. 3a und b) und schließlich ein Mädchen mit cerebellaren Erscheinungen, wobei die Myoklonien und die Ataxie überwogen (Abb. 4a und b). Alle diese Patienten können Sie nachmittags in einem kurzen Film sehen, wobei auf die Funktionsstörungen nach dem Hirntrauma und die durch den stereotaktischen Eingriff erzielte Verbesserung besonders eingegangen wurde. Ein weiterer kurzer Film wird Ihnen den Gang einer stereotaktischen Hirnoperation, die Auswirkungen elektrophysiologischer Reizuntersuchungen während der Operation und schließlich die durch die operative Ausschaltung von Störungsherden gewonnene Funktionsverbesserung zeigen.

Daraus erhebt sich die Frage, welches die Kriterien für eine aussichtsreiche und sinnvolle stereotaktische Hirnoperation sind. Entschieden muß davor gewarnt werden, kritiklos Wunderheilungen durch Hinroperationen zu erwarten, wie sie heute immer wieder bei Kindern mit schweren neurologisch-körperlichen und geistigen Defektzuständen in Zeitschriften und Illustrierten propagiert werden.

Aus neurologischer Sicht führen ausgestanzte Schädigungen mit umschriebenen extrapyramidalen oder cerebellaren Syndromen -

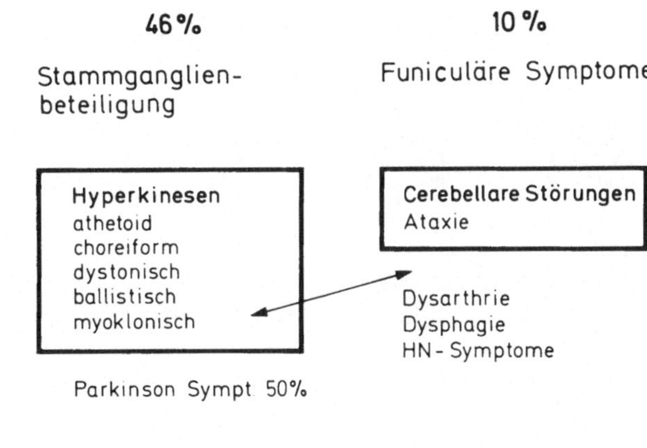

Abb. 1. Schwere Schädel-Hirn-Verletzungen mit subkortikalen Funktionsstörungen. Indikation zu stereotaktischen Hirnoperationen

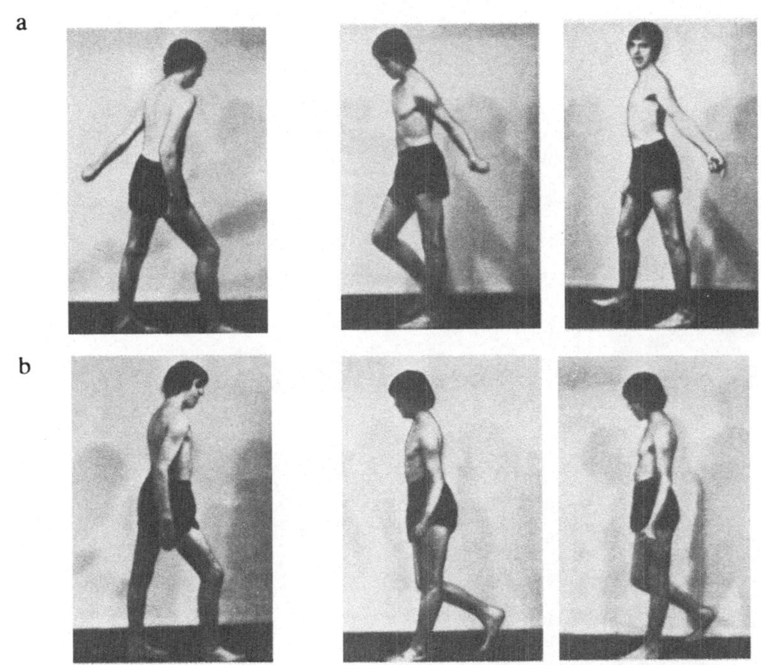

Abb. 2. Hyperkinesen, vorwiegend torsionsdystonisch; (a) vor Operation; (b) nach Operation

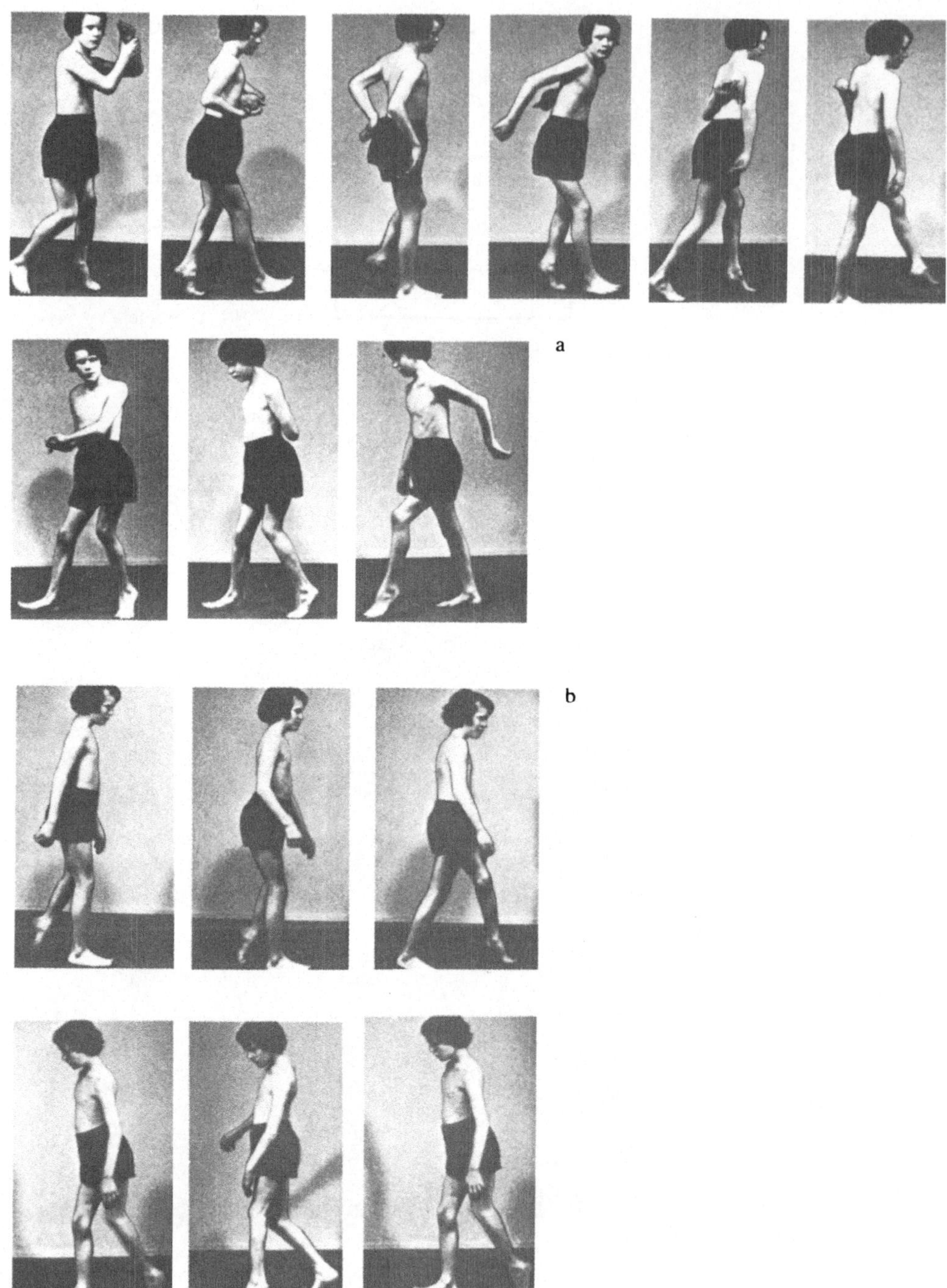

Abb. 3. Hyperkinesen, vorwiegend ballistisch; (a) vor Operation, (b) nach Operation

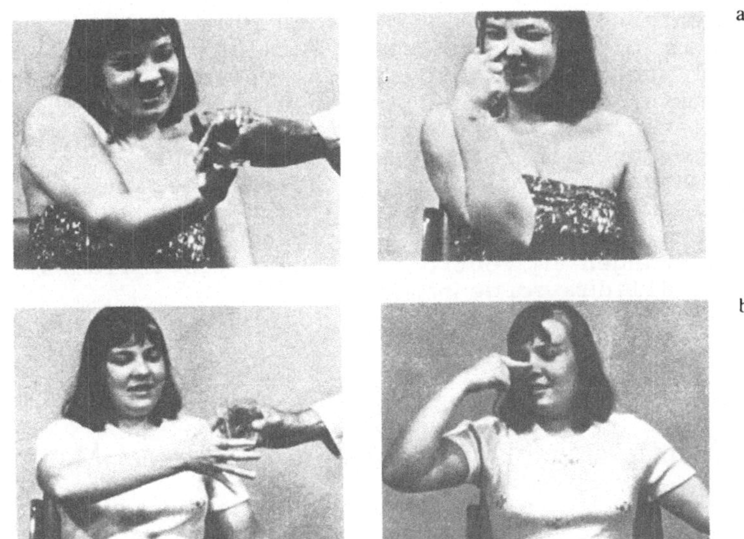

Abb. 4. Hyperkinesen, vorwiegend myoklonisch; (a) vor Operation; (b) nach Operation

die daher einseitig oder deutlich seitenbetont sind - zu den besten Behandlungsergebnissen. Diffuse Schädigungen mit allgemeinen Syndromen, die dann beidseitig ausgeprägt sind und stammbetont den Rumpf, die Hals-, Schlund- und Gesichtsmuskulatur betreffen - zum Beispiel das posttraumatische hypokinetisch-rigide Parkinsonsyndrom oder eine tetraspastische Symptomatik - bieten nicht die Voraussetzungen für eine entscheidende Funktionsverbesserung durch eine stereotaktische Hirnoperation.

Das EEG gibt nach schweren Hirnverletzungen durch Verlaufsuntersuchungen in Abhängigkeit von anderen Faktoren - wie zum Beispiel umschriebenen oder diffusen Veränderungen, Alter, zeitlichem Intervall - Aufschluß über Erholungstendenzen.

Im Angiogramm stellt der Ausfall größerer Hirngefäße ein ungünstiges Kriterium dar.

Im Pneumencephalogramm weist ein vermehrtes subarachnoidales oder subdurales Luftdepot - bzw. im Angiogramm ein größerer Abstand zwischen Rindengefäßen und Kalotte - auf einen abgelaufenen rindenatrophischen Vorgang hin. Derartige Befunde sind durch den Untergang von Pyramidenzellen bedingt; sie sind ein ungünstiges Kriterium für die kompensatorische Funktionsfähigkeit. Cerebrales Angiogramm und Pneumencephalogramm wie auch das Computer-Tomogramm sind somit dann als günstig zu bewerten, wenn sich keine Hinweise auf eine Rindenatrophie finden. Eine diffuse Ventrikelerweiterung scheint dagegen weniger bedeutungsvoll für das Operationsergebnis zu sein, sofern es sich um Verletzte im jüngeren oder mittleren Lebensalter handelt. Selbst ausgedehnte Markatrophien können dann noch zu guten postoperativen Früh- und Spätergebnissen führen.

Zusammenfassend ist zu sagen, daß Folgezustände schwerer traumatischer Hirnschädigungen in Form bestimmter extrapyramidaler, cerebellarer oder extrapyramidal-cerebellarer Störungen dann die günstigsten Voraussetzungen für eine stereotaktische Hirnoperation bieten, wenn es sich hierbei um Residualsymptome handelt. Tonusstörungen in Form einer Tonuserhöhung werden durch Ausschaltungen des Nucleus dentatus oder des Nucleus fastigii im Cerebellum selbst oder auch in seinen Bahnverbindungen (dentato-rubro-thalamisches System) angegangen. Bei Hyperkinesen werden Ausschaltungen im Ventrolateralkern des Thalamus, im Subthalamus und im Pallidum vorgenommen.

F.-W. Meinecke, Frankfurt am Main, und G. Faupel, Mainz

Auswertung des „Begleitblatt und Verlaufskontrolle für Schädel-Hirn-Verletzte" D (H) 13a (Gelbes Blatt) der Berufsgenossenschaften (Erste Mitteilung)

1973 wurde von einer Gruppe Sachverständiger ein "Neuorchirurgisches Verlaufskontrollblatt" zur Überwachung Schwer-Schädel-Hirn-Verletzter entwickelt (BUSHE, FAUPEL, FROWEIN, PENZHOLZ, REULEN, SCHÜRMANN). Dieses wurde, nach entsprechender Bewährung von den Berufsgenossenschaften für ihre Belange als Formular gestaltet, 1976 als "Begleitblatt und Verlaufskontrolle für Schädel-Hirn-Verletzte" übernommen (Abb. 1 und 2) und der bisherige Ergänzungsbericht D (H) 13a (Kopf) zum Durchgangsarztbericht (D 13) hierdurch ersetzt (SCHMITT).

Die sofortige Dokumentation auch vom Nicht-Neurologen leicht zu ermittelnder Angaben und wirklich unverzichtbarer Befunde in Zahlenwerten ermöglicht eine rasche Beurteilung über den bestehenden Schweregrad der Verletzungsfolgen. Weitere Vorteile sind:

1. Vom Beginn an kann eine zustandsentsprechende Therapie eingeleitet, ein Überblick über deren Erfolg gewonnen und im Falle einer Verlegung eine unkomplizierte, notfalls telefonische Verständigungsgrundlage für die beteiligten Ärzte geschaffen werden. Ein den Patienten begleitendes Exemplar eröffnet der übernehmenden Klinik einen sofortigen Überblick über den bisherigen Verlauf.

2. Die Hinzuziehung eines Neurologen ist häufig erst mit zeitlicher Verzögerung möglich. Der Ergänzungsbericht ist dann eine wertvolle Aussage über den Anfangsbefund und weiteren Verlauf. Der Rehabilitationsträger, der mit dem D-Arzt-Bericht, bei der Verlegung und Entlassung stets ein Exemplar erhalten soll und dieses auch honoriert, kann damit alle erforderlichen Eingliederungsmaßnahmen rechtzeitig und gezielt einleiten.

3. Die lückenlose Dokumentation ist eine wertvolle objektive Grundlage zur späteren Begutachtung und schafft bei Zweifelsfragen die Voraussetzungen für gerechte Entscheidungen.

4. Durch wissenschaftliche Auswertungen großer Fallgruppen haben Ärzteschaft und Rehabilitationsträger die Möglichkeit, die Wirksamkeit ihrer Maßnahmen fortlaufend zu überprüfen und so die Verbesserung der Rehabilitation Schwer-Schädel-Hirn-Verletzter noch wirksamer zu gestalten, auf deren Notwendigkeit die entsprechende Denkschrift des Hauptverbandes der gewerblichen Berufsgenossenschaften e.V. eindringlich hinweisen.

Diese erste Darstellung stützt sich auf die Auswertung von 1500 unausgewählten Berichten über 1468 Patienten. Bei allen Fällen schien die Leistungspflicht der gesetzlichen Unfallversicherung gegeben.

Die Tabellen 1 bis 4 zeigen die Angaben, deren Dokumentation wesentlich erscheint, die aber in den angegebenen Prozentwerten in den Berichten fehlen. Verlaufskontrollen stehen für 14% der Patienten zur Verfügung. Zweitberichte, bei Verlegung, endgültiger Entlassung oder Tod zu erstellen, liegen nur bei 2% vor. Wenn auch die Notwendigkeit hierzu bei fehlendem Verlauf entfällt, so wäre sie doch sicher in größerem Umfange gegeben gewesen.

Ohne die Erfüllung dieser Voraussetzungen ist die sachliche, praktische und wissenschaftliche Aussagekraft der ermittelten Werte sicher begrenzt. Trotzdem sei ein Versuch der Orientierung an einigen Beispielen unternommen.

Tabelle 1. Vorgeschichte

	Häufigkeit fehlender Angaben
Unfallart	15%
Unfallhergang	29%
Unfallzeit	55%
Leistungsträger	23%
Angaben durch wen? (Patient/Begleiter)	65%

BG-FIT / FFM HV 77

Tabelle 2. Befund am Unfallort

	Häufigkeit fehlender Angaben
Sofortige Bewußtlosigkeit	5%
Dauer der Bewußtlosigkeit	25%
Erinnerungslücke	6%
Nackensteifigkeit/Erbrechen	14%
Andere Verletzungen	12%
Alkoholeinfluß	8%
Medikamentengebrauch	44%
Art der Erstversorgung	20%
Erstversorgung durch wen?	24%

BG-FIT / FFM HV 77

Bl. 2 | Für den Unfallversicherungsträger

Zu erstatten als
X Anlage zum D-(H-)Arzt-Bericht Nr. 10/76
Anlage zum Verlegungs-Bericht*)
Anlage zur K (D) 10-Karte bei Entlassung*)

Begleitblatt und Verlaufskontrolle für Schädel-Hirn-Verletzte

(Auszufüllen bei Kopfverletzungen mit Gehirnbeteiligung oder Verdacht auf Gehirnbeteiligung. Die Forderung nach der alsbaldigen Hinzuziehung eines Neurologen bleibt bestehen).

12stellige INr. 5stellige Aufn.-Nr. 3stellige Stat.-Bez.

Name SCHMITZ Vorname Robert (Geb.-Name)

Geb.-Dat. 27.4.35 Geb.-Ort B-Stadt

Postleitz. 3751 Wohnort C-Stadt Straße A-Straße Nr. 42

Unfalltag 2.1.76 Betrieb Meier und Schulze , C-Stadt

Kostenträger BG-Einzelhandel, D-Stadt AkZ

(Verdachts-) Diagnose Schädelbruch mit Bewußtlosigkeit

Wichtige Angaben bei Aufnahme (kurz ausfüllen bzw. einkreisen) — **Datum** — **Zeit**

von wem? Begleitung

Hergang des Unfalls / akuten Ereignisses Mit Pkw ins Schleudern geraten, mit Kopf gegen Windschutzscheibe geschlagen — 2.1.76 — 15.30

Sofortige Bewußtseinsstörung: nein / (ja) A2, (A3) A4, B1, B2, B3 (s. Rückseite)

Dauer 5 sec / (min) / Std. / Tage / noch

Erinnerungslücke: nein / (ja) / Dauer 5 sec / (min) / Std. / Tage / noch

Blutung: nein / Mund / (Nase re) / li / (Ohr re) / li / (Wunde) wo? Schläfe / re / li

Liquorfluß: (nein) / ? / Nase re/li / Ohr re/li / Wunde wo? / re / li

Andere Verletzung(szeich)en / Begleitkrankheit
Allgemeine Körperprellung

Nackensteife / (Erbrechen) / Aspiration

Erstversorgung wie? Wundverband — Wann Tetanusschutz? 1975

durch wen? Ersthelfer — Welche Immunisierung? aktiv

Zugewiesen vom (Unfallort) / Arzt / Krhs. — 2.1.76 — 18.00

Eingetroffen zu Fuß / mit PKW / (Krankenwagen) / NAW / Helikopter

Alkohol: (nein) / ? / ja / (Dauer-) Medikamente: (nein) / ja

Klagen: keine angegeben / ((Kopf-) Schmerz) / Übelkeit / Schwindel — 2.1.76 — 18.00

Gefühlsstörung wo? Ø / andere / re / li

Röntgen Schädelbasisbruch rechts

EEG Ø

Wichtige Laborwerte Ø — Blutgruppe A/B/0/Rh pos./neg.

Therapie vorgeschlagen / erfolgt Stationäre Aufnahme, Wundversorgung, Beobachtung

Sonstiges (z.B. (HNO), (Augen), Zähne) Konsiliarisch: Neurologe — / — /

Weitergeleitet an Dr. Ø / Krhs.

*) Nichtzutreffendes streichen
D (H) 13a (Kopf) Ausgabe 1976 — b. w.

Abb. 1. Erstbericht bei Aufnahme des Patienten; (a) Vorderseite

Jahr: 19 76 / 2.1.; Tag und Monat:	2.1									
Zeit:	18.00									
Bewußtsein A1 klar A2 ansprechbar, leicht verlangsamt A3 anrufbar, stark verlangsamt A4 noch erweckbar (auf Schmerz)	2									
	r l	r l	r l	r l	r l	r l	r l	r l	r l	r l
B 1 nicht erweckbar, prompt Reaktion a. Schmerz B 2 nicht erweckbar, träge Reaktion a. Schmerz B 3 nicht erweckbar, keine Reaktion a. Schmerz										
Streckstarre 1 nein 3 a. Schmerz 5 spontan	1 1									
Lähmung Arm 1 nein 3 partiell 5 total	1 1									
Bein	1 1									
Pupillenweite 1 eng 3 mittel 5 weit	1 1									
Lichtreaktion 1 prompt 3 träge 5 keine	1 1									
Cornealreflex 1 lebhaft 3 schwach 5 erloschen	1 3									
Babinski 1 nein 3 suspekt 5 ja	3 5									
Krampfanfall 1 nein 3 einseitig 5 bds., re-, li-betont	1 1									
Echo mittelständig (M) verlagert nach re / li um	Ø mm	mm	mm	mm	mm	mm	mm	mm	mm	mm
RR / Schock (S)	140/90									
Puls / Herzstillstand (H)	96									
Atmung (alle zutreffenden Zahlen notieren) Frequenz / Atemstillstand (A) 1 spontan 2 intubiert / tracheotomiert 3 beatmet	16 1									
Temp.	37.2									
Sonstiges (alle zutreffenden Zahlen notieren) 1 nein 2 Nackensteife 3 Erbrechen 4 Aspiration	3									
Untersucher (Druckbuchst.)	W.									

(Streckstarre bis Krampfanfall: am ehesten zutreffende Zahl notieren, auch 2 u. 4)

C-Stadt, den 2.1.76

Dr. C.W.
Neurochir. Univ.Klin.

Stempel und Unterschrift

Erläuterungen: Jeder Patient mit Schädel-Hirn-Verletzung bzw. akuter zerebraler Erkrankung benötigt klare Beurteilung, schnelle Diagnose, ordnungsgemäße Kontrolle, unverzügliche Therapie. Genannte Kriterien können dabei entscheidend helfen! Abhängig von der Verlaufsakuität ist fortlaufende Kontrolle nötig. Bei Rücksprache dient der Bogen als Unterlage, bei Verlegung als Begleitblatt, das weiter folgende Vorteile besitzt: es bietet unverzichtbare Merkmale sicherer Beurteilung, beschleunigt die Verlaufsbeobachtung durch graphischen Sofortendruck notenartig einzutragender Zahlen, hilft Verlegungen aussichtsloser oder Bagatell-Fälle zu vermeiden, schult und beteiligt alle beim Versorgungsablauf verantwortlichen Mitarbeiter, gestattet frühestmöglichen Ausblick auf zu erwartende Behinderungen und deren notwendige Rehabilitation, erleichtert spätere Begutachtungsprobleme.

Beim »**Bewußtsein**« sind mit »A« die nicht Bewußtlosen in ihrer abnehmenden Wachheit beschrieben. »A4« ist der auf starken Schmerz gerade noch Erweckbare. »**Bewußtlos**« (»B«) ist er, wenn er nicht im geringsten mehr ansprechbar ist, das heißt auch auf starken Schmerz einfachste Befehle nicht ausführt. Die »Reaktion auf Schmerz« dient der feineren Beurteilung des stark Bewußtseinsgestörten. Hiermit und nachfolgend ist die zerebrale Halbseitensymptomatik erfaßt. »**Streckstarre**« ist wichtigstes Symptom der Mittelhirn-Einklemmung im Tentoriumschlitz. Divergenz der Bulbi, Hyperreflexie, Pyramidenbahnzeichen, Maschinenatmung, Hypertonie, Tachykardie, Hyperthermie, Hyperhidrosis treten hinzu. Längerer Transport verbietet sich meist. Bei »**Lähmung**« achte man auf Querschnittslähmung, bei reiner Bauchatmung auf Halsmarkläsion! Seitenbetonter »**Krampfanfall**« ist wichtiges Halbseitensymptom!

(b) Rückseite

Bl. 3 | Für das BG-Forschungsinstitut für Traumatologie
Postfach 60 0160, 6000 Ffm. 60

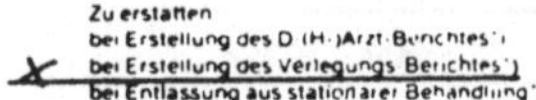
Zu erstatten
bei Erstellung des D (H-)Arzt-Berichtes*)
X bei Erstellung des Verlegungs-Berichtes*)
bei Entlassung aus stationärer Behandlung*)

Begleitblatt und Verlaufskontrolle für Schädel-Hirn-Verletzte

(Auszufüllen bei Kopfverletzungen mit Gehirnbeteiligung oder Verdacht auf Gehirnbeteiligung. Die Forderung nach der alsbaldigen Hinzuziehung eines Neurologen bleibt bestehen).

12stellige INr. | 5stellige Aufn.-Nr. | 3stellige Stat.-Bez.

Name SCHMITZ | Vorname Robert | (Geb.-Name)

Geb.-Dat. 27.4.35 | Geb.-Ort B-Stadt

Postleitz. 3751 | Wohnort C-Stadt | Straße A-Straße | Nr. 42

Unfalltag 2.1.76 | Betrieb Meier und Schulze, C-Stadt

Kostenträger BG-Einzelhandel, D-Stadt | AkZ

(Verdachts-) Diagnose Schädelbruch, epidurales Hämatom re. parietal

Wichtige Angaben bei Aufnahme (kurz ausfüllen bzw. einkreisen) von wem?	**Datum**	**Zeit**
Hergang des Unfalls / akuten Ereignisses siehe Vorbericht vom 2.1.76		
Sofortige Bewußtseinsstörung: nein / ja: A2, A3, A4, B1, B2, B3 (s. Rückseite)		
Dauer sec / min / Std. / Tage / noch		
Erinnerungslücke: nein / ja / Dauer sec / min / Std. / Tage / noch		
Blutung: nein / Mund / Nase re/li / Ohr re/li / Wunde wo? / re / li		
Liquorfluß: nein / ? / Nase re/li / Ohr re/li / Wunde wo? / re / li		
Andere Verletzung(szeich)en / Begleitkrankheit		
Nackensteife / Erbrechen / Aspiration		
Erstversorgung wie? Wann Tetanusschutz?		
durch wen? Welche Immunisierung?		
Zugewiesen vom Unfallort / Arzt / Krhs.		
Eingetroffen zu Fuß / mit PKW / Krankenwagen / NAW / Helikopter		
Alkohol: nein / ? / ja / (Dauer-) Medikamente: nein / ja		
Klagen: keine angegeben / (Kopf-) Schmerz / Übelkeit / Schwindel		
Gefühlsstörung wo? / andere / re / li		
Röntgen		
EEG Allgemeinveränderungen re.	2.1.76	21.30
Wichtige Laborwerte normal Blutgruppe A/B/0/Rh pos./neg.	2.1.76	20.00
Therapie vorgeschlagen / erfolgt Trepanation re. parietal	2.1.76	22.00
Sonstiges (z. B. HNO, Augen, Zähne) o.B.		
Weitergeleitet an Dr. H., Neurolog. Abt. / Krhs. der Stadt D	12.1.76	12.00

*) Nichtzutreffendes streichen

D (H) 13a (Konf.) Ausgabe 1974

b. w.

Abb. 2. Abschlußbericht bei Verlegung des Patienten; (a) Vorderseite

Jahr: 19 76 / 2.1. Tag und Monat	2.1.				3.1.		4.1.		12.	.
Zeit:	20	21	21.30	22	0.30	9	9		9	
Bewußtsein A1 klar A2 ansprechbar, leicht verlangsamt A3 anrufbar, stark verlangsamt A4 noch erweckbar (auf Schmerz)	4			Op.					3	
	r l	r l	r l	r l	r l	r l	r l	r l	r l	r l
B 1 nicht erweckbar, prompt Reaktion a. Schmerz		1 1				1 1	1 1			
B 2 nicht erweckbar, träge Reaktion a. Schmerz			2 2		2 2					
B 3 nicht erweckbar, keine Reaktion a. Schmerz										
Streckstarre 1 nein 3 a. Schmerz 5 spontan	1 1	1 3	1 3		1 1	1 1	1 2		1 1	
Lähmung Arm 1 nein 3 partiell 5 total	1 1	1 3	1 3		1 5	1 4	1 3		1 3	
Bein	1 1	1 3	1 3		1 5	1 3	1 2		1 2	
Pupillenweite 1 eng 3 mittel 5 weit	3 1	5 3	5 3		1 1	1 1	1 1		1 1	
Lichtreaktion 1 prompt 3 träge 5 keine	1 1	3 3	3 3		3 3	1 1	1 1		1 1	
Cornealreflex 1 lebhaft 3 schwach 5 erloschen	3 3	3 5	3 5		3 3	1 1	1 1		1 1	
Babinski 1 nein 3 suspekt 5 ja	3 3	3 5	5 5		5 5	5 5	3 5		1 5	
Krampfanfall 1 nein 3 einseitig 5 bds., re-, li-betont	1 1	1 1	1 1		1 1	1 1	1 1		1 1	
Echo mittelständig (M) verlagert nach re / li um	6 mm	Ø mm	Ø mm	mm	Ø mm	Ø mm	Ø mm	mm	Ø mm	mm
RR / Schock (S)	140/80	120/60	120/60		120/80	120/80	130/70		130/80	
Puls / Herzstillstand (H)	120	140	120		96	84	84		84	
Atmung (alle zutreffenden Zahlen notieren) Frequenz / Atemstillstand (A)	16	14	16		16	16	18		16	
1 spontan 2 intubiert / tracheotomiert 3 beatmet	1	1 2	3		3	3	1 2		1	
Temp.	38.5	39.7	39.6		38.4	37.9	37.9		36.8	
Sonstiges (alle zutreffenden Zahlen notieren) 1 nein 2 Nackensteife 3 Erbrechen 4 Aspiration	1	1	1		1	1	1		1	
Untersucher (Druckbuchst.)	M.	B.	B.		W	B	W		W	

am ehesten zutreffende Zahl notieren auch 2 u. 4

C-Stadt, den 12.1.76

Dr. C.W.
Neurochir. Univ.Klin.

Stempel und Unterschrift

Erläuterungen: Jeder Patient mit Schädel-Hirn-Verletzung bzw. akuter zerebraler Erkrankung benötigt klare Beurteilung, schnelle Diagnose, ordnungsgemäße Kontrolle, unverzügliche Therapie. Genannte Kriterien können dabei entscheidend helfen! Abhängig von der Verlaufsakuität ist fortlaufende Kontrolle nötig. Bei Rücksprache dient der Bogen als Unterlage, bei Verlegung als Begleitblatt, das weiter folgende Vorteile besitzt: es bietet unverzichtbare Merkmale sicherer Beurteilung, beschleunigt die Verlaufsbeobachtung durch graphischen Soforteindruck notenartig einzutragender Zahlen, hilft Verlegungen aussichtsloser oder Bagatell-Fälle zu vermeiden, schult und beteiligt alle beim Versorgungsablauf verantwortlichen Mitarbeiter, gestattet frühestmöglichen Ausblick auf zu erwartende Behinderungen und deren notwendige Rehabilitation, erleichtert spätere Begutachtungsprobleme.

Beim **»Bewußtsein«** sind mit »A« die nicht Bewußtlosen in ihrer abnehmenden Wachheit beschrieben. »A4« ist der auf starken Schmerz gerade noch Erweckbare. **»Bewußtlos«** (»B«) ist er, wenn er nicht im geringsten mehr ansprechbar ist, das heißt auch auf starken Schmerz einfachste Befehle nicht ausführt. Die »Reaktion auf Schmerz« dient der feineren Beurteilung des stark Bewußtseinsgestörten. Hiermit und nachfolgend ist die zerebrale Halbseitensymptomatik erfaßt. **»Streckstarre«** ist wichtigstes Symptom der Mittelhirn-Einklemmung im Tentoriumschlitz. Divergenz der Bulbi, Hyperreflexie, Pyramidenbahnzeichen, Maschinenatmung, Hypertonie, Tachykardie, Hyperthermie, Hyperhidrosis treten hinzu. Längerer Transport verbietet sich meist. Bei **»Lähmung«** achte man auf Querschnittslähmung, bei reiner Bauchatmung auf Halsmarkläsion! Seitenbetonter **»Krampfanfall«** ist wichtiges Halbseitensymptom!

(b) Rückseite

Tabelle 3. Erstuntersuchung

	Häufigkeit fehlender Angaben
Durch wen zugewiesen	15%
Zeitpunkt des Eintreffens	43%
Kreislauf/Atmung	14%
Bewußtseinslage/Streckstarre/ Lähmungen	6%
Gefühlsstörungen	46%
Augen	6%
Babinski-Reflex	8%
Krampfanfälle	6%
Echo	74%
EEG	49%
Konsiliaruntersuchung	51%
Diagnose	9%

BG-FIT / FFM HV 77.

Tabelle 4. Weiterer Verlauf

	Häufigkeit fehlender Angaben
Therapie	18%
Weiterleitung/Stat. Aufnahme	61%
Weiterleitungszeitpunkt	93%
Absenderangabe	15%

BG-FIT / FFM HV 77.

Besondere Schwerpunkte bei einigen Berufsgenossenschaften zeigt die Tabelle 5. Zahlenmäßig sind die Großstädte und hier insbesondere das rheinisch-westfälische Gebiet mit 23% am stärksten vertreten. Tabelle 6 zeigt echte Arbeitsunfälle und Verkehrsunfälle in fast gleicher Stärke. Dabei sind als Wegunfälle nur diejenigen herausgenommen, bei denen im Bericht hierauf ausdrücklich hingewiesen wurde. Stumpfe Verletzungen standen mit 66%, die Kombination bewegter Kopf gegen unbewegtes Objekt mit 44% im Vordergrund.

70% der Verletzten wurden in allgemeinen Krankenhäusern, nur 8% in Spezialeinrichtungen behandelt. Bei 15% fehlen hierzu Angaben. Aus dieser Verteilung erklärt sich wohl auch der gegenüber allgemeinen Erfahungen geringe Anteil von 4% schwerer Gewalteinwirkungen, während leichte und mittlere Gewalten sich mit 40 bzw. 44% in etwa die Waage halten und insgesamt nur 0,34% Todesfälle zu verzeichnen sind.

Das Verhältnis männlich zu weiblich (Tabelle 7) beträgt 77:23%. Die Altersgruppe zwischen 16 und 25 Jahren ist besonders stark vertreten.

Offene Verletzungen machen nur 0,75% aller Fälle aus. Dauer und Art der Bewußtlosigkeit sowie die Dauer der Erinnerungslücke zeigen hierbei keine relevanten Auffälligkeiten. 90% sind gedeckte Verletzungen. Grad und Dauer der Bewußtlosigkeit sowie

Tabelle 5. Besondere Unfallhäufigkeit

Bau BGen insgesamt	11%
BG für den Einzelhandel	5%
Maschinenbau- und Kleineisenindustrie BG	5%
BG Nahrungsmittel und Gaststätten	5%
Großhandels- und Lagerei BG	4%
Süddeutsche Eisen- und Stahl BG	4%
BG für Feinmechanik und Elektrotechnik	4%
Hessischer Gemeindeversicherungsverband	4%

BG - FIT / FFM HV 77

Tabelle 6 Unfallarten

Keine Angaben	15%
Arbeitsplatz	40%
Wegeunfall	17%
Verkehrsunfall	20%
Spiel-, Sportunfall	5%
Straßenunfall	1%
Häuslicher Unfall	2%

BG - FIT / FFM HV 77.

Tabelle 7. Altersgruppierung und Geschlechtsverteilung (in %)

	0-15	16-25	26-35	36-45	46-55	56-65	über 65
männlich	10	21	14	15	9	5	3
weiblich	4	7	3	3	3	2	1
gesamt	14	28	17	18	12	7	4

BG - FIT / FFM HV 77.

Tabelle 8. Dauer der Bewußtseinsstörung bei gedeckten Verletzungen (in %)

keine Angaben	ohne	1′	1′	1^H	2^H	gesamt
23	29	11	26	1	1	91

BG - FIT / FFM HV 77.

Dauer der Erinnerungslücke dieser Verletzten sind in den Tabellen 8 bis 10 dargestellt. Bei weiteren 9% handelt es sich um Einzeldiagnosen, die sich für Gruppenbildungen nicht eignen.

Unter 1468 Patienten finden sich Bewußtseinsstörungen <u>über</u> 6 Std nur in 0,28%, über 24 Std in 0,2% und über 2 Tage in 0,07%. Ähnlich liegen die Verhältnisse hinsichtlich der Tiefe der Bewußtseinsstörung und der Dauer der Erinnerungslücke.

Tabelle 9. Art der Bewußtseinsstörung bei gedeckten Verletzungen (in %)

keine Angaben	ohne	ohne nähere Angaben	A2	A3	A4	B1	B2	B3	gesamt
5	30	39	9	2	1	2	1	1	90

A2 ansprechbar, leicht verlangsamt; A3 ansprechbar, stark verlangsamt; A4 noch erweckbar (auf Schmerz).
B1 nicht erweckbar, prompte Reaktion auf Schmerz; B2 nicht erweckbar, träge, Reaktion auf Schmerz; B3 nicht erweckbar, keine Reaktion auf Schmerz.

BG - FIT / FFM HV 77.

Tabelle 10. Dauer der Erinnerungslücke bei gedeckten Verletzungen (in %)

keine Angaben	ohne	ohne nähere Angaben	1'	1^H	gesamt
5	34	23	23	2	87

BG - FIT / FFM HV 77.

Das Verfahren hat sich gut bewährt. Anlaufschwierigkeiten sind unverkennbar. Regelmäßige und lückenlose Erstellung der Bögen würde ihren Wert im praktischen Alltag wesentlich steigern und gleichzeitig die wissenschaftlichen Aussagemöglichkeiten verbessern.

Literatur

HAUPTVERBAND DER GEWERBLICHEN BERUFSGENOSSENSCHAFTEN e.V. (Hrsg.): Zur Verbesserung der Rehabilitation Schwer-Schädel-Hirnverletzter. Teil I, Erwachsene. Schriftenreihe d. Hauptverbandes d. gewerbl. BGen e.V. Bonn, November 1974.

PENZHOLZ, H.: Erstbeurteilung des Schwerschädelhirnverletzten und ihre Bedeutung für die Indikation im allgemeinen Krankenhaus. Langenbecks Arch. Chir. 334, 365 (1973).

REULEN, H.J.: Überwachung und Behandlung des Schwer-Schädel-Hirnverletzten im allgemeinen Krankenhaus. Langenbecks Arch. Chir. 334, 385 (1973).

SCHMITT, K.-H.: Bessere Versorgung der Schädel-Hirnverletzten. Berufsgenossenschaft 28, 169 (1976).

R.O. Bethke, B. Neundörfer und M. Kröger, Mannheim

Klinische, hirnelektrische, hirnszintigrafische und röntgenologische Befunde bei Schädel-Hirn-Verletzungen I.-III. Grades und ihr begrenzter Aussagewert hinsichtlich nachfolgender intracranieller Blutungen

Kopfverletzungen stellen schon wegen ihrer Häufigkeit eine beträchtliche Belastung unfallchirurgischer Ambulanzen und Kliniken dar. Seit 1975 sind z.B. im Klinikum Mannheim 10 000 Kopfverletzte behandelt worden. Der Aufwand liegt in erster Linie auf dem Sektor der Diagnostik, denn aus der Vielzahl der Bagatellfälle gilt es, diejenigen Verletzungen fehlerfrei herauszufiltern, die stationärer Behandlung oder Beobachtung bedürfen (Abb. 1).

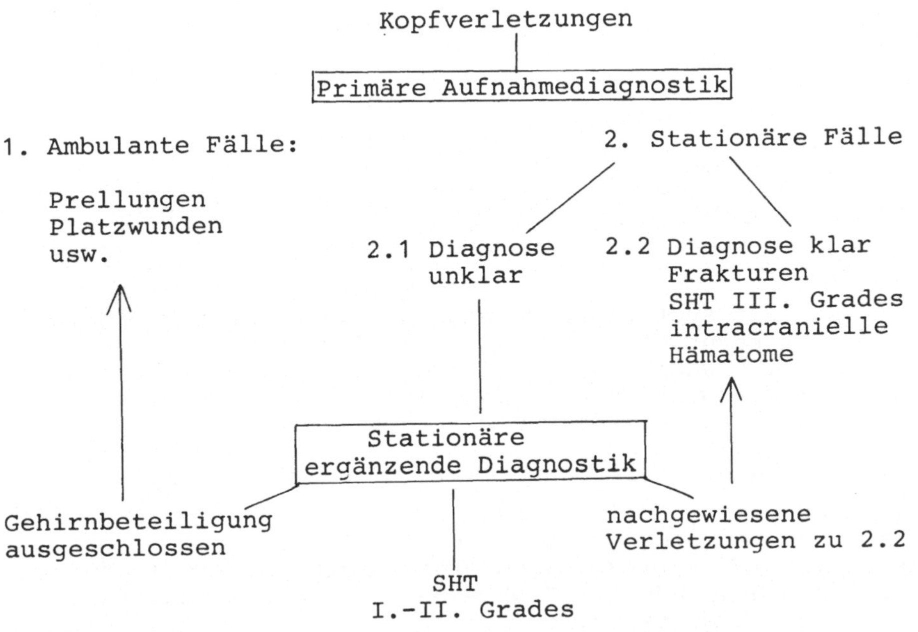

Abb. 1. Untersuchungsschema bei Kopfverletzten

In den meisten Fällen ist diese Trennung schon im Rahmen der primären Aufnahmediagnostik zweifelsfrei möglich. Das gilt für die zahlreichen Prellungen und Platzwunden ebenso wie für die Gruppe der eindeutig erkennbaren schwereren Läsionen. Bei den banalen Weichteilverletzungen genügen Vorgeschichte, orientierende neurologische Untersuchung (durch den Chirurgen) und Röntgenaufnahmen des Schädels, um eine Hirnbeteiligung bzw. eine Fraktur auszuschließen und den Unfallverletzten ambulanter Kontrolle überantworten zu können. Schädelfrakturen, Hirncontusionen und akute intracranielle Blutungen werden aufgrund ihrer in der Regel eindringlichen speziellen Symptomatik ebenfalls durch die primäre Aufnahmediagnostik sicher erfaßt.

Etwa 90% der Kopfverletzten konnten nach ambulanter Untersuchung und Versorgung wieder aus der Klinik entlassen werden (Tabelle 1). 1069 Patienten mußten stationär aufgenommen werden, die überwiegende Mehrzahl von ihnen wegen Schädel-Hirn-Traumen I. und II. Grades (743 Fälle). Die relativ hohe Zahl stationär behandelter Schädel-Hirn-Traumen signalisiert diagnostische und organisatorische Probleme. Da Kopfverletzungen zunehmend in Kombination mit Alkohol-, Schlafmittel- oder Rauschgiftintoxikationen akquiriert werden, wird es immer schwieriger, eine Hirnbeteiligung im Rahmen der Erstuntersuchung auszuschließen. In der Regel wird bei gegebenem Verdacht stationäre Beobachtung veranlaßt. Ein nicht unerheblicher Teil unserer 743 unter der Diagnose "Schädel-Hirn-Trauma I. und II. Grades" stationär aufgenommenen Patienten gehört dazu.

Tabelle 1. Im Klinikum Mannheim behandelte Kopfverletzungen (Januar 1975 - Oktober 1977)

Ambulante Behandlung		8931
Stationäre Behandlung		1069
Schädelhirntrauma I.-II. Grades	743	
Schädelhirntrauma III. Grades	39	
Schädelfraktur	183	
Intracranielle Blutung	104	
Summe		10 000

Einerseits soll die stationäre Behandlung, wenn sie schon nicht vermieden werden kann, möglichst kurz gehalten werden, andererseits muß absolut gewährleistet sein, daß Verletzte mit traumatisch bedingten Hirnschäden und vor allem mit protrahierten intracraniellen Blutungen überwacht werden.

Dabei haben sich drei Patientenkollektive herauskristallisiert:

1. Am Folgetage beschwerdefreie Patienten mit negativem EEG und unauffälligem neurologischem Status;
2. Patienten mit subjektiver Beschwerdesymptomatik wie Kopfschmerzen und Schwindel, EEG ohne Herdbefund und unauffälligem neurologischem Status;
3. Patienten mit pathologischen Befunden im EEG und bei der neurologischen Untersuchung.

Verletzte der Gruppe 1 wurden sofort entlassen, der Gruppe 2 nach eingehender Aufklärung der Obhut von Angehörigen bei geregelten häuslichen Verhältnissen anvertraut. Bei Patienten der Gruppe 3 wurde die ergänzende Diagnostik wie Kontrollableitungen des EEG, die Hirnszintigrafie, die Computertomografie und/oder die Angiografie eingeleitet.

Nach unseren Erfahrungen kommt dem EEG als differenzierender diagnostischer Maßnahme eine Schlüsselrolle zu. Bei keinem Patienten, dessen Zustand sich verschlechterte oder der nach einem relativ beschwerdefreien Intervall wegen eines Hämatoms operiert werden mußte, war das primäre EEG unauffällig . Das einzige protrahierte intrakranielle Hämatom, das wir in unserem Krankengut beobachteten, unterstreicht die zentrale diagnostische Bedeutung des EEG. Der betroffene 19jährige Patient war bei der Aufnahme voll ansprechbar und orientiert. Für die Zeit des Unfallgeschehens bestand eine Amnesie. Eine kurze Bewußtlosigkeit war nicht sicher auszuschließen. Anfängliche Kopfschmerzen, Schwindelanfälle und Übelkeit bildeten sich zurück, als Restsymptomatik verblieben auch nach Belastung nur leichte Kopfschmerzen. Im EEG fand sich allerdings eine eindeutige Herdsymptomatik. Wegen des unauffälligen klinischen Verlaufes wurde der Patient nach einer Woche ohne Kontroll-EEG entlassen. Drei Wochen später erfolgte wegen zunehmender Kopfschmerzen die Wiederaufnahme, Grund war, wie sich herausstellte, ein subdurales Hämatom, das operativ ausgeräumt wurde.

Auch geringfügige Allgemeinveränderungen haben wir daher stationär oder ambulant kontrolliert. Erst nach einem Besserungsnachweis im Kontroll-EEG wurden die Patienten entlassen. Ein konstanter Befund im EEG muß stets durch Computertomografie und/ oder Angiografie abgeklärt werden.

Den Aussagewert der Szintigrafie, die wir ebenfalls routinemäßig durchführten, beurteilen wir kritischer. Bei Platzwunden oder Kopfschwartenhämatomen muß der Nuklearmediziner infolge der kalottennahen Anreicherung den Verdacht auf ein intrakranielles Hämatom aussprechen. Patienten mit derartigen Kopfverletzungen und normalem EEG erscheinen uns daher für ein Szintigramm nicht geeignet, zumal kurzfristige Kontrollen wegen des Heilungsprozesses keine Änderung erbringen.

Zusammenfassung

Bei allen Verletzungen des Kopfes, ob ohne oder mit klinischem Anhalt für eine Hirnbeteiligung, sind Röntgenaufnahmen des Schädels zu fordern. Bei geringstem Verdacht auf eine Hirntraumatisierung sollte eine fachneurologische Untersuchung angeschlossen werden. Als zuverlässigstes Diagnosticum zur Bestätigung oder zum Ausschluß von traumatischen Hirnschäden ist das EEG zu nennen. Die Aussagekraft des Echoencephalogramms kann hier nicht diskutiert werden, da es in unserem Hause nicht regelmäßig eingesetzt wird.

V. Vecsei, E. Trojan, J. Euler-Rolle und F. Mühlbacher, Wien

Der Zeitpunkt der Osteosynthese von Extremitätenfrakturen bei schwerem Schädel-Hirntrauma

Unsere Fragestellung kann wie folgt konkretisiert werden:

1. Welchen Stellenwert haben Extremitätenverletzungen im Rahmen einer Polytraumatisierung, bei der die zentral-nervöse Läsion das Erscheinungsbild prägt?

2. Darf und soll in dieser schwierigen Situation ein scheinbar nicht dringlicher Eingriff an den Extremitäten im Rahmen der Primärversorgung ausgeführt werden?

Wir sind bemüht, diese Fragen anhand des Krankengutes der I. Universitätsklinik für Unfallchirurgie in Wien zu beantworten. Im Zeitraum von 1968 bis 1975 wurden 83 polytraumatisierte Patienten behandelt, bei denen eine schwere Schädel-Hirnverletzung das Krankheitsbild mitgeprägt hat. Um eine Aussage treffen zu können, möchten wir jene Patienten vorstellen, bei denen das klinische Bild der Hirnkontusion mit mindestens einer Extremitätenfraktur kombiniert war.

Greifen wir hier eine Gruppe heraus, deren Extremitätenverletzung operativ versorgt (Gruppe 1) wurde und vergleichen sie mit einer Gruppe (Gruppe 2), in der die Extremitäten konservativ behandelt wurden, so kommen wir zu folgendem Ergebnis:

Gruppe 1 (Abb. 1). 15 Verletzte, die im Zeitraum von 1971 bis 1975 behandelt worden waren, wiesen neben ihrer Hirnkontusion 47 Extremitätenfrakturen auf. 27 dieser Frakturen wurden einer Osteosynthese zugeführt: 20 mal am 1. Tag, 4 mal in der 1. Woche

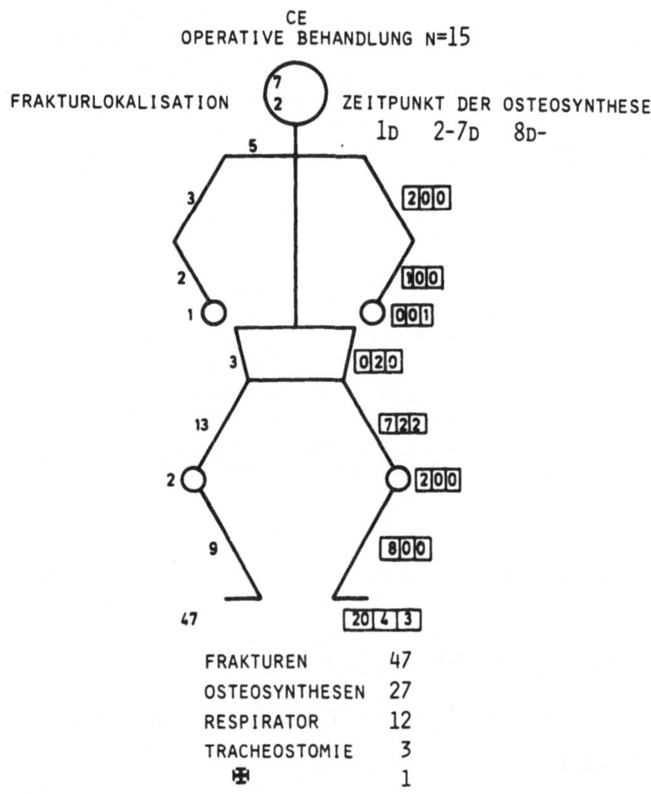

Abb. 1. I. Unfallchirurgie Wien 1971-75

und 3 mal später. Es wurden demnach vorwiegend primäre Osteosynthesen ausgeführt. Von diesen 15 Patienten ist ein Verletzter am 33. Tag an einer cystischen Stammhirnerweichung gestorben.

Gruppe 2 (Abb. 2). 20 Patienten mit einer Hirnkontusion und 45 Extremitätenfrakturen vorwiegend in den Jahren 1963 bis 1970 behandelt. Von diesen 20 Patienten sind 12 gestorben; die Frakturen waren vorwiegend an der unteren Extremität lokalisiert, 9 von 12 Patienten starben nach dem 8. Behandlungstag. Von 12 kamen 3 an einer Hirnblutung ad exitum. Bei den übrigen 9 Fällen hat nach unserer jetzigen Erfahrung sicher die nicht stabilisierte Extremitätenfraktur zum tödlichen Ausgang beigetragen.

Beim Schädel-Hirntrauma begünstigen nicht stabilisierte Frakturen insbesondere von langen Röhrenknochen das Auftreten einer sekundären Hirnstammschädigung. Auf das nach dem Unfall auftretende

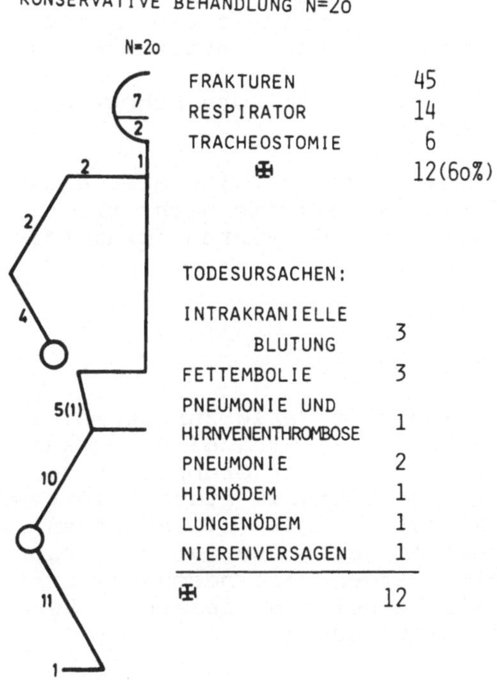

Abb. 2. I. Unfallchirurgie Wien 1963-76

posttraumatische Hirnödem pfropft sich infolge des kontinuierlichen Zustroms von peripheren Schmerzimpulsen aus den Frakturzonen das akute Mittelhirnsyndrom, sofern die Läsion am oberen Hirnstamm und das akute Bulbärhirnsyndrom, sofern die Läsion am caudalen Hirnstamm lokalisiert ist. Die Folge dieser sekundären Hirnstammläsion ist eine Enthemmung der vegetativen Zentren und der motorischen Regulation. Das klinische Erscheinungsbild des akut fortschreitenden Mittelhirnsyndroms ist durch die ständige Zunahme der obligatorischen Hyperventilation und Strecksynergismen geprägt. Sie fördern ihrerseits das posttraumatische Hirnödem und unterhalten einen lebensbedrohlichen circulus vitiosus in der Reticulärformation.

Als negative Merkmale kommen hinzu:

a) die zentral induzierte Hypocapnie mit konsekutiver Drosselung der Hirnzirkulation,
b) eine eventuell vorhandene arterielle Hypoxie auf Basis des gestörten Ventilation-Perfusions-Verhältnisses,
c) der erhöhte Sauerstoffbedarf des Muskelstoffwechsels infolge zunächst spärlicher, später fast andauernd ablaufender Strecksynergismen,
d) als Folge gesteigerter Strecksynergismen vermehrtes Einschwemmen von Fettpartikeln in die terminale Strombahn der Lunge,
e) der hypovolämische Schock durch das oft beträchtliche Frakturhämatom.

Kann im Rahmen der Therapie dieser einmal entgleiste, zur Pause unfähige Regelkreis nicht unterbrochen werden, kommt es zu der in der Regel deletären foraminalen Einklemmung.

Diskussion

Faßt man alle Verletzungskombinationsmöglichkeiten im Zusammenhang mit einem Schädel-Hirntrauma zusammen, so kann aus den 83 Verletzten in der Gruppe, in der die Extremitäten zumindest in Stammnähe operativ stabilisiert worden waren (39 Fälle) eine Letalität von 28% (11 Patienten) einer solchen von 50% (22 Patienten) in der konservativen Gruppe (44 Patienten) gegenübergestellt werden. Als besonders erfreulich möchten wir die niedrige Letalität bei den Kindern in Vergleich zu einem früheren Zeitraum hervorheben.

Die bisher gesammelten Erfahrungen unterstreichen den Wert der stabilen Frühosteosynthese gerade im Zusammenhang mit dem schweren Schädel-Hirntrauma. Wenn wir für die Frühversorgung von Extremitätenfrakturen bei Polytraumatisierten eintreten, so nur unter der Voraussetzung, daß der Schock beherrscht, die cerebrale, respiratorische und abdominelle Situation abgeklärt und bereinigt ist.

Mit ihrer Hilfe ist es möglich, unerwünschte Frühkomplikationen weitgehend auszuschalten:

1. akutes Mittelhirnsyndrom (3. und 4. Phase),
2. irreversibles akutes Bulbärsyndrom,
3. klinische Manifestation der pulmonalen und cerebralen Fettembolie,
4. bronchopulmonale Infektionen,
5. Tracheotomie,
6. Schäden durch besonders erschwerte Pflegebedingungen (Thrombophlebitis, Decubitalulcera, Kontraktur ect.).

W. Deisenhammer, E. Kutscha-Lissberg, A. Opitz und M. Wagner, Wien

Calvaria- und Basisverletzungen unter Berücksichtigung von Verletzungen des Endocraniums

Frakturen des Gehirnschädels werden im Schrifttum vielfach nur im Rahmen der daraus resultierenden Komplikationen bearbeitet, so daß Übersichtszahlen bezüglich Frakturform und Frakturverteilung sowie Art und Häufigkeit endocranieller Begleitverletzungen an einem geschlossenen Krankengut meist unvollständig sind (1).

Dieser Tatsache Rechnung tragend, haben wir unser Material aus den Jahren 1974 bis 1976 unter dem Gesichtspunkt der Gehirnschädelfraktur bearbeitet.

Von insgesamt 54 663 Verletzten unserer Klinik erlitten 178, das sind 0,32%, eine Gehirnschädelfraktur (Tabelle 1).

Tabelle 1. Universitätsklinik für Unfallchirurgie Wien Gehirnschädelfrakturen (1974-1976) Σ178

Gesamtkrankengut				
	1974	1975	1976	
	18518	19025	17120	54663
Gehirnschädel-frakturen	53 =0,28%	83 =0,43%	42 =0,24%	178 =0,32%

Bei 135, das sind 76,4% dieser Verletzten, lag auch eine Mitbeteiligung des ZNS in Form einer Commotio, Contusio oder Compressio cerebri vor. Das männliche Geschlecht war 4,5 mal häufiger betroffen, als das weibliche. Die Alterskurve zeigt 2 Gipfel, den 1. im dritten und den 2. im achten Lebensjahrzehnt sowie eine Zunahme der Letalität im höheren Lebensalter (2) (Abb. 1).

Die Analyse des Unfallhergangs zeigt ein gehäuftes Vorliegen von Gehirnschädelfrakturen bei Unfällen von Fußgängern, Verkehrsunfälle mit eingeschlossen (Abb. 2).

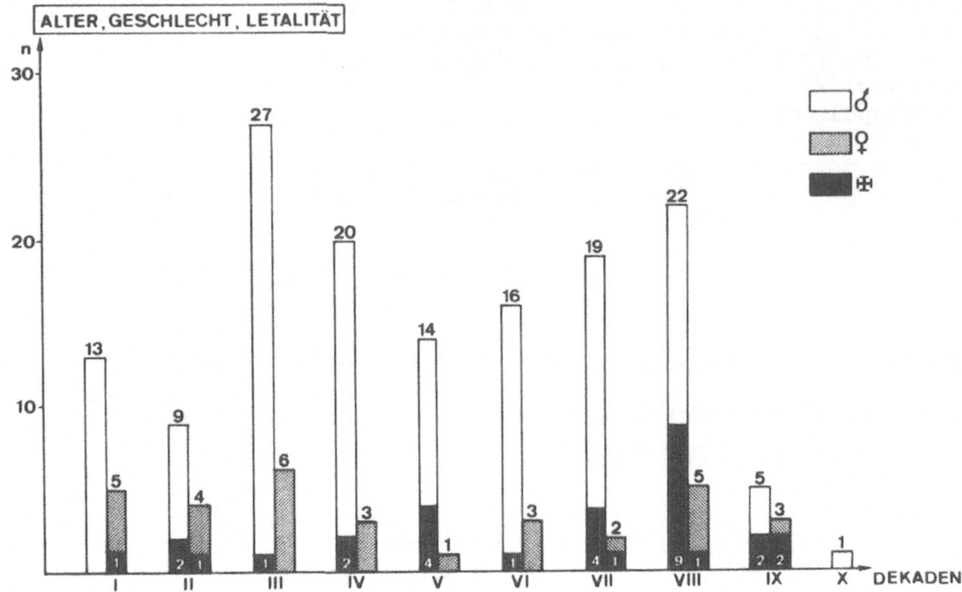

Abb. 1. I. Universitätsklinik für Unfallchirurgie Wien. Gehirnschädelfrakturen (1974-1976) 178

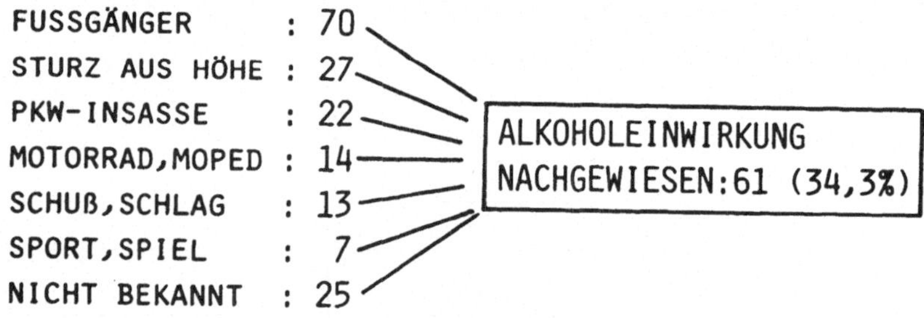

Abb. 2. (s. Legende von Abb. 1)

Eine Alkoholisierung konnte in 34,3% nachgewiesen werden, doch ist hier auch mit einer beträchtlichen Dunkelziffer zu rechnen, da in zahlreichen Fällen verläßliche anamnestische Informationen fehlen, bzw. die Alkoholeinwirkung im Schock oder durch die neurologische Symptomatik verdeckt wurde (3).

Die Formen der Gehirnschädelfrakturen an der Calvaria und an der Basis reichen von Fissuren, linearen Frakturen und Nahtsprengungen über Trümmerbrüche und Impressionsfrakturen bis zur ausgedehnten Zertrümmerung des ganzen Schädelskeletes.

Nicht immer geht aber, wie diese Abb. zeigt, die neurolgische Symptomatik parallel zur Zahl und Ausdehnung der Frakturlinien.

FRAKTURFORM-LOKALISATION-MITBETEILIGUNG DES ZNS

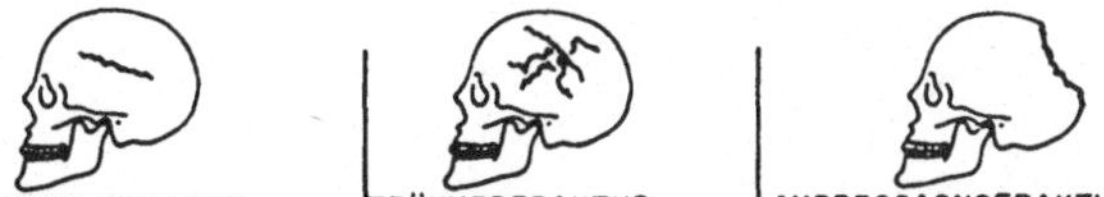

NEUROLOG. DIAGNOSE	LINEARE FRAKTUR			TRÜMMERFRAKTUR			IMPRESSIONSFRAKTUR			
	BASIS	CALVARIA	KOMB	BASIS	CALVAR.	KOMB	BASIS	CALVAR.	KOMB	
KEINE NEUROLOG. AUSFÄLLE	2(1)	12	6(1)		1	1		4	3	29
COMMOTIO CEREBRI	1	29(1)	29(2)			2(1)		4(1)	4	69
CONTUSIO CEREBRI	3(2)	20(6)	24(6)		2	9(6)		2	5(4)	65
COMPRESSIO CEREBRI		2								2
NICHT BESTIMMBAR		10	3							13
	6(3)	73(7)	62(9)		3	12(7)		10(1)	12(4)	178
	141(19)			15(7)			22(5)			

Commotio + Contusio + Compressio cerebri: 76.4 %

Abb. 3. (s. Legende von Abb. 1)

Es können sowohl ausgedehnte Frakturen des Schädelskeletes ohne jede neurologische Symptomatik beobachtet werden, wie auch zarte Fissuren mit schwerster Schädigung des ZNS (Abb. 3).

Ein 60- und ein 87jähriger Patient, beide erlitten Schädelfrakturen, jedoch keine neurologischen Ausfälle, starben aus kardialer Ursache.

Von den 5 Patienten, die eine Commotio cerebri erlitten und ad exitum kamen, starb nur einer an den Folgen des Schädelhirntraumas, er entwickelte langsam ein subdurales Hämatom; die übrigen starben an Komplikationen bzw. an der erlittenen Mehrfachverletzung.

Kombinationsverletzungen von Calvaria und Basis sind wesentlich häufiger, als speziell isolierte Basisfrakturen (Abb. 4).

Zerreißungen der Dura, insbesondere in Bereichen, wo sie dem Knochen fest anhaftet, sind diagnostisch schwer zu beurteilende Komplikationen (4).

Dies betrifft vor allem den fronto- und laterobasalen Bereich, wo auch feinste Fissuren wegen der Infektionsgefahr, ausgehend von den Nebenhöhlen, die Notwendigkeit zur exakten Diagnostik und vor allem im frontobasalen Bereich auch meist zur operativen Therapie ergeben (Tabelle 2).

35 Patienten erlitten neben dem Schädelhirntrauma Begleitverletzungen, wobei vor allem die obere Extremität und der Thorax in den Vordergrund treten (Tabelle 3).

Die Ursache dafür dürfte die Richtung der einwirkenden Gewalt auf den Körper sein.

LOKALISATION DER FRAKTUREN

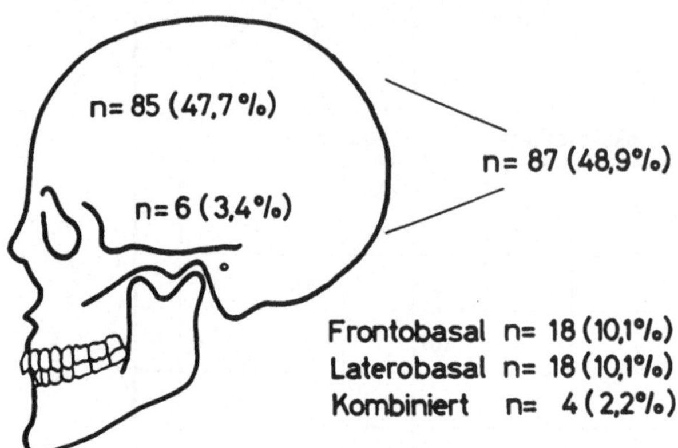

Abb. 4. (s. Legende v. Abb. 1)

TODESURSACHE BEI 31 VERSTORBENEN

		✠	ALTER (JAHRE)
ISOLIERTES SHT (N= 143)		21 (14,7%)	10-83 ($\bar{x}$=58,5)
	SHT	16	
MENINGITIS 2, CARDIAL 2, PULMONAL 1	KOMPL	5	
BEGLEITVERLETZUNG + SHT (N=35)		10 (28,5%)	25-90 ($\bar{x}$=59,2)
	SHT	2	
	NICHT DIFFERENZIERBAR	7	
	STRESS-ULC. 1 — KOMPL	1	

Abb. 5. (s. Legende v. Abb. 1)

Als Operationsindikation gilt vor allem die direkt oder indirekt offene Hirnverletzung, das intrakranielle Hämatom sowie die Impressionsfraktur, je nach Tiefe und Lokalisation der Impression (Tabelle 4).

Von 143 Patienten, die ein isoliertes Schädelhirntrauma erlitten, starben 21 (14,7%). Bei 35 Patienten, die Begleitverletzungen erlitten, starben 10 (28,5%).

NIETHARD stellte die wesentliche Bedeutung des Schädelhirntraumas im Rahmen der Mehrfachverletzung heraus (5), doch spielt auch, wie wir anhand unseres Krankengutes zeigen können, die Begleitverletzung für die Prognose des Schädelhirntraumas eine wesentliche Rolle.

Das ist aus der Abb. 5 auch insofern erkennbar, als lediglich 2 Patienten aus der Gruppe, die zusätzlich zum Schädelhirntrauma eine oder mehrere Begleitverletzungen erlitten, ausschließlich an den Folgen des Schädelhirntraumas zugrunde gingen, während in 7 Fällen die Begleitverletzungen wesentlich zum letalen Ausgang beigetragen hatten (Abb. 5).

Tabelle 2. I. Universitätsklinik für Unfallchirurgie Wien
Gehirnschädelfrakturen (1974-1976) Σ178

Beteiligung von Nebenhöhlen und ZNS		
Lokalisation		ZNS-Beteiligung
frontobasal	18 (10,1%)	14
laterobasal	18 (10,1%)	16
kombiniert	4 (2,2%)	4

Tabelle 3. I. Universitätsklinik für Unfallchirurgie Wien
Gehirnschädelfrakturen (1974-1976) Σ178

Begleitverletzungen bei SHT n = 35 (✝)	
isolierte Fraktur der oberen Extremität	14 (2)
isolierte Fraktur der unteren Extremität	2 (-)
mehrere Frakturen	3 (1)
isolierter Thorax	6 (1)
Abdomen und Fraktur	2 (2)
Abdomen, Thorax und Fraktur	5 (3)
Fraktur von WS oder Becken	3 (1)
	35 (10)

Tabelle 4. Universitätsklinik für Unfallchirurgie Wien
Gehirnschädelfrakturen (1974-1976) Σ178

Operationsindikation n = 28 (15,7%)	
Offene Hirnverletzung n = 1	
Schußverletzung	1
Hämatom n = 15	
epidural	6
subdural	5
kombiniert	2
intracerebral	2
Frontobasale Fraktur n = 9	
direkt offen	4
indirekt offen	3
offene Stirnhöhlenvorderwandfraktur	2
Impressionsfraktur ohne Nebenhöhle n = 3	
geschlossene Calvariaimpression	3

Zusammenfassend läßt sich sagen, daß Schädelfrakturen in einer nicht spezialisierten Unfallabteilung mit 0,32% selten sind, aber eine Beteiligung des ZNS in 76,4% aufweisen. Begleitverletzungen verdoppeln die Letalitätsrate bei gleichbleibendem Alter im Vergleich mit den isolierten Schädelhirnverletzungen.

Literatur

1. DIETZ, H.: Die frontobasale Schädelhirnverletzung. Monographien aus dem Gesamtgebiet der Neurologie und Psychiatrie. Heft 130. Berlin-Heidelberg-New York: Springer 1970.
2. KARIMI-NEJAD, TRITZ, A.u.W.: Das Kopftrauma des alten Menschen. H. Unfallheilk. 121, 417-429 (1974).
3. WINKLER, R.: Der Kopfverletzte, Problempatient Nummer Eins der Unfallambulanzen. H. Unfallheilk. 111, 155-158 (1971).
4. WÜLLENWEBER, R., GROTE W.: Entzündliche Spätkomplikationen der Schädelhirnverletzungen. Chirurg 39, 57-61 (1968).
5. NIETHARD, F.U.: Die besondere Bedeutung des schweren Schädel-Hirntraumas im Rahmen der lebensbedrohlichen Mehrfachverletzungen. Mschr. Unfallheilk. 78, 97-109 (1975).

U. Mommsen, J.-D. Ringe, K.H. Jungbluth und U. Korn, Hamburg

Zur Problematik der operativen Behandlung der Paraosteoarthropathie nach schwerem Schädelhirntrauma

Periarticuläre Ossifikationen können auftreten bei schweren Schädelhirntraumen, Querschnittlähmungen, verschiedensten entzündlichen und degenerativen Erkrankungen des Rückenmarks und Zentralnervensystems, peripheren Nervenlähmungen, Tetanus und Verbrennungen.

Bei der sogenannten Paraosteoarthropathie kommt es über die Entstehung von unreifen Faserknochen schließlich zur Bildung von ausgereiften lamellären corticospongiösen Knochen. Klassischerweise manifestiert sich diese Erkrankung im umgebenden Weichteilgewebe der großen Extremitätengelenke, wobei die Gelenke selbst nicht befallen sind.

Therapeutisch kommt bei schweren Ossifikationen mit völliger Funktionsunfähigkeit der betroffenen Gelenke nur die chirurgische Intervention in Frage. Der Eingriff soll erst nach Ausreifung der paraarticulären Ossifikationen erfolgen. Laborchemische Befunde, wie alkalische Phosphatase im Serum, Hydroxiprolin im Urin, radiologische Kontrollen, neurologische Verlaufsbeobachtungen und eventuell bioptische Untersuchungen des neu gebildeten Knochengewebes werden als Parameter für die Beurteilung der Ausreifung der paraarticulären Ossifikation angegeben.

In einem zur Diskussion gestellten Fall eines 24jährigen Mannes mit schwerem gedeckten Schädelhirntrauma kam es während eines apallischen Durchgangsstadiums nach 4 Wochen zur Ausbildung von paraarticulären Ossifikationen. Diese manifestierten sich an beiden Ellenbogengelenken. Außerdem waren beide Hüftgelenke durch Knochenspangen versteift. Innerhalb eines Jahres waren die Ellenbogengelenke in Streckstellung fixiert und funktionsuntüchtig. Das Gehen war infolge der versteiften Hüftgelenke nur durch schwingende Bewegungen des gesamten Körpers möglich.

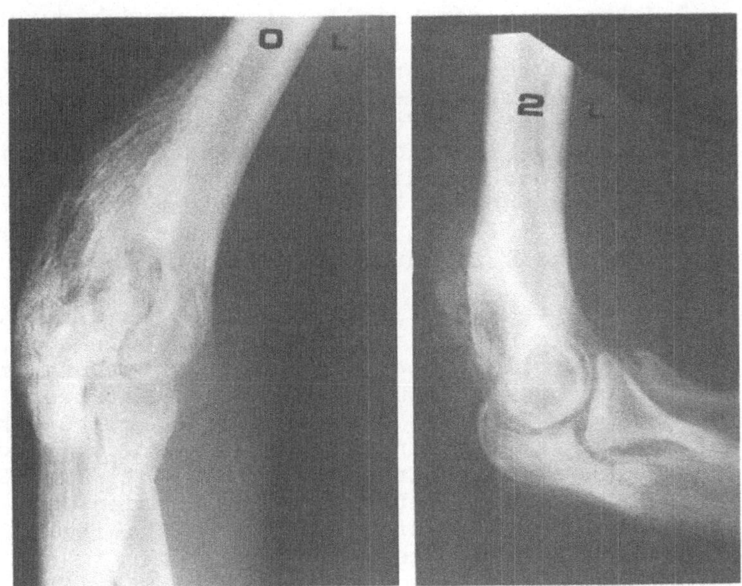

Abb. 1. G.H.-H. 25jährig, rechtes Ellenbogengelenk seitlich: linke Bildhälfte vor und rechte Bildhälfte nach Entfernung der Knochenspangen kein Rezidiv

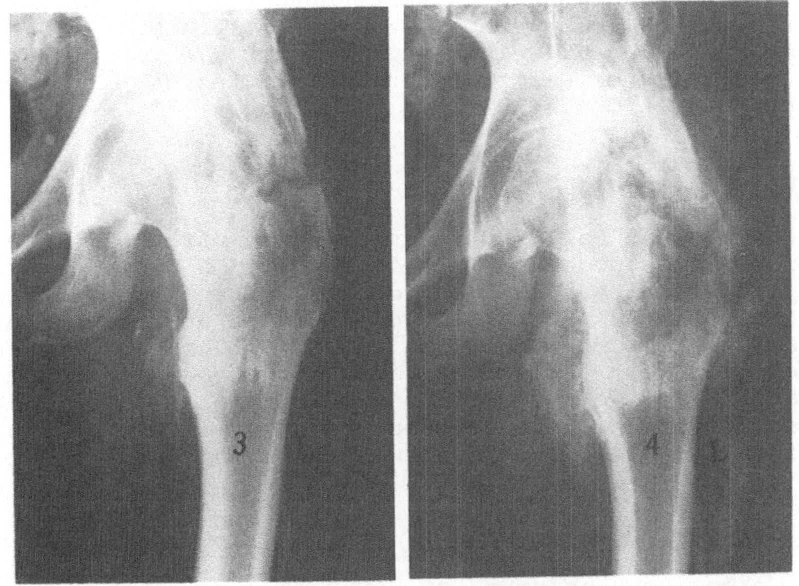

Abb. 2. G.H.-H. 25jährig, linkes Hüftgelenk a.p.: linke Bildhälfte nach Entfernung eines Segmentes aus der Knochenspange, rechte Bildhälfte Rezidiv 14 Tage nach Op

1 1/2 Jahre nach dem Unfallereignis wurden durch Entfernung der Knochenspange beide Ellenbogengelenke mobilisiert. Sie blieben bis zum heutigen Tage rezidivfrei (Abb. 1). Im Gegensatz dazu kam es nach Abtragung eines Teils der Ossifikationen und Mobilisation des rechten Hüftgelenkes schon nach 14 Tagen zum Rezidiv. Aufgrund dieses Mißerfolges wurde auf der linken Seite zu einem späteren Zeitpunkt lediglich ein Segment aus der Knochenspange entfernt, wodurch das linke Hüftgelenk frei beweglich wurde. Trotz dieses kleineren weniger traumatisierenden Eingriffes kam es auch hier in Kürze zum Rezidiv (Abb. 2).

In einem zweiten Eingriff wurde nochmals eine ausgedehnte Resektion am linken Hüftgelenk vorgenommen, die aber ebenfalls nicht rezidivfrei blieb, aber die Ausgangsstellung in funktioneller Hinsicht verbesserte. Den jeweiligen Rezidiven, die etwa 14 Tage nach dem Eingriff auftraten, ging stets ein drastischer Anstieg der alkalischen Phosphatase voraus. In der Literatur finden sich ähnliche Ergebnisse. GACON (1) und GUILLAUMAT (3) berichten, daß nach Entfernung der Knochenspangen an den oberen Extremitäten diese häufig rezidivfrei bleiben. Dagegen wird an den unteren Extremitäten eine Rezidivhäufigkeit zwischen 50-100% der Fälle angegeben. Von TERBIZAN (6) und GACON (1) wird behauptet, daß die Rezidivfreudigkeit geringer sei, wenn die Szintigraphie. Laborchemie und Röntgenkontrollen dafür sprächen, daß die Knochenneubildung zum Stillstand gekommen sei. Dies läßt sich in unserem Fall nicht bestätigen. Alle Parameter, wie Knochenbiopsie, Laborchemie, Röntgen und Szintigraphie sprachen für einen inaktiven ausgereiften Prozeß. Lediglich neurologisch waren noch Restsymptome im Bereich der unteren Extremitäten nachweisbar. Wie von GUILLAUMAT (3), MAURY et al. (2) beschrieben, weisen auch wir auf die prognostische Bedeutung neurologischer Restzustände für die Rezidiventstehung bei paraarticulären Ossifikationen hin.

Zusammenfassung

Anhand eines Falles von ausgeprägten paraarticulären Ossifikationen nach gedecktem Schädelhirntrauma wird die Problematik der operativen Behandlung bei dieser Erkrankung beschrieben. Innerhalb von 5 Jahren wurden verschiedene operative Mobilisationsversuche durchgeführt, die an den Ellenbogengelenken zur freien Beweglichkeit führten. An den Hüftgelenken traten jedoch regelmäßig Rezidive auf. Die Kontrollparameter, die zur Festlegung des Op-Termins herangezogen wurden sowie die möglichen Mechanismen der Rezidivneigung werden anhand der Literatur diskutiert.

Literatur

1. GACON, G., DEIDIER, Ch., RHENTER, J.L.: Chir.Orthop.Traumatol. Suppl. 11 269-275 (1975).
2. GERSTENBRAND, F., LIEBE-KREUTZNER, M., BRUHA, W.: Arch.orthop. Unfall-Chir. 67, 172-186 (1970).
3. GUILLAUMAT, M., MAURY, M., DEBAUD, B., MASSE, P.: Rev.Chir. Orthop. 62, 449-462 (1976).
4. KARPF, P.M., LÜCKING, C.H., TOYKA, K.V., WIBOWO, S., HENGL,W.: Fortschr.Med. 95, 1606-1608 (1977).

5. MONEY, R.A.: Med.J.Aust. 15, 125-127 (1972).
6. TERBZIAN, A.: Arch.orthop. Unfall-Chir. 75, 106-112 (1973).

Podiumsdiskussion zum III. Hauptthema: Aktuelle Fragen zum Schädelhirntrauma (Leitung: R. A. Frowein, Köln)

MEINECKE: Gibt es Möglichkeiten in der Computer-Tomographie für die Begutachtung, nicht der schweren Veränderungen alter Hämatome und ähnlichem, sondern leichter Veränderungen? In den letzten Monaten tauchte immer wieder die Auffassung auf, man sollte Patienten mit einer längeren Bewußtseinstrübung einer CT-Untersuchung auch bei der Begutachtung zuführen.

SCHIEFER: Das wird vor allem für die Frage einer Ventrikelerweiterung nach einem stattgehabten Schädelhirntrauma eine Rolle spielen. Wir wissen, daß die Computer-Tomographie weitgehend diese Luftfüllung ersetzt hat. Es dürfte wengistens bei ausgesprochen atrophischen Prozessen nach Schädeltraumen der Fall sein, daß man die früher geübte Luftfüllung der Hirnkammern durch die Computer-Tomographie ersetzen kann. Aber daß es für kleinere Veränderungen Gültigkeit hat, kann man nicht sagen.

SCHÜRMANN: Ich darf es ein wenig ergänzen: Es gehören dazu sicherlich kontinuierliche Verlaufskontrollen, denn Sie kennen nicht die Ventrikelweite der prämorbiden Persönlichkeit. Sie sehen unter Umständen ein Hämatom, das ausgeräumt worden ist. Das Hämatom hat die Ventrikel zunächst verengt. Auch das muß man zunächst abwarten, bis Sie ein einigermaßen normales Ventrikelsystem vielleicht in der passageren Phase der Nachbehandlung sehen. Wenn Sie mehrere Kontrollen, etwa nach einem halben Jahr oder einem Jahr machen, dann haben Sie die Ventrikelweite, aus der man den Rückschluß ziehen kann: Das ist eine traumatische Läsion oder nicht. Was Sie nicht sehen, sind Hämatome, die anfangs so schön hyperiens dargestellt waren, weil sie sich später total resorbieren. Selbst tennisballgroße Hämatome sehen Sie hinterher nicht mehr. Die werden resorbiert und können nach drei Wochen völlig verschwunden sein.

MAYER (Tübingen): Zur nachträglichen Beurteilung des Computer-Tomogramms: Ich erlebe es in letzter Zeit immer wieder, daß bei Patienten, bei denen nach der Initialsymptomatik, dem Verlauf und dem Befund eindeutig die Diagnose einer substantiellen Schädigung gestellt wurde, ein Computer-Tomogramm gemacht wurde, und dann heißt es, ein Kontusionsherd sei nicht nachweisbar. Da die das Gutachten in Emfpang nehmenden Stellen durcheinandergeraten und sagen "Hat er eine Kontusion gehabt oder nicht?", bekommt man die Gutachten zur Beurteilung wieder auf den Tisch mit der Frage "Was stimmt nun?".Hierzu hätte ich gern von den Computer-Tomograph-Erfahrenen eine Stellungnahme.

SCHIEFER: Wir müssen uns darüber klar sein, daß die Computer-Tomographie nur in der Lage ist, Dichteunterschiede zu registrieren. Wenn diese Dichteunterschiede nicht mehr da sind, wird die Methode natürlich auch keine pathologischen Ergebnisse erbringen und Ihnen bei der Begutachtung keine Unterstützung geben können. Ich glaube nicht, daß ein normaler computertomographischer Befund mit absoluter Sicherheit eine stattgehabte kontusionelle Hirnschädigung ausschließt.

GRUMME: Wir haben 318 Zustände nach Schädelhirntraumen computertomographisch untersucht mit EEG-Befunden zur Begutachtung. Dabei kam heraus, daß 28% teilweise schwerste Schädelhirnverletzungen im Computer-Tomogramm keinen Befund haben, so daß es bei der Begutachtung nach der Klinik geht und nicht nach dem Computer-Tomogramm. Das EEG ist eine viel feinere Methode bei der posttraumatischen Beurteilung. Es hat sich herausgestellt, daß ungefähr 60% der computertomographischen Befunde normal sind bei einem Zustand nach Schädelhirntrauma, aber 80% der EEGs sind pathologisch.

FROWEIN: Vielen Dank für diese entscheidende Klarstellung. Wird dazu noch das Wort gewünscht? - Wenn das nicht der Fall ist, möchte ich noch meinen Eindruck etwas karikiert zusammenfassen, der aber auch dahin geht, daß die Computer-Tomographie manches zeigt, was nicht unbedingt operiert werden muß. Wir müssen uns also sicherlich sehr davor hüten, jede Dichteverstärkung nun als operables Hämatom aufzufassen; sei es in dem Sinne, daß man den Neurochirurgen stimuliert, es zu operieren, sei es, daß es später heißt, dort sei etwas fälschlicherweise nicht operiert worden. Die Verlaufsbeobachtungen zeigen doch, daß zahlreiche dieser Kontusionen - wie wir es nach den Darstellungen von Herrn FEUCHT nicht anders erwarten können - sich durchaus spontan zurückbilden. Ich glaube also, daß zusätzliche Erfahrungen genau in der sorgfältigen Zusammenstellung, wie Herr GRUMME sie gemacht hat, erforderlich sind, um uns davor zu bewahren, daß wir mit diesem hervorragenden Gerät übers Ziel hinausschießen.

WAGNER (Wien): Ich habe zwei Fragen an Herrn GOBIET. Messen Sie auch Patienten, die nur bewußtseinsgetrübt sind? Wie lange messen Sie den Patienten, wenn er aufwacht? Können Sie etwas über die Komplikationen der jeweiligen Methode sagen?

GOBIET: Wir messen grundsätzlich alle Patienten, die bewußtlos sind oder während der Beobachtungszeit bewußtlos werden, d.h. wenn ich die Bewußtlosigkeitsdefinition von FROWEIN nehme. Natürlich messen wir alle Patienten, die Zeichen der primären traumatischen Hirnstammschädigung zeigen. Bezüglich der Methoden möchte ich folgendes sagen: Die offenen Methoden, also die Liquordruckmessung, bei denen naturgemäß ein direkter Zugang zur Außenwelt besteht, sind natürlich etwas gefährlicher. Man kann es heute so machen: Es hat sich sehr bewährt, die Spülflüssigkeit dieser Katheter mit Aminoglykosiden zu versetzen. Dann kann mit einer niedrigeren Tropfenzahl gespült werden, so daß man unter dem systemischen Wirkspiegel bleibt. Damit kann man die Komplikationsrate der Liquordruckmessung - sei es lumbal, was sich bei diesen Patienten manchmal anbietet, sei es ventriculär - wesentlich geringer halten. Die Epiduralmessungen in dieser Art - mit der Schraube - ergeben so gut wie keine Komplikationen. Wir haben jetzt fast 300 Patienten, bei denen wir epidural bis zu vier Wochen gemessen haben. Darunter waren Kinder unter einem Jahr. Bisher haben wir, überschlägig gerechnet, zwischen 5 und 10 Patienten, bei denen wir lokal Entzündungen gesehen haben, keine Osteomyelitiden und dergleichen. Es war keine weiterführende Lokalbehandlung nötig.

FROWEIN: Sie meinten, auch die lumbale Druckmessung biete sich an. Ich bitte ausdrücklich, das nicht zu tun! Die Messung ist nicht repräsentativ und sollte im Hinblick auf die mögliche intrakranielle Einklemmung unbedingt unterbleiben.

GOBIET: Es sind einige Dinge Voraussetzung: Lumbal darf man nicht messen und auch keinen Liquor ablassen, wenn wir primär eine intrakranielle Tumorblutung haben. Wenn das ausgeschlossen ist, gibt es bis zu einem gewissen Bereich - das hat sich gezeigt - doch einen Zusammenhang zwischen den Meßergebnissen, die man lumbal und auch zentral bekommt. Wenn man lumbal mißt und dann sieht, daß sich Druckwirkungen entwickeln, dann ist man vielleicht eher geneigt, ein Bohrloch anzulegen und zentral zu messen.

FROWEIN: Herr GOBIET, das geht sehr ins einzelne. Wir wollen uns vielleicht außerhalb noch einmal darüber unterhalten. Für den hier vertretenen Kreis der Unfallchirurgen möchte ich ausdrücklich darum bitten, daß lumbale Druckmessungen bei Schädelhirnverletzten wegen der Gefahr der tödlichen Einklemmung unterbleiben.

WENKER: Ich habe eine Frage zur Magen-Darm-Blutung unter Steroidbehandlung: Führen Sie diese hochdosierte Steroidbehandlung auch dann weiter durch, wenn Magenblutungen bestehen, oder setzen Sie dann diese hochdosierte Steroidbehandlung ab?

GOBIET: Das kommt auf die Schwere der Blutung an. Wenn wir nur eine leichte Hämatemesis bekommen, also keine Blutdruckabfälle, keine Hb-Abfälle und vielleicht auch mäßigen Teerstuhl, dann muß man es natürlich vom Zustand des Patienten abhängig machen. Wenn man klinisch relevante Blutungen hat, also mit Hb-Abfällen, mit Blutdruckabfällen, dann muß man absetzen. Dann kommen alle anderen Maßnahmen in Frage. Dann würde ich das schon absetzen, um den Patienten nicht zu gefährden.

REULEN: In unserer Serie war die etwas schwere Magen-Darm-Blutung vertreten, bei der Placebogruppe mit 9% bei der hochdosierten Steroidbehandlung. Man muß hinzufügen, daß bei der hochdosierten Steroidbehandlung natürlich mehr Patienten überleben und weniger sterben. Es ist also keine absolute Zunahme, sondern es ist zum Teil darauf zurückzuführen, daß mehr Patienten überleben. Wir würden auf jeden Fall eine hochdosierte Steroidbehandlung bei einer schweren Magen-Darm-Blutung abbrechen.

SCHÜRMANN: Ich würde sehr gerne ergänzend zu Herrn GOBIET insofern Stellung nehmen, als ich sage: Man muß schon damit rechnen, daß die Magen-Darm-Blutungsquote höher sein wird. Wir wissen es nicht genau. Das heißt, wenn eine Magen-Darm-Blutung auftritt, so haben wir gewöhnlich zumindest mit den hohen Dosen unterbrochen. Daran gibt es gar keinen Zweifel. Die zusätzliche Gefährdung möchten wir nicht eingehen.

Das zweite ist folgendes: Ich möchte das, was Sie gesagt haben, Herr FROWEIN, unterstreichen: Ich glaube nicht, daß die intrakranielle Druckmessung sich wie ein Keim in allen unfallchirurgischen Kliniken ausbreiten sollte. Sie hat sicherlich ihre Grenzen, und sie hat auch ihre Gefahren. Wir haben Infektionen gesehen - ich möchte das nicht verschweigen -, wir haben ein oder zwei Meningitiden gesehen. Man darf nicht vergessen: Wenn intraventriculär gemessen wird, kann durch den Kollaps der Ventrikel, durch das Zusammenpressen der Ventrikel, diese Drainage auch verschlossen werden. Man sieht dann auf einmal eine kontinuierliche Kurve, die nicht mehr Druckerhöhungen zeigt, und man könnte daraus falsche Schlüsse ziehen. Das ist die eine Seite. Die zweite Seite ist, daß epidurale und intraventriculäre Messungen, simultan durchgeführt, parallel miteinander verlaufen können, aber auf einmal hört die intraventriculäre Messung auf, Meßergebnisse zu zeigen. Trotz schon sehr weit fortgeschrittener und verbreiteter Anwendung dieser Methode in neurochirurgischen Kliniken existieren noch nicht in allen neurochirurgischen Kliniken Erfahrungen darüber. Es ist zunächst noch auf wenige Zentren begrenzt, die ihre Erfahrungen damit erst sammeln müssen.

FROWEIN: Für dieses abschließende Wort möchte ich Herrn SCHÜRMANN ganz besonders danken, weil es die Besonnenheit zeigt, daß diese hier vorgetragenen Untersuchungen zum größten Teil noch im Pionierstadium sind. Wir können denen, die diese Untersuchungen durchführen, sicherlich nicht genug danken für die Ergebnisse, die Aufklärungen und die Objektivierung, die wir dadurch erhalten.

Aber auf der anderen Seite fühle ich mich gerade in dieser Situation hier genötigt, deutlich zu sagen, daß diese Messungen noch nicht verpflichtend sind. Ich möchte den vorhin gefallenen Satz, der hieß "ohne die intrakranielle Druckmessung ist eine Therapie der intrakraniellen Drucksteigerung heute nicht mehr denkbar", abschwächen; denn es hören hier ja auch andere zu. Der Jurist könnte eine solche Aussage dahin interpretieren, daß diese Ergebnisse heute bereits zu einer standardisierten und verpflichtenden Behandlung führten: Das hieße, die Unterlassung ist ein Kunstfehler. Genau das aber ist sicherlich nicht der Fall.

KARIMI: Wir haben hier von Herrn GOBIET und auch von Herrn KOLBOW etwas über angewandte Hyperventilation als therapeutische Maßnahme zur Behandlung der Hirnverletzung gehört. Ich glaube, es ist in der Zwischenzeit zum Allgemeingut geworden, daß bei reversiblen Hirnschädigungen mit freigelegten Atemwegen in der Regel ein Hyperventilationssyndrom vorliegt mit einer Erniedrigung des Kohlensäuredruckes. Wenn Sie eine Hyperventilation als therapeutische Maßnahme angeben, dann kann man nicht die Grenze des PCO_2 mit 35 mm Hg angeben; denn die Patienten mit einer akuten Hirnschädigung haben schon bei der Spontanatmung in der

Regel eine schwere Hypokapnie mit einem PCO_2 um 30 mm Hg. Man muß dies einmal deutlich ausdrücken, damit nicht später in die Literatur eingeht, daß die eine Klinik als Behandlungsmaßnahme eine Hyperventilationstherapie ansetzt und die andere nicht und die Ergebnisse bei einer Hyperventilation seien besser, obwohl in Wirklichkeit eine solche Behandlung gar nicht stattgefunden hat. Der Effekt ist sicher somit mehr auf die Beatmung bzw. auf die Behandlung der respiratorischen Störungen und weniger auf die vermeintliche Hyperventilation zurückzuführen. Die Hyperventilation zur Behandlung der akuten Hirnschädigungen bleibt, wie erwähnt, nach den bisherigen Erfahrungen umstritten.

Ich weiß nicht, ob es angebracht ist, unbedingt einen arteriellen Sauerstoffdruck von 130 oder 140 mm Hg erreichen zu wollen. Für den Sauerstofftransport zum Hirngewebe bzw. für die Sauerstoffversorgung des Hirngewebes kommt es quantitativ gesehen auf die Sauerstoffsättigung an. Eine Vollsättigung erreichen Sie schon bei einem PO_2 um 80 mm Hg. Über 100% kann ja auch bei Erhöhung des Sauerstoffdruckes nicht mehr gesättigt werden.

Wenn man im akuten Stadium einer Hirnschädigung bei den fast immer vorliegenden erheblichen Verteilungsstörungen in der Lunge einen arteriellen Sauerstoffdruck von 130 bis 140 mm Hg erreichen will, dann ist man gezwungen, mit reinem Sauerstoff zu beatmen. Wenn man die Nachteile einer reinen Sauerstoffbeatmung, insbesondere auf die Lungenfunktion, berücksichtigt, so muß man von einer solchen Empfehlung abraten. Der durch eine Erhöhung des Sauerstoffdruckes bis auf 130 bis 140 mm Hg erreichte erhöhte Sauerstoffgehalt durch Erhöhung des physikalisch gelösten Sauerstoffanteiles ist quantitativ gesehen minimal und für die Gewebeversorgung unbedeutend. Es sei denn, daß man kurzfristig mit hyperbarem Sauerstoff arbeitet, wie Herr HOLBACH ausführte. Hier liegen natürlich ganz andere Maßstäbe zugrunde.

GOBIET: Zur Druckmessung darf ich meinen Satz wiederholen: Eine Therapie ist ohne die Messung nicht möglich. Das wird wohl jeder zugeben müssen. Eine Therapie kann ich natürlich nur aufgrund diagnostischer Maßnahmen treiben. Ich habe gesagt: Man muß zwischen Therapie und Prophylaxe unterscheiden. Ich glaube, dann ist das, was Sie sagten und was ich vorhin gesagt habe, wieder im richtigen Lot.

FRITZE (Duisburg): Wenn es so ist - das können wir auch bestätigen -, daß die Überlebenschancen und die Therapiemöglichkeiten in den peripheren Krankenhäusern bei schweren Schädelhirnverletzten schlechter sind, dann müßten also die Spezialkliniken, die Universitätskliniken stärker damit frequentiert werden. Das bedingt natürlich organisatorische Probleme. Wir in Duisburg sind in der glücklichen Lage, daß uns die zuständige Klinik die meisten Verletzten abnimmt. Ich kann mir vorstellen, daß in anderen Regionen die neurochirurgischen Kliniken überlastet sind, so daß man mit diesen Problemen rechnen muß.

Ich habe die Frage, ob eigene Angaben darüber bestehen, daß durch den Transport mit dem Rettungshubschrauber bei schweren Schädelhirnverletzungen negative Erfahrungen gemacht werden können.

RESCHAUER: Wir haben insofern an der Klinik nicht derartig gravierende Probleme mit der Aufnahme von Patienten, die aus der Peripherie zu uns kommen, als wir für den Fall, daß die neurochirurgische Intensivabteilung überlastet ist, über eine zweite Intensivstation verfügen, die hauptsächlich von Anästhesisten betrieben wird. Bei nicht so akuten Fällen können die Patienten auf der Akutstation aufgenommen werden, und sie werden dann gemeinsam konsiliarisch von Neurochirurgen und Unfallchirurgen versorgt. Zur zweiten Frage kann ich eigentlich keine negativen bzw. keine konkreten Angaben machen. Wir haben nicht gesehen, daß aus dem Lufttransport irgendwelche Schäden für den Patienten resultieren.

FROWEIN: Ihre letzte Bemerkung kann ich aus der großen Kölner Erfahrung bestätigen. Bezüglich der ersten Frage danken wir Ihnen für diese Verallgemeinerung. Man wird sicher sagen müssen: Auch Ihre Darstellung enthält Vorschläge, die jeweils nach den örtlichen Gegebenheiten adaptiert werden müssen.

GÜRTNER: Ich möchte einen kleinen Beitrag zum Vortrag von Herrn HOLBACH leisten. Seit 1971 führen wir die hyperbare Sauerstoffbehandlung durch. Wir haben bisher 2500 Behandlungen - davon 750 bei schweren Schädelhirntraumen - durchgeführt. Ich kann die Ergebnisse von Herrn HOLBACH nur bestätigen.

Ich möchte noch eine kurze Diskussionsbemerkung zu den vorherigen Ausführungen über den Sauerstoffpartialdruck machen.Wie Herr HOLBACH bereits ausgeführt hat, ist es für ein ödematöses Gewebe natürlich von Nutzen, wenn wir einen relativ hohen Sauerstoffpartialdruck haben, um den Sauerstoff an die Stellen der Versorgung zu bringen. Insofern kann es für einen Schädelhirnverletzten im Stadium des Ödems nur gut sein, wenn der Sauerstoffpartialdruck höher ist. Allerdings muß man dabei berücksichtigen, daß zu hohe Sauerstoffpartialdrucke auch einen toxischen Effekt haben können. Ich würde einen Sauerstoffpartialdruck um 100 natürlich als besser ansehen als zum Beispiel einen um 80. Aber trotzdem soll man berücksichtigen, daß man dabei den Patienten streng beobachten muß. Sauerstoffpartialdrucke über längere Zeit von 150 mm/Hg könnten unter Umständen im gesunden Gehirnbereich - nicht im ödematös veränderten - auch toxische Veränderungen hervorrufen.

MAYER (Tübingen): Herr GLÖTZNER hat in der Tabelle 2 seines Vortrags über die Epilepsierisiken gesprochen. Da steht oben, wenn auch nur als geringes, aber doch als Risiko angegeben - wenn ich diese Tabelle richtig verstanden habe - die Commotio cerebri. Die Commotio cerebri ist nach bislang noch geltender Definition eine reversible Hirnfunktionsstörung, die keine Substanzschädigung am Gehirn hervorruft, keine Folgen und auch keine morphologischen Schäden hinterläßt, die infolgedessen mit Sicherheit auch keine Epilepsie hervorrufen kann. Wenn sich nach einer Commotio epileptische Anfälle herausstellen, dann muß man prüfen a), ob diese epileptischen Anfälle eine andere Ursache haben, b), ob die Diagnose "Commotio" richtig war, ob nicht tatsächlich eine Contusio cerebri eingetreten ist. Ich wollte das nur richtigstellen, damit nicht nachher die Zahl der epileptischen Anfälle nach Commotionen größer wird. Das Wichtigere wäre die Frage der prophylatktischen antikonvulsiven Medikation. Ich meine, daß es nur eine Indikation gibt, nämlich die, wenn tatsächlich Anfälle aufgetreten sind, wenn Frühanfälle aufgetreten sind. Dafür, allein aufgrund des errechneten Epilepsierisikos oder eines EEG-Befundes eine antikonvulsive prophylaktische Medikation zu beginnen, gibt es nach allen vorliegenden Untersuchungen keine hinreichenden Hinweise mehr.

Vielmehr - das zeigen auch eigene Verlaufs- und Vergleichsuntersuchungen - ist es so, daß das Risiko einer solchen Behandlung viel größer ist; denn diese antikonvulsiven Medikamente haben eine nicht unerhebliche Zahl von Nebenwirkungen. So lange diese Behandlung in der Klinik geschieht, ist es ja gut. Aber die Patienten gehen aus dem Krankenhaus und nehmen jahrelang nicht mehr kontrolliert irgendein antikonvulsives Medikament, möglichst noch ein barbiturathaltiges Medikament oder ein Medikament, das Barbiturat als Metaboliten hat, etwa Mylepsinum. Wir haben festgestellt, daß schwer hirnorganisch veränderte Patienten bei der Nachuntersuchung, wenn man ihre Medikation absetzte, auf einmal psychisch wieder unauffällig waren. Ihre Antriebsminderung und ihre sonstigen Störungen waren ein medikamentöser Effekt. Eine prophylaktisch antikonvulsive Medikation ist nur angezeigt - aber dann auch konsequent - und unter den Kriterien, die Herr GLÖTZNER genannt hat, bei aufgetretenen Epilepsierisiken.

GLÖTZNER: Natürlich ist es so, daß man nicht sagen kann, das Epilepsierisiko bei der Commotio sei in irgendeiner Weise hoch. Das ging auch aus der Abb. nicht hervor. Man muß irgendwo einen Übergang zum normalen Epilepsierisiko und zur Contusio haben. Das kann man durch verschiedene zeichnerische Techniken machen. Ich habe es auf diese Art gemacht, ohne damit sagen zu wollen, daß man nun ein nennenswertes, berücksichtigenswertes Risiko bei der Commotio hat. Ich hoffe, daß das doch verständlich ist. Zur Frage nach der Prophylaxe möchte ich sagen: Ich habe die Prophylaxe nach dem ersten frühen Anfall als eine Muß-Bestimmung dargestellt und die übrigen Indikationen als eine Kann-Bestimmung. Ich glaube, auch das ist gerechtfertigt, wenn man im Einzelfall aufgrund des Sitzes der Läsion und der verschiedenen anderen Kriterien entscheidet, ob man eine Prophylaxe durchführen möchte oder nicht.

FROWEIN: In der Frage der Commotio kann ich vielleicht insofern vermittelnd eingreifen, als Sie nach meiner Deutung sagen wollten: Das, was zunächst als "Commotio" erschien, muß ja nicht der Beweis dafür sein, daß später eine Störung auftreten kann.

Zum zweiten darf ich in aller Bescheidenheit sagen, Herr MAYER, daß ich genau entgegengesetzter Ansicht zu Ihnen bin. (MAYER: Das weiß ich!).

Die Zahlen von Herrn GLÖTZNER - Epilepsie nach gedecktem Hirntrauma 10%, nach offenem 40%, in der Literatur 70% - erscheinen mir extrem hoch. Sie wissen aus unseren Veröffentlichungen, daß wir nach gedeckten Hirntraumen 3% und nach offenen 11% haben. Daraus haben wir abgeleitet: absolute Indikation zur prophylaktischen antikonvulsiven Behandlung immer, in allen Fällen, nach offenen Hirnverletzungen; nach gedeckten immer dann, wenn eine Bewußtlosigkeit von mehr als 24 Std bestanden hat. Es ist vielleicht ganz interessant, daß wir so gegensätzlicher Auffassung sind.

MAYER (Tübingen): Bei der offenen Hirnverletzung würde ich mit mir reden lassen, weil bei der offenen Hirnverletzung das Risiko tatsächlich groß ist. Aber auch das würde ich, wie Herr GLÖTZNER sagte, einer speziellen Prüfung unterziehen. Wenn zum Beispiel an der Schädigungsstelle umschriebene Krampffoci sind, dann könnte man hier eine antikonvulsive Medikation einleiten. Aber wenn man beim gedeckten Schädelhirntrauma allein aufgrund des Kriteriums der Dauer der Bewußtseinsstörung, vielleicht sogar ohne entsprechende EEG-Befunde, eine antikonvulsive Medikation durchführt, scheint mir nach eigenen und auch anderen Untersuchungen die Nebenwirkung dieser Behandlung viel größer als die Möglichkeit des Auftretens von Anfällen. Herr FROWEIN, wenn Sie in Ihrer Klinik diese antikonvulsive Medikation durchführen, läuft das, solange der Patient dort ist, wahrscheinlich gut kontrolliert und richtig ab, aber nachher draußen werden vom Patienten die Medikamente unregelmäßig genommen. Es besteht keine Kontrolle mehr, es werden erfahrungsgemäß keine Blutspiegelbestimmungen gemacht. Wie gesagt: Es kommt zu psychischen Begleiterscheinungen, die dann fälschlich als Kontusionsfolge gewertet werden, tatsächlich aber Medikamenteneffekte sind, jedenfalls in einer Vielzahl von Fällen sein können. Ich würde beim gedeckten Schädelhirntrauma allein aufgrund der Dauer der Bewußtseinsstörung keine antikonvulsive Medikation machen. Wir gehen so weit, daß wir sagen: Auch eine sogenannte Kurvenkosmetik mit anitkonvulsiven Medikamenten, nur weil da eine Dysrhythmie vorliegt oder vielleicht sogar einmal ein paar spitze, steile Wellen sind, sollte nicht durchgeführt werden.

FROWEIN: Es bleibt also ein kontroverser Standpunkt bestehen. Das ist ja auch in einer wissenschaftlichen Diskussion gar nicht schlimm.

SCHÜRMANN: Das brauchte gar nicht so kontrovers stehenzubleiben. Ich möchte die Diskussion nicht noch erweitern, sondern durch einen Kompromiß abschließen. Wir Neurochirurgen sind ja in der Situation, daß wir den Patienten nach einer gewissen Zeit abgeben, wenn er wieder herumlaufen kann, sofern er so weit kommt. Dann wird er letztlich in die neurologische Nachbetreuung oder in die Rehabilitation gegeben, und dann kann diese Frage immer noch erörtert werden.

Ich meine, daß wir Neurochirurgen jedenfalls gut daran tun, das frische Schädelhirntrauma mit einer länger dauernden Bewußtseinsstörung zunächst prophylaktisch mit Antikonvulsiva zu versehen und den Patienten dann zu entlassen. Durch regelmäßige Kontrolluntersuchungen kann man diese Medikation sehr schnell abbauen oder auch nicht. Das wäre der Kompromiß.

MÜCKE: Zu dem Vortrag von WENKER möchte ich, entgegen seinen Auffassungen, sagen, daß der normale Wachstumsdruck des Gehirns doch wohl entscheidend für das Wachstum der Schädelkalotte und auch der wachsenden Fraktur ist. Bei tierexperimentellen Untersuchungen bei Kaninchen, wo wir parietale Knochenlücken einmal mit und einmal ohne Duraöffnung gemacht haben, konnte bei der Untersuchung unter dem Mikroskop gezeigt werden, daß, wenn die Dura eingeschnitten wird, der Wachstumsdruck des Gehirns sich über die Duraspannung nicht auf die Knochenlücke überträgt und aufgrund dessen dann die Reossifikation ausbleibt. Deshalb meinen wir, daß es ganz besonders bei Kindern unterhalb von drei Jahren wichtig ist, die Duralücke möglichst schnell zu schließen, die Duraspannung wieder herzustellen und dadurch die Wachstumsdruckübergabe über die Knochenlücke zu gewährleisten.

MEINECKE: Ich möchte den Vortrag von Herrn MOMMSEN nicht ganz unwidersprochen und ohne Kommentar im Raum stehen lassen. Wenn ich ihn recht verstanden habe, hat er anhand eines Falles und des Literaturstudiums die Schlußfolgerung gezogen, daß auch die Szintigraphie über den Reifegrad einer paraarticulären Knochenneubildung nichts aussagt. Dem muß ich ganz entschieden widersprechen. Im Einzelfall mag auch die Szintigraphie versagen. Aber dem Vorgehen, daß man das so grundästzlich zur Aussage bringt, kann ich nach meiner eigenen Kenntnis und nach den Kenntnissen aus der Literatur nicht zustimmen.

MOMMSEN: Das habe ich nicht gesagt. Ich habe gesagt, daß die Parameter, wie die Szintigraphie, alle davon sprachen, daß ein inaktiver Prozeß vorlag. Dennoch ist es jetzt zum Rezidiv gekommen. Ich habe auch die Literatur gelesen. Auch die englische Literatur beschreibt häufige Rezidive, selbst wenn der Prozeß völlig inaktiv ist, auch mit der Szintigraphie. Ich kann in der Literatur nichts anderes finden.

SCHÜRMANN: Herr MEINECKE, es ist wirklich dankenswert, daß Sie dieses Verlaufsblatt in der Form vorgestellt haben und bereits Ergebnisse vorweisen konnten. Uns ist natürlich daran gelegen, dem Unfallchirurgen dieses Verlaufskontrollblatt bei schweren Schädelhirnverletzungen ganz warm ans Herz zu legen. Dann ist nämlich die Kooperation sicher zu verbessern, dann sind die Zeiten zu verkürzen. Es sind auch Verlegungen nicht erforderlich, wo sich nämlich praktisch keine Therapiemöglichkeit, auch nicht an neurochirurgischen Kliniken ergibt.

Zu Herrn BETHKE und der Mannheimer Gruppe lassen Sie mich folgendes sagen: Ich möchte dem ein wenig widersprechen, daß das EEG als eine so ungeheuer wertvolle Methode angesehen werden kann, ein sich entwickelndes intrakranielles Hämatom zu diagnostizieren. Ich würde sogar so weit gehen, zu sagen, daß man weitgehend darauf verzichten kann. Wir kennen sehr viele chronische subdurale Hämatome, die im EEG überhaupt nichts gezeigt haben. Um es ganz deutlich zu sagen: Ein sich entwickelndes Hämatom ist erst einmal klinisch zu beobachten. Es wäre zum Beispiel das Verlaufsblatt zu erwähnen, bei dem Änderungen sehr gut klinisch festgehalten werden können. Die nichtinvasive Methode der Computer-Tomographie ist heute doch die Maßnahme, mit der man sehr gut und sehr schnell zum Ziel kommt, besser als mit dem EEG. Ich meine, sich darauf zu verlassen, bedeutet unter Umständen, daß man verlassen bleibt. Das ist sehr kritisch; ich bin mir dessen aber bewußt.

Zu Herrn MOMMSEN: Die paraarticuläre Ossifkation ist doch - das werden mir die Rehabilitationskollegen hier in diesem Kreise zugeben - weitgehend dadurch zu vermeiden, daß bei den Schwerverletzten, die lange in einem bewegungslosen Zustand liegenbleiben, durch gute heilgymnastische, physikalische Maßnahmen schon in der Intensivpflegephase gar nicht mehr eine chirurgische Behandlung erforderlich ist, wenn diese Rehabilitationstherapie, wie wir es einmal ausgedrückt haben, bereits am Unfallort - übertrieben ausgedrückt - anfängt. Dann werden solche Ossifikationen zumindest eingeschränkt, kommen also nicht mehr in dem Maße zustande, wie sie in früherer Zeit einmal zustandegekommen sind. Die meisten werden sich sicher vermeiden lassen. Das möchte ich abschließend sagen.

WELLER: Herr SCHÜRMANN, Sie haben Ihre Aussage schon etwas eingeschränkt. Ich kann mir nicht vorstellen, daß man durch krankengymnastische und physikalische Frühbehandlung eine paraarticuläre Calcifikation oder Ossifikation vermeiden kann. Was Sie vermeiden können, ist eine Versteifung in einer unangenehmen, schlechten Stellung. Aber in den Entwicklungsprozeß und in den Ablauf einer paraarticulären Ossifikation können Sie durch krankengymnastische Behandlung nicht eingreifen; im Gegenteil, Sie können sie noch verstärken. Ich möchte da sehr große Bedenken anmelden. Was man aber von Anfang an tun muß - das scheint mir ganz wesentlich zu sein -, ist, daß man von vornherein diese Patienten in einer exakten Stellung lagert und in einer exakten Stellung hält, so daß man nicht nachher unangenehme Fehlstellungen vorfindet.

FROWEIN: Ich glaube, daß sich das Krankengut ein bißchen verschoben hat. Während früher in den neurochirurgischen Kliniken viele dieser Patienten beobachtet wurden, als dieses Phänomen der Spätzustände nach langdauernder Bewußtlosigkeit erst bekannt wurde, sind viele dieser Patienten jetzt von anderen Kliniken - dankenswerterweise gerade von Ihren - übernommen worden. Es könnte also sein, Herr SCHÜRMANN, daß wir diese Patienten nicht mehr in der Zahl sehen, daß diese jetzt alle einer gezielten Behandlung in den chirurgischen und orthopädischen Zentren zugeführt wurden.

MEINECKE: Ich darf doch noch einmal auf diesen Punkt zurückkommen. Es ist einfach so, daß wir bis heute effektiv nicht wissen, woher diese Verkalkungen kommen. Wenn jetzt eben anklang, die Krankengymnastik könne nicht nur nicht helfen, sondern sie könne sogar schaden: auch das ist nicht bewiesen. Wir haben Patienten, die von der selben Behandlerin gleichmäßig behandelt werden, aber das eine Gelenk ist versteift, das andere Gelenk zeigt nichts. Das macht die ganze Misere deutlich, in der wir uns in dieser Hinsicht befinden. Ich glaube sicher, daß man nicht forcierte Krankengymnastik treiben soll; das ist sicher wichtig. Auch die Lagerung ist wichtig. Aber wir müssen uns darüber im klaren sein, daß wir nicht wissen, um was es sich handelt.

Im speziellen Fall der Hirnverletzungen müssen wir hinzufügen, daß wir bei den Tetraspastikern beispielsweise diese Verkalkungen, wie wir sie heute am Ellenbogengelenk gesehen haben, so gut wie nicht finden; wenn, dann sind es nur Einzelfälle. Bei uns stehen ganz die Hüftgelenke im Vordergrund. Es besteht immer der Verdacht, wenn an den Ellenbogengelenken etwas ist, ob hier nicht noch eine Stammhirnschädigung oder eine höhere Schädigung mit dabei ist. Wir müssen uns darüber einig sein, daß wir es nicht wissen. Das müssen wir ganz klar aussprechen.

FROWEIN: Diese Diskussion ist vielleicht in forensischer Hinsicht von besonderer Bedeutung, damit nicht nachgesagt werden kann, daß bei Entstehung solcher Schäden Fehlbehandlungen der einen oder anderen Seite vorgelegen haben.

BURGER: Frage zu dem Vortrag von Herrn MOMMSEN: Hat jemand Erfahrungen bei der Anwendung von in der amerikanischen Literatur häufig geschilderten Diphosphonaten zur Verhütung paraarticulärer Verkalkungen?

N.N.: Wir haben die Diphosphonate in unserer Klinik mit schlechten Ergebnissen angewandt, also völlig ohne Erfolg.

MEINECKE: Das kann ich auch so nicht stehenlassen. Erstens habe ich eigene Erfahrungen noch aus meiner Bochumer Zeit, die zumindest eine prophylaktische Wirkung erkennen lassen. Auf der anderen Seite gibt es größere Arbeiten im amerikanischen Schrifttum, bei denen sowohl in der Prophylaxe als auch bei Operationen von solchen Ossifikationen die Diphosphonate angewandt wurden. Die Panne ist nur, daß bisher das Medikament von der amerikanischen Food and Drug Administration noch nicht freigegeben worden ist.

IV. Aktuelle Probleme der Halsmarkverletzungen

K. Jellinger, Wien

Morphologie und Pathogenese traumatischer Rückenmarkschäden

Traumatische Schäden des Rückenmarks gliedern sich in offene (direkte) und geschlossene (indirekte) Verletzungen, die primär- und sekundär-traumatische Läsionen sowie Spätschäden erzeugen.

1. Offene Rückenmarkverletzungen

Penetrierende Traumen (Schuß, Stich, Knochensplitter, starke Dislokation) gehen mit Duraeröffnung sowie partieller oder totaler Querschnittsdurchtrennung einher. Sie machen 65-85% der Kriegsverletzungen und 5-10% spinaler Traumen im Frieden aus. Komplette Markdurchtrennung tritt in etwa 10% akut-letaler Wirbeltraumen, insbesondere am craniospinalen Übergang (JAROSCH und HINZ, 1969, MAYER und PETERS, 1970) sowie bei Geburtstraumen auf. Neben der lokalen Rückenmarkswunde, die gleiche Reaktionen wie im Gehirn mit Ausgang in eine Bindegewebsnarbe zeigt, bestehen perifocales Ödem, Blutungen und Nekrosen in der Nachbarschaft. Später treten auf- und absteigende Bahndegenerationen auf. Infektiöse Komplikationen und Meningitis sind selten.

2. Gedeckte Rückenmarkverletzungen

Durch indirekte Fortleitung stumpfer oder scharfer Gewalt bedingte Spinaltraumen ohne Duraeröffnung gehen mit oder ohne Läsionen am Wirbel- und Bandapparat einher. Die Rückenmarksschäden sind von der Biomechanik der einwirkenden Gewalt abhängig (ROAF 1976). Für die klinischen Ausfälle sind direkte mechanische Traumafolgen und Sekundärschäden durch Ödem und Zirkulationsstörungen verantwortlich (DOHRMANN et al. 1975, DUCKER 1976, JELLINGER 1976). Wegen der statischen Bedingungen ist die Zervikalregion, insbesondere bei akut-tödlichen Verletzungen, bevorzugt; über 60% der HWS-Verletzungen gehen mit traumatischen Hirnschäden einher (DAVIS et al 1971).

Biomechanisch lassen sich folgende Verletzungsmechanismen abgrenzen (Tabelle 1):

Flexions-Deflexionstraumen, biomechanisch korrekter Ventro- und Retrohyperflexion, betreffen häufig die HWS. Sie gehen mit und ohne Luxationsfraktur, Bandscheiben- und Längsbandrupturen einher und führen zu Markschäden durch Quetsch-, Biegungs-, Scher- und Zugkräfte (Abb. 1). Nur extreme Anteflexion erzeugt

Tabelle 1. Spinale Verletzungsmechanismen

Traumaform (Biomechanik)	Läsionen am Stützapparat	Rückenmarksschäden
Flexionstrauma Anteflexion gering extrem (Biegungs-, Quetsch-, Zug- und Scherkräfte)	Subluxation Kompressionsfraktur BWS, LWS Luxation, Luxationsfraktur Bogen Bogenfraktur HWS Bandscheibenprotusion Ruptur Lig.int.spin. Ruptur Lig.long.dors.	selten RM - Quetschung Kompression Zentrale RM - Nekrose Blutungen ventrale RM - Kontusion Hinterstrangschädigung
Hyperextensionstrauma Retro-/Dorsiflexion (Biegungs-, Zug-, Zerrkräfte)	ohne Fraktur Ruptur Lig.long.ant. Diskusruptur ohne Fraktur Ruptur Lig.long.ant. ventrale Luxation, Luxationsfraktur HWS, Bogenfraktur Dens-Fraktur, Luxation	"Zentrale Halsmarknekrose" (Quetschung-Kneifzangenmechanismus) Knickung, Zerrung Art. vertebralis RM-Kompression Quetschung, Ruptur oberstes HM
Rotationstrauma (Torsionskräfte)	Luxationsfraktur BWS, LWS unilaterale Luxation HWS, BWS, LWS	RM-Kompression, Konus-Kauda (evtl. Brown-Sêquard)
Kompressionstrauma (Stauchungskräfte)	Wirbelkörper-Berstungsfraktur HWS, LWS Knochenabsplitterung akute Diskusretropulsion	RM-Kompression, Quetschung evtl. Streckung über Lig.dent.
Kombinierte Formen a) Flexion+Rotation BWS+LWS	Luxationsfraktur u. BWS oder LWS unilat. Luxationsfraktur unilat. Diskusprolaps	RM-Kompression
b) Retroflexion+Rotation HWS	Subluxation. Luxation HWS Ruptur Lig.long.ant. ohne Fraktur	HM-Kompression (Zentralläsion)
c) Schleudertrauma HWS (prim.Retro-, sek. Anteflexion+Rotation + Kompression)	Luxation Kopfgelenke Atlas-, Epistropheusfraktur, Bandrisse mittl./ unt. HWS	Halsmark-Kompression Quetschung, Riß evtl. zentrale Halsmarknekrose
d) Dorsiflexion-Rotationstrauma (Deflexion+Zug + Stauchung)	evtl. Schädelbasisfraktur Luxationsfraktur Luxation, Bogenfraktur 5, 6, (7.) HWK evtl. Stauchungsfraktur	evtl. Hirnkontusion + Halsmarkkontusion zentrale Halsmarknekrose, Knickung, Zerrung Art. vertebralis
e) "Peitschenschlagtrauma" (Post.-Ant. Akzeleration Rumpf)		

aus: K. JELLINGER: Akt.Neurolo. 4, 1-21 (1977).

schwere HWS-Schäden mit Rückenmarkskompression, zentralen Marknekrosen und Hinterstrangschäden (Abb. 2a). Retroflexion durch Gewalt von vorne (Fall, Schlag auf die Stirn, Schwimmunfall) geht oft mit Luxation bzw. ventraler Luxationsfraktur der mittleren HWS, Ruptur des vorderen Längsbandes und Diskus sowie zentraler Marknekrose (Abb. 1c-e, Abb. 3a-c) durch einen "Kneifzangenmechanismus" einher. Besonders betroffen sind ältere Patienten mit cervicaler Spondylose. Am craniospinalen Übergang kann es zu akut-tödlichen Verletzungen des obersten Halsmarkes kommen (DAVIS et al. 1971, MAYER und PETERS 1970).

Stauchungsverletzungen durch vertikale Gewalt (Schlag auf den Kopf, Grubenunfall) führen zu Kompressions- und Berstungsbrüchen der Wirbelsäule mit Markkompression (Abb. 2b).

Rotationstraumen erzeugen Dislokation und Luxationsfraktur der unteren HWS und der LWS mit Markschäden (Conus-Caudasyndrom).

Kombinationstraumen umfassen Flexion-Rotation mit ein- oder beidseitigem Luxationsbruch; Retroflexion, Rotation der HWS sowie extreme Dorsiflexion-Rotation-Distorsion der HWS bei Schwimm- und Sportunfällen, die stets Markquetschung (-prellung) erzeugen.

Schleudertrauma der HWS bei Frontalzusammenstoß. Auffahrunfällen, Absturz, Posterior-Anterior-Akzelerationstraumen des Schädels und Nackens bei Kopfball-, Schwimm- und Verkehrsunfällen (HINZ 1972) führt durch maximale Ventro-Dorsiflexion mit Rotation-Kompression zu schweren, oft akut-letalen Halsmarkläsionen (Abb. 1c-e, Abb. 3a-c und e). Gleich experimentellen Rotations-Akzelerationstraumen gehen sie oft mit Hirnverletzungen einher.

Peitschenschlagtraumen ("Whiplash") bei KFZ-Auffahrunfällen von rückwärts erzeugen durch "ultraschnelle" Posterior-Anterior-Akzeleration des Rumpfes ohne Schädelbeteiligung eine Sonderform der HWS-distorsion, die meist nur Weichteilschäden im zervikalen Bewegungssegment ohne Markschäden bewirken.

3. Anatomische Läsionsformen

Traumatische Rückenmarkschäden gliedern sich topisch (JELLINGER 1976) in:

a) den "Hauptherd" als primäre Schädigung am Ort der Gewaltwirkung, die von Commotio bis Kompression und Lazeration reicht;
b) "Nebenläsionen" oral und/oder kaudal des Hauptherdes, meist Folgen von Ödem und Zirkulationsstörungen, sowie
c) "Fernschäden" ohne lokale Beziehung zu den Schäden am Ort der Gewalt (Tabelle 2).

Extraspinale Blutungen nach Traumen sind selten. Spinale Epi- und Subduralhämatome haben kaum raumfordernde Wirkung. Abzugrenzen sind spontane Hämatome bei Gerinnungsübeln usw., die durch Bagatelltraumen ausgelöst werden können.

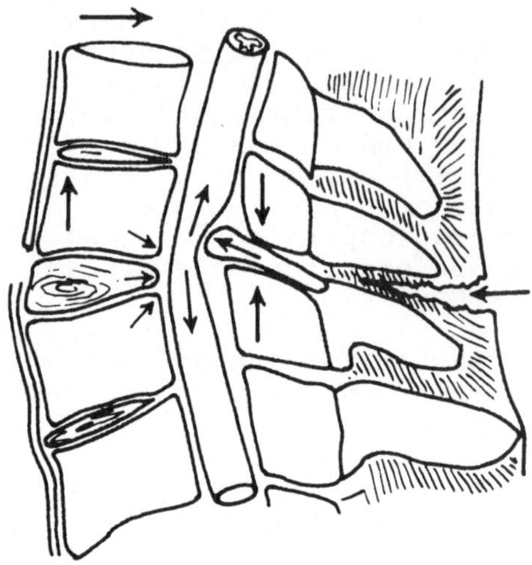

Abb. 1. Schema der Biomechanik auf Halswirbelsäule und Rückenmark bei Hyperextensions(Dorsiflexions)trauma der HWS

Rückenmarkserschütterung (Commotio medullae spinalis) umfaßt passagere, reversible Funktionsstörungen durch stumpfe Gewalt ohne anatomisches Korrelat. Als Ursachen werden molekulare Neuronen- und Nervenfaserschäden sowie Schrankenstörungen diskutiert.

Rückenmarkskompression entsteht durch passagere oder dauernde Einengung des Wirbelkanals um rund 50% bei starker Dislokation, Luxationsfraktur mit Verschiebung um 1/3 Wirbelbreite, akuten Bandscheibenvorfall, Knochensplitter, selten Hämatome und oft durch biomechanische Vorgänge mit Markquetschung ("Kneifzangenphänomen"). Die Markschäden sind abhängig von der Schwere und Dauer der Kompression. Passagerer Druck erzeugt Ödem oder kontusionsähnliche Läsionen mit zentralen Blutungen und Nekrosen. Anhaltender Druck bedingt Nekrosen mit und ohne Blutungen bis zu kompletter Querschnittszerstörung. Die Nekrosen können über mehrere Segmente reichen und mit Infarkten durch Spinalgefäßkompression einhergehen (Abb. 2b, 3f). Später erfolgt Übergang in Cysten und Narben. Experimentelle Modelle weisen neben Beziehung zwischen Grad und Dauer der Kompression zur Schwere der Funktions- und Gewebsunfälle (TARLOV 1972) auf die Bedeutung von Ödem und Zirkulationsstörungen für die Entstehung spinaler Druckschäden (GRIFFITHS 1975).

Spinale Kontusionen umfassen alle indirekten, nichtpenetrierenden Rückenmarksschäden ohne dauernde Kompression. Ihr Verlauf gliedert sich wie am Gehirn in 3 Stadien (MAYER und PETERS 1970). Initial bestehen Blutungen im zentralen Grau durch Gefäßruptur (Abb. 3c), Stase mit folgender Nekrose und Ödem (Abb. 4), die zentrifugale Ausbreitung auf die weiße Substanz oder den Gesamtquerschnitt mit Markverquellung oder in der Längsrichtung über mehrere Segmente zeigt (Abb. 2c-e). Der progressive Verlauf der zentral beginnenden Nekrosen ist nach experimentellen Befunden

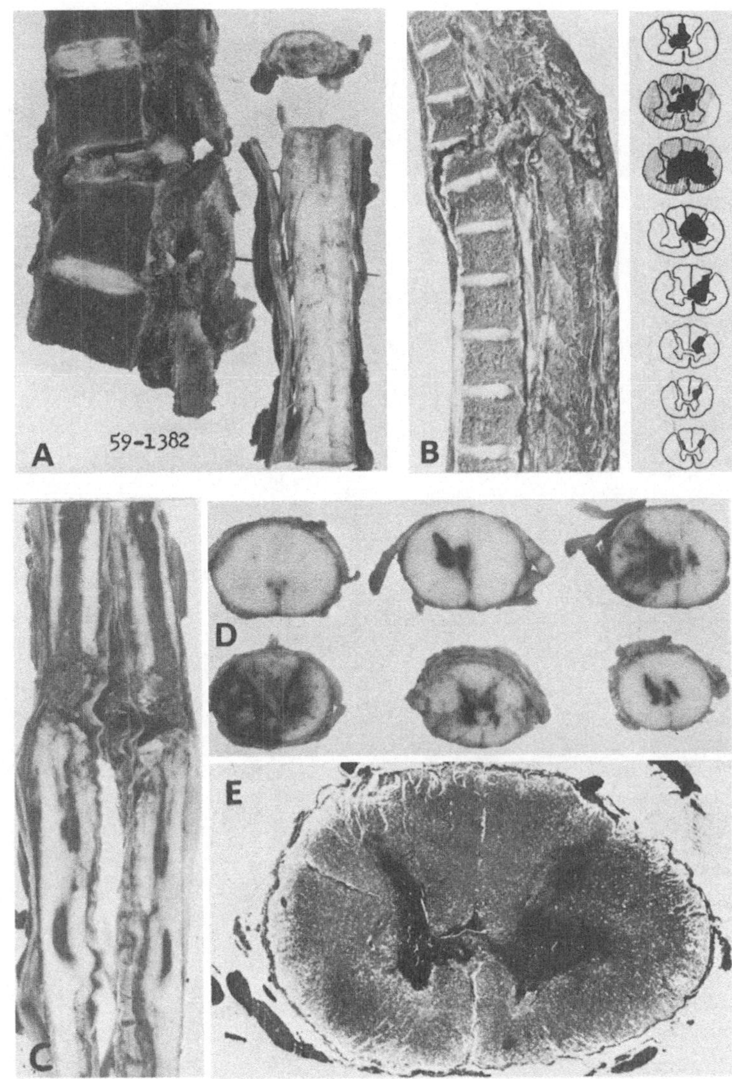

Abb. 2. Markverletzungen nach Halswirbeltraumen. (a) Marknekrose in C 7 - T 2 nach Sturz auf Hinterkopf mit HWS-Fraktur und Bandscheibenruptur C6/7; (b) Kompressionsfraktur des 7. HWK nach Kopfsprung in seichtes Wasser, Ventralverschiebung des HWK mit Markkompression und zentraler Blutung von C 5 - T 4; (c) Querschnittsnekrose in C 7 mit auf- und absteigender Blutung; Alkoholiker, nach Sturz von Stiege tot aufgefunden; (d, e) hämorrhagische Nekrose bei C 7 mit mehrsegmentaler zentraler Blutung ("Hämatomyelie") und schmetterlingsförmiger Blutung im zentralen Grau (e) nach Hyperextensionstrauma mit Stirnhirnlazeration und Fraktur des 5.-6. HWK

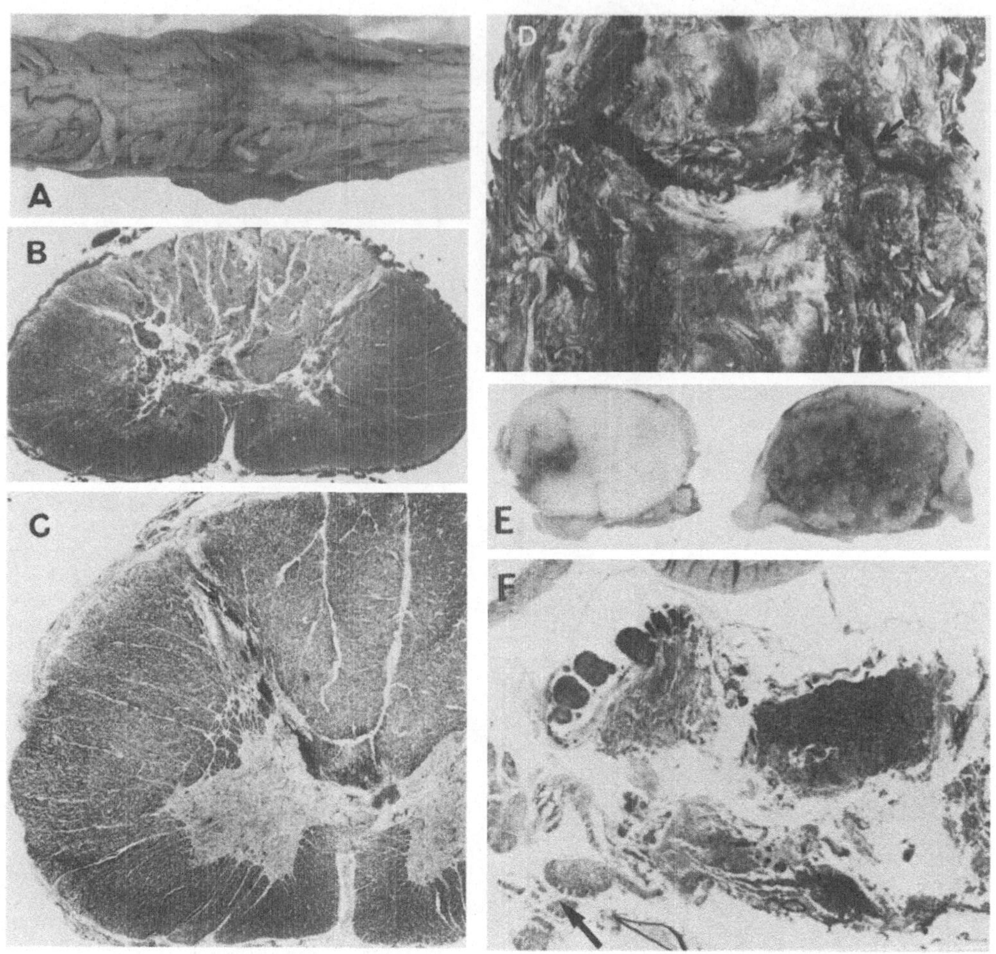

Abb. 3a-f. Posterozentrale Halsmarkläsion durch Dorsiflexionstrauma mit Bandscheibenruptur C 4-6; ÜLZ 18 Std. (a) kleine Blutung an dorsaler Markoberfläche von C 4; (b) frühe hämorrhagische Nekrose der Hinterstränge in C 4; (c) kleine Blutungen und starkes Marködem in C 5; (d) Ruptur der Bandscheibe C 5/6 nach Hyperextensionstrauma mit Kinking der linken A.vertebralis und Blutung (Pfeil); (e) Hämorrhagische Querschnittsnekrose mit Vorderwurzelläsion (Pfeil) C 7 bei Luxationsfraktur C 5/6 nach Schwimmunfall; (f) Spinalgefäßkompression

durch lokale Mikrozirkulationsstörungen mit superponiertem Ödem bedingt, die zu ischämischen Gewebeschäden führen (OSTERHOLM 1974; GRIFFITHS 1975). Für die Funktionsausfälle nach stumpfem Spinaltrauma werden neben Zirkulationsstörungen und Anoxie auch mechanische Schädigung von Zell- und Axonmenbranen diskutiert. Die Pathophysiologie der akuten traumatischen Paraplegie ist noch nicht voll aufgeklärt.

Tabelle 2. Substrat gedeckter Rückenmarksverletzungen

1. Extraspinale Blutungen: Epi-, Subdural-, Subarachnoidalblutungen

2. "Commotio spinalis": Funktionsausfall ohne Substrat (Ödem, Schrankenstörung)

   Stoß, Prellung, Kavitation

3. RM - Kompression: Partial-, Querschnittsnekrose; Ödem (Quetschung, Zerrung, Deformation)

   Dislokation, Luxationsfraktur über 1/3 Wirbelbreite
   Diskusprolaps, Fremdkörper (Knochensplitter)

4. Contusio spinalis (RM-Prellung): Zentrale Blutung, zentrale Querschnittsnekrose

   Zug-, Zerr- und Scherkräfte
   Quetschung, Druck
   Rotation, Torsion, Akzeleration
   Stoß, Prellung, Kavitation
   kombinierte Mechanismen

"Hauptherde" — Primärtraumatisch

5. Dilazeration: Einrisse, Abquetschung

   Zug-, Zerr- und Scherkräfte, Quetschung
   Akzeleration, Rotation, Torsion

6. Zentrale Nekrosen: hämorrhag. Nekrose, Blutungen

   Zug-, Zerr- und Scherkräfte
   Quetschung, Druck ("Kneifzangenmechanismus")

"Nebenläsionen"

7. "Hämatomyelie": echte Röhrenblutung (selten!)

   Gefäß- und Angiomruptur

8. Reaktivschäden: Ödem, "Lückenherde", Randschäden, zentrale Nekrosestifte, -zysten

   Zirkulationsstörungen (venöse Drainage!) "Fernschäden"

Sekundärtraumatisch

9. Gefäß- und Durchblutungsstörungen: Infarkte, Myelopathie

   Knickung, Kompression, Zerrung, Thrombose A.vertebralis
   Knickung, Kompression, Zerrung, Thrombose-Wurzel-Spinalgefäße
   hämodynamische Störungen (arteriell. venös. Ödem, Anoxie)

10. Posttraumatische Spätschäden: Meningo-, Myelopathien, Cysten, Strangdegeneration, Sekundärinfektion, Vasopathien usw.

Hämatomyelie als echte intramedulläre Röhrenblutung ist nach Trauma selten; sie tritt eher spontan durch Angioruptur oder symptomatisch (Blutungsübel, Tumor) auf (JELLINGER 1976). Abzugrenzen sind häufige zentrale Blutungen und Nekrosen nach Trauma.

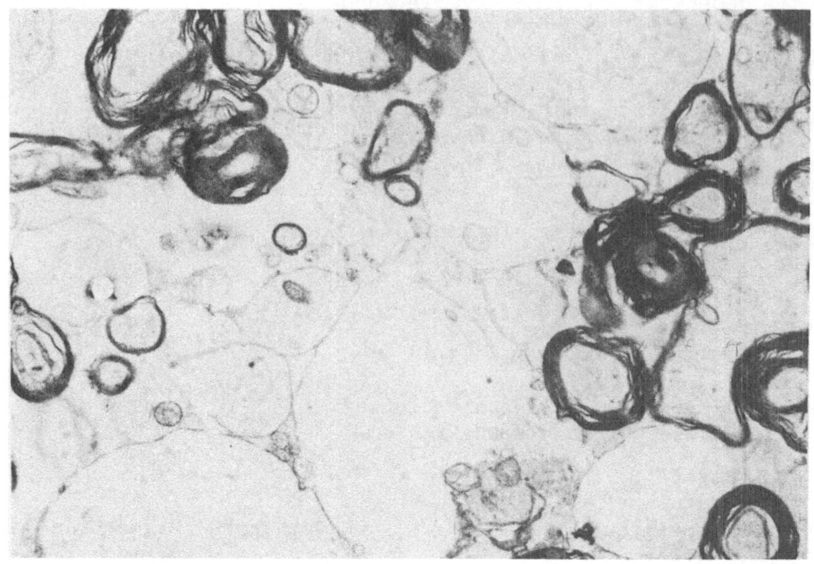

Abb. 4. Traumatisches Ödem der weißen Rückenmarksubstanz der Katze mit Astrogliaschwellung und leichter Erweiterung des extracellulären Raumes x 6000

Hämorrhagische Zentralnekrose ("Hämatomyelie") als häufiges Substrat spinaler Kontusionen und des "akuten zentralen Halsmarksyndroms" (SCHNEIDER 1955) nach Dorsi-/Anteflexionstrauma der HWS (Abb. 2) entsteht durch Konfluenz traumatischer Nekrosen und Blutungen.

Zentrale Infarkte ohne Blutung am Traumaort und in der Nachbarschaft, die in bikonischer Ausdehnung das zentrale Grau betreffen (Abb. 5a-c), sind Folgen traumatischer Spinalgefäßkompression (Abb. 3f).

Zentrale Stiftsnekrosen (Liquefaktionsnekrosen), die im ventralen Hinterstrangfeld oral, caudal oder ohne Beziehung zum Hauptherd auftreten (Abb. 5c), werden auf mechanische Faktoren (MAYER u. PETERS 1970) oder venöse Zirkulationsstörungen (JELLINGER 1976) bezogen. Sie gehen später in "Cysten mit nekrotischem Inhalt" über.

Neben- und Fernschäden, die vom Ort der Gewalteinwirkung entfernt auftreten, erklären oft klinisch schwer deutbare Diskrepanzen zwischen traumatischer Wirbelläsion und neurologischen Ausfällen, z.B. Querschnittsläsion im oralen Brustmark nach HWS-Trauma (Abb. 5a, e). Sie sind oft Folgen von Zirkulationsstörungen (JELLINGER 1976).

Traumatische Spinalgefäßschäden umfassen selten Ruptur der A.vertebralis bei Halsmarkabriß, Thrombose oder Insuffizienz der A.vertebralis mit Hirnstamm- oder Halsmarkinfarkten nach Hyperextensionstraumen (Abb. 3d) und chiropraktischen Manipula-

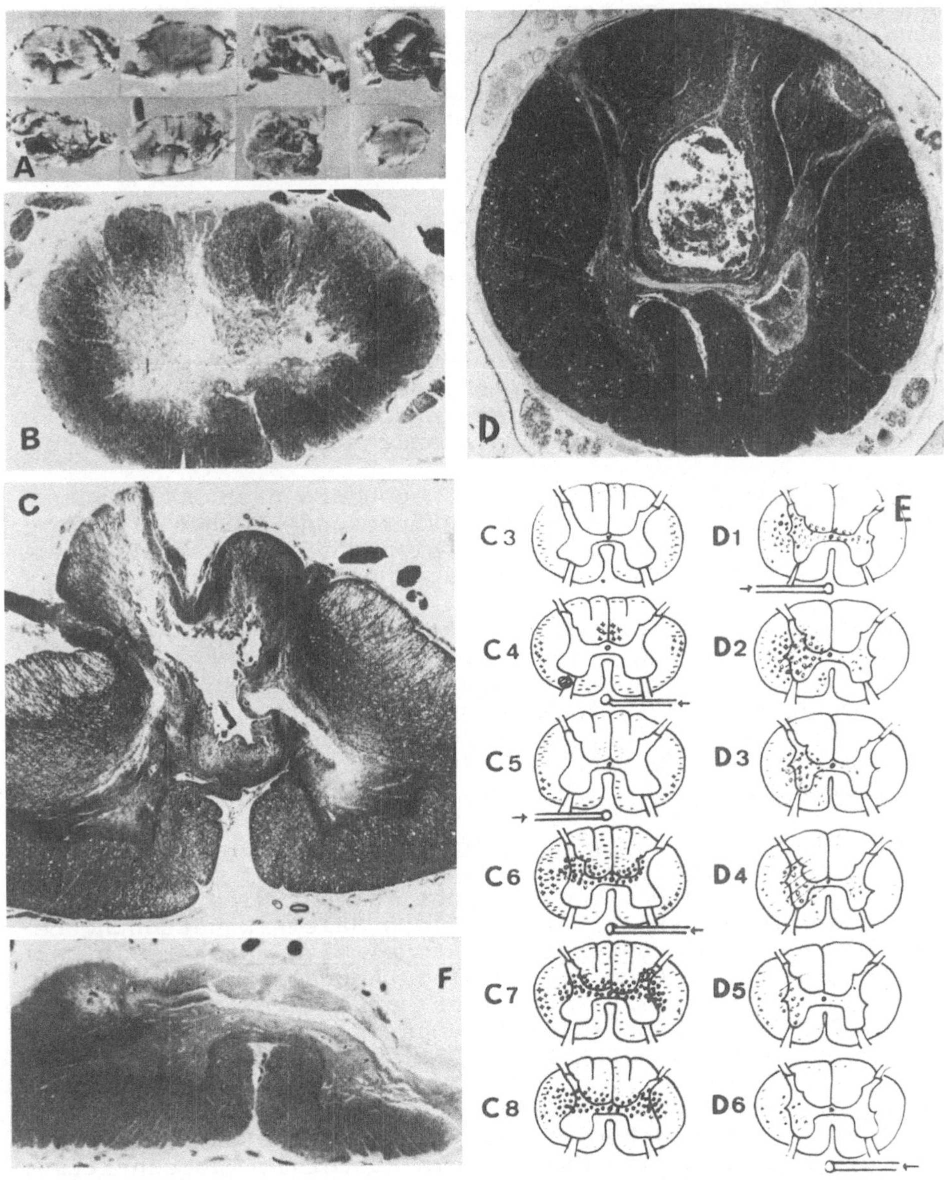

Abb. 5. Zentrale traumatische Halsmarknekrosen. (a, b) Zentrale Nekrose von C 5 - T 1 bei Luxationsfraktur 6. KWK nach Kopfsprungunfall in seichtes Wasser (ÜLZ 5 Tg); (c) Zentrale cystische Nekrose in C 5 nach Luxationsfraktur des 4./5. HWK (ÜLZ 6 Wochen); (d) Zentrale Liquefaktionsnekrose im Hinterstrang nach Luxationsfraktur des 5./6. HWK (ÜLZ 2 Wochen); (e) Cystische Narbe in dorsalen Teilen von C 3/4 15 Jahre nach Luxationsfraktur des 2.-3. HWK. Klüver-Barrera; (f) Läsionsmuster mit Wurzelarterien nach Sturz auf Hinterkopf mit HWS-Fraktur und Bandscheibenruptur C 6/7

tionen der HWS sowie seltene Thrombosen der Wurzelgefäße und der A.spinalis ant. Traumatische Wurzelgefäßkompression (Abb. 3f) als Ursache von Rückenmarksinfarkten sind autoptisch schwer faßbar. Verschlüsse und "posttraumatische Vasopathie" kleiner Spinalgefäße können zu ischämischen Fern- und Spätschäden führen (JELLINGER 1976).

4. Spätfolgen von Rückenmarkstraumen

Sie gliedern sich in Dauerfolgen der Verletzung (mit und ohne klinische Remission) sowie Spätschäden und Komplikationen.

Spätstadien traumatischer Markschäden zeigen Einschmelzung der Nekrose mit Übergang in zystische Defekte (Abb. 5c u.f) oder Narben, die mit den verdickten Meningen verbacken sind. Sie werden von auf- und absteigenden Bahndegenerationen begleitet.

Posttraumatische Myelopathien, die besonders nach HWS-Traumen auftreten, umfassen früh und spät auftretende Folgen der Verletzung sowie Komplikationen durch biomechanisch-vertebragene Irritation, Arachnopathien, Zirkulationsstörungen usw.

Cystische Markdegenerationen sind Residuen akuter zentraler Nekrosen mit Ausgang in spaltförmige Defekte und cystische Narben (Abb. 5f). Neben alten Infarktcysten im Grau finden sich multisegmentale, oft flüssigkeitsgefüllte Cysten im ventralen Hinterstrang (Abb. 5d) als Spätfolgen der zentralen Stiftnekrosen. Sie bilden das Substrat des "posttraumatischen Syringomyeliesyndroms".

Spätmyelopathien im rostralen Halsmark nach atlanto-axialer Luxation und Luxationsfraktur des Dens (rund 10% der HWS-Brüche) gliedern sich in akute und chronische Formen. Nicht-konsolidierte Luxation oder Densfraktur kann tödliche Halsmarkquetschung bewirken. Die seltene progressive Spätmyelopathie führt oft nach jahrelangem symptomfreiem Intervall zu Ausfällen durch Entmarkung, Gliose bis Querschnittsnekrose durch Markkompression (Einengung des Wirbelkanals), chronische biomechanische Irritation und Zirkulationsstörungen (JELLINGER 1976).

Spätmyelopathien im caudalen Halsmark, die mit Wirbelfusion und Spondylose einhergehen, zeigen Markkompression, Glianarben, Strangdegeneration, Nekrosecysten bis subtotale Querschnittsnekrose mit Wurzelschäden. Ähnlich der cervicalen Myelopathie bei Spondylose sind sie durch chronisch-biomechanische Schäden (Kompression, axiale Torsion, Zerrung) und Mikrozirkulationsstörungen bedingt (JELLINGER 1976).

Posttraumatische Arachnopathie ist selten; sie betrifft meist das Halsmark. Sie kann mit Randentmarkung, cystischen und Querschnittsnekrosen sowie Spinalwurzelschäden einhergehen.

5. Regenerationsphänomene

Experimentelle Befunde weisen auf begrenzte Regenerationsmöglichkeiten im Rückenmark von Säugern, etwa durch Axonsprossung,

Collateralwachstum erhaltener Neuriten, Restitution oder Neubildung synaptischer Kontakte. Bei lang überlebten traumatischen und anderen destruierenden Rückenmarkschäden werden nicht selten nervöse Regenerate mit intramedullären Neurosen und Remyelinisation vom peripheren Typ angetroffen, die vermutlich aus einsprossenden Spinalwurzeln oder Gefäßnerven stammen (JELLINGER 1976). Diese Regenerationsphänomene sind am Menschen jedoch nicht mit klinischen Hinweisen auf funktionelle Restitution traumatischer Querschnittsläsionen verbunden.

Literatur

DAVIS, D., BOHLMAN, H., WALKER, A.E., FISCHER, R., ROBINSON, E.: The pathological findings in fatal craniospinal injuries. J. Neurosurg. 34, 603-613 (1971).

DOHRMANN, G.J., WICK, K.M., BUCY, P.C.: Microcirculation of traumatized spinal cord. J. Trauma 15, 1003-1014 (1975).

GRIFFITHS, I.R.: Vasogenic edema following acute and chronic spinal cord compression in the dog. J. Neurosurg. 42, 155-166 (1975).

JAROSCH, K., HINZ, P.: Hinterhauptabriß von der Halswirbelsäule. Mschr. Unfallheilk. 72, 89-99 (1969).

JELLINGER, K.: Neuropathology of cord injuries. In: VINKEN, P.J., BRUYN, G.W.,(Eds.) Handbook of Clinical Neurology, Vol. 25, p. 43-121. Amsterdam-Oxford: North Holland Publ. 1976.

MAYER, E.Th., PETERS, G.: Pathologische Anatomie der Rückenmarksverletzungen. In: KESSEL, F.K., GUTTMANN, L., MAURER, G., (Hrsg.): Neurotraumatologie mit Einschluß der Grenzgebiete, Bd. 2, S. 39-61. München-Berlin-Wien: Urban & Schwarzenberg 1970.

OSTERHOLM, J.L.: The pathophysiological response to spinal cord injury. J. Neurosurg. 40, 5-33 (1974).

ROAF, R.: Biomechanics of injuries of the spinal column. In: VINKEN, P.J., BRUYN, G.W., (Eds.): Handbook of Clinical Neurology, Vol. 25. Amsterdam-Oxford: North Holland Publ. 1976.

K.-S. Saternus, Köln

Halsweichteil-, Wirbelsäulen- und Rückenmarkverletzungen bei Unfalltodesfällen – Die Bandscheibenverletzung –

Die vorliegende Erhebung basiert auf der Untersuchung von 427 tödlichen Traumata. Die Bestimmung des Grades degenerativer Veränderungen und die Erhebung des Verletzungsmusters erfolgte durch eine Röntgenuntersuchung in 4 Ebenen und durch eine makroskopische Befundung nach Lamellierung der bei 20° C fixierten Präparate, nämlich HWS mit hinterer Schädelbasis.

Die gefundenen Daten wurden zusammen mit denen des Gesamtkörperverletzungsmusters mit 611 verschiedenen Variablen erfaßt und mit Hilfe eines IBM-Großrechners im Rechenzentrum der Universität zu Köln ausgewertet.

Tabelle 1. Häufigkeitsverteilung der Bandscheibenverletzung (C 2/3 - C 7/Th 1) unter 427 tödlichen Traumata

Verletzte Segmente pro Fall	absolute Frequenz	relative Frequenz (%)
1 Segment (e)	84	19,6
2 "	64	15,0
3 "	30	7,0
4 "	13	3,0
5 "	2	0,5
6 "	2	0,5
kein Segment	232	54,4

In der Tabelle 1 erkennt man, daß Bandscheibenläsionen in 45,6% aller Fälle vorlagen. Am häufigsten traten singuläre Verletzungen auf. Es folgten zahlenmäßig Verletzungen in 2 Bewegungssegmenten. Eine leichte Bevorzugung war in den mittleren Segmenten C 3/4 - C 5/6 festzustellen. Andererseits waren die Bandscheiben der endständigen Segemente durchschnittlich schwerer verletzt als die der mittleren.

Im Gegensatz zu den interessanten postmortalen Untersuchungen von ZIFFER (1967), HINZ (1970), CLEMENS und BURON (1972) sowie SCHMIDT et al. (1974) ließ sich beim vital erlebten Trauma kein gesicherter Zusammenhang zwischen der Richtung der äußeren Gewalteinwirkung und der Segmentlokalisation der Verletzung der HWS feststellen. Dagegen bestand ein Zusammenhang zwischen der Art der Krafteinleitung und der Verletzungshäufigkeit; Bandscheibenverletzungen traten bevorzugt bei Hyperextension und Rotation auf.

Die Zugspannung ist nach JUNGHANNS (1959, 1960, 1968) die spezifische schädigende Form der Belastung für die Bandscheibe. Nach diesen Untersuchungen ist jedoch die Frage, ob eine Zerreißung von der Gallerthöhle des N.pulposus oder aber von den Rändern der Bandscheibe ausgeht, noch nicht schlüssig beantwortet.

Betrachtet man das Verletzungsmuster der noch jugendlichen Bandscheibe bei Druck- und Zugbelastung aus verschiedenen Richtungen, so ergeben sich wesentliche Unterschiede.

Die Abb. 1 zeigt den typischen Befund einer noch nicht degenerativ vorgeschädigten Zwischenwirbelscheibe bei Kompression.

Es findet sich eine in dorsalen Partien des Faserrings vom N. pulposus gelegene Zerreißung mit Unterblutung. Alle anderen Strukturen dieses Bewegungssgmentes sind unverletzt.

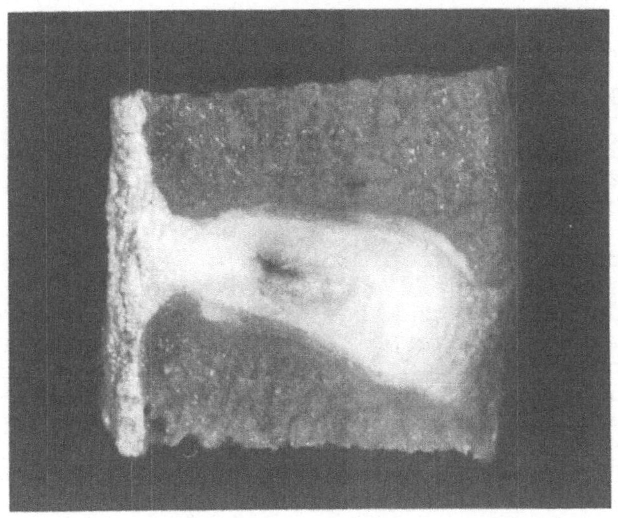

Abb. 1. Zentrale Zerreißung in Form einer Ruptur und Unterblutung der dorsalen Partien des Faserringes vom N.pulposus als Zeichen einer axialen Krafteinleitung in osteochondrosefreie Bandscheibe (16jähriges Mädchen)

Solche zentralen Risse traumatischer Genese, die auch ventral liegen können, unterscheiden sich nicht prinzipiell von den ventral entstandenen. Auf sie sind in gleicher Weise die grundlegenden auf PAUWALS (1965) und KUMMER (1959) fußenden spannungsoptischen Versuche von SCHLÜTER (1965) anwendbar.

Danach zerreißen die kollagenen Fasern der Hülle des N.pulposus infolge der senkrecht zur Beanspruchung der Bandscheibe entstehenden Querdehnung. Das würde bedeuten, daß Kompression und Zug bei einer axialen Krafteinleitung in ein Bewegungssegment nicht zu unterschiedlichen Verletzungen in der Hülle des N. pulposus führen müssen. Zwar dominieren bei dieser Art der Verletzung die Kompressionen, doch fanden sich auch bei eindeutiger Zugbelastung neben den anderen noch zu beschreibenden Formen der Bandscheibenverletzung Kombinationen mit zentraler Zerreißung. Bei Zugbelastung überwiegen diese anderen Verletzungsmuster.

So ist die typische Verletzung der dorsalen Bandscheibenanteile unter Zugbelastung ein Abriß der äußeren Faserbündel vom hinteren Längsband. Die Bandscheibe rundet sich ab und es blutet in diese Lücken hinein. Da im Laufe des Lebens sehr früh in den dorsalen Abschnitten der Bandscheibe mittelständig eine Spalte entsteht, bleiben bei einer traumatischen Ablösung oft an Grund- und Deckplatte dorsal abgerissene Partien haften, während sich in Verlängerung des Spaltes eine Einblutung findet. Die Verletzung hat dann die Form eines Fünfecks, dessen Spitze nach ventral gerichtet ist. Derartige Bandscheibenverletzungen finden sich beim suicidalen Erhängen bevorzugt in der mittleren HWS.

Das Gegenstück zu den rein dorsalen Verletzungen sind die bei ventraler Zugbelastung auftretenden isolierten Zerreißungen und Unterblutungen von vorderem Längsband und ventralen Faserbündeln des Anulus fibrosus.

Somit läßt sich sagen, daß es klar voneinander abgrenzbare Verletzungsmuster der Bandscheibe mit einer jeweils typischen Entstehungsweise gibt.

Aber auch die komplette Ruptur eines Bewegungssegmentes weist ihre Besonderheit auf. Dabei hängt das Verletzungsmuster der Bandscheibe ganz wesentlich vom Grad der vorbestehenden Osteochondrose ab. Verhältnisse, wie sie schematisch in vielen Monographien abgebildet werden, daß nämlich eine Zerreißung der Bandscheibe durch die Mitte eines vor dem Trauma noch intakten N.Pulposus geht, fanden sich an den der Untersuchung zugrunde liegenden 427 HWS-Präparaten in keinem Fall. Statt dessen ist es für die noch jugendliche Bandscheibe charakteristisch, daß es zu einer Ablösung des N.pulposus von der Grund- oder der Deckplatte kommt. Die Befunde reichen über die einseitige Ablösung bis zur kompletten Abscherung der Zwischenwirbelscheibe, wobei es bei letzterer regelmäßig (n = 3) als Zeichen erheblicher Kompression zusätzlich zu zentralen Blutungen gekommen war.

Vollständiges Fehlen degenerativer Veränderungen ist jedoch keineswegs die Voraussetzung dafür, daß es zu einer Ablösung des N.pulposus und nicht zu einem Bandscheibendurchriß kommt. In der Abb. 2 erkennt man, wie es trotz eines typischen dorsalen Spaltes zu einer breiten cranio-ventralen Ablösung der Bandscheibe gekommen ist.

Sehr häufig setzen sich Risse in vorbestehende Spalten fort, umgreifen dann den Faserring des N.Pulposus unter einseitiger Ablösung und gehen auf der Gegenseite in vorbestehende Spalten über. Nur selten kommt es bei massivster Kompression oder Traktion zu einem Abriß des Faserrings und gleichzeitig zu einem Prolaps des Gallertkerns. Für einen solchen Prolaps bedarf es keiner kompletten Ruptur der angrenzenden Faserbündel von Bandscheibe und Längsband, sondern es können Teile oder der ganze N.pulposus durch vorbestehende und weitergehende Lücken bis in den Epiduralraum gepreßt werden. Derartige Austrittspforten werden bei der mikroskopischen Darstellung des hinteren Längsbandes für eine operative Behandlung protrahiert entwickelter dorsaler Bandscheibenvorfälle nach FROWEIN (1977) oft gefunden.

Für die Ruptur eines Bewegungssegmentes läßt sich also feststellen, daß bei einer Zerreißung einer Bandscheibe mit intaktem N.pulposus dieser entweder abgelöst wird, oder - was viel seltener ist - der Gallertkern bei einseitiger Ruptur des Faserrings prolabiert. Erst bei hochgradiger Osteochondrose wie bei ausgedehnten Sequestern mit Verlust des N.pulposus verläuft die Ruptur direkt durch die Bandscheibenreste. Bei einem in eine Diarthrose umgewandelten Segment kommt es zum Hämarthros.

Neben der Erweiterung der Kenntnisse über das Verletzungsmuster der HWS bieten die hier mitgeteilten Ergebnisse auch eine Er-

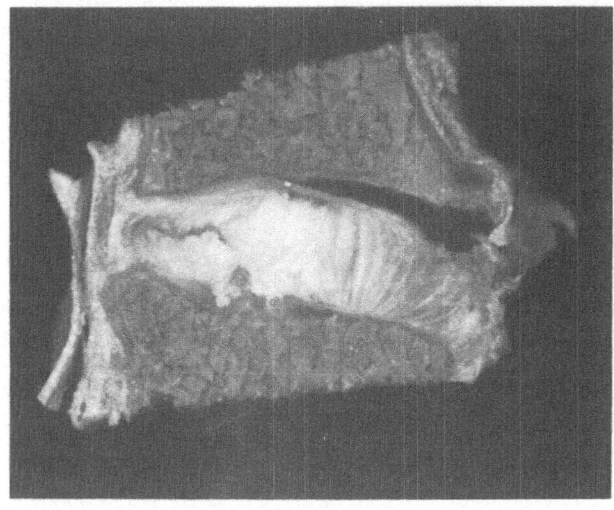

Abb. 2. Zerreißung des vorderen Längsbandes und cranioventrale Ablösung bei einer degenerativ vorgeschädigten Bandscheibe (dorsale Spaltenbildung) mit noch intaktem N.pulposus bei einem 62jährigen durch Zugbelastung

klärung der posttraumatischen Spondylosis deformans. Denn für die Entstehung jeglicher Form der Spondylosis deformans ist nach den Beobachtungen SCHMORLS (1933) der Abriß des Randleistenanulus bei noch intaktem N.pulposus verantwortlich. Den Beweis für die Richtigkeit dieser Annahme hat SCHLÜTER 1965 im Modellversuch erbracht.

Wenn jetzt gezeigt werden konnte, daß es bei der Ruptur eines Bewegungssegmentes mit zuvor intaktem N.pulposus nicht zu einem Bandscheibendurchriß, sondern zu einer Ablösung des N.pulposus kommt, erfährt damit die SCHMORLsche Theorie auch am konkret gefundenen Verletzungsmuster ihre Bestätigung.

Zusammenfassung

Unter 427 tödlichen Traumata, bei denen HWS und hintere Schädelbasis sowohl radiologisch als auch - nach erfolgter Kältefixation - präparatorisch auf degenerative Vorschädigungen und auf Verletzungen hin untersucht wurde, fanden sich in 45,6% der Fälle Verletzungen der Bandscheibe in einem oder mehreren Bewegungssegmenten.

Die Verletzungen einer Bandscheibe mit intaktem N.pulposus wurden in die zentrale Zerreißung (Faserring des N.pulposus), die dorsale Ablösung und den ventralen Riß unterteilt, und es wurde die Art ihrer Entstehung diskutiert. Weiterhin ließ sich feststellen, daß bei der Zerreißung einer Bandscheibe mit noch intaktem N.pulposus dieser entweder abgelöst wird oder in seltenen Fällen bei einseitiger Ruptur des Faserringes prolabiert.

Erst bei hochgradiger Osteochondrose mit Sequestern und Verlust des N.pulposus verläuft eine Ruptur direkt durch die Bandscheibenreste. Durch die Kenntnis dieser Typen von Bandscheibenverletzungen erfährt die Schmorlsche Theorie über die Genese der Spondylosis deformans, deren Richtigkeit durch Modellversuche von SCHLÜTER nachgewiesen werden konnte, ihre konkrete Bestätigung.

Literatur

CLEMENS, H.J., BUROW, K.: Experimentelle Untersuchungen zur Verletzungsmechanik der Halswirbelsäule beim Frontal- und Heckaufprall. Arch.orthop.Unfall-Chir. 74, 116-145 (1972).

FROWEIN, R.: Zervikale Bandscheibenschäden. Symptomatologie Vortragsveranstaltung der Neurochirurgischen Klinik und der Nervenklinik d. Universität zu Köln, Köln 9.2.1977.

HINZ, P.: Die Verletzungen der Halswirbelsäule durch Schleuderung und Abknickung. Die Wirbelsäule in Forschung und Praxis, Bd. 47. Stuttgart: Hippokrates 1970.

JUNGHANNS, H.: Traumafolgen an der gesunden und an der vorgeschädigten Wirbelsäule. Z. Unfallmed.Berufserkrk. 52, 101-122 (1959).

JUNGHANNS, H.: Schleudertrauma der Halswirbelsäule. Langenbecks Arch.klin.Chir. 316, 475-483 (1966).

JUNGHANNS, H.: Chondrosis (Osteochondrosis) intervertebralis und Spondylica deformans in ihren Beziehungen zum Trauma und zur Begutachtung. Die Wirbelsäule in Forschung und Praxis, Bd. 40. Stuttgart: Hippokrates 1968.

KUMMER, B.: Bauprinzipien des Säugerskeletes. Stuttgart: Thieme 1959.

PAUWELS, F.: Gesammelte Abhandlungen zur funktionellen Anatomie des Bewegungsapparates. Berlin-Heidelberg-New York: Springer 1965.

SCHLÜTER, K.: Form und Struktur des normalen und des pathologisch veränderten Wirbels. Die Wirbelsäule in Forschung und Praxis, Bd. 30. Stuttgart: Hippokrates 1965.

SCHMIDT, Gg., KALLIERIS, D., BARZ, J., MATTERN, R.: Results of 49 cadaver tests simulating frontal collision of front seat passengers. Proc. 18th Stapp Car Crash Conference, S. 283-291, New York: SAE 1974.

SCHMORL, G.: Über die an knorpeligen Sekeleten bei allgemeinen Knochenerkrankungen auftretenden Veränderungen. Virchows-Arch. path. Anat. 290, 396-432 (1933).

ZIFFER, D.: Das Verhalten der Halswirbelsäule in Verbindung mit der Schädelbasis und der oberen Brustwirbelsäule bei schlagartiger Druckbeanspruchung (Stürze auf unnachgiebige Hindernisse - Stahlplatten) und bei schlagartiger Zugbeanspruchung (Zerreißung). Zbl. Verkehrs-Med. 13, 193-217 (1967).

G. Lausberg, Bochum-Langendreer

Spezielle diagnostische Maßnahmen im akuten Stadium einer HWS-Verletzung

Die herausragende Verbesserung operativer Maßnahmen bei Verletzungen der Halswirbelsäule, die durch die Entwicklung ventraler Operationsverfahren besonders durch CLOWARD (1961) und VERBIEST (1961) eingeleitet wurde, erfordert zugleich eine Erweiterung und Verbesserung der bisher angewendeten diagnostischen Verfahren. Das Ausmaß einer Halswirbelsäulenverletzung mit und ohne Rückenmarkbeteiligung ist Grundlage der eventuellen notwendigen operativen Therapie und kann durch verschiedene Verfahren geklärt werden.

Dazu gehört die herkömmliche Röntgennativdiagnostik einschließlich der Tomographie ebenso wie als spezielle Untersuchungen die Röntgenspezialverfahren der Wirbelangiographie über den venösen Schenkel und der Discographie sowie die Vertebralisangiographie. Diese Verfahren haben die myelographische Untersuchung des Spinalkanals bei Halswirbelsäulen- und Halsmarkverletzungen unter Verwendung herkömmlicher öliger Kontrastmittel weitgehend verdrängt, weil sie einerseits eine besonders bei Halsmarkverletzten oft kritische Lagerung erfordert und andererseits keine genügend sichere Feindiagnostik zuläßt. Inwieweit letzterer Nachteil durch den Einsatz der neueren wasserlöslichen Kontrastmittel ausgeglichen werden kann, bleibt abzuwarten.

Als weitere diagnostische Maßnahme ist die bekannte Queckenstedtsche Untersuchung der Liquorpassageprüfung zum indirekten Nachweis einer Rückenmarkskompression zu erwähnen. Der Liquoruntersuchung kommt hingegen in der Akutphase einer Verletzung eine untergeordnete Bedeutung zu, weil einerseits eine Blutbeimengung zum Liquor auch bei leichten Rückenmarksschäden oder einer intrakraniellen traumatischen Subarachnoidalblutung auftreten kann, wie andererseits schwere Kompressionsschäden des Rückenmarkes ohne akute Liquorveränderungen einhergehen können.

Nach Art und Schwere hat sich die Einteilung der Halswirbelsäulenverletzungen in solche mit und solche ohne Rückenmarksbeteiligung bewährt, weil sie therapeutische Folgerungen erzwingt und prognostische Faktoren beinhaltet. Traumatische Halsmarkschäden kommen klinisch als inkomplettes oder komplettes Querschnittssyndrom zur Darstellung, letzteres mit totalem Ausfall jedweder motorischer, sensibler und vegetativer Funktion unterhalb des Verletzungsabschnittes. Die Notwendigkeit oder gar der Sinn einer operativen Behandlung komplett querschnittsgelähmter Fälle wird in den Beiträgen zur Operationsindikation erörtert werden.

Die Röntgenübersichtsaufnahmen der Halswirbelsäule sind heutigentags bei jeder eindeutigen Verletzung im Halswirbelsäulenabschnitt, insbesondere bei Rückenmarksbeteiligung, eine Routinemaßnahme. Diese Routineuntersuchung sollte - das allerdings ist oft unberücksichtigt - auch bei jedem schweren Schädelhirntrauma mit Bewußtlosigkeit durchgeführt werden, finden sich doch in einem wenn auch geringen Prozentsatz, eindeutige zum Teil schwere Verletzungen der HWS, die übersehen, zu einem fatalen Verlauf führen können.

So ist der Fall einer polytraumatisierten 18jährigen zu erwähnen, bei der die Rettung des Lebens durch frühes Erkennen und Ausräumen eines epiduralen Hämatoms gelungen war, die im tiefen Koma übersehene Luxationsfraktur der Halswirbelsäule jedoch zu einem sekundären kompletten Querschnittssyndrom im Halsmarkbereich geführt hatte, das irreversibel geblieben ist.

Die Röntgenübersichtsaufnahmen der Halswirbelsäule lassen im wesentlichen das Ausmaß der knöchernen Verletzung erkennen, weniger aber und dies nur indirekt eine Verletzung des Bandapparates und überhaupt nicht eine solche des Rückenmarks oder der Cervicalwurzeln.

Die oft bestehende Diskrepanz zwischen der Schwere neurologischer Ausfallerscheinungen infolge einer Rückenmarkverletzung und fehlenden oder nur geringen knöchernen Halswirbelsäulenverletzungen resultiert aus dem sogenannten Katapultmechanismus (LAUSBERG 1970). Im Moment des Traumas kommt es bei genügend großer Scherkrafteinwirkung zu einer erheblichen Verformung der Wirbelsäule, wodurch eine Läsion des Rückenmarkes herbeigeführt werden kann. Der Band- und Muskelapparat der Wirbelsäule kann danach die knöcherne Grundform weitgehend wieder herstellen.

Die Röntgenübersichtsaufnahmen der Halswirbelsäule werden die Primärform der knöchernen Verletzung und das Ausmaß der Dislokation und durch Kontrollaufnahmen auch deren mögliche Beeinflußbarkeit darstellen und sie werden erste Hinweise auf weitere diagnostische Maßnahmen geben. So weist die Ventralluxation im Bereich des 4./5. Halswirbelkörpers durch die deutliche Kyphose zwar auf eine Zerreißung des dorsalen interspinären Bandapparates und des hinteren Längsbandes als dorsale Begrenzung des Bandscheibenraumes hin. Gleichwohl war die 6 Wochen alte übersehene Luxation, die neurologisch lediglich segmentale radiculäre Reiz- und Ausfallerscheinungen hervorgerufen hatte, durch eine 7 Kilo-Extension innerhalb 24 Std reponierbar. Auch eine fast wirbelkörperbreite Luxation im Abschnitt HWK. 4/5 ohne Kyphose war durch Extension zu normalisieren.

Die tomographische Untersuchung hat ihren Wert zur Bestätigung verdächtiger Verletzungen ohne oder mit nur geringer Dislokation wie am Beispiel einer Densfraktur und einer Wirbelbogenfraktur mit geringgradiger Luxation im Bereich des 2. HWK dargestellt wurde.

Die Wirbelangiographie über den venösen Schenkel, auch Ossovenographie genannt, wurde von FISCHGOLD (1952) erstmalig durchgeführt und von VOGELSANG ab 1964 zu einer klinischen Routinemethode verbessert. Unter direkter Röntgensichtkontrolle wird mit einer Punktionskanüle von ventro-lateral aus medial den Gefäßnervenbündeln und lateral des Kehlkopfs der dem verletzten Wirbelsäulenabschnitt benachbarte Wirbelkörper mit leichten Hammerschlägen punktiert. Die Aspiration von Blut im Knochen sichert die einwandfreie Nadellage. Nach Injektion von 10 ml 60-70%igem wasserlöslichen Jodkontrastmittel stellen sich im Wirbelangiogramm die epiduralen und vertebralen Venenplexus dar. Eine Kompression der epiduralen Venenplexus durch eine Wirbelkörperdislokation oder einen traumatischen Bandscheibenvorfall ist durch eine Unterbrechung des Kontrastmittelflusses erkennbar. Dadurch kann auch nach beseitigter Luxation, wie am Beispiel der reponierten HWK 6/7-Luxation dargestellt, die fortbestehende Kompression des Rückenmarkes durch die Unterbrechung der epiduralen Venenplexus caudal des verletzten Halswirbelsäulenabschnittes nachgewiesen werden.

Die Discographie zur Darstellung des Zwischenwirbelraumes wurde an der Halswirbelsäule zuerst von SMITH und Mitarbeitern (1957) und CLOWARD (1958) beschrieben und durchgeführt. Bei gleichem Zugang wie zur Ossovenographie wird mit einer dünnen Nadel unter Röntgensichtkontrolle der Intervertebralspalt durch das vordere Längsband punktiert und je nach Beschaffenheit der Bandscheibe bis 1 ml Kontrastmittel injiziert. Eine Bandscheibenzerstörung zeigt sich in einer Kontrastmittelansammlung im gesamten Zwischenwirbelraum. Der Austritt des Kontrastmittels in den Spinalkanal beweist die Zerreißung des hinteren Längsbandes bei einer teilreponierten HWK 4/5-Luxation.

Schließlich sei noch die Möglichkeit der Feindiagnostik bei kombinierter Anwendung der Discographie und Ossovenographie am Beispiel einer geringfügigen HWK 6/7-Luxation dargestellt. Der Austritt des Kontrastmittels bei der Discographie beweist die Zerreißung des hinteren Längsbandes, bei der Ossovenographie ist der ventrale epidurale Venenplexus genau in Höhe der Bandscheibe unterbrochen, wodurch der traumatische Bandscheibenvorfall nachgewiesen und operativ gesichert werden konnte.

Abschließend sei die retrograde Darstellung der Arteria vertebralis über die Arteria brachialis subclavia erwähnt, die für die Akutbeurteilung einer Halswirbelsäulenverletzung jedoch von untergeordneter Bedeutung ist. Im vorliegenden Falle handelte es sich um eine 6 Monate alte primär nicht reponierte und zum Zeitpunkt der Untersuchung in Fehlstellung fixierte Luxationsfraktur im HWK-Abschnitt 4/5.

Währenddem die Angiogramme in ap.-Projektion keinen abnormen Verlauf zeigen, ist auf den Seitenbildern die Dislokation der Vertebralarterien allerdings ohne Lumeneinengung erkennbar.

Zusammengefaßt ermöglichen es die modernen Untersuchungsmethoden der Ossovenographie und Discographie unterstützt durch die herkömmlichen radiologischen Nativmethoden eine Rückenmarks- oder segmentale Nervenwurzelkompression nachzuweisen, damit die Grundlage für eine erfolgreiche operative Therapie zu schaffen und einer Dauerschädigung vorzubeugen.

Literatur

CLOWARD, R.B.: Cervical discography.Amer.J.Roentgenol. 79, 563-574 (1958).

CLOWARD, R.B.: Treatment of acuts fractures and fracture dislocations of the cervical spine by vertebral body fusion. J. Neurosurg. 18, 201-209 (1961).

FISCHGOLD, H., ADAM, H., ECOIFFIER, J., PIQUET, J.: Opacifications des plexus rachidiens et des veines azygos par vois osseuse. J.radiol.élektrol. (Paris) 22, 37 (1952).

LAUSBERG, G.: Akutmaßnahmen bei Wirbelsäulenverletzungen mit und ohne Rückenmarksbeteiligung. Langenbecks Archiv Chir. 327, 981-986 (1970).

LAUSBERG, G.: Die operative Therapie bei Verletzungen der Halswirbelsäule. Z.Orthopäd. 112, 899-903 (1974).

VERBIEST, H.: Anterior operative approach in cases of spinal cord compression by old irreductible displacement of fresh fracture of cervical spine. J.Neurosurg. 19, 389-400 (1962).

VOGELSAND, H.: Die spinale Ossovenographie. Berlin: de Gruyter 1969.

B. Hübner, Frankfurt/Main

Pathomechanik und Prognose bei der sogenannten zentralen Halsmarkverletzung

Schon BABINSKI, BARRE, OPPENHEIM und anderen Klassikern der Neurologie fiel auf, daß bei Rückenmarkverletzten mit unvollständigem Querschnitt gelegentlich ein der Syringomyelie ähnliches Bild auftrat, daß z.B. Blasen- und Darmentleerung frühzeitiger sich erholen, als andere Querschnittssymptome. HILLER und FÜRSTNER haben in Handbuchbeiträgen vor 40 Jahren schon recht genau die Besonderheiten der Pathologie und Physiologie solcher Markschädigungen beschrieben und auf ihre zentrale Lage hingewiesen. KLAUS hat in seinem Handbuchbeitrag Bilder solcher Verletzungen gezeigt. HILLER hat eindrucksvoll die Abgrenzung solcher Syringomyelie-ähnlichen Schädigungen beschrieben und aufgezeichnet. Aufgrund des FÜRSTschen sogenannten Zwiebelschalenschemas der Gliederung in den langen Rückenmarkbahnen ist verständlich, daß zentrale Verletzungen und Schädigungen vor allem die nächstgelegenen Schaltneurone und Abschnitte der langen Bahnen unterbrechen, während die peripherwärts gelegenen Leitungen mehr oder weniger erhalten bleiben oder sich erholen können. Es kommt später nicht selten zu dem von HAED skizzierten Schema der jackenförmigen Dissoziation. SCHNEIDER aus Ann Arbor in Amerika schließlich ist es gewesen, der 1954 darauf hingewiesen hat, daß derartige Verletzungen in mehrfacher Hinsicht etwas besonderes darstellen. Es handelte sich überwiegend um Verletzungen, die durch Hpyerextension, besser Hyperretroflexion genannt, entstehen, wobei möglicherweise die extreme Faltung des Ligamentum flavum (Interarcuatum) zu einer plötzlichen Kompression des Halsmarkes führt. Daß es nur zu einer zentralen Schädigung, nämlich Erweichung oder Blutung, komme, beruhe möglicherweise auf den Besonderheiten der Gefäßversorgung des Rückenmarkes, zumal drittens zufällig sei, daß die Lähmungserscheinungen nicht selten erst im Laufe von Minuten oder Stunden auftreten und rasch fortschreiten und schließlich viertens die Prognose solcher Schädigungen manchmal relativ günstig sei, da vor allem im Bereich von Blase, Darm und unteren Extremitäten eine erfreuliche Remission innerhalb von Wochen und Monaten auftreten könne. Die Kenntnis dieses Krankheitsbildes und Verlaufes sei um so wichtiger, weil eine operative Intervention, etwa unter der Annahme einer intraspinalen Raumforderung, nicht nur unnötig, sondern geradezu kontraindiziert sei, da ja schließlich der operative Eingriff am Spinalkanal und am Rückenmark ein Ödem sehr ungünstig beeinflussen könne. Soweit SCHNEIDER und seine Mitarbeiter.

Aufgrund dieser Mitteilungen und eigener Beobachtungen ähnlicher Fälle, habe ich die Krankenpapiere und Röntgenbilder unserer Halsmarkverletzten aus den Jahren 1963 bis 1976 genauer durchgesehen. Unter 260 Verletzten kam es 185 mal zu einem vollständigen Querschnitt, das sind 71%, 75 mal zu einem inkompletten Querschnitt, davon in 6 Fällen zu einem recht klassischen, sogenannten BROWN-SÈQUARD, das sind 2,5% und in 14 Fällen zu einer sogenannten zentralen Halsmarkverletzung, das sind 5,5%.

Über den Verletzungsmechanismus ist nur so viel zu sagen, daß er in vielen Fällen nicht exakt rekonstruiert werden konnte. Bei 2 Patienten war es zu einem typischen Auffahrunfall gekommen, bei 6 zu anderen Verkehrsunfällen, 4 waren abgestürzt oder verschüttet und 2 in zu flaches Wasser gesprungen. Diese Verteilung entspricht ziemlich genau auch der der anderen Halsmarkverletzungen.

Röntgenologisch waren 2 Fälle ohne erkennbare krankhafte Veränderungen. Auch später angefertigte Aufnahmen ließen keine reparativen Vorgänge als Ausdruck einer Band- oder Bandscheibenschädigung erkennen. In 6 Fällen fanden sich ventrale Abknickungen mit Wirbelkompressionen. In weiteren 6 Fällen Luxationsfrakturen oder einseitige Luxationen, sogenannte Rotationsluxationen.

In 3 Fällen bestand das von SCHNEIDER beschriebene freie Intervall zwischen Unfallereignis und Auftreten der Lähmungserscheinungen. In 8 Fällen zeigte sich innerhalb der ersten Tage offenbar infolge des Marködems eine Verstärkung von initialen Lähmungserscheinungen. In den übrigen Fällen war eine initiale Progredienz nicht zu erkennen. Eine Indikation zur operativen Intervention unter dem Gesichtspunkt einer Compressio spinalis ergab sich in keinem Falle, da niemals eine aufsteigende, sondern höchstens eine absteigende Verstärkung der Lähmung gefunden wurde.

In den meisten Fällen setzte schon nach wenigen Tagen eine Rückbildung der Tetraparese ein, leider in einer größeren Anzahl nur bis zu einem sehr unvollständigen Grad. 5 Verletzte sind sehr gut geworden, sie haben nur noch eine leichte Spastik der Beine und eine meist einseitig betonte Ungeschicklichkeit und Gefühlsveränderung der Arme und Hände bei intakter Blasen-, Mastdarm- und Sexualfunktion. In 6 Fällen kam es nur zu einer mäßigen

Restitution: Blase und Mastdarm funktionierten oft nur unter Nachhilfe, die Spastik der Beine war beträchtlich, das Gehen meist mühsam und nur mit Hilfen möglich.

Bei 3 Patienten erfolgte kaum eine Besserung, sie blieben mehr oder weniger typische Tetraplegiker.

Zusammenfassung

Pathomechanik und Pathogenese der zentralen Halsmarkschädigung sind in Ausnahmefällen einleuchtend zu klären, in der Mehrzahl des allerdings überhaupt seltenen Krankheitsbildes nicht genauer festzulegen. Das klinische Bild mit seiner caudalwärts gerichteten Progredienz direkt oder bald nach dem Unfall läßt bei genauerer Untersuchung genügend klar erkennen, daß eine operative Intervention nicht indiziert ist. Die Prognose ist im Einzelfall außerordentlich unterschiedlich, meist nach Wochen aber deutlich schon zu erkennen. Eine frühzeitig einsetzende, systematische und langanhaltende Rehabilitation ist für das Spätergebnis sehr wichtig.

Literatur

FÖRSTER, O.: Die traumatische Läsion der Rückenmarkverletzungen. In: Handbuch der Neurologie, Erg.-Bd. 2,4. Berlin: Springer 1925.

HILLER, F.: Im Handbuch der inneren Medizin, B 5,1 3. Aufl. Berlin: Springer 1939.

KLAUE, R.: Im Handbuch der Neurochirurgie, 7,1. Berlin-Heidelberg-New York: Springer 1969.

OPPENHEIM,: Lehrbuch der Neurologie. Berlin:Springer 1913.

SCHNEIDER, R.C., THOMPSON, J.M., BEBIN, J.: The syndrom of acute central cervical Spinal injury. J.Neurol.Neurosurg.Psychiat. 21, 216 (1958).

J. Probst, Murnau

Therapie der frischen HWS- und Rückenmarkverletzung – konservative Behandlung

Die Behandlung des frisch Rückenmarkverletzten beginnt bereits an der Unfallstelle. Wenn auch in vielen Fällen keine genaue Diagnose zu stellen sein dürfte, so ist das grobklinische Bild der frischen Halsmarklähmung u.a. wegen des Verlustes der aktiven Beweglichkeit doch so eindrucksvoll, daß es kaum zu übersehen ist. Beim Abtransport muß besondere Rücksicht auf die von Anfang an bestehende Druckschadengefährdung genommen werden. Die Schockbekämpfung am Unfallort und auf dem Transport ist vordringlich, auch wenn die klinischen Schockzeichen noch nicht ausgeprägt sein sollten. Die Lagerung zum Transport muß verdrehungssicher, zugleich aber gut gepolstert erfolgen, wobei insbesondere auf Druckschädigungsmöglichkeiten durch Tascheninhalte zu achten ist. Bei nicht bekannter Schädigungshöhe muß auch mit der jederzeitigen Möglichkeit eines Atemstillstandes gerechnet werden. Für den raschen Transport in das nächste Krankenhaus ist Sorge zu tragen.

Sobald feststeht, daß eine Rückenmarkverletzung, gleichgültig welcher Ursache, vorliegt, ist die Verlegung in ein Zentrum für RMV anzustreben; nicht immer wird diese möglich sein; auch ein Allgemeinkrankenhaus muß daher nötigenfalls die Behandlung des RMV vornehmen können. Fachlich zuständig sind neben der Chirurgie auch die Innere Medizin, Neurologie und Anaesthesie, die Chirurgie ist federführend; denn die RMV ist eine dringliche Verletzung.

Sowohl bei nachgewiesener als auch bei Verdacht auf eine RMV - z.B. aufgrund des verlorengegangenen Schmerzempfindens - ist eine eingehende klinische und röntgenologische Diagnostik vorzunehmen, die übrigens ebenso für die HWS-Verletzung ohne RM-Beteiligung zu erfolgen hat. Insbesondere ist eine aussagesichere Röntgendiagnostik zu betreiben und schon vom Chirurgen eine genaue und genau dokumentierte neurologische Bestimmung des Lähmungsbildes anzulegen (Tabelle 1 und 2).

Tabelle 1. HWS-Verletzungen mit RM - Verletzung (BG-UK Murnau 1967-1976)

I	7	
II	10	
III	26	mehrere 37
IV	41	
V	104	
VI	83	
VII	61	

n = 369

Tabelle 2. HWS-Verletzungen mit RM - Verletzung (BG-UK Murnau 1967-1976)

Kompressionsfrakturen	130
Luxationsfrakturen	164
Luxationen	34
Distorsionen	1
Kontusionen	40
	369

Regelmäßig ist davon auszugehen, daß die Rückenmarkverletzung mit HWS-Verletzung irreversible Schäden gesetzt hat, daß eine Nach- oder Zweitschädigung nicht zu befürchten ist, daß hingegen bei fehlendem röntgenologischem Verletzungsnachweis Aussichten auf eine Wiederholung des RM gegeben sind.

Nächst der speziellen RM- und HWS-Diagnostik muß der Verletzte umfassend von Kopf bis Fuß auf "Nebenverletzungen" untersucht werden, da solche häufig sind, vom Unerfahrenen aber oft nicht erkannt werden, zumal die Mitarbeit des Patienten ausfällt (Tabelle 3). Besonderes Augenmerk ist auf die Verletzungen des Schädels, des Brustkorbs und des Bauches zu richten; diese sind häufig. Eine schwerwiegende verborgene Verletzung ist die Zwerchfellruptur; eine andere die Milzruptur, eine dritte häufige der Hämatothorax. Diese Verletzungen sind sofort behandlungsbedürftig. Die geschlossenen Gliedmaßenverletzungen sind, sofern es sich nicht um Gelenkfehlstellungen handelt, in der Regel nicht sofort operations-, wohl aber ruhigstellungsbedürftig (Tabelle 4).

Tabelle 3. HWS-Verletzungen mit RM-Verletzung (BG-UK Murnau 1967-1976)

369 Verletzte		
davon mit	Nebenverleztungen	
einfach	189 = 51%	
mehrfach	86 = 23%	
gesamt	275 = 74%	
Zum Vergleich alle RMV Literatur:		
MEINECKE		57%
BG-UK Murnau		37%

Tabelle 4. Verteilung der Nebenverletzungen bei Rückenmarkverletzten (BG-UK Murnau 1967-1976)

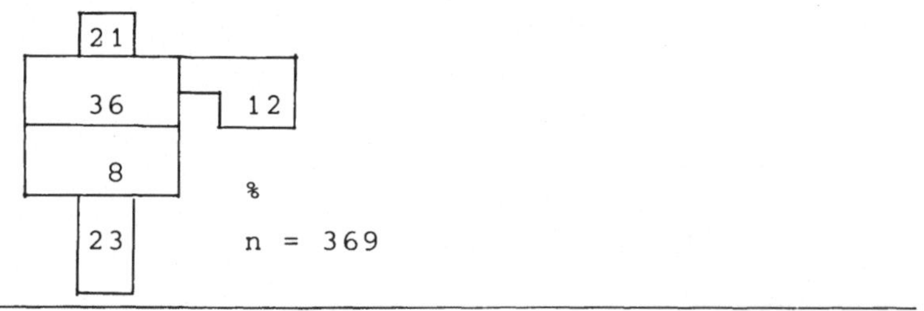

An erster Stelle der klinischen Erstbehandlung der Rückenmarkverletzung steht die Bekämpfung des Blutvolumenmangelschocks. Eine örtliche Behandlung der Rückenmarkverletzung außer z.B. durch dehydrierende Maßnahmen ist nicht gegeben. Im Vordergrund steht jedoch die örtliche Behandlung der Halswirbelsäulenverletzung (Tabelle 5). Die Art der Behandlung richtet sich nach der Art der zu diagnostizierenden Verletzung. Wir unterscheiden solchermaßen die Kompressionsfraktur, die Luxationsfraktur, die Luxation sowie Distorsion und Kontusion. Aus unseren Erfahrungen der letzten 10 Jahre an 369 Halsmarkverletzten haben wir folgende Ergebnisse und Schlußfolgerungen ermittelt:

Die Behandlung der Kompressionsfraktur geschieht allein durch balancierende Extension mittels Stryker-Schlinge. Diese bewirkt in erster Linie Ruhigstellung, zweitens eine Entlastung der Wirbelsegmente, ohne einen extremen Zug auszuüben. Die Versorgung mit einem Gipsverband ist unnötig und darüberhinaus schädlich.

Die Luxationsfraktur erfordert eine besonders genaue Röntgendiagnostik, um sie gegen die Luxation unterscheiden zu können.

Die meisten Luxationsfrakturen sind nicht reponibel, weil das Bruchstück als drittes Element unregierbar ist und sich, je nach Bandverbindung, entweder zwischen die Hauptfragmente legt oder die Reposition zur Instabilität verurteilt. Ein Repositionsversuch kann vorgenommen werden, um günstige statische Verhältnisse für die Zukunft herzustellen. Aus Gründen der Befreiung des Rückenmarks oder der austretenden Nervenstränge ist die Reposition nicht erforderlich, weil durch die Luxationsfraktur so gut wie immer Raum freigeworden ist. - Bei keinem unserer Repositionsversuche bei Luxationsfrakturen haben wir eine Verschlechterung des neurologischen Befundes hinnehmen müssen (Tabelle 6).

Tabelle 5. Therapeutische Erstmaßnahmen bei Halsmarkverletzten

1. Lebenserhaltende Maßnahmen
2. Vermeidung von Komplikationen der Lunge und der Atemwege
3. Reposition der HWS-Fehlstellung
4. Vermeidung der Harnwegsinfektion
5. Prophylaxe der Thrombo-Embolie
6. Prophylaxe des Decubitus
7. Übungsbehandlung Vermeidung von Kontrakturen
8. Bekämpfung des Ileus
9. Schrittmacher-Vorsorge

Tabelle 6. HWS-Verletzungen mit RM-Verletzung (BG-UK Murnau 1967-1976)

Repositionen	
Bei Luxationen (34)	33
davon erfolgreich	31
Bei Luxationsfrakturen (164)	14
davon erfolgreich	5

Aus der Sicht der Wiederherstellung der anatomischen Verhältnisse ist die Luxation die "dankbarste" Verletzung. Bei dieser Verletzung ist in jedem Fall die Reposition anzustreben. Die zukünftige Statik ist hier nur zweite Indikation, während in erster Linie die Raumbeschränkung des Rückenmarks zu beseitigen ist. Dabei ist nicht an eine Befreiung des gequetschten RM, die ohnehin zu spät käme, zu denken, sondern an eine vorsorgliche Raumbeschaffung für den Fall eines Ödems oder einer Blutung sowie an die Vermeidung sekundärer Schäden im Bereich der austretenden Nerven.

Die Durchführung der Reposition wird mancherorts im Dauerzugverfahren vorgenommen; wir bedienen uns seiner nicht, weil die Belastung des Patienten erheblich ist und die übrige Behandlung sich schwierig gestaltet oder sogar unmöglich gemacht wird; z.B. kann bei konsequent durchgeführtem Dauerzug keine Drehbehandlung bzw. bei Drehbehandlung kein konsequenter Dauerzug angewandt werden. Die Dauerextension erfordert auch ständige klinische Nachschau und fortlaufende Röntgenkontrollen. Sofern die Crutchfield-Klammer benutzt wird, ergeben sich aus ihrer Anwendung weitere Nachteile und Gefahren (Tabelle 7).

Die von uns bevorzugte manuelle Reposition ist so rasch wie möglich vorzunehmen. Sie erfolgt in tiefer Allgemeinnarkose mit Relaxation. Liegt eine Mahlzeit weniger als 6 Std zurück, ist die Reposition zu verschieben. Die Reposition gelingt später auch noch nach einer Woche und mehr Zeit. Ihr Vorteil liegt insgesamt in der Tatsache, daß mit diesem einen Akt die anatomischen Verhältnisse wiederhergestellt sind, die HWS danach lediglich einer balancierenden Ruhigstellung in der Stryker-Schlinge bedarf, die Pflege insoweit problemlos ist, der Patient gedreht werden kann, Wundkomplikationen vermieden werden. Eine fortlaufende Röntgenkontrolle ist aber im Hinblick auf die Instabilität bei zerrissenem Bandapparat erforderlich.

Die Reposition ist als solche nicht gefahrenträchtig. Wir haben in keinem Fall eine Verschlechterung des neurolgischen Status gesehen. Bei Luxationen ohne RM-Beteiligung wenden wir das Verfahren in gleicher Weise an und haben dabei in den letzten 8 Jahren bei 6 Fällen keine Ausfälle beobachtet; hieraus kann der Schluß gezogen werden, daß das Repositionsmanöver das RM nicht beeinträchtigt. Reluxationen haben wir nicht beobachtet.

Zu den Distorsionen und Kontusionen ist zu sagen, daß auch sie einer genauen diagnostischen Abklärung bedürfen, insoweit auch im Hinblick auf cerebrale und auf peripher-neurologische Ausfälle. Die HWS-Behandlung ist balancierend-entlastend. Die Allgemeinbehandlung entspricht derjenigen der übrigen Verletzungen.

Zu den vordringlichen Aufgaben der Erstbehandlung gehören 3 Problemkreise, die hier nur genannt werden können:

1. Die Thrombo-Embolie-Prophylaxe, die vitale Bedeutung hat. Wir wissen, daß ein Teil unserer HWS-RM-Verletzten diesem Leiden erliegt, wir wissen aber auch, daß unmittelbar mit dem Eintritt der RMV eine Änderung der Blutvolumen- und -verteilungsverhältnisse einsetzt.

2. Sofort betroffen von der RMV ist das ableitende Harnsystem, dem unmittelbar zu Hilfe gekommen werden muß (s. Vortrag von M. STÖHRER, S. 360 ff).

Tabelle 7

	Glisson Schlinge	Crutchfield Extension	Stryker-Schlinge
<u>Nachteile:</u>	subjektive Beengung Kaubehinderung Druckschädigung	Wunde Wundinfektion Ostitis Perforation Ausriß Drehhindernis	zur Extension ungeeignet
<u>Vorteile:</u>	keine	Zugleistung	kein Drehhindernis keine Verletzungen hygienisch subjektiv nicht störend

3. Die sehr bald einsetzenden cardio-pulmonalen Komplikationen brachten uns auf den Gedanken, nicht nur einen Zusammenhang mit dem fließenden Blut, sondern auch mit der vegetativen Steuerung anzunehmen. Aus diesem Grunde und um die anderweitig schädliche manuell-medikamentöse Reanimation umgehen zu können, haben wir die Herzschrittmachertherapie in unser Behandlungsprogramm aufgenommen und davon bisher günstige Ergebnisse gesehen. (s. Vortrag von H.E. MENTZEL).

Die <u>Erstbehandlung</u> der HWS-RM-Verletzung umfaßt somit <u>3 Aufgaben:</u>

1. die allgemeinen intensivmedizinischen Maßnahmen der Schockbekämpfung,

2. die speziellen verletzungsbezogenen Maßnahmen der fortgeführten Intensivbehandlung einschließlich aller vorbeugenden Therapie,

3. die der jeweiligen Verletzungsform entsprechende örtliche HWS-Behandlung, die entweder der Wiederherstellung günstiger statischer Bedingungen oder der Raumbeschaffung für das Rückenmark dient, während eine Behandlung der Rückenmarkverletzung als örtliches Geschehen ausscheidet.

Literatur

MEINECKE, F.W.: Behandlung und Rehabilitation Querschnittverletzter. Wirbelsäule in Forschung und Praxis, Bd. 67, Stuttgart: Hippokrates 1976.

PROBST, J.: Behandlung, Rehabilitation und Nachbetreuung Rückenmarkverletzter. Schriftenreihe Unfallmedizin. Tagungen der Landesverbände der gewerblichen Berufsgenossenschaften, Heft 15 (1973).

ZRUBECKY, G.: Derzeitige Grenzen der Behandlung und Rehabilitation traumatischer Querschnittlähmungen. Unfallchirurgie 3, 59-65 (1977).

H. Bilow, Tübingen

Behandlung der frischen HWS-Verletzungen in den ersten sechs Monaten/Mehrfachverletzung bei Querschnittlähmung

Die mannigfachen und schweren, ja lebensbedrohlichen internistischen Störungen durch eine Halsmarkläsion drohen die Behandlungsbedürftigkeit von Verletzten an der Halswirbelsäule selbst in den Hintergrund zu drängen. Sicherlich trägt dazu auch unser Wissen bei, daß beispielsweise eine Luxation das Rückenmark schon bei ihrer Entstehung irreversibel schädigt und die Reposition daran nichts mehr ändern kann. Während früher vielleicht reponiert wurde, weil eine Rückenmarksläsion vorlag, ist heute die Beseitigung der Luxation trotz der Querschnittslähmung zu fordern. Gerade die belassene Verrenkung führt zu erheblichen, bleibenden Fehlstellungen, die für den ohnehin schwerstbehinderten Tetraplegiker eine vermeidbare, zusätzliche funktionelle Einbuße außerhalb des gelähmten Bereichs bedeutet.

Die Technik der Reposition kehrt die Reihenfolge des Luxationsmechanismus um: Extension-Beugung-Streckung.

Im wesentlichen bieten sich dafür drei Verfahren an:

Die manuelle Reposition in Narkose und unter Muskelrelaxantien, die Reposition im Dauerzug und die operative Reposition. Sicherlich führen sie alle unter der Hand des Erfahrenen zum Erfolg, der somit nicht als Auswahlkriterium für die Verfahrensart gelten kann. Eine Entscheidungshilfe bietet jedoch der durch internistische Störungen immer beeinträchtigte Allgemeinzustand des Tetraplegikers. Folglich kommen insbesondere die therapeutischen Maßnahmen zur Anwendung, die den Patienten schonen und für ihn keine weitere Belastung bedeuten. Diese Forderung erfüllt die Reposition im Dauerzug, da sie ohne ruckartige Manipulation schonend für die Wirbelsäule und ohne Narkose schonend für den Allgemeinzustand auskommt.

Die Glisson-Schlinge und ähnliche Modelle haben sich für die Extensionsbehandlung nicht bewährt, da sie Druckgeschwüre an Kiefer und Hinterkopf verursachen können.

Sicherer und den Patienten weniger beeinträchtigend erfolgt der Zug über eine Kopfklammer, von denen es eine Vielzahl an Modellen gibt. Die auch heute wohl noch gebräuchlichste Klammer wurde von CRUTCHFIELD angegeben. Sie ist derzeit in zwei Varianten auf dem Markt, wobei die in der Tabula externa einzubringenden Stifte beider spitz sind. Wir haben die Spitzen des einen Modells abgeschliffen, das bedeutet, die Verankerungslöcher müssen vorgebohrt werden (Abb. 1). Stifte und Bohrer haben bis zum Anschlag eine Länge von 4 mm. Die Klammer wird beidseits 3 Quf. oberhalb des äußeren Gehörgangs eingebracht, das heißt der Zug setzt in der Verlängerung der Halswirbelsäulenachse an. Die Gegenmutter verhindert ein Zusammendrücken der Klammer und damit einen Druck auf die Tabula interna mit nachfolgender Gefahr einer Perforation.

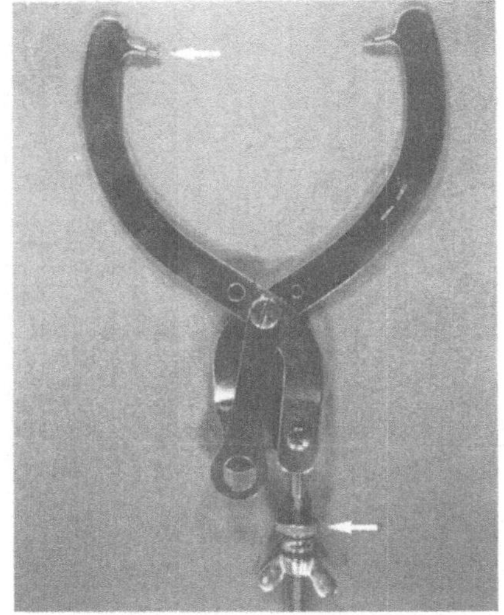

Abb. 1. Crutchfield-Klammer. Die Verankerungsstifte sind stumpf (unterer Pfeil). Die Gegenmutter (oberer Pfeil) verhindert ein weiteres Zusammendrücken der Klammer

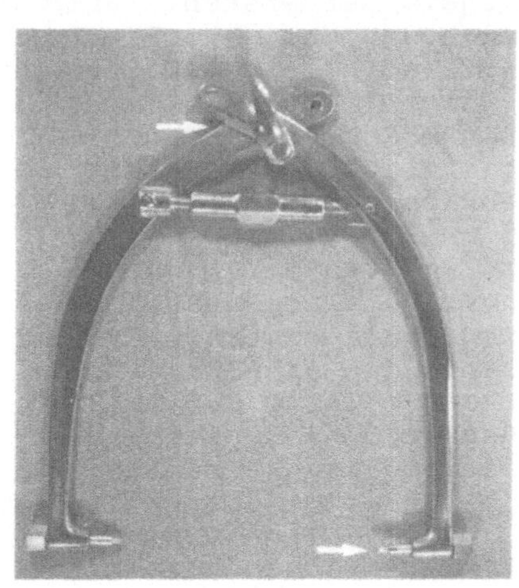

Abb. 2. Crutchfield-Klammer mit spitzen Stiften (unterer Pfeil). Die Arretierungsschraube (oberer Pfeil) öffnet sich leicht selbsttätig

Die spitzen Stifte der anderen Klammer drohen jedoch schon von ihrer Form her die Tabula interna zu durchbohren. Darüber hinaus fehlt eine zuverlässige Arretierung (Abb. 2). So sahen wir innerhalb der letzten zwei Jahre bei Patienten, die mit einer solchen Klammer zu uns verlegt wurden, drei Perforationen. Zweimal bildete sich die schon bestehende Herdsymptomatik nach Entfernung der Klammer zurück. Einmal entstand ein intracerebraler Abszeß, den wir allerdings ohne bleibende Schäden ausräumen konnten.

Der Zug läuft über eine Rolle und ist durch auflegbare Gewichte genau dosierbar. Wie bereits vorher erwähnt, wird beim Repositionsmanöver von Überbeugungsluxationen nach vorn eine Beugestellung der Halswirbelsäule notwendig, um dadurch zusammen mit der Extension die verhakten Gelenkfortsätze freizubekommen. Folglich muß die Zugrichtung schräg nach oben gerichtet sein (Abb. 3). Das Zuggewicht wird stündlich um 1 kg bis insgesamt

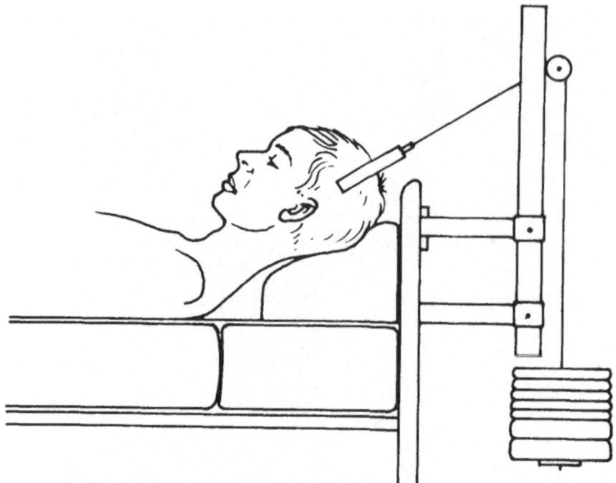

Abb. 3. Die Zugrichtung verläuft nach schräg oben, um durch Beugung der Halswirbelsäule die Gelenkfortsätze freizubekommen

20 kg gesteigert. Nach gelungener Reposition, die in der Regel innerhalb der ersten 24 Std eintritt (Abb. 4), werden Kopf und Zugrichtung gesenkt. Eine nicht zu weiche Schaumgummirolle unterstützt die Halswirbelsäulenlordose. Gleichzeitig genügen zum Halten des Ergebnisses 4 bis 5 kg, die für sechs bis acht Wochen belassen werden. In dieser Zeit heilt die Fraktur und festigt sich der zerrissene Bandapparat so weit, daß auf eine Extension verzichtet werden kann.

Schon während der Zugbehandlung beginnen krankengymnastische Übungen, die der Kräftigung von Nacken- und Schultermuskulatur dienen. Daneben trainieren Krankengymnastik und Beschäftigungstherapie die erhaltene Muskulatur der oberen Extremitäten auf. Außerdem erlernt der Tetraplegiker die ausgefallene Thorakalatmung durch eine suffiziente Bauchatmung zu ersetzen. Die früh einsetzende funktionelle Therapie nützt also die lang anmutende Immobilisierung des Patienten im Bett.

Trotz der krankengymnastischen Behandlung empfindet der Tetraplegiker nach Abnahme der Crutchfield-Klammer seinen Kopf als schwer und haltebedürftig. Deshalb und um ungewollte plötzliche Extrembewegungen der Halswirbelsäule zu vermeiden, benötigt er schon während des langsamen Aufrichtens im Bett eine feste Abstützung des Kopfes, die auch noch während der ersten 1 bis 2 Wochen im Rollstuhl belassen wird. Danach hat er es gelernt, seinen Kopf wieder allein zu tragen, zu fixieren und fängt auch mit Drehbewegungen an, soweit sie von ihm während des Tagesablaufs benötigt werden. Das Training mit Expander und an die Hände gewickelte Hanteln bringt eine weitere Kräftigung nicht nur der verbliebenen Extremitätenmuskulatur, sondern auch wieder des Nackens und Schultergürtels.

Neben der Behandlung der Halswirbelsäulenverletzung gilt es eine genze Reihe internistischer und urologischer Komplikationen zu beachten, über deren Ätiologie, klinisches Bild und Therapie in

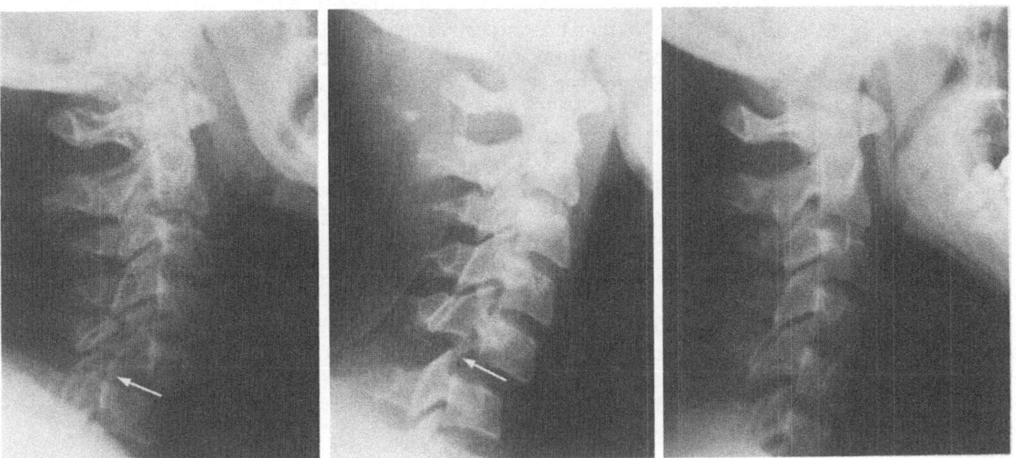

Abb. 4. (a) Vollständige Luxation C 5/6 mit Verhakung der Gelenkfortsätze (Pfeil); (b) Unter Beugung der Halswirbelsäule und gleichzeitiger Extension mit 20 kg schieben sich die Spitzen der Gelenkfortsätze aneinander vorbei (Pfeil); (c) Die Luxation ist beseitigt

Tabelle 1. Querschnittslähmung (103 = 100%)

ohne zusätzliche Verletzung	mit zusätzlicher Verletzung
64 (62,2%)	39 (37,8%)

Tabelle 2. Tabelle 2. Frakturlokalisation bei Mehrfachverletzungen (Auffällig ist das gehäufte Zusammentreffen einer Querschnittslähmung mit Brustkorbverletzungen)

Rippen	17
Oberschenkel	9
Unterschenkel	7
Schultergürtel	7
Unterarm	6
Becken	6
Fuß	5
Oberarm	4
Hand	3

nachfolgenden Vorträgen noch zu berichten sein wird. Die ganze Palette bei einer Querschnittslähmung bestehender und hinzukommender Funktionsstörungen stellt schon besondere Anforderungen an die Behandelnden. Dies gilt jedoch in vermehrtem Umfang, wenn zusätzliche Verletzungen beim Unfall eingetreten sind.

Von 103 Patienten mit Rückenmarksverletzung, die direkt vom Unfallort zu uns eingeflogen oder nach kurzer stationärer Behandlung in einem auswärtigen Krankenhaus verlegt wurden, wiesen

39 = 37,9% zusätzliche knöcherne Verletzungen auf (Tabelle 1). Begleitende abdominelle Verletzungen sahen wir nie. Trotzdem sollte an sie immer gedacht werden, da gerade beim Querschnitt gelähmten die typische Symptomatik sich nur abgeschwächt zeigt oder von ileusartigen Bildern überdeckt wird, die bei frischen Rückenmarkverletzungen immer entstehen.

Die Tabelle 2 zeigt die breite Fächerung der zusätzlich festgestellten Verletzungen. Auffällig ist die häufige Vergesellschaftung einer Querschnittlähmung mit Brustkorbverletzungen. Von den 17 Patienten mit Rippenbrüchen hatten 7 gleichzeitig einen Hämatothorax. Dies bedeutet für die ohnehin eingeschränkte Atemfunktion hoher Querschnittlähmungen eine zusätzliche Belastung, die eben wegen der Grunderkrankung Gefahr läuft, übersehen zu werden. Daher sollten bei Querschnittlähmungen Thoraxübersichtsaufnahmen sofort nach stationärer Aufnahme angefertigt und der röntgenologische Befund in regelmäßigen Abständen kontrolliert werden.

Die Behandlung von Extremitätenfrakturen bei Querschnittgelähmten hat immer zu berücksichtigen, daß später notwendige Steh- und Gehübungen als Kreislauftraining, zur Vermeidung von Thrombosen und zur Druckentlastung nicht durch Fehlstellungen oder Pseudarthrosen unmöglich werden. Bei einer Gipsfixierung droht trotz bester Polsterung die Ausbildung eines Druckgeschwürs. Außerdem begünstigt diese Behandlungsmethode die ohnehin bestehende Neigung zur Kontrakturen. Eine Lagerung der frakturierten Extremität auf Schaumgummischiene gewährleistet wegen der bei Querschnittlähmungen notwendigen Umlagerungs- und Drehbehandlung keine ausreichende Ruhigstellung der Fraktur. Folglich sind Frakturen insbesondere von langen Röhrenknochen so früh als möglich mit einer zumindest übungsstabilen Osteosynthese zu versorgen. Denn auch hier gilt es, aus einer Behinderung kein Leiden werden zu lassen.

W. Grote und K. Roosen, Essen

Operative Behandlung der HWS-Verletzung

Eine besondere Problematik mit konträren Ansichten steckt bis heute noch in der Behandlung von vornehmlich Luxation und Luxationsfrakturen der Halswirbelkörper. Neben einem rein konservativem Vorgehen bestehen mit der Entwicklung neuer Operationsverfahren auch zunehmend sinnvolle chirurgische Behandlungsmöglichkeiten. Wir haben bereits frühzeitig durch den Einsatz operativer Maßnahmen versucht, die Verletzungsfolgen - die ja in diesem Bereich des engen Spinalkanals besonders verhängnisvoll sein können - zu verbessern bzw. zu reduzieren. Unser anfänglicher Standpunkt besteht u.E. heute noch mehr zu Recht, zunächst einmal zu versuchen, durch Extensionen und sonstige Repositionsmöglichkeiten die statischen Verhältnisse zu normalisieren - um damit eine ausreichende Entlastung der nervösen

Elemente zu gewährleisten - und bei Mißlingen dieser "Repositionsversuche" chirurgisch vorzugehen. Über diesen Grundsatz hinaus haben sich noch weitere sinnvolle operative Maßnahmen ergeben. Unsere Erfahungen, Indikationen und Techniken sollen am eigenen Patientengut erläutert werden.

Wir behandelten in einem Zeitraum von sieben Jahren 169 Patienten wegen Verletzungen der Halswirbelsäule (Tabelle 1). Bei 91 Verletzten wurde operativ vorgegangen und 78 mal konservativ. Bei den Operationen handelte es sich um 89 ventrale Fusionen - zweimal war zusätzlich eine dorsale Fixierung notwendig - und um zwei Laminektomien. Von den 78 konservativ Behandelten verstarben 7 vor einem geplanten Eingriff und 47 wiesen bei unterschiedlichen Schmerzangaben keine knöcherne Verletzung und keine Dislokation auf bei ebenfalls fehlenden neurologischen Symptomen. 17 mal sahen wir eher eine Kontraindikation, da die erst Monate nach dem erlittenen Trauma eingewiesenen Verletzten bereits eine fixierte und nicht mehr reponierbare Dislokation aufwiesen, ober bei denen erhebliche Deformationen der Wirbelkörper vorlagen. Bei 7 nach konservativer Behandlung Verstorbenen bestand nach unserer Auffassung ebenfalls keine operative Indikation - 3 mal wegen kompletter Tetraplegien und 4 mal wegen schwerer unfallabhängiger Erkrankungen.

Zum Ausgleich einer Dislokation werden fast ausschließlich Extensionen mit der Crutchfield- oder Gardner-Klammer ausgeübt und zusätzlich Mobilisationsversuche in Narkose unter Relaxation. Intraoperativ kann die instrumentelle Überwindung von Verhakungen und die Entfernung von Wirbelgelenken notwendig oder nützlich sein.

Bei den 89 operierten Patienten wurden 103 ventrale Fusionen ausgeführt (Tabelle 2). 74 mal in einer Etage und 13 mal in mehreren Höhen. Das Maximum der Verletzungen sahen wir ebenso wie auch andere in den besonders gefährdeten Bewegungssegmenten zwischen C4 und C6. Die angrenzenden Segmente waren um mehr als die Hälfte weniger beteiligt.

Die klinische Diagnose (Tabelle 3) fußte entweder auf dem röntgenologischen Verletzungsnachweis, auf dem Nachweis eines sog. Cervicalsyndroms mit und ohne neurologische Ausfälle oder auf einer mehr oder weniger ausgeprägten neurologischen Symptomatologie (Tabelle 3) mit und ohne knöcherne Verletzungszeichen. Bei fehlender neurologischer Symptomatik ergab die Dislokation mit und ohne sichtbare Knochenverletzung ebenso eine Operationsindikation wie eine anhaltende schwere Schmerzsymptomatik ohne Röntgenleerbefund. Die Operationsindikation bei dieser Gruppe mit 29 Verletzten geht zwar über unsere ursprüngliche Indikationsstellung hinaus, sie hat sich jedoch aufgrund unserer Erfahrungen herauskristallisiert und dieses Vorgehen hat sich erfolgreich gestaltet. In der größeren Gruppe von 62 Verletzten waren mehr oder weniger intensive radiculäre oder meduliäre Ausfälle, oftmals kombiniert vorhanden. Bei einer kompletten Querschnittssymptomatologie bestand praktisch ausschließlich eine pflegerische Indikation zur Fusion.

Die Röntgenbefunde sind in Tabelle 4 genauer aufgelistet und den operativen Eingriffen gegenübergestellt. Bei 45 Patienten

Tabelle 1. HWS-Traumen. Behandlungszeitraum; Gesamtzahl der Patienten; Art der Therapie

Therapie	
Zeitraum	1969 - 1976
Patienten insgesamt	169
Operative Behandlung	91
Konservative Behandlung	78
keine OP-Indikation	54
OP nicht möglich	17
vor OP verstorben	7

Tabelle 2. Ventrale Fusionen. Höhenverteilung der anterioren Wirbelkörperfusion

Lokalisation		Zahl
HWK	1/2	
	2/3	4
	3/4	14
	4/5	30
	5/6	39
	6/7	15
	7/Th 1	1
		103

fusionierte Segmente			
	1	76	
	2	12	89 Patienten
	3	1	

Tabelle 3. Klinik und Operationsverfahren

Präoperativer neurologischer Status der ventral fusionierten Patienten:

normal	28
radikuläre Zeichen	40
Querschnittssyndrom:	
inkomplett	12
komplett	9

Klinische Diagnose	Operations-Methoden				
	Patienten	vord.Fusion	dors.Fusion	Lamin.	komb.OP.
ohne neurologische Symptome					
knöcherne HWS-Verletzung	36	20	-	-	1
Cervicalsyndrom	17	7	-	-	-
mit neurologischen Ausfällen					
knöcherne HWS-Verletzung	74	38	-	2	2
Cervicalsyndrom	28	21	-	-	-
Contusio spinalis	12	-	-	-	-

Tabelle 4. Röntgenologische Befunde und Operationsmethoden

Röntgen-Befunde		OP-Methode			
Führendes rönt. Symptom	Ges.-Zahl	v.F.	d.F.	Lamin.	komb.OP
Normal	45				
neurologisch: o.B.		4	-	-	-
neurologisch: Defizit		17	-	-	-
Achsenknick	2	2	-	-	-
Luxation	45	26	-	-	2
Luxationsfraktur	42	32	-	1	-
Stückbruch	6	3	-	-	-
Kompressionsbruch	21	2	-	-	1
andere Frakturen	8	-	-	1	-
	n = 169				

ohne rötngenologischen Verletzungsnachweis haben wir 21 mal eine ventrale Fusionsoperation durchgeführt, weil 4 mal anhaltende Schmerzen und 17 mal ein neurologisches Defizit eine weiterführende Diagnostik notwendig machten, die schließlich mit der discographisch nachgewiesenen Bandscheibenschädigung zur Operationsindikation führte.

Bei den beiden erheblichen Achsenknickungen ergab natürlich nicht der Wunsch nach Kosmetik des Röntgenbefundes die Operationsindikation, sondern das damit verbundene Schmerzgeschehen, das auf einen discographisch nachgewiesenen Bandscheibenschaden zurückzuführen war.

Bei den Luxationen und Luxationsfrakturen war leider ein großer Teil nicht mehr zu mobilisieren und alle diese Patienten kamen erst nach einem Zeitraum von über drei Monaten zu uns. Es war zu einer spontanen Fusionierung gekommen, in allerdings schlechter oder zumindest nicht gewünschter Stellung. Bis zu einem Zeitraum von drei Monaten nach dem Trauma gelang es demgegenüber noch sämtliche Dislokationen zu normalisieren. Vielleicht ist es noch erwähnenswert, daß lediglich in zwei Fällen ein kombiniertes ventrales und dorsales Vorgehen notwendig wurde, um eine ausreichende Stabilisierung zu erreichen. Nur zweimal schien uns alleine eine Entlastungslaminektomie angebracht und ein drittes Mal in nachfolgender Kombination mit einer ventralen Fusionsoperation.

Stück- und Kompressionsbrüche haben wir nur in geringem Ausmaß operativ versorgt, im wesentlichen sind wir dabei konservativ vorgegangen und haben bei liegender Extension den knöchernen Überbau abgewartet. Hier werden für die Zukunft wohl weitere chirurgische Möglichkeiten einzuräumen sein.

Wir sind bei unseren operativen Maßnahmen nach Reposition fast ausschließlich mit einer ventralen Fusionsoperation ausgekommen. Dieses Verfahren basiert auf der von CLOWARD angegebenen Operationsmethode. Die zur vorderen und dorsalen Fusion verwendeten Materialien finden sich hier aufgelistet (Tabelle 5).

Tabelle 5. Zur vorderen und hinteren Wirbelkörper-Fusion verwendete Materialien

Ventrale Fusion:		
Knochenzement		
Knochenspan	-	autolog
	-	homolog
	-	heterolog
Dorsale Fusion:		
Knochenzement		
Knochenspan		
Draht		
Sehne		
laminierte Endoprothese		

Wir haben früher bereits darauf hingewiesen, daß wir bei den verschiedenen gewonnenen Knochenspänen keinen Unterschied hinsichtlich ihrer Einheilungstendenz sahen. Nun haben wir bei dem jetzt angeführten Krankengut als Fusionsmaterial ausschließlich Palacos verwendet.

Da bei früherer Gegenüberstellung von unterschiedlichem Fusionsmaterial, wie Knochen und Kunststoff, keine auffälligen Differenzen in den Operationsergebnissen erkennbar waren, haben wir praktisch ausschließlich Palacos benutzt, da uns der operative Ablauf einfacher und schonender erscheint.

Nun zum eigentlichen Operationsablauf einige Hinweise. In Intubationsnarkose wird - der Patient bleibt, wenn notwendig, weiter extendiert oder aber zumindest bleibt die Extensionsklammer liegen - an der rechten Halsseite vor dem Kopfnicker und der Gefäßgruppe die Wirbelsäule freipräpariert und - wenn nicht schon so erkenntlich - die Verletzungshöhe bzw. die mitzerrissene Bandscheibe unter Röntgenkontrolle lokalisiert.

Die Bandscheibe wird komplett ausgeräumt, was bei Spreizung der angrenzenden Wirbelkörper mit einem Knochensperrer sicher gelingt. Vor allem müssen natürlich auch die Bandscheibenanteile aus dem Epiduralraum und aus den Foramina entfernt werden. Dann legen wir mit einem Zahnbohrer kleinere Bohrungen in die angrenzenden Wirbelknochen an, legen etwas Fibrin auf die ventrale Dura und zwischen die Branchen des Knochensperrers und gießen bei gespreizten Wirbelkörpern den Zwischenraum mit Palacos aus und nach Erhärten des Kunststoffdübels wird der Knochensperrer entfernt und der Dübel sitzt fest. Im beiliegenden Bild (Abb.1) ist eine solche Situation dargestellt. Kleine Zapfen reichen in die angrenzenden Wirbelkörper und bewirken zusätzlich eine Fixation und verhindern ein Herausrutschen.

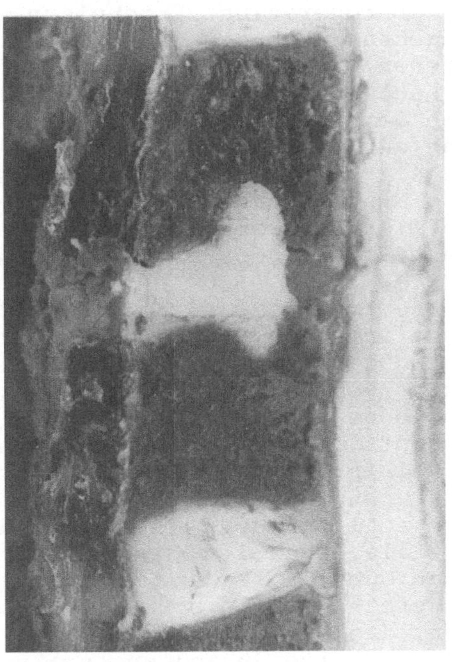

Abb. 1

Nur zweimal war die ventrale Fusion noch so instabil, daß zusätzlich eine dorsale Fusionierung notwendig wurde, die wir mit Verdrahtungen der angrenzenden Dornfortsätze und Wirbelbögen erreichten. Die beiden Laminektomien erfolgten wegen des Verdachtes einer raumfordernden spinalen Blutung. Es fanden sich jeweils subarachnoidale Blutungen bei erheblicher kontusioneller Halsmarkschädigung mit entsprechender Markschwellung.

Der weitere Ablauf hängt von der erreichten Stabilität ab. Fast immer kann nach einer Röntgenkontrolle wenige Tage später die noch verbliebene Extensionsklammer entfernt werden. Einige benötigen noch kurzfristig eine Schanzsche Krawatte oder eine anderweitige Halsstütze und einige bedürfen noch für einen längeren Zeitraum einer externen Stabilisierung. Alle können jedoch entsprechend ihrem körperlichen Vermögen - mit und ohne neurologische Ausfälle - aufstehen und nach Hause gehen oder aber im wesentlichen unbehindert mobilisiert werden.

Hinsichtlich des Operationsrisikos ist zu sagen, daß wir in keinem Fall weder eine postoperative Zunahme bereits vorhandener neurologischer Symptome feststellten, noch das Auftreten vorher nicht vorhandener Ausfälle. Im Gegenteil war postoperativ eine erfreuliche Verbesserung der neurologischen Symptomatologie zu konstatieren, worauf später noch einzugehen ist. Einmal wurde eine Wirbelosteomyelitis beobachtet, die nach Entfernung des Fusionsdübels folgenlos abklang. Bei 6 Patienten mußte wegen einer Dübelluxation eine Refusion - nunmehr mit Erfolg - durchgeführt werden und 9 mal kam es zu einer unvollständigen Reluxation des Wirbelkörpers ohne erneute Beschwerden.

Die postoperativen Ergebnisse werden im anschließenden Referat eingehend gewürdigt, deshalb nur einige globale Hinweise zu den eigenen Beobachtungen. Von 91 operierten Verletzten konnten wir 79 nachuntersuchen in einem Zeitraum von ein bis sechs Jahren nach dem Eingriff. Von den übrigen waren 6 wegen unfallunabhängiger Erkrankung verstorben und die übrigen wegen Wohnungswechsel nicht erreichbar. Man soll aus der Übersicht (Tabelle 6) ohne Eingehen auf Details nur erkennen, daß postoperativ in einem erheblichen Ausmaß sich der neurologische Status normalisierte oder aber - zum Teil sogar entscheidend - besserte.

Das Resümee unseres Vorgehens mit seinen Behandlungsergebnissen rechtfertigt u.E. unsere bisherige Einstellung bei dieser sicher vielschichtigen Problematik. Wir stellen die Indikation zu einem operativen Vorgehen immer dann, wenn eine Luxation vorliegt, mit oder ohne neurologische Ausfälle. Mit neurologischer Symptomatik scheint die Indikation deutlicher, aber bei Fehlen von nervösen Ausfällen hat sie sich als notwendige Prophylaxe bewährt. Bei Frakturen, und hier wiederum vor allem bei den Luxationsfrakturen, stellten wir immer die Indikation mit und ohne neurologische Ausfälle, wenn die Knochenfragmente eine Stabilisierung durch einen Dübel zuließen. In dieser Gruppe scheinen uns jedoch noch weitere sinnvolle operative Behandlungsmöglichkeiten zu schlummern, die wir offenbar bislang noch nicht voll ausschöpften.
Die operative Behandlung sollte so früh wie möglich stattfinden, um unnötige Unannehmlichkeiten und auch Risiken zu vermeiden.
Die vielen späten Einweisungen, zum Teil erst viele Monate nach dem Trauma - wie wir es am eigenen Krankengut erlebten - sollten zukünftig fortfallen.

Tabelle 6. Vergleich: Präoperativer und katamnestischer neurologischer Status (Nachbehandlung von 79 operierten Patienten)

Neurologischer Status	präoperativ	Nachuntersuchung
normal	28	49
radikuläre Zeichen	38	22
Querschnittssyndrom		
inkomplett	10	6
mot. komplett		
sens. inkomplett	1	1
komplett	2	1

Wenn erwähnenswerte Risiken bei unserem bisherigen Vorgehen nicht zur Beobachtung kamen - natürlich auch in Gegenüberstellung der Gefahren, die mit rein konservativen Maßnahmen verbunden sind - so sehen wir die eigene Einstellung noch zusätzlich bestätigt.

Literatur

BETTAG, W., GROTE, W.: Die ventrale Fusion cervikaler Luxationsfrakturen. Verh.Dtsch.Ges.Orthop.Traumatol. 57, 58-60 (1971).

CLOWARD, R.B.: The Anterior Approach for Removal of Ruptured Cervical Disk. J.Neurosurg. 15, 602-617 (1958).

CLOWARD, R.B.: Treatment of Acute Fractures and Fracture-Dislocations of the Cervical Spine by Vertebral-Body-Fusion. J. Neurosurg. 18, 201-209 (1961).

CLOWARD, R.B.: Surgical Treatment of Traumatic Cervical Spine Syndromes. In: Wiederherstellungschirurgie und Traumatologie, Bd. 7, 148-185, Basel-New York: Karger 1963.

GROTE, W., BETTAG, W., WÜLLENWEBER, R.: Indikation, Technik und Ergebnisse cervicaler Fusionen. Acta neurochir. 22, 1-27 (1970).

GROTE, W.: Fusionsbehandlung cervicaler Luxationsfrakturen. Die Wirbelsäule in Forschung und Praxis 42, 104-109 (1969).

GROTE, W., BETTAG, W.: Zur Diagnostik und Therapie cervicaler Bandscheibenschäden. Zbl. Unfallheilk. 110, 52-56 (1972).

GROTE, W.: Ventral fusion. Mod.Aspects Neurochir. 1/2, 355-360 (1971).

ROOSEN, K., GROTE, W., BETTAG, W.: Komplikationen cervicaler, ventraler Fusionsoperationen. Neurochirurgie 18, 1-11 (1975).

A. Karimi-Nejad, Köln

Ergebnis der operativen Behandlung bei HWS-Verletzung

Bedingt durch die übereinstimmenden Laminektomieergebnisse ist in den letzten 10 Jahren der ventrale Zugang bei HWS-Verletzungen in zunehmendem Maße eingesetzt worden.

Die Ergebnisse dieser operativen Behandlungen können übersichtlicher dargestellt werden, wenn man eine Einteilung der HWS-Verletzungen vornimmt. Von der Art und Schwere der Schädigungen ausgehend, kann man in Anlehnung an AUSTIN in der Tabelle 1 angegebenen 4 Gruppen erkennen.

Nach dieser durchaus beliebigen Einteilung und aus den bisher gewonnenen Erfahrungen ergibt sich - offenbar übereinstimmend von fast allen auf diesem Gebiet operativ tätigen Neurochirurgischen Kliniken in der Bundesrepublik - die in der Tabelle 2 angegebene Behandlungs- und bedingte Operationsindikation.

Behandlungsergebnisse

Wie bei den konservativen Behandlungsmaßnahmen ist auch das Ergebnis der operativen Behandlungen primär von der Höhe und Schwere der Rückenmarkverletzung abhängig. Die Verläufe von

Tabelle 1. Traumatische Schädigungen im HWS-Bereich

Gruppen	Art der Schädigungen
I	Ohne objekivierbare knöcherne oder neurogene Schädigungen
II	knöcherne Verletzungen ohne neurogene Schädigungen
III	neurogene Schädigungen mit radiculären oder medullären Symptomen ohne anatomisch oder röntgenologisch nachweisbare knöcherne Verletzungen "Contusio spinalis" a) leichte neurogene Schädigungen ohne WS-Fraktur oder -Dislokation b) temporäre Luxation mit neurogenen Schädigungen
IV	knöcherne und neurogene Schädigungen

Tabelle 2. Behandlungsindikation der HWS-Verletzungen

Gruppen	Art der Schädigungen	Behandlung
I	Ohne objektivierbare knöcherne oder neurogene Schädigung WK-Deckplatten-, Vorderkanten-Abriß, Dornfortsatzfraktur mit oder ohne neurogene Schädigungen "Contusio spinalis"	konservativ
II	Bandscheibenvorfall mit radiculären oder medullären Symptomen Gefügelockerung mit Achsenknickung und/oder Luxation mit oder ohne neurogene Schädigungen Luxationsfraktur mit und ohne neurogene Schädigungen WK-Kompressions- und Stückbrüche mit und ohne neurogene Schädigungen	operativ

160 Patienten mit HWS-Verletzungen in der Neurologischen- und Neurochirurgischen Klinik der Universität zu Köln sind in Abhängigkeit von den primär bestandenen neurologischen Ausfällen in Abb. 1 dargestellt. Zur besseren Übersicht wurden die neurologischen Ausfälle bei der Aufnahme in drei große Gruppen eingeteilt:

a) Radiculäre Ausfälle,
b) inkomplettes Querschnittsyndrom,
c) komplettes Querschnittsyndrom.

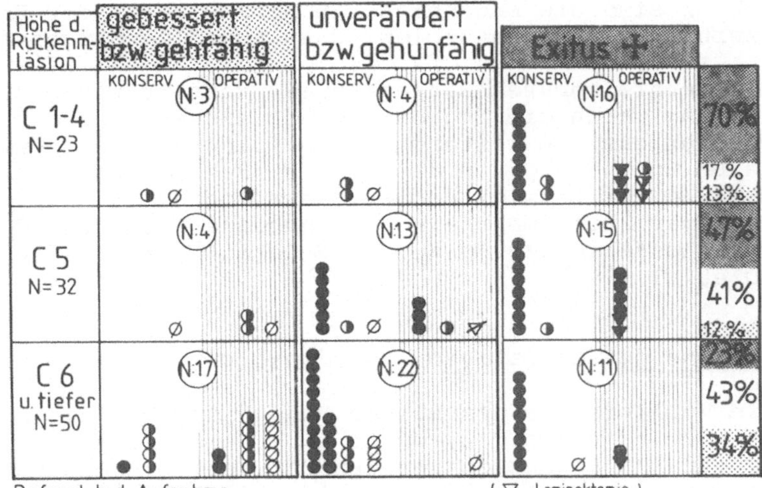

Abb. 1. Verlauf von 105 vergleichbaren HWS-Verletzungen in Abhängigkeit der Höhe der primären Rückenmarkslösion (Köln: 160 Patienten)

	gebessert bzw. gehfähig	unverändert bzw. gehunfähig	Exitus ✝	
primär	ØØØ n: 13	ØØ n: 21	Ø n: 20	37%
	◑◑◑◑◑◑◑◑	◑◑	◑	39%
	●●	●●●●●●●●●● ●●●●●●●	●●●●●●●●●● ●●●●●●●●	24%
sekundär	ØØØØ n: 8	ØØØ n: 9	Ø n: 6	26%
	◑◑◑	◑◑◑	◑	39%
	●	●●●	●●●●	35%
fraglich	n: 1	n: 4	n: 8	61%
	◑	●●●●	●●●●●●●●	32%
				8%

Befund b.d. Aufnahme:
Ø Radikuläre Ausfälle ◑ Inkomp. Querschnitt ● Komp. Querschnitt

Abb. 2. Verlauf von 90 vergleichbaren HWS-Verletzungen in Abhängigkeit der Entwicklungsgeschwindigkeit der neurologischen Ausfälle nach dem Unfall (Köln: 160 Patienten)

Alle Patienten mit einem kompletten Querschnittsyndrom bei C 4 und höher sind im weiteren Verlauf verstorben, unabhängig davon, ob sie operativ oder konservativ behandelt wurden. Auffällig ist insbesondere das schlechte Ergebnis der nur in früheren Jahren bei einzelnen Patienten durchgeführten Laminektomien.

Für das Behandlungsergebnis war weiterhin, jedoch in geringerem Ausmaß, die Entwicklung der Neurologie nach dem Unfall, maßgebend.

In Abb. 2 sind die Ergebnisse in Abhängigkeit der Entwicklungsgeschwindigkeit der neurologischen Ausfälle dargestellt.

Bei 90 vergleichbaren Patienten mit konservativer und operativer Behandlung waren die Ergebnisse bei sicher sekundär aufgetretenen oder erst im weiteren Verlauf zunehmenden neurologischen Ausfällen unabhängig von der Art der Behandlung deutlich besser. Bei sekundärer Entwicklung der neurologischen Ausfälle wurde in ca. 10% der Fälle mehr eine weitgehende Besserung der neurologischen Ausfälle bzw. eine Gehfähigkeit erreicht (HAMEL, KARIMI-NEJAD et al. 1977).

Ergebnisse der operativen Behandlung durch den ventralen Zugang

Um die Verläufe der operativen Behandlung bei einem größeren Krankengut zu verfolgen, wurde eine Gesamtstudie der nur durch den ventralen Zugang operierten HWS-Verletzungen von in der Tabelle 3 angegebenen 8 Neurochirurgischen Kliniken in der Bundesrepublik durchgeführt.

Tabelle 3

Neurochir. Kliniken	Zahl der Gesamtfälle	Zahl der vergl. Fälle
Neurochirurgische Univ.-Klinik Essen	99	99
Neurochirurgische Univ.-Klinik Gießen	76	75
Neurochirurgische Univ-.Klinik Köln	36	33
Berufsgenossenschaftliche Unfall-Klinik Frankfurt	26	26
Neurochirurgische Univ.-Klinik Homburg/Saar	43	19
Neurochirurgische Univ.-Klinik Mainz	45	12
Neurochirurgische Klinik der freien Universität Berlin	11	11
Neurochirurgische Univ.-Klinik Heidelberg	8	8
Gesamt	342	283

Von einem gesamten Krankengut von 342 konnten zur Studie 283 operierte vergleichbare Fälle berücksichtigt werden. Entsprechend der in der Tabelle 2 angegebenen Indikationsstellung für die operative Behandlung wurden 22 akute traumatische Bandscheibenvorfälle, 16 Achsenknickungen, 110 Luxationen, 115 Luxationsfrakturen und 22 Kompressions- und Stückbrüche operiert. Unabhängig von der Unfallursache und Verletzungsart war die Verletzung bei 119 Patienten (38%) in Höhe C 5 bzw. C 5/6 lokalisiert. Bei 22 operierten traumatischen Bandscheibenvorfällen und bei 16 Achsenknickungen konnten sowohl röntgenologisch wie auch bei der Operation keine knöchernen Verletzungen festgestellt werden. Bei den Patienten mit einer Achsenknickung wurde jedoch häufig eine Zerreißung des vorderen und regelmäßig des hinteren Längsbandes angegeben. Bei Luxationen sowie bei Luxationsfrakturen wurde in 27 Fällen keine meßbare Verschiebung der Wirbelkörperhinterkante angegeben. Bei 58 Verletzten bestand eine Verschiebung der Wirbelhinterkante zwischen 4 und 11 mm und bei 27 Verletzten über 11 mm. Bei Luxationen unterhalb C 3 war der proximale Wirbelkörper in 89% nach ventral und in 11% nach dorsal disloziert. Hingegen bei Luxationen oberhalb C 3 war der proximale Wirbelkörper nur in 57% nach vorne und in 43% nach hinten luxiert.

Bei Luxationsfrakturen wurden mehrfach kombinierte knöcherne Verletzungen der Wirbelbögen, der Wirbelgelenke und in 15% der Fälle eine zusätzliche Kompressionsfraktur des Wirbelkörpers angegeben.

Die präoperativen diagnostischen Maßnahmen zum Nachweis der knöchernen Verletzungen sind mit einfachen und notfalls tomographischen Röntgenuntersuchungen etwa einheitlich gewesen. Hingegen wurde zum Nachweis bzw. Ausschluß eines traumatischen Bandscheibenvorfalles unterschiedlich entweder nur Myelographie oder Myelographie plus Discographie und wie in Köln nur eine Discographie durchgeführt. Wegen der geringen Anzahl und Vielfalt der durchgeführten Untersuchungen ist jedoch eine relevante Analyse der diagnostischen Maßnahmen nicht möglich.

Ergebnisse der präoperativen Extensionsbehandlung

Bei Achsenknickungen, Luxationen und Luxationsfrakturen wurden einheitlich präoperativ eine Extensionsbehandlung fast ausschließlich mit Crutchfield-Zange durchgeführt. Entsprechend der unterschiedlichen Auswahl des Operationszeitpunktes betrug die Dauer der Extensionsbehandlung zwischen 4 Std bis zu 7 Wochen. Die Extension wurde in der Regel mit einem Gewicht von 5 bis 7 kg, jedoch nur selten kurzfristig bis 25 kg angelegt. Komplikationen infolge von Extensionsbehandlungen wurden nicht angegeben.

In der Tabelle 4 sind die Änderungen der Luxationsstellung bei 157 vergleichbaren Fällen angegeben. Bei 18 Patienten (12%) war auch unter hohem Extensionsgewicht bis zu 25 kg eine Änderung der Dislokationsstellung nicht zu erreichen. In zwei Kliniken wurden in 4 Fällen im Anschluß an die ventralen Operationen eine dorsale Freilegung mit Abtragung der Gelenkfortsätze vorgenommen und dadurch eine Reposition ermöglicht.

Bei 2 Patienten mit verhakten Luxationen bei C 5/6 bei denen die Luxation auch unter einem Extensionsgewicht von 25 kg nicht zu beheben war, haben wir, wie von BUSCH und SCHÜRMANN (1971) angegeben, unter Sicht und kurzzeitige Extension von 30 kg doch mit einem Haken die Luxation reponieren können.

Tabelle 4. Ergebnisse der präoperativen Extension (Crutchfield-Zange)

	beseitigt	gebessert aber nicht beseitigt	unverändert	ver-schlecht.
Luxation	n 104	n 35	n 18	
	66%	22%	12%	
Neurologische Ausfälle		n 25	2 85	n 8
		21%	72%	7%

Ergebnisse in Abhängigkeit des präoperativ bestandenen neurologischen Befundes

Unabhängig von der Art der Verletzungen, der durchgeführten Operation war für das Ergebnis der operativen Behandlung auch in dieser gemeinsamen Studie in erster Linie die Höhe und die Schwere der primären medullären Ausfallserscheinungen maßgebend. In Abb. 3 sind die primär bestandenen neurologischen Ausfallserscheinungen durch verschiedene Symbole, gruppiert nach der Höhe der neurologischen Ausfallserscheinungen - senkrechte Säule - aufgezeichnet. Die horizontalen Säulen zeigen den neurologischen Befund bei der Nachuntersuchung, wobei 5 Gruppen, nämlich Patienten ohne neurologische Ausfälle, Patienten mit radiculären Symptomen, Patienten mit einem inkompletten oder kompletten Querschnitt und schließlich tödliche Verläufe unterschieden wurden. Von 15 Patienten mit einem primären kompletten Querschnittsyndrom C 4 und höher, starben 12 im weiteren Verlauf, unabhängig von der Art und dem Zeitpunkt der durchgeführten Operationen. Die 3 überlebenden Patienten mit einem primären kompletten Querschnitt zweimal in Höhe C 4 und einmal bei C 3 zeigten jedoch bereits vor der Operation unter Extensionsbehandlung eine deutliche Besserung mit Absinken der Höhe der neurolgischen Ausfälle unterhalb C 4.

Bei den übrigen 39 Patienten mit einem primären kompletten Querschnitt unterhalb C 4 ging die Letalität bis auf 36% zurück. Auffällig ist weiterhin, daß von 28 überlebenden Patienten mit primärem Querschnittsyndrom zuletzt 2 Patienten keine neurologischen Ausfälle, 1 Patient nur radiculäre Erscheinungen zeigten; 5 Patienten hatten noch ein inkomplettes und 20 Patienten unverändert ein totales Querschnittsyndrom.

Unabhängig von der Höhe der Läsion betrug die Letalität bei Patienten mit einem primären totalen Querschnittsyndrom 48%, bei primär inkomplettem Querschnittsyndrom 18% und bei primär radiculärem Syndrom 2%. Tödliche Verläufe waren bei Patienten ohne präoperative neurologische Ausfälle nicht zu verzeichnen.

Die schwersten neurologischen Ausfallerscheinungen waren bei Luxationsfrakturen festzustellen. Bei Luxationen und bei Luxationsfrakturen auch mit schwersten Dislokationen waren allerdings in 27% bzw. 19% primär keine neurologischen Ausfälle nachweisbar. Die postoperative Letalität lag bei traumatischen Bandscheiben-

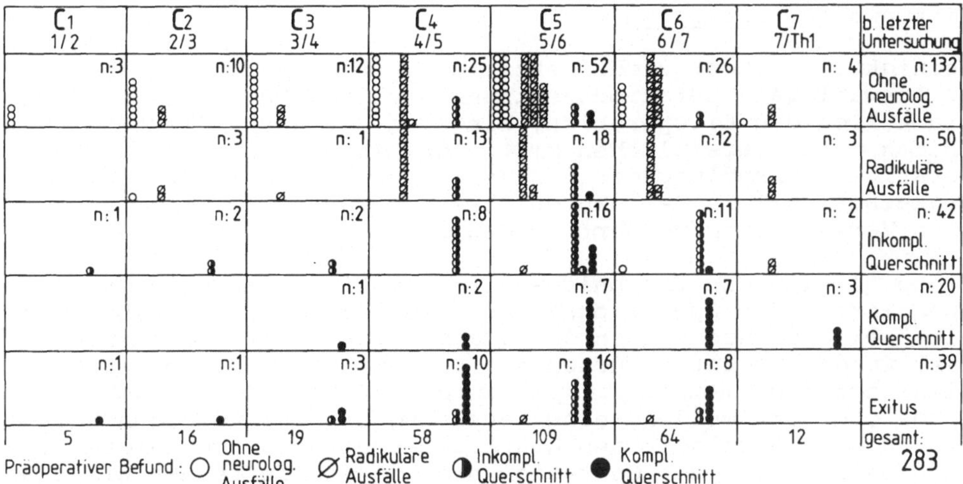

Abb. 3. Ergebnisse der operativen Behandlung in Abhängigkeit des präoperativen neurologischen Befundes (Gesamtstudie: 283 Pat.)

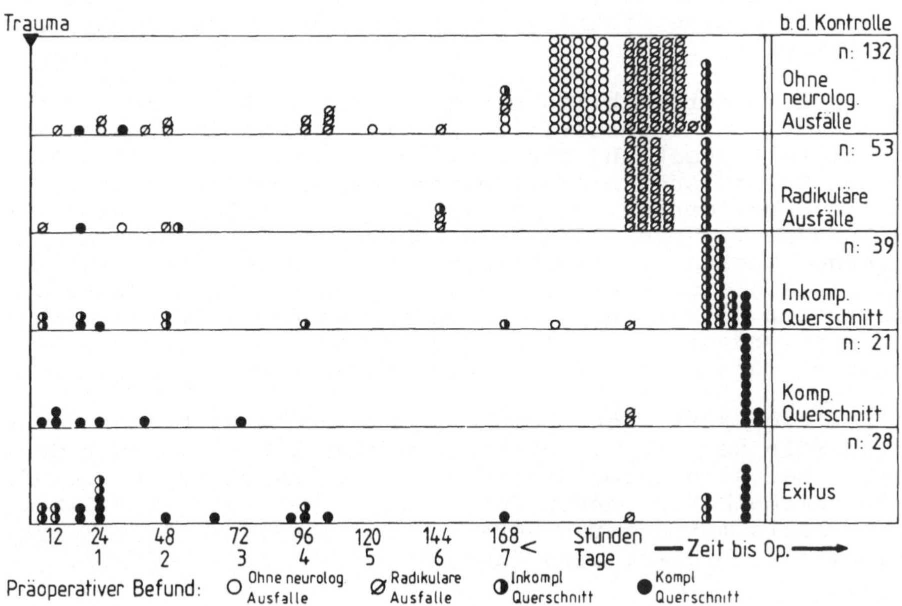

Abb. 4. Ergebnisse der operativen Behandlung in Abhängigkeit des Operationszeitpunktes (Gesamtstudie: 283 Pat.)

vorfällen mit 25% am höchsten. Diese hohe Letalität ist wahrscheinlich dadurch bedingt, daß für die neurogene Schädigung bzw. für den weiteren Verlauf nicht ausschließlich der nachgewiesene Bandscheibenvorfall, sondern vielmehr die erlittene Contusio spinalis maßgebend war.

Zeitpunkt der Operation

Uneinigkeit besteht nicht letztlich in West-Deutschland bezüglich der Auswahl des Operationszeitpunktes. CLOWARD (1972) empfiehlt bekanntlich die Eiloperation, hingegen hat auch GUTTMANN anläßlich einer persönlichen Mitteilung in der letzten Zeit der operativen Behandlung der HWS-Verletzung zugestimmt, die jedoch auf keinen Fall in der akuten Phase, sondern vielmehr im weiteren Verlauf durchgeführt werden soll.

In Abb. 4 sind die Ergebnisse der operativen Behandlungen in Abhängigkeit des Operationszeitpunktes dargestellt, wobei die Zeit über eine Woche nach dem Trauma nicht weiter differenziert wurde. Es ist zu erkennen, daß nur bei 3 Patienten mit primär totalem Querschnittsyndrom, die 18 und 30 Std nach dem Trauma operiert wurden, eine Besserung bis zur völligen Rückbildung der neurologischen Ausfälle erreicht wurde. Diese Verläufe waren bei einer Operation nach diesem Zeitpunkt nicht mehr zu erzielen. Auffällig ist jedoch gleichzeitig, daß von 27 Patienten, die innerhalb der ersten 24 Std operiert wurden, 11 Patienten verstorben sind (41%). 5 dieser Patienten hatten vor der Operation nur ein inkomplettes Querschnittsyndrom. Diese Ergebnisse zeigen, daß eine frühzeitige operative Behandlung zwar wünschenswert ist; sie soll jedoch auf keinen Fall in der akuten Phase erfolgen, wenn der Schockzustand nicht völlig beherrscht und eine Stabilisierung der vegetativen Funktionen nicht erreicht ist.

Hinsichtlich der Stabilisierung der HWS in Abhängigkeit des verwendeten Fusionsmaterials ist eine relevante Aussage wegen der Vielfältigkeit und der geringen Anzahl der jeweils durchgeführten Operationen nicht möglich. Bei Luxationsfrakturen, insbesondere bei denjenigen mit gleichzeitigen Kompressions- und Stückbrüchen, wurde unabhängig vom verwendeten Material bei fehlender zusätzlicher Dübelfixierung häufig eine Reluxation bzw. ein Abgleiten des Wirbels angegeben. Hierbei mußte durch eine zweite Operation eine Dorsalfixierung mit Drahtumschlingung oder eine erneute Operation durch ventralen Zugang mit Dübelsicherung verschiedener Art angeschlossen werden.

Bei Luxationsfrakturen, Kompressions- und Stückbrüchen führen wir in Köln deshalb von vornherein eine Dübelsicherung durch. Hierbei hat sich insbesondere eine Drahtumschlingung um oder an den Wirbelkörper unter Verwendung eines autogenen Tibiaspanes, der notfalls mit anderen heterologen, homologen oder Kunststofffusionata kombiniert wird (Abb. 5a und b), sehr bewährt.

Die Abb. 5a zeigt bereits nach 10 Monaten die gute Fixierung mit knöchernem Überbau bei einem Kompressionsbruch des 6. Wirbelkörpers.

Gesamtergebnisse

In der Tabelle 5 sind zur besseren Übersicht die Ergebnisse der operativen Behandlung durch den ventralen Zugang insgesamt aufgezeichnet, wobei als Kriterium für das Ergebnis wiederum die

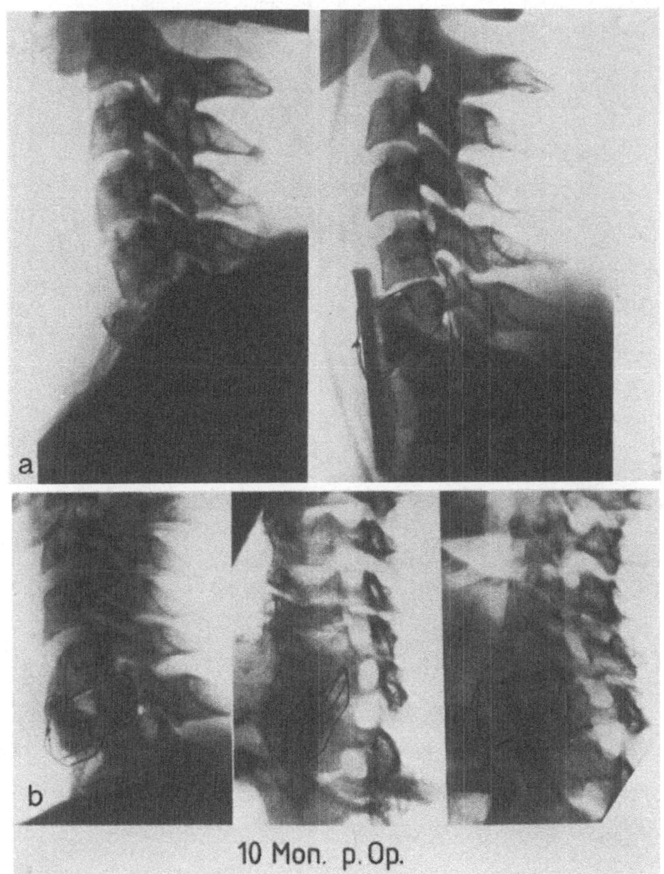

Abb. 5a. Drahtumschlingung um den Wirbelkörper bei Kompressionsbruch C 6 mit Teil-Wirbelkörperersatz durch Kunststoff und autogenem Tibiaspan und ventrale Fixierung

Änderung bzw. die Besserung der neurologischen Ausfälle berücksichtigt wurde. Die Gesamtletalität beträgt 14%, wobei die tödlichen Verläufe vorwiegend bei primär totalem Querschnitt und teils bei inkomplettem Querschnitt zu verzeichnen waren. Zu bemerken ist jedoch, daß offenbar durch die Operation keine neurologischen Ausfälle mehr nachweisbar waren. Diese erhebliche Rückbildung der neurologischen Ausfälle wurde hauptsächlich bei Patienten mit primär radiculären Erscheinungen erzielt.

Operative oder konservative Behandlung der HWS-Verletzungen

Die zusammenfassende Darstellung der Operationsergebnisse zeigt die Änderung bzw. die Besserung der neurologischen Erscheinungen nach der durchgeführten operativen Maßnahme. Sie läßt jedoch den Wert der Operation nicht klar erkennen, da auch durch rein kon-

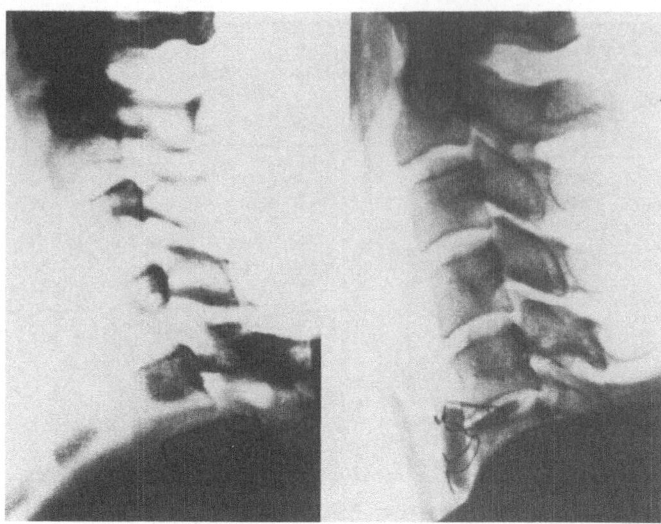

Abb. 5b. Ventrale Drahtfixierung einer sehr instabilen Luxationsfraktur an den Wirbelkörper mit autogenem Tibiaspan

Tabelle 5. Gesamtergebnisse der operativen Behandlung (283 Patienten)

	bei der Aufnahme		bei letzter Untersuchung	
	Zahl	%	Zahl	%
ohne neurolog. Ausfälle	59	21	132	46
radiculäre Ausfälle	109	38	50	18
inkompletter Querschnitt	61	22	42	15
kompletter Querschnitt	54	19	20	7
Exitus			39	14

servative Maßnahmen nicht selten eine Besserung der neurologischen Ausfälle zu erreichen ist. Um den Wert der operativen Maßnahmen durch den ventralen Zugang darzustellen, wurden die Behandlungsergebnisse von 160 teil konservativ und teils operativ behandelten Patienten mit HWS-Verletzungen zusammengefaßt, die in der Kölner Neurochirurgischen und Neurologischen Klinik behandelt wurden. Hiervon wurden 30 konservativ behandelte und 30 mit Ventralfusion operierte Patienten mit vergleichbaren HWS-Verletzungen und vergleichbarer Neurologie gegenübergestellt. Alle diese Patienten wurden in den letzten Jahren behandelt und hatten dementsprechend eine etwa gleiche Intensivtherapie erfahren. In Abb. 6 sind wiederum die neurologischen Ausfälle nach dem Trauma postoperativ bei beiden Gruppen aufgezeichnet. Die hohe Letalität bei

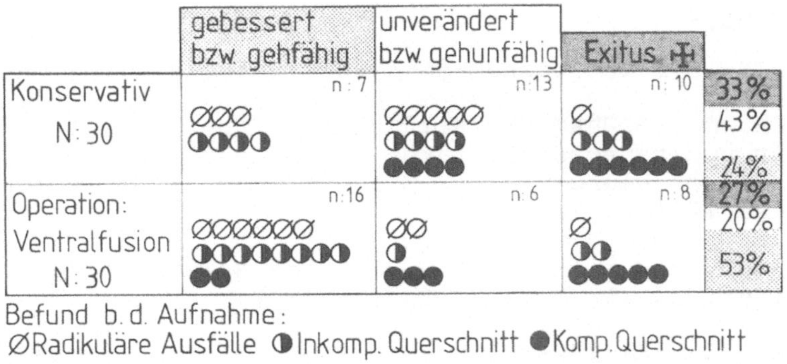

	gebessert bzw. gehfähig	unverändert bzw. gehunfähig	Exitus ✝	
Konservativ N: 30	n: 7 ØØØ ◑◑◑◑	n: 13 ØØØØØ ◑◑◑◑ ●●●●	n: 10 Ø ◑◑◑ ●●●●●●	33% 43% 24%
Operation: Ventralfusion N: 30	n: 16 ØØØØØØ ◑◑◑◑◑◑◑◑ ●●	n: 6 ØØ ◑ ●●●	n: 8 Ø ◑◑ ●●●●●	27% 20% 53%

Befund b. d. Aufnahme:
Ø Radikuläre Ausfälle ◑ Inkomp. Querschnitt ● Komp. Querschnitt

Abb. 6. Ergebnisse der konservativen und operativen Behandlung bei 60 Patienten mit vergleichbarer Verletzung und neurologischen Ausfällen (Köln: 160 Pat.)

den konservativ behandelten Patienten mit 33 und bei den operierten Patienten mit 27% ist dadurch bedingt, daß hier vorwiegend Patienten mit schweren medullären Symptomen berücksichtigt wurden. Eine weitgehende Rückbildung der neurologischen Ausfälle konnte bei konservativ behandelten Patienten in 24%, hingegen bei operierten Patienten in 53% der Fälle erzielt werden.

Zusammenfassung

Die Ergebnisse der operativen Behandlung der HWS-Verletzungen durch den ventralen Zugang wird anhand einer gemeinsamen Studie von 8 Neurochirurgischen Kliniken in der Bundesrepublik dargestellt. Nach den bisherigen Ergebnissen und Erfahrungen ergibt sich die bedingte Operationsindikation bei akuten traumatischen Bandscheibenvorfällen mit radiculären oder medullären Ausfällen, bei Achsenknickungen, bei Luxationen, Luxationsfrakturen bis hin zu Kompressions- und Stückbrüchen. Bei primären kompletten Querschnitten C 4 und höher sind die Verläufe sowohl bei konservativer als auch bei operativer Behandlung tödlich. Hierbei kommt eine operative Behandlung nur dann in Frage, wenn unter Extensionsbehandlung eine Besserung der neurologischen Ausfälle erreicht wird.

Bei Operationen in den ersten 24 Std nach dem Unfall sind bei 3 Patienten mit primär totalem Querschnitt gute Ergebnisse bis zur völligen Rückbildung der neurologischen Ausfälle erreicht worden. Solche Verläufe wurden bei konservativer Behandlung nicht beobachtet. Die Letalität bei Operationen in den ersten 24 Std war jedoch mit 41% sehr hoch.

Ein Vergleich der Verlaufsergebnisse bei 30 operierten und 30 ausgewählten konservativ behandelten Patienten mit gleicher HWS-Verletzung und etwa gleicher Neurologie zeigt, daß durch die operative Behandlung deutlich bessere Ergebnisse erzielt wurden.

Literatur

AUSTIN, G.: The spinal cord. Springfield/Ill.: Ch.C. Thomas 1972.

BUSCH, G., SCHÜRMANN, K.: Anterior fusion in fracture-dislocation an in spontaneous fractures of the cervical spine. In: Modern aspects of Neurosurgery, Vol. II, 340-349, New York: Excerpta Medica 1971.

CLOWARD, R.B.: In: Austin, G.. The spinal cord, p. 422-432, Springfield III.: Ch.C. Thomas 1972.

HAMEL, E., KARIMI-NEJAD, A., FROWEIN, R.A., KUNST, H.: Results of Conservative and Surgical Early Treatment of Cervical Spine Injuries. In: Advances in Neurosurgery, Vol. 4, p. 185-190. Berlin-Heidelberg-New York: Springer 1977.

K. Schürmann, H.J. Reulen und G. Busch, Mainz

Rekonstruktive und stabilisierende Maßnahmen bei Wirbelkörperverletzungen

Für die rekonstruktiven und stabilisierenden Operationen an der Wirbelsäule stehen mehrere Zugangswege zur Verfügung:

1. von ventral
2. von dorsal
3. von lateral und
4. deren Kombinationen, wie ventro-lateral und dorso-lateral.

Gerade weil die Eingriffe zur Rekonstruktion von zerstörten und dann operativ entfernten Wirbelkörpern sehr oft in der selben Operationssitzung zusätzliche stabilisierende Maßnahmen erfordern, muß nicht selten ein kombinierter Zugang gewählt werden. Es ist hervorzuheben, daß es z.Zt. kein standardisiertes Verfahren für den Wirbelkörperersatz gibt, ebensowenig wie für den zusätzlichen stabilisierenden Eingriff. Im Gegenteil, die Planung der Operation ist streng den individuellen Erfordernissen des Einzelfalles anzupassen. Allerdings zeichnet sich schon jetzt ab, daß die Wahl des Zuganges und des Verfahrens davon abhängen können, in welcher Region der destruierende Prozeß angesiedelt ist, ob cervical, thorakal, lumbal, sacral, oder im Gebiet der Übergangsregionen. Für die Läsionen der HWS muß in jedem Falle das therapeutische Ziel sein, die Form, Haltung, Kontinuität und Stabilität der Halswirbelsäule wiederherzustellen und in jedem Falle eine effektive Dekompression des Halsmarkes durch eine sofortige Entfernung von Discus- und Knochentrümmern prämedullär zu erreichen (Abb. 2-4).

In den letzten 10 Jahren (1967-1977) war für die rekonstruktive Chirurgie der Halswirbelsäule die eigene intensive Beschäftigung mit den cervicalen ventralen Fusionsoperationen (201 Patienten

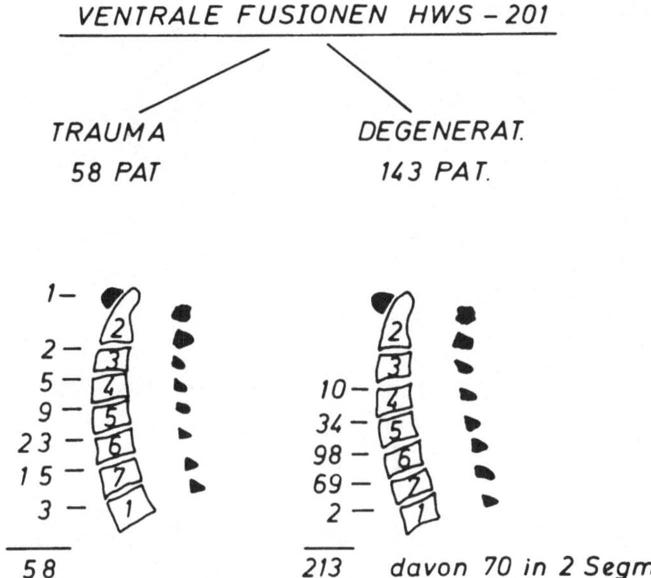

Abb. 1. Die Abb. zeigt, daß sowohl bei den traumatischen als auch bei den degenerativen Läsionen der Halswirbelsäule die Segmente C 5/6 und C 6/7 weitaus am häufigsten betroffen sind

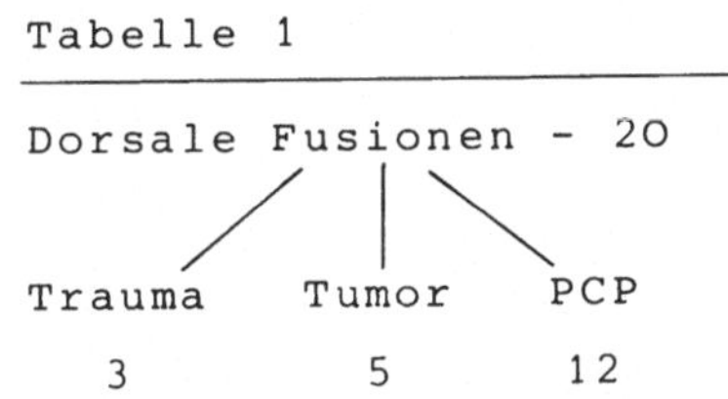

Tabelle 1

Dorsale Fusionen - 20

Trauma	Tumor	PCP
3	5	12

mit 271 ventralen Fusionen der HWS) bei degenerativen Erkrankungen und Discusprolapsen sowie traumatischen Luxationsfrakturen der HWS außerordentlich hilfreich (Abb. 1, 2 und 3). Ausgangsbasis bildeten die frühen Arbeiten von ROBINSON 1955, DEREYMAKER 1956, CLOWARD 1958, VERBIEST 1962, R.C.SCHNEIDER 1969 u.a. Die eigenen Erfahrungen wurden ganz wesentlich erweitert mit der Reposition und Stabilisierung sowie mit Wirbelkörperteilersatz bzw. -totalersatz bei 58 Patienten mit cervicalen Luxationsfrakturen sowie Kompressions- und Spaltfrakturen mit Dislokationen im Bereich der Halswirbelsäule (Abb. 1). 20 Patienten mit schweren Atlasdislokationen nach ventral und tetraparetischen Syndromen aus dem Formenkreis der primär chronischen Polyarthritis sowie Densfrakturen mit Dislokationen zwangen uns zur Befassung mit den dorsalen Fusionsoperationen unter Verwendung autologer Knochenblöcke, welche dem hinteren Beckenkamm (Spina iliaca posterior) entnommen wurden (Abb. 2). In jedem Falle ist mit diesem Eingriff die Dekompression des hohen bulbo-cervicalen Markes mit nachfolgender dorsaler Fusion zur Stabilisierung des occipitocervicalen Übergangs und insbesondere von Atlas und Axis zu erreichen. Zur Dekompression der Medulla wird in der Regel auch

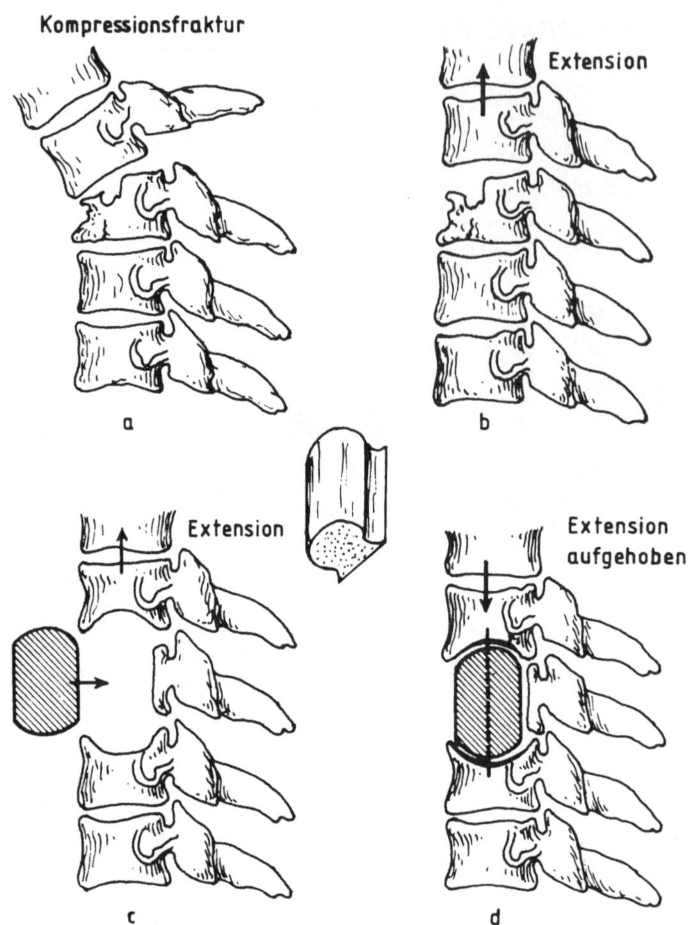

Abb. 2. Schematische Darstellung des seit 1969 an der Mainzer Neurochirurgischen Universitäts-Klinik (K. SCHÜRMANN) verwandten Operationsverfahren zum totalen Wirbelkörperersatz im Bereich der Halswirbelsäule. Hierzu wird ein kräftiger Corticalis-spongoisa-Knochenblock aus der Spina iliaca posterior entnommen und nach Resektion des destruierten Wirbelkörpers unter Extension und nach Abschleifen der Wirbelkörperflächen zu einer konkaven Mulde eingefügt. Die Extension wird auf dem Operationstisch bis zu 30 kg ausgeführt. Nach Einsetzen des Knochenblockes wird die Extension aufgehoben und durch den Muskelzug wird die autologe Knochenplastik, welche an ihren Enden konvex geformt wurde, in situ fixiert

die dorsale Circumferenz des Foramen magnum durch Resektion erweitert und die anschließende occipito-cervicale Spondylodesis reicht vom Hinterhaupt bis zum 3./4. Halswirbelkörper (s. Abb. 4).

Schließlich wurden von uns in den vergangenen 8 Jahren (1969-1977) 19 Patienten mit destruierten Wirbelkörpern in allen Regionen der Wirbelsäule operiert, die betroffenen Wirbelkörper von verschiedenen Zugängen angegangen und zusammen mit dem pathologischen Prozeß partiell oder total entfernt (Tabelle 2).

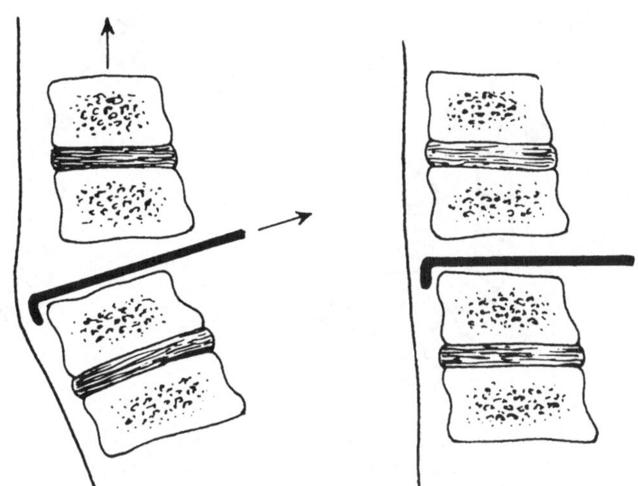

Abb. 3. Schematische Darstellung der instrumentellen Reposition unter starker Extensionswirkung bis zu 30 kg bei einer verhakten Luxationsfraktur. Verwendet wird ein kräftiges angelhakenförmiges Raspatorium

Tabelle 2

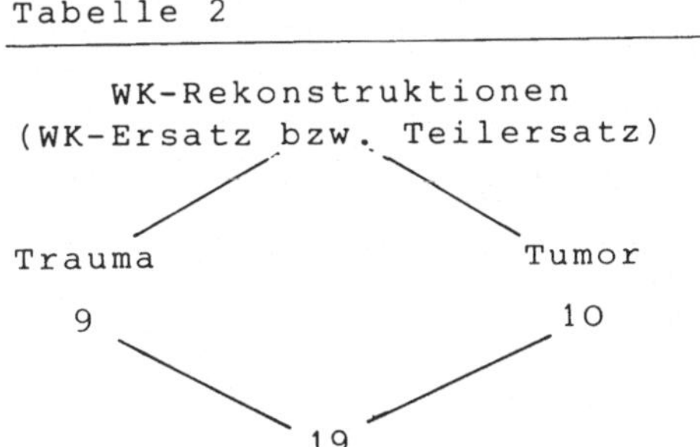

Die Rekonstruktion erfolgte in der überwiegenden Mehrzahl mit autologen Knochenblöcken (Corticalia-Spongiosablöcke), welche der Spina iliaca posterior des Beckens entnommen wurden (Abb. 2, 4 und 5). In einigen wenigen Fällen, in welchen kein Wirbelkörpereinbruch vorhanden war, sondern der destruierende Prozeß lediglich im Bereich der Spongiosa des Wirbelkörpers ohne Beteiligung der Corticaliswände, wurde lediglich eine intravertebrale Herdausräumung ausgeführt und die Spongiosahöhle mit einer Knochenzementplombe aus SULFIX-6 (eine durch Polymerisation erhärtende halbflüssige Substanz) aufgefüllt (Abb. 6). Sofern eine zusätzliche <u>innere Stabilisierung</u> mit Stahlstäben nach HARRINGTON erforderlich war, wurde diese zusammen mit der Orthopädischen Klinik (Prof. Dr. BRUSSATIS) ausgeführt (nur thorakolumbal, niemals cervical).

Es folgt die Demonstration einer Serie von Patienten, mit welcher die Indikation, die Begründung des gewählten Verfahrens, die Operationstechnik und die Resultate erläutert werden. Die bei

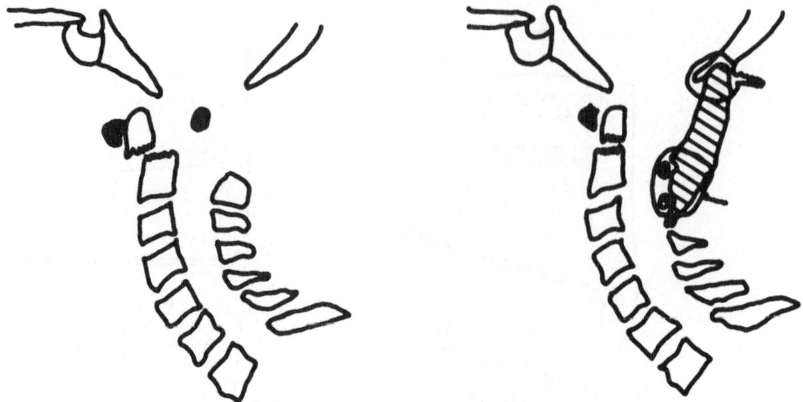

Abb. 4. Schematische Darstellung einer Densfraktur mit Dislokation von Atlas und Axis, deren Reposition und anschließende dorsale Fusion mit einem kräftigen Corticalis-spongiosa-Block aus der Spina iliaca posterior, welcher am Occiput und an den Wirbelbögen des 2. und 3. HWK mit Drahtnähten verankert wird. Bei traumatischer Atlasdislokation nach ventral kann die Reposition am Atlasbogen erfolgen, welcher gleichfalls mit einer Drahtnaht an die eingelegte Knochenplastik fixiert wird. Bei der PCP ist die Reposition des dislozierten Atlas in der Regel nicht möglich und wird daher der Atlasbogen zur Halsmarkdekompression reseziert

Tabelle 3. Komplikationen bei 240 Patienten

	201	20	19
	ventrale Fusionen	dorsale Fusionen	WK-Rekonstruktion
sek. Wundheil.	7	2	1
Beckenkamm-Osteomyelitis	3	-	-
Reluxation	2	-	-
Dislokation des Implant.	2	-	-
Letalität	6[a]	-	-

[a]totale traumatische Quadriplegien (13).
2 Atemlähmung
2 intestinale Blutung
1 Bronchopneumonie
1 Re-Dislokation (Re-OP erforderlich).

240 operierten Patienten aufgetretenen Komplikationen sind der Tabelle 3 zu entnehmen. Totale Tetraplegien werden von einer Operation ausgeschlossen, nachdem in 6 Fällen sehr unbefriedigende Resultate erzielt wurden (Tabelle 3).

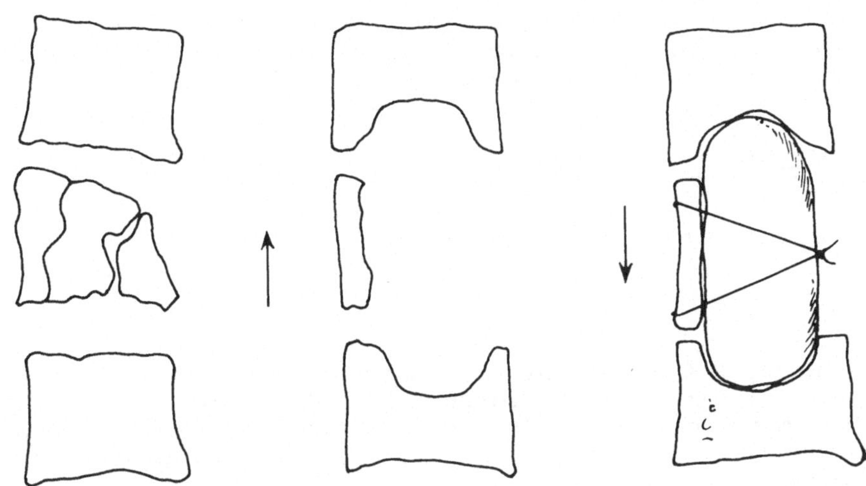

Abb. 5. Schematische Darstellung der subtotalen Entfernung einer Kompressions- und/oder Trümmerfraktur eines HWK mit Dislokation nach dorsal (Halsmarkkompression). In diesem Falle kann die dorsale Corticaliswand des resezierten Wirbelkörpers erhalten bleiben, sie wird mit einem Draht umschlungen. Sodann wird der Draht unter Spannung ventral von der zwischen die Wirbelkörper eingefügten Knochenplastik geknüpft. Hierdurch wird die nach dorsal dislozierte hintere Corticaliswand nach ventral reponiert. Außerdem wird die Knochenplastik nicht nur durch den Muskelzug von cranial nach caudal fixiert, sondern durch den Drahtzug auch von dorsal und ventral (K. SCHÜRMANN 1971)

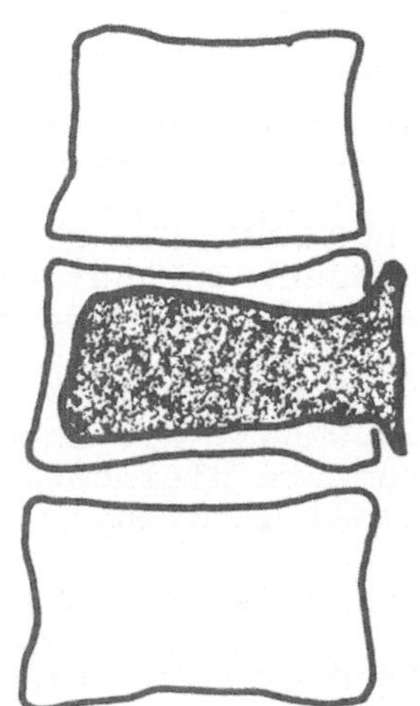

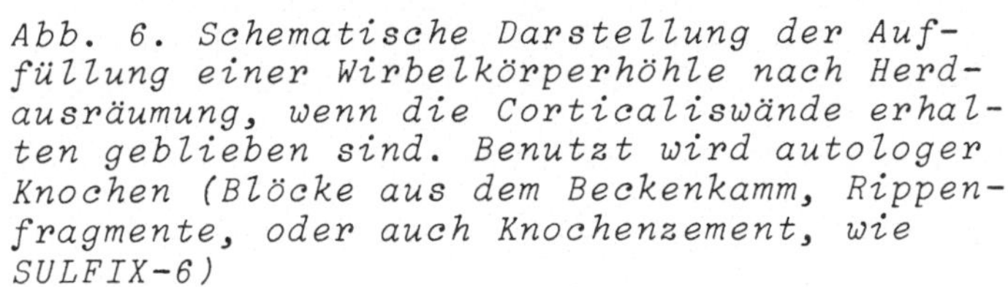

Abb. 6. Schematische Darstellung der Auffüllung einer Wirbelkörperhöhle nach Herdausräumung, wenn die Corticaliswände erhalten geblieben sind. Benutzt wird autologer Knochen (Blöcke aus dem Beckenkamm, Rippenfragmente, oder auch Knochenzement, wie SULFIX-6)

Zusammenfassung und Schlußfolgerungen

Die Wirbelsäulenchirurgie ist mit den rekonstruktiven Eingriffen bei teilweise oder total zerstörten Wirbelkörpern neu in Fluß gekommen und läßt in der Zukunft weitere Perspektiven und Aktivitäten erwarten. Die eigenen Erfahrungen sind außerordentlich befriedigend. Hervorzuheben ist, daß die Technik des operativen Vorgehens ganz wesentlich davon mitbestimmt wird, in welchen Segmenten der Halswirbelsäule der zu behandelnde Prozeß angesiedelt ist.

Der ventrale Zugangsweg scheint für die mittlere und untere HWS (C_3-C_7/D_1) geeigneter zu sein und der dorsale Zugang für die obere HWS, d.h. atlanto-occipital und Atlas und Axis ($C_{1/2}$), also am cranio-cervicalen Übergang.

Literatur

CLOWARD, R.B.: The anterior approach for removal of ruptured cervical disks. J. Neurosrug. 15, 602 (1958).
Treatment of acute fractures and fracture-dislocations of the cervical spine by vertebral-body fusion; J. Neurosurg. 18, 201 (1961).

RONBINSON, R.A., SMITH, G.W.: Johns Hopk. Hosp. Bull 96, 223 (1955).

DEREYMAKER, A.J.: Rev. neurol. 99, 597 (1958).

VERBIEST, H.: Anterior operative approach in cases of spinal cord compression by old irreducible displacement op fresh fracture of cervical spine. J. Neurosurg. 19, 389-400 (1962).

SCHNEIDER, R.C.: Trauma to the Spine and Spinal Cord. In: Correlative Neurosurgery, Chapter 26. Springfield III.: Ch.C. Thomas 1969.

SCHÜRMANN, K., BUSCH, G.: Operative Reposition und Fusion von cervikalen Luxationsfrakturen. Mittelrhein. Chirurgentagung, 17. bis 19. Okt. 1968 Heidelberg.

SCHÜRMANN, K.: Rehabilitation von Patienten mit Rückenmarkschäden. In: Heidelberger Rehabilitationskongreß 1968, Kongreßbericht. A. Seifritz, G. Schettler, J.F. Scholz, Hrsg. p. 664-666.

SCHÜRMANN. K.: Surgical reposition and body fusion on acute fracture dislocations of the cervical spine. In: Proc. 17th VA Spinal Cord Injury Conference, p. 50-53. New York: Bronx 1969.

SCHÜRMANN, K., BUSCH, G.: Chirurg 41, 225 (1970).

SCHÜRMANN, K.: Langenbecks Arch. Chir. 327, 971-978 (1970).

SCHÜRMANN, K.: Rekonstruktive Chirurgie bei Wirbelkörperdestruktionen mit begleitenden Stabilisierungsmaßnahmen. Zbl. Neurochir. 37, (1976).

F. Oppel und H.-D. Kunft, Berlin

Akutversorgung von Wirbelfrakturen durch laminierte Endoprothesen: Indikationen, Technik, bisherige Erfahrungen

Zur Stabilisierung spinaler Gefügestörungen jeglicher Genese eignet sich die sog. laminierte Endoprothese (Abb. 1) (1, 2). Hierbei handelt es sich um ein Netz aus dünnem, zuschneidbarem Dacrongewebe, in 5-15 Schichten vernäht von entsprechend 3-5 mm Dicke, das in autopolimerisierendem Methylmethacrylat getränkt binnen 8-12 min vollständig unter wegen der geringen Dicke gut tolerabler Wärmeentwicklung aushärtet. Die Prothese zeichnet sich durch hohe Zug- und Biegefestigkeit sowie nach der Aushärtung volle Belastbarkeit aus. Dies ermöglicht eine Mobilisation der Patienten vom 2. postoperativen Tag an, eine sofortige Weiterversorgung bei Mehrfachverletzungen und erspart lange Liegezeiten, Gipsbettlagerung und Stützkorsett. Die Zeit bis zur festen Ausheilung einer Verletzung kann bereits für rehabilitierende Maßnahmen genutzt werden. Das operative Verfahren ist einfach, die operative Belastung gering.

Indikationen

Die Anwendung der laminierten Endoprothese ist indiziert:

1. akut, bei allen traumatischen Luxationsfrakturen oder Kompressionsfrakturen vor allem im HWS- und BWS-Bereich mit drohendem oder beginnendem Querschnittsyndrom;

2. bei primär nicht oder unzureichend versorgten Wirbelsäulenverletzungen mit Fehlstellungen und dadurch hervorgerufener chronischer Rückenmarksirritation und der Gefahr einer schleichenden Myelopathie;

3. bei bestimmten Formen von Spondylolisthesen oder Gefügelockerung nach mehrmaligen Bandscheibenoperationen;

4. bei atlanto-occipitaler Luxation infolge einer PCP und

5. bei drohendem Querschnitt durch metastatische oder primär tumorale Wirbelkörperdestruktion.

Technik

Durch entsprechende Lagerung - bei Halswirbelverletzungen eignet sich besonders die Crutchfield-Extension - wird präoperativ soweit wie möglich eine Reposition der Dislokation vorgenommen. Es erfolgt eine Freilegung der Dornfortsätze und der Wirbelbögen, wobei auf saubere Präparation bis zu den Gelenken geachtet werden muß. Die Prothese wird in noch weichem Zustand nach Wegnahme von bis zu 3 Wirbelbögen unter achterförmiger Umschlingung der cranialen und caudalen Dornfortsätze anmodelliert (Abb. 2). Die Abbindewärme wird durch kalte Kochsalzlösung abgeleitet, das Rückenmark durch Auflegen von Spongiobrod oder

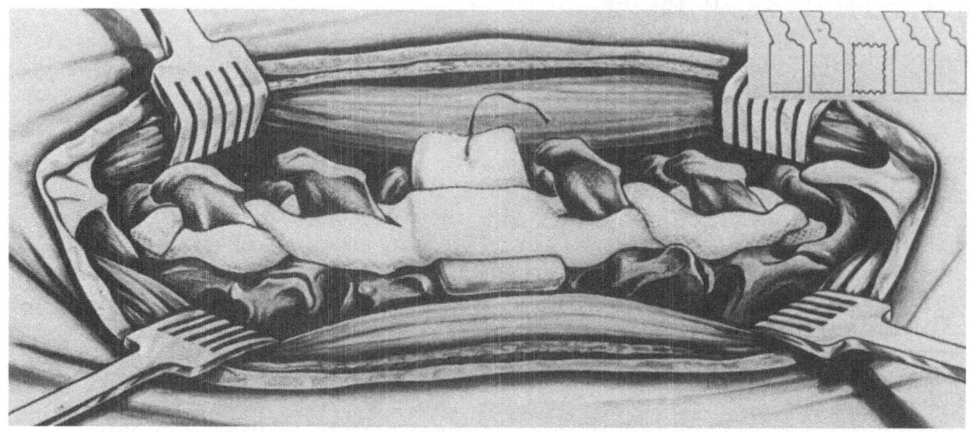

Abb. 1. Laminierte Endoprothese, Anmodellierung der noch weichen Prothese an Dornfortsätze und Wirbelbögen. Schutz des Rückenmarks durch Kochsalz getränkte Watte. Rechts oben schematische Darstellung von zusätzlich stabilisierenden Rinnen an der cranialen Dornfortsatzfläche (aus HEJDA et al. 1974)

Watte auf die Dura geschützt. Bei hohen Halswirbelverletzungen erfolgt die obere Verankerung der Prothese an der Unterfläche des Hinterhauptes durch Anlegen zweier Bohrlöcher.

Diskussion, Erfahrungen

Seit der Erstveröffentlichung 1974 (24 Pat.) (1), unter Einschluß der 1976 in einem ersten Erfahrungsbericht vorgelegten Ergebnisse (2), wurden weitere 44 Patienten durch laminierte Endoprothesen stabilisiert. Bisher wurden alle Wirbelsäulenabschnitte prothetisch versorgt. Das Alter der Patienten lag zwischen 26 und 85 Jahren. Bei 8 Patienten erfolgte eine Akutversorgung nach traumatischen Luxations- oder Kompressionsfrakturen mit progredienter neurologischer Ausfallssymptomatik, bei 7 Patienten kam es postoperativ zur deutlichen Besserung der vorbestehenden Symptomatik bis z.T. zur Reintegration ins Berufsleben. Neben der operativen Entlastung muß hierfür die Möglichkeit der frühen Mobilisation der Patienten durch die gewonnene Stabilität verantwortlich gemacht werden.

Die besten Ergebnisse bezüglich des postoperativen Verlaufs wurden im HWS-, gefolgt vom BWS-Bereich erzielt, während sich bei Anwendung der Prothese im lumbosacralen Bereich Schwierigkeiten mit der Verankerung ergaben, die zur Herausnahme der Prothese bei 2 Patienten mit Spondylolisthesen führte. Insgesamt sahen wir in keinem der Fälle postoperative Verschlechterungen. Die Gewebsverträglichkeit erwies sich als außerordentlich gut. Es kam lediglich bei 4 Carcinomträgern bei ohnehin geringer Abwehrlage zu Wundheilungsstörungen. Als Beispiel für die hohe Festigkeit der Prothese sei hier angeführt, daß ein Patient mit endoprothetisch versorgten Frakturen im cervicothorakalen Übergang ein erneutes schweres Wirbelsäulentrauma durch Sturz vom

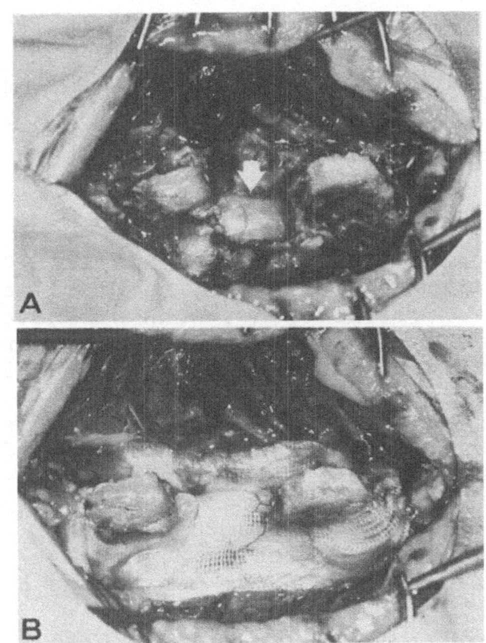

Abb. 2. Operationssitus nach Laminektomie. A: Der zu überbrückende Abschnitt mit freigelegter Dura (Pfeil). Das den Dornfortsatzspitzen aufliegende Gewebe wird zur späteren Fasciennaht erhalten. B: Die anmodellierte Prothese um die cranialen und caudalen Dornfortsätze geschlungen

Baugerüst mit mehrfachen Wirbelfrakturen erlitt, wobei der zuvor endoprothetisch versorgte Wirbelsäulenabschnitt keinerlei Traumafolgen erkennen ließ. Nach unseren Erfahrungen erscheint die Anwendung des Verfahrens auch außerhalb neurochirurgischer Kliniken in orthopädischen und chirurgischen Abteilungen gegeben.

Literatur

1. HEJDA, N., UMBACH, W., JANUSCH, H.: Stabilisierung der Wirbelsäule durch laminierte Kunststoffprothesen. Dtsch.med.Wschr.19, 1001-1004 (1974).
2. UMBACH, W., OPPEL, F., JANUSCH, H.: Stabilisierung spinaler Gefügestörungen durch laminierte Endoprothesen. In: Spinale raumfordernde Prozesse. (W. Schiefer, H.H. Wieck Hrsg.); 257-261. Erlangen: Perimed Verlag 1976.

H.J. Gerner, Ludwigshafen/Rhein

Prophylaxe und Therapie von Druckschäden Querschnittgelähmter (unter besonderer Berücksichtigung einer speziellen Lagerungstechnik)

Ohne Druck kein Decubitus!

So klar dieser revolutionierende Grundsatz Ludwig GUTTMANNs in seiner Aussage ist, so problematisch ist dennoch die praktische Verwirklichung, wenn wir davon ausgehen, daß auch heute die Druckschäden der Haut bei Querschnittgelähmten eine der häufigsten Komplikationen neben den urologischen Problemen darstellen.

Gelingt es inzwischen durch frühzeitige Einweisung in Spezialzentren durch mehr Information und Aufklärung über gezielte Erstversorgung und Lagerungstechnik mehr und mehr die Erstschäden zu verhindern, so nehmen die Fälle in unserem eigenen Krankengut zu, die - obschon sozusagen voll rehabilitiert - wegen eines, lassen Sie es mich so ausdrücken - Leichtsinnsdecubitus - mehr und mehr stationärer Behandlung bedürfen.

Das Problem Druckschäden der Haut in der nachstationären Phase - zuhause - unter selbst, sozusagen besseren Bedingungen haben wir noch nicht im Griff.

So behandelten wir in den Jahren 1968-1976 in der Berufsgenossenschaftlichen Unfallklinik Ludwigshafen von insgesamt 368 erwachsenen querschnittgelähmten Patienten 122 wegen Druckgeschwüren.

Den weitaus größeren Teil stellten Patienten, die nach Rehabilitation schon wieder mehr oder weniger lange Zeit im häuslichen Bereich lebten.

Knapp 20% wurden uns aus nicht für die Erstversorgung eingerichteten Kliniken kurz nach dem Unfall mit Druckschäden überwiesen.

Während der Behandlung im eigenen Hause kam es in 3% der Fälle, durch welche Gründe auch immer, zu lagerungsbedingten Hautschäden.

Eine Aufschlüsselung dieser Fälle in Bezug auf die Lähmungshöhe ergab einen erfreulich geringen Anteil der Tetraplegiker. Von 122 wegen Druckgeschwüren Behandelter waren es nur 18,8% bei einem Gesamtverhältnis aller behandelten Querschnittgelähmten von 28,8% Tetraplegiker zu 71,2% Paraplegiker.

Unser therapeutisches Vorgehen bei diesen, ja immer infizierten Wundhöhlen ist:

Konstante Entlastung durch Bauchlagerung auf Packbett. Nekrosenabtragung, Wundreinigung meist mit Dakin'scher Lösung. (Mischlösung aus Na-hypochlorid und Borsäure[1]).

---

[1] Dakin'sche Lösung: Natriumcarbonat - wasserfrei (35 g in 2 l Wasser) mit Chlorkalk (50 g in 500 ml Wasser) nach Absetzen und Filtern 8 13,5 g Borsäure.

Anregen einer frischen Granulation des Wundgrundes mit verschiedenen granulationsfördernden Präparaten.

Das weitere Vorgehen, ob konservativ oder operativ, richtet sich schließlich nach der Lokalisation.

Ziel der Behandlung bei der Erstversorgung der Ulcera muß in allen Fällen sein, die exponierten Knochenpartien durch ein ausreichendes Weichteilpolster abzudecken und für die Zukunft zu schützen.

Hierfür bieten nach unserer Ansicht auf Dauer nur gestielte Hautplastiken eine ausreichende Gewähr.

Eine Zusammenstellung der bei uns an 122 Patienten durchgeführten hautplastischen Eingriffen zeigt das folgende Dia.

Es zeigt sich, daß hierbei die Sitzbeindruckgeschwüre zusammen mit den Hautschäden im Kreuz-Steißbeinbereich den weitaus größten Anteil ausmachen.

Weitere ausgesprochene Problembereiche sind die Trochanteren und der Fersenbeinbereich.

Schädigungen über dem Darmbeinkamm, wie sie vor allem bei Tetraplegikern gesehen werden, insbesondere im Bereich der Spina ilica dorsalis und ventralis lassen sich dabei am einfachsten durch einen sogenannten Dehnungslappen nach Ausschneidung im Gesunden versorgen.

Ulcera an den Extremitäten sind bei sonst guten Weichteilverhältnissen unter konsequenter Entlastung durchaus konservativ zu behandeln und nur in schweren Fällen für einen sogenannten Transpositionslappen geeignet, wobei die Entnahmestelle des Lappens durch ein freies Transplantat gedeckt wird.

Eine Besonderheit stellen die Druckgeschwüre über der Ferse dar. Hier gehen wir zunächst weitgehend konservativ vor und versuchen eine Granulation bis fast in Hautniveau zu erreichen, um dann mit Reverdinplastik zu decken. Es hat sich gezeigt, daß gerade die doch sehr druckbelastbaren Reverdininseln auf Dauer ein erneutes Auftreten von Druckschäden weitgehend verhindern können.

Die in ihrer Tiefe und Ausdehnung meist größeren Druckulcerationen liegen im Bereich des Beckens und hier am Sitzbein und im Bereich des Kreuzsteißbeines.

Die Sitzbeinulcera versorgen wir nach entsprechender Vorbehandlung in der Regel mit einem einzigen Schwenklappen, der über der jeweiligen Gesäßhälfte gebildet wird. Gute Ergebnisse erzielten wir auch mit einer Rotationslappentechnik, wobei eine dreieckförmige Ausschneidung des gesamten Sitzbeindecubitus mit Basis zum Trochanter erfolgt. Sodann wird auf der Beugeseite des Oberschenkels ein meist handflächengroßer Rotationslappen gebildet.

Dabei wird in jedem Fall das Tuber ossis ischii mit dem Meißel abgetragen und geglättet. Eine völlige Resektion des Sitzbeines wird von uns nicht vorgenommen.

Die in der Ausdehnung größten Ulcerationen liegen im Kreuz-Steißbeinbereich.

Hier führen wir die von PLAUE (1973) angegebene Technik des Schwenk- bzw. Rotationslappens durch.

Dabei können unter Ausnutzung beider Glutealregionen insgesamt vier Schwenklappen gebildet werden, womit auch die Deckung ausgedehnter Hautschädigungen in diesem Bereich gelingt. Von Bedeutung ist, daß das Spenderareal intakt bleibt und für evt. künftige Plastiken geschont ist.

Größere Schwierigkeiten ergeben sich unserer Ansicht nach vor allem bei Trochanterdecubitus, da hier aus der Umgebung wenig mobilisierbare Hautflächen zur Verfügung stehen.

Hier legen wir zwei gegenläufige Schwenklappen an, nachdem in jedem Fall das Trochantermassiv ausreichend abgemeißelt wurde.

Entscheidende Mißerfolge sahen wir in allen Fällen dort, wo neben einer nicht sorgfältigen Blutstillung vor allem ein zu kleiner Lappen gewählt wurde, die Wundränder unter Spannung standen und Wunddehiscenzen und Randnekrosen zur Komplikation führten.

Zur richtigen Operationsvorbereitung querschnittgelähmter Patienten mit ausgedehnten Decubitalulcera gehört neben der Berücksichtigung evt. bestehender Anämien oder Proteinmangelzuständen vor allem die frühzeitige Prüfung der richtigen Lagerungsmöglichkeiten des Patienten. Dabei muß vor allem auf Gelenkkontrakturen und besonders stark ausgeprägte Spastizität geachtet werden. Bekanntlich können beste hautplastische Versorgungen durch stark einschießende Spasmen zerstört werden.

Bei Vorliegen mehrerer Druckgeschwüre an verschiedenen Stellen kann durchaus bei richtiger Abdecktechnik und sauberem Vorgehen die Versorgung der einzelnen Ulcerationen nacheinander durchgeführt werden. Meist wird man dann das Druckgeschwür mit dem größten Schwierigkeitsgrad zuerst angehen.

Trotz aller Möglichkeiten der Versorgung einmal eingetretener Druckschädigungen der Haut bleibt ohne Zweifel die dauerhafte Vermeidung solcher Hautschädigungen unser vordringlichstes Ziel.

Es führt zu weit, alle Möglichkeiten prophylaktischer Maßnahmen im einzelnen aufzuführen.

Es soll hier nur kurz auf eine Lagerungstechnik eingegangen werden, die schon in den 60iger Jahren in der Berufsgenossenschaftlichen Unfallklinik Duisburg-Buchholz durchgeführt und von KALTWASSER und STÖHR (1972) beschrieben wurde.

Auch wir haben diese Lagerung konsequent seit Bestehen unseres Hauses durchgeführt und bedauern aufgrund unserer Ergebnisse, daß diese nicht nur billige, einfache und im Ergebnis doch sehr erfolgreiche Lagerungstechnik sich bis heute noch nicht entsprechend durchsetzen konnte.

Es handelt sich dabei um die Lagerung der Querschnittgelähmten auf Spezialschaumstoffmatratzen ohne Drehbehandlung.

Für diese Lagerung kann im Grunde jedes übliche fahrbare Krankenbett, wie es in den Kliniken im Gebrauch ist, benutzt werden. Beschaffungsprobleme im Akutfall gibt es nicht, da jedes Bett der Bettenzentrale in kürzester Zeit in ein Spezialquerschnittbett umfunktioniert werden kann.

Auf eine ausführlich detaillierte Darstellung des verwandten Materials kann verzichtet werden, da TURBAN und KALTWASSER im Rahmen der wissenschaftlichen Ausstellung dieser Tagung die Lagerungsmethode vorstellen.

Es soll jedoch vor allem von unserer Seite bekräftigt werden, daß die Behandlung der frischen Querschnittgelähmten auch ohne Drehlagerung mit gutem Erfolg möglich ist. Das Prinzip der Methode beruht darauf, daß unter den Hauptbelastungsstellen wie Kreuzbein, Fersenbein, Ellenbogenbereich entsprechende Aushöhlungen des Schaumstoffmaterials zugeschnitten werden, die zusammen mit der darüber gespannten Bettauflage eine nahezu druckfreie Auflage der gefährdeten Stellen ermöglicht.

Auch Halswirbelverletzungen werden grundsätzlich in gleicher Weise gelagert. Es wird zusätzlich unter den Kopf ein rechteckiges Schaumstoffkissen so gelegt, daß der Kopf in einer im Zentrum des Schaumstoffkissens liegenden Aushöhlung gelagert wird. Zur Crutchfield-Extension wird ein einfacher Aufbau aus Teilen des Braunschen Extensionsgestänges benutzt.

Bei Verdacht auf mögliche Druckschädigung an der Kreuz-Darmbeinfuge vor allem bei besonders kachektischen Patienten kann das zentrale Fenster der Schaumstoffplatte entsprechend größer ausgeschnitten werden.

Bei Gefahr von Druckschädigungen an den Dornforsätzen wird eine Rinne entsprechend der Lage des Patienten ausgeschnitten und ein weicherer Schaumstoffstreifen eingelegt.

Die Möglichkeiten der individuellen druckentlastenden Lagerung unter Verwendung verschieden starker und im Raumgewicht unterschiedlicher Schaumstoffe ermöglicht in jedem Fall ein individuelles Lagern des Patienten.

Nach Entlassung aus der Klinik als Spezialauflage mit nachhause gegeben, entfällt das regelmäßige Drehen, das ja wie bekannt, aus vielerlei Gründen oft versäumt wird und dann ohne entsprechende Absicherung zu oft erheblichen Schäden führen kann.

Nur wenn es gelingt, die gezielte Prophylaxe der Entstehung von Druckschäden der Haut nicht nur in den Spezialzentren sondern auch in allen an der Erstbehandlung beteiligten Kliniken und auch im häuslichen Bereich dauerhaft zu verhindern, werden uns solche Bilder in der Zukunft hoffentlich erspart bleiben.

F.-W. Meinecke, Frankfurt am Main

Halsmarkschäden nach diagnostischen und therapeutischen Maßnahmen*

Mitteilungen über Rückenmarkschäden im Anschluß an diagnostische und therapeutische Maßnahmen erscheinen immer häufiger in der Literatur. Die auf das Halsmark beschränkte, sicher nicht erschöpfende Darstellung zeigt die Bedeutung kritischer Indikationsstellung und subtilen Vorgehens.

Traumatologie

Bestimmte Unfallereignisse, Sturz, Verschüttung, Kopfsprünge in flache Gewässer, ebenso Schädelverletzungen gehen häufig mit Wirbelbrüchen und/oder Querschnittlähmungen einher. Dieses muß vor Beginn der Ersten Hilfe bedacht und entsprechend behutsam bei der Bergung und auf dem Transport vorgegangen werden. Fixierung der Halswirbelsäule unter leichtem Dauerzug ohne zusätzliche Bewegungen sind entscheidende prophylaktische Maßnahmen gegen Sekundärschäden. Ein Dauerzug mit 10-15 kg (53) bringt ohne vorherige röntgenologische Befundabklärung sicher mehr Gefahren als Nutzen.

Gute Röntgenaufnahmen mit Darstellung aller Halswirbel schützen vor dem Übersehen klarer Tatbestände, vor allem am atlanto-occipitalen und am cervico-thorakalen Übergang (7, 8). Bei Zweifeln kann die Tomographie, ggf. nach einigen Wochen wiederholt (7), zur Lösung der bekannten Schwierigkeiten beitragen. SCHER (50) beschreibt eine Tetraplegie, die bei einem Mehrfachverletzten nach einer Unterschenkelosteosynthese festgestellt wurde.

Anschließend angefertigte Röntgenaufnahmen zeigten eine Densfraktur.

Die Lagerung zum Röntgen kann bei sehr instabilen Frakturen, bei ausgeprägter Spondylose, beim M. Bechterew (27) oder bestehenden Schäden der Hals-Kopfgefäße (17) zu plötzlichen Tetraplegien führen.

Kopfzüge bewirken dann eine Überziehung (22, 38, 39), wenn die Bandelemente gerissen sind. Mit oder ohne Überziehung kommt es gelegentlich zu teilweisen oder vollständigen Lähmungen (7, 8, 9, 14, 15, 19, 45).

GEISLER (20) fand beginnende oder fortschreitende Lähmungen nach der ersten Hilfe, Diagnostik und ersten Behandlung bei 29 von 985 Patienten. BOTTERELL (6) bei 14% ihrer Patienten mit Verletzungen in allen Wirbelabschnitten. Über 10% solcher Schäden bei Halswirbelverletzten berichtet ROGERS (45). Bei allen handelte es sich um Luxationen nach vorne.

---

*Herrn Professor Dr. H. JUNGHANNS zum 75. Geburtstag gewidmet.

Halsmarklähmungen nach manueller Reposition werden von BRAAKMAN u. PENNING (7, 8) sowie von ROGERS (45) beschrieben.

Intrauterine Fehllagen der Feten und Geburtstraumen kommen als Ursachen von Rückenmarkschäden vor (3, 4, 1, 10, 13, 18, 25, 46, 54, 56). Besonders gefährdet sind Steiß- und Beckenendlagen, auslösende Mechanismen vor allem Zug- und extreme Rück- oder Vorbeugung der Halswirbelsäule mit Drehung. Sie werden aber auch bei vaginalen Entbindungen von Schädellagen beobachtet (3, 54).

BRAAKMAN und PENNING (7) sowie ROGERS (45) erwähnen je einen Fall, bei dem es nach einer frischen Halswirbelsäulenverletzung durch die Intubation zu einer Tetraplegie kam.

Spätschäden des Halsmarkes werden auf übersehene Frakturen, vor allem an C 2, belassene Fehlstellungen mit Achsenknickung, Instabilitäten, posttraumatische knöcherne Einengungen des Wirbelkanales u.ä. zurückgeführt, bei denen es sowohl zu mechanischen Irritationen wie zu vasculären Schädigungen des Rückenmarkes kommt (7, 8, 26, 31, 45, 55). Eine gute Wiederherstellung der ursprünglichen Wirbelsäulenform, ggf. operativ mit prophylaktischer Freilegung (31) wird deshalb empfohlen.

Maßnahmen ohne voraufgegangenes Trauma

McLAUGHLIN et al (30) betonen aufgrund einer eigenen Beobachtung eines vorderen Marksyndroms, daß eine Nadelbiopsie wegen des Verdachts auf eine Bandscheibenentzündung nicht immer als harmlos angesehen werden kann.

Vaso- oder neurotoxische Reaktionen, Gefäßanomalien oder Injektionen an falscher Stelle sind nach SEITZ und HINTZE (47) Ursachen gelegentlicher Rückenmarkschäden nach Vertebralis-Angiographie.

Nach dreitägiger Gabe von dreimal 325 mg Aspirin beobachtete LABADIE (29) eine Tetraparese, ausgelöst durch ein operativ gesichertes epidurales Blutgerinnsel in Höhe von C 6/7. Nach HENNING (23) erhielt ein 54jähriger Paraplegiker innerhalb von achtzehn Monaten insgesamt 160 g Nitrofurantoin, die zu einer fast irreversiblen schlaffen Tetraplegie führten.

STÖHR und MAYER (52) zitieren Literaturangaben über unbeabsichtigte Peridural- und Spinalanästhesien mit Tetraplegie nach paravertebralen Injektionen.

PISCOL (42) erwähnt eine postoperative Halsmarklähmung als Folge einer Elektrokoagulation eines Ramus spinalis bei schwerer cerviculärer Osteochondrose.

Eine vorübergehende postoperative Tetraplegie beschreibt ROGERS (45) nach einer Fusion wegen Vorwärtsgleiten zwischen C 1 und C 2 bei einem Patienten, bei dem im Verlauf von neunzehn Jahren präoperativ viermal ein gleiches Zustandebild bestand. KRAUS (28) teilen Beobachtungen über postoperative Halsmarkschäden nach Fusionen mit. Nach ihrer Ansicht entsteht das Risiko durch operatives Vorgehen im Wirbelkanal.

MARAR (36) beobachteten den Übergang einer Tetraparese in eine Tetraplegie nach Atemstillstand im unmittelbaren Anschluß an eine Laminektomie an C 1 und Dekompression am Foramen magnum bei atlanto-axialer Instabilität fünfzehn Jahre nach einer Densfraktur. DASTUR (12) sehen eine plötzliche Entlastung einer langandauernden Venenstauung oder die Dekompression als pathogenetische Faktoren hierfür an. BETTE und ENGELHARDT geben zwei Fälle postoperativer Tetraplegien nach ausgedehnter Laminektomie bei Cerebralparetikern an.

Tetraplegien nach Bestrahlungen bösartiger Geschwülste der Halsorgane (5, 11, 16, 12, 41) können sich nach wenigen Monaten bis zu vielen Jahren entwickeln. Einzel- und Gesamtdosis, Bestrahlungsbereich und auch die individuelle Disposition spielen eine Rolle (11).

Tetraplegien nach manueller Therapie sind oft mit Stammhirnsyndromen oder einem Wallenbergschen Symptomenkomplex kombiniert und nicht selten tödlich (2, 21, 24, 32, 33, 34, 35, 37, 40, 43, 44, 51, 48, 49). Mechanische Gefäßschäden und Gefäßspasmen werden als auslösende Ursachen der Ischämie im Zentralnervensystem angeschuldigt (51, 32). Drosselungen der Blutzufuhr sind aber auch bei Kopfdrehungen und -wendungen im physiologischen Bereich nachgewiesen (33, 34). Anomalien der Gefäße oder der knöchernen Elemente sind nach SMITH et al. (49) eine der die Durchblutung drosselnden Ursachen. Gleichweite Vertebralarterien werden nur in 8% gefunden (37).

Übereinstimmung besteht, daß eine ausreichende klinische, neurologische und rötgenologische Untersuchung vor der Behandlung erfolgen muß. Eingehende neuroradiologische Untersuchungen können nach LORENZ u. VOGELSANG (33) nicht verlangt werden. SMITH (49) halten Arteriographien für undurchführbar und gefährlich. MAIGNE (35) empfiehlt vor der eigentlichen Manipulation eine probatorische Rückbeugung mit Drehung nach jeder Seite unter Spannung. Er meint, diese tragischen Unglücksfälle seien zwar selten, kämen jedoch häufiger vor als allgemein angenommen werde. SMITH (49) halten sie auch in Zukunft für nicht vermeidbar. MAIGNE's (35) Auffassung, es komme niemals zu diesen Unglücksfällen, wenn die Indikation für die Manipulationen gut gestellt sei und diese ordnungsgemäß ausgeführt werden, wird man wohl bei Kenntnis dieses komplexen Geschehens nicht vorbehaltlos zustimmen können.

Literatur

1. ABROMS, I.F., BRESMAN, M.J. u. Mitarb.: Cervical Cord Injuries Secondary to Hyperextension of the Head in Breech Presentations. Obstet. Gynec. 41, 369 (1973).
2. ADAMS, Ch.: Cervical Spondylotic Radiculopathy and Myelopathy. Handbook of Clinical Neurology.(Hrsg. P.J. VINKEN, G.W. BRUYN) Vol. 26, Amsterdam-Oxford: North Holland Publ. 1976.
3. ALLEN, J.P.: Spinal Cord Injury at Birth. In: Handbook of Clinical Neurology, (Hrsg. P.J. VINKEN, G.W. BRUYN). Vol. 25, Amsterdam-Oxford: North Holland Publ. 1976.
4. AUFDERMAUR, M.: Spinal Injuries in Juveniles. Necropsy Findlings in 12 Cases. J.Bone Jt Surg. 56 B, 513 (1974).

5. BHAVILAI, D.: Inadvertent Destruction of the Spinal Cord by Radiation Therapy. Surg.Neurol. 2, 333 (1974).
6. BOTTERELL, E.H. JOUSSE, A.T. u. Mitarb.: A Model for the Future Care of Acute Spinal Cord Injuries. J.Can.Sci.Neurol. 2, 361 (1975).
7. BRAAKMAN, R., PENNING, L.: Injuries of the Cervical Spine. Amsterdam-London-Princeton: Excerpta Medica 1971.
8. BRAAKMAN, R., PENNING, L.: Injuries of the Cervical Spine. In: Handbook of Clinical Neurology, (Hrsg.: P.J. VINKEN, G.W. BRUYN) Vol. 25, Amsterdam-Oxford: North Holland Publ. 1976.
9. BURKE, D.C.: Hyperextension Injuries of the Spine. J.Bone Jt.Surg. 53 B, 3 (1971).
10. BURKE, D.C.: Injuries of the Spinal Cord in Children. In: Handbook of Clinical Neurology (Hrsg. P.J. VINKEN, G.W. BRUYN) Vol. 25. Amsterdam-Oxford: North Holland Publ. 1976.
11. CRITSOTAKIS, J., ROUSTA, B. u. Mitarb.: Myélopathie cervicale post-actinique. Revue de la littérature et de trois cas. Schw. Rdsch. Med. 63, 1137 (1974).
12. DASTUR, D.K., WADIA, N.H. u. Mitarb.: Brain 88, 897 (Zit. nach MARAR, lfd. Nr. 36).
13. EIMER, H.: Ursachen und Therapie der Geburtsverletzungen. Med. Welt (Stuttgt.) 23, 1848 (1972).
14. FIEBRAND, H.: Beitrag zur Frage der Entstehung spinaler Gefäßverschlüsse. Med. Welt (Stuttgt.) 15, 1023 (1964).
15. FIELDING, J.W., HAWKINS, R.J.: Atlanto-Axial Rotatory Fixation, (Fixed Rotatory Subluxation of the Atlanto-Axial Joint). J.Bone Jt Surg. 59 A, 37 (1977).
16. FOGELHOLM, R., HALTIA, M. u. Mitarb.: Radiation myelopathy of cervical spinal cord simulating intramedullary neoplasm. J.Neurol.Neurosurg.Psychiat. 37, 1177 (1974).
17. FOGELHOLM, R., KARLI, P.: "Iatrogenic" Brain Stem Infarction. A Complication of X-Ray Examination of the Cervical Spine and Follwoing Posterior Tamponation of the Nose. Europ.Neurol. 13, 6 (1975).
18. FONTAN, A. u. Mitarb.: Le traumatisme médullaire nécnatal. Ann.pédiat. 40, 1 (1964).
19. FRIED, L.C.: Cervical Spinal Cord Injury During Skeletal Traction. J.Amer.med.Ass. 229, 181 (1974).
20. GEISLER, W.O., WYNNE-JONES, M. u. Mitarb.: Early Management of the Patient with Trauma to the Spinal Cord. Med.Serv. J.Can. 22, 512 (1966).
21. GUTMANN, G.: Der erste und zweite Halswirbel, therapeutische Möglichkeiten und Gefahren. Med.Klin. 49, 1315 (1954).
22. GUTTMANN, L.: Prinzipien und Methoden in der Behandlung und Rehabilitation von Rückenmarkverletzten. In: Neurotraumatologie mit Einschluß der Grenzgebiete (Hrsg. J.K. KESSEL, Sir L. GUTTMANN, G. MAURER), Bd. II. München-Berlin-Wien: Urban & Schwarzenberg 1971.
23. HENNING, K.: Tetraplegie durch Nitrofurantoin-Medikation. Dtsch.med.Wschr. 99, 1140 (1974).
24. HENSELL, V.: Neurologische Schäden nach Repositionsmaßnahmen an der Wirbelsäule. Med.Welt (Stuttgt.) 27, 656 (1976).
25. HUKE, B.: Perinatologie des Orthopäden. Geburtstraumatische Wirbelsäulen-Verletzungen. Orthop.Praxis 10, 455 (1974).
26. JELLINGER, K.: Neuropathology of cord injuries. In: Handbook of Clinical (Eds. P.J. VINKEN, G.W. BRUYN), Vol. 25. Amsterdam-Oxford: North Holland Publ. 1976.

27. KLEMS, H.: Halswirbelsäulenfraktur bei Spondylarthritis ankylopoetica. Arch.orthop.Unfall-Chir. 87, 203 (1977).
28. KRAUS, D.R., STAUFFER, E.S.: Spinal Cord Injury as a Complication of Elective Anterior Cervical Fusion..Clin. Orthop.Related Res. 112, 130 (1975).
29. LABADIE, E.L.: Spontaneous Cervical Epidural Hematoma Followed by Disseminated Intravascular Coagulation. Arizona Med. 31, 417 (1974).
30. McLAUGHLIN, R.E., MILLER, W.R. u. Mitarb.: Quadriparesis after Needle Aspiration of the Cervical Spine. Report of a Case. J.Bone Jt.Surg. 58 A, 1167 (1976).
31. LAUSBERG, G.: Spätschäden des Rückenmarks nach Wirbelsäulenverletzungen. Dtsch.med.Wschr. 94, 720 (1969).
32. LEWIT, K.: Manuelle Medizin im Rahmen der medizinischen Rehabilitation 2. Aufl. München-Wien-Baltimore: Urban & Schwarzenberg 1977.
33. LORENZ, R., VOGELSANG, H.-G.: Thrombose der Arteria basilaris nach chiropraktischen Manipulationen an der Halswirbelsäule. Dtsch.med.Wschr. 97, 36 (1972).
34. LYNESS, S.S., WAGMAN, A.D.: Neurological Deficit Following Cervical Manipulation. Surg.Neurol. 2, 121 (1974).
35. MAIGNE, R.: Wirbelbedingte Schmerzen und ihre Behandlungen durch Manipulationen. In: Die Wirbelsäule in Forschung und Praxis (Hrsg. H. JUNGHANNS) Bd. 45, Stuttgart: Hippokrates 1969.
36. MARAR, B.C., TAY, C.K.: Fracture of the Odontoid Process. Aust.N.Z.J.Surg. 46, 231 (1976).
37. MEHALIC T., FARHAT, S.M.: Vertebral Artery Injury from Chiropractic Manipulation of the Neck. Surg. Neurol. 2, 125 (1974).
38. MEINECKE, F.-W.: Die Verletzungen der Wirbelsäule mit Markschäden. Chirurgie der Gegenwart. Bd. IV. München-Berlin-Wien: Urban & Schwarzenberg 1974.
39. MEINECKE, F.-W.: Initial clinical appraisal. Clinical evaluation and treatment in the early stages of spinal cord injuries and associated injuries. In: Handbook of Clinical Neurology (Hrsg. P.J. VINKEN, G.W. BRUYN), Vol. 26. Amsterdam-Oxford: North Holland Publ. 1976.
40. MUELLER, S., SAHS, A.L.: Brain stem dysfunction related to cervical manipulation. Neurology 26, 547 (1976).
41. PALMER, J.J.: Radiation myelopathy. In: Handbook of Clincal Neurology (Hrsg. P.J. VINKEN, G.W. BRUYN), Vol. 26. Amsterdam-Oxford: North Holland Publ. 1976.
42. PISCOL, K.: Die Blutversorgung des Rückenmarkes und ihre klinische Relevanz. Schriftenreihe Neurologie, Bd. 8. Berlin-Heidelberg-New York: Springer 1972.
43. RAGEOT, E.: Les accidents et incidents des manipulations vertébrales. Proc. IVth Internat.Congr.Phys.Med., Paris 1964. In: Excerpta Medica Internat.Congr.Series No. 107.
44. RINSKY, L.A. u. Mitarb.: A cervical spinal cord injury following chiropractic manipulation. Paraplegia 13, 223 (1976).
45. ROGERS, W.A.: Fractures and Dislocations of the Cervical Spine. An End-Result Study. J.Bone Jt Surg. 39 A, 341 (1957).
46. RÜDIGER, K.-D., WÖCKEL, W.: Morphologische Spätbefunde nach geburtstraumatischer Rückenmarkläsion. Schweiz.med.Wschr. 102, 545 (1972).

47. SEITZ, D. HINTZE, A.: Myelomalazie infolge Vertebralisangiographie mittels Femoraliskatheters. Fortschr.Röntgenstr. 125, 59 (1976).
48. SIMEONE, F.A., LYNESS, S.S.: Vertebral artery thrombosis in injuries of the spine. In: Handbook of Clinical Neurology (Hrsg. P.J. VINKEN, G.W. BRUYN), Vol. 26. Amsterdam-Oxford: North Holland Publ. 1976.
49. SMITH, R.A., ESTRIDGE, M.N.: Neurologic Complications of Head and Neck Manipulations. Report of Two Cases. J.Amer. med.Ass. 182, 528 (1962).
50. SCHER, A.T.: A Plea for Routine Radiographic Examination of the Cervical Spine after Head Injury. S.Afr.med.J. 51, 885 (1977).
51. SCHMITT, H.P.: Rupturen und Thrombosen der Arteria vertebralis nach gedeckten mechanischen Insulten. Schweiz.Arch. Neurol.Neurochir.Psychiat. 119, 363 (1976).
52. STÖHR, M., MAYER, Kl.: Nervenwurzelläsionen durch Neuraltherapie. Dtsch.med.Wschr. 101, 1218 (1976).
53. THIEMENS, E.: Mainzer Kopfextensionsgerät - eine wertvolle Hilfe beim Transport Halswirbelverletzter. Notfallmedizin 3, 467 (1977).
54. TOWBIN, A.: Spinal Cord and Brain Stem Injury at Birth. Arch.Path. 77, 620 (1964).
55. VERBIEST, H.: Anterolateral Operations for Fractures and Dislocations in the Middle and Lower Parts of the Cervical Spine. Report of a Series of Fortyseven Cases. J.Bone Jt Surg. 51 A, 1489 (1969).
56. WEBER, M. u. Mitarb.: Beitrag zur geburtstraumatisch bedingten Rückenmarksschädigung. Med. Welt (Stuttgt.) 25, 947 (1974).

V. Paeslack, Heidelberg

Internistische Fragestellungen bei der Frühbehandlung des Halsmarkverletzten

Der Schwerpunkt der ärztlichen Aufgabenstellung bei Halswirbelsäulenfrakturen ergibt sich auf traumatologisch-orthopädischem Gebiet.

Das Hauptgewicht der Versorgung des frischverletzten Tetraplegikers dagegen - gleichgültig, ob eine Schädigung der Halswirbelsäule gefunden oder vermißt wird - liegt im internistisch-neurologischen Bereich.

Die Mehrzahl der hier unter zwei unterschiedlichen definitorischen Aspekten angesprochenen Patientengruppen, also einerseits die der Tetraplegiker mit oder ohne Halswirbelsäulenschädigung, andererseits die der Halswirbelsäulenverletzten, wird zunächst vom Chirurgen versorgt.

Das führt dazu, daß die erforderliche klare Differenzierung und die daraus resultierende unterschiedliche therapeutische Schwerpunktsetzung in vielen Fällen nicht erkannt oder nicht ausreichend verwirklicht wird.

Entsprechend erweist es sich häufig als verwirrend und der eindeutigen Abklärung des bestmöglichen therapeutischen Vorgehens abträglich, wenn bei der Diskussion der Frage "konservative oder operative Behandlung der traumatischen Tetraplegie" auf die eindeutige Abgrenzung der beiden Komplexe verzichtet wird.

Die kontrovers ausgetragene Diskussion zu diesem Thema erstreckt sich mittlerweile über mehr als dreißig Jahre.

Für die neurologisch nicht komplizierte Halswirbelsäulenfraktur stehen dabei auch zum gegenwärtigen Zeitpunkt des Gesprächs wiederum operative Verfahren im Mittelpunkt des Interesses.

Bei der Beantwortung der Frage nach dem bestmöglichen Vorgehen bei traumatischer Tetraplegie dagegen verfügen wir aufgrund langlaufender Beobachtungen über eindeutige Erfahrungen. Danach ist bei der ganz überwiegenden Mehrzahl der hier zur Diskussion stehenden Fälle ein streng konservatives Vorgehen angezeigt.

Operative Maßnahmen in der Frühphase einer traumatischen Cervicalläsion im Sinne sogenannter Entlastungseingriffe mit oder ohne stabilisierende Maßnahmen erweisen sich bei der überwiegenden Mehrzahl frischverletzter Querschnittgelähmter, insbesondere auch bei Halsmarkverletzten, zumindest als überflüssig. Nicht selten zeigt sich darüberhinaus - allerdings häufig erst anhand des weiteren Rehabilitationsverlaufes - daß sie letztlich kontraindiziert waren.

Angesichts der verzweifelten Situation, die die oft sehr jungen Halsmarkverletzten bieten, angesichts auch des Drängens der Angehörigen, der Arzt möge doch "irgendetwas tun", ist es nur zu verständlich, daß der erstversorgende Chirurg sich zur Durchführung eines derartigen Eingriffes bereitfindet.

Diese Bereitschaft wird dadurch verstärkt, daß ja zunächst versucht werden muß, der aktuellen Situation gerecht zu werden und daß der hierfür verantwortliche Arzt in der Regel auch nur diese übersieht. Kaum je verfügt er dagegen über Langzeiterfahrung an einer genügend großen Zahl von tetraplegischen Patienten, um die Resultate seiner operativen Maßnahmen kritisch bewerten zu können.

In der überwiegenden Mehrzahl der Fälle beschränkt sich der Umfang der erstversorgenden chirurgischen Abteilung mit dem Halsmarkverletzten ja auf wenige Stunden oder Tage.

In diesem Zeitraum, der meist kurzfristig durch die Verlegung in eine Spezialabteilung für Querschnittgelähmte beendet wird, bleibt dem ärztlichen Beobachter verborgen, daß die eigentliche Problematik der Verletzung garnicht bei den Veränderungen an der Wirbelsäule liegt.

Das Schicksal dieser Patienten, ihr Überleben, noch mehr aber die Frage des weiteren Verlaufs, werden vielmehr bestimmt von den unmittelbaren und mittelbaren Folgen der Rückenmarkläsion auf intern-medizinischem und neurologischem Gebiet.

Selbstverständlich sollte versucht werden, unter Abwägung der Vor- und Nachteile des jeweiligen Vorgehens, die Achsenstabilität der Wirbelsäule zu verbessern oder wiederherzustellen.

In der Regel bietet sich für die Versorgung des Tetraplegikers anstelle operativer Sofort- oder Frühmaßnahmen das erfolgreiche, dabei optimal schonende Verfahren der korrekten Lagerungs-Drehbehandlung, beginnend am Unfalltage, an.

Beim Halsmarkverletzten hat sich darüberhinaus die Versorgung mit Schädelextensionen - CRUTCHFIELD oder anderen - in eindeutiger Weise bewährt.

Gelegentlich werden diese Maßnahmen, wenn sie nicht sogleich zum angestrebten Ergebnis führen, durch vorsichtigen einmaligen Repositionsversuch vor dem Bildwandler unterstützt.

Bei Mißlingen eines derartigen Versuches sollte man auf die Wiederherstellung der idealen Wirbelsäulenposition verzichten.

Die Besorgnis, der Halsmarkverletzte würde bei Bestehenbleiben der Fehlstellung später vermehrt unter Schmerzsyndromen zu leiden haben, hat sich beim Vergleich mit dem Verlauf bei primär operativ behandelten Tetraplegikern nicht bestätigt.

Von wirklichem Gewicht sind beim frischverletzten Querschnittgelähmten, insbesondere bei der traumatischen Tetraplegie, gerade in den ersten Stunden und Tagen, die unmittelbar und mittelbar aus der Unterbrechung der spinalen Leitungsbahnen resultierenden Funktionsausfälle und Dysregulationen im Bereich nahezu aller, diesem Steuerungssystem unterliegenden Organe und Organsysteme.

Im hier vorgegebenen Rahmen können nur einige der dabei vordringlichen Fragestellungen angesprochen werden: In der Frühphase drohen dem Tetraplegiker vor allem Komplikationen von Seiten der Atemwege: Der Ausfall der Intercostalmuskulatur bei kompletten hohen Brustmark- und vor allem bei Halsmarklähmungen bedingt eine primäre Minderung der motorischen Atemleistung um 40% bis 60%.

Bei hohen Halsmarkläsionen, also bei Schädigungen bis in den Bereich des 3. Cervicalsegmentes, droht zusätzlich die Zwerchfellparese. Der Gasaustausch wird bei Läsionen unterhalb C 4 im allgemeinen notdürftig aufrechterhalten. Bei jeder Art zusätzlicher Komplikationen - etwa bei hypostatischer oder Aspirationspneumonie, bei pulmonalen Embolien, Atelektasenbildung oder einem Begleitpneu, aber auch beispielsweise durch pathologischen Zwerchfellhochstand infolge eines Ileus - drohen die Atemfunktionen protrahiert oder akut zu dekompensieren.

Apparative Beatmung ist nur in seltenen Fällen erforderlich. Sie kann fast stets vermieden werden, wenn umfassende physiotherapeutische Maßnahmen - 2 bis 3stündliche Atemtherapie bei Tage und bei Nacht, Inhalationen, Gaben von Broncholytica, baldestmögliche Bauchlagerung des Patienten - in aller Konsequenz vom 1. Tage an durchgeführt werden.

Die früher beim Tetraplegiker fast routinemäßig durchgeführte Tracheotomie erwies sich bei einem Beobachtungsgut von ca. 800 Tetraplegikern unter diesen Bedingungen in weniger als 10 Fällen erforderlich.

Die Beeinträchtigung cardio-vasculärer Steuerungen äußert sich beim Tetraplegiker, insbesondere beim Vorliegen hoher Halsmarkläsionen, im Rahmen des spinalen Schocks in einem Hypotonie-Syndrom, das einhergeht mit mitunter hochgradiger, gelegentlich bedrohlicher Bradykardie, seltener mit tachykarden Episoden.

Akut lebensgefährdende Zustände, wahrscheinlich auf dem Boden eines massiven Vagus-Reflexes, werden beobachtet bei der Intubation, beim Absaugen des Bronchialsystems, seltener beim abrupten Umlagern des Frischverletzten im Drehbett. Auf jeden Fall muß mit einem plötzlichen Herzstillstand bei der frischen Tetraplegie in jedem Fall und zu jeder Zeit gerechnet werden.

Akute exzessive Blutdruckanstiege im Sinne der sogenannten paroxysmalen Hypertension als Ausdruck der Entgleisung autonomer Steuerungssysteme werden beim Tetraplegiker häufig einige Wochen nach dem Schädigungsereignis, im allgemeinen nach Abklingen des spinalen Schocks gefunden. In Einzelfällen werden sie aber auch bereits wenige Tage nach dem Trauma beobachtet - sie gehen mit heftigsten Kopfschmerzen, hochgradigen Sinusbradykardien, gelegentlich mit Bewußtseinsverlust und profuser Hyperhidrose einher. Bei älteren Menschen wurden im Zusammenhang mit derartigen Blutdrucksteigerungen, bei denen Werte von 280 mmHg systolisch gemessen wurden, intracerebrale Blutungen beobachtet.

Schwerwiegende Beeinträchtigungen des Wohlbefindens, nicht selten aber auch Gefährdungen im Sinne einer zusätzlichen Kreislaufbelastung, resultieren durch die Störung thermoregulatorischer Steuerungen.

Diese sind Folge einer Unterbrechung sympathischer Leitungsbahnen zwischen Mittelhirn und Hypothalamus auf der einen und dem lateralen Plexus sympathicus auf der anderen Seite. Es kommt infolgedessen zu einem Verlust der reflektorischen Schweißsekretion und zur Unmöglichkeit der Beherrschung von Hyperthermien. Bei gleichzeitig eingeschränkter pulmonaler Ventilation kann sich ein bedrohlicher Zustand mit kritischem Anstieg der Kerntemperatur und damit einer wesentlichen Verschlechterung der vitalen Prognose ergeben.

Jeder frischverletzte Querschnittgelähmte unterliegt in der Phase des spinalen Schocks einem hohen Thrombo-Embolie-Risiko. Dies gilt akzentuiert für den Tetraplegiker. Die primär atonische motorische Lähmung der unteren Gliedmaßen mit Ausfall der sogenannten Muskelpumpe, die Vasokonstriktorenlähmung, die Immobilität und die fehlende Saugwirkung des Thorax auf die Hohlvenen vermindern die venöse Motorik, begünstigen die Entwicklung von Thrombosen und Thrombophlebitiden und bedingen eine hohe Emboliefrequenz selbst bei Kindern und Jugendlichen.

Die erschreckend hohe Letalitätsquote der ersten 2 Wochen, die früher beim Halsmarkverletzten gefunden wurde, war fast ausschließlich Folge einmaliger massiver oder rezidivierender kleinerer Lungenembolien.

Ihrer Prophylaxe dient einerseits die sogleich einsetzende intensive gezielte Physiotherapie, andererseits die seit einigen Jahren routinemäßig durchgeführte Antikoagulantienbehandlung.

Die häufigen Nebenverletzungen - Schädelhirntraumen, Extremitätenfrakturen, Hämatothoraxbildung - aber auch höheres Lebensalter oder Hochdruckerkrankungen zwingen allerdings mitunter zum vorübergehenden oder dauernden Verzicht auf die Gabe von Kumarinen und verschlechtern damit zugleich die Überlebenschance dieser Verletzten.

Im Zusammenhang mit der Antikoagulantientherapie ist auf die Gefährdung des frischverletzten Tetraplegikers durch Streßblutungen aus dem Gastro-Intestinaltrakt hinzuweisen:

Besonders gefährdet ist offenbar der hochgelähmte, jugendliche, asthenische Tetraplegiker, wobei dem gleichzeitigen Vorliegen pulmonaler Komplikationen eine Schrittmacherfunktion für die Entwicklung derartiger Zwischenfälle zuzukommen scheint. Beobachtet werden, gelegentlich schon drei bis vier Tage nach dem Schadensereignis, entweder profuse Blutungen im Sinne einer hämorrhagischen Gastritis oder aber Massenblutungen aus Magen oder Duodenalulcera, seltener aus Geschwüren tieferer Abschnitte des Gastro-Intestinaltraktes.

Die Streßulcera sind häufig begleitet oder gefolgt von schwerwiegender Ileussymptomatik. Darüber hinaus ist die Darmlähmung eine fast regelmäßige Folge der primären Atonie des gesamten Verdauungstraktes und der Enddarmlähmung, die im Rahmen des spinalen Schocks bei allen Querschnittgelähmten gefunden wird. In ihren Auswirkungen erweist sie sich beim Halsmarkgeschädigten als besonders gravierend:

Während unmittelbar nach dem Unfall noch die Zeichen einer lebhaften Peristaltik gefunden werden, kommt diese innerhalb von 48 Std völlig zum Erliegen. Es ist deshalb notwendig, frühzeitig eine gezielte Prophylaxe und Therapie dieser stets lebensbedrohlichen Funktionsausfälle in die Wege zu leiten.

Dabei ist vor der Anwendung von Einläufen und Mikroklistieren wegen der gerade in den ersten Tagen besonders hohen Gefährdung des Enddarms einerseits durch Perforationen, andererseits durch Druckschädigungen der Schleimhaut - Analdecubitus - im allgemeinen zu warnen.

Die Gefährdung durch Druckschäden der Haut erstreckt sich bei kompletter Tetraplegie nicht nur auf die bekannten Areale über Kreuzbein-Steißbein, Sitzbeinhöckern und Spina iliaca anterior/superior. Vielmehr werden bei mangelnder Prophylaxe, nicht selten schon wenige Tage nach dem Unfallereignis schwerwiegende

Druckgeschwüre beispielsweise auch über dem Hinterhaupt, den Schulterakren, den Dornfortsätzen von Hals- und Brustwirbelsäule und über den Ellbogen gefunden.

Beim Tetraplegiker wirkt sich das Vorliegen derartiger septischer Komplikationen und der Eiweißverlust - errechnete tägliche Verlustmengen zwischen 200 und 400 ml Serum/die! - auf das Gesamtbefinden besonders nachteilig aus. Multiple Decubital-Ulcera, die beim Halsmarkverletzten auch heute noch mitunter schon wenige Tage nach dem Schadensereignis gefunden werden, sind nicht als lokale - und angeblich unvermeidliche - Schädigungen, sondern als Ausdruck einer schwerwiegenden Gesamterkrankung zu werten.

Anhand der wenigen, in ihrer Komplexität hier nur angedeuteten Funktionsausfälle und vital bedrohlichen Dysregulationen, die im unmittelbaren Gefolge einer Halsmarkschädigung auftreten, wird deutlich, daß die Überlebenschance des Tetraplegikers, noch mehr aber die Frage des späteren Gelingens oder Mißlingens der Rehabilitation von ihrer Vermeidung bzw. Beherrschung abhängig ist; die rechtzeitige und konsequente Beachtung dieser Tatsache entscheidet über das Schicksal dieser Patienten - der Befund an der Halswirbelsäule ist, im Vergleich hierzu, nicht unwichtig, ihm kommt aber in dieser Phase und in diesem Zusammenhang erst sekundäre Bedeutung zu.

M. Stöhrer, Murnau

Urologische Probleme bei Halsmarkschädigung

Der erhebliche Anteil massiver progredienter Schäden an den Harnwegen bei Rückenmarkverletzten zeigt die Notwendigkeit einer umfassenden, kontinuierlichen Betreuung durch den Urologen bereits unmittelbar vom Zeitpunkt der Verletzung an. Mit dem derzeitigen Stand urodynamischer Untersuchungstechnik steht diesem ein Instrumentarium zur Verfügung, das wirkungsvolle Therapie- und Kontrollmöglichkeiten bietet. Der hierzu notwendige apparative und zeitliche Aufwand erfordert allerdings eine weitgehende Spezialisierung des damit befaßten Urologen, wie sie sich optimal nur an einem Zentrum verwirklichen läßt, das sich bevorzugt dieser Problematik annimmt (1, 3, 4).

Der aktuelle Stand der urologischen Behandlung Halsmarkverletzter sei im folgenden kurz dargelegt: Die routinemäßige urologische Frühbehandlung wird im wesentlichen nach den bei allen Rückenmarkverletzten geltenden Kriterien durchgeführt, wobei zusätzliche Probleme entstehen durch die bei Halsmarkverletzten eingeschränkte Selbständigkeit bei der Blasenentleerung sowie durch die labilen Kreislaufverhältnisse, die z.B. bei transurethralen Eingriffen besondere anaesthesiologische und technische Vorkehrungen notwendig machen (2).

Zunächst erfolgt in der spinalen Schockphase intermittierendes Katheterisieren in 4stündlichen Abständen unter den hinreichend beschriebenen sterilen Bedingungen. Das Verwenden eines Dauerkatheters ist auch in der Intensivphase nachdrücklich abzulehnen. Er führt unter ungünstigen Bedingungen bereits nach 24 Std in fast 80% und nach 48 Std in über 90% zum Infekt, abgesehen von der erheblichen mechanischen Belastung der durch Störung der Vasomotorenregulation verstärkt empfindlichen Urethralschleimhaut. Die Blasenfüllung sollte 400 ml nicht übersteigen, da durch Überdehnungsschäden am zunächst atonischen Detrusor die später sich entwickelnde Reflexaktivität nachteilig beeinflußt wird.

Das Blasentraining muß spätestens beim Auftreten erster Reflexe einsetzen. Da eine negative Entwicklung bei frühem Beginn nicht anzunehmen ist, wird bei uns nach 8 bis 14 Tagen mit regelmäßigem Blasentraining durch suprapubisches Beklopfen der Bauchdecke vor dem jeweiligen Katheterisieren begonnen. Die erste Spontanmiktion setzt bei Halsmarkverletzten, nach durchschnittlich 4 Wochen ein, wobei erhebliche Streuungen möglich sind.

Eine Urinkultur wird wöchentlich angelegt. Jegliche antibiotische Prophylaxe wird, falls nicht zusätzliche Faktoren dazu zwingen, von uns abgelehnt. Die tägliche Flüssigkeitszufuhr sollte mindestens 2,5 Liter betragen, um eine ausreichende mechanische Reinigung sowie eine Verdünnung kristalliner Substanzen zu erreichen, wobei Modifikationen z.B. durch Ansäuern je nach Qualität des Harns erforderlich sind.

Die bei der Frühbehandlung auftretenden Komplikationen sind teilweise von entscheidender Bedeutung für die spätere Entwicklung einer ausgeglichenen Blasenentleerung (Tabelle 1a) (3, 4).

Am häufigsten sind Verletzungen der Harnröhre durch einen bei Einweisung häufig bereits liegenden Dauerkatheter oder durch gefühlloses Katheterisieren mit ungeeignetem Instrumentarium. Die bei uns verwandten Katheter haben eine aufgesetzte, extrem weiche Spitze. Sie werden direkt aus der sterilen zweiten Umhüllung per Hand, ohne Zwischenschaltung einer meist scharfkantigen, unhandlichen Einmalpinzette eingeführt. Bei bereits bestehender Harnröhrenläsion bevorzugen wir eine vorübergehende suprapubische Drainage durch einen dünnen Katheter, der auch bei Verweildauer bis zu 3 Wochen kein erhebliches Infektionsrisiko darstellt.

Bei eingetretenem Infekt ist unter hoher Flüssigkeitszufuhr die entsprechende antibiotische Therapie durchzuführen, die je nach Keimspecies durch Ansäuern ergänzt werden sollte. Antibiotische Instillationslösungen lehnen wir aus Gründen der ungünstigen Resistenzentwicklung ab. Es sollten nur desinfizierende Lösungen Verwendung finden.

Die durch die anfänglich hohen Restharnmengen begünstigten Infektionen können beim Mann zudem zur erheblichen Mitbeteiligung der Genitalorgane führen, wobei die Epididymitis eine der häufigsten Komplikationen ist.

Tabelle 1a. Urologische Komplikationen bei der Frühbehandlung Rückenmarkverletzter

Harnröhrenläsion
Infekt
Verzögerte Spontanmiktion
Konkrementbildung

Tabelle 1b. Urologische Frühmaßnahmen bei RMV (2. Phase)

Infusionsprogramm	→	Vorschaden
Urodynamische Untersuchung	→	Klassifizierung Effizienz
		↓
		gezielte Prophylaxe medikamentös operativ

Der Eintritt der Spontanmiktion kann durch mangelhaftes Blasentraining sowie durch bereits eingetretene Detrusorschädigung nach Überdehung verzögert sein. Auch ein subvesicales Abflußhindernis in Form eines Prostataadenoms oder einer Harnröhrenstriktur kann besonders bei normo- oder hypotonem Detrusor die spontane Entleerung behindern (3).

Die Konkrementbildungsneigung in den Harnwegen Rückenmarkverletzter ist bekannt. Sie hat meist multifaktorielle Ursachen. Eine ist mit Sicherheit der Dauerkatheter, der bereits nach wenigen Wochen zu Blasensteinen führen kann. Eine weitere schwerwiegende Ursache ist in der Harnstase zu sehen, wie sie bei erhöhtem Blasenauslaßwiderstand mit Restharnbildung und Rückstauung in die oberen Harnwege auftritt. Als zusätzlicher Faktor kommt fast immer ein Infekt hinzu. Konkremente sind stets unter Mitbeseitigung der Ursachen, insbesondere der Harnstase zu entfernen, da sie sonst eine Circulus vitiosus einleiten, der mit einem Funktionsverlust des betroffenen Organs enden kann.

Mit dem Eintritt der Spontanmiktion bzw. spätestens 3-6 Monate nach der Verletzung, erfolgt eine zweite Phase der urologischen Frühbetreuung (Tabelle 1b). Ihr Ziel ist die Erlangung einer ausgeglichenen Blasenentleerung. Sobald der Patient lagerungsfähig ist, wird zunächst ein Infusionsurogramm durchgeführt, um eventuell bestehende Vorschäden aufzudecken. Die in diesem Stadium wichtigste Information ergibt jedoch die urodynamische Abklärung (1, 3, 4). Sie ist trotz des erheblichen Zeitaufwandes für den mit diesem Krankengut befaßten Urologen unentbehrlich. Unter videographischer Miktionskontrolle erlaubt die simultane Aufzeichnung aller Druckflußparameter eine Klassifizierung der vorliegenden Blasenentleerungsstörung. Durch die objektive Beurteilbarkeit von Tonusaktivität, Reflexverhalten, Blasenauslaß und Effizienz der Entleerung besteht erstmals die Möglichkeit einer gezielten prophylaktischen operativen und konservativen

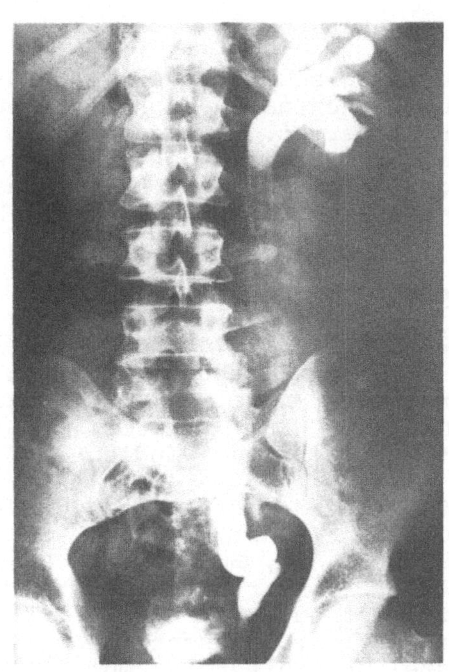

Abb. 1. Neurogene Blasenentleerungsstörung bei supranukleärer Läsion; restharnfreie Blasenentleerung in den oberen Harntrakt bei Low pressure-Reflux links

Therapie vor klinischer Manifestation einer Schädigung des oberen Harntraktes. Zudem läßt sich der Erfolg des Blasentrainings anhand der Aufzeichnung am Meßplatz dokumentieren und in Zusammenarbeit mit dem Patienten bzw. dem Pflegepersonal optimieren. Die Reaktion der Blase bei supranucleärer Läsion zeigt keinerlei Korrelation mit der Höhe der Läsion. Sowohl bei cervicaler wie bei thorakaler Schädigung lassen sich mehrere Reaktionstypen unterscheiden. Bei aggressiver Detrusorreaktion sind bereits im Frühstadium sowohl medikamentöse Detrusordämpfung wie auch ein entsprechend dosierter Eingriff am Sphincter externus notwendig, da die hohen intravesicalen Drucke dem supravesicalen Harntransport einen enormen Widerstand entgegensetzen, der in kurzer Zeit zur Schädigung des oberen Harntraktes führt (3). Eine unbeabsichtigte Verstärkung der Inkontinenz ist bei derartigen Eingriffen, wie wir kürzlich anhand unseres Krankengutes nachweisen konnten, nicht zu erwarten (4). Operative oder konservative Maßnahmen mit Wirkung am Blasenhals, sind nach unserer Erfahrung bei dieser Patientengruppe wenig erfolgversprechend (3, 4).

Die dritte Phase der urologischen Betreuung beginnt mit der Entlassung nach Erreichen einer ausgeglichenen Blasenentleerung. Die bei Rückenmarkverletzten obligaten konservativen Maßnahmen sind auch bei Halsmarkverletzten gültig. Besonderer Wert sollte auf die ausführliche jährliche Kontrolluntersuchung gelegt werden. Infektfreiheit und fehlender Restharn (Abb. 1) dürfen nicht dazu verführen, die regelmäßige Kontrolle zu vernachlässigen.

Zusammenfassung

Die urologische Betreuung bei Halsmarkverletzten erfolgt im wesentlichen nach den bei Rückenmarkverletzten allgemein üblichen Kriterien. Besonderer Wert wird auf die frühzeitige urodynamische Erfassung einer aggressiven Detrusorreaktion gelegt, um gezielte therapeutische Maßnahmen bereits vor Manifestation einer Spätschädigung am oberen Harntrakt vornehmen zu können.

Literatur

1. BURGDÖRFER, H., ARNOLD, V., STÖHRER, M.: Urodynamische Untersuchungen am unteren Harntrakt bei Unfallverletzten. Medizinal-Markt/Acta Medicotechnica, 25. Jhrg., Nr. 8 (77).
2. MADERSBACHER, H., SCOTT, F.B.: The twelve o' clock Sphincterotomy; Technique, Indication, Results. Paraplegia 13, 261-267 (1976).
3. PALMTAG, H.: Praktische Urodynamik, Stuttgart-New York: Gustav Fischer, 1977.
4. STÖHRER, M., BURGDÖRFER, H., ARNOLD, V., JARAM, L.: Operative Eingriffe zur Wiederherstellung eines ausgeglichenen Harnabflusses bei Rückenmarkverletzten. Vortrag bei der 15. Jahrestagung der Deutschen Gesellschaft für Plastische Wiederherstellungschirurgie, Murnau, 6.-8.10.1977 (im Druck).

H.-D. Lang, W. Dürr und H. Sparwasser, Koblenz

Die Behandlung neurogener Blasenstörungen bei 100 Querschnittsgelähmten mit dem Alpha-Receptorenblocker Dibenzyran

Bekanntlich ist das Ziel der Behandlung neurogener Blasenstörungen eine Nierenschädigung zu vermeiden und zumindest eine befriedigende Blasenentleerung zu erreichen.

In diesem Zusammenhang wurden in letzter Zeit in der Pharmakotherapie neurogener Blasen durch die Alpha- und Beta-Receptorenblocker- und Stimulatoren erfreuliche Rehabilitationserfolge zur Verbesserung der Blasenfunktion erzielt.

Nach MADERSBACHER ist dies ein Versuch, die gestörte Balance zwischen Sympathicus und Parasympathicus medikamentös wiederherzustellen und auf diesem Wege die Entleerung zu verbessern.

Diese neuen Erkenntnisse basieren auf der Receptorentheorie von AHLQUIST, der Innervationstheorie von EL-BADAWI sowie auf klinischen, experimentellen und theoretischen Untersuchungen von STOCKAMP, SCHREITER, KRANE und OLSSON. Danach besitzt der Alpha-Receptorenblocker Dibenzyran eine hohe Affinität zum Sympathicus und ist in der Lage, eine Relaxation des Harnröhrenwandtonus und des Sphincter externus herbeizuführen.

In Anwendung dieser Erkenntnisse wird Dibenzyran auf unserer Sonderstation für Querschnittgelähmte seit März 1973 eingesetzt.

Die einschleichend verabreichte Dosis betrug im Mittel 30 mg, in einzelnen Fällen bis zu 60 mg über Monate und Jahre. Eine Orthostasereaktion war nur in 2 Fällen zu beobachten. Der allgemein niedrige Blutdruck bei Tetraplegikern wurde durch dei Dauermedikation nicht weiter gesenkt. Bei inkompletten Lähmungen wurde über Ejakulationsverlust berichtet, der nach Absetzen voll reversibel war. Anfänglich begannen wir die Therapie nach der Phase des spinalen Schocks, später schon einige Tage nach der Verletzung.

Das erhoffte frühzeitigere Einsetzen der Spontanmiktion nach dem Unfall konnte unseren Beobachtungen zufolge durch Dibenzyran erreicht werden.

Eine Gesamtzahl von 116 Patienten wurde mit Dibenzyran behandelt, davon 80 Frischverletzte sowie 36 sogenannte Auffrischler. Diese Letztgenannten werden routinemäßig zur aktiven Rehabilitation, Kontrolle der Laborwerte und der urologischen Gesamtsituation aufgenommen, ihre Verletzung liegt mindestens 2 Jahre zurück.

Unsere Untersuchungen waren auf klinische Beobachtungen begrenzt, als wichtigster ausschlaggebender Parameter diente die regelmäßige Restharnkontrolle. Bei konservativer medikamentöser Therapie war bei 62 Frischverletzten (53%) und 21 (18%) sogenannten Auffrischlern eine Senkung des Restharnes unter 100 ml zu verzeichnen. Bei 18 (16%) Frischverletzten und 15 (13%) Auffrischlern, bei denen auch 9 mal ein vesico-ureteraler Reflux vorhanden war, wurde eine zusätzliche Kerbung des Sphincter externus notwendig, z.T. mehrmalig.

Bei den Frischverletzten dauert es mitunter erfahrungsgemäß lange bis eine spontane Änderung im Reflexverhalten und damit eine Verbesserung der Entleerungsfunktion der Harnblase eintritt. Nach MADERSBACHER werden hierbei bis zu 2 Jahre benötigt.

Aus dieser Sicht erlauben die Beobachtungen bei 36 sogenannten Auffrischlern eine exakte Beurteilung des Medikamenteneffektes. Bei 21 von ihnen konnte konservativ-medikamentös die Restharnmenge unter 100 ml gesenkt werden.

Nach STOCKAMP ist die neurogene Reflexblase vom Typ oberes motorisches Neuron des traumatischen Querschnittgelähmten weniger geeignet für die Receptorenbehandlung, da im Gegensatz zum Typ unteres motorisches Neuron (Spina bifida) als Ursache der Entleerungsstörung hier in erster Linie in einer Sphincter Externus Spastik besteht.

Allerdings sind aber auch hier Erfolge zu erreichen, da auch der Blasenhals Alpha-Receptoren aufweist und somit pharmakodynamisch beeinflußt werden kann. Nach SCHREITER sind unsere positiven Resultate bei Querschnittgelähmten dadurch zu erklären, daß Dibenzyran beim Gesunden in 15-25% zu einer Flowsteigerung führt.

Unsere Resultate zeigen, daß jeder Querschnittgelähmte mit befriedigender Entleerungsfunktion entlassen werden konnte. Ausschließlich durch konsequentes Blasentraining wurde dieses Ziel in 64% erreicht, mit zusätzlicher Debenzyran-Therapie bei weiteren 25%, in 11% war eine Sphincterotomia externa nötig.

Wir sind uns bewußt, daß diese rein klinische Beobachtung nur Teil eines Summationseffektes ist, Anhand der bisherigen Registrierungen bei immerhin über 100 Querschnittgelähmten müssen wir dieser Medikamentengruppe eine positive Bedeutung in der Behandlung neurogener Harnentleerungsstörungen zuerkennen, zumal selbst bei Langzeittherapie keine negativen Nebenwirkungen auftreten.

Literatur

DÜRR, W., LANG, H-.D., SPARWASSER, H.: Vortrag vom 24.7.1975 in Stoke Mandeville.

DÜRR, W., GRASSL, G., LANG, H.-D., SPARWASSER, H.: Langenbecks Arch.Chir. 337, Kongreßbericht 853-854 (1974).

MADERSBACHER, H.: Urologie A 15, 1-12 (1976).

SPARWASSER, H., DÜRR, W., LANG, H.-D.: Verhandlungsbericht der Deutschen Gesellschaft für Urologie, 28. Tagung vom 27.9.-1.10. 1976 in Innsbruck. Berlin-Heidelberg-New York: Springer 1977.

STOCKAMP, K.: notabene medici, 6. Jahrgang 3/76.

M.H. Ruidisch und D. Lang, Murnau

Indikation zur Tracheotomie beim frisch Halsmarkgelähmten

Ein komplettes Querschnittsyndrom im Halsmarkbereich führt immer zu Atemfunktionsstörungen, deren Ausmaß zunächst nur von der segmentalen Höhe der Verletzung abhängt. Dabei lassen sich 2 Gruppen unterscheiden:

Die Zerstörung des 1.-4. Halsmarksegementes, führt durch die Schädigung des Nervus phrenicus und die Lähmung der Atemmuskulatur, einschließlich der Atemhilfemuskulatur zum sofortigen Atemstillstand und damit, bei nicht sofort eingeleiteter Beatmung, zum Tod.

Liegt die Verletzungsstelle unterhalb C 4, ist zwar ebenfalls die Atemmuskulatur gelähmt, die erhalten gebliebene Funktion des Zwerchfellnervs ermöglicht jedoch zunächst eine suffiziente reine Zwerchfellatmung.

Abgesehen von vorhandenen Begleitverletzungen oder Begleiterkrankungen wird in der 1. Phase nach einer Halsmarkverletzung das weitere Schicksal des Patienten zum Großteil davon abhängen, ob es uns gelingt, diese Suffizienz der Atmung aufrechtzuerhalten.

Der Patient befindet sich in diesem Stadium im spinalen Schock, d.h. normalerweise vorhandene eigentätige Regulationsmechanismen fallen aus, wobei sich in Hinsicht auf die Atmung vor allem die Störung der Temperaturregulierung mit Erhöhung der Körpertemperatur, die Unmöglichkeit der Gefäßtonisierung mit funktioneller Hypovolumämie und die fehlerhafte Stoffwechsel- und Elektrolytlage nachteilig auswirken.

Eine wichtige Rolle spielt dabei auch die fehlende Rückmeldemöglichkeit über vorhandene Ist-Zustände an das zentrale Nervensystem und das Atemzentrum.

Die Störung dieser Regulationsmechanismen, die eingeschränkte Vitalkapazität durch das Fehlen der Atemexkursion des gelähmten Brustkorbes und nicht zuletzt die Unmöglichkeit des aktiven Abhustens von Bronchialsekret führen bei einem Großteil der Halsmarkverletzten zu Ateminsuffizienz, die eine Beatmung notwendig macht.

Der Beginn der respiratorischen Insuffizienz ist an Dyspnoe, vermehrtem Schwitzen, Blutdruckschwankungen, Pulsanstieg und allgemeiner Unruhe des Patienten zu erkennen, wenngleich auch gesagt werden muß, daß diese normale Symptomatik bei Halsmarkverletzten lähmungsbedingt nicht so deutlich erkennbar ist, wie bei Rückenmarksgesunden.

Röntgenaufnahmen der Lungen geben im Anfangsstadium der Ateminsuffizienz meist keine geeignete Aussage.

Die entscheidende diagnostische Maßnahme ist die häufige Blutgasanalyse, wobei ein Absinken des arteriellen Sauerstoffpartialdrucks unter 60% den kritischen Wert darstellt.

Sowohl die sich langsam entwickelnde Ateminsuffizienz, als auch der akute Atemstillstand stellen zunächst noch keine Indikation zur Tracheotomie dar.

Anfänglich wird die Beatmung über einen orotrachealen Tubus, der nach etwa 12 Std in einen nasotrachealen Tubus ausgetauscht werden soll, durchgeführt (Abb. 1). Die nasotracheale Intubation hat folgende Vorteile:

Die Mundhöhle bleibt frei, der Tubus kann durch Biß nicht komprimiert werden, die Fixierung durch Nasengang und Trachea verhindert ein Verrutschen und Abknicken. Die Salivation ist geringer, die Tubustoleranz ist erhöht. Andererseits kann das Tubuslumen, da es hierbei vom knöchernen Nasengerüst und nicht von der Glotis begrenzt wird, nur einen geringeren Durchmesser haben, als bei oraler Intubation. Absolut kontraindiziert ist die nasale Intubation bei hämorrhagischen Diathesen, Koagulopathien und bei einer gleichzeitigen Streptase-Behandlung. An den endotrachealen Tubus müssen im wesentlichen folgende Anforderungen gestellt werden:

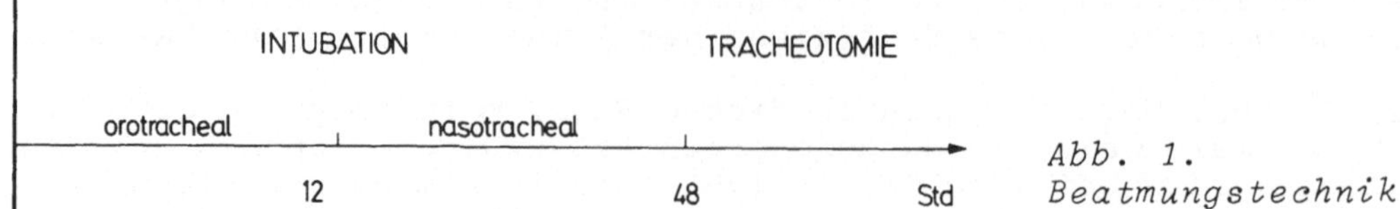

Abb. 1. Beatmungstechnik

1. Der Tubus soll weich und leicht verformbar sein, ohne daß es es jedoch bei Bewegung des Kopfes zu Lumenverengungen kommt.

2. Die Blocker-Manschette muß bei möglichst geringem Druck, Undichtigkeit und Aspiration sicher vermeiden.

3. Die Form der Blocker-Manschette muß sich beim Aufblasen der Form der Trachea anpassen.

Verlangt der Zustand des Patienten eine Beatmung über die 48 Stundengrenze hinaus und ist in den nächsten 24 Std keine Änderung dieses Zustandes zu erwarten, sollte dann die Tracheotomie durchgeführt werden. Erfahrungsgemäß kommt es bis zu diesem Zeitpunkt bei guter Intubationstechnik, Tubuspflege und sterilem Absaugen kaum zu schwerwiegenden und irreparablen Schäden an Kehlkopf und Trachea. Über die 48 Stundengrenze hinaus steigt jedoch die Komplikationsrate steil an, eine dann durchgeführte Tracheotomie summiert die Gefahren beider Verfahren. Völlig falsch ist es, nach ungünstig verlaufender Langzeit-Intubation zu meinen, durch eine Tracheotomie das Schicksal nochmals zum Guten wenden zu können.

"Die Intubation ist immer nur eine vorübergehende Lösung und keine Alternative zur Tracheotomie. Sie erlaubt lediglich die Wahl für den optimalen Zeitpunkt der Tracheotomie und die Indikation dazu, mit mehr Einsicht und unter besseren Bedingungen zu stellen".

Das zuletzt Gesagte hat keine Gültigkeit bei Kindern und Kleinkindern. Bei ihnen ist der prolongierten Intubation über 14 Tage und länger der Vorzug zu geben, da bei diesen die Komplikationsrate und Mortalität nach Tracheotomie wesentlich höher liegt.

Die Vorteile der Tracheotomie gegenüber der Intubation sind:

<u>Erstens</u> es können großblumigere Tuben verwandt werden, diese führen zu einer Verminderung des Atemwiderstandes und zu einer Reduktion der Atemarbeit.

<u>Zweitens</u> der Totraum wird durch den kürzeren Luftweg verkleinert. Die praktische Auswirkung davon wird jedoch häufig überschätzt.

<u>Drittens</u> gezielte endobronchiale Absaugung ist wesentlich leichter und effektiver durchführbar. Ein Faktor der gerade beim Halsmarkverletzten, der die Fähigkeit zum Abhusten verloren hat, entscheidende Bedeutung zukommt.

Die maschinelle Beatmung kommt in 3 Beatmungsformen zur Anwendung:

Als intermittierende, positive Beatmung,
als alternierend, positiv-negative Druckbeatmung
und als Beatmung mit positiven endexpiratorischen Druck.

Bei der intermittierend, positiven Beatmung wird in der Inspirationsphase durch Druckanstieg in den oberen Luftwegen das Atemgas in die Lungen eingebracht. Die Ausatmung erfolgt passiv. Der physiologische Unterdruck im Brustraum mit seiner günstigen Einwirkung auf den vernösen Rückfluß des Blutes zum Herzen entfällt.

Die alternierend, positiv-negative Beatmung versucht diese physiologischen Verhältnisse zu erreichen. Die ungünstigen Einwirkungen auf die Lunge sind jedoch größer als bei der erstgenannten Beatmungsform. Der Ausbildung von Atelektasen mit Erhöhung des intrapulmonalen Shunts und damit der Erniedrigung des arteriellen Sauerstoffpartialdruckes wird Vorschub geleistet.

Die 3. und modernste Beatmungsart arbeitet mit positivem endexpiratorischem Druck. Sie ist am ehesten geeignet, die Oxygenisation des Blutes zu erhöhen und die Nachteile der Wechseldruckbeatmung zu vermeiden. Sie setzt allerdings eine normale Tonisierung im venösen Gefäß-System voraus, ein Zustand der bei Halsmarkverletzten zumindest in der Phase des spinalen Schocks nicht gegeben ist.

Bei allen 3 Beatmungstypen ist aus den gesagten Gründen die laufende Kontrolle des zentral-venösen Druckes notwendig.

Die Technik der Tracheotomie unterscheidet sich gegenüber der bei anderen Verletzten nicht, sie sollte im 3. Trachealknorpel erfolgen, wir bevorzugen aus wiederherstellungschirurgischen Gründen den queren Hautschnitt.

Zusammenfassung

Bei Frischhalsmarkverletzten ist häufig mit einer akuten Ateminsuffizienz zu rechnen, ihr Eintritt wird durch regelmäßige Blutgasanalysen sicher erkannt. Die maschinelle Beatmung erfolgt 12 Std über orotrachealen, dann über nasotrachealen Tubus. Nach 48 Std wird die Tracheotomie durchgeführt. Die Beatmungsart richtet sich individuell nach dem augenblicklichen Lungen- und Blutgasbefund. Die Beatmung mit positiv-endexpiratorischen Druck ist wegen des Fehlens der Gefäßtonisierung nur bedingt anwendbar.

U. Bötel, H. Schottky und K. Uhlenbruch, Bochum

Die Anwendung von Herzschrittmachern wegen unfallbedingter, rezidivierender Herzstillstände bei hohen Halsmarklähmungen

Durch die modernen Methoden der Intensiv-Medizin haben sich die Überlebenschancen des Halsmarkgelähmten in den letzten Jahren zunehmend verbessern lassen. Die Zahl der in den Querschnittsgelähmtenzentren behandelten Halsmarkverletzten nimmt zu. Durch frühzeitige Aufnahme können auch ältere Halsmarkgelähmte unter Ausschöpfung aller therapeutischen Möglichkeiten überleben. Mit Zunahme der neurologischen Höhe der Halsmarklähmung, aber auch mit Zunahme des Alters der Verletzten stellen sich jedoch mehr Probleme in der Anfangsphase der Verletzung.

Atmung und Kreislauf sind besonders in der Frühphase nach der Verletzung erheblich gefährdet. Dies gilt besonders für den älteren Verletzten, der nicht so selten wegen des mangelnden Hustenstoßes bei Verschleimung durch chronische Bronchitiden in Atmungskrisen gerät und dann maschinell beatmet werden muß. Die Notwendigkeit endotrachealer Absaugung führt dabei zu vagovagalen Krisen mit Arrhythmien und Herzstillständen, die bereits DOLLFUS und FRANKEL beschrieben haben.

Auch bei jüngeren Patienten ist bei Verletzungen in der Nähe von C 4 häufig eine Bradykardie mit nachfolgenden Herzstillständen nachweisbar. MENTZEL konnte jetzt nachweisen, daß der erhöhte Vagotonus durch unfallbedingte Störungen und Blutungen im Sympathicusbereich hervorgerufen wird.

In den letzten 3 Jahren haben wir 62 frischverletzte Tetraplegiker aufgenommen und behandelt.

27 von ihnen hatten neurolgisch inkomplette Lähmungen, vorzugsweise unterhalb C 6, 35 Verletzte wiesen komplette Lähmungen auf, die zu über 50% im Segment C 6 und höher lagen.

Da es besonders bei unseren älteren, maschinell beatmeten Patienten beim Absaugen aufgrund von cardio-vasculären Reflexen gehäuft zu Herzstillständen kam, hofften wir durch Einsatz von Demand-Schrittmachern die Asystolien zu beherrschen. Dabei ergab sich die Notwendigkeit einer Schrittmacherimplantation in unserem Patientengut lediglich bei Patienten, die in der Regel über 40 Jahre alt waren. Nur einmal war eine Schrittmacherimplantation bei einer 25jährigen Frau wegen gehäufter Herzstillstände bei vollständiger Tetraplegie unterhalb C 3 mit weitgehender Lähmung des Zwerchfelles erforderlich. Das Durchschnittsalter der Schrittmacherpatienten lag mit 49,8 Jahren deutlich über dem Durchschnittsalter aller von uns behandelten Tetraplegiker mit 34,5 Jahren.

Bis auf einen hatten alle mit Schrittmacher behandelten Patienten neurologisch komplette Lähmungen. Im Mittel trat der erste Herzstillstand 4 Tage nach dem Unfall ein. Das EKG zeigte in 2 Fällen vor den Herzstillständen Veränderungen im Sinne linksventriculärer Erregungsrückbildungsstörungen, wahrscheinlich auf dem

Boden einer Coronarinsuffizienz. In keinem Fall waren Rhythmusstörungen oder ein AV-Block feststellbar.

In der Regel versuchten wir zunächst, die Herzstillstände durch Einsatz einer Ösophagusschrittmachersonde zu beherrschen. Zweimal wurden über transvenöse Sonden externe Schrittmacher angeschlossen.

Wegen intraventriculärer Elektrodenfixationsschwierigkeiten mit daraus resultierender Schrittmacherfehlfunktion mußten wir jeweils nach 3-4 Wochen auf interne Systeme übergehen. Wir verwendeten dabei Demand-Schrittmacher mit R-zackeninhibierten Generatoren mit asynchroner Frequenz von 70/min. Die Sonden wurden transvenös eingebracht. Es wurden Kugelkopf- sowie Kragennormalelektroden verwandt (Tabelle 1).

Im Gegensatz zu dem allgemeinen, sonst bei uns mit Schrittmacher versorgten Patientengut fanden wir bei den 6 Halsmarkgelähmten eine Reihe von Schrittmacherkomplikationen. Zweimal kam es zu Leitungsstörungen, die einmal durch die Sondendislokation verursacht war - wahrscheinlich im Zusammenhang mit dem häufigen notwendigen Umlagern; einmal kam es wahrscheinlich durch eine Erhöhung des Übergangswiderstandes zwischen Sondenspitze und Endomyocard zum Funktionsausfall des Schrittmachers (sog. Exit-Block). Dabei muß aber auch eine Mikrodislokation der Sonde diskutiert werden. Zweimal trat ein Generatordefekt auf. Wegen der Störungen wurde einmal ein Sondenwechsel und zweimal ein Generatorwechsel erforderlich.

Obwohl die Herzschrittmacher ihre Funktion aufnahmen und Herzstillstände außer bei den vorher angegebenen Störungen nicht auftraten, verstarben alle 6 Patienten. Todesursachen waren jedoch im wesentlichen Embolie und Pneumonie (Tabelle 2).

Die Gesamtmortalitätsrate der Tetraplegiker stieg dadurch stark an, obwohl bei den 56 nicht mit Schrittmacher versorgten Patienten die Mortalitätsrate mit 10,7% den allgemein bekannten Durchschnittswerten entsprach.

Die Erhöhung der Mortalitätsrate erklärt sich im wesentlichen durch das hohe Durchschnittsalter und die damit verbundenen häufigeren Komplikationen bei den Schrittmacherpatienten. Im selben Zeitraum verstarben ebenfalls 6 Tetraplegiker im 1. Halbjahr nach der Verletzung, wobei ebenfalls das Durchschnittsalter deutlich über dem sonstigen Durchschnittsalter der Verletzten lag. Die Todesursachen bei beiden Gruppen ähnelten sich jedoch durchaus. Embolie und Pneumonie waren dabei die wesentliche Todesursache. Ein großer Unterschied in den beiden Gruppen von verstorbenen Tetraplegikern liegt jedoch darin, daß die Überlebenszeiten der mit Schrittmacher versorgten Verletzten wesentlich länger war als bei den übrigen Patienten. Die Anwendung des Schrittmachers hat bei unseren Patienten insofern nichts bewirkt, als alle Patienten trotzdem verstarben, wenn auch aus anderen Ursachen. Es kann jedoch festgestellt werden, daß mit Hilfe des Schrittmachers die gefährliche Anfangszeit nach der Verletzung bei maschineller Beatmung überwunden werden kann. Wir sind deshalb der Meinung, daß trotz des schlechten Ender-

Tabelle 1. Halsmarkverletzte mit Schrittmacher 1.6.74-1.6.77 "Bergmannsheil" Bochum

	Ge-schl.	Alter	neurologische Diagnose	1. Herzstill-stand n.Unfall	Therapie bis zur Implant.	Intern. SM nach Unfall	Überlebenszeit insg.	Überlebenszeit nach SM	Schrittmacher-komplikationen
1	♂	61 J	kompl.sub C6	4 T.	Ösophagussonde externer SM	30 T.	40 T.	10 T.	-
2	♀	67 J	kompl.sub C4	9 T.	Ösophagussonde	16 T.	77 T.	61 T.	Sondendislokation
3	♂	44 J	inkompl.sub C6	4 T.	Ösophagussonde	9 T.	26 T.	17 T.	Generatordefekt
4	♀	58 J	kompl.sub C6	5 T.	-	10 T.	71 T.	61 T.	Generatordefekt
5	♀	23 J	kompl.sub C3	3 T.	Ösophagussonde	59 T.	82 T.	23 T.	-
6	♂	46 J	kompl.sub C4	2 T.	externer SM	29 T.	59 T.	30 T.	Leitungsstörung
Mittelwerte				4,5 T.		25,5 T.	59,2 T.	33,5 T.	

Tabelle 2. Todesursachen bei Tetraplegikern 1.6.74-1.6.77

mit Schrittmacher					ohne Schrittmacher				
	Alter	Geschl.	Überleb.Zt.	Todesursache		Alter	Geschl.	Überleb.Zt.	Todesursache
1	61 J	♂	40 T.	Nervenversagen	1	56 J	♀	0,5 T.	Kreislaufversagen
2	67 J	♀	77 T.	Nervenversagen-Emb.	2	43 J	O	6 T.	Embolie
3	44 J	♂	26 T.	Pneumonie	3	55 J	O	27 T.	Embolie
4	58 J	♀	71 T.	Rechtshervers.-Lungenödem	4	46 J	O	11 T.	Pneumonie
5	23 J	♀	82 T.	Embolie	5	49 J	O	0,5 T.	unstillbare Blutung
6	46 J	♂	59 T.	Pneumonie	6	29 J	O	9 T.	Pneumonie-Alkohol-Delir.
	49,8 J		59,2 T.	Mittelwerte		46,3 J		9 T.	Mittelwerte

gebnisse in ausgewählten Fällen der Schrittmacher bei Halsmarkverletzten durchaus Anwendung finden sollte.

Zusammenfassung

Von 1974 bis 1977 wurden 6 Halsmarkverletzte wegen rezivierender Herzstillstände mit Demand-Schrittmachern versorgt. Alle 6 Patienten verstarben, wobei wesentliche Todesursache jedoch Pneumonie und Embolie waren. Die Überlebenszeit nach dem Unfall betrug im Mittel 2 Monate, während die Überlebenszeit bei 6 ohne Schrittmacher verstorbenen Halsmarkgelähmten lediglich im Mittel 9 Tage betrug. Die Todesursachen in beiden Gruppen ähnelten sich jedoch sehr.

Literatur

GUTTMANN, L.: Spinal Cord Injuries. Oxford, London, Edinburgh, Melbourne: Blackwell Scientific Publications 1973.

DOLLFUS, P., FRANKEL, H.: Cardiovascular reflexes in tracheostomised tetraplegics. Paraplegia 2, 227-231 (1965).

MENTZEL, H.E.: Persönliche Mitteilung (1977).

NIEHUES, B.: Schrittmacherversagen. DÄ 16, 1067-1968 (1977).

H.E. Mentzel und J. Probst, Murnau

Einsatz von Herzschrittmachern bei traumatisch Halsmarkgelähmten

Bei allen Halsmarkverletzten treten nach dem Unfall Bradykardien auf. Die Auswertung von 165 Krankengeschichten frisch Halsmarkverletzter aus den Jahren 1971 bis 1977 ergab, daß die Herzfrequenz durchschnittlich am 5. Tag einen Tiefpunkt erreicht, danach langsam wieder zunimmt, um nach dem 20. Tag fast immer in den Normbereich zurückzukehren. Komplett und inkomplett Gelähmte unterscheiden sich nicht.

Im Gefolge der Bradykardie kommt es bei 38% der Fälle zwischen dem 5. und 6. Tag zu Lungenkomplikationen, die meist Beatmung erfordern.

Zwischen dem 8. und 9. Tag treten in 25% der Fälle Herzstillstände auf, die Reanimationsmaßnahmen zur Folge haben (Abb. 1).

Die Zerstörung des Knochen- und Bandgefüges bei einer Halsmarkverletzung ist begleitet von einer Zerreißung und Quetschung des Grenzstranges sowie der drei cervicalen und der beiden oberen thorakalen Ganglien - das Plexus cardiacus (Abb. 2).

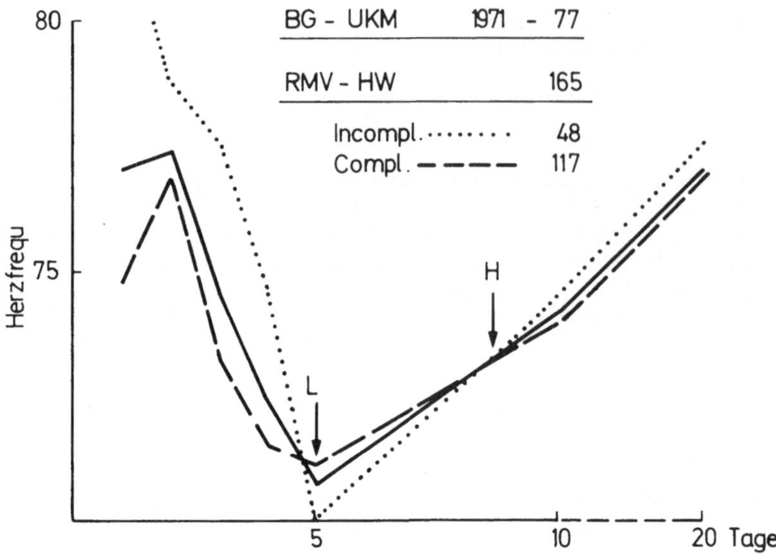

Abb. 1. Durchschnittliches Verhalten der Herzfrequenz und Auftreten der Lungenkomplikationen (L) und Herzstillstände (H) bei frisch Halsmarkverletzten

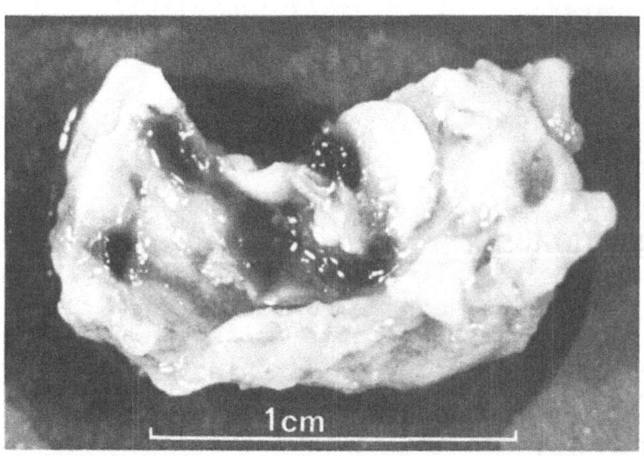

Abb. 2. Gequetschtes Ganglion stellatum eines Halsmarkverletzten

Die Verletzung des sympathischen Nervensystems führt zum Überwiegen des Vagotonus mit den als vagal zu bezeichnenden Komplikationen: Bradykardie, Lungenkomplikationen, Herzstillstände. Der Nervus vagus selbst bleibt dabei unverletzt und unbeeinflußt.

Analog der cardiogenen Bradykardie behandeln wir deshalb seit einigen Monaten bradykardiegefährdete Halsmarkverletzte durch Elektrostimulation des Herzens. Wir benutzen dazu permanente Schrittmacherelektroden und bringen diese wie bei der zweiseitigen Schrittmacherimplantation ein. Die Stimulation übernimmt ein externes Aggregat mit R-Wellen inhibierte Demand-Funktion.

Unsere Absicht dabei ist, durch eine verbesserte Hämodynamik die Lungenkomplikationen und durch die Elektrostimulation die Herzstillstände und damit die zwangsläufig mit der manuellen Reanimation verbundenen Verletzungen und Schäden zu vermeiden. Auch ist daran zu denken, daß jeder Herzstillstand, auch wenn er nur wenige Sekunden besteht, das ohnehin labile cardio-pulmonale Leistungssystem nachhaltig schädigt.

Wir sahen 6 Verläufe, bei denen keine vagalen Komplikationen auftraten. Herzstillstände konnten in allen 10 Fällen vermieden werden. In 3 Fällen kam es zu pulmonalen Komplikationen, die jedoch nicht zum Tode führten; in einem dieser Fälle wurde die Elektrostimulation erst am 6. Tag vorgenommen. In den beiden anderen Fällen lag gleichzeitig eine Lungenkontusion vor.
4 Patienten kamen ad exitum. Die Todesursachen waren in keinem Fall cardio-pulmonale.

Mit der Elektrostimulation des Herzens läßt sich die Rate der Frühkomplikationen bei Halsmarkverletzten offenbar verringern.

Literatur

1. REIN, H., SCHNEIDER, M.: Physiologie des Menschen, 13./14. Auflage. Berlin-Heidelberg-New York: Springer 1960.
2. IRMER, W., KOSLOWSKI, L.: Wissenschaftl. Grundlagen der operativen Medizin. Stuttgart: Schattauer 1972.
3. HAGER, W., SELING, A.: Praxis der Schrittmachertherapie. Stuttgart: Schattauer 1974.

K.L. Turban und B. Kaltwasser, Duisburg

Lagerungsmethode für querschnittgelähmte Patienten und Schwerstverletzte

Gezeigt wird ein Lagerungsverfahren für querschnittgelähmte Patienten, welches auf besonders zugeschnittenen Polyurethan-Schaumstoffmatratzen mit Moltoprenschaumstoffplatten und -keilen erfolgt.

Auf den Bildern wird die Herstellung der Lagerung mit Anbringung der entsprechenden Vertiefungen an den prominenten Körperstellen verdeutlicht.

Auch wird die Lagerung der Patienten insgesamt und an den gefährdeten Körper- und Gliedmaßenabschnitten sowie die Schrägstellung des Bettes zur Unterstützung der Vasomotorik und zur Verhinderung einer Stagnation von Urin in den Harnwegen dargestellt.

Podiumsdiskussion zum IV. Hauptthema: Aktuelle Probleme der Halsmarkverletzungen (Vorsitz: W. Grote, Essen)

GROTE: Man sollte nicht auseinandergehen, ohne die eine oder andere Frage noch zu erläutern.

MEINECKE: Wir haben schon gemerkt, daß auch das konservative Lager etwas unterschiedliche Ansichten hat. Die einen haben die Strykerschlinge ganz in den Vordergrund gestellt, die anderen den Kopfzug. Ich glaube, wir können das gar nicht diskutieren. Die andere Kontroverse ist nach wie vor, ob man operativ oder nicht operativ vorgehen soll. Ich möchte nur an Herrn KARIMI eine Frage stellen: Wir können ihm sehr dankbar sein für die Zusammenstellung aus allen neurochirurgischen Universitätskliniken. Aber in seiner Auflistung sind Beispiele ohne neurologische Ausfälle, sind Wurzelreizungen und Wurzelschäden, Teillähmungen und vollständige Querschnittlähmungen enthalten. Wie sieht die Mortalität aus, wenn Sie nur die Teillähmungen und die vollständigen Lähmungen Ihrer Aufstellung zusammennehmen?

KARIMI: Ich habe vorhin gezeigt, daß - zumindest war es im Kölner Raum so - sowohl bei konservativ als auch bei operativ behandelten Patienten mit einer kompletten Querschnittlähmung oberhalb C 4 die Letalität 100% betrug. Ich glaube, das wird bei Ihnen nicht anders sein. Wenn man die Gesamtletalität nimmt, sind es nur 14% gewesen. Es sind Patienten mit radiculären Erscheinungen dabei. Wenn man nur die komplett Querschnittgelähmten nimmt - hier meinen wir wirklich, daß keine Sensibilität mehr bestand -, betrug die Letalität 36% und insgesamt 21,5%.

MEINECKE: Ich wollte nur die Zahlen vergleichen. Sie haben gesehen: Herr BÖTEL hat 19% angegeben. Im allgemeinen sind es 10 bis 12%. Darin sind viele Imponderabilien enthalten. Aber es muß doch vom Krankengut her vergleichbar sein.

SCHEUBA: Ich bin mit Ihrer Resignation bezüglich des totalen Querschnitts, die vielfach angeklungen ist, nicht ganz einverstanden. Ich habe vor zehn bis fünfzehn Jahren bei zwanzig kompletten Querschnittfrakturen eine Laminektomie durchgeführt und dabei festgestellt, daß bei zwei dieser Patienten eine Rükkenmarkverletzung nachweisbar ist. Die übrigen 18 komplett Querschnittgelähmten hatten ein völlig blandes Rückenmark ohne blutigen Liquor oder irgend sonst etwas. Der komplette Querschnitt bei sehr vielen Patienten muß eine andere Ursache haben, nicht eine mechanische Ursache. Ich habe genau dort laminketomiert, und zwar unmittelbar nach der Verletzung. Es gibt die Arbeiten von PAWLOW. Er hat die Endarterien abgeklemmt und so einen Querschnitt herbeigeführt. Wenn er diese Klemme innerhalb von zwei Stunden wieder abgenommen hat, hat sich der komplette Querschnitt wieder völlig zurückgebildet. Aus dieser Überlegung heraus trachte ich bei jedem eingelieferten Querschnittpatienten danach, sofort - innerhalb dieser Grenze von zwei Stunden - die Reposition herbeizuführen. Das gelingt leider nur sehr selten. Aber einmal ist mir das gelungen bei einem eindeutigen kompletten

Querschnitt, der sich in der Folgezeit komplett zurückgebildet hat. Das ist selten, und man glaubt mir das auch nicht, weil nur ich den kompletten Querschnitt festgestellt habe und nicht der Neurologe. Aber ich möchte das doch zur Debatte stellen.

GROTE: Es haben ja am Anfang, glaube ich, sehr viele Kollegen die kompletten Halsmarkquerschnitte operiert. Aus der Erfahrung eigentlich aller heraus ist man dazu übergegangen, hier zurückhaltend zu sein, weil bei den operativen Manipulationen im großen Material eigentlich nicht diese Erfolge herausgekommen sind, die Sie gesehen haben. Nun, jeder rankt sich natürlich an irgendeinem Pfahl hoch und glaubt, damit etwas Gutes tun zu können. Wenn Sie es tun wollen, warum nicht? Das ist ja Jedem überlassen. Man soll auch die persönliche Freiheit in der Behandlung haben, wie ja hier jetzt auch nicht zur Debatte steht: Darf man das oder darf man das nicht? Heute sind beide Behandlungsmöglichkeiten durchaus hoffähig geworden, sowohl die konservative als auch, wie ich glaube, mittlerweile die chirurgische Behandlungsmöglichkeit. Ich glaube, das ist ganz sicher.

MUHR: Zur operativen Technik habe ich noch eine Frage: Wir wollen ja die Fusion, also die knöcherne Vereinigung auf Dauer erstreben. Haben Sie, wenn Sie heterologes Knochenmaterial, das ja keine osteokinetische Potenz besitzt oder Palakos verwenden, bei den Spätergebnissen keine Lockerungen oder Schädigungen gesehen? Warum verwenden Sie keinen autologen Knochen?

GROTE: Vielen Dank, daß Sie mir Gelegenheit geben, es noch einmal zu sagen; ich habe es bereits kurz getan. Wir haben am Beginn unserer Fusionsoperationen 100 Patienten mit allem möglichen Fusionsmaterial behandelt. Wir haben sowohl autologe als auch heterologe Knochen als auch Palakos verwandt. Wir haben nach langjährigen Untersuchungen - wir machen das jetzt 15 Jahre - hinsichtlich der Langzeitergebnisse keine Unterschiede bezüglich der Einheilungstendenz und der Festigkeit gesehen. Das ist einfach der Grund dafür gewesen, warum wir jetzt nicht mehr groß den Knochen bohren, sondern warum man, weil das auch geht, nur die Bandscheibe herausräumt, den Knochen intakt läßt und mit Fremdkörpern fusioniert.

MUHR: Das bezieht sich sicher nur auf die Bandscheibe bei den 90 Luxationen. Wie halten Sie es bei den Luxationsfrakturen?

GROTE: Das habe ich gesagt. Bei den Luxationsfrakturen haben wir nur dann eine Fusion durchgeführt, wenn solch große Knochenfragmente vorhanden waren, die eine Verankerung mit dem Fremdkörper möglich machten. Ich habe extra gesagt: Wir sind ja den größten Teil nicht operativ angegangen; wir haben nur wenige Fälle operiert. Wir haben es meistens der spontanen Fusionierung überlassen, wie es bei vielen anderen auch geschehen ist. Wir haben heute hier gelernt, daß es durchaus auch operative Möglichkeiten gibt, durch Spondylektomie mit nachfolgendem Ersatz etwas vielleicht Segensreiches zu tun.

MUHR: Man könnte sich nämlich den kombinierten Zugang ersparen, wenn man den autologen Span gleichzeitig mit einer schmalen Platte fixiert und dadurch genügend Stabilität erzielt.

Ich habe eine letzte Frage zu den laminierten Endoprothesen: Wenn von dorsal gesunde Segmente mit blockiert werden, gibt es dann auf Dauer keine Hyperkompensationsmechansismen mit Beschwerden in den angrenzenden Bereichen bei den Spätergebnissen?

OPPEL (Berlin): Das haben wir nicht gesehen. Allerdings muß ich hinzufügen, daß die Anwendung der laminierten Endoprothese bei Traumata noch recht jung ist. Die meisten Prothesen sind bei spontanen Körperdestruktionen eingesetzt worden. Derartige Langzeitergebnisse, wie Sie sie abfragen, kann ich Ihnen noch nicht liefern. Man muß natürlich hinzufügen, daß man die Prothese auch nach Ausheilung der Fraktur wieder entfernen kann.

PROBST: Es wurde ein Gegensatz laut zwischen der manuellen Einrichtung und der Einrichtung durch Zug. Es war bei der manuellen Einrichtung die Rede von einem "Ruck". Mit einem "Ruck" darf man das nicht machen. Man sollte nicht mit Brachialgewalt herangehen, sondern mit manuellem Gespür.

Unser Sitzungspräsident hat eben einen Gegensatz herausgestellt, den ich nicht im Raum stehen lassen möchte, nämlich zwischen der chirurgischen und der konservativen Behandlung. Die konservative Behandlung ist auch eine chirurgische Behandlung! Die Reposition bei fehlender Lähmung ist für mich sozusagen auch ein Prüfstein für das, was wir machen. Ich möchte es einem Patienten nicht so gern zumuten, 24 Std oder noch länger an der Crutchfield-Zange zu hängen, wenn er keine Lähmung hat. Das ist nämlich eine sehr unangenehme Sache. Ich glaube, hier sollten wir mutig und barmherzig zugleich sein, den Patienten in tiefe Narkose versetzen und sofort reponieren!

SCHÜRMANN: Zunächst ad hoc: Ich würde sagen, die Crutchfield-Zange auch für einen Nichtgelähmten ist gar nicht so schlimm: denn er kann sich bewegen, er darf sich drehen und alles tun - bei uns jedenfalls. Dann kann man, um das noch einmal zu erwähnen, auf dem Operationstisch oder in einer besonderen Einrichtung langsam zunehmend mit Bildwandlerkontrolle über den Monitor sehen, wie Sie die Reposition erreichen, innerhalb von Minuten, von Stunden, wenn Sie wollen. Das kann man langsam machen. Sie lassen über Nacht jemanden liegen mit sechs Kilo Belastung, was auch zumutbar ist, und am anderen Morgen machen Sie eine Röntgenkontrolle und sehen - ohne daß irgendetwas Besonderes auch manuell oder sonstwie geschehen ist -: Der Wirbel ist eingerichtet. Die Sache hat sich schon über Nacht geklärt.

Ich habe mich zu Wort gemeldet, nicht um einen alten Streit, eine alte Kontroverse um die operative oder nichtoperative (konservative) Behandlung zu entfachen, sondern weil ich einen Gegensatz herausstellen möchte, um die Extreme deutlich zu machen. Bei einer totalen Quadriplegie plus schwerem spinalem Schock operieren wir nicht. Ich glaube, das tun die wenigsten Neurochirurgen oder keiner. Bei einer Laminektomie im Bereich des Cervicalmarks bei totaler Quadriplegie plus spinalem Schock operieren wir erst recht nicht, weil das noch größere Schwierigkeiten macht.

Ich darf jetzt einmal das andere Extrem aufzeigen, Herr PAESLACK, damit wir uns wieder ein bißchen näherkommen: Ich habe ein paar

Fälle mit Gleitwirbel gezeigt, d.h. Luxationsfrakturen, die draussen schon herumgelaufen sind. Es waren zwei Fälle von drei bzw. sechs Monaten dabei. Bei diesen Fällen trat eine progressive Dislokation wieder in Erscheinung, und es traten Halsmarksymptome auf. Bei C 1/2 (Atlas-Axis) spielt das eine große Rolle. Es traten myelopathische Symptome auf; bei den einen waren es nur Nackenschmerzen, ich kann mich aber auch an einen Fall erinnern - es war übrigens ein Friedhofgräber -, der völlig gekrümmt ging. Ich will damit nur sagen, daß wir hier doch sekundäre Halsmarkschäden vermeiden und - wenn wir die Lähmung außer acht lassen - ein funktionell gutes Ergebnis für die Beweglichkeit der Halswirbelsäule bei jedem Patienten erreichen können. Die Operation ist nicht so aufwendig, wie sie erscheint. Das möchte ich abschließend noch einmal sagen.

GROTE: Vielen Dank, Herr SCHÜRMANN. Ich glaube, wir sollten es dabei bewenden lassen, wenn Sie damit einverstanden sind. Man sollte nicht darüber streiten; das kann man auch überhaupt nicht, sondern man kann darüber nur vernünftig diskutieren. Wir haben am Anfang vor vielen Jahren sehr darüber gestritten. Mittlerweile ist das Streiten vorbei. Es wird jetzt immer sehr sachlich diskutiert, wie auch heute hier letztlich sehr sachlich diskutiert wurde.

V. Unterarmschaftbruch

L. Schweiberer und W.F. Altherr, Homburg/Saar

Unterarmschaftfrakturen im Kindesalter

Unter den Schaftfrakturen im Wachstumsalter nehmen die Vorderarmbrüche nach den Tibiabrüchen die zweite Stelle ein. Sie rangieren deutlich vor den Oberschenkelbrüchen. Im Bewußtsein des klinisch tätigen Chirurgen mag diese Reihung falsch erscheinen, da die fast in jedem Falle stationär behandelten Oberschenkelbrüche eher im Gedächtnis haften bleiben als die zum überwiegenden Teil ambulant behandelten Unterarmbrüche.

Wir definieren den Unterarmschaftbruch als knöcherne Kontinuitätsdurchtrennung der Dia- und Metaphyse. Zum überwiegenden Teil sind die Brüche paarig, d.h. Ulna und Radius sind gleichzeitig frakturiert. Es folgen mit Abstand die isolierte Radiusfraktur und dann die isolierte Ulnafraktur. Weiterhin zu erwähnen ist die Ulnafraktur als Biegungsfraktur mit Luxation des proximalen Radius als sog. Monteggia-Schaden. Die beim Erwachsenen gelegentlich zu beobachtende Galeazzi-Fraktur - isolierte Radiusschaftfraktur mit distaler Ulnaluxation - wird beim Kinde kaum gesehen.

Die Behandlung des Vorderarmschaftbruches weicht nicht ab von der Generalkonzeption der Behandlung von Schaftbrüchen im Wachstumsalter. Die konservative Behandlung ist für den überwiegenden Teil aller Frakturformen zu fordern, die operative Behandlung sollte nur in seltenen Ausnahmefällen Anwendung finden. Die apodiktisch erscheinende Forderung nach der konservativen Behandlung ergibt sich aus der Pathophysiologie der Heilung von Schaftfrakturen im Kindesalter:

1. Beim Kinde kommt es durch die enorme Wachstumspotenz des Periostes zu einer sehr raschen Callusbildung, d.h. Fixation innerhalb weniger Tage.

   Konsequenz: Reposition und Retention müssen schon primär definitiv sein, denn Nachreposition sind oft unmöglich.

2. Achsenfehler gleichen sich innerhalb gewisser Grenzen durch "modellierendes" Dickenwachstum des Schaftes aus. Der "modellierende" Effekt ist um so größer, je jünger das Kind ist und je näher die Fraktur zur Epiphyse liegt.

   Konsequenz: Geringe Angulationen - bis zu 10° - sind beim kleinen Kinde belanglos, jedoch nicht mehr tolerierbar beim Jugendlichen.

3. Frakturen beim Kinde hinterlassen auch am Vorderarm durch längere Ruhigstellung keinen bleibenden Ruheschaden.

   Konsequenz: Die konservative Behandlung ist unschädlich.

Bestimmte Besonderheiten zu den übrigen Schaftfrakturen sind jedoch am Vorderarm zu beachten:

1. Schaftbrüche im Kindesalter zeigen zwar überschießendes Längenwachstum, weshalb eine gewisse Verkürzung mit Seit-zu-Seitverschiebung angestrebt wird. Dies ist am Vorderarm nicht erstrebenswert, da durch eine Seit-zu-Seitverschiebung um Schaftbreite die Umwendmechanik des Vorderarmes u.U. gestört wird und die Verkürzung nur eines Knochens zum Schiefwachstum führt.

2. Der Vorderarm ist wie keine andere Region ischämie-gefährdet. Schonende Resposition und Ruhigstellung in einem vollständig gespaltenen, federnden Gips ist unerläßlich.

3. Rotationsfehler gleichen sich auch am Vorderarm wie bei den übrigen Schaftbrüchen spontan aus. Eine Rotationsfehlstellung bewirkt eine Störung der Umwendbewegung. Besonders störend sind Pronationseinschränkung, z.B. ist Klavierspielen dadurch erschwert.

Welche Begleitumstände sprechen gegen eine operative Behandlung der Unterarmschaftbrüche des Kindes?

1. Marknagelung: Der Marknagel ist am Unterarm ungeeignet, da er am Radius die Doppelkrümmung aufhebt und an der üblichen Einschlagstelle am Radius distal wie an der Ulna proximal die Epiphysenfuge beschädigt.

2. Druckplatte: Es darf nicht verkannt werden, daß die Plattenosteosynthese am wachsenden Skelet die Bildung von Primärosteonen des Periostes stört, das Dickenwachstum dadurch gemindert ist und Refrakturen nicht selten sind. Trotzdem ist in gewissen Fällen, wie bei offenen Frakturen II. und III. Grades, bei irreponiblen Frakturen oder bei Frakturen, deren Repositionsergebnis sich im Gips nicht halten läßt, die Plattenosteosynthese der Marknagelung vorzuziehen.

3. Spickdrahtosteosynthese: Sie ist als Adaptationsosteosynthese in Verbindung mit Gips beim jüngeren Kinde indiziert, wie beispielsweise am distalen Radiusschaft, wo die Interposition von Muskulatur und Sehnen (Daumenstreckmuskulatur) die Reposition manchmal verhindert. Allerdings gilt die Spickdrahtosteosynthese nur für das jüngere Kind, nicht für den Adoescendenten. Im jugendlichen Alter ist in diesen Fällen die Plattenosteosynthese indiziert.

   Manche Autoren empfehlen die Markdrahtung bei Schaftbrüchen, deren Repositionsergebnis sich nicht halten läßt. Eine Kombination mit dem Gipsverband ist dabei unerläßlich.

Behandlung

Wir haben in den letzten Jahren an der Unfallchirurgie Homburg 71 Kinderfrakturen des Unterarmes behandelt, davon wurden 66 konservativ, 5 operativ behandelt (Tabelle 1). Darunter befanden sich 54 komplette Unterarmfrakturen, 10 isolierte Radiusschaftfrakturen und 4 isolierte Ulnafrakturen. Die Querfrakturen überwogen. Bemerkenswert ist unter allen Frakturformen, sowohl bei den kompletten wie bei den isolierten Frakturen, die hohe Anzahl an Grünholzfrakturen (Tabelle 2). Die Statistik weist weiter aus, daß das mittlere und distale Drittel des Vorderarmschaftes wesentlich häufiger betroffen ist als das proximale Drittel.

Unter den 54 kompletten Unterarmfrakturen wurde 38 mal in Bruchspaltanaesthesie reponiert, einmal war eine zweimalige Bruchspaltanaesthesie erforderlich. In 3 Fällen erfolgte die Reposition in Vollnarkose und einmal in Plexusanaesthesie. 9 mal wurde keine Reposition vorgenommen, da die Dislokation unerheblich bzw. die Winkelung von einem Grade war, der es erlaubte, die Spontankorrektur abzuwarten. Ähnlich verfahren wir bei isolierten Radius- und Ulnafrakturen.

Die Reposition erfolgt in unserem Hause meist in Vertikalextension am Daumen und leichter Gewichtbelastung oberhalb des Ellenbogengelenkes. 47 mal wurden die Frakturen im Oberarmgips ruhiggestellt, 5 mal im Unterarmgips. Besonders zu erwähnen ist die sofortige Spaltung der Gipsverbände, gleich ob es sich um einen Oberarm- oder Unterarmgips handelt. Im Mittel wurden die kompletten Unterarmfrakturen 5,75 Wochen ruhiggestellt. Etwas kürzer war die Ruhigstellung bei den isolierten Frakturen des Radius mit 4,88 Wochen bzw. der Ulna mit 4,82 Wochen (Tabelle 3, 4, 5).

Die Indikation zur Operation wurde bei den insgesamt 71 frischen Frakturen in 5 Fällen gestellt, 1 mal aus Gründen der physikalischen Weiterbehandlung bei einer Armplexuslähmung, 2 Fälle wurden wegen Irreponibilität im Bereich des distalen Drittels reponiert, 2 Fälle wurden wegen Redislokation operiert. Bei Redislokation wurde die Indikation zur Operation dann gestellt, wenn es sich um eine Winkelung und Seitverschiebung mit Engstellung der Membrana interossea handelte. Wird eine zu enge Membrana interossea belassen, sind Störungen der Umwendbewegung, manchmal auch eine Brückencallusbildung möglich.

Tabelle 1. Behandlungsart der 71 frischen Frakturen

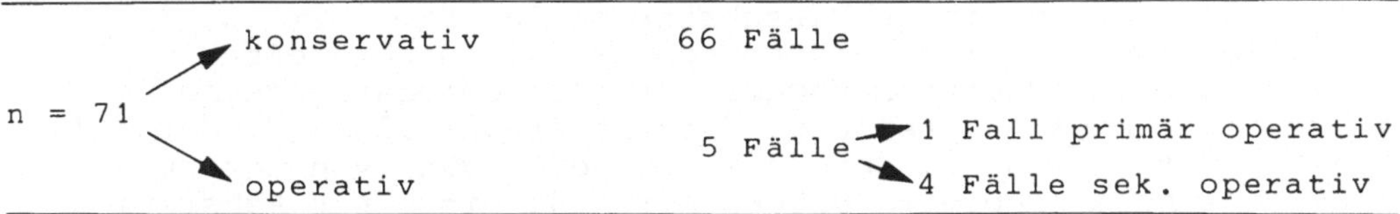

Tabelle 2. Frakturverteilung

54 komplette Unterarmfrakturen (darunter 28 Grünholzfrakturen und 3 Wulstbrüche)
10 isolierte Radiusschaftfrakturen (darunter 8 Grünholzfrakturen)
4 isolierte Ulnaschaftfrakturen (darunter 1 Grünholzfraktur)

Tabelle 3. Therapie der 52 kompletten Unterarmfrakturen

Reposition in Bruchspaltanaesthesie	(1 x rep.)	38
Reposition in Bruchspaltanaesthesie	(2 x rep.)	1
Reposition in Vollnarkose		3
Reposition in Plexusanaesthesie		1
keine Reposition		9

Ruhigstellung im Mittel 5,75 Wochen
47 Fälle wurden im Oberarmgips ruhiggestellt (zirkulärer Oberarmgips)
5 Fälle wurden im Unterarmspaltgips ruhiggestellt

Tabelle 4. Therapie der 10 isolierten Radiusschaftfrakturen

Reposition in Bruchspaltanaesthesie	7
keine Reposition	3

Ruhigstellung im Mittel 4,88 Wochen
die 3 nicht reponierten Fälle wurden im Unterarmgips, die 7 reponierten Fälle wurden im Oberarmgips ruhiggestellt

Tabelle 5. Therapie der 4 isolierten Ulnaschaftfrakturen

Reposition in Bruchspaltanaesthesie	3
keine Reposition	1

Ruhigstellung im Mittel 4,82 Wochen
die 3 reponierten Fälle wurden im Oberarmgips ruhiggestellt, der 1 nicht reponierte Fall wurde im Unterarmgips ruhiggestellt

Ergebnisse

Von den 66 konservativ behandelten Unterarmfrakturen konnten 54 nachuntersucht werden. Von den 5 operativ behandelten Patienten waren alle zur Nachuntersuchung erschienen.

Unter den 54 konservativ Behandelten wiesen 47 ein seitengleiches funktionelles und kosmetisches Ergebnis auf, in 5 Fällen bestand eine ganz minimale Einschränkung der Pro- bzw. Supination; allerdings in einer Größenordnung, die nicht meßbar war. In 2 Fällen bestand eine Einschränkung der Unterarmdrehung um 1/4 bzw. eine Achsfehlstellung, die größer war als 10°. Der Fall mit der größten Einschränkung der Umwendbewegung von nahezu 1/4 betraf eine hohe komplette Unterarmfraktur mit einer Achsfehlstellung des proximalen Radius, die einer Korrekturosteotomie bedarf (Tabelle 6).

Die 5 operativ versorgten Unterarmfrakturen waren bis auf eine minimale Einschränkung der Radialabduktion bei einem Fall funktionell vollständig wieder hergestellt, wenn man von jenem Fall absieht, der wegen einer Plexusschädigung operiert worden ist und dessen Nervenschaden weiterhin besteht.

Besonders erwähnenswert sind unter den konservativ behandelten Frakturen 6 Refrakturen, die auftraten zwischen 3,5 bzw. 7 Monaten

Tabelle 6. Ergebnisse der 54 nachuntersuchten konservativ behandelten Fälle

47 Fälle	- keine meßbare Funktionseinschränkung, keine Beschwerden, gutes kosmetisches Ergebnis
5 Fälle	- geringe Bewegungseinschränkung und/oder geringe Beschwerden
2 Fälle	- mit Bewegungseinschränkung 1/4 oder mehr und/oder Achsenfehlstellung größer als 10°

Tabelle 7. Refrakturen

Frakturverteilung	Grünholzfr. ja	Grünholzfr. nein	Ruhigstellung nach Erstfrakt.	Refraktur nach
kompl.U'armfraktur		a	6 Wochen	6 Mon.
kompl.U'armfraktur	a		6 Wochen	7 Mon.
kompl.U'armfraktur	a		4,5 Wochen	6 Mon.
Radiusschaftfraktur		a	4,5 Wochen	5 Mon.
kompl.U'armfraktur	a		4,5 Wochen	3,5 Mon.
kompl.U'armfraktur	a		4,5 Wochen	7 Wochen

[a]Die Ruhigstellung nach der Erstfraktur war im zirkulären Oberarmgips erfolgt.

nach der Erstfraktur. Das ist eine Frequenz an Refrakturen bezogen auf die konservativ behandelten Frakturen von nahezu 10%. Bemerkenswert ist dabei, daß es sich 4 mal um sog. Grünholzfrakturen handelte, während in 2 Fällen der Periostschlauch sicher durchtrennt war (Tabelle 7). Die hohe Frequenz an Refrakturen nach konservativer Behandlung des Unterarmes ist bekannt; darüber haben SEYFFARTH (7), KÖBLER und SCHIPKE (4), EHALT (2) berichtet. Im allgemeinen wird eine zu kurze Ruhigstellung angegeben. Wir müssen diese Möglichkeit auch bei unseren Fällen in Erwägung ziehen, wenngleich kein Fall kürzer als 4,5 Wochen ruhiggestellt war und bei 2 Patienten die Ruhigstellung immerhin 6 Wochen betrug. In allen Fällen ist nachweislich eine genügende Callusbildung vorhanden gewesen. Gegen die Annahme der zu kurzen Ruhigstellung spricht vielleicht die Tatsache, daß die Refrakturen nur in einem Fall nach 3,5 Monaten, sonst nach 6 bzw. 7 Monaten auftraten.

Zusammenfassung und Schlußfolgerungen

Es darf festgehalten werden, daß die Vorderarmfrakturen im Wachstumsalter überwiegend mit sehr guten Ergebnissen konservativ behandelt werden können und nur in Ausnahmefällen eine Operation indiziert ist. Nicht übersehen werden sollte allerdings die relativ hohe Zahl an Refrakturen nach konservativer Behandlung, die allerdings auch nach operativer Behandlung in relativ großer Zahl auftreten, nach Plattenosteosynthesen sogar vermehrt. So wird auch in Zukunft die exakte konservative Behandlung der Vorderarmschaftfrakturen des Kindes den Vorrang haben.

Literatur

1. BUCK, P., FOLSCHEVEILLER, J., JENNY, G.: Über die Behandlung von 376 Vorderarmschaftbrüchen bei Kindern. Hefte Unfallheilk. 89, 51-54 (1966).
2. EHALT, W.: Verletzungen bei Kindern und Jugendlichen. Stuttgart: Encke 1961.
3. HERTEL, P., SCHWEIBERER, L.: Unfallchirurgische Eingriffe im Kindesalter. In: Breitner, Chirurgische Operationslehre VI, Ergänzung 26. München-Wien-Baltimore: Urban & Schwarzenberg 1976.
4. KÖBLER, H., SCHIPKE, A.: Die Refraktur von Schaftbrüchen. Mschr.Unfallheilk. 75, 302-311 (1972).
5. MONTICELLI, G.: Erfahrungen der Orthopädischen und Traumatologischen Klinik der Universität Rom bei der Behandlung der frischen Vorderarmbrüche. Hefte Unfallheilk. 89, 30-31 (1968).
6. SIMON, L., HEYDENREICH, W.: Markdrahtungsosteosynthese bei kindlichen Unterarmschaftfrakturen. Akt. Traumatol. 5, 133-139 (1975).
7. SEYFFARTH, G.: Die Refraktur am kindlichen Vorderarm. Mschr. Unfallheilk. 69, 525-529 (1966).
   SEYFFARTH, G.: Die Behandlung der stark verschobenen Vorderarmfraktur bei Kindern und Jugendlichen. Arch.f.Orthop. u. Unfallchir. 64, 64-76 (1968).
8. TROJAN, E.: Die Behandlungsergebnisse von 277 frischen, geschlossenen Schaftbrüchen beider Vorderarmknochen. Hefte Unfallheilk. 46, 140-209 (1953).

M. Weigert und D. Bonnemann, Berlin

Zur Frage der Operationsindikation beim Unterarmschaftbruch des Kindes

Sicher sprechen gewichtige Argumente gegen eine operative Frakturbehandlung beim Kind:

Die Infektionsgefahr,
die Gefahr der Fehlstellung durch ungleiches Wachstum nach Operation,
die Gefahr der Pseudarthrose durch Gewebsschädigung,
die Gefahr der Verletzung von Nerven und Gefäßen und
die Gefahr postoperativer radioulnarer Synostose durch Verlagerung des Periosts über die Membrana interossea und nicht zuletzt die erfahrungsgemäß guten Spätergebnisse der konservativen Behandlung.

Die moderne Entwicklung, insbesondere in Bezug auf Asepsis und schonende Operationsmethoden, läßt aber ein ausschließlich konservatives Vorgehen nicht in jedem Fall gerechtfertigt erscheinen.

So ist die Operationsindikation zu stellen:

1. wenn die Reposition durch geschlossene Manipulation nicht gelingt. Hier könnte durch weitere Repositionsversuche ein grösserer iatrogener Schaden verursacht werden als durch eine schonende Operation;

2. bei erheblichen Achsenknickungen, die sich geschlossen nicht beseitigen lassen. Es ist nicht unproblematisch, in jedem Fall auf die Korrekturmöglichkeit durch das weitere Wachstum zu vertrauen, die umso geringer ist, je älter das Kind und je epiphysenferner der Bruch gelegen ist;

3. wenn ein erheblicher Drehfehler bleibt;

4. bei Epiphysenfrakturen vom Typ Aitken II und III;

5. wenn eine grobe Gelenkfehlstellung oder Distanz sich nicht beheben läßt;

6. bei offenen instabilen Frakturen, insbesondere mit ausgedehnter Weichteilverletzung und;

7. bei Frakturen mit begleitender Gefäß- und Nervenverletzung sowie schließlich;

8. pathologischen Frakturen.

Zur Osteosynthese verwenden wir meist Kirschner-Drähte, und zwar umso häufiger, je jünger das Kind ist. Für die stabile Osteosynthese kommen nur Schrauben und Platten in Frage. Marknägel oder Rush-pins lehnen wir wegen der Gefahr der Epiphysenfugenschädigung am wachsenden Skelet ab.

Anhand von typischen Beispielen wollen wir im folgenden unser Vorgehen im einzelnen erläutern:

Bleibt bei der isolierten Olecranonfraktur nach geschlossener Reposition in Streckstellung des Gelenkes eine erhebliche Distase, so kann durch percutane Kirschner-Drahtfixation eine ausreichende Stabilisierung erzielt werden.

Bei der seltenen Olecranonpseudarthrose - in unserem Fall nach fehlerhafter Vorbehandlung alio loco mit Fixation durch Kirschner-Drähte - konnte durch eine Plattenosteosynthese mit Spananlagerung Ausheilung erzielt werden.

Bleibt nach der Reposition des gebrochenen Radiusköpfchens eine Abknickung von mehr als 20 Grad, so rekonstruieren wir offen mit Fixation nach WITT durch Kirschner-Draht. Bei Dislokation des Radiusköpfchens von mehr als 90 Grad operieren wir primär (EHALT).

Wenn beim Monteggiaschaden konservatives Vorgehen mißlingt, stabilisieren wir Radius und Ulna operativ. 2 Beispiele sollen dies verdeutlichen:

Hier beim jüngeren Kind Fixation von Elle und Speiche mit Kirschner-Drähten, beim älteren Kind Fixation mit Kirschner-Draht und Platte.

Wenn die Naht des Ligamentum anulare nicht mehr möglich ist, führen wir eine Lyodura-Plastik durch.

Frakturen von Elle und Speiche im proximalen Drittel

Bei der isolierten Ellenfraktur ergibt sich, außer, daß eine Speichenköpfchenluxation übersehen wird, kaum je ein Problem in Bezug auf operative Indikationen.

Bei der proximalen Unterarmfraktur wird, wie auch bei der isolierten proximalen Radiusfraktur, nur in den seltenen Fällen, in denen ein knöcherner Kontakt der Fragmente nicht erzielt werden kann oder wieder verloren geht, operiert. Die Darstellung erfolgt dann vom Zugang nach BOYD aus, die Fixierung mit kleinen Platten. Ein sicherer Schutz des Nervus radialis ist damit gewährleistet. Zuerst muß die Speiche, dann die Elle stabilisiert werden. Vor dem endgültigen Verschrauben der Platten sollte eine Aufnahme des Handgelenkes zeigen, daß keine erheblichere Plus- oder Minus-Variante zwischen Elle und Speiche eingetreten ist.

Das gleiche gilt mutatis mutandis für Frakturen im mittleren Drittel. Dabei ist zu berücksichtigen, daß etwa ab dem 12. Lebensjahr eine Achsenfehlstellung von mehr als 10 Grad (SEGMÜLLER) durch das Wachstum nicht mehr voll korrigiert werden kann, so daß hier konservativ nicht zu beseitigende Fehlstellungen besser einer operativen Behandlung zugeführt werden sollten. Unser Beispiel zeigt die Osteosynthese bei einer offenen instabilen Fraktur, die von einem erheblichen Weichteilschaden begleitet war. Die Osteosynthese erfolgte hier von zwei gesonderten Zugängen her mit Metallplatten.

Frakturen im distalen Drittel

Bis zum 6. Lebensjahr sind Achsenknickungen (BLOUNT) bis zu 30 Grad und Verschiebungen um volle Schaftbreite tolerabel, da sie durch das Wachstum korrigiert werden. Deshalb stellt sich auch in unserem Krankengut die Indikation zur offenen Reposition und Fixierung nur beim älteren Kind. Dabei ist auch hier dem Kirschner-Draht der Vorzug zu geben.

Die Plattenosteosynthese wird nur ausnahmsweise, wie hier bei einem 14jährigen Jungen, bei dem die Elle um Schaftbreite verschoben blieb trotz konservativen Behandlungsversuchs, durchgeführt. Hier schien eine stabile Plattenosteosynthese gerechtfertigt.

Beide Methoden der Osteosynthese fanden nacheinander bei einem 14jährigen Türkenjungen Anwendung, zuerst die Fixierung mit Kirschner-Drähten, nach der Refraktur die Plattenosteosynthese an der Speiche.

Bei distalen Epiphysenlösungen streben wir beim älteren Kind eine bleibende Korrektur von unter 10 Grad Fehlstellung an. Gelingt dies mit Gips alleine nicht, sind wir mit der transcutanen Fixierung durch Kirschner-Drähte relativ großzügig. Die 2 Beispiele zeigen die Epiphysenlösung am Radius und an der Elle bei einem 10 bzw. 12jährigen Jungen.

Insgesamt stellten wir bei unseren 162 kindlichen Unterarmverletzungen die Indikationen zum operativen Vorgehen in den letzten 2 1/2 Jahren nur in knapp 15% der Fälle. Hieraus ist ersichtlich, daß die Operation die Ausnahme darstellt, das konservative Vorgehen die Regel.

Nach unserer Erfahrung lassen die erhöhten Anforderungen an die Qualität des Ergebnisses in Verbindung mit den fortentwickelten operativen Behandlungsmethoden allerdings die apodiktische Ablehnung jedes operativen Verfahrens bei der kindlichen Unterarmfraktur nicht gerechtfertigt erscheinen.

G. Feldkamp und R. Daum, Heidelberg

Langzeitergebnisse kindlicher Unterarmschaftbrüche

Im Zeitraum 1964-1971 kamen 538 Kinder mit 540 Unterarmschaftbrüchen zur Beobachtung. Damit war der Unterarmbruch mit 16% der in diesem Zeitraum behandelten Brüche der häufigste im Kindesalter. Es handelte sich um 349 komplette Unterarmschaftfrakturen, 156 isolierte Radius- und 35 isolierte Ulnafrakturen. Aufgrund der größeren Risikobereitschaft überwogen Jungen mit 330 Frakturen deutlich. Die Unfallhäufigkeit nahm bis zum 8. Lebensjahr zu um dann nach einem Plateau bis zum 11. Lebensjahr abzufallen. Li. überwog vor re. mit 3:2. Hierbei spielt die größere Ungeschicklichkeit und die Abwehrfunktion der linken Hand eine Rolle.

Häufigste Unfallursache war der einfache Sturz in über 50% und der Sport- und Spielunfall außer Haus in 42%. Verkehrsunfälle und schwere Stürze waren vergleichsweise selten.

Die Frakturhäufigkeit nahm allgemein von proximal nach distal zu; nur die isolierten Ulnafrakturen traten in Schaftmitte am häufigsten auf. Die Bezeichnung "Parierfraktur" erklärt Entstehung und Lokalisation.

Entsprechend dem Alter der Kinder traten in 48,5% der Fälle Grünholzfrakturen und in 51,5% komplette Brüche vom sogenannten Erwachsenentyp auf. Primär disloziert waren 1/3 der Grünholzbrüche, aber 4/5 Brüche vom Erwachsenentyp.

Die Behandlung erfolgte in 93,4% ambulant und in 95,4% konservativ. 25 Kinder wurden operiert, und zwar ein Kind primär wegen einer offenen Fraktur III. Grades und 24 sekundär wegen erfolgloser konservativer Therapie wie häufiges Abrutschen bei Schrägbrüchen, nicht zu verhakende Querbrüche oder Weichteilinterpositionen. Als Methoden wurden die Bohrdrahtfixation, die innere Schienung durch Marknagel oder Rush-Pin etwa gleich häufig verwendet. Die Marknagelung wurde inzwischen verlassen, dafür in letzter Zeit Platten der Vorzug gegeben. Die Immobilisationsdauer betrug durchschnittlich 6,5 Wochen.

Der Heilungsverlauf war in 78,5% ungestört. Verlaufskomplikationen traten 116 mal auf, darunter 103 Dislokationen, von denen 34 nachreponiert und 69 belassen wurden. Unter den belassenen Dislokationen waren 2 Achsenfehlstellungen von 30 Grad. Refrakturen traten 12 mal auf, im Schnitt 3 Monate nach dem Unfall. Als Ursache sind sowohl die frühe Belastung als auch die zu Grunde liegende erhöhte Risikobereitschaft anzusehen. Überproportional häufig waren komplette Unterarmbrüche im medialen Drittel beteiligt. Sonstige Verlaufskomplikationen, wie Volkmannsche-Kontraktur, Sudeck, Pseudarthrose, Brückencallus oder Osteomyelitis kamen nicht zur Beobachtung.

Es konnten 199 Kinder im Schnitt 8 Jahre nach dem Unfall klinisch und röntgenologisch nachuntersucht werden. Die Aufschlüsselung nach Seite, Höhe, Art, Geschlecht usw. entspricht im wesentlichen der des Gesamtkollektivs. 185 Kinder wurden konservativ und 14 operativ behandelt.

Die klinische Untersuchung umfaßte Inspektion, Beweglichkeit im Ellenbogen-, Radio-Ulna- und Handgelenk, Längenmessung, Umfangmessung und subjektive Beschwerden.

Der äußere Aspekt war in allen Fällen normal. Die Längenmessung zeigte keine Seitenunterschiede. Eine Muskelverschmächtigung wurde lediglich bei 4 Kindern gesehen. Bewegungseinschränkungen wurden 152 mal gemessen: am häufigsten am Handgelenk, seltener in den Radio-Ulnargelenken und am Ellenbogengelenk. Die Bewegungseinschränkungen am Ellenbogen waren sämtlich unter 10 Grad (Tabelle 1) und am Handgelenk mit überwiegender Mehrzahl unter 10 Grad (Tabelle 2). Die Einschränkungen der Umwendbewegungen der Hand waren selten, reichten aber bis über 20 Grad (Tabelle 3). Hierbei handelt es sich ausschließlich um komplette Unterarmbrüche, bei denen Drehfehler besonders leicht vorkommen.

Subjektive Beschwerden wurden bei 45 Kindern beobachtet. In keinem Fall handelte es sich um ernsthafte Beeinträchtigungen.

Für die Bewertung der Spätresultate wurde ein 4-Punkte-Schema zugrundegelegt. Danach bedeutet:

"Sehr gut": subjektiv und objektiv kein Unterschied gegenüber dem gesunden Arm.

"Gut": der Patient klagt noch über gelegentlich leichte Schmerzen bei stärkerer Belastung; funktionell besteht eine unbedeutende, endgradige Bewegungseinschränkung.

"Befriedigend": es bestehen in den benachbarten Gelenken Bewegungseinschränkungen bis zu 20 Grad bei gelegentlich auftretenden Schmerzen ohne Behinderung im Alltag.

"Unbefriedigend": Bewegungseinschränkung über 20 Grad, mehr oder weniger starke Behinderung im Alltag.

Tabelle 1. Bewegungseinschränkungen - Nachuntersuchung (n = 199)

		gesamt	-10°	-20°	über 20°
Ellbogen	Extension	o	-	-	-
	Flexion	17	17	-	-

Tabelle 2. Bewegungseinschränkungen - Nachuntersuchung (n = 199)

		gesamt	-10°	-20°	über 20°
Handgelenk	Extension	23	19	4	-
	Flexion	31	27	4	-
	Radialabd.	29	29	-	-
	Ulnarabd.	26	24	2	-

Tabelle 3. Bewegungseinschränkungen - Nachuntersuchung (n = 199)

		gesamt	-10°	-20°	über 20°
Radioulnargelenke	Pronation	19	6	6	7
	Supination	7	2	1	4
	nur komplette Unterarmbrüche				

Danach waren "sehr gut" und "gut" 171 Kinder = 86%, "befriedigend" 17 = 8,5% und "unbefriedigend" 11 = 5,5%.

Zusätzlich wurde eine Röntgenuntersuchung mit Meßaufnahmen aus 5 m Entfernung durchgeführt. Dabei sollten 1. lokale Veränderungen, 2. Achsenfehler und 3. vermehrtes Längenwachstum im Vergleich zur Gegenseite beurteilt werden. Die lokalen Veränderungen bestanden in geringfügigen Corticalisverdickungen der sämtlich durchgebauten Frakturen. Achsenfehler wurden bei 64 Frakturen gesehen, alle Achsenfehler lagen unter 15 Grad und somit im tolerablen Bereich.

Das vermehrte Längenwachstum blieb durchschnittlich unter 2 mm. Ulnavorschub, Entkalkungen oder Pseudarthrosen wurden nicht gesehen. Ein Totalausgleich der Achsenfehler bis 10 Grad erfolgte in 4/5 der Fälle. Achsenfehler über 30 Grad wurden nur zu einem Teil völlig ausgeglichen.

Zusammenfassend läßt sich feststellen:

1. Kindliche Unterarmfrakturen heilen konservativ im allgemeinen problemlos aus. Operative Maßnahmen sind die seltene Ausnahme.

2. Achsenfehler heilen altersabhängig bis 20 Grad aus.

3. Drehfehler sind peinlichst zu vermeiden, da sie eine Behinderung der Umwendbeweglichkeit der Hand bewirken.

4. Eine Nachbehandlung ist nicht nötig. Dafür ist die Ausübung von Sport oder gefährlicher Spiele für ein Vierteljahr verboten.

J. Wessely und K. Heydenreich, Bochum

Indikation zur Operation kindlicher Unterarmschaftfrakturen

Der größte Teil aller kindlichen Unterarmschaftfrakturen kann mit einer konservativen Behandlung folgenlos zur Ausheilung gebracht werden.

Eine kleine Zahl solcher Verletzungen erfordert jedoch ein operatives Vorgehen. Die Indikation zur Operation setzt voraus, daß auf operativem Wege ein funktionell besseres Ergebnis zu erreichen ist, als auf konservativem. Wir stellen die Indikation nur bei:

1. irreponiblen Frakturen
2. II. und III.-gradig offenen Frakturen.

Die Indikation bei II.- und III.-gradig offenen Frakturen wird in der Infektionsprophylaxe gesehen. Dazu müssen die Fragmente durch eine übungsstabile Plattenosteosynthese ruhiggestellt sein. so lassen sich Weichteilprobleme an den verletzten Extremitäten lösen. In diesem therapeutischen Vorgehen besteht soweit Übereinkunft, daß wir im folgenden nicht näher darauf eingehen wollen.

Bei irreponiblen Frakturen liegen im Bruchbereich Interponate wie zum Beispiel Muskeln, Sehnen, ausgesprengte Knochenstücke und knopflochartig eingerissene Periostschläuche vor. Interponate, insbesondere von Muskeln und Sehnen, können die Bruchheilung verhindern oder verzögern. Durch die verbleibende Instabilität droht außerdem eine sekundäre Fehlstellung, die am Unterarm zu erheblichen Funktionseinbußen, insbesondere bei der Unterarmdrehung, führen kann.

So haben wir in den Jahren 1972-1976 10 kindliche Unterarme wegen funktionsbehindernder Achsenfehler oder Falschgelenkbildungen behandeln müssen. In allen Fällen waren aufwendige Korrektureingriffe erforderlich. Sie führten zwar in 8 Fällen (80%) zu guten und befriedigenden Ergebnissen, wären jedoch bei einer von vornherein konsequenten Therapie zu vermeiden gewesen.

Wir sehen daher die Notwendigkeit zu einem operativen Vorgehen bei irreponiblen Frakturen in:

1. der Vermeidung einer verzögerten Bruchheilung,
2. der Verhinderung einer sekundären Fehlstelllung mit Funktionseinbuße.

Die Indikation zur Operation stellen wir erst, wenn es uns nicht gelingt, auf konservativem Wege Repositionshindernisse zu beseitigen.

Dazu hängen wir die Fraktur aus und versuchen anschließend in Bruchspaltanästhesie oder Narkose die Bruchenden miteinander zu verhaken.

Beim Aushängen einer Fraktur wird etwa 20-30 min lang am liegenden Patienten der verletzte Unterarm mit Fingerhaltern in einer 90-Grad-Stellung des Ellenbogengelenkes aufgehängt. Ein Gegenzug erfolgt am Oberarm mit einem Gewicht, das dort an einem Lederriemen befestigt ist.

Erweist sich die Fraktur unter den genannten Maßnahmen als irreponibel, so hat die Operation in erster Linie das Ziel, das Repositionshindernis zu beseitigen. Danach wäre im Prinzip eine konservative Weiterbehandlung möglich. Wir führen aber zur Sicherung der Achsenstellung eine percutane Markraumschienung mit Kirschner-Drähten durch und stellen anschließend den verletzten Arm im Gipsverband ruhig. Die Ruhigstellung dauert 4-8 Wochen. Die Spickdrähte lassen sich nach abgeschlossener Bruchheilung über eine Stichincision entfernen. Die Notwendigkeit zu einer stabilen, aufwendigen und gefahrvollen Osteosynthese sehen wir in diesen Fällen nicht.

Im Zeitraum von 1974-1976 mußten wir von 66 stationär und ambulant behandelten Unterarmschaftfrakturen 14 operieren. Das entspricht einem Prozentsatz von 21,2%. In keinem Falle resultierte eine Funktionseinbuße oder Komplikation im Heilverlauf. Die Ruhigstellung dauerte nie länger als 6 Wochen.

Zusammenfasend läßt sich feststellen, daß wir eine Indikation zum operativen Vorgehen bei II.- und III.-gradig offenen und bei irreponiblen Unterarmschaftfrakturen sehen. Irreponible Frakturen operieren wir, um Pseudarthrosen oder Funktionseinbußen durch Achsenfehler zu vermeiden.

Literatur

SIMON, L., HEYDENREICH, W.: Markdrahtosteosynthese bei kindlichen Unterarmschaftfrakturen. Aktuelle Traumatologie 5, 133-139 (1975).

H. Rettig, Giessen

Die Unterarmschaftfraktur beim Kinde – Grenzen und Möglichkeiten einer Spontankorrektur von Fehlstellungen

In einer Zeit, die vermehrt Vorteile einer Frakturosteosynthese mit Frühmobilisation der Gelenke in den Vordergrund stellt, ergibt sich die Frage der Operation einer primär nicht reponierbaren Fehlstellung oder unstabilen Fraktur beim Kinde zwangsläufig.

Das eigene Krankengut eines Zeitraumes von 12 Jahren nimmt sich gegenüber den Zahlen, z.B. von EHALT bescheiden aus. Insgesamt wurden 75 Unterarmschaftfrakturen am wachsenden Skelet beobachtet, davon 66 Frakturen ausgewertet. 18 weitere Frakturen betrafen die distale Epiphyse des Radius, weitere Verletzungen wurden am proximalen Unterarmende gesehen.

Den Eigentümlichkeiten des Unfallkrankengutes einer orthopädischen Klinik entsprechend, war ein Teil der Frakturen frisch, ein Teil der Verletzungen mußte als unbehandelte oder Spätfrakturen betrachtet werden.

BLOUNT äußert sich gegenüber der operativen Frakturenbehandlung beim Kinde kritisch. Seiner Auffassung nach birgt sie ein großes Risiko an Komplikationen in sich.

Diese Kritik ist um so berechtigter, als durchaus nicht vollkommene Achsenstellungen bei Kindern einen Spontanausgleich erwarten lassen. Die spontane Achsenkorrektur sollte genutzt werden. Sie hängt ab vom Alter des Kindes und dem Abstand der Fraktur von der benachbarten Wachstumsfuge. Im allgemeinen sollte man aber auch bei einem kleinen Kinde eine Schaftabknickung von mehr als 30 Grad nicht akzeptieren. Die modellierende Kraft des Wachstums bringt zwar allmählich auch eine größere Achsenknickung zum Verschwinden, bereits im Alter von 6-7 Jahren bleibt jedoch bei einem Winkel von 30 Grad eine Armverbiegung längere Zeit bestehen. Sie ist nicht nur kosmetisch unschön, sondern kann bei Patienten im Jugendalter zu Störungen im Bereiche des distalen und proximalen Radio-Ulnargelenkes führen.

Aus diesen Erkenntnissen ergeben sich folgende Regeln:

1. Unterarmschaftfrakturen am wachsenden Skelet sollten konservativ gestellt und selbst bei nicht idealer Reposition konservativ weiterbehandelt werden. Achsenknickungen von 30 Grad beim Kind und 20 Grad beim Jugendlichen sind wegen der spontanen Ausgleichbarkeit der Fehlstellung tolerierbar. Die Altersgrenze dieser beiden Gruppen liegt bei 12 Jahren.

2. Je näher die Fraktur einer Epiphyse liegt, desto größer ist die spontane Korrekturfähigkeit und um so eher ist Abwarten gerechtfertigt. Selbstverständlich enthebt die Kenntnis um die Spontankorrektur nicht den Arzt eine einwandfreie Primärreposition einzuleiten.

3. Ergibt sich eine Unstabilität der Fraktur mit Neigung zu verstärkter Dislokation oder handelt es sich um Jugendliche jenseits des 12. Lebensjahres, ist die Operation indiziert. Die Art des Eingriffs und das Risiko von Spätschädigungen sind in ihrem Ausmaß mit den Eltern vor der Operation exakt zu besprechen (Abb. 1).

4. Entschließt man sich zur operativen Behandlung, sind folgende grundsätzliche Forderungen zu stellen:

a) kein Osteosynthesematerial darf die Wachstumsfuge überbrücken,
b) die Osteosynthese sollte unter allen Umständen Bewegungsstabilität erreichen,

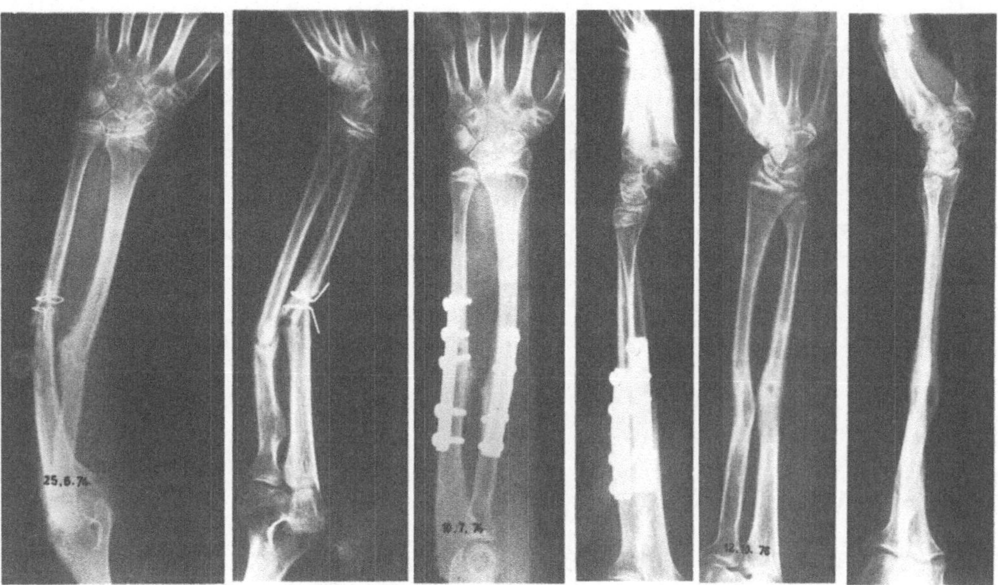

Abb. 1. K.S. Komplette Unterarmschaftfraktur in Unterarmmittelregion, insuffiziente Osteosynthese, Fehlstellung und Pseudarthrose, Ausheilung durch doppelte Verplattung

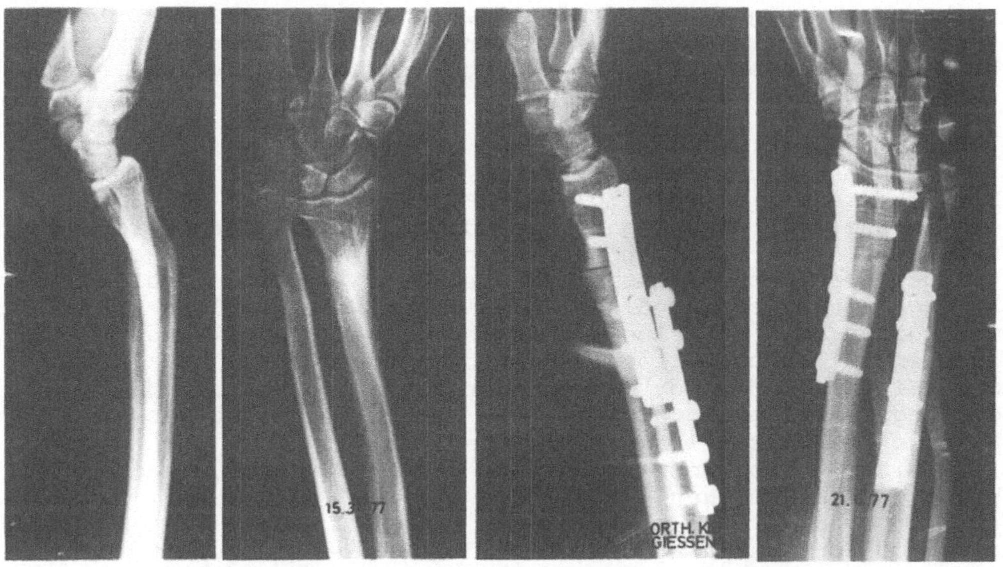

Abb. 2. H.H. Komplette Unterarmfraktur, distale Region, anfänglich gutes Repositionsergebnis, beginnende Dislokation, Ausheilung in Fehlstellung. Bei dem 15jährigen ist mit einer Spontankorrektur nicht mehr zu rechnen, daher Osteotomie und Osteosynthese der Fraktur

c) nur so viel Osteosynthesematerial ist zu versenken, wie dies zur Stabilisierung der Fraktur notwendig ist,
d) Adaptationsosteosynthesen oder operative Behandlungen mit zusätzlicher Fixation, wie Gipsverbände, sind zu vermeiden,
e) Frakturen älter als 12 Tage sollte man ausheilen lassen und in einer zweiten Sitzung unter günstigeren Bedingungen einer Korrekturosteotomie unterziehen (Abb. 2).

Selbst nach Fehlstellungen eingeschränkte Umwendebewegungen des Unterarms werden im Laufe der Jahre wieder völlig normal. Die Eltern sind im übrigen darauf hinzuweisen, daß nach ausgeheilten Unterarmfrakturen Refrakturen, Grenzzonenbrüche und Neufrakturen im Callusgebiet der Erstverletzung nicht ganz so selten sind.

C.D. Wilde, H. Weiß und H.J. Wissing, Essen

Ergebnisse konservativ behandelter kindlicher Vorderarmschaftfrakturen, Komplikationen und Indikation zur Osteosynthese

Der kindliche Vorderarmbruch ist typischerweise im mittleren bis unteren Schaftdrittel lokalisiert, wobei die metaphysären gelenknahen Frakturen etwa 2 mal so häufig vorkommen wie die reinen Diaphysenbrüche. Klinisch präsentieren sich diese Verletzungen mit mehr oder weniger starker dorsaler oder volarer Knickbildung. Die Übergänge vom Wulstbruch zum Grünholzbruch und zur kompletten Fraktur sind fließend, Elastizität von Knochen und Periost schwinden mit zunehmendem Alter.

Die Therapie der kindlichen Vorderarmbrüche ist für die Mehrzahl der Fälle konservativ durchzuführen. Der knöcherne Durchbau vollzieht sich wie bei allen kindlichen Frakturen rasch, die Immobilisationszeit im Oberarmgipsverband beträgt 3 Wochen bei metaphysären und 4 bis 6 Wochen bei diaphysären Brüchen je nach Alter des Kindes. Wird bei Grünholzfrakturen eine Reposition für erforderlich gehalten, so muß diese in Anlehnung an BLOUNT so vorgenommen werden, daß in Allgemeinnarkose oder Bruchspaltanaesthesie die stehengebliebene Corticalis gegengebrochen wird. Das Periost bleibt bei diesem Manöver meistens erhalten und übernimmt eine Zuggurtungsfunktion. Unterbleibt das Gegenbrechen, so ist eine Ausheilung in Fehlstellung zu erwarten, da der kindliche Knochen ähnlich einer gebrochenen Weidenrute die Tendenz hat, in die alte Richtung zurückzuweichen.

Regelmäßige Röntgenkontrollen während der Behandlungszeit lassen ein Abweichen der Frakturen rechtzeitig erkennen. Nach dem 14, Tag wird eine allenfalls erforderliche Nachreposition schwierig, der ohnehin vorhandene posttraumatische Wachstumsreiz wird gesteigert, ja sogar die Neigung zur Pseudarthrosebildung nimmt zu.

Ziel jeder konservativen Knochenbruchbehandlung muß die Wiederherstellung und Retention der anatomischen Achse sein. Ausheilung in

Fehlstellung ist nicht unbedingt eine Indikation zur Korrekturosteotomie, da sich bekanntermaßen Achsenabweichungen bis 20 Grad spontan korrigieren.

Bei diesem zum Zeitpunkt des Unfalls 11jährigen Mädchen heilte die distale Unterarmfraktur mit Fehlstellung von 20 und 24 Grad aus, innerhalb von 60 Wochen hat sich die Radiusgelenkfläche aufgerichtet, die Achsen sind wiederhergestellt (Abb. 1).

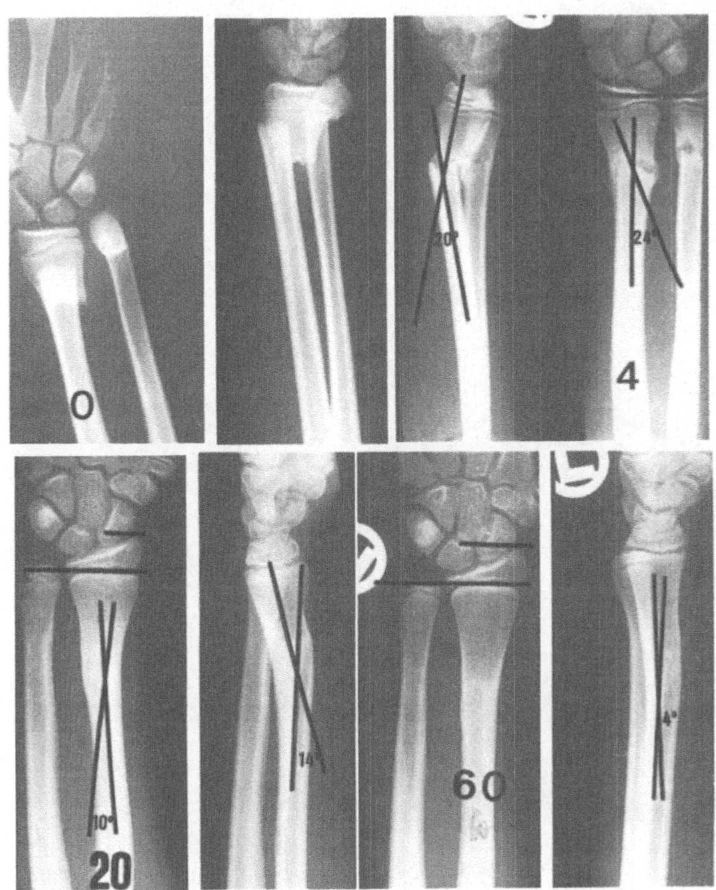

Abb. 1. 11jähriges Mädchen, distale Unterarmfraktur in Fehlstellung verheilt. Spontane Achsenkorrektur innerhalb von 60 Wochen nach dem Unfall

Unterarmfehlstellungen verursachen meistens keine Funktionseinschränkung, bedingen jedoch einen kosmetischen Störfaktor, abwartende Haltung ist zunächst angezeigt, um nicht eine voreilige Korrekturosteotomie vorzunehmen. Hierzu als Beispiel ein 8jähriger Junge, der mit dieser in Fehlstellung verheilten Unterarmfraktur in unsere Behandlung kam. Während der Durchbauphase erlitt der Junge am gleichen Arm eine zweite Fraktur, durch die sich die Fehlstellung um 5 Grad verstärkt hat. Auch hier werden wir die Spontankorrektur weiter beobachten.

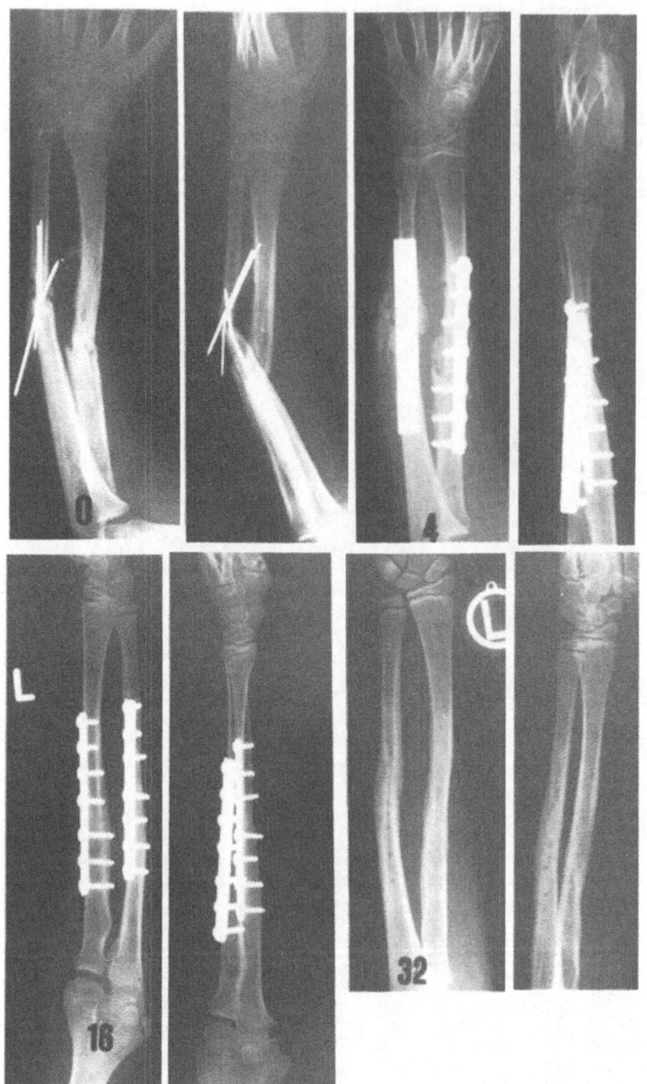

Abb. 2. 10jähriges Mädchen, instabile K-Drahtosteosynthese nach UA-Schaftbruch, starke Fehlstellung und Übergang in Pseudarthrose. Achsenkorrektur und Plattenosteosynthese. Komlikationslose Ausheilung

Jeder operative Eingriff am kindlichen Unterarm kann selbstverständlich nur mit adäquatem Osteosynthesematerial durchgeführt werden. Eine angeblich irreponible Unterarmfraktur sollte mit diesen dünnen Kirschner-Drähten stabilisiert werden, bei Übernahme der Behandlung ging die Fraktur bereits in eine Pseudarthrose über (Abb. 2). Nach Korrekturosteotomie mit Drittelrohrplatte komplikationslose Abheilung und Metallentfernung nach 4 Monaten. Wir verwenden heute für die operativen Eingriffe am kindlichen Unterarmschaft die kleine DC-Platte, die sich in ihren Dimensionen dem kindlichen Knochen ideal anpaßt.

Alle Lehrbücher und Veröffentlichungen über kindliche Unterarmbrüche lassen genaue Angaben darüber vermissen, wann ein Kind wie ein Erwachsener zu behandeln ist, d.h. ab welchem Alter die konservative Behandlung gegenüber der bei Erwachsenen üblichen Plattenosteosynthese zurückzutreten hat. Ab dem 13. Lebensjahr bei Mädchen und dem 14. Lebensjahr bei Jungen (TACHDJIAN) schwindet trotz offener Epiphysenfugen die spontane Korrekturfähigkeit des Knochens, die Ausheilung mit Pseudarthrose ist keine Seltenheit. 3 Fälle dieser Komplikationen aus unserem Krankengut weisen darauf hin. Unterarmbruch bei 14jährigem Mädchen, Ausbildung einer reaktiven Pseudarthrose mit Fehlstellung nach konservativer Behandlung, Ausheilung nach Plattenosteosynthese.

Krankengut und Ergebnisse

Von 1975 bis 1977 wurden an unserer Klinik 90 Kinder und Jugendliche mit frischen Unterarmbrüchen oder Folgen dieser Verletzung behandelt. Das Verhältnis zwischen Jungen und Mädchen war ausgeglichen, die meisten Kinder waren zwischen 10 und 14 Jahre alt. Das proximale Schaftdrittel war 5 mal, 2 mal davon als Monteggia-Schaden, das mittlere Drittel 16 mal und das distale Drittel 69 mal betroffen. Bei 75 Kindern wurde die Fraktur konservativ behandelt, 68 Frakturen verheilten in idealer Achsenstellung. Bei 7 Kindern wurde bei Beendigung der Gipsbehandlung eine Achsenfehlstellung festgestellt, 5 davon haben sich spontan korrigiert, ein 8jähriger Junge steht noch in klinischer Beobachtung, einmal wurde die Fehlstellung operativ korrigiert. Bei diesem 10jährigen Mädchen ist 2 Monate nach der Metallentfernung durch erneuten Sturz auf den Arm eine Refraktur im Bereich zweier Schraubenlöcher eingetreten. In diesem Zusammenhang erscheint der Hinweis wichtig, daß nach Plattenentfernung erhöhte Refrakturgefahr besteht, ein Oberarmgips für 4 Wochen und eine Kontroll-Aufnahme 3 Monate nach dieser Operation zur Beurteilung der Schraubenlöcher sind erforlderlich, bevor die Teilnahme am Sportunterricht wieder erlaubt wird.

Bei insgesamt 15 der 90 behandelten Kinder haben wir die operative Behandlung der Unterarmfraktur für indiziert gehalten. Bei Frakturen der distalen Radiusmetaphyse wurde 3 mal eine Spickdrahtosteosynthese durchgeführt, 2 mal wegen Periostinterponat, einmal war eine Korrekturosteotomie bei einem 14jährigen Jungen erforderlich.

Bei 12 Kindern wurde die Fraktur durch Plattenosteosynthese stabilisiert. Die Indikation zu diesen Operationen mußte gestellt werden wegen Fraktur mit Weichteilschaden 3 mal, bei Frakturen im Adolescentenalter 5 mal, wegen verzögerter Knochenbruchheilung bzw. Pseudarthrose 3 mal und wegen Fehlstellung von mehr als 20 Grad nach dem 12. Lebensjahr einmal.

Abschließend soll der Krankheitsverlauf eines 8jährigen Mädchens mit 1.gradig offener distaler Unterarmfraktur geschildert werden. Das Kind kam mit einer posttraumatischen Osteomyelitis mit Sequestrierung des Radius in unsere Behandlung. Die Sequestrotomie wurde vorgenommen und der Radiusdefekt zunächst mit einer Brückenplatte bei gleichzeitiger Spülsaugdrainage stabilisiert. 4 Wochen später Defektauffüllung mit autologer Spongiosa, Plattenentfernung nach 5 Monaten. Völlige Wiederherstellung des Radius, keine Wachstumsstörung und freie Funktion.

Alle unsere operativ versorgten Frakturen sind bis auf eine Refraktur folgenlos abgeheilt.

Literatur

BLOUNT, W.P.: Fractures in children. Baltimore: Williams & Wilkiens 1954.

KONCZ, M.: Spätergebnisse bei Unterarmfrakturen im Kindesalter. Arch.orthop.Unfall-Chir. 76, 300-315 (1973).

RENNÉ, J., WELLER, S.: Verrenkungen und Frakturen der oberen Gliedmaßen. In: REHN, J.: Unfallverletzungen bei Kindern. Berlin-Heidelberg-New York: Springer 1974.

TACHDJIAN, N.O.: Pediatric Orthopedics. Vol. 2 Philadelphia, Toronto, London: Saunders 1972.

WEBER, B.G.: Allgemeines einführendes Referat zur Therapie der kindlichen Frakturen. Langenbecks Arch.Chir. 342, 283-286 (1876).

A. Rüter und C. Burri, Ulm

Therapie beim Unterarmschaftbruch des Erwachsenen

Indikation

Frakturen des Unterarmschaftes im Erwachsenenalter stellen nach dem heutigen Stand der Unfallchirurgie eine zwingende Indikation zur Plattenosteosynthese dar. Hierbei kommen schmale Platten zur Anwendung, wobei die Wahl eines Implantates, das aufgrund der Lochform eine dynamische Kompression der Fraktur bewirkt, wesentliche Vorteile bietet.

Die Forderung nach dieser Therapieform findet ihre Berechtigung in den Ergebnissen, die aus anderen Arten der Behandlung resultieren. Die in Tabelle 1 und 2 aus der Literatur wiedergegebenen Zahlen belegen sowohl bezüglich der Pseudarthroserate wie der verbleibenden Funktionsbehinderung, daß konservative wie insuffiziente operative Maßnahmen in einem nicht zu tolerierenden Prozentsatz zu unbefriedigenden Ergebnissen führen. Erst eine systematische Anwendung der Plattenosteosynthese mit ausreichend dimensionierten Implantaten vermochte die Prognose dieser Fraktur signifikant zu verbessern.

Voraussetzung einer erfolgreichen operativen Knochenbruchbehandlung ist die Berücksichtigung der Anatomie, die gerade am Unterarm bei 2 Knochen, 2 Arterien, 3 Nerven und 23 Muskeln spezielle Kenntnisse des Operateurs verlangt. Besonderer Beachtung bedarf hierbei der Verlauf des N.radialis, der mit seinem motorischen Ast den M.supinator von beugeseits nach streckseits durchbohrt.

Zugänge

a) Frakturen des proximalen Drittels. Brüche des Radius, bei denen die Verletzung selbst oder die anzuwendende Platte mit dem Verlauf des N.radialis interferieren kann, werden mit Vorteil in Bauchlage des Patienten angegangen. Durch Ablösung des M.supinator von der Elle und Zurückschlagen des Muskels gemeinsam mit dem ihn durchziehenden N.radialis von der Speiche kann der dorsale Aspekt des Radius gefahrlos dargestellt werden. Der Zugang ist im einzelnen in Abb. 1 erläutert.

b) Frakturen des mittleren Drittels. Einfacher gestaltet sich die Darstellung der Brüche in Schaftmitte, die sowohl in Bauchlage wie in Rückenlage des Patienten erfolgen kann. Die entsprechenden Zugänge, getrennt für Radius und Ulna, sind in Abb. 2 skizziert.

c) Frakturen des distalen Drittels. Auch bei der Versorgung der distalen Schaftfrakturen bereitet die Darstellung der Ulna, wie bei den oben erwähnten Zugängen, keine Probleme. Zur Versorgung des Radius muß der in diesem Bereich kreuzende M.abductor pollicis longus und die Sehne des Extensor pollicis brevis mobilisiert werden. Die Platte kann nach Reposition unter Muskel und Sehne hindurchgeschoben werden. Die Technik geht aus Abb. 3 hervor.

Implantate

Die unbedingt anzustrebende Übungsstabilität der Osteosynthese ist nur gewährleistet, wenn beide Fragmente in mindestens 6 Corticales gefaßt sind. Dies bedeutet, daß bei einfachen Frakturen als kürzestes Implantat eine 6-Loch-Platte verwendet werden kann. Trümmer oder Defektzonen machen längere Implantate notwendig.

Bei allen Brüchen des eigentlichen Schaftes von Radius und Ulna stellt die schmale DC-Platte das ideale Osteosynthesemittel dar. Bei weit proximal gelegenen Brüchen des Radius bzw. distalen Frakturen der Ulna ist diese Platte jedoch relativ groß. Speziell bei zierlicheren Knochen ist in dieser Situation der Halbrohrplatte, besser aber noch der kleinen DC-Platte, der Vorzug zu geben.

Osteosynthesetechnik

Durch das Ungleichgewicht der Beuge- und Streckmuskulatur läßt sich der bei jeder Osteosynthese erwünschte Zuggurtungseffekt

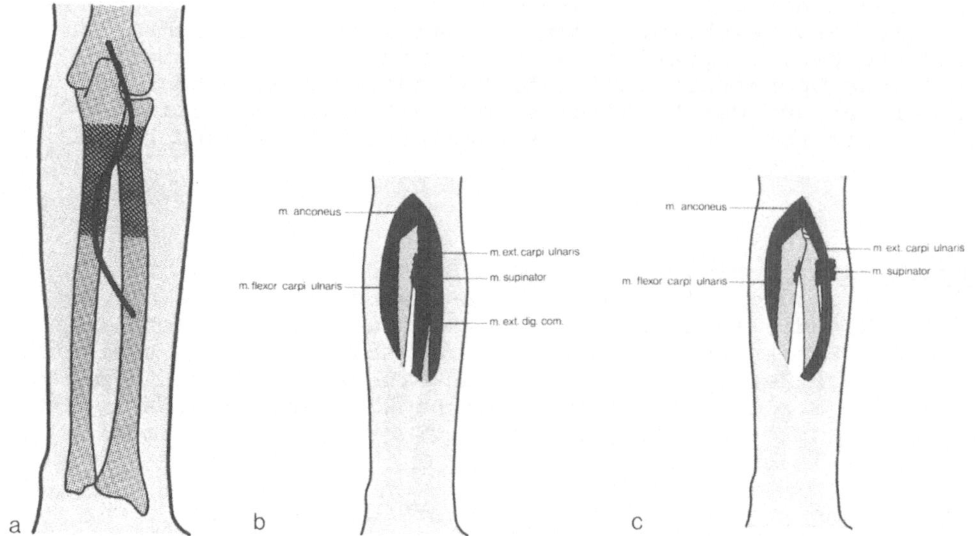

Abb. 1. Zugang zum proximalen Drittel des Unterarmes. (a) Der Hautschnitt umfährt das Olecranon radial bogenförmig, weicht dann auf das proximale Drittel der Ulnakante aus und wird entsprechend den Erfordernissen der Fraktur zwischen beiden Knochen nach distal geführt; (b) Die Ulna kann nun zwischen M.flexor und M.extensor carpi ulnaris problemlos freigelegt werden. Durch Zurseitehalten des M.extensor carpi ulnaris und des M.extensor digitorum communis stellt sich in der Tiefe der M.supinator dar; (c) Der M.supinator wird an seinem Ursprung an der Elle durchtrennt und mit dem ihn kreuzenden Ramus profundus nervi radialis vom dorsalen Aspekt des Radius zur Seite gehalten

nur durch eine dorsale Plattenlage verwirklichen. Da speziell der Radius eine unterschiedliche individuelle Dorsalkrümmung aufweist, muß der Platte eine entsprechende Form gegeben werden. Hierbei ist die Vorkrümmung soweit zu übersteigern, daß unmittelber über der Fraktur zwischen Platte und Knochen ein Spalt von 2-3 mm bleibt. Durch diese Überkorrektur werden die Fragmente zunächst plattenfern einwandfrei adaptiert (Abb. 4a). Durch Anziehen der im zweiten Fragment exzentrisch eingebrachten Schraube werden nun die Bruchstücke aufeinander zugeschoben, hieraus resultiert eine gleichmäßige Kompression in allen Anteilen des Bruchspaltes (Abb. 4b).

Grundsätzlich hat es sich bewährt, zunächst die schwierigere Fraktur zu versorgen, da die Reposition eines Bruches nach der Stabilisierung des anderen erschwert ist. Aus diesem Grund soll auch die Platte der zunächst versorgten Fraktur nicht mit allen Schrauben besetzt oder zumindest diese nicht endgültig angezogen werden, da es nicht selten notwendig wird, zur Einrichtung des zweiten Bruches die Montage des ersten noch einmal zu lockern.

Finden sich unvollständige oder vollständige Drehkeile, sind diese vor Reposition der eigentlichen Hauptfraktur durch isoliert eingebrachte Kleinfragment-Zugschrauben zu sichern. Ein entsprechendes Beispiel ist in Abb. 5 wiedergegeben.

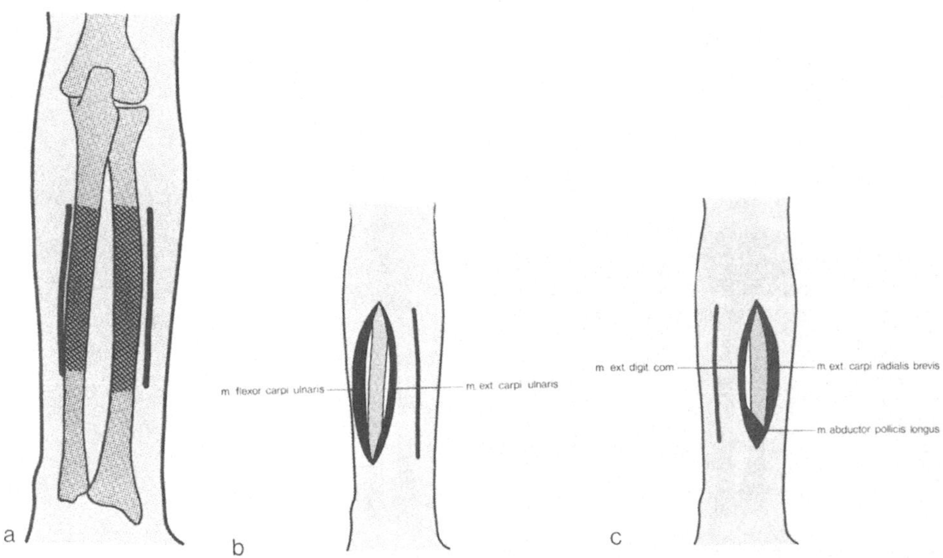

Abb. 2. Zugang zum mittleren Drittel des Unterarmes. (a) Getrennte Hautschnitte über der Ulnakante bzw. dem dorso-radialen Aspekt des Radius; (b) Die Ulna wird zwischen M.extensor und M.flexor carpi ulnaris freigelegt; (c) Die Darstellung des Radius erfolgt zwischen M.extensor digitorum communis und M.extensor carpi radialis brevis

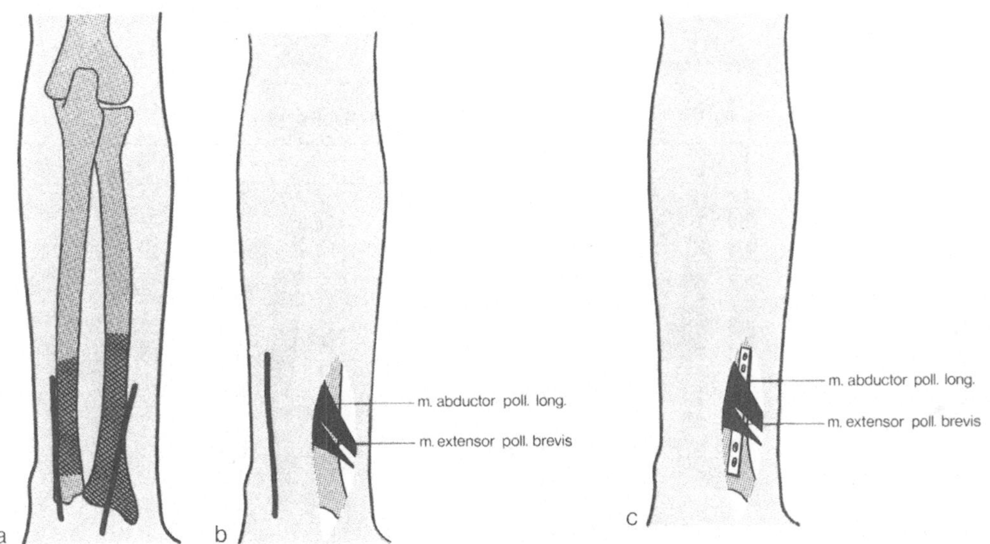

Abb. 3. Zugang zum distalen Drittel des Unterarmes. (a) Zur Versorgung des Radius wird der Hautschnitt vom dorso-radialen Aspekt schräg in Richtung auf die Basis des 3. Mittelhandknochens geführt. Die Incision über die Elle folgt wiederum der Ulnakante; (b) Im distalen Drittel wird der Radius vom M.abduktor pollicis longus und der Sehne des Extensor pollicis brevis gekreuzt; (c) Nach Mobilisierung dieser Strukturen kann die Platte nach Reposition des Bruches unter Muskel und Sehne hindurchgeschoben werden

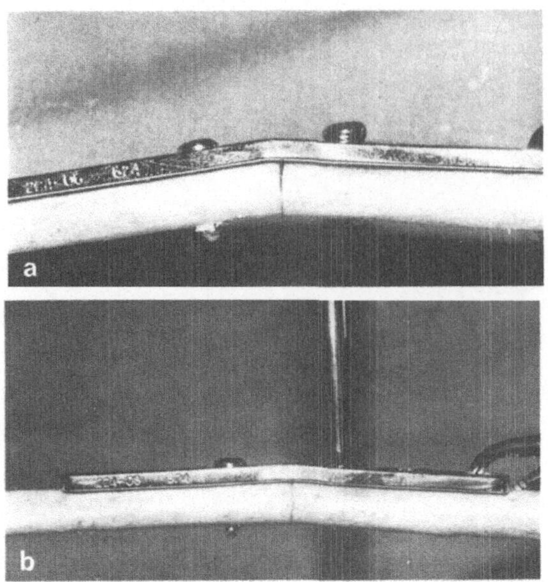

Abb. 4. Anlegen der Platte. (a) Die Platte ist so vorzubiegen, daß über der einwandfrei reponierten Fraktur zwischen Implantat und Knochen ein Spalt von 2-3 mm bleibt. Hierdurch wird der Bruch plattenfern bereits komprimiert; (b) Durch Anziehen der exzentrisch eingebrachten Schraube im zweiten Fragment werden die Bruchstücke aufeinander zugeschoben. Hieraus resultiert eine gleichmäßige Kompression in allen Anteilen des Bruchspaltes

Tabelle 1. Unterarmfrakturen - Pseudarthroserate

Autor	Jahr	Therapie	n	%
MAATZ	1951	Nägel	56	17
SMITH	1957	gemisch 80% intram.	555	20
SAGE	1959	sagenail	82	6,2
MINTICELLI	1965	intramed.	85	13
RUEFF	1973	Nägel	6	34
REHN	1977	Nägel	44	35
HICKS	1961	Platte	66	6
JENKINS	1960	Platte	145	5
RUEFF	1973	Platte	85	3,5
BURNELL	2964	Platte	218	9,6
SARGENT	1965	Platte	29	0
NAIMANN	1970	Platte	30	0
DODGE	1972	Platte	106	2
ANDERSON	1975	Platte	330	2,1/3,7
REHN	1977	Platte	142	6,7

Tabelle 2. Unterarmfrakturen - schlechtes Funktionsergebnis

Autor	Jahr	Therapie	n	%
KNIGHT	1949	konservativ	41	71
HUGHSTON	1957	konservativ	38	92
KNIGHT	1949	offene Repos.	13	85
HUGHSTON	1957	offene Repos.	14	40
KNIGHT	1949	Platte	30	65
KNIGHT	1949	intramedullär	11	54
SAGE	1959	sagenail	82	30
LETIC	1965	intramedullär	28	50
KIRSCHNER	1965	M.N.Rush	223	35 Arth.
HICKS	1961	Platee	66	20
BURNELL	1964	Platte	218	15
SARGENT	1965	Platte	29	10
NAIMANN	1970	Platee	30	6
ANDERSON	1975	Platte	223	10

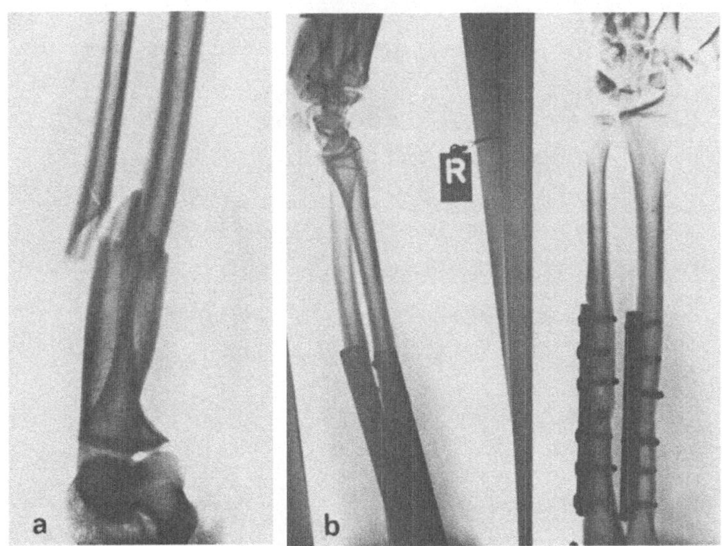

Abb. 5. Unterarmfraktur mit vollständigem Drahtkeil. (a) Frakturbild; (b) Kontrolle nach Versorgung. Der Drehkeil wurde - vor Reposition der Hautpfraktur - durch eine isolierte Kleinfragment-Zugschraube fixiert

Defekte oder ausgedehnte Trümmerzonen machen primär eine Spongiosaplastik notwendig. Das Transplantat wird hierfür unter Kompression direkt in die Defekte eingebracht.

Es ist sorgfältig darauf zu achten, daß die Spongiosa nicht knochenfern zu liegen kommt, da hierdurch die Gefahr einer radioulnaren Brückenbildung entsteht.

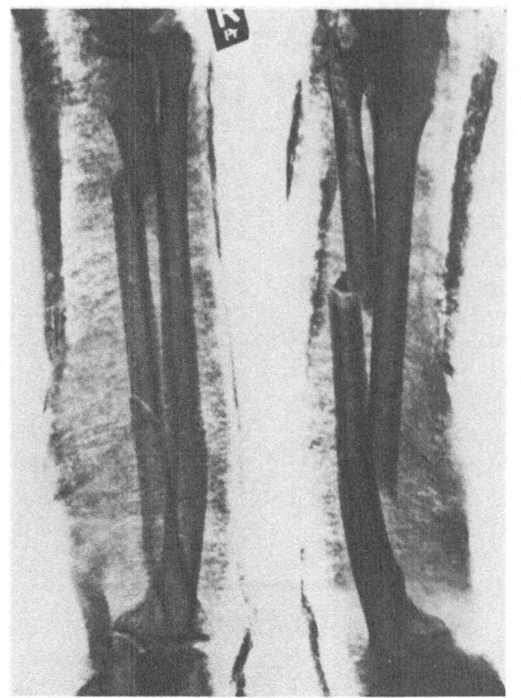

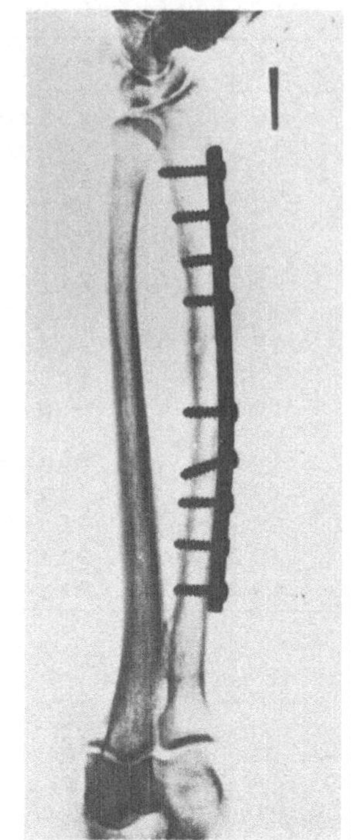

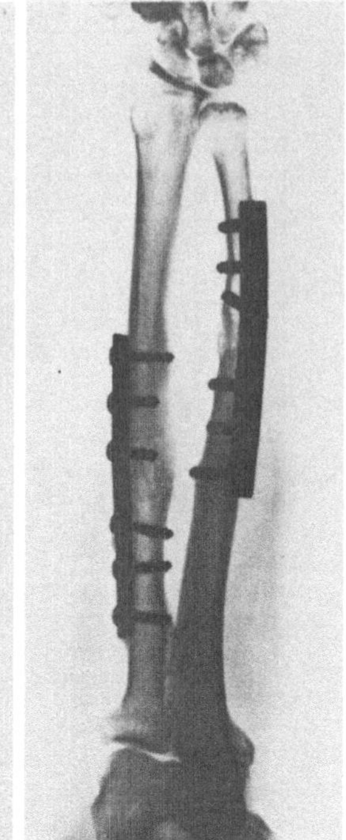

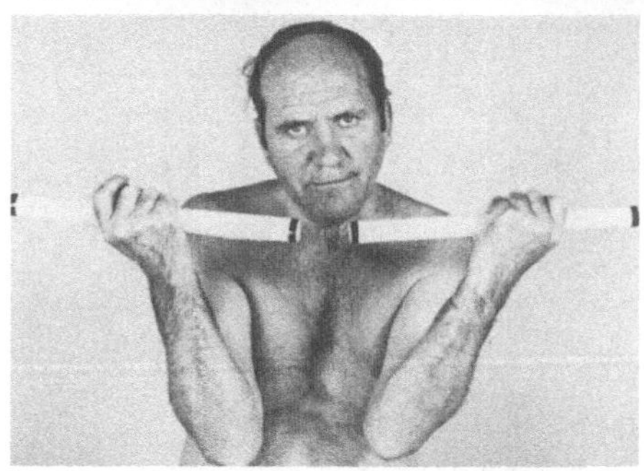

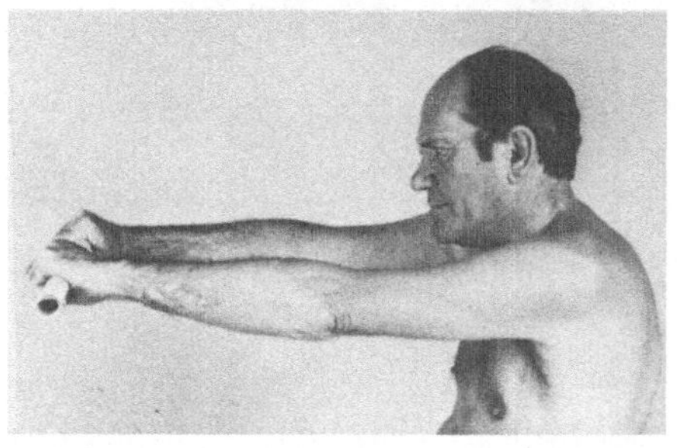

Abb. 6. Doppelseitige Unterarmfraktur. (a) Frakturbild, rechts Bruch des Radius en deux étages, links Unterarmfraktur; (b) Kontrolle nach Frakturheilung; (c) Funktionelles Ergebnis

Nachbehandlung

Die in den ersten postoperativen Tagen notwendige Hochlagerung der Extremität kann am zuverlässigsten erreicht werden, wenn für 3-4 Tage eine dorsale Oberarmgipsschiene in 60° Beugung des Ellbogens angewinkelt wird. An dieser Schiene kann der Arm während der Bettruhe des Patienten soweit hochgehängt werden, daß ein kontinuierliches Gefälle zwischen Hand, Ellbogen und Schulter entsteht. Zur funktionellen Nachbehandlung wird der Arm nach Abklingen des ersten Wundschmerzes, üblicherweise am 2. Tag, aus dieser Schiene genommen. Spätestens am 5. bis 6. Tag wird die Schiene vollständig entfernt und die Beweglichkeit aller Gelenke in vollem Umfang trainiert. Abb. 6 zeigt das erreichbare funktionelle Resultat einer beidseitigen Unterarmfraktur, das durch biomechanisch richtige Osteosynthesen und korrekte frühfunktionelle Nachbehandlung erreicht werden kann.

Da eine größere Zahl von Refrakturen nach frühzeitiger Metallentfernung gezeigt haben, daß die Restrukturierung des Knochens bis zur normalen Belastbarkeit den Zeitraum der röntgenologischen Bruchheilung erheblich überschreitet, müssen die Implantate bis zum Ende des zweiten Jahres belassen bleiben.

Literatur

ANDERSON, L.D., SISK, T.D., TOOMS, R.E., PARK, W.J.: Compression-Plate Fixation in Acute Diaphyseal Fractures of the Radius and Ulna. J. Bone J.Surg. 57 A, 287 (1975.

BÖHLER, J.: Behandlung der Vorderarmschaftbrüche Erwachsener. Hefte Unfallheilk. 89, 19 (1966).

MÜLLER, M.E., ALLGÖWER, M., WILLENEGGER, H.: Manual der Osteosynthese. Heidelberg-New York: Springer 1969.

MUHR, G., SZYSZKOWITZ, R., GREIF, E.: Zur Osteosynthese von Vorderarmbrüchen. Mschr. Unfallheilk. 1, 23 (1972).

REHN, J.: Histologie und Klinik der nichtinfizierten Pseudarthrosen. Vortrag Unfallchirurgisches Seminar Berlin 1977.

H.-J. Oestern, H. Tscherne und G. Muhr, Hannover

Ergebnisse und Komplikationen bei 123 frischen Unterarmschaftfrakturen

Konservative Behandlung und intramedulläre Schienung von Unterarmschaftbrüchen sind mit einer hohen Komplikationsrate behaftet. Beide Methoden führen häufig zu Fehlstellungen, Pseudarthrosen, Brückencallus und erheblichen Funktionsstörungen im Bewegungsablauf der Hand. Ebenso schwerwiegende Folgen für den Patienten kann jedoch auch die Plattenosteosynthese bei inkorrekter Technik und falscher Indikation haben.

Krankengut

An der Unfallchirurgischen Klinik der Medizinischen Hochschule Hannover wurden vom 1.1.72 bis 30.6.77 207 Plattenosteosynthesen am Unterarmschaft durchgeführt, 143 bei frischen Frakturen, 36 bei Pseudarthrosen und 28 bei Osteotomien.

Bei 84 Patienten konnten 123 Frakturen 4 bis 52 Monate nach dem Unfall kontrolliert werden. Bei den 66 Männern lag der Häufigkeitsgipfel im dritten Lebensjahrzehnt, während die 18 Frauen in der zweiten Lebenshälfte verunfallten (Abb. 1). Die jüngste Patientin war 14, die älteste Patientin 78 Jahre.

60% hatten einen Verkehrsunfall, 15% einen Arbeitsunfall, die übrigen häusliche und Sportunfälle erlitten.

Bruchformen und Begleitverletzungen

15 bzw. 10 mal handelte es sich um solitäre Frakturen des Radius und der Ulna, 39 mal waren beide Unterarmknochen betroffen. 11 Patienten erlitten Monteggia, 9 Galleazzi-Frakturen.

Die Aufschlüsselung des Frakturtyps ergab in 64% einfache Bruchformen, in 14% Mehrfragment- und in 22% Trümmerbrüche.

Unter den 70 geschlossenen Frakturen wurde der begleitende Weichteilschaden 8 mal als Contusion beurteilt. 21 Frakturen waren erstgradig, 14 zweit- und 18 drittgradig offen.

Auffällig hoch war mit 49% die Zahl der Polytraumatisierten in unserem Patientengut.

Unter den lokal relevanten Zusatztraumen waren 8 Oberarmfrakturen, 4 Mittelhandfrakturen, 5 Sehnendurchtrennungen sowie 6 Nerven- und 2 Gefäßverletzungen.

Operatives Vorgehen

Zur Stabilisierung der Frakturen kamen überwiegend DC-Platten, in 31 Fällen zusätzlich mit Zugschrauben zur Anwendung. 24 mal wurde bei den Osteosynthesen primär Spongiosa angelagert. Bei 14 Patienten konnte kein spannungsfreier vollständiger Wundverschluß erzielt werden und der Defekt wurde sekundär zwischen dem 4. und 14. Tag mit Spalthaut gedeckt.

Fall 1: 53jähriger Patient mit drittgradig offener Unterarmtrümmerfraktur und drittgradig offener Fraktur des 3. Mittelhandknochens. Nach radikaler Wundausschneidung wurden die avitalen Corticalisfragmente entfernt und die Frakturen durch entsprechend lange Platten stabilisiert, die Knochendefekte mit autologer Spongiosa angefüllt. Die Wunden wurden teilweise offen belassen und nach 10 Tagen mit Spalthaut gedeckt. 16 Wochen nach dem Unfall war die Fraktur verheilt, die Funktion einwandfrei wiederhergestellt.

Komplikationen

Zur schwersten Komplikation, dem Infekt, kam es bei 6 Frakturen. 4 waren offen, 3 dritt- und zweitgradig, 1 erstgradig und 2 ge-

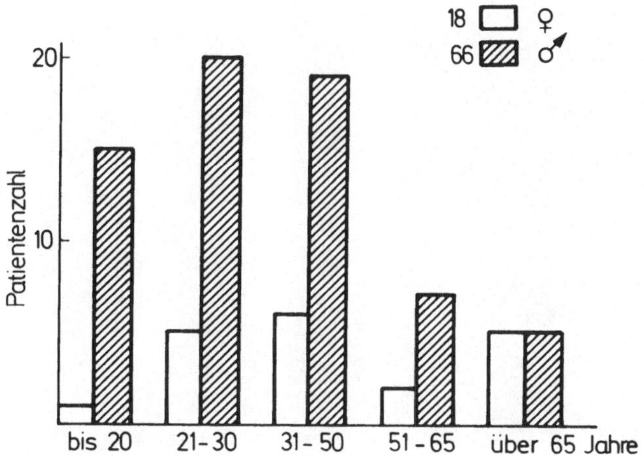

Abb. 1. Altersverteilung der 84 nachuntersuchten Patienten mit Unterarmschaftfrakturen

schlossen. In allen Fällen konnte durch ein entsprechendes Vorgehen wie Debridement, Reosteosynthese, autologe Spongiosaplastik ein knöcherner Durchbau erzielt werden. In keinem Fall kam es zur Pseudarthrose.

Fall 2: 30jährige polytraumatisierte Patientin mit erstgradig offener Monteggia-Fraktur rechts. Außerdem bestand ein Schädel-Hirn-Trauma 2. Grades, offene Unterkieferfraktur und Jochbeinfraktur rechts, Fraktur des Dens axis, vordere Beckenringfraktur links und antero-laterale Instabilität des rechten Kniegelenkes. Mehrwöchige Beatmung mit Ausbildung einer Sepsis. 8 Wochen nach Primärversorgung der offenen Monteggia-Fraktur finden sich im Röntgenbild deutliche Infektzeichen mit Osteolysen und periostalem Baum. Nach ausgedehntem Debridement, Resektion des infizierten Knochens und Reosteosynthese wird der Defekt mit autologer Spongiosa aufgefüllt. Rasche Ausheilung der Fraktur bei völlig ungehinderter Funktion (Abb. 2).

9 mal ließ die röntgenologische Verlaufskontrolle eine verzögerte Heilung erwarten, es wurde deshalb eine Spongiosaplastik angelegt.

Fall 3: 50jähriger Patient mit einer Ulnafraktur. Ein avitales Fragment wurde bei der Operation entfernt und nicht durch Spongiosa ersetzt. Nach 18 Wochen zwar freie Funktion aber kein knöcherner Durchbau. Erst die sekundäre Spongiosaplastik bringt die Fraktur schnell zur Ausheilung (Abb. 3). Bei 2 Patienten kam es zu einer Refraktur.

Fall 4: 43jähriger Patient mit einer erstgradig offenen Unterarmschaftfraktur. Wegen verzögerter Heilung an der Elle wurde eine sekundäre Spongiosaplastik durchgeführt. Die Plattenentfernung erfolgte 90 Wochen nach Osteosynthese. 3 Wochen nach

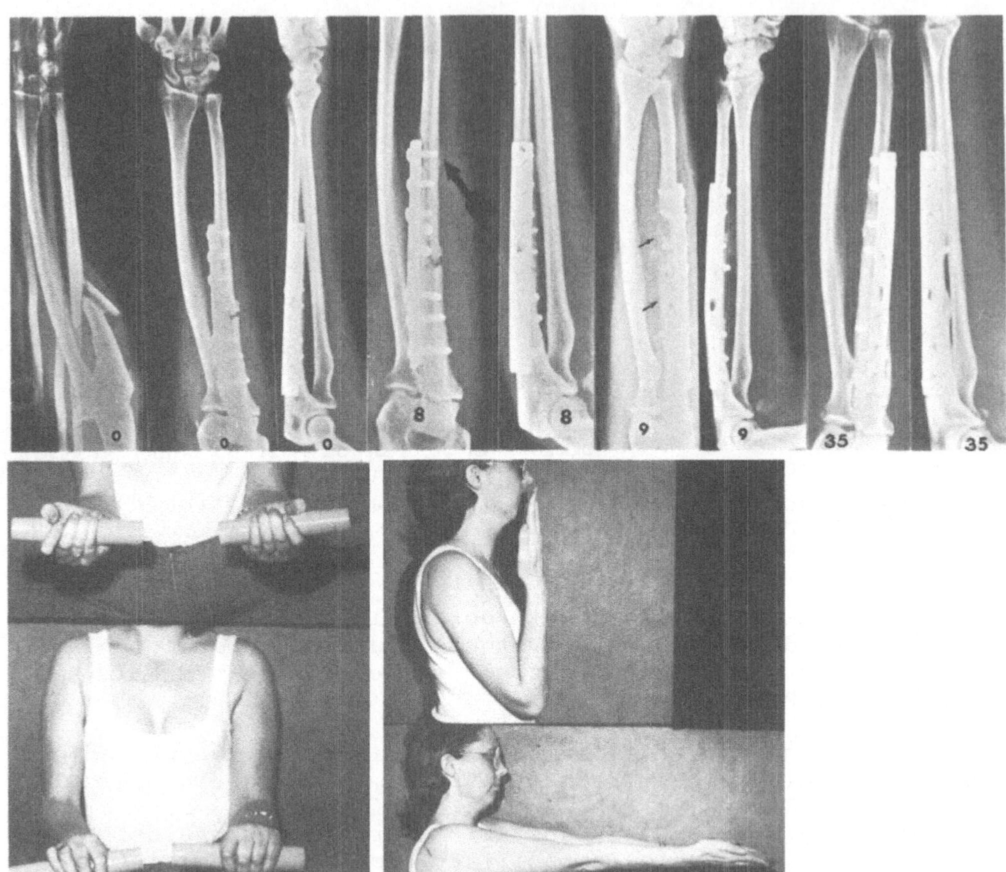

Abb. 2. 30jährige Patientin mit erstgradig offener Monteggia-Fraktur rechts. Osteosynthese am Unfalltag mit Zugschrauben und DC-Platte. 8 Wochen postoperativ finden sich bei klinisch unauffälligem Befund im Röntgenbild deutliche Infektionszeichen mit Osteolysen und periostalem Saum. Ausgedehntes Debridement, Resektion des infizierten Knochens, Reosteosynthese und Auffüllung des Defektes mit autologer Spongiosa. Rasche Ausheilung der Fraktur bei völlig ungehinderter Funktion

Metallentfernung Refraktur bei Bagatelltrauma. Die erneute Stabilisierung erbrachte rasche Ausheilung und freie Funktion (Abb. 4.).

Ein Brückencallus trat in 2 Fällen jeweils bei Patienten mit schweren Weichteilverletzungen auf.

Bei einem Patienten mit proximaler Unterarmfraktur kam es postoperativ zu einer passageren Radialisparese.

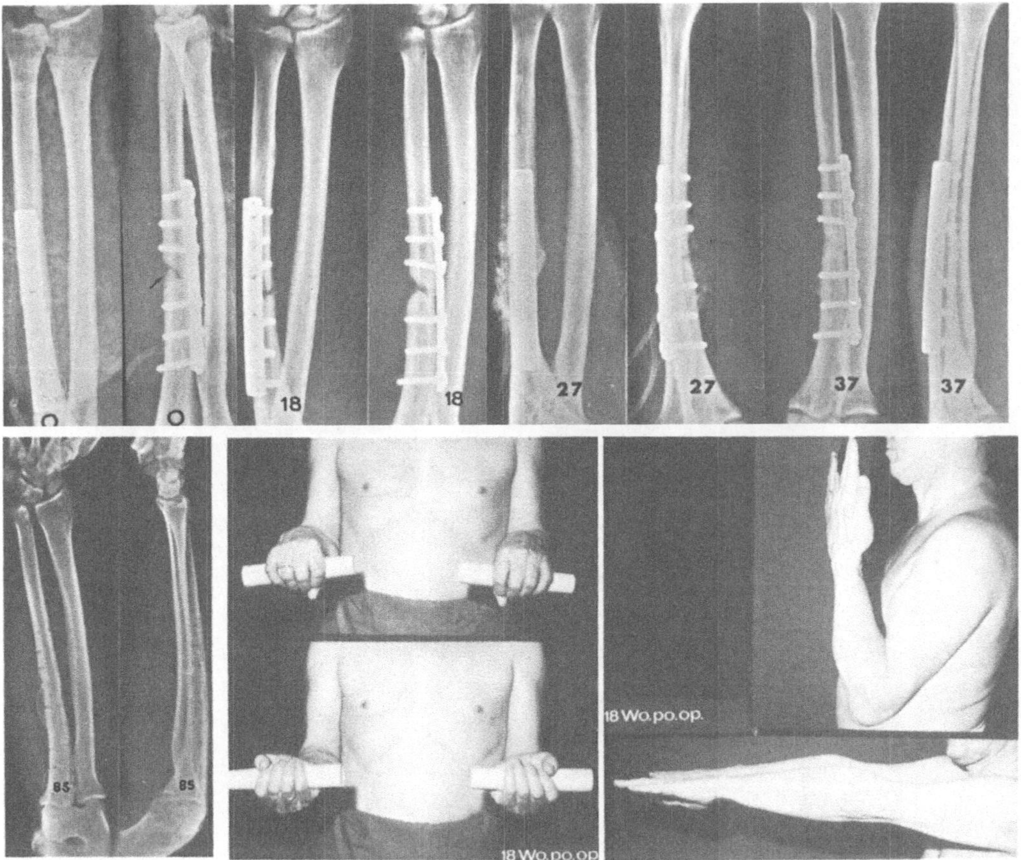

Abb. 3. 50jähriger Patient mit Ulnafraktur. Ein avitales Fragment wird bei der Operation entfernt, keine primäre Spongiosaplastik. Nach 18 Wochen einwandfreie Funktion aber kein knöcherner Durchbau. Nach 27 Wochen sekundäre Spongiosaplastik und schnelle Ausheilung der Fraktur

Stationäre Behandlung und Heilungszeit

Der durchschnittliche Krankenhausaufenthalt betrug bei isolierter Unterarmfraktur 7 Tage, auf die Gesamtzahl bezogen 14,2 Tage durch die hohe Zahl der Polytraumatisierten. Alle Frakturen waren spätestens nach 8 Monaten ausgeheilt, 108 bereits nach 4 Monaten, 10 bis zu 6 Monaten und 5 bis zum 8. Monat nach dem Unfall.

Funktionellle Endresultate

88,1% hatten eine freie Streckung, bei 92,9% war die Beugung frei. Pro- und Supination waren bei 88,9 bzw. 75,9% unbehindert. Die Dorsalextension und Palmarflexion waren in 87,2 bzw. 84,9% frei (Abb. 5).

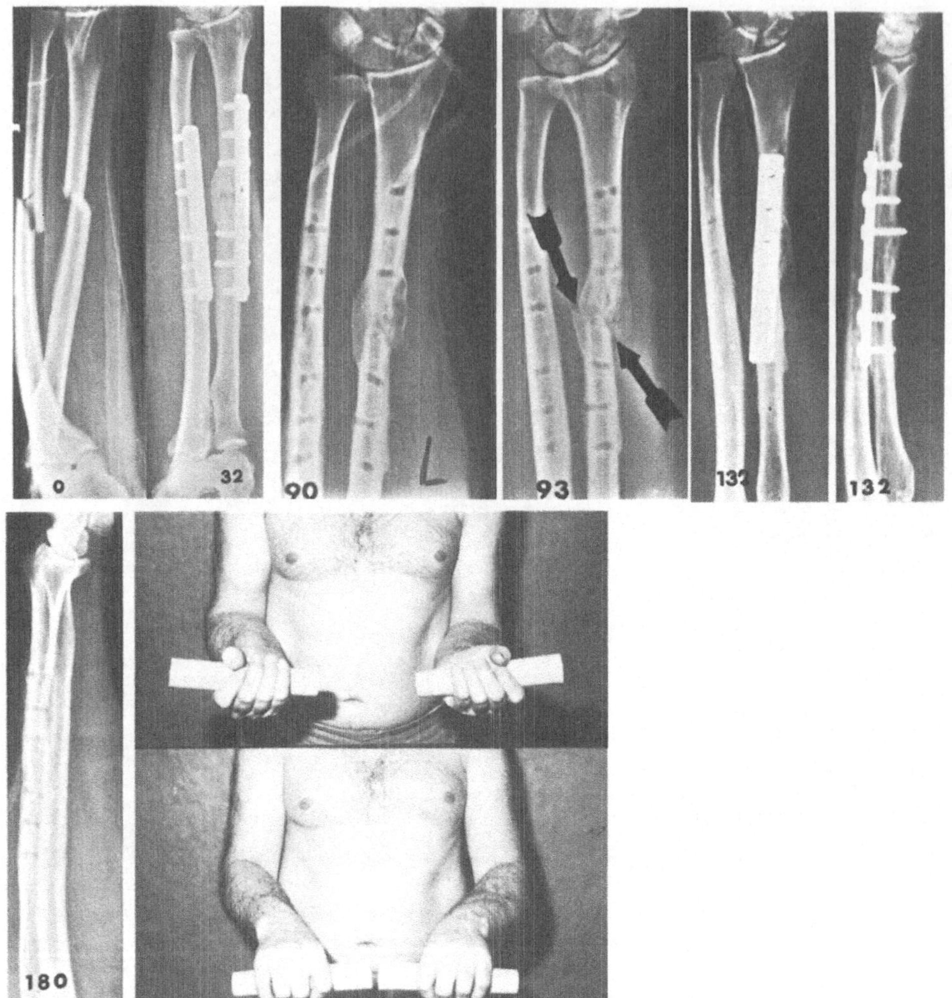

Abb. 4. 43jähriger Patient mit erstgradig offener Unterarmschaftfraktur, Plattenosteosynthese am Unfalltag. 90 Wochen postoperativ Metallentfernung. 3 Wochen später Refraktur bei Bagatelltrauma. Erneute Stabilisierung und rasche Ausheilung bei freier Funktion

Bewertung der Nachuntersuchungsergebnisse

Werden die Ergebnisse nach Bewegungsausmaß, Kraft und Beschwerdebild entsprechend den Kriterien der Tabelle 1 zusammengefaßt, so ergeben sich in 85% sehr gute und gute, 9% ausreichende und 6% schlechte Ergebnisse. Unter den letzteren waren allein 7 mit Serienfrakturen an der oberen Extremität, die zum Teil auch für das schlechte Endergebnis verantwortlich zu machen sind.

Subjektiv beurteilten 90% das Ergebnis als sehr gut und gut, 5,7% bzw. 4,3% sprachen von einem ausreichenden bzw. schlechten Resultat.

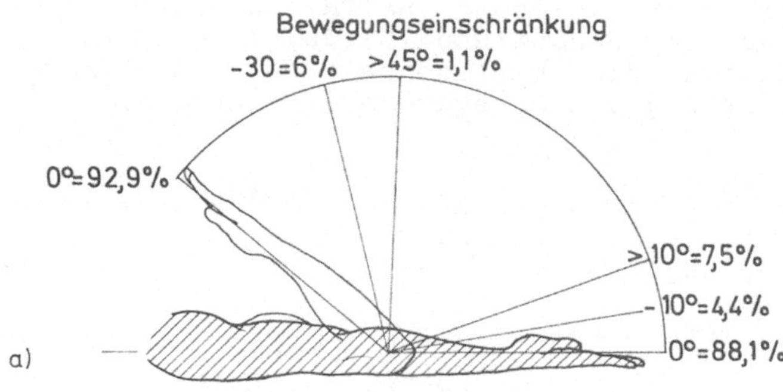

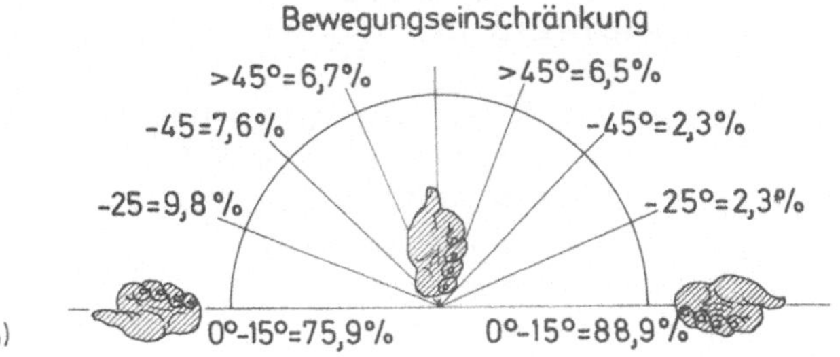

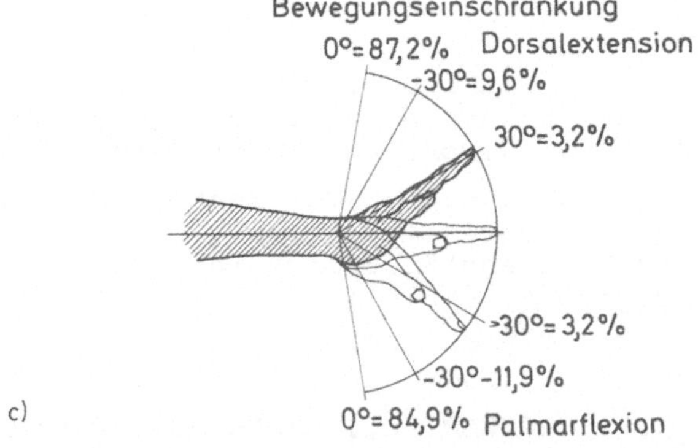

Abb. 5. Funktionelle Endresultate (a) Beugung und Streckung im Ellbogengelenk; (b) Pronation und Supination; (c) Dorsalextension und Palmarflexion

Zusammenfassung und Schlußfolgerungen

Besonders auffällig in dem vorgestellten Krankengut ist die hohe Zahl Polytraumatisierter mit Serienfrakturen an der oberen Extremität und über 40% offenen Frakturen. Gerade auch unter solch ungünstigen Bedingungen und bei Auftreten komplizierter Verläufe können mit der Plattenosteosynthese sehr gute funktionelle Resultate erzielt werden. Im Vergleich mit Ergebnissen bei intramedullärer Schienung (SMITH, 38% Pseudarthrosen) und bei konservativer Behandlung (LEITZ, 17% Pseudarthrosen) zeigen unsere Resultate die Überlegenheit der Plattenosteosynthese bei der Versorgung von Unterarmschaftfrakturen.

Tabelle 1. Beurteilungsschema für Unterarmschaftfrakturen

Bewertung	Bewegungseinschränkung		Kraft	Beschwerden
sehr gut	keine		seitengl.	keine
gut	Streck./Beug.: Pro-/Sup.: Dorsal/Palmarf. Radial-Ulnaabd.	bis 10°/20° bis 20° bis 20° bis 10°	seitengl.	geringe Schmerzen bei stärkerer Belast.
ausreich.	Streck./Beug.: Pro/Sup.: Dorsal/Palmarf. Radial-Ulnaabd.	bis 10°/45° bis 50° bis 35° bis 15°	leichter Kraftverl.	gelegentl., auch ohne Belastung
schlecht	Jeder weitergehende Funktionsverlust		stärkerer Kraftverl.	permantente Schmerzen

Literatur

ANDERSON, L.D., SISK, D.T., TOOMS, R.E., PARK III, W.I.: Compression-Plate Fixation in Acute Diaphyseal Fractures of the Tadius and Ulna. J.Bone and Joint Surg. 57 A, 287-297 (1975).

DODGE, H.S., CADY, G.W.: Treatment of Fractures of the Radius and Ulna with Compression Plates. A Retrospective Study of One Hundred and Nineteen Fractures in Seventy-eight Patients. J. Bone Jt.Surg.54 A, 1167-1176 (1972).

LEITZ, G.: Die Therapie der Ellen- und Speichenschaftbrüche. Langenbecks Arch. Chir. 312, 61-87 (1965).

RUEFF, F.L.:, WILHELM, K,. HAUER, G.: Fehlergebnisse nach Osteosynthesen von Unterarmschaftbrüchen. Mschr.Unfallheilk. 76, 1 (1973).

SMITH, H., SAGE, S.P.: Medullary Fixation of Forearm Fractures. J.Bone Jt.Surg. 39 A, 91-98 (1957).

TSCHERNE, H., OESTERN, H.J.: Konservative oder operative Behandlung bei der kompletten Unterarmfraktur. akt. Traumat. 4, 85-91 (1974).

R. Szyszkowitz, R. Reschauer und W. Schöffmann, Graz

Spätergebnisse nach Plattenosteosynthese am Unterarmschaft

Es besteht für uns kein Zweifel, daß die bewegungsstabile Plattenosteosynthese am Unterarmschaft die Methode der Wahl darstellt (3, 4 et al.). Die vermeidbare Ruhigstellung führt zu guten Frühergebnissen, das heißt zur weitgehend wiederhergestellten Beweglichkeit meist schon vor der knöchernen Heilung. Eine Arthrose an den benachbarten Gelenken fanden wir nur selten.

Daher sind Spätergebnisse beim Erwachsenen nach Plattenosteosynthesen nur dann interessant, wenn der Heilungsverlauf nicht glatt erfolgte. Bessert sich die Funktion im Laufe der weiteren Jahre? In dem von uns untersuchten Krankengut durchschnittlich nur in geringerem Ausmaß.

Vor 11 Jahren haben wir an der Grazer Chirurgischen Klinik begonnen, die Unterarmschaftbrüche nach den Prinzipien der AO zu versorgen (2). Nicht immer gelang es anfangs die erwünschte, aktive frühzeitige Bewegungstherapie in die Praxis umzusetzen.

Das Schicksal von 69 Unterarmschaftbrüchen wurde bis zu 11 Jahren postoperativ verfolgt. Wir fanden doppelt so viele Männer wie Frauen, aber bei diesen ein höheres Durchschnittsalter, nämlich 53 Jahre. Während im proximalen Drittel nur 14 Schaftfrakturen lokalisiert waren, war das mittlere Drittel 28 mal und das distale Drittel 27 mal betroffen. Bei 10 Mehrfragment- und Trümmerbrüchen fanden sich Knochendefekte, 11 Patienten waren älter als 70 Jahre und zeigten eine deutliche Osteoporose. Die Kriterien der Frakturtypisierung und Nachuntersuchungsbewertung sollten vor jedem Kongreß den Vortragenden einheitlich zugesandt werden, damit die Objektivierung der Ergebnisse leichter fällt.

Eine anatomische und gute Reposition konnte 56 mal, eine akzeptable 12 mal erzielt werden. Eine Reosteosynthese war nach einer Woche, 4 nach ein bis mehreren Monaten notwendig. 12 verplattete Unterarmschaftfrakturen mußten zusätzlich im Gipsverband ruhiggestellt werden.

Es kam zu 3 Weichteil- und 3 Knocheninfekten, 4 mal zur Brückencallusbildung und zu einer Ellbogenluxation, die erst postoperativ diagnostiziert wurde (Abb. 1). Von 3 Radialisläsionen blieben 2 mal sensible Ausfälle zurück, eine Medianusläsion war nach 6 Monaten völlig geheilt, 3 verzögerte Konsolidierungen und 2 Pseudarthrosen wurden mit je einer Operation erfolgreich behandelt.

Das Auffallendste von den vielen Teilergebnissen waren die 26 Funktionsverminderungen von mehr als 30 Grad in einer Bewegungsrichtung, also in der Supination, Pronation oder Dorsalflexion etc. Dies führten wir zumindest teilweise auf eine zusätzliche Ruhigstellung im Gipsverband zurück. Alle Teiluntersuchungsergebnisse zusammengenommen, ergaben sich 39 mal sehr gute und gute, 23 mal zufriedenstellende und 7 mal schlechte Ergebnisse. Bei den schlechten Ergebnissen fanden wir folgende Ursachen:

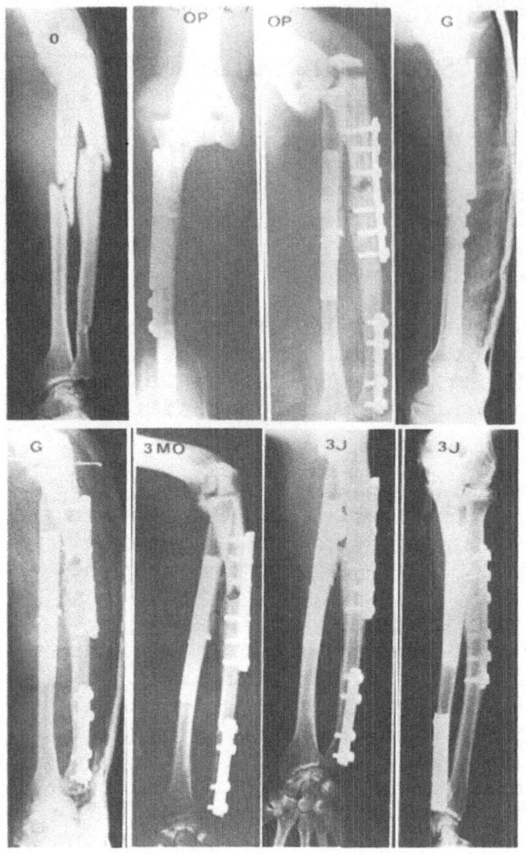

Abb. 1. 51jähriger Schlosser, Verkehrsunfall, Unterarmbruch mit Ulnastückbruch und Ellbogenverrenkung. Sekundäre (!) Verplattung, transarticuläre Verspickung, Oberarmgips für 6 Wochen (3 Wochen zu lang!). 3-Jahreskontrolle: geringes Streckdefizit, Supination und Rotation über 30 Grad eingeschränkt

Unstabilität (zu kurze Platten, unzureichende Fixation), zusätzliche Ruhigstellung im Gispverband, verzögerte Heilung, Reosteosynthese, Brückencallus; längere konservative Vorbehandlung und besondere Voroperationen mit nachfolgender Ruhigstellung zogen sowohl schlechte Früh- als auch Spätergebnisse nach sich. Ruhigstellung durch zusätzliche Verletzungen an der selben Extremität, besonders an der Hand, können zum Beispiel bei Sehnenverletzungen unvermeidlich sein. Die schlechtesten Ergebnisse sahen wir nach Infektionen und nach nicht primär behandelten Luxationen im Bereiche der angrenzenden Gelenke.

Um die Stabilität der Osteosynthese zu erhöhen, fixieren wir auch kleine und völlig isolierte Keile nach Möglichkeit mit Kleinfragment-Zugschrauben. Besteht eine ausgedehnte Denudierungsfläche danach, so wird eine autologe Spongiosaplastik volar und außen, das heißt nicht auf die Membrana interossea angelagert. Wird die Spongiosa zur Überbrückung nekrotischer Corticalisan-

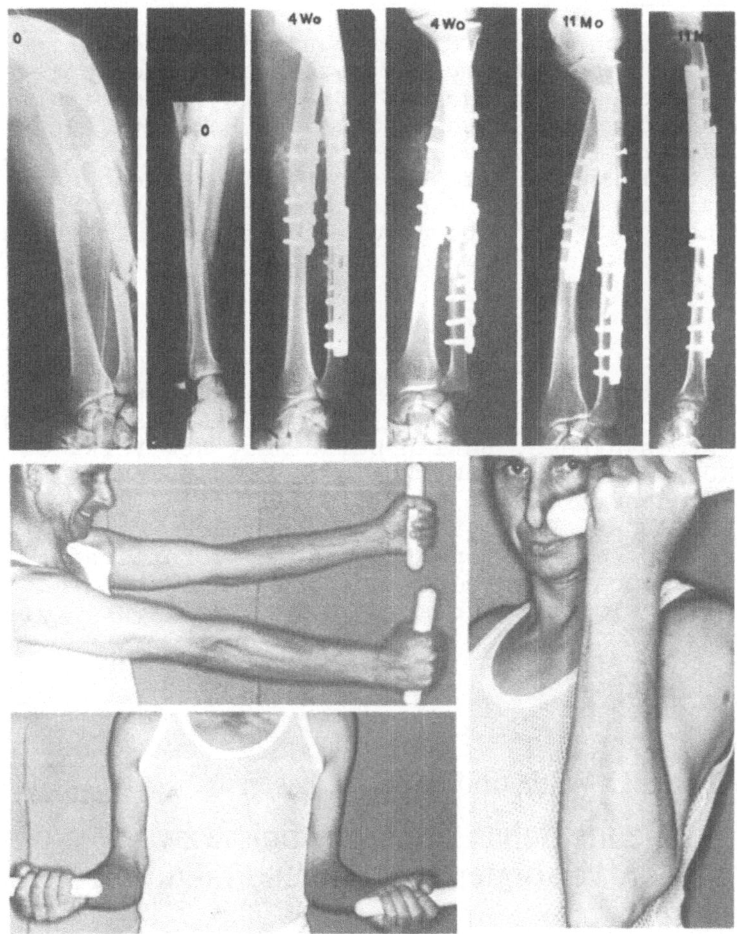

Abb. 2. 38jähriger Monteur, Verkehrsunfall, Unterarmbruch mit offenem Ulnastückbruch und Radiusköpfchenverrenkung. (Zusätzlich Frakt. acetabuli dext, Fr. tibiae dext). Sekundäre Verplattung mit Spongiosaplastik, (danach keine Ruhigstellung!), freie Beweglichkeit nach 9 Wochen

teile in einen Überbrückungscallus nicht eingebaut, so erfolgt die Resorption innerhalb von einem halben bis einem Jahr (Abb. 2). Diese Resorption wird durch die frühzeitige aktive Bewegungstherapie beschleunigt. Wir glauben also - zum Unterschied von LUKACS und TÖRTELY (1), daß auch völlig isolierte Keile nicht entfernt werden sollten, um durch Spongiosa ersetzt zu werden, sondern zur Erhöhung der Stabilität verschraubt werden sollten. Die Spongiosa kann bei größeren Nekrosezonen angelagert werden.

Schließlich kann bei Trümmer- und Mehrfragmentbrüchen und bei Osteoporose im hohen Alter die Kleinfragment-DC-Platte die Stabilität der Osteosynthese dadurch erhöhen, daß mehr Schrauben im selben Schaftbereich untergebracht werden können. Die dünnere Kleinfragment-DC-Platte am Radius erleichtert die frühzeitigen und schließlich uneingeschränkten Rotationsbewegungen.

Zusammenfassung

Im Vergleich zu den Frühergebnissen verbesserte sich bei 69 bis zu 11 Jahren postoperativ nachuntersuchten Unterarmschaftfrakturen das Bewegungsausmaß nur gering. Die meisten schlechten Ergebnisse sind durch zusätzliche Ruhigstellung im Gipsverband erklärbar. Die Vermeidung von Unstabilität, Infektion und Gelenkfehlstellungen führt ebenso wie die Verwendung von autologer Spongiosa sowie der Kleinfragment-DC-Platte bei Trümmerbrüchen und hochgradiger Osteoporose zu besseren Ergebnissen.

Literatur

1. LUCACS, L., TÖRTELY, E.: Komplikationen nach Verplattung von Unterarmbrüchen. Aktuelle Traumatol. 6, 221 (1976.
2. MÜLLER, M.E., ALLGÖWER, M., WILLENEGGER, H.: Manual der Osteosynthese. Berlin-Heidelberg-New York: Springer 1977.
3. MUHR, G., SZYSZKOWITZ, R., GREIF, G.: Zur Osteosynthese von Vorderarmbrüchen. Mschr. Unfallheilk. 75, 23 (1972).
4. RESCHAUER, R., SZYSZKOWITZ, R., SCHÖFFMANN, W.: Indikation zur operativen Versorgung der Unterarmschaftfrakturen mittels Plattenosteosynthese und ihre Ergebnisse. Kongreßbericht des Czechoslovak Congress of Orthopaedic Surgery, Brno 12.-15. 10.1977.

H. Weiß, C.D. Wilde und H. Berns, Essen

Vergleichende Behandlungsergebnisse zwischen operativ und konservativ versorgten besonderen Frakturformen am Radius loco typico

Einleitung

Einfache Bruchformen am Radius loco typico, die in ca. 70% vorliegen, führen bei konservativer Behandlung nahezu ausnahmslos zu sehr guten und guten Behandlungsresultaten. Es handelt sich dabei um folgende Bruchformen:

1. Fissuren und Frakturen ohne Dislokation,
2. kleine Kantenabbrüche,
3. extraarticuläre Brüche mit Achsenknick, aber ohne Dislokation des distalen Fragmentes,
4. Epiphysenlösungen oder Epiphysenfrakturen vom Typ AITKEN I.

Unbefriedigende Ergebnisse bei konservativer Behandlung distaler Radiusfrakturen loco typico fand LIDSTRÖM (1) bei 515 Fällen in 20,5%, REHN (2) bei 492 Fällen in 22% und SCHWEIBERER (3) bei 176 Fällen in 20%. Diese relativ hohe Anzahl unbefriedigender Ergebnisse ist zurückzuführen auf ungünstige Bruchformen, die häufig nicht nur schwer zu reponieren, sondern vor allem im Gipsverband auch bei guter Technik kaum zu retinieren sind.

Ungünstige Bruchformen, die in ca. 30% aller distalen Radiusfrakturen vorliegen sind:

1. Dislozierte extraarticuläre Brüche
   a) reine Schrägbrüche
   b) Querbrüche mit Einstauchung und zusätzlicher dorsaler Knochenschale,
2. intraarticuläre Brüche mit Gelenkstufe
3. Brüche mit einem nach volar dislozierten Fragment (SMITH-Fracture)
4. Abscherbrüche mit Ulnaköpfchenfraktur (Typ GOYRAND)
5. Mehrfragment- und Trümmerbrüche.

Operationsindikation

Wir stellen die Operationsindikation bei distalen Radiusbrüchen loco typico dann, wenn bei extraarticulären Brüchen keine ausreichende Reposition primär erreichbar ist oder wenn bei sekundärem Abgleiten oder Einsinken des distalen Fragmentes eine Ausheilung der Fraktur mit erfolgversprechendem Endergebnis nicht erwartet werden kann. Uneingeschränkt wird die Operationsindikation bei intraarticulären Brüchen mit Gelenkstufe, bei allen volaren Brüchen vom Typ der SMITH-Fracture, bei Abscherbrüchen vom Typ GOYRAND und bei Mehrfragmentbrüchen gestellt. Bei insgesamt 90 operierten und nachuntersuchten Frakturen am Radius loco typico wurden folgende Operationsverfahren angewandt:

1. Offene Bohrdrahtosteosynthese (66 Fälle). Diese Art der Fixierung des Repositionsergebnisses wird vorwiegend bei extraarticulären Frakturen (36 Fälle) und bei intraarticulären Brüchen (21 Fälle) angewandt. Nur ausnahmsweise (9 Fälle) wurde die Bohrdrahtosteosynthese bei anderen Bruchformen durchgeführt.

2. Plattenosteosynthese (22 Fälle). Die Osteosynthese mit volar- oder dorsal angelegter Radius-T-Platte bevorzugen wir vor allem bei der SMITH-Fracture, beim GOYRAND-Bruch, bei Mehrfragmentbrüchen und bei extraarticulären Frakturen mit großem distalem Fragment. Wegen der besseren Weichteildeckung wird die volare Plattenlage angestrebt.

3. Schraubenosteosynthese (2 Fälle). Diese Form der Osteosynthese bringt vor allem bei intraarticulären Steilbrüchen des Processus styloides radii gute Ergebnisse.

Krankengut

Von 1975 bis 1977 wurden an der unfallchirurgischen Abteilung des Universitätsklinikum Essen von insgesamt 583 Radiusfrakturen loco typico 119 operativ versorgt, entsprechend 20,4%, 90 der 119 operierten Patienten konnten nach 6 bis 24 Monaten nachuntersucht werden. Aus einem ausnahmslos konservativ behandelten Krankengut der Jahre 73)74 wurden 110 ungünstige Bruchformen als Vergleichskollektiv ausgewählt, 51 Patienten davon konnten nachuntersucht werden. Die Altersverteilung beider Patientenkollektive zeigt geringe, aber für die Auswertung der Behandlungsergebnisse nicht entscheidende Unterschiede. Die Verteilung der Bruchformen zeigte in der operativen Gruppe 48% extraarticuläre Frakturen, 32% intraarticuläre Frakturen und 20% Frakturen vom Typ SMITH, GOYRAND und Mehrfragmentbrüche. In der konservativ behandelten Gruppe 56% extraarticuläre Frakturen, 20% intraarticuläre Brüche und 24% Frakturformen vom Typ SMITH, GOYRAND und Mehrfragmentbrüche.

Nachuntersuchungskriterien

Im Rahmen der Nachuntersuchung wurde besonderer Wert auf die Differenzierung zwischen Ruhe- oder Bewegungsschmerz, Schmerzen bei speziellen Tätigkeiten wie dem Auswringen eines Lappens, Brotschneiden, Arbeiten mit einem Schraubenzieher und Schmerzen bei anstrengenden oder belastenden Tätigkeiten gelegt. Die Schmerzcharakterisierung ist vor allem für die Bewertung der Behandlungsresultate entscheidend. Behinderungen im Berufsleben, im Haushalt und bei speziellen Tätigkeiten wurden gesondert berücksichtigt. An objektiven Kriterien wurde das Bewegungsausmaß beider Handgelenke bei Palmar/dorsal-Flexion, bei Radial/ulnarduktion und bei Supination/Pronation nach der Neutral-O-Methode bestimmt. Außerdem Umfangmessung beider Handgelenke und beider Unterarme sowie Kraftmessung mit einem Dynameter beidseits. Röntgenologisch erfolgte die Ausmessung einer vorhandenen Radiusverkürzung im anterioren/posterioren Strahlengang gemessen in mm, außerdem die Bestimmung der Achsenabweichung der Gelenkfläche im Vergleich zur unverletzten Seite im seitlichen Strahlengang, gemessen in Winkelgraden.

Klassifizierung der Behandlungsergebnisse

Die Einteilung der Behandlungsergebnisse wurde nach der von LIDSTRÖM (1) 1959 angegebenen Weise vorgenommen.

sehr gut = uneingeschränkte Funktion, keine subjektiven Symptome, keine Achsenabweichung und ein Beweglichkeitsverlust von weniger als 15 Grad,

gut = uneingeschränkte Funktion, zu vernachlässigende subjektive Symptome, Achsenabweichungen erlaubt, wenn damit keine subjektiven Symptome oder Schmerzen verbunden sind,

mäßig = eingeschränkte Funktion bei anstrengenden oder speziellen Bewegungen. Fast alle vor dem Unfall ausgeführten Tätigkeiten müssen möglich sein. Ein stärkerer Bewegungsverlust wird in Kauf genommen, wenn damit keine Schmerzen verbunden sind,

schlecht = Verminderung der Arbeitsfähigkeit und Einschränkung der Lebensqualität, Dauerschmerzen.

Ergebnisse (Tabelle 1)

Von 90 operativ versorgten Radiusfrakturen mit ungünstigen Bruchformen wurden 32 = 35,9% mit sehr gut, 26 = 29,2% mit gut, 29 =

31,4% mit mäßig und 3 = 3,3% mit schlecht bewertet. Dem Vergleichskollektiv der 51 konservativ behandelten Radiusfrakturen loco typico waren 8 = 15,6% sehr gut, 16 = 31,3% gut, 23 = 45% mäßig und 4 = 7,8% schlecht. Insgesamt fanden sich also in der operativ behandelten Gruppe 65,1% gute und sehr gute Ergebnisse in der konservativ behandelten Gruppe dagegen nur 47% gute und sehr gute Ergebnisse.

Diskussion

Unsere Nachuntersuchungsergebnisse zeigen, daß mit operativen Methoden bei der Behandlung ungünstiger Bruchformen am Radius loco typico zwar im Vergleich zur konservativen Behandlung deutliche Verbesserung der Resultate erzielt werden kann, dennoch aber eine nicht unerhebliche Zahl von mäßigen und schlechten Resultaten bleibt. Bei Analyse unserer guten Ergebnisse ist festzustellen, daß die Bohrdrahtosteosynthese vor allem bei intraarticulären Brüchen in 78% dieser Frakturen gute Resultate zeigt. Bei extraarticulären Frakturen kann die Bohrdrahtosteosynthese häufig ein Abgleiten oder Einsinken der distalen Fragmente als Folge eines Spongiosadefektes der Radiusmethaphyse nicht verhindern. Bei jüngeren Patienten sollte deshalb bei diesen Brüchen die Plattenosteosynthese vorgezogen werden, bei älteren Patienten kann nach Auffüllung des Spongiosadefektes mit einer kleinen Knochenzementplombe die Bohrdrahtosteosynthese dann genügend Halt geben. Die Analyse unbefriedigender Behandlungsergebnisse bei den 90 operierten Radiusfrakturen loco typico zeigt als wesentliche Ursachen:

1. Wahl eines ungeeigneten Osteosyntheseverfahrens. Sicherlich ungeeignet für die Bohrdrahtosteosynthese sind Mehrfragmentbrüche und die SMITH-Fractures.

2. Ein sekundäres Abgleiten des distalen Fragmentes trotz Fixierung mit Bohrdrähten führte häufig zu schlechten Ergebnissen.

3. Ein oft beobachteter Fehler ist die Fixierung einer nicht ausreichend reponierten Fraktur mit Bohrdrähten.

4. Gewarnt werden muß vor einer Blockierung des Radio-Ulnargelenkes durch einen Bohrdraht. Wir beobachteten bei dieser Maßnahme des öfteren schwere Einschränkung der Unterarmdrehbeweglichkeit, die durch andere Ursachen nicht zu erklären waren.

Tabelle 1. Nachuntersuchungsergebnisse operativer und konservativer Behandlung komplizierter Bruchformen am distalen Speichenende loco typico (Klassifizierung nach LIDSTRÖM (1))

	operativ n = 90	konservativ n = 51
sehr gut	32 = 36 %	8 = 15,6%
gut	26 = 29 %	16 = 31,3%
mäßig	29 = 31,4%	23 = 45 %
schlecht	3 = 3,3%	4 = 7,8%

Zusammenfassung

In den Jahren 1975-1977 wurden von insgesamt 583 Radiusfrakturen loco typico 119 (20,4%) ungünstige Bruchformen operativi versorgt, 90 davon nachuntersucht. An Operationsmethoden wurden die offene Bohrdrahtosteosynthese (66 Fälle), die Plattenosteosynthese (Radius-T-Platte, 22 Fälle) und die Schraubenosteosynthese (2 Fälle) angewandt. Aus einem Vergleichskollektiv von 110 konservativ behandelten ungünstigen Bruchformen wurden 51 nachuntersucht. Die Klassifizierung der Behandlungsresultate wurde nach der von LIDSTRÖM (1) 1959 angegebenen Einteilung vorgenommen. In der operativ behandelten Gruppe fanden sich sehr gute und gute Behandlungsresultate in 65%, im Vergleichskollektiv der konservativ behandelten Radiusfrakturen loco typico nur 47%.

Literatur

1. LIDSTRÖM, A.: Fractures of the distal end of the radius. A clinical and statistical study of end results. Acta orthop. scand. 41 (1959).
2. REHN, J.: Behandlungsergebnisse typischer Radiusfrakturen. Chirurg 36, 206-211 (1965).
3. SCHWEIBERER, L.: Frakturen des distalen Radiusendes. Klassifizierung und konservative Behandlung. Langenbecks Arch.Chir. 334, 171-179 (Kongreßbericht 1973).

M. Faensen, F. Hahn und F. Enes-Gaiao, Berlin

Über die Behandlung und Verlaufsbeobachtung von Kombinationsverletzungen am Unterarm unter besonderer Berücksichtigung veralteter Fälle

Die Kombinationsverletzungen des Unterarmes, die Galeazzi- und die Monteggiafrakturen sind nicht häufig. GALEAZZI und MULLICK fanden sie in etwa 7% aller Unterarmfrakturen.

Das führt dazu, daß die Gelenkverletzungen oft nicht erkannt werden, besonders wenn eindrucksvollere Symptome bei Polytraumatisierten den Untersucher ablenken oder nur Röntgenbilder im a-p Strahlengang angefertigt werden.

Ist die Diagnose einer derartigen Verletzung gesichert, so ist damit die Indikation zur operativen Versorgung gegeben, es sei denn, es handelt sich um eine Grünholzfraktur.

Es spricht nichts dagegen, die Plattenosteosynthese nach den Richtlinien der AO anzuwenden, die sich gerade bei Unterarmfrakturen als großer Fortschritt erwiesen hat. Im Gegenteil, gerade bei diesen Verletzungen kommt der anatomischen Reposition von Radius oder ulna besondere Bedeutung zu, da sie eine Voraussetzung für die Reposition des luxierten Gelenkanteiles ist. Nur bei der Galeazzifraktur verwenden wir zur Retention einen Spickdraht. Ein weiterer Vorteil der Plattenosteosynthese besteht in der Bewegungsstabilität. So braucht postoperativ die Gipsruhigstellung nur bis zur Ausheilung der Gelenkverletzung zu erfolgen. Nachteilig wäre es, würde wegen knöcherner Instabilität eine längere Immobilisation erforderlich. Aus diesen Gründen ziehen wir die Plattenosteosynthese den verschiedenen anderen beschriebenen Osteosyntheseverfahren vor.

Unter dieser Behandlung hatten wir bei frischen Verletzungen gute Ergebnisse.

Dias von Röntgenbildern und klinische Bilder zeigen die Behandlung und die Ergebnisse von frischen Monteggia- und Galeazzifrakturen auf.

Wird die Diagnose nicht rechtzeitig gestellt, oder verhindern zusätzliche Verletzungen die baldige operative Versorgung, so verschlechtert sich die Prognose mit der Zeit. Diese Tatsache ist von Verrenkungen anderer Gelenke gut bekannt.

Bei der Monteggiafraktur wird die unblutige Reposition unmöglich. Die Freilegung des Gelenkes setzt zusätzliche Schäden ebenso die dann zur Retention notwendige transarticuläre Bohrdrahtfixation.

Radio-Ulnare Synostosen können den Verlauf zusätzlich komplizieren.

Bei der Galeazzifraktur kommt es zur Inkongruenz im distalen Radio-Ulnar Gelenk. Dieses Gelenk ist an Supination und Pronation maßgeblich beteiligt. Werden Reposition und Retention nicht rechtzeitig durchgeführt, bleiben diese Bewegungen eingeschränkt.

Röntgenbilder und klinische Bilder der Spätergebnisse zeigen eine erhebliche Einschränkung von Supination und Pronation bei veralteten Fällen.

Die deutlich schlechteren Behandlungsergebnisse bei verspäteter operativer Therapie sollten uns dazu veranlassen, bei jeder Unterarmfraktur nach Verletzungen der Radio-Ulnar Gelenke zu fahnden. Die röntgenologisch nachgewiesene Verkürzung eines frakturierten Unterarmknochens hat zwangsläufig die Verletzung eines der beiden die Knochen verbindenden Gelenkes zur Folge. Auch die sorgfältige klinische Untersuchung besonders mit Seitenvergleich sollte helfen, die Diagnose rechtzeitig zu stellen und damit die Prognose zu verbessern.

Literatur

GALEAZZI, R.: Über ein besonderes Syndrom bei Verletzungen im Bereich der Unterarmknochen. Arch.orthop.Unfallchir. 35, 557-562 (1935).

HERTEL, P. et al.: Die Ergebnisse nach operativer Behandlung von 48 frischen Monteggia-Verletzungen. Aktuelle Traumatologie 4, 147-162 (1974).

MULLICK, S.: The lateral Monteggia Fracture J.Bone Jt.Surg. 59 A, 543-545 (1977).

E. Kutscha-Lissberg, P. Schnabl und M. Wagner, Wien

Ergebnisse der Plattenosteosynthese am Unterarmschaft

An unserer Klinik wurden von 1967 bis 1975 72 Plattenosteosynthesen am Unterarmschaft durchgeführt, davon konnten 57 Patienten 1-9 Jahre nach der Operation nachuntersucht werden. 14 Patienten, deren komplikationslose Wundheilung und knöcherner Durchbau röntgenologisch gesichert sind, waren zur Nachuntersuchung nicht erschienen. Sie wurden zusammen mit einem an den Folgen seiner schweren Begleitverletzungen verstorbenen Patienten in der folgenden Zusammenstellung nicht berücksichtigt.

Die Indikation zur Osteosynthese ist aus Tabelle 1 ersichtlich. Die 5 in dieser Tabelle angeführten Pseudarthrosen entstanden viermal nach intramedullärer Stabilisierung, einmal nach konservativer Behandlung im Oberarmgipsverband.

Abb. 1 zeigt die Lokalisation der Frakturen und der fallweise zusätzlichen Luxationen. Bei 30 Patienten waren beide Unterarmknochen, bei 13 die Speiche, bei 14 die Elle frakturiert.

Luxationen fanden sich dreimal im distalen Radio-Ulnargelenk, jeweils mit einer Fraktur des Radiusschaftes kombiniert, während das proximale Speichenende nur zweimal luxiert war.

Folgende technische Richtlinien scheinen uns für das operative Vorgehen von Bedeutung.

Alle Operationen wurden in Blutleere bzw. Blutsperre durchgeführt. Im Gegensatz zur AO messen wir der Lage der Platte am Knochen keine Bedeutung zu, die Platte muß nur ausreichend lang sein; wir verwenden grundsätzlich selbstgespannte Platten. Für die schwer zugänglichen proximalen Radiusschaftfrakturen gehen wir nicht wie die AO von dorsal ein, sondern verwenden den volaren Zugang nach HENRY, wobei zwischen dem Musculus brachioradialis und dem Musculus flexor carpi radialis eingegangen wird. Der Ramus superficialis nervi radialis wird dargestellt und liegt bei der Präparation an der Radialisseite, die Gefäße liegen an der Ulnarseite. Den volaren Zugang wählen wir, weil beim dorsalen Zugang - besonders bei der Plattenentfernung - die Verletzungsgefahr für den Ramus profundus nervi radialis zu groß ist.

Bei unruhigen und nicht kooperativen Patienten, aber auch bei nicht optimaler interfragmentärer Kompression, legen wir zusätzlich einen Oberarmgipsverband an. Aus Tabelle 2 ersieht man die Dauer der zusätzlichen äußeren Fixation. Die Verletzten empfinden den Oberarmgips bis zum Abschluß der Wundheilung in der Regel als angenehm, eine Beeinträchtigung des Spätergebnisses hinsichtlich der Beweglichkeit konnten wir nicht feststellen.

Prinzipiell entfernen wir nach knöchernem Durchbau das Osteosynthesematerial. Der Termin für die Metallentfernung - nicht vor 1 1/2 Jahren - wird nach dem röntgenologisch knöchernen Durchbau bestimmt, der in manchen Fällen nur durch Drehbilder verläßlich beurteilt werden kann. Bei 2 Patienten wurde die Platte zu früh entfernt - ein Fehler, der prompt zur Pseudarthrose führte.

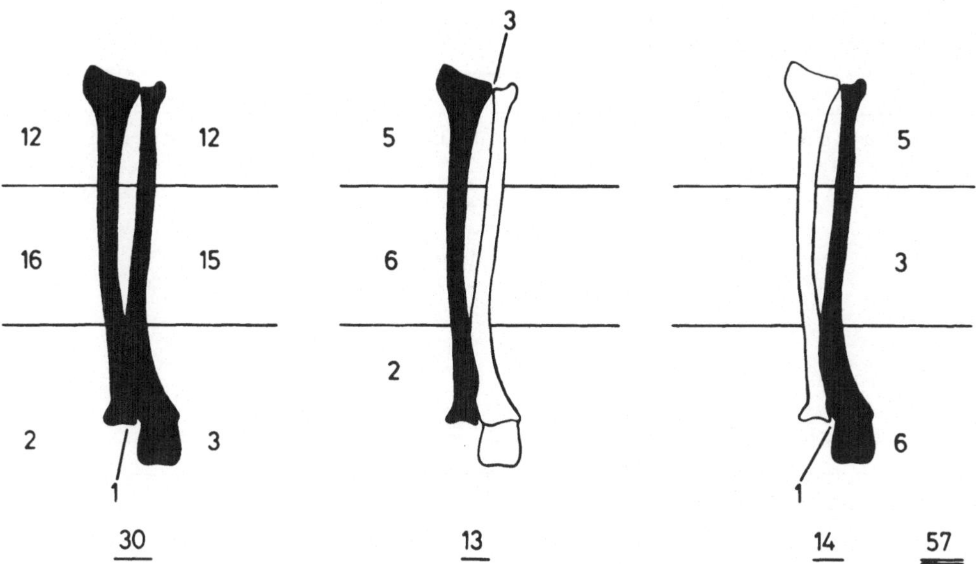

Abb. 1. Lokalisation und Verteilung bei 57 Fällen von Schaftbrüchen, Luxationen und Pseudarthrosen am Vorderarm

Tabelle 1. Indikationen zur Plattenosteosynthese am Vorderarm bei 57 Fällen

Primär	Frische Frakturen (davon offen 7)	35
	Osteotomie (Lunatummalacie)	1
sekundär	Schwere Begleitverletzung	11
	nach konservativer Therapie od. intramedullärer Fixation	5
	Pseudarthrose	
	insgesamt	57

Tabelle 2. Zusätzliche Fixation im Gipsverband postoperativ

19	ohne Gipsverband
12	Gipsverband bis zum Abschluß der Wundbehandlung
17	6 Wochen
9	8 Wochen
57	

Tabelle 3 zeigt das funktionelle Ergebnis. Von 57 nachuntersuchten Patienten zeigten 40 eine völlig seitengleiche Beweglichkeit. In diese Gruppe fallen alle primär versorgten Frakturen. Naturgemäß zeigen die sekundär operierten Fälle, insbesondere die Pseudarthrosen, die größte Rate an Bewegungseinschränkungen.

Tabelle 3. Bewegungseinschränkung nach Plattenosteosynthese am Vorderarm bei 57 Fällen

	n	Pronation	Supination	Flexion	Extension	Flexion	Extension
			Handgelenk			Ellbogengelenk	
	40	-	-	-	-	-	-
	7	-	1/3	-	-	-	-
	2	1/3	-	-	-	-	-
	2	1/3	1/3	10°	10°	10°	10°
	1	-	-	-	-	-	10°
17	1	1/3	2/3	-	-	-	-
	1	-	1/3	-	-	-	50°[a]
	1	-	2/3	-	-	-	10°
	1	1/3	-	-	-	-	10°
	1	-	1/3	-	10°	-	-
	57						

[a] supracondyläre Humerusfraktur.

Tabelle 4. Komplikationen nach Plattenosteosynthese am Vorderarm bei 57 Fällen

6 Frühkomplikationen	Osteomyelitis 2
	Weichteilinfekt 2
	Tourniquetsyndrom 1
	Läsion d.Ram.superf.n.radialis 1
3 Spätkomplikationen	Pseudarthrose (verfrühte Metallentf.) 2
	Infektpseudarthrose (Erhaltungsvers.) 1
1 nach Metallentfernung	Läsion d.Ram.superf.n.radialis 1
10 insgesamt	

Auffallend ist die relativ häufige - allerdings für den Patienten zumeist kaum bemerkbare - Bewegungseinschränkung der Vorderarmdrehung.

Wir unterscheiden zwischen Früh- und Spätkomplikationen und solchen, die nach der Metallentfernung aufgetreten sind (Tabelle 4).

Bei 2 Patienten kam es zu einer Osteomyelitis; zweimal trat eine Weichteilinfektion auf, die nach Wundspreizung und Sekundärnaht folgenlos ausheilte. Bei einer 30jährigen Patientin trat, bedingt durch einen Defekt in der Druckanzeige des Tourniquet, eine Schädigung aller 3 Armnerven auf, die sich nach 3 Monaten, unterstützt durch elektrophysikalische Maßnahmen, vollkommen rückbildete. Eine iatrogene Läsion des oberflächlichen Radialisastes stellten wir bei einem Patienten fest.

An Spätkomplikationen fanden sich zweimal Pseudarthrosen (je einmal an der Speiche und an der Elle) nach zu früh erfolgter Plattenentfernung. Eine Infektpseudarthrose trat einmal nach einem Erhaltungsversuch auf. Der oberflächliche Radialisast wurde einmal bei der Plattenentfernung verletzt.

Schlußfolgerung

Unsere bisherigen Ergebnisse haben gezeigt, daß die Plattenosteosynthese nach den Grundsätzen der AO allen anderen konservativen und operativen Methoden in der Behandlung von Vorderarmschaftbrüchen überlegen ist. Ein optimales Ergebnis ist durch richtige Wahl der Plattenlänge, atraumatische Operationstechnik und bei bestimmten Fällen durch zusätzliche Gipsfixation zu erreichen. Die Entfernung des Osteosynthesematerials ist nur nach röntgenologisch einwandfreiem knöchernen Durchbau, der in manchen Fällen nur auf Drehaufnahmen sicher zu beurteilen ist, möglich.

D. Havemann und K. Lefèvre, Kiel

Zur Problematik der Versorgung von Unterarmtrümmerbrüchen

Die methodischen Wege der Behandlung von Brüchen des Vorderarmes sind weitgehend geklärt, während für Trümmerfrakturen dieses Bereiches aufgrund anatomischer und funktioneller Bedingungen keine einheitlichen Indikationen und operativen Techniken bestehen.

Hautpursache für die Entstehung von Trümmerfrakturen ist in der Regel die Einwirkung direkter Gewalt. Neben der Verletzung des Knochens wird das Bild wesentlich mitbestimmt von der Beteiligung des Weichteilmantels: Schäden oder Defekte an Haut, Muskulatur, Gefäßen und Nerven beeinflussen maßgeblich den Schweregrad der Verletzung und Art sowie Umfang der Versorgung. Das oft nicht befriedigende Resultat wird - wenn von frakturbedingten Komplikationen abgesehen wird - zusätzlich beeinträchtigt durch irreparable Traumafolgen am proximalen und distalen radioulnaren Gelenk und an der Membrana interossea.

Die posttraumatische Zirkulationsstörung betrifft in der Hauptsache den venösen Schenkel einerseits durch verletzungsbedingte Verminderung des Gesamtgefäßquerschnittes und andererseits durch Peristase aufgrund des posttraumatischen Ödems, während der arterielle Zufluß seltener unterbrochen ist.

Das auf Radius und Ulna direkt einwirkende Trauma führt zu hochgradiger Fragmentation und zur Bildung von Trümmerzonen, in denen viele kleine Fragmente keine periostale Versorgung mehr aufweisen. Osteosynthetische Maßnahmen in einem traumatisch schwergeschädigten Bereich erfordern einen großzügigen Zugang, da der rekonstruktive Aufbau oft nur in zeitraubender minutiöser Zusammensetzung und Stabilisation zahlreicher Fragmente bestehen kann. Auch bei subtiler Technik kann nicht die weitere Denudierung der Bruchstücke sicher vermieden werden. Das Rekonstruktionsergebnis stellt zwangsläufig eine Aneinanderreihung freier autologer cortico-spongiöser Transplantate dar (PALLESEN, 1977).

Die traumabedingte Weichteilmantel- und Skeletsituation und der bei der operativen Versorgung unvermeidliche Zusatzschaden stellen in Verbindung mit dem sehr häufigen Vorliegen eines offenen Knochenbruches eine maximale Häufung von Risikofaktoren dar.

Die pathophysiologisch außerordentlich ungünstige Konstellation erfährt eine weitere Verschlechterung durch technische Probleme bei der Osteosynthese. Bei metaphysären Brüchen ist es nicht so selten unmöglich, wegen fehlender oder nicht ausreichend fester Fixpunkte überhaupt eine stabile Osteosynthese zu erzeugen. Die operative Versorgung stellt höchste Ansprüche an Routine, atraumatische Operationstechnik und Beurteilungsvermögen der noch erzielbaren Stabilität. Im Extremfall sind Unterarmbrüche 3. Grades auch als inoperabel einzustufen.

Aus der Summation und Potenzierung aller Risikofaktoren sowie der außerordentlichen Variabilität der Bruchformen ergibt sich die flexible und simultane Anwendung aller bekannten Knochenbruchbehandlungsmethoden.

Die Wiederherstellung der Unterarmknochen in Bezug auf Länge und regelrechte Achsenstellung, grobe Adaptation von Fragmenten, primärer Ersatz von Defekten durch autologe Spongiosa und zusätzliche äußere Fixation durch Gipsverband sind oft die einzigen Möglichkeiten bei der Versorgung. Sie implizieren sowohl sekundäre aufgeschoben dringliche Rekonstruktionsmaßnahmen als auch in der Spätphase die Korrektur von Fehlheilungsergebnissen.

Kasuistische Mitteilung

Defekttrümmerbrüche stellen den höchsten Grad der Traumatisierung dar. Zur Rettung von Hand und Arm kann der autoplastische Ersatz eines Schaftabschnittes durch ein Fibulatransplantat mit stabiler Plattenosteosynthese unter Resektion distaler und proximaler Frakturenden herangezogen werden. Bei der prognostischen Beurteilung der Einheilung bietet die Knochenszintigraphie mit 99m-Tc-Polyphosphat Verwendungsmöglichkeiten. Mit ihr ist es möglich, vom frühen Speicherungsausfall über die Steigerung der Umbauvorgänge und Normalisierung des Knochenstoffwechsels alle Stadien der Restitution zu verfolgen[1].

Die großen Probleme bei der Behandlung von Unterarmtrümmerbrüchen werden vollends deutlich, wenn bei Nachuntersuchungen unseres Krankengutes von 15 Vorderarmtrümmerbrüchen nur 4 ein befriedigendes funktionelles Ergebnis aufwiesen. Als häufigste Ursache von posttraumatischen Störungen erwiesen sich in 8 Fällen Längsdifferenzen, in 4 Fällen Pseudarthrosen und zweimal eine Infektion des Knochens. Zur Wiederherstellung der Stabilität und Erhaltung von Achse und Länge an Ulna und Radius wurden in 9 Fällen bei distalen Unterarmfrakturen Kirschner-Draht-Fixationen und bei 6 Fällen AO-Platten verwendet. Stets wurde ein zusätzlicher Oberarmgipsschienenverband für notwendig erachtet.

---

[1]Herrn Prof. Dr. H. GREMMEL, Direktor der Radiologischen Univ. Klinik Kiel, danken wir für die Überlassung der Szintigramme.

Die Häufung folgenschwerer Komplikationsfaktoren bei Unterarmtrümmerbrüchen läßt schrittweise therapeutisches Vorgehen als erfolgversprechendste Methode empfehlenswert erscheinen. Der Unfallverletzte sollte über die Notwendigkeit sekundärer Rekonstruktionen und evtl. tertiärer Korrekturen vor Einleitung jeder Behandlung aufgeklärt werden.

Literatur

PALLESEN, J.: Grundsätzliches zur Indikationsstellung bei Trümmerfrakturen langer Röhrenknochen. H. Unfallheilk. 129, 381-382 (1977).

W. Küsswetter und C.J. Wirth, München

Ist die Membrana interossea antebrachii ein wesentlicher Störfaktor für die Heilung von Unterarmschaftfrakturen? (Experimentelle und klinische Untersuchungen)

Schaftfrakturen des mittleren und proximalen Unterarmdrittels sind konservativ oft schwer zu reponieren und zu halten. Sie sind durch eine hohe Pseudarthrosenquote belastet und hinterlassen nach Abheilung oft eine Einschränkung der Umwendbeweglichkeit. Frakturen im unteren Unterarmdrittel sind dagegen weniger von Komplikationen belastet (KNIGHT und PURVIS (1951), TROJAN (1953), WITT und RETTIG (1959), PROFITIOS und GERGEN (1965), ANDERSON et al. (1975).

Um den möglichen Einfluß der Membrana interossea antebrachii auf die Heilung von Unterarmschaftfrakturen zu untersuchen, wurden histologische, morphologische und biomechanische Untersuchungen an autoptisch gewonnenen Unterarmpräparaten Erwachsener durchgeführt.

Wie unsere histologischen Untersuchungen ergaben, weist die Membrana interossea antebrachii im mittleren und proximalen Unterarmdrittel die typischen Charakteristika eines Gelenkbandes auf. Im distalen Drittel dagegen besteht die Membran aus einem Gewebe von dünnen, netzartigen Kollagenfasern, das von großer Elastizität gekennzeichnet ist.

In unterschiedlicher Häufigkeit wird die Membran durch bandartige Verstärkungszüge ergänzt: Auf Höhe des M.pronator quadratus fanden wir in 56,2% unserer Fälle einen distalen Querzug. Die Chorda obliqua anterior war in 85,9%, eine streckseitig der Membran aufgelagerte Chorda obliqua posterior in 92,2% nachweisbar.

Die Membran ist im mittleren und proximalen Drittel am kräftigsten ausgebildet und stellt dort eine beachtliche Verstärkung der Unterarmkonstruktion dar (Tabelle 1). Dagegen kommt ihrem dünnen distalen Teil keine wesentliche stabilisierende Funktion zu.

Tabelle 1. Membrandicke (Mittelwerte n = 28)

distales Drittel	0,26 mm
mittleres Drittel	0,67 mm
proximales Drittel	
ohne Chorda obliqua posterior	0,44 mm
mit Chorda obliqua posterior	1,17 mm

Durch Dehnungsmessungen mit Dehnungsmeß-Streifen (DMS) während der Umwendbewegung, die wir an 36 Präparaten durchführten, konnten wir entgegen bisheriger Auffassung feststellen, daß eine bestimmte Drehposition, in der alle Fasern der Membran einheitlich angespannt sind, nicht existiert. Vielmehr erfolgt die Anspannung der verschiedenen Membranabschnitte und Verstärkungszüge in unterschiedlichen Drehpositionen. So fanden wir im distalen und mittleren Drittel die Spannungs-Dehnungsmaxime überwiegend im supinatorischen Umwendbereich (Abb. 1a), während sie im proximalen Drittel überwiegend im Neutral-Null-Bereich auftraten (Abb. 1b). Die Chorda obliqua anterior zeigte zunehmende Dehnung mit zunehmender Supination (Abb. 2a), während die Chorda obliqua posterior im mittleren bis gering pronatorischen Bewegungsbereich ihre Spannungs-Dehnungsmaxima erreichte (Abb. 2b). Naturgemäß ergab sich eine enge Wechselbeziehung zwischen dem Spannungsverhalten der Membran und der dreh- und achsengerechten Stellung der Unterarmknochen. Durch die ungleichmäßige Spannungsverteilung in den verschiedenen Membranabschnitten können bei Unterarmschaftfrakturen Zug- und Scherkräfte auf die Fragmente durch Minimalbewegungen wirksam werden, die die Frakturheilung stören können. Dies gilt besonders für das mittlere und proximale Schaftdrittel, in dem die Membran ein kräftiges Band repräsentiert.

Unsere klinischen Beobachtungen decken sich mit unseren biomechanischen Ergebnissen. Zwischen 1969 und 1976 kamen 33 konservativ anbehandelte Unterarmschaftfrakturen im Stadium der Pseudarthrose in unsere Behandlung. Darunter fanden wir 27 im mittleren und proximalen Schaftbereich lokalisiert, während nur 6 im distalen Unterarmdrittel lagen (Tabelle 2).

Tabelle 2. Lokalisation der Unterarmpseudarthrosen (n = 33)

	proximal	Mitte	distal
Radius	3	8	2
Ulna	3	4	1
Radius + Ulna	-	9	3
Gesamt	6	21	6

Um den möglichen Einfluß der Membrana interossea antebrachii auf Drehstreifen nach Unterarmschaftfrakturen zu untersuchen, führten wir quer zur Unterarmdrehachse Messungen der Interossärabstände zwischen Radius und Ulna während der Umwendbewegung durch. Hierbei fanden wir im proximalen Bereich Intervalle bis zu 32,8% (Tabelle 3). Diese Unterschiede überbrückt die Membran ohne

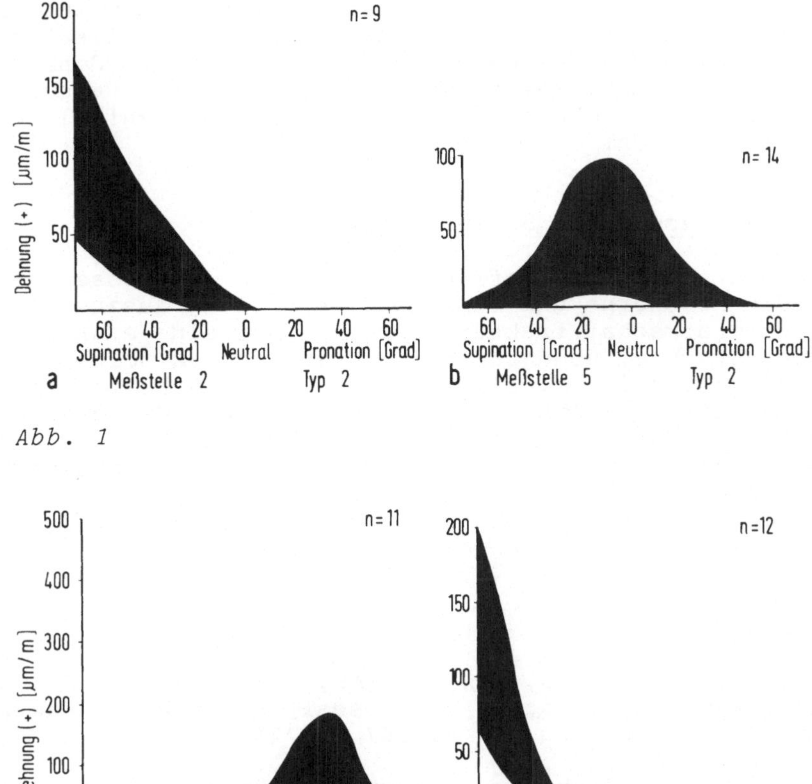

Abb. 1

Abb. 2

Tabelle 3. Änderung der Interossärabstände (Mittelwerte n = 18)

	l in Bezug zum Minimalabstand
distales Drittel	27,4%
mittleres Drittel	19,0%
proximales Drittel	32,9%

Hemmung der Umwendbewegung durch teilweise Faltung in extremer Pronation. Darüber hinaus bewirkt der schräge Faserverlauf im biomechanisch wichtigen mittleren und proximalen Drittel eine Verringerung der relativen Längenänderungen.

Posttraumatische Veränderungen der Membran, die den schrägen Faserverlauf durch quer zur Unterarmdrehachse verlaufende Narbenzüge stören, müssen zwangsläufig zur Drehsteife führen, da die großen Abstandsänderungen dann nicht mehr überbrückt werden können.

Wegen der unterschiedlichen Spannungsverteilung in der Membrana interossa wird auch eine längerdauernde Immobilisation des Unterarmes - gleich in welcher Drehstellung - durch Schrumpfung erschlaffter Membranteile zur Einschränkung der Umwendbeweglichkeit führen. Das gleiche gilt für Dreh- oder Achsenfehlstellungen der Unterarmknochen.

Zusammenfassung und Schlußfolgerungen

Um einen störenden Einfluß der Membrana interossea antebrachii auf die knöcherne und funktionelle Heilung auszuschließen, ist bei Unterarmschaftfrakturen Erwachsener eine exakte dreh- und achsengerechte, übungsstabile Versorgung zu fordern. Dies gilt besonders für das mittlere und proximale Schaftdrittel. Betrachtet man wie v. BAEYER den Unterarm als ein Cardangelenk, so stellt die Membrana interossea antebrachii ein wichtiges Gelenkband dieses komplizierten biomechanischen Gelenksystems dar. Die posttraumatische Wiederherstellung des Unterarmschaftbereiches erfordert somit ähnliche Genauigkeit, mit der sonst die Wiederherstellung von Gelenkfrakturen geübt wird.

Literatur

ANDERSON. L.D., SISK, T.D., TOOMS, R.E., PARK, W.J.: Compression-Platte fixation in acute diaphyseal fractures of the radius and ulna. J.Bone Jt Surg. 57 A, 287 (1975).

v. BAEYER, H.: Über Bewegungen des Menschen. Z.Anat. Entw.-Gesch. 110, 645 (1940).

KNIGHT, R.A., PURVIS, G.D.: Fractures of both bones in the forearm in adults. J. Bone Jt Surg. 32 A, 755 (1949).

PROFITOS, J., GERGEN, M.: Die Behandlung von Unterarmbrüchen. Ergebn. Chir. Orthop. 47, 247 (1965).

TROJAN, E.: Die Behandlungsergebnisse von 277 frischen, geschlossenen Schaftbrüchen beider Vorderarmknochen. H.Unfallheilk. 46, 140 (1953).

WITT, A.N., RETTIG, H.: Unterarm und Hand. In: Handbuch der Orthopädie (Hohmann, G., Hackenbroch, M., Lindemann, K.), Bd. 3. Stuttgart: Thieme 1959.

J. Müller-Färber, Bochum

Indikationen für die Verwendung verschiedener Platten bei Unterarmbrüchen

Über die primär operative Behandlung der Unterarmschaftfrakturen beim Ewachsenen und die Osteosynthese mit der AO-Platte als Methode der Wahl herrscht heute weitgehend Einigkeit.

Man findet jedoch wenig Angaben über die Indikation für die Verwendung verschiedener Platten. Meist wurde die schmale Druckplatte und in den letzten Jahren die dynamische Kompressionsplatte bevorzugt (3, 4). Die Halbrohrplatte wurde seltener angewandt, wobei die Befürworter einen Vorteil in der größeren Stabilität - durch partielles Umgreifen - und in einem spannungsfreien Wundverschluß - da weniger raumfordernd -, sehen (2), während von anderer Seite eine mangelnde Stabilität wegen fehlender Rigidität der Platte festgestellt und das vermehrte Auftreten von Metallbrüchen und Pseudarthrosen beobachtet wurde (3).

Diese Meinungsunterschiede veranlaßten uns, sämtliche, während der letzten 8 Jahre an unserer Klinik durchgeführten Unterarmverplattungen im Hinblick auf die Verwendung verschiedener Platten zu kontrollieren.

Von 1969-1976 wurden an unserer Klinik insgesamt 184 Verplattungen eines oder beider Unterarmknochen durchgeführt.

Darunter befanden sich 90 frische Frakturen, 29 Sekundär- und Korrekturosteosynthesen und 65 Pseudarthrosen.

Bei 184 Verplattungen kamen insgesamt 275 Platten zur Anwendung.

Dabei wurde die Halbrohrplatte mit ca. 46% am meisten verwendet und kam am Radius mehr als doppelt so oft vor wie an der Ulna. Die DC-Platte und die schmale Druckplatte waren mit je 24 und 22% vertreten und wurden überwiegend an der Ulna verwendet. Die Drittelrohrplatte wurde nur in 8% der Fälle und meist an der Ulna angewandt.

Von insgesamt 184 Verplattungen waren in 69 Fällen beide Unterarmknochen betroffen.

Die häufigste Plattenkombination war bei unserem Krankengut: Halbrohrplatte am Radius und Druckplatte an der Ulna.

Mit Abstand folgte die Kombination der zweifachen Halbrohrplatte, die vorwiegend bei frischen Frakturen und der zweifachen DC-Platte, die überwiegend bei den Pseudarthrosen vorkam.

Bei 170 Patienten konnte der Verlauf bis zur knöchernen Ausheilung verfolgt werden. Dabei fanden sich bei 10 Patienten (ca. 6%) Komplikationen im Sinne von verzögerter Bruchheilung, vorzeitiger Metallockerung und Pseudarthrosenbildung, die jedoch sämtlich durch sekundäre Spongiosaanlagerung bzw. Neuverplattung und Spongiosaanlagerung behoben werden konnten.

Die postoperative Infektion wurde absichtlich ausgeklammert, da sie nicht in unmittelbarem Zusammenhang mit den verwendeten Platten steht und in einem gesonderten Referat behandelt wird. Die Ursache der Komplikationen lag bei 3 Fällen in einem verbliebenen Defekt und damit einer mangelnden Abstützung im Bereich der plattenfernen Corticalis und in 3 Fällen in einer fehlerhaften Technik bei der Osteosynthese.

In 4 Fällen blieb die Ursache ungeklärt. Diese geringe Zahl erlaubt jedoch keine Aussage über eine evtl. plattenbedingte Ursache.

Als weiterer Punkt interessierte uns eine mögliche, plattenabhängige, sog. Spongiosierung im Plattenlager, deren Ausmaß nach rein röntgenologischen und nicht histologischen Kriterien in drei Grade eingeteilt wurde (Abb. 1).

Für diese Untersuchung eignete sich die Gruppe der frischen, nicht vorbehandelten Unterarmfrakturen. Bei 77 von 90 Patienten war das Osteosynthesematerial zum Zeitpunkt der Untersuchung bereits entfernt. Damit umfaßte diese Gruppe 105 Verplattungen von 55 Radius- und 50 Ulnafrakturen. Erwartungsgemäß war bei der größeren Zahl der Halbrohrplatten auch mit einer entsprechenden Zunahme der Spongiosierungsgrade II und III zu rechnen. Während jedoch die übrigen Platten eine ähnliche Verteilung der Spongiosierungsgrade aufwiesen, fand sich bei den Halbrohrplatten ein deutliches Überwiegen der Spongiosierungsgrade II und III mit 4 Refrakturen nach Plattenentfernung (Abb. 2).

Die Ursache liegt möglicherweise in einer größeren Reibungsverhaftung der Halbrohrplatte, bedingt durch eine bessere Anpassungsfähigkeit und breitere Kontaktfläche. Dadurch kommt es zu einer vermehrten Herabsetzung der Eigenelastizität des Knochens in diesem Bereich und als Folge zu einer vermehrten Umwandlung der Corticalisstruktur in eine spngiöse Form, wie DIEHL und MITTELMEIER (1) durch experimentelle Messungen bei anderen Platten nachweisen konnten.

Diese klinische Beobachtung muß jedoch mit Vorbehalt gewertet werden, da sie noch einer weiteren Bestätigung durch ein größeres vergleichendes Zahlenmaterial sowie spezieller experimenteller Messungen bedarf.

Zusammenfassung und Schlußfolgerungen

Bei den Komplikationen der knöchernen Ausheilung fand sich in unserem Krankengut kein sicherer plattenspezifischer Zusammenhang. Eine absolute Indikation für die Verwendung der einen oder anderen Platte läßt sich daher nicht aufstellen. Empfehlenswert wäre eine individuelle, mehr fallbezogene Wahl der anzuwendenden Platte.

Dabei sollte bei Beteiligung nur eines Unterarmknochens die dynamische Kompressionsplatte (DCP) bevorzugt werden, die gegenüber der einfachen Druckplatte vor allem den Vorteil des selbstspannenden Prinzips hat, so daß in manchen Fällen auf ein zusätzliches Spannen verzichtet werden kann. Sofern es der spannungsfreie Wundverschluß erlaubt, ist auch eine Verplattung beider Unterarmknochen mit der DC-Platte möglich.

Bei der Anwendung der Halbrohrplatte, die sich besonders gut dem runden Radiusschaft anpaßt, muß nach unseren bisherigen Ergebnissen mit der Möglichkeit der vermehrten Spongiosierung und Gefahr der Refraktur nach Plattenentfernung gerechnet werden.

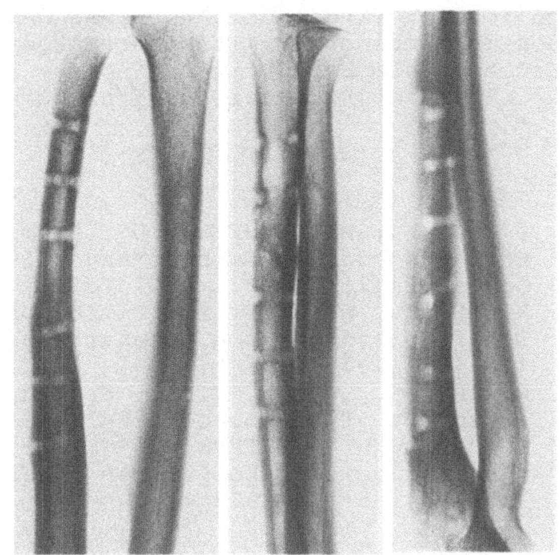

Abb. 1. Einteilung der "Spongiosierung" in drei Grade; (a) keine oder angedeutete; (b) geringe bis deutliche; (c) erhebliche Refraktur

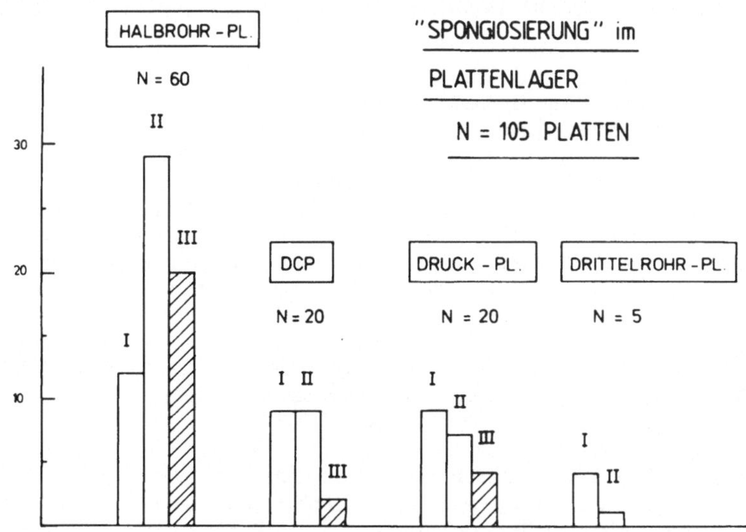

Abb. 2. Verteilung der Spongiosierungsgrade in Bezug auf die verschiedenen Platten

Bei Beteiligung beider Unterarmknochen sollte man daher mit der zweifachen Anwendung der Halbrohrplatte zurückhaltend sein und die Ulna eher mit einer DC-Platte versorgen.

Schließlich findet die Anwendung der Drittelrohrplatte, einzeln oder in Kombination mit anderen Platten, in ausgesuchten Fällen durchaus ihre Berechtigung, so zum Beispiel bei einfachen distalen Ulnafrakturen oder bei grazilen Unterarmknochen.

Literatur

1. DIEHL, K., MITTELMEIER, H.: Biomechanische Untersuchungen zur Erklärung der Spongiosierung bei Plattenosteosynthese. Z. Orthop. 112, 235-234 (1974).
2. KLEMS, H., WEIGERT, M.: Plattenosteosynthese bei Unterarmschaftfrakturen- und pseudarthrosen. Mschr. Unfallheilk. 78, 178-188 (1975).
3. RITTER, G., WALDE, H.-J.: Frakturen an Ellenbogen und Unterarmschaft. Therapiewoche 24, 272-279 (1974).
4. TSCHERNE, H., OESTERN, H.-J.: Konservative und operative Behandlung bei der kompletten Unterarmfraktur. Akt. Traumatologie 4, 85-91 (1974).

H. Schöttle, K.H. Jungbluth und H. Schöntag, Hamburg

Posttraumatische Weichteilverknöcherungen am Unterarm

Bei Frakturen und Luxationen, aber auch bei alleinigen Weichteilverletzungen am Unterarm besteht die Gefahr, daß durch Metaplasie bindegewebiger und muskulärer Strukturen umschriebene Verknöcherungen entstehen.

Man nimmt an, daß paraarticuläre Knochenneubildung am Ellenbogengelenk mit schweren Bewegungseinschränkungen gehäuft auftritt, wenn in der Nachbehandlung von Verletzungen Massagen und passive Übungen durchgeführt werden (1).

Aber auch ohne lokale Gewalteinwirkung an der oberen Extremität können sich z.B. am Ellenbogengelenk nach schweren Schädelhirntrauma heterologe Ossifikationen bilden, über deren Ursache wenig bekannt ist.

Radius, Ulna und Membrana interossea mit den Bandverbindungen am Hand- und Ellenbogengelenk sind als funktionelle Einheit zu betrachten, deren Bewegungsspiel schon durch geringgradige Strukturveränderungen empfindlich gestört werden kann.

Auffällig ist, daß sich extraossärer Knochen nach Verletzungen am Unterarmschaft meist im Bereich der Membrana interossea entwickelt und sich häufig an deren Faserverlauf orientiert. Die Membran ist anscheinend aufgrund ihrer ontogenetischen Abstammung vom Periost in besonderem Maße zur Knochenneubildung befähigt (2).

Eine Synostose zwischen den Unterarmknochen entsteht besonders leicht, wenn es bei konservativer Frakturbehandlung durch Fehlstellung zur Verminderung der Distanz vom Radius zur Ulna kommt.

Die von den Brüchen ausgehenden Callusspindeln können dann über die Membrana interossea ohne weiteres miteinander verwachsen. Bei 73 nachuntersuchten konservativ behandelten Unterarmfrakturen fanden wir 3-10 Jahre nach dem Unfall zweimal (2,7%) einen Brükkencallus.

Bei instabilen Osteosynthesen werden Verknöcherungen der Membran und Synostosen ebenfalls durch den Unruhecallus und die Fehlstellung begünstigt.

Aber auch bei stabilen Kompressionsosteosynthesen beobachtet man radio-ulnare Synostosen, und zwar in etwa 2% der Fälle. Es bestehen Anhaltspunkte dafür, daß die Entwicklung des Brückencallus begünstigt wird, wenn eine oder gar beide Platten gegenüber dem Ansatz der Membrana interossea angebracht werden.

Bohrmehl gelangt im Experiment bei dieser Plattenlage auf die Membran, wo es die Entstehung paraossärer Verknöcherungen fördern kann (3).

Außerdem können durch den Bohrer sowohl die Membran als auch die Art. interossea verletzt werden. Faktoren, die möglicherweise zur Ossifikation zwischen den Unterarmknochen beitragen.

Wird eine Knochentransplantation erforderlich, ist darauf zu achten, daß die Spongiosa nicht zwischen Radius und Ulna gelangt, da hierdurch leicht ein Brückencallus provoziert wird.

Funktionsbehindernde Spongiosa treten auch am Handgelenk z.B. nach distaler Unterarmfraktur auf.

Wenn nur die Knochenbrücke entfernt wird, folgt häufig ein Rezidiv.

Über die Therapie des Brückencallus haben wir bereits früher berichtet (4). Die Knochenspange wird mitsamt der angrenzenden Membran über den ulnaren Zugang reseziert. Bei der Präparation können die zarten Nervi interossei nicht geschont werden. Ihre Entfernung hat keine erkennbaren Funktionsverluste zur Folge.

Danach Entnahme eines Cutisstreifens, der dorso-radialseits am Periost der Speiche befestigt wird. Nach flügelförmigen Falten wird das andere Ende in Mittelstellung zwischen Pro- und Supination beugeseitig und mit dem Falz streckseitig am Periost der Ulna fixiert (Abb. 1 und 2).

Zusammenfassung

Es ist festzustellen, daß über die Ursachen der posttraumatischen Weichteilverknöcherungen bislang wenig bekannt ist. Wir haben auf einige Faktoren hingewiesen, die bei der Pathogenese dieser Ossifikationen bedeutsam sein können.

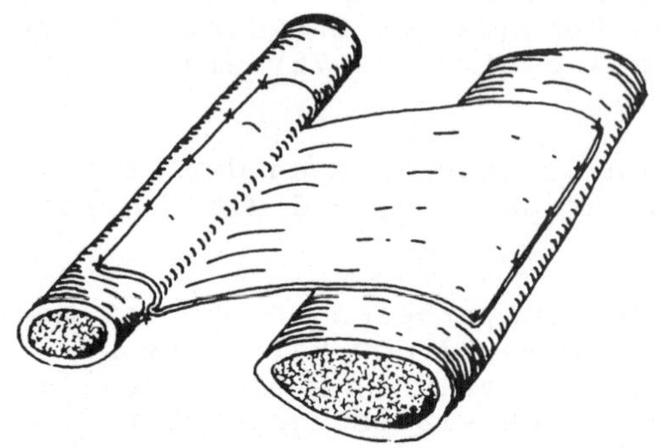

Abb. 1. Cutisstreifen-Interposition nach Resektion des Brückencallus

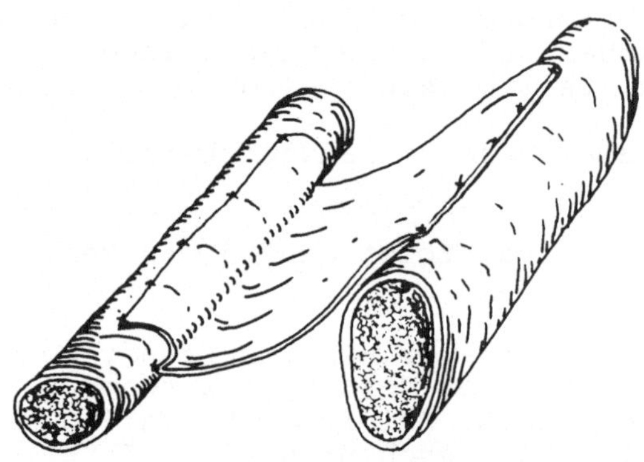

Abb. 2. Cutisstreifen-Interposition nach Resektion des Brückencallus

Mit der beschriebenen Cutis-Interposition nach Resektion des Brückencallus gelang es bei den bisher operierten 3 Fällen, schwere Funktionsbeeinträchtigungen wesentlich zu bessern.

Literatur

1. BÖHLER, J.: Die Ursache der Myositis ossificans nach Ellenbogenverrenkungen. Fortschr.Röntgenstr. 53, 823-840 (1936).

2. FERRAND, J., CHITOUR, S., ZITANE, CH., HAMLADJI, O.: Les synostoses radio-cubitales post-traumatique. J.Chir. (Paris) 94, 365-380 (1967).
3. SCHÖTTLE, H., JUNGBLUTH, K.H., SAUER, H.-D., SCHÖNTAG, H.: Weichteilverknöcherungen nach stabilen Osteosynthesen durch Knochenbohrmehl. Chirurg 48 (1977), in Druck.
4. SCHÖTTLE, H., JUNGBLUTH, K.H., DÖLLE, H.: Brückencallus nach Plattenosteosynthese bei Unterarmfrakturen. H.Unfallheilk. 126, 372-374 (1975).

H. Weigand und G. Ritter, Mainz

Die operative Behandlung von Synostosen nach Unterarmfrakturen

Die Ausbildung einer posttraumatischen Synostose zwischen Radius und Ulna geht immer mit einer völligen Aufhebung der Rotationsbewegungen des Unterarmes einher. Störend ist neben der eingebüßten Drehfunktion noch die meist extreme Pronationsstellung der Hand. Die Angaben über die Häufigkeit der radioculnaren Synostose in der Literatur schwanken zwischen 1 und 10%. Dabei ist auffällig, daß diese wesentliche Komplikation nach operativer Versorgung von Unterarmfrakturen häufiger auftritt als nach konservativer Behandlung. Diese Tatsache gibt uns den wichtigen Hinweis, daß für die Entwicklung einer Synostose nicht etwa mangelhafte Ruhigstellung der Fragmente und eine dadurch hervorgerufene übermäßige Callusbildung ursächliche Bedeutung hat, sondern daß die Traumatisierung von Periost und Membrana interossea, die bei der Osteosynthese eine zusätzliche Schädigung erfahren, als der entscheidende Faktor angesehen werden muß. Wegen der engen Nachbarschaft von Radius und Ulna sind proximaler und distaler Schaftbereich die bevorzugten Lokalisationen.

Der Wiedergewinn einer vollen Funktion kann selbstverständlich nur von einer operativen Behandlung erwartet werden. Selbst nach sorgfältiger Abmeißelung der gesamten Knochenbrücke kommt es erfahrungsgemäß jedoch in vielen Fällen zu einem raschen Rezidiv. Das zwischen Radius und Ulna gelegene Weichgewebe kann im Sinne eines Interponates nicht eine erneute Synostosenbildung verhindern. Ganz im Gegenteil: Muskel- und Bindegewebszellen, insbesondere der Membrana interossea, die entwicklungsgeschichtlich gleichen Ursprunges ist wie das Periost, können durch im einzelnen noch nicht bekannte Vorgänge zu knochenbildenden Zellen umdifferenziert werden. Aus diesen Gründen können Operationsverfahren mit Interposition von Geweben wie Fascie, Muskulatur oder Fett, die sich vom Mesoderm ableiten, nicht zum sicheren Erfolg führen.

In unserer Klinik wenden wir daher seit einigen Jahren ein modifiziertes, einfaches Operationsverfahren an, das im Vortrag anhand von Röntgenbildern, schematischen Zeichnungen und intraoperativen Bildern demonstriert wird (Abb. 1). Hierbei wird zuerst nach Freilegen von Radius und Ulna die Synostose sorgfältig mit dem Meißel und Luer entfernt. Die Verwendung der oscillierenden

Säge ist hierbei nicht empfehlenswert, denn verbliebenes Knochenmehl in den Weichteilen könnte wiederum Ausgangspunkt für eine erneute, unerwünschte Knochenneubildung werden. Im Synostosenbereich noch vorhandene Reste der Membrana interossea werden reseziert. Unter der Vorstellung, die für die Synostosenbildung verantwortlichen, induktiven Vorgänge zu unterbrechen, ummanteln wir nun beide Knochen mit einer Manschette aus lyophilisierter Dura oder Cutis, und zwar bei Synostosen im proximalen Schaftbereich den Radius als drehenden Anteil vollständig und die Ulna zur Hälfte über der dem Radius zugewandten Seite. Die Manschette wird in sich vollständig vernäht und zusätzlich noch am Radius fixiert, so daß sie sich bei allen Bewegungen mitdreht. Die Halbmanschette an der Ulna wird mit Einzelknopfnähten am Periost bzw. an der ansetzenden Muskulatur fixiert.

Bei Synostosen im distalen Unterarmbereich wird die komplette Manschette um die Ulna als den sich hier vorwiegend drehenden Anteil gelegt. Postoperativ kann sofort mit einer entsprechenden krankengymnastischen Übungsbehandlung begonnen werden (Abb. 2).

Anhand der Bildserie eines zweiten Falles wird ferner demonstriert, daß eine alleinige Abmeißelung der Synostose fast immer zum Rezidiv führt: Bei einer 36jährigen Patientin war im Rahmen einer Mehrfachverletzung eine Olecranon- und proximale Ulnafraktur mit einer Drahtzuggurtung versorgt worden. Es entwickelte sich in wenigen Monaten eine komplette Synostose mit völliger Blockierung der Unterarmdrehbewegung. Drei Monate nach dem Unfall wurde die Synostose vollständig abgetragen und das früher eingebrachte Metall entfernt. Nach wenigen Monaten hatte sich bereits wieder eine vollständige, jetzt jedoch erheblich ausgedehntere Synostosierung gebildet. In einer nochmaligen Operation wurde nun diese Knochenbrücke erneut abgetragen, nun aber in der zuvor beschriebenen Technik der Radius vollständig, die Ulna auf der dem Radius zugewandten Seite mit einem Cutisstreifen ummantelt. Nach dieser zweiten Operation trat kein Rezidiv auf, es konnte eine vollständige Wiederherstellung der Funktion erreicht werden, wie an den entsprechenden klinischen Funktionsbildern demonstriert wird.

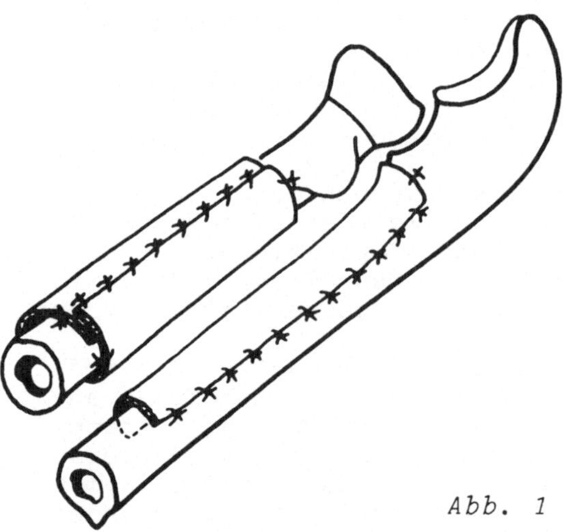

Abb. 1

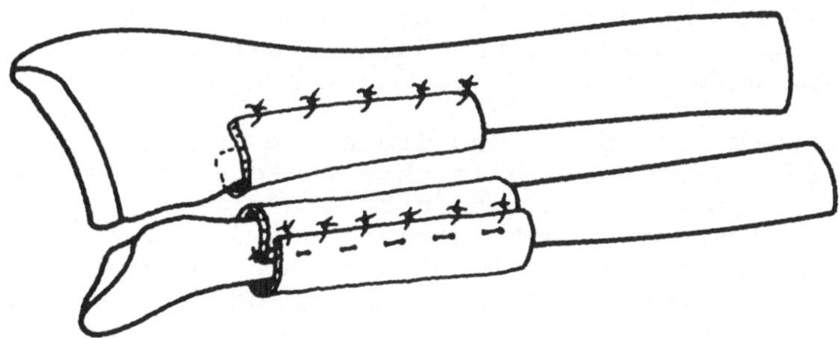

Abb. 2

Zusammenfassung und Schlußfolgerung

In dem dargestellten Operationsverfahren mit manschettenförmiger Ummantelung beider Unterarmknochen durch lyophilisierte Dura oder Cutis sehen wir ein einfaches Verfahren zur Behandlung posttraumatischer Synostosen am Unterarm, das bei sorgfältiger Operationstechnik gute funktionelle Spätergebnisse erzielen läßt. Das im Prinzip gleiche Verfahren wenden wir auch bei Synostosen am distalen Unterschenkel an. In unserer Klinik wurden in den letzten vier Jahren elf Patienten mit einer posttraumatischen Synostose auf diese Art mit gutem Ergebnis behandelt.

G. Sitzer, Münster

Elektromyographische und elektroneurographische Befunde bei Unterarmschaftfrakturen

Aufgrund der anatomischen Beziehungen zwischen Unterarmknochen, N.radialis, N.medianus und N.ulnaris sind Läsionen dieser Nerven typische neurologische Komplikationen von Unterarmschaftfrakturen, dabei ist nach MUMENTHALER und SCHLIACK der N.ulnaris mit 41% am häufigsten betroffen, gefolgt von Läsionen des N.radialis mit 35%, während der Anteil des N.medianus an den gesamten Nervenschäden 14% beträgt. Insgesamt gesehen entsprechen unsere Erfahrungen diesen Angaben. Innerhalb eines Jahres wurden von uns 18 Patienten mit Nervenläsionen nach Unterarmschaftfrakturen untersucht, bei 12 Patienten fand sich eine Ulnarisparese, 9 Patienten zeigten eine Radialis- und 2 Patienten eine Medianusparese. Diese Zahlen weisen den Schwerpunkt der Läsionen aus, d.h., daß bei einigen Patienten weitere, jedoch weniger stark ausgeprägte Nervenschäden nachweisbar waren.

Grundsätzlich entstehen Nervenläsionen nach Unterarmschaftfrakturen durch direkte oder sekundäre Einwirkungen auf den Nerven. Als Beispiele sind kurzdauernde Quetschungen, langdauernde Kompressionen, Zugwirkung in Längsrichtung und Einwirkung von Scherkräften zu nennen. Darüber hinaus können traumatische sekundäre Schäden, wie z.B. Kompressionssyndrose durch Kontrakturen und Narbengewebe, Neurombildung sowie Spätlähmungen nach

10-20 Jahren durch fibröse Umwandlung des Nerven auftreten. Iatrogene Schäden sind häufig bedingt z.B. durch fehlerhafte Lagerung und Druck eines Gipsverbandes.

Der Nerv kann durch das Trauma in unterschiedlichem Maße geschädigt werden. Die leichteste Form stellt die Neuroparie dar, die gekennzeichnet ist durch einen funktionellen Leitungsblock ohne sichtbare Substratschädigung des Nerven. Die Axonotmesis ist charakterisiert durch eine mehr oder minder stark ausgeprägte partielle Kontinuitätsunterbrechung der Axone bei häufig weitgehender Erhaltung der Myelinscheiden. Die Neurotomesis kennzeichnet eine vollständige Durchtrennung des Nervens mit nachfolgender Wallerscher Degeneration. Der klinisch neurologische Befund bei Läsion eines peripheren Nerven ist charakterisiert durch motorische Paresen und/oder Sensibilitätsstörungen. Hinsichtlich der Fragen nach Lokalisation und Ausmaß der Nervenläsion gibt der klinisch neurologische Befund allgemein nur unzureichende Hinweise; wesentlich bessere Aussagen ermöglichen Elektroneurographie. und Elektromyographie. Aufgrund von Reiz und Art der Reizantwort sowie aufgrund spezieller EMG-Muster lassen sich Nervenläsionen sowohl hinsichtlich der Lokalisation als auch des Ausmaßes der Läsion weitgehend bestimmen (Abb. 1), darüber hinaus ermöglichen diese Methoden die Erkennung von Anomalien der Nervenversorgung oder Vorschädigungen des Nervens z.B. durch eine Polyneuropathie.

Die möglichst genaue Kenntnis von Ort und Ausmaß der Läsion ist von Bedeutung für die einzuschlagende Behandlung (Abb. 2). Bei der Neuropraxis ist eine konservative Behandlung angezeigt, bei der Neurotmesis auf der anderen Seite ist die operative Behandlung im Sinne der Nervennaht indiziert. Bezüglich der Axonotmesis werden allgemein verbindliche Regeln nicht angegeben, hier ist von Fall zu Fall nach Ausmaß der Nervenläsion zu entscheiden, welche Therapie anzuwenden ist. Die konservative Therapie sollte zum Ziel haben, Sekundärschäden (z.B. Druck durch fehlerhafte Lagerung oder Kontrakturen) zu vermeiden, darüber hinaus sind krankengymnastische Übungen, insbesondere das isometrische Training angezeigt. Hinsichtlich der Elektrotherapie ist zu erwähnen, daß die Ansichten über Art und Ausmaß dieser Behandlung variieren. Nach unseren Erfahrungen sollten nach Eintritt der Nervenläsion dreimal täglich 3-5 Reize mit Rechteckimpulsen von 100 ms angewandt werden bis zum im EMG feststellbaren Auftreten von Reinnervationszeichen. Eine darüber hinausgehende Elektrobehandlung im Sinne der Reizbehandlung ergibt nach unseren Erfahrungen keine eindeutigen therapeutischen Ergebnisse, birgt hingegen in sich die Gefahr der Förderung von Fehlsprossungen und somit von Fehlinnervationen. Die Frage, ob eine traumatische Nervenschädigung im Sinne der Neurotmesis oder der Axonotmesis bei der Erstbehandlung operativ versorgt werden soll, wird ebenfalls nicht einheitlich beantwortet. Neurologischerseits (MUMENTHALER und SCHLIACK) wird allgemein die sekundäre Nervennaht, d.h. die operative Versorgung des Nervens nach Abklingen der akuten Traumafolgen innerhalb von 3 Monaten empfohlen. Bei der Erstversorgung sollten jedoch nach Möglichkeit die nervenschädigenden Faktoren wie z.B. Kompressionen durch Knochen oder durch Blutungen beseitigt werden. Bei der Axonotmesis sollte bei der Erstversorgung nach Möglichkeit die Nervenscheide adaptiert werden, um eine fehlerhafte Aussprossung der Axone zu vermeiden.

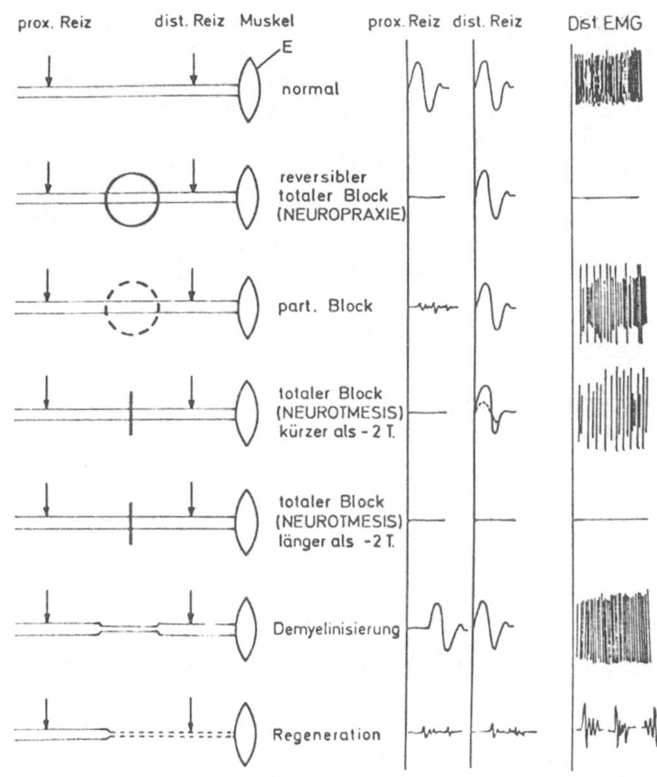

Abb. 1. Nervenläsionen bei Unterarmschaftfrakturen, Arten von Nervenläsionen und neurophysiologische Korrelate

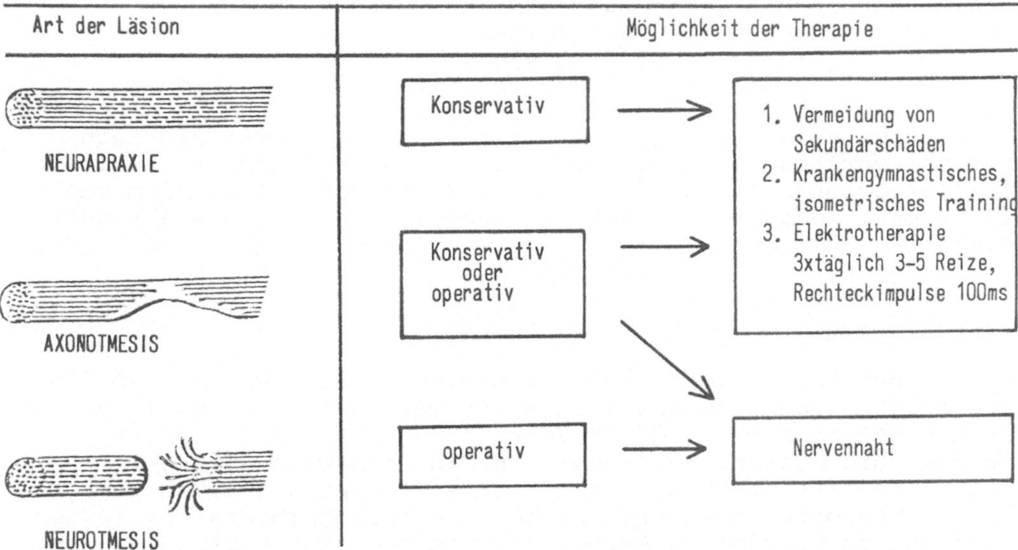

Abb. 2. Nervenläsionen bei Unterarmschaftfrakturen, Arten von Nervenschäden und Möglichkeiten der Therapie bei Frakturen

Grundsätzlich sollte die Therapie der traumatischen Nervenläsionen begleitet sein von einer elektroneurographischen und elektromyographischen Diagnostik, um Behandlungserfolge bzw. Mißerfolge kontrollieren zu können, insbesondere auch hinsichtlich der Entscheidung, ob mit einer konservativen Therapie weiterzubehandeln oder ob gegebenenfalls ein operatives Eingreifen angezeigt ist.

Zusammenfassend ergibt sich, daß Elektroneurographie und Elektromyographie wichtige Methoden für Diagnostik und Verlaufskontrolle traumatischer Nervenläsionen darstellen.

Literatur

MUMENTHALER/SCHLIACK: Läsionen peripherer Nerven. 3. Aufl. Thieme: Stuttgart 1977.

H.-D. Strube, P. Thümmler und C.H. Schweikert, Mainz

Die Monteggia-Verletzung, Behandlung und Spätergebnisse

Die seit der Erstbeschreibung 1814 durch den italienischen Arzt Giovanni Battista MONTEGGIA entsprechend bezeichnete Kombinationsverletzung einer Fraktur im mittleren bis proximalen Ulnabereich bei gleichzeitiger Radiusköpfchenluxation ist mit einer Häufigkeit von 0,8-1,6% gemessen an der Gesamtzahl aller knöchernen Verletzungen zwar relativ selten, sollte aber, wenn man 1. daran denkt, 2. stets Röntgenaufnahmen in zwei Ebenen unter Einschluß des Ellenbogengelenkes und 3. im Kindesalter routinemäßig eine Vergleichsaufnahme der gesunden Seite fordert, keine wesentlichen diagnostischen Schwierigkeiten bereiten.

Die Beurteilung der Radiusköpfchenluxation wird erleichtert durch genaue Kenntnis der Lagebeziehung der artikulierenden Ellenbogengelenkanteile. So trifft am unverletzten Ellenbogen die nach proximal verlängerte Radiusachse in der seitlichen Projektion in allen Gelenkstellungen stets das Zentrum des Capitulum radialis humeri, dessen Knochenkern schon im 2.-3. Lebensjahr auftritt.

Frakturformen

Nach seiner Frakturform kann der Monteggia-Schaden in drei Typen unterteilt werden. Am häufigsten ist mit 80-90% der Fälle der Extensionstyp, auch vorderer Verrenkungsbruch oder Pariertyp genannt. Die hierbei durch typische Abwehrbewegung also durch direkte Gewalteinwirkung frakturierte Elle bildet einen nach streckwärts offenen Winkel und übt über die Membrana interossea einen Zug am proximalen Anteil der Speiche nach beugewärts aus. Das Ligamentum anulare radii reißt und das Speichenköpfchen luxiert in die Ellenbeuge hinein.

Bei dem in 10-15% der Fälle vorkommenden Flexions- oder Auffangtyp bzw. hinterem Verrenkungsbruch ist der Scheitel des Ellenknickwinkels zur Streckseite gerichtet und das Radiusköpfchen nach dorsal luxiert. Hier trifft das Trauma den Unterarm als indirekte Gewalteinwirkung auf der Beugeseite bei im Ellenbogen gestreckten Arm.

Als dritter sehr seltener Typ findet sich in 5% der Fälle die laterale Radiusverschiebung nach SPEED und BOYD infolge seitlicher Gewalteinwirkung.

Schließlich beschreibt NIGST nach Monteggia-Schäden im weiteren Sinn mit Lokalisation der Ulnafraktur knapp vor oder im Olecranon, wobei das distale Fragment mitsamt dem luxierten Speichenköpfchen zur Beugeseite verlagert wird.

Folgezustände übersehener Radiusköpfchenluxation sind schmerzhafte Beugebehinderung, Einschränkung von Pro- und Supination, sowie unter Umständen eine Radialisparese. Hauptkomplikationen bei Monteggia-Verletzungen sind Ausbleiben der Ellenbruchheilung, knöcherne Brückenbildung zwischen Elle und Speiche, Reluxation des Radiusköpchens, Versteifung im proximalen Ellen-Speichen-Gelenk, eine Myositis ossificans sowie primäre oder sekundäre Nerven- oder Gefäßschäden.

Therapie

Am wachsenden Skelet wird der Monteggia-Schaden in der Regel mit guten Ergebnissen konservativ behandelt. Der Spontanausgleich bei nicht exakter Reposition ist um so besser, je jünger der Patient ist und je weiter distal die Fraktur liegt. Ein Achsenknick im proximalen Ulnaanteil korrigiert sich nicht, er wandelt sich im Laufe der Jahre in einen flachen Bogen um. Eine Dislokation ad latus ist bedeutungslos, eine ad peripheriam korrigiert sich niemals, d.h. es muß hier in jedem Fall korrigiert werden.

Bei konservativer Einrichtung wird bei guter Relaxierung in Narkose in Rückenlage bei Abduktion des Oberarms und Ellenbogengelenkstellung in je 90° der Unterarm supiniert. Bei mittlerer Oberarmdrehstellung läßt der Druck des proximalen Ellenfragmentes gegen den Radius nach und bei anschließender maximaler Auswärtsdrehung ist eine Überkorrektur möglich, die vorübergehend zur Lösung der fixierten Dislokation notwendig ist. Mit der einen Hand hält man nun das reponierte Radiusköpfchen in seiner Stellung, mit der anderen stellt man die Ellenfragmente achsengerecht. Anschließend Immobilisation der gerichteten Fraktur für 4-6 Wochen durch eine dorsale Oberarmgipsschiene.

Bei Reluxation bevorzugen wir die blutige Reposition auch im Kindesalter. Ebenso verfahren wir, wenn von Anfang an die Reposition des Radiusköpfchens nicht möglich ist, weil Einrichtungshindernisse in Form von interponierten Kapsel- und Bänderanteilen vorliegen, oder wenn das Caput radii aus dem Kapsel- und Bandapparat ausgeschlüpft und auf diesem zu liegen gekommen ist.

Bei der operativen Behandlung hat sich heute allgemein die Plattenosteosynthese nach den Richtlinien der AO als Methode der

Wahl durchgesetzt (1, 2, 3, 5 u. 6). Sie erlaubt eine frühzeitige Bewegungstherapie. Durch Druckosteosynthese wird eine Heilung ohne Callusbildung angestrebt, da gerade letzteres zur Brückenbildung zwischen Elle und Speiche führen und somit die Unterarmdrehung blockieren kann.

Als Zugang am Ellenbogengelenk hat sich der Bogenschnitt nach KOCHER bewährt, der zwischen dem Musculus anconaeus und extensor carpi ulnaris das proximale Radiusende erreicht. Die Variante nach MÜLLER, ALLGÖWER und WILLENEGGER läßt den Schnitt etwas eher zur Streckseite abbiegen und Richtung distaler Ulnafraktur folgen, um so das proximale Drittel von Radius und Ulna freilegen zu können.

Zur Diskussion steht weiterhin die Frage, ob auch das Lig.anulare radii genäht werden soll, zumal unsere Nachuntersuchungen gezeigt haben, daß die Spätergebnisse mit und ohne Bandnaht gleich gut waren. Wir verzichten deshalb heute auf die Bandnaht.

Die bald einsetzende Nachbehandlung besteht in aktiven Bewegungsübungen, passive Maßnahmen sind wegen der Gefahr einer Myositis ossificans, der Kapselverkalkung, sowie vorzeitiger Arthrose möglichst zu vermeiden.

Krankengut und Falldarstellungen

In der Unfallchirurgischen Universitätsklinik Mainz wurden von 1957-1977 53 Patienten mit einer Monteggia-Verletzung behandelt, was bei etwa 3400 versorgten Unterarmbrüchen während dieses Zeitraums einem Anteil von 1,5% entspricht.

1. Zunächst ein Beispiel für konservatives Vorgehen. 10jähriger Junge (M.,P.) mit linksseitigem Monteggia-Schaden vom Extensionstyp nach Sturz vom Fahrrad. Reposition am Unfalltag, dorsale Oberarmgipsschiene für 6 Wochen. Nach der 8. Woche zunehmend feste knöcherne Konsolidierung in annähernd achsengerechter Stellung, gute Funktion, keine Beschwerden.

2. Im folgenden Fall eines 17jährigen Mädchens (St.,B.) mit offener Fraktur links ebenfalls vom Extensionstyp nach Sturz als Beifahrerin vom Motorroller, sofortige Spickdrahtosteosynthese und Oberarmgipsschiene.

3. Die Monteggia-Verletzung im Sinne eines Flexionstyps bei diesem 55jährigen Mann nach Motorradsturz wurde mittels Drittelrohrplatte versorgt. 4 Jahre später nur geringe arthrotische Gelenksveränderung ohne wesentlichen Einfluß auf die Funktion (Fall L.,A.).

4. Auch in dem nächsten Fall eines 15jährigen Mädchens (M.,A.) Plattenosteosynthese direkt am Unfalltag und nach einem Jahr fester Durchbau und entsprechende gute Funktion nach der Metallentfernung (Abb. 1a, b und c).

5. Das letzte Beispiel demonstriert das Vorgehen bei einer Ellbogentrümmerfraktur mit Absprengung zahlreicher Fragmente in die

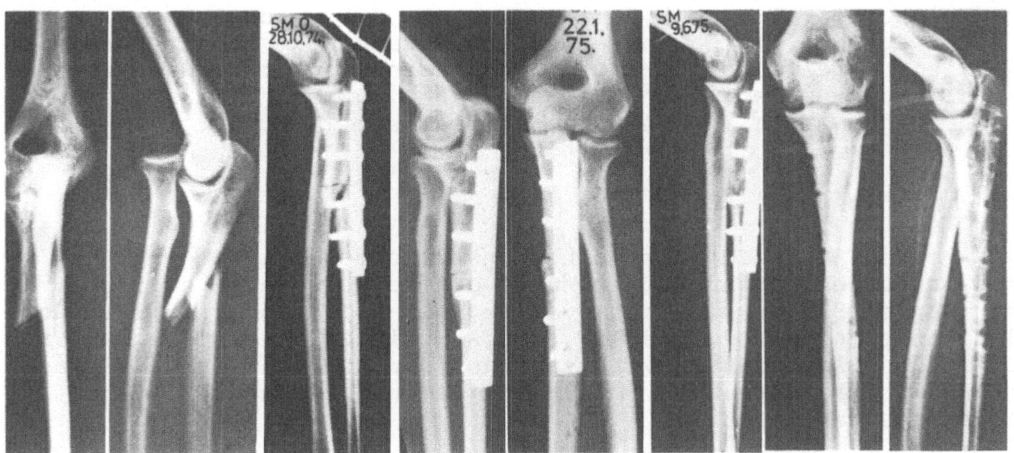

Abb. 1a-c. Monteggia-Verletzung (Extensionstyp). M.,A., 15 J., weibl. Röntgenolog.Verlaufskontrolle (a) Unfallbild, (b) Plattenosteosynthese, (c) Metallentfernung

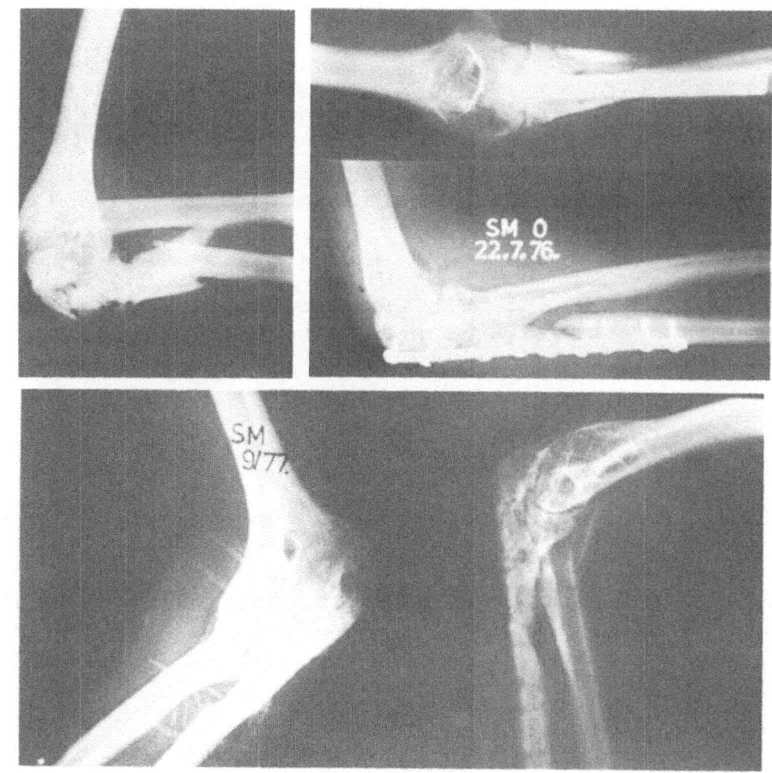

Abb. 2. Monteggia-Schaden im weiteren Sinne (nach NIGST). S.,U., 28 J., weibl., Unfallbild, Plattenosteosynthese, Metallentfernung

Weichteile. Diese 28jährige Frau (S.,U.) wurde 3 Wochen nach auswärts erfolgten konservativen Behandlungsversuchen bei uns mit Drittelrohrplatte und Zugschrauben versorgt. Nach intensiver Übungsbehandlung ist die Funktion nach der inzwischen erfolgten Metallentfernung befriedigend (Abb. 2).

Zusammenfassung

Der Monteggia-Schaden ist eine ernstzunehmende, gelegentlich schwer zu behandelnde Verletzung. Die Methode der Wahl ist am wachsenden Skelet die konservative, bei allen anderen, insbesondere offenen oder hartnäckig, der Reposition widerstehenden Frakturen die Plattenosteosynthese wegen der Möglichkeit der Fixation der Fragmente unter Druck und wegen der gewährleisteten Rotationsstabilität.

Unter unseren derart behandelten Patienten waren die Spätergebnisse am besten. Bis auf einen Fall mit Plattenbruch und einem anderen mit Ausbildung einer Osteitis nach Pseudarthrosenbildung wegen der Implantation einer zu kurzen Platte, sahen wir keine Spätschäden.

Literatur

BÄR, W., VICK, J.: Behandlungsergebnisse bei Monteggia-Frakturen. Beitr. Orthop.Traum.15, 347 (1968).

FAENSEN, M., HAHN, F., ENES-GAIAO, F.: Seltene Kombinationsverletzungen am Unterarm. Unfallchirurgie 3, 115-120 (1977).

HERTEL, P., SCHWEIBERER, L., BURRI, C., HELBING, G., LABITZKE, R., LÜHKEN, D., OESTERN, H.J., PFISTER, U., REHN, J., SCHWEIKERT, C.H., TSCHERNE, H., WELLER, S.: Die Ergebnisse nach operativer Behandlung von 48 frischen Monteggia-Verletzungen. Aktuelle Traumatologie 4, 147-162 (1974).

SPEED, J.S., BOYD, H.B.: Treatment of fractures of ulna with dislocation of head of radius. (Monteggia-fractures). J.Amer. med.Ass. 115, 1699 (1940).

STOCK, G.: Zur AO-Druckosteosynthese beim Monteggia-Schaden. Fortschr.Med. 88.Jg.Nr. 15, 656-658 (1970).

WEIS, J.: Die Monteggia-Verletzungen. Mschr. Unfallheilk.73, 409 (1970).

E.H. Kuner, Ch. Braun und V. Hendrich, Freiburg/Brsg.

Falschgelenk nach Unterarmbruch

Das Ausbleiben der knöchernen Heilung nach Unterarmschaftfraktur ist eine Komplikation, deren Bedeutung sich nicht nur in der Pathophysiologie der Knochenbruchheilung erschöpft, sondern vor allem in der Funktionsstörung der Hand und des Ellenbogens liegt. Darüber hinaus findet man eine mehr oder weniger stark ausgeprägte Fehlform des Vorderarmes.

Die Pseudarthrose am Unterarm ist keine seltene Komplikation. In der neueren Literatur wird sie nach konservativer Behandlung in einem Prozentsatz von 2% bis 17% angegeben. In der Gruppe der primär durch Osteosynthese versorgten Unterarmbrüchen werden Zahlen zwischen 0% und 14% bei der Plattenosteosynthese mitgeteilt und nach intramedullärer Fixation 6% bis 38%. Diese Resultate zeigen eindrücklich, daß als Ursache der Pseudarthrosenentstehung ein multifaktorielles Geschehen angenommen werden muß. Dabei spielen anatomische, biomechanische, operationstechnische und -taktische Gesichtspunkte eine besondere Rolle. Daß Unterarmschaftfrakturen eine längere Zeit bis zur vollständigen knöchernen Konsolidierung benötigen, - und dies ist auch beim kindlichen Vorderarmschaftbruch der Fall -, ist eine bekannte Tatsache. Lorenz BÖHLER (1943) z.B. bemißt die Dauer der notwendigen Immobilisierung einer Unterarmschaftfraktur auf 10 bis 15 Wochen.

Der anatomische Aufbau des Unterarmes als zweiknochiger Skeletabschnitt mit der Möglichkeit für eine Umwendbewegung der Hand im Sinne von Pro- und Supination ist eine beispiellose Besonderheit der Natur beim Menschen. Die beiden Unterarmknochen sind ihrer ganzen Länge nach umeinander beweglich. Dies setzt je ein craniales und ein caudales Gelenk (Articulatio ulnaris proximalis et caudalis) voraus sowie entsprechende Bandverbindungen und Muskelzüge, welche neben Beugung und Streckung auch die Pro- und Supinationsbewegung bewirken.

Deshalb dienen Radius und Ulna teils als Ursprung, teils als Ansatz dieser Muskulatur. Die Bedeutung der Membrana interossea liegt in einer stabilisierenden und koordinierenden Fesselung der beiden Unterarmknochen miteinander. Sie ist gleichzeitig Ursprungsfläche einer hochdifferenzierten Muskulatur, welche die Funktion der Hand sicherstellt.

Diese komplexen topografischen Beziehungen von Radius, Ulna und Membrana interossea einerseits und der gelenkigen Verbindungen zum Humerus, zur Handwurzel und untereinander andererseits, machen deutlich, daß jede noch so geringe Fehlheilung oder -stellung des Schaftes von Radius oder Ulna bzw. jede narbige Schrumpfung der Membrana interossea die Rotation des Unterarmes behindern wird. Normalerweise ist die ungestörte Pronation von der physiologischen Parallelstellung beider Vorderarmknochen abhängig, während für die Supination hauptsächlich die größtmögliche Entfaltbarkeit der Membrana interossea verantwortlich ist. Der Verlust der Gelenkkongruenz im Radio - ulnar - Gelenk, durch Verkürzung oder Knickbildung eines der beiden Unterarmknochen verursacht, kann zu Beschwerden und zur Behinderung der Rotation führen.

Mehr als bei der Fraktur besteht bei der Pseudarthrose die Schwierigkeit in der Behandlung darin, die normalen anatomischen Verhältnisse aller Komponenten so wiederherzustellen, daß die Funktion störungsfrei ablaufen kann. Denn der Weg zur Pseudarthrose hat an den Strukturen meist tiefe Spuren irreversibel hinterlassen.

Die Hauptursache für das Ausbleiben der knöchernen Heilung ist mechanischer Natur und liegt vor allem in der Instabilität mit Fehlen der notwendigen Ruhe am Frakturherd. Weiter können Interpositionen von Muskulatur und Sehnen bzw. ungenügender Knochenkontakt der Fragmente zum Falschgelenk führen. Heutzutage muß in einigen Fällen auch die inadäquate Osteosynthese als Ursache einer Pseudarthrose in Betracht gezogen werden. Bei der geschlossenen Fraktur spielt die lokale ungenügende Vascularisation von Fragmenten und Weichteilen sicher eine untergeordnete Rolle. Zu erwähnen wären noch Medikamente wie Cortison, Cytostatica, Immunsupressiva, Dikumarole und Heparin bzw. Liquemin.

Im Falle der isolierten Radius- oder Ulnaschaftfraktur kommt der Sperrwirkung des intakten Partnerknochen entscheidende pathogenetische Bedeutung zu. Zu Lasten einer infektbedingten Unterarmpseudarthrose gehen etwa 7% der Fälle.

Eine Literatur-Sammelstatistik zusammen mit unseren eigenen Fällen ergibt, daß von der Komplikation einer Unterarmpseudarthrose 77% Männer betroffen sind. Das Durchschnittsalter liegt bei 38 Jahren. Am häufigsten führt die Querfraktur eines Unterarmknochen zur Pseudarthrose. Dabei ist die Ulna mit 47% bevorzugt. Der Radiusschaft ist mit 35% beteiligt und beide Unterarmknochen machen 18% der Fälle aus.

Für den Kliniker spielt der Begriff "schlaffe" bzw. "straffe" Pseudarthrose als klinisch mechanische Feststellung keine so große Rolle mehr. WEBER und CECH (1973) haben eine Klassifizierung erarbeitet, welche ausschließlich biologische Kriterien berücksichtigt und Grundlage einer erfolgreichen Therapie ist (Tabelle 1). Zunächst ist die Feststellung entscheidend ob eine aseptische oder eine infizierte Pseudarthorse vorliegt. Im letzten Fall handelt es sich in der Regel um eine reaktionslose, avitale Pseudarthrose. Die biologische Wertigkeit ergibt sich aus der einfachen Standard-Röntgenaufnahme, wobei die Masse des gebildeten Unruhecallus Gradmesser für die biologische Stoffwechselsituation ist. Szintigrafische und szintimetrische Untersuchungen zeigen eine bestimmte Relation zwischen lokalen Calciummetabolismus und der Knochenregeneration, so daß sich zwei große Gruppen bilden lassen. Dies sind einmal die biologisch reaktionsfähigen Typen und die biologisch reaktionsunfähigen, avitalen Typen (Abb. 1-3). Unter die erste Gruppe sind die sog. Elefantenfuß- und Pferdefußpseudarthrosen zu rechnen und die oligotrophische Pseudarthrose, wie man sie gewöhnlich nach Plattenostensynthesen findet, wenn die Heilung ausgeblieben ist. Die beiden anderen Formen treten meist bei konservativer Behandlung oder intramedullärer Osteosynthese auf, vorausgesetzt, daß keine Osteitis vorliegt. Die Behandlung dieser drei biologisch unterschiedlich stark reaktionsfähigen Pseudarthrosen ist im allgemeinen ohne wesentliche Probleme. Die knöcherne Ausheilung

Tabelle 1. Klassifizierung der Pseudarthrosen (Weber und CECH, 1973)

I. Biologisch-reaktionsfähiger Typ

a) Hypertrophische, kallusreiche PS. = Elefantenfuß-Pseudarthrose

b) Leicht hypertrophische, kallusarme PS. = Pferdefuß-Pseudarthrose

c) Oligotrophische, kalluslose PS.

II. Biologisch-reaktionsunfähiger, avitaler Typ

a) ohne Infekt und ohne wesentlichen Knochendefekt

b) mit Infekt und größerem Knochendefekt

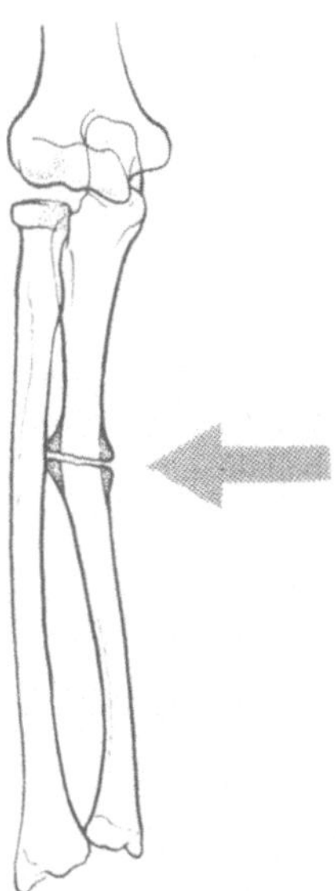

Abb. 1. Hypertrophische Ulnaschaft Pseudarthrose = Elefantenfuß-Pseudarthrose

der Elefanten- und Pferdefußpseudarthrosen erfolgt allein durch die Stabilisierung mit einer ausreichend langen Osteosyntheseplatte (meist 8-Loch). Das Pseudarthrosengewebe bleibt unangetastet. Die Platte liegt auf der Konvexseite bzw. auf der Streckseite des Unterarmes. Zu beachten ist, daß eine stärkere Verkürzung des betreffenden Knochen zu Beschwerden im Handgelenk führen kann. Bei oligotrophischer Pseudarthrose ist die zusätzliche Dekortikation und autologe Spongiosaanlagerung angezeigt (Abb. 4-6).

Problematisch sind auch heute noch die biologisch reaktionsunfähigen Pseudarthrosen, besonders wenn gleichzeitig ein Infekt mit größerem Knochendefekt besteht. In diesen Fällen führt ein klares, aktives-chirurgisches Behandlungskonzept zur knöchernen Ausheilung. Diesem liegt folgende Erfahrungstatsache zugrunde, die von WEBER und CECH (1973) folgendermaßen formuliert wurde:

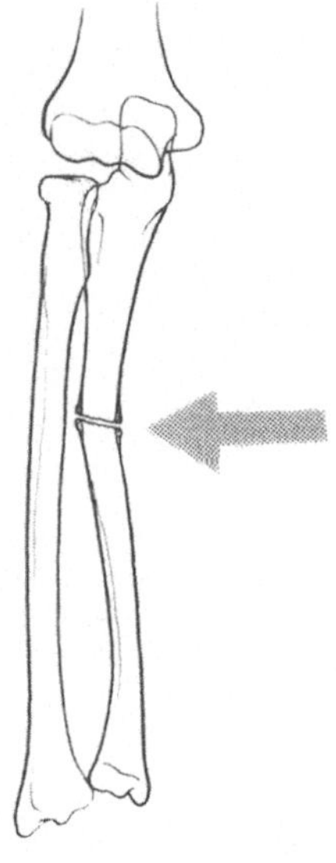

Abb. 2. Leicht hypertrophische Ulnaschaft-Pseudarthrose = Pferdefuß-Pseudarthrose. Ebenfalls gute Ausheilungschancen durch alleinige Plattenstabilisierung

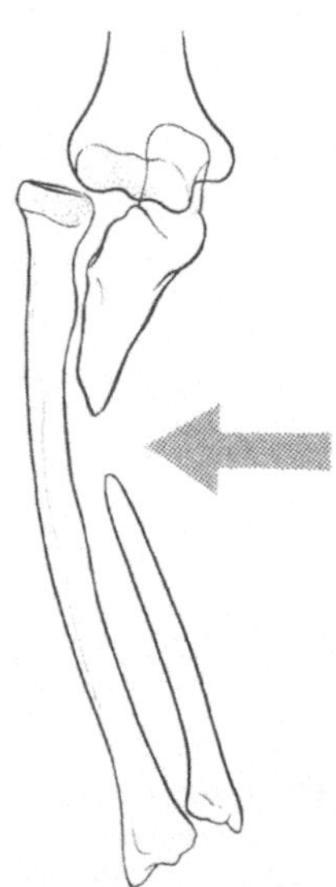

Abb. 3. Biologisch reaktionsunfähige, avitale Pseudarthrose. Meist verbunden mit Infekt. Schwere Beeinträchtigung der Funktion im Ellenbogen- und Handgelenk

In Gegenwart eines Infektes heilt eine Fraktur (bzw. Pseudarthrose) nicht aus und in Gegenwart einer Fraktur (bzw. Pseudarthrose) heilt auch ein Infekt nicht aus.

Es ist deshalb das Ziel aller therapeutischen Maßnahmen, den unheilvollen Circulus vitiosus an der Stelle der Instabilität (Fraktur oder Pseudarthrose) zu unterbrechen. Dies erfolgt mit Hilfe folgender Behandlungsrichtlinien:

1. Chirurgische Beseitigung devitalisierender Fragmente (Sequestrotomie, Débridement etc.) und
2. Stabilisierung der Pseudarthrose (z.B. Fixateur externe oder ä.).
3. Offene Spül-Saugdrainage und gezielte Antibiotica-Therapie.
4. Aktivierung der knöchernen Heilung durch Dekortikation und autologe Spongiosaplastik.

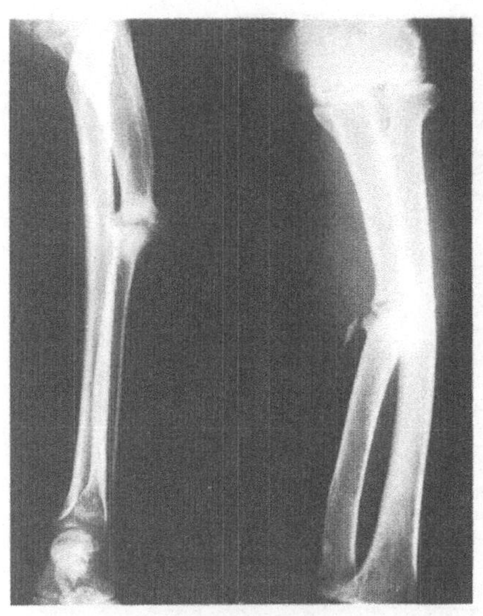

Abb. 4. 53jähr. Mann. 1944 Granatsplitterverletzung linker Unterarm und offene, isolierte Ulnaschaftfraktur. Konservative Behandlung. Status 32 Jahre nach Trauma: hypertrophische ("Elefantenfuß"-) Pseudarthrose ohne Infekt. Zunehmende Beschwerden im linken Hand- und Ellenbogengelenk

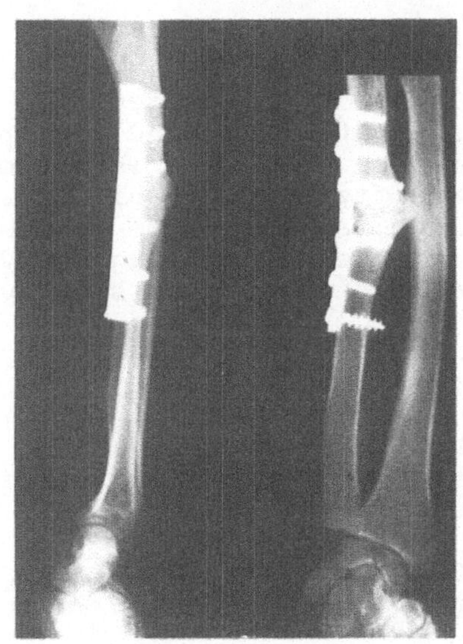

Abb. 5. Therapie: Stabile Osteosynthese durch schmale 6-Loch DC-Platte und axiale Kompression. Pseudarthrosengewebe bleibt unangetastet

Bestehen Haut- und Weichteildefekte, so können diese abschließend plastisch gedeckt werden.

Dieses aktiv-chirugische Behandlungskonzept ermöglicht die so entscheidende funktionelle Bewegungstherapie. Nur hierdurch kann der bereits bestehende Schaden an den Nachbargelenken zumindest in Grenzen gehalten werden. Die z.T. mehrfachen stationären Aufenthalte können relativ kurz sein. Einer vollen Aufklärung und psychischen Führung des Patienten durch den Arzt kommt dabei eine Schlüsselstellung zu. Durch dieses biologisch und biomechanisch sinnvolle Therapiekonzept können 95% der Unterarmschaftpseudarthrosen zur knöchernen Ausheilung gebracht werden.

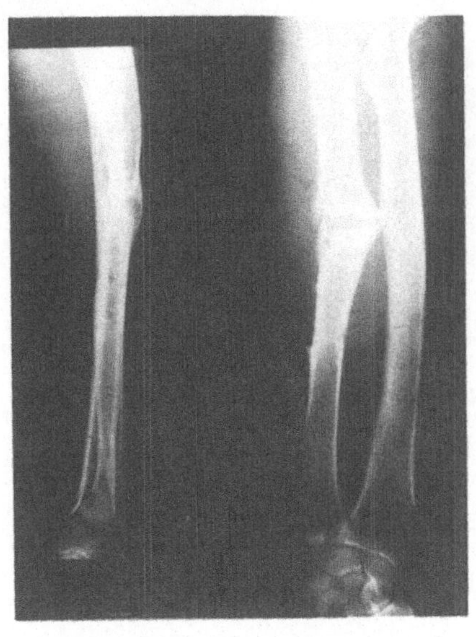

Abb. 6. Nach 18 Monaten Entfernung der Platte. Pseudarthrose vollständig knöchern durchgebaut. Wesentliche Besserung der subjektiven Beschwerden und der Funktion

Zusammenfassung

Falschgelenkbildungen nach Unterarmbruch werden vor allem nach konservativer Behandlung und nach intramedullärer Osteosynthese gefunden. Die Ulna ist bevorzugt. Für die Therapie hat sich die Klassifizierung in biologisch reaktionsfähige und reaktionsunfähige, avitale Typen bewährt. In jedem Fall ist der aktiv chirurgischen Behandlung der Vorzug zu geben. Das mitgeteilte Therapiekonzept hat sich außerordentlich gut bewährt.

Literatur

BRAUN, Ch.: Die Behandlung der Vorderarmfraktur. Ergebnisse nach konservativer und operativer Therapie. Inauguraldissertation, Freiburg 1978.

DODGE, S., CADY, W.: Treatment of fractures of the Radius and Ulna with Compression Plates. J.Bone Jt Surg. 54 A, 1167 (1972).

JÄGER, M. KUESSWETTER, W., WIRTH, C.J., WITT, A.N.: Nachuntersuchungsergebnisse bei Plattenverschraubung mit und ohne autologem Span zur Behandlung von Callusverzögerungen und Pseudarthrosen. Arch.Orthop.Unfallchir. 77, 203 (1973).

PFISTER, U., MEINHARDT, U., ECK, T.: Operative Behandlung und Ergebnisse bei Unterarmschaftpseudarthrosen. Arch.Orthop.Unfallchir. 79, 13 (1974).

TSCHERNE, H., SCHMIT-NEUERBURG, K.P.: In: Heberer/Hegemann: Indikation zur Operation. Berlin-Heidelberg-New York: Springer 1974.

WEBER, B.G., CECH, O.: Pseudarthrosen. Bern-Stuttgart-Wien: Huber 1973.

U. Pfister, Tübingen

Operatives Vorgehen und Behandlungsergebnisse bei Unterarmschaftpseudarthrosen

Pseudarthrosen der Unterarmschaftknochen sind keine Seltenheit. In unkomplizierten Fällen gelingt es mit den heute gegebenen Möglichkeiten relativ einfach eine Ausheilung zu erreichen. Das Vorgehen läßt sich dabei weitgehend standardisieren. Fehlschläge sind meist auf den hier (nach SCHUSTER) aus einem Verlegungsbrief offenbarten Zwiespalt des Operateurs zurückzuführen: "... und hielten hier bezüglich Metallverbrauch das Minimum für das Optimum, im Spannungsfeld zwischen dem alten BÖHLER und der aggressiven AO stehend!"

Das heute in der Regel operative Angehen der Unterarmschaftpseudarthrose muß natürlich die besonderen anatomischen Gegebenheiten des Unterarmes berücksichtigen. Diese Behandlung ist aber nur dann in hohem Maße erfolgversprechend, wenn die Grundprinzipien jeder operativen Pseudarthrosenbehandlung streng beachtet werden:

1. Schonende Operationstechnik
2. Sichere und anatomisch korrekte Stabilisierung
3. Anregung verminderter osteogener Potenz
4. Defektauffüllung
5. Radikale Sanierung von Infektherden.

<u>Zu 1:</u> Wenn immer möglich, sollten die standardisierten Zugänge gewählt werden. Am besten bewährt hat sich für den proximalen Radius der BOYDsche Schnitt. Der mittlere und distale Schaftbereich werden mit dem sogenannten radialen Schnitt auf der Streckseite des Unterarmes in einer Linie zwischen Epicondylus radialis und Proc.styloideus radii freigelegt. Der Zugang nach BOYD kann zum THOMPSONschen Schnitt erweitert werden und bringt Vorteile beim Zugang zu Trümmerfrakturen beider Knochen. Ungünstige Narben- und Weichteilverhältnisse erfordern aber ebenso wie der Zwang zur Entfernung in falscher Position eingebrachten Osteosynthesematerials manchmal ein atypisches Vorgehen.

Trümmerbrüche führen bei primär operativer Behandlung nicht selten deshalb zur Pseudarthrose, weil zu viel devastiert wurde. Die nachfolgende Operation sollte diesen Fehler zu vermeiden versuchen. Eine sichere Stabilisierung der Hauptfrequenz ist der für die Ausheilung und Funktion bedeutungslosen Röntgenkosmetik vorzuziehen.

Vorbestehende Nervenverletzungen sollten nicht zur Sorglosigkeit bei der Freilegung der Pseudarthrose verleiten. Ab und zu zeigen sich nämlich nach sorgfältiger Präparation und Pseudarthrosenoperation überraschende Verbesserungen der vorher gestörten nervalen Funktion.

<u>Zu 2:</u> Die regelrecht durchgeführte Plattenosteosynthese gilt heute wohl unbestritten als die optimale Methode der Stabilisierung im Unterarmschaftbereich. Wenn sich auch in manchen

Fällen mit der Marknagelung oder sogar dem Rushpin die Ausheilung einer Pseudarthrose erzielen läßt, so erfüllen diese Verfahren doch vor allem bezüglich ihrer Rotationsstabilität am Unterarm nicht die Bedingung der absoluten Ruhigstellung.

Bei Pseudarthrosen beider Unterarmknochen oder schlechten Weichteilverhältnissen macht die Versenkung von 2 ausreichend stabilen Platten freilich manchmal Schwierigkeiten. In solchen Fällen empfiehlt es sich neben der üblichen schmalen Standard- oder DC-Platte eine Halbrohrplatte zu verwenden. Die Drittelrohrplatte ist sicherlich nicht stabil genug. DC-Platten bieten durch die Möglichkeit der Kompression durch exzentrisches Bohren den Vorteil der geringen Devastierung. Man sollte sich aber darüber klar sein, daß bei der Verwendung ohne Spanngerät der Spannweg begrenzt ist. Bei primär starkem Klaffen des Pseudarthrosenspaltes muß deshalb auch bei der DC-Platte das Spanngerät benützt werden.

Vorsicht ist bei Radiusschaftpseudarthrosen am Übergang zum oder im distalen Drittel geboten. Durch starke Kompression kann die ohnehin oft schon bestehende Verkürzung des Radius weiter verstärkt werden und damit eine relative Ulnaverlängerung mit ihren Folgen auf das Handgelenk resultieren. Man muß hier eine Überkorrektur vornehmen.

Zu achten ist auch auf eine korrekte Achsenstellung der Pseudarthrose. Nicht selten findet man nach Fraktur beider Unterarmknochen einen Knochen bereits in falscher Stellung überbrückt oder eine Pseudarthrose beider Knochen in Fehlstellung. Hier muß dann vor der Stabilisierung zunächst durch Osteotomie der Achsenfehler korrigiert werden.

Der Vollständigkeit halber muß erwähnt werden, daß in seltenen Fällen bei infizierten Defektpseudarthrosen eine Stabilisierung durch Platte nicht möglich ist. Dann kann eine äußere Fixation in Form des Fixateur externe oder des WAGNER-Apparates notwendig werden.

<u>Zu 3 und 4:</u> Eine besondere Rolle bei der Ausheilung jeder Pseudarthrose spielt die Bereitschaft der Fragmentenden zur Knochenneubildung. Bei der hypertrophischen Pseudarthrose ist die Ausheilung allein durch Kompression und damit sichere Stabilisierung möglich. In vielen Fällen läßt sich aber eine Überbrückung in angemessener Zeit oder überhaupt nur durch die Anlagerung von Spongiosa erzielen. Dies trifft für die sogenannten reaktionsarmen, aseptischen wie auch für die infizierten Pseudarthrosen zu. Defekte müssen im aseptischen Bereich durch Spongiosa oder corticospongiöse Blöcke, bei der infizierten Pseudarthrose immer besser durch reine Spongiosa überbrückt werden.

<u>Zu 5:</u> Die erfolgreiche Behandlung infizierter Pseudarthrosen ist nur dann zu erwarten, wenn eine radiculäre Sanierung der nekrotischen Weichteile und Knochen erfolgt. Fisteln müssen excidiert und Sequester entfernt werden. Mehrere kleine Eingriffe erweisen sich meist als günstiger, häufig wird man zunächst durch eine Weichteilsanierung und Stabilisierung einen Rückgang der Infektzeichen und damit günstige Voraussetzungen für die Spongiosa-

plastik des Zweiteingriffes gewinnen können. Spülsaugdrainagen und - so lange wie das Metall liegt - die Saugdrainage sind in der Behandlung der Infektpseudarthrosen unerläßlich.

Zusammengefaßt ergeben sich so für die Behandlung folgende Richtlinien:

Hypertrophische Pseudarthrose

Plattenosteosynthese mit Kompression.
Keine Excision des Pseudarthrosengewebes!
Bei Fehlstellung Dekortikation und Osteotomie (+Spongiosaplastik).

Atrophische Pseudarthrose

Plattenosteosynthese mit Kompression
Spongiosaplastik oder corticospongiöser Span

Defektpseudarthrose

Plattenosteosynthese
Defektüberbrückung mit corticospongiösem Block.

Infektpseudarthrose

1. Radikale Ausräumung avitalen Gewebes
2. Stabilisierung mit Platte oder Fixateur externe
3. (Akuter Infekt: Spülsaugdrainage) blander Infekt: Spongiosaplastik, Saugdrainage.

Ergebnisse

An der BG-Unfallklinik Tübingen wurden in den Jahren 1970-1975 121 Unterarmschaftpseudarthrosen bei 105 Patienten behandelt.

Ein signifikant häufigeres Vorkommen von Ulnapseudarthrosen, wie es von einigen Autoren angegeben wird, konnten wir nicht feststellen. Es fanden sich in unserem Krankengut (Tabelle 1):

Tabelle 1

Nach isolierter Fraktur:

21 Radiuspseudarthrosen
24 Ulnapseudarthrosen

Nach Fraktur beider Knochen:

20 Radiuspseudarthrosen
24 Ulnapseudarthrosen
16 Pseudarthrosen von Radius und Ulna

Bemerkenswert hoch ist der Anteil der nach operativer Frakturbehandlung entstandener Pseudarthrosen (Tabelle 2).

Über die Vorbehandlung der Fraktur gibt Tabelle 3 Auskunft.

Tabelle 2. Unterarmschaftpseudarthrosen 1970-1975

Versorgung der vorausgegangenen Fraktur	
primär operativ	46
sekundär operativ	23
konservativ	36

Tabelle 3. Unterarmschaftpseudarthrosen 1970-1975

Vorausgegangene operative Versorgung der Fraktur

36 x durch Plattenosteosynthese
11 x durch Marknagelung
22 x durch Rush-Pin
9 x durch Cerclagen
5 X durch Ki-Drähte

Zur Behandlung der entstandenen Pseudarthrosen war bereits 24 x ein Zweiteingriff ohne Erfolg durchgeführt worden. Die uns zugewiesenen Pseudarthrosen waren in 29 Fällen aus einer primär offenen Fraktur entstanden, 18 x handelte es sich um eine Infektpseudarthrose (Tabelle 4 und 5).

Tabelle 4. Behandlung von 121 Pseudarthrosen

119 x durch Plattenosteosynthese
99 x ohne Komplikation geheilt
19 x Zweit- und Dritteingriffe notwendig
1 x keine Überbrückung erreicht

Bei 119 Unterarmschaftpseudarthrosen 1970-1975 wurde 34 x autologe Spongiosa, 10 x ein cortico-spongiöser Block und 7 x homologe Spongiosa verwendet.

Tabelle 5. Gründe für 19 Zweit- und Dritteingriffe

3 x Keine knöcherne Ausheilung
4 x Serom oder Hämatom
4 x Infekt erneut aufgeflackert
2 x Neuer Infekt
6 x Infektbedingte Plattenlockerung
2 x Aseptische Plattenlockerung
2 x Plattenbruch
2 x Korrigierende Operation notwendig

Bei 18 Infektpseudarthrosen verheilten 17 durch Plattenosteosynthese, 7 durch 2. Plattenosteosynthese und 1 durch konservative Behandlung.

Wir konnten bei 80 Patienten eine Nachuntersuchung durchschnittlich 1 Jahr nach der Konsolidierung der Pseudarthrose vornehmen, dabei fanden sich im Vergleich zum Vorbefund folgende Gelenkbeweglichkeiten (Abb. 1).

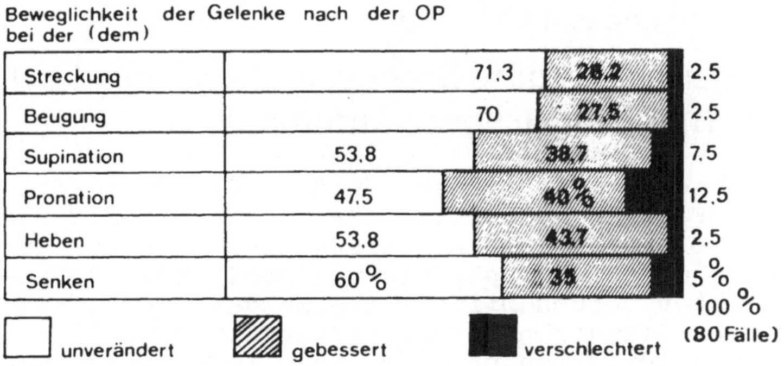

Abb. 1

Die Tabelle 6 zeigt, daß trotz Konsolidierung und strenger krankengymnastischer Übungsbehandlung in über der Hälfte der Fälle keine Verbesserung des Bewegungsbefundes mehr zu erzielen war. Konsequent ist die Forderung nach einer optimalen Erstversorgung von Frakturen, die Pseudarthrosen erst gar nicht entstehen läßt. Hier zeigt sich zumindest nach der Statistik unserer Klinik ein Hoffnungsschimmer.

Tabelle 6. Zahl der Unterarmschaftpseudarthrosen

1970	1971	1972	1973	1974	1975	1976
26 Ps.	21 Ps.	30 Ps.	16 Ps.	14 Ps.	14 Ps.	6 Ps.

Literatur

ALLGÖWER, M., MÜLLER, M.E., SCHENK, R., WILLENEGGER, H.: Biochemische Prinzipien bei der Metallverwendung am Knochen. Langenbecks Arch.klin.Chir. 305, 1 (1963).

HOLZ, U.: Unterarmschaftbrüche. Schriftenreihe Unfallmed. Tagung der gewerbl. Berufsgenossenschaften, Heft 25.

MÜLLER, J., SCHENK, R.: Zuggurtungsplatten - Osteosynthese zur Behandlung von Pseudarthrosen der langen Röhrenknochen. Mschr. Unfallheilk. 74, 253 (1971).

VOORHOEVE, A.: Ursachen und Behandlung der Unterarmpseudarthrosen. Chir.Praxis 17, 173 (1973).

WELLER, S.: Zur Behandlung von Pseudarthrosen im Bereich des Unterarmes. H. Unfallheilk. 94, 54 (1968).

R. Kleining und K.-D. Vitt, Duisburg-Buchholz

Der cortico-spongiöse Beckenkammspan bei der Behandlung von Unterarmschaftdefektpseudarthrosen

Nach unseren Erfahrungen führt im Regelfall die operativ versorgte Fraktur im Bereich des Unterarmes mit nachfolgender Infektion, die nicht beherrscht werden kann, zu ausgedehnten knöchernen Defektzuständen und damit zu Defektpseudarthrosen. Die ersten beiden Diapositive zeigen die klinische und röntgenologische Situation einer Unterarmschaftpseudarthrose eines mehrfach voroperierten offenen Unterarmschaftbruches mit nachfolgender Osteomyelitis. Das vorrangige Behandlungsziel kann bei derartigen Problemfällen nur die Erhaltung der Extremität sein. Die Erhaltung von Muskel- und Gelenkfunktionen ist von zweitrangiger Bedeutung.

Die Problematik in der Behandlung liegt einmal in dem großen knöchernen Defekt, der überbrückt, und zum anderen im Infektgeschehen, das beherrscht werden muß. Es wird heute von niemenden bestritten, daß die Stabilität nicht nur eine wirksame Infektionsprophylaxe bei offenen Frakturen, sondern auch einen wesentlichen Faktor zur Begrenzung des Infektgeschehens darstellt. Die Stabilität ist selbstverständlich auch eine Voraussetzung für den Einbau und die Umstrukturierung des Knochentransplantates. Eine persistierende floride Infektion kann dagegen zur Instabilität einer primär stabilen Osteosynthese führen (Tabelle 1 bis 3).

Tabelle 1

I. Zunahme der Stabilität
↓
Abnahme des infekt. Geschehens

II. Zunahme des infekt. Geschehens
↓
Abnahme der Stabilität

Tabelle 2

I. Maßnahmen zur Stabilitätserhöhung

1. Bessere knöcherne Fixation

2. Stabileres Transplantat

Tabelle 3

II. Maßnahmen gegen den Infekt

1. Bessere knöcherne Fixation
2. Debridement
3. Sequestrotomie
4. Drainage
5. Gezielte antibiot. Therapie

Über die technische Durchführung einer internen oder externen Fragmentfixation am Unterarm bestehen heute keine grundsätzlichen Meinungsverschiedenheiten. Dagegen wird die Transplantation corticalen Knochens im septischen Milieu unterschiedlich beurteilt. Viele Autoren haben deshalb größte Bedenken, da nach ihrer Meinung der corticale Knochen einen potentiellen Sequester darstellt. Nach radikalem Débridement, ausreichender Sequestrotomie, suffizienter Drainage und einer gezielten antibiotischen Behandlung haben wir keine Bedenken einen cortico-spongiösen Beckenkammspan zu transplantieren. Unsere bisherigen Erfahrungen haben gezeigt, daß bei großen Defektzuständen die Osteosynthese erst durch die Verwendung eines cortico-spongiösen Transplantats ausreichend stabil wird. Unter mechanischer Ruhe kann jedoch nur das Transplantat ungestört einheilen.

Bei Betrachtung der biomechanischen Konstellation am Unterarm nach äußerer Fixation eines Defektbereiches und fehlender Defektüberbrückung ist festzustellen, daß bei exzentrischer Belastung die Fragmentanteile, die zwischen den Schanzschen Schrauben liegen, nicht mechanisch beansprucht werden (Abb. 1 und 2). Ausschließlich autologe Spongiosa im lockeren Verbund kann im Defektbereich Druckspannungen nicht ausreichend aufnehmen. Der axial eingepreßte cortico-spongiöse Beckenkammspan ist dazu jedoch in der Lage und kann rasch in den trajektoriell ausgerichteten Lamellenknochen umgebaut werden. Je druckbelastbarer das Transplantat, umso größer ist die Aufnahme der mechanischen Beanspruchung, die für den trajektoriellen Umbau des Transplantates nötig ist (Tabelle 4 und 5).

Tabelle 4. Fördernde Faktoren für den Transplantateinbau

1. Mechanisch ausreichende Stabilität
2. Ausreichende Vaskularisierung
3. Fester Verbund des Transplantats

Tabelle 5. Fördernde Faktoren für die Umstrukturierung des Transplantats

1. Biomechanische Stabilität
2. Fester Verbund des Transplantats
3. Aufnahme "physiolog." Biegemomente durch das Transplantat

An einigen Diapositiven soll das bei uns derzeit übliche operative Vorgehen demonstriert werden. Nach entsprechender Operationsvorbereitung, gegebenenfalls mit präoperativ begonnener gezielter antibiotischer Behandlung, wird im Regelfall ohne Blutsperre das Transplantatlager sorgfältig vorbereitet. Nekrotisches Weichteil- und Knochengewebe wird restlos entfernt. Die meistens abgedeckelte Markhöhle muß unbedingt eröffnet werden, damit das Transplantat eine Verbindung mit der Markhöhle hat, um

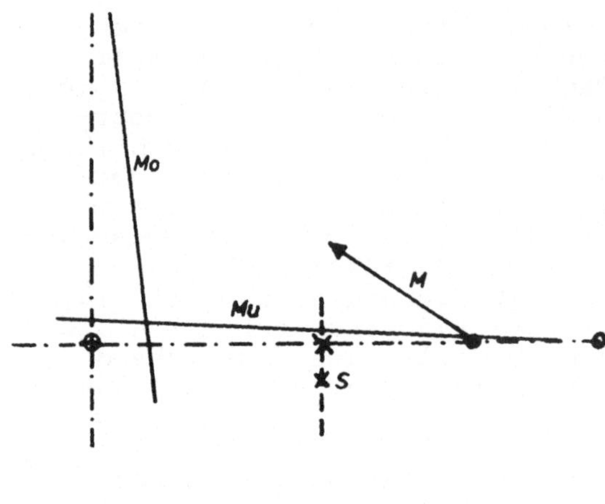

Abb. 1. Schematische Darstellung der Biegemomentenfläche des fast rechtwinklig gebeugten Unterarmes bei entsprechender Biegebeanspruchung. M Gesamtresultierende aller Muskeln; M_U Resultierende der Unterarmmuskeln; M_O Resultierende der Oberarmmuskeln; S im Schwerpunkt vereinigtes Gewicht des Unterarmes mit Hand (nach PAUWELS)

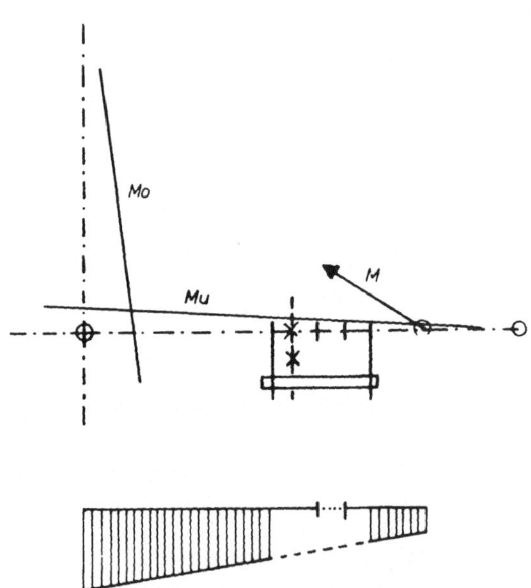

Abb. 2. Schematische Darstellung der Biegemomentenfläche des fast rechtwinklig gebeugten Unterarmes bei entsprechender Biegebeanspruchung und Überbrückung eines mit Wagner-Apparat überbrückten knöchernen Defektes. Die überbrückten Fragmentanteile werden biomechanisch nicht beansprucht. M Gesamtresultierende aller Muskeln; M_U Resultierende der Unterarmmuskeln; M_O Resultierende der Oberarmmuskeln

einen schnelleren Anschluß an die Markgefäße zu erreichen. Ein mit Periost bedeckter Beckenkammspan wird zimmermannsmäßig zubereitet und axial eingepreßt, wobei entsprechende Nuten, manchmal in Verbindung mit internem Fixationsmaterial, eine sekundäre Dislokation des Transplantates verhindern können. Die Corticalisseite des Spans zeigt zur Membrana interossea. Kommen am Unterarm 2 Wagner-Apparate zur Anwendung, ist die Stabilität durch Verstreben der Wagner-Apparate untereinander wesentlich zu erhöhen.

Über unsere Ergebnisse wird Ihnen noch Herr VITT berichten.

Zusammenfassung und Schlußfolgerungen

Auf Grund unserer Ergebnisse beim plastischen Ersatz großer Ulna- und Radiusdefekte durch cortico-spongiöse Beckenkammspäne auch im septischen Milieu können wir sagen, daß die genannten Vorteile bei der Verwendung cortico-spongiösen Knochenmaterials uns berechtigen, den Nachteil, der in der Transplantation corticalen Knochens, also eines potentiellen Sequesters, liegen soll, zu vernachlässigen. Fast ausnahmslos gelang der Erhaltungsversuch, die Infektion konnte beherrscht werden. Das funktionelle Ergebnis ist von zweitrangiger Bedeutung.

Literatur

BURRI, D.: Posttraumatische Osteitis. Bern-Stuttgart-Wien: Huber 1974.

PAUWELS, F.: Gesammelte Abhandlungen zur funktionellen Anatomie des Bewegungsapparates. Berlin-Heidelberg-New York: Springer 1965.

SCHMIT-NEUERBURG, K.-P., WILDE, Ch.-D.: Defektüberbrückung an den langen Röhrenknochen. H. Unfallheilk. 113, (1973).

SCHRAMM, W.: Klinische und tierexperimentelle Untersuchungen über die Transplantation autoplastischer Spongiosa. H. Unfallheilk. 104, (1970).

WEBER, B.G., CECK, O.: Pseudarthrosen. Bern-Stuttgart-Wien: Huber 1973.

M.H. Hackenbroch jun., München

Fehlstellung nach Unterarmfraktur

Häufigkeit und klinische Bedeutung

Die Unterarmschaftfraktur beim Erwachsenen hinterläßt leider oft erhebliche dauernde Funktionsstörungen. Dies ergibt sich eindeutig aus den einschlägigen größeren Nachuntersuchungen der letzten 25

Jahre, welche sowohl konservativ als auch operativ behandelte Frakturen erfassen; danach behielt wenigstens jeder vierte Patient ernsthafte Bewegungsstörungen (Tabelle 1). Betrachtet man das Krankengut einer Unfallklinik mit besonders hohem Anteil an veralteten und an offenen Unterarmfrakturen, so zeigt sich, daß von 100 Nachuntersuchten 53 eine Unfallrente bezogen (Tabelle 2).

Unter den Ursachen für die posttraumatischen Funktionsstörungen an Unterarm, Hand- und Ellenbogengelenk nimmt die in Fehlstellung verheilte Schaftfraktur von Elle und Speiche neben den Pseudarthrosen einen führenden Platz ein. Es ist auch nicht zu übersehen, daß die in Fehlstellung verheilte Unterarmfraktur oft eine empfindliche Störung der Ästhetik verursacht.

Achsenabweichung und starke Seitenverschiebung

Die augenfälligste Fehlstellung besteht in einer Achsenknickung oder starken Seitenverschiebung eines oder beider Unterarmknochen (Abb. 1). Die unvermeidliche Folge ist eine Behinderung der Unterarmdrehbewegungen. Gleichzeitig kann auch infolge Längenminderung eines der beiden Unterarmknochen eine Gefügestörung im distalen Radioulnargelenk oder im proximalen Radioulnargelenk und Humeroradialgelenk bestehen, welche ihrerseits eine weitere, meist schmerzhafte Rotationseinschränkung zur Folge haben kann. Die dislokationsbedingte Verlagerung von Muskelverläufen kann auch Ursache für eine empfindliche Kraftminderung sein.

Tabelle 1. Häufigkeit ernsthafter Bewegungsstörungen nach Unterarmschaftfrakturen, nach Literaturangaben zusammengestellt

Autor		n	%
TROJAN	1953	277	24
SEIFFERT	1961	67	29
BURWELL	1964	74[a]	8
PROFITOS	1965	100	53
LEITZ	1966	176	12
MITTELBACH	1967	56	54
RUEFF	1973	165[a]	42

[a]nur operativ behandelte Fälle.

Tabelle 2. Berentungshäufigkeit nach Unterarmschaftfrakturen der Nachuntersuchungen am Unfallkrankenhaus Graz (PROFITOS u. GERGEN, 1965)

Frakturtyp	n	Berentung
frische geshclossene	53	23%
offene	26	77%
veraltete	21	81%
	100	53%

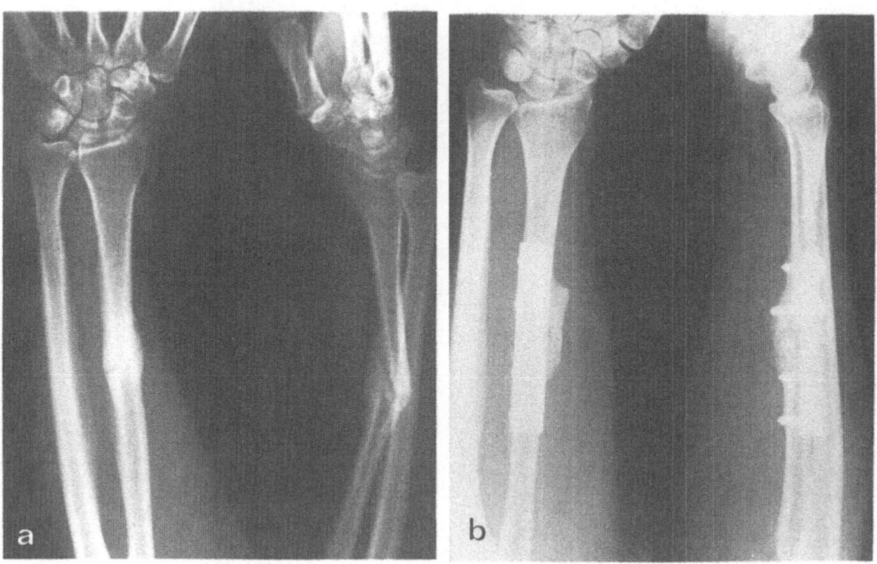

Abb. 1. G.D., 36jährige Frau. Isolierte, unter starker dorsaler Knickbildung abgeheilte Radiusschaftfraktur. (a) Präoperativer Zustand; (b) Knöcherne Heilung nach Achsenkorrektur

Aus allen diesen Gründen ist im allgemeinen die operative Korrektur angezeigt. Vorausgehen sollte eine intensive Übungsbehandlung zur Mobilisation und Muskelkräftigung. Die Korrekturosteotomie findet nach Möglichkeit am Ort der Deformität statt. Dabei kommt es nicht nur auf die Beseitigung der knöchernen Fehlstellung an, sondern auch auf die Erhaltung oder Wiederherstellung der korrekten Längenverhältnisse zwischen Radius und Ulna, weil dies die Voraussetzung für eine ungestörte Funktion des distalen Radioulnargelenks ist. Die Erfahrung hat gezeigt, daß Korrekturosteotomien wegen der erhöhten Gefahr der Pseudarthrosenbildung nach Möglichkeit nur durch stabile Osteosynthese fixiert werden sollen; das Osteosynthesemittel der Wahl ist fast ausschließlich die Platte. Es ist wichtig, gleichzeitig eine ausgiebige Resektion von Narbengewebe mit Discision der oft geschrumpften und damit sperrenden Membrana interossea vorzunehmen. Postoperativ kommt es darauf an, daß eine längere Immobilisation im Gipsverband vermieden und frühzeitig mit der Übungsbehandlung begonnen wird.

Rotationsfehler und Rotationskontrakturen

Eine Rotationskontraktur kann verschiedene Ursachen haben. Nicht selten handelt es sich um die Folge eines bei der Reposition nicht ausgeglichenen primären Drehfehlers. Primäre Rotationsfehler, die auch beim Kind nicht die geringste Neigung zur spontanen Korrektur haben, sind radiologisch leider nicht immer ohne weiteres zu erkennen. Sie sind aber zu vermuten bei auffälligen abrupten Durchmesserdifferenzen der Knochenschäfte im Frakturbereich. Umgekehrt kann man sie weitgehend ausschließen, wenn man darauf achtet, daß sowohl beim ap.- als auch beim seitlichen Bild die Humeruscondylen in unveränderter Position gelagert bleiben und abgebildet werden (Abb. 2b).

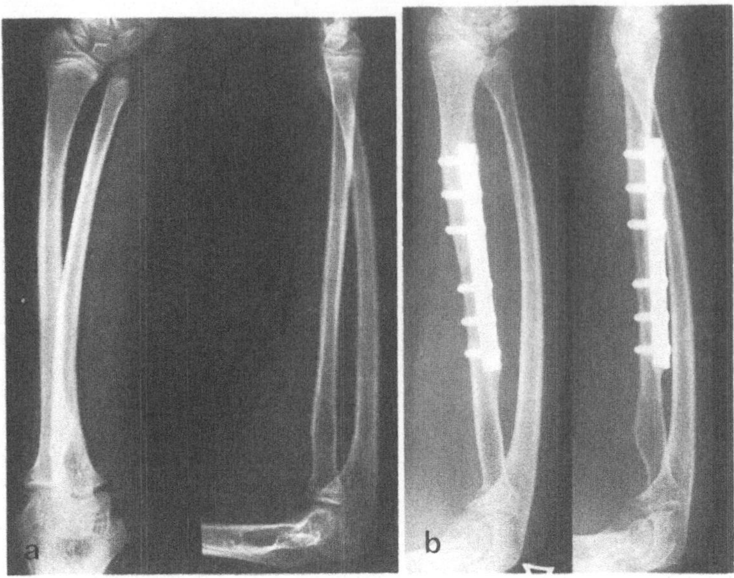

Abb. 2. S.C., 16 Jahre. Posttraumatische Supinationskontraktur des rechten Unterarms. (a) Präoperativer Zustand; (b) Zustand nach pronierender Radiusschaftosteotomie, knöchern fest verheilt. Zu beachten: Postoperative Röntgenkontrolle in 2 Ebenen aus unveränderter Seitenlage des Humerus möglich

Die häufigere Ursache für Rotationskontrakturen sind ellerdings Bewegungseinschränkungen aufgrund von Dislokationen ad axim oder ad latus, aufgrund der bereits erwähnten posttraumatischen Narbenbildung und aufgrund von Ossifikationsprozessen im Bereich der Membrana interossea, auf die noch einzugehen sein wird.

Man kann nicht generell sagen, die Supinations- oder die Pronationskontraktur sei funktionell ungünstiger, weil spezielle berufliche Gegebenheiten oft speziell bevorzugte Funktionen erfordern. In den meisten Fällen ist jedoch der Bereich zwischen leichter Supination und ausgeprägterer Pronation für den täglichen Gebrauch der wichtigste. Bei Patienten mit posttraumatischer Supinationskontraktur ist daher die Pronationsosteotomie des Radius indiziert (Abb. 2). Man muß sich jedoch darüber im klaren sein, daß sich durch diese Maßnahmen lediglich das Zentrum der verbliebenen Umdrehbewegungen in einen funktionell günstigeren Bereich hinein verlagern läßt; es kann aber nicht mit einer Vermehrung des Bewegungsumfangs gerechnet werden. Im übrigen muß man auch berücksichtigen, daß ein Pronationsverlust wenigstens teilweise durch vermehrte Abduktionsstellung im Schultergelenk ausgeglichen werden kann.

Als weitere operative Maßnahme zur Verbesserung der Drehbeweglichkeit ist die Radiusköpfchenresektion zu erwähnen. Sie ist dann indiziert, wenn es zur posttraumatischen Fehlstellung, überschießenden Ossifikation oder Arthrose im Bereich des proximalen Radioulnar- und des Humeroradialgelenks gekommen ist. Nachuntersuchungen an 251 Frakturen und Luxationen des Radiusköpfchens an der hiesigen Klinik haben ergeben, daß negative Auswirkungen der Radiusköpfchenresektion auf das distale Radioulnargelenk nicht zu befürchten sind (KEYL, 1971).

Längendifferenz

Neben Rotationsfehlern und Achsenabweichung stellt die isolierte Längendifferenz zwischen Radius und Ulna nach Unterarmschaftfraktur ein wichtiges klinisches Problem dar, während im Gegensatz zur unteren Gliedmasse die gleichförmige Verkürzung der Unterarmknochen funktionell weniger bedeutsam ist. Es ist vor allem mit Störungen im Bereich des Handgelenks, also des distalen Radioulnar- und des Radiocarpalgelenks zu rechnen. Diese Störungen beruhen entweder auf Instabilität oder auf posttraumatischer Arthrose.

Bei mäßigem Ulnavorschub und unter der Voraussetzung, daß das distale Radioulnargelenk noch erhalten und nicht arthrotisch verändert ist, kann eine Verkürzungsosteotomie der Elle im Schaftbereich durchgeführt werden. Bei starkem Ulnavorschub und Zerstörung des distalen Radioulnargelenks ist die Indikation zur Resektion des Ulnaköpfchens gegeben. Dieser Eingriff läßt bei Patienten mit leichter manueller Tätigkeit ein gutes funktionelles Ergebnis erwarten, wie wir es von unseren Erfahrungen nach Resektion des Ulnaköpfchens wegen rheumatischem Caput-ulnae-Syndroms wissen. Bei manuellen Schwerarbeiten können dagegen Instabilitätsprobleme im Radioulnargelenk auftreten, die auch durch sogenannte Fesselungsoperationen manchmal schwer zu beherrschen sind; in diesen Fällen ist daher die Indikation zur Resektion des Ulnaköpfchens zurückhaltend zu stellen.

Im übrigen können auch geringere isolierte Längenabweichungen Anlaß zur posttraumatischen Arthrose des distalen Radioulnargelenks geben. Es ist zu empfehlen, die Indikation zur verkürzenden Osteotomie von Röntgenaufnahmen im Seitenvergleich abhängig zu machen.

Posttraumatische Veränderungen der Membrana interossea

In Verbindung mit diaphysärer Fehlstellung kommt es gehäuft zu Veränderungen an der Membrana interossea, welche ihrerseits eine weitere Verschlechterung der Rotationsbewegungen nach sich ziehen. Es handelt sich einerseits um Schrumpfungsvorgänge, andererseits um verschiedene Grade der Membranverknöcherung (Abb. 3). Die große Neigung der Membrana interossea zur Schrumpfung beruht darauf, daß es keine Drehposition gibt, in der alle Fasern gleichzeitig angespannt sind und in der zur Vermeidung von Schrumpfungsvorgängen ruhiggestellt werden könnte; andererseits aber betragen die beim vollständigen Rotationsvorgang zu überwindenden Interossärabstände zwischen 19 und 33% des minimalen Interossärabstandes, was eine äußerste Nachgiebigkeit und Anpassungsfähigkeit des Membrangewebes verlangt (KÜSSWETTER, 1977). Bei Achsenfehlstellung mit Verschmälerung des Interossärraums wird dieser Effekt noch verstärkt. Gleichzeitig besteht eine erhöhte Neigung zur Verknöcherung der Membran, deren äußerster Grad der Brückencallus darstellt.

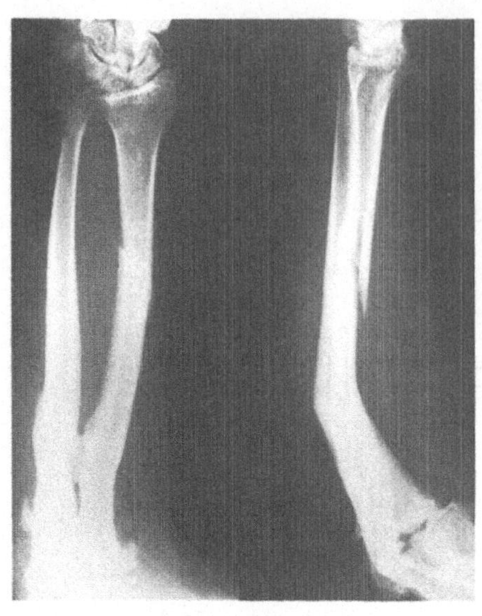

Abb. 3. W.W., 44jähriger Mann. Brückencallus im proximalen Unterarmdrittel nach in Achsenfehlstellung verheilter Mehrfachfraktur

Die therapeutische Konsequenz ist die ausgiebige Membranspaltung und die Resektion der Ossifikationsherde. Dies kann allerdings, vor allem im proximalen Unterarmabschnitt, wegen der Gefahr der Nerven- und Gefäßverletzung sehr schwierig sein. Die Prognose ist weiterhin durch eine häufige Neigung zu Rezidiven getrübt.

Verhütung von funktionsstörenden Fehlstellungen

Da die in Fehlstellung verheilte Unterarmfraktur nachweislich sehr oft erhebliche Funktionsstörungen verursacht, müssen bereits bei der Erstversorgung der frischen Verletzung bestimmte Punkte beachtet werden. Dazu gehört, zumindest beim Erwachsenen, die alsbaldige möglichst anatomische Reposition und Retention unter schonender Behandlung der Weichteile. Längere Immobilisationszeiten im Gipsverband müssen unbedingt vermieden werden; die kritische Dauer scheint unterhalb von etwa 3 Monaten zu liegen. Nach unserer Erfahrung sollte die Indikation zur Osteosynthese im Zweifelsfall großzügiger gestellt werden und in Form der Plattenfixation erfolgen. Die Osteosynthese ist allerdings nur dann sinnvoll, wenn eine frühzeitige Übungsbehandlung angeschlossen werden kann.

Literatur

BURWELL, H.N., CHARNLEY, A.D.: Treatment of forearm fraktures in adults with particular reference to plate fixation. J.Bone Jt Surg. 46 B, 404-425 (1964).

KEYL, W.: Zur Indikation der Radiusköpchenresektion unter Berücksichtigung der Spätergebnisse von 251 Frakturen und Luxationen des Radiusköpfchens. Arch.orthop. Unfall-Chir. 70, 243-260 (1971).

KÜSSWETTER, W.: Morphologie und Biomechanik der membrana interossea antebrachii. Habilitationsschrift München 1977.

LEITZ, G.: Funktionsverbessernde Operationen bei Fehlstellungen und Pseudarthrosen nach Frakturen der Vorderarmschaftknochen. Bruns' Beitr. klin. Chir. 214, 257-270 (1967).

MITTELBACH, H.R., BUSCHMANN, A.: Vorderarmschaftbrüche. Prinzipien, Techniken und Ergebnisse einer allgemeinchirurgischen Klinik. Chirurg 38, 306-313 (1967).

PROFITOS, J., GERGEN, M.: Die Behandlung von Unterarmbrüchen. (Eine Auswertung der Spätergebnisse von 100 nachuntersuchten Fällen.) Ergebn. Chir. 47, 247-275 (1965).

RUEFF, F.L., WILHELM, K., HAUER, G.: Fehlergebnisse nach Osteosynthesen von Unterarmschaftfrakturen. Mschr. Unfallheilk. 76, 1-13 (1975).

SEIFFERT, K.E.: Zur operativen Behandlung der Unterarmschaftbrüche. Bruns' Beitr. klin.Chir. 203, 211-224 (1961).

TROJAN, E.: Die Behandlungsergebnisse von 277 frischen, geschlossenen Schaftbrüchen beider Vorderarmknochen. H. Unfallheilk. 46, 140-209 (1953).

ZENKER, H.: Zur Indikation und Technik korrigierender Osteotomien im Schaftbereich langer Röhrenknochen. Arch.orthop. Unfall-Chir. 74, 205-223 (1972).

W. Albach, A. Uebelhör und P. Marcinowski, Murnau

Probleme des Implantatwechsels am Unterarm

Die Indikationsstellung zu einem Implantatwechsel am Unterarm bietet in der Regel keine Schwierigkeit. In den meisten Fällen wird eine Reosteosynthese am Unterarm erforderlich, wenn nach ungenügender operativer Primärversorgung die knöcherne Heilung ausbleibt. Sieht man von der seltenen Ausnahme einer straffen Pseudarthrose der Ulna ab, die keinerlei funktionelle Ausfälle von Unterarm und Hand bedingt, so bedürfen Pseudarthrosen am Unterarm stets einer operativen Behandlung. Nach erfolgloser Primärosteosynthese ist eine Fortsetzung der Pseudarthrosenbehandlung mittels Gipsverband falsch, da durch eine übermäßig lange Ruhigstellung ein irreversibler Immobilisierungsschaden entsteht.

Eine weitere Indikation zur Reosteosynthese am Unterarm stellt die primär operativ versorgte, jedoch in Achsenfehlstellung verheilte Unterarmfraktur dar. Die Abknickung oder Drehfehlstellung von einem oder beider Unterarmknochen beeinträchtigt die Gebrauchsfähigkeit der Hand aufgrund der eingeschränkten Umwendbewegung erheblich.

Neben den Pseudarthroseoperationen und den stellungsverbessernden Eingriffen kommt schließlich eine Reosteosynthese in Frage, wenn nach operativ versorgter Unterarmfraktur das Längenverhältnis zwischen Radius und Ulna gestört ist. Hier handelt es sich meistens um Verkürzungsosteotomien der Elle, die in der Regel mit einer Plattenosteosynthese fixiert werden.

(Tabelle 1) In der Zeit von 1964-1976 wurden an der Berufsgenossenschaftlichen Unfallklinik Murnau bei 60 Patienten insgesamt 79 Reosteosynthesen durchgeführt. Es handelte sich hier ausschließlich um nichtinfizierte Fälle. Die operative Erstversorgung wurde in der überwiegenden Mehrzahl der Fälle mit einem nichtmarkraumfüllenden Implantat durchgeführt. Die Ergebnisse nach Verwendung von Rushpins, von dünnen Marknägeln sowie von Markdrähten waren etwa gleich schlecht (Tabellen 2, 3 u. 4). Bei den primär mit AO-Platten-Osteosynthesen versorgten Unterarmfrakturen mußte 14 mal ein Implantatwechsel vorgenommen werden, 10 mal wegen primär zu kurz gewählter Platte (Tabelle 5).

Tabelle 1. BG-Unfallklinik Murnau (UKM)

Reosteosynthesen am Unterarm von 1964-1976 Ergebnisse (n = 79)	
68 Plattenosteosynthesen	60 konsolidiert 8 Pseudarthrosen 4 Infekte
7 Marknägel	konsolidiert
2 Rushpins	konsolidiert
2 Kirschner-Drähte	konsolidiert

Tabelle 2. BG-Unfallklinik Murnau (UKM)

Reosteosynthesen am Unterarm von 1964-1976

operative Erstversorgung		Ergebnis
30 Rushpins	16 Speichen	13 Pseudarthrosen 3 knöchern ausgeheilt
	14 Ellen	13 Pseudarthrosen 1 knöchern ausgeheilt

Tabelle 3. BG-Unfallklinik Murnau (UKM)

Reosteosynthesen am Unterarm von 1964-1976

operative Erstversorgung		Ergebnis
15 dünne Marknägel	8 Speichen	6 Pseudarthrosen 2 knöchern ausgeheilt
	7 Ellen	5 Pseudarthrosen 2 knöchern ausgeheilt

Tabelle 4. BG-Unfallklinik Murnau (UKM)

Reosteosynthesen am Unterarm von 1964-1976		
operative Erstversorgung		Ergebnis
17 Markdrähte	8 Speichen	7 Pseudarthrosen 1 knöchern ausgeheilt
	9 Ellen	7 Pseudarthrosen 2 knöchern ausgeheilt

Tabelle 5. BG-Unfallklinik Murnau (UKM)

Reosteosynthesen am Unterarm von 1964-1976		
operative Erstversorgung		Ergebnis
19 AO-Platten	10 Speichen	8 Pseudarthrosen 2 knöchern ausgeheilt
	9 Ellen	6 Pseudarthrosen 3 knöchern ausgeheilt

Tabelle 6. BG-Unfallklinik Murnau (UKM)

Reosteosynthesen am Unterarm von 1964-1975		
operative Erstversorgung		Ergebnis
	1 Speiche	1 Pseudarthrose
2 Lane'sche Platten		
	1 Elle	1 Pseudarthrose

Tabelle 7. BG-Unfallklinik Murnau (UKM)

Reosteosynthesen am Unterarm von 1964-1976		
operative Erstversorgung		Ergebnis
	1 Speiche	1 Pseudarthrose
2 Cerclagen		
	1 Elle	1 Pseudarthrose

Lane'sche Platten und Drahtcerclagen kamen je 2 mal zur Anwendung (Tabellen 6 u. 7).

Meistens wurde als Reosteosyntheseverfahren die Plattenosteosynthese, insgesamt 68 mal, angewendet, wobei sowohl der Wechsel vom intra- zum extramedullären als auch der vom extra- zum extramedullären Implantat vorkam (Tabellen 8 u. 9).

Während bei den hypertrophen Pseudarthrosen die stabile Druckplattenosteosynthese allein ausreicht, sollte bei den reaktionslosen sowie bei den Defektpseudarthrosen die Reosteosynthese mit einer autologen Spongiosaplastik kombiniert werden. Erfolgt der Implantatwechsel von Platte zu Platte, so ist bei der Reosteosynthese streng auf eine neue Lochwahl zu achten, um einen festen Schraubensitz zu bekommen.

In 7 Fällen wurde ein intramedulläres Implantat wiederum durch ein intramedulläres ersetzt (Tabelle 10), der Austausch eines extramedullären Implantates durch ein intramedulläres erfolgte nur 4 mal (Tabelle 11).

Beim Aufbohren von Radius und Ulna ist besondere Vorsicht geboten, um nicht durch eine Via falsa benachbarte Strukturen zu schädigen. Ausreichende Stabilität kann mit dem Marknagel erreicht werden, wenn er sich in einem möglichst großen Abschnitt jeden Fragmentes verklemmen kann, was schon bei einer Aufbohrung etwa bis Stärke 6 erreicht wird.

Das Ziel der Reosteosynthese, nämlich die knöcherne Wiedervereinigung der Fragmente, konnte bei 79 durchgeführten Reosteosynthesen 71 mal erreicht werden (Tabelle 12). Der entscheidende Vorteil der Plattenreosteosynthese ist die rasche Wiederherstellung der Beweglichkeit, insbesondere der Umwendbewegungen.

Tabelle 8. BG-Unfallklinik Murnau (UKM)

Angewandte Reosteosyntheseverfahren von 1964-1976	
Implantatwechsel (n = 49)	
intramedulläres ⟶	extramedulläres Implantat
28 Rushpins 7 Markdrähte 13 dünne Marknägel 1 dicker Marknagel	49 AO-Plattenosteosynthesen

Tabelle 9. BG-Unfallklinik Murnau (UKM)

Angewandte Reosteosyntheseverfahren von 1964-1976	
Implantatwechsel (n = 19)	
extramedulläres ⟶	extramedulläres Implantat
15 AO-Platten 2 Lane Platten 2 Cerclagen	19 AO-Plattenosteosynthesen

Tabelle 10. BG-Unfallklinik Murnau (UKM)

Angewandte Reosteosyntheseverfahren von 1964-1976	
Implantatwechsel (n = 7)	
intramedulläres ⟶	intramedulläres Implantat
1 Rushpin dünn	1 Rushpin dick
5 rushpins	5 Küntscher-Nägel
1 Markdraht	1 Rushpin

Tabelle 11. BG-Unfallklinik Murnau (UKM)

Angewandte Reosteosyntheseverfahren von 1964-1976	
Implantatwechsel (n = 4)	
extramedulläres ⟶	intramedulläres Implantat
2 AO-Platten	2 Küntscher-Nägel
2 AO-Platten	2 Kirschner-Drähte

Tabelle 12. BG-Unfallklinik Murnau (UKM)

Reosteosynthesen am Unterarm von 1964-1976	
Ergebnisse (n = 79)	
68 Plattenosteosynthesen	60 konsolidiert 8 Pseudarthrosen 4 Infekte
7 Marknägel	konsolidiert
2 Rushpins	konsolidiert
2 Kirschner-Drähte	konsolidiert

Tabelle 13. BG-Unfallklinik Murnau (UKM)

Reosteosynthesen am Unterarm von 1965-1976			
Ergebnisse			
60 Patienten	Funktion		
	besser	gleich	schlechter
	53	7	./.
arbeitsfähig:			
im selben Beruf	50		
im anderen Beruf	7		
Rentenstand	3		

Zusammenfassung und Schlußfolgerung

Zusammenfassend kann gesagt werden, daß die Art der operativen Erstversorgung auf den Verlauf der Reosteosynthese keinen kennzeichnenden Einfluß nimmt. Reosteosynthesen sollten nach erfolgloser Primärosteosynthese früh durchgeführt werden. Zu lange Immobilisierung des Unterarmes führt durch Schädigung an Weichteilen und Gelenken zu einem funktionellen Schaden, der unter Umständen den ursprünglichen Schaden in seinen Auswirkungen weit überwiegen kann.

Eine Reosteosynthese ist nur dann als erfolgreich zu bezeichnen, wenn Funktion von Unterarm und Hand wiedergewonnen werden. Unsere Nachuntersuchung zeigt (Tabelle 13), daß für die Wiederherstellung der Arbeitsfähigkeit und die soziale Rehabilitation die stabilen Osteosyntheseverfahren am Unterarm, meist Plattenosteosynthesen, das Mittel der Wahl sind.

Literatur

1. CHRISTENSEN, N.O.: Küntscher Intramedullary Reaming and Nail Fixation for Nonunion of the Forearm. Clin.Orthopaed. Related Research 116, 215-312 (1976).
2. FINKBEINER, G.F., HORT, W.: Therapie der anbehandelten Unterarmfrakturen. Z.Orthop. 114, 666-669 (1976).
3. ANDERSON, L.D., SISK, T.D., PARK, W., TOOMS, R.E.: Compression plate fixation in acute diaphysiel fractures of the radius and ulna. J.Bone Jt Surg. 54 A, 1331 (1972).
4. PROBST, J.: Erfahrungen mit der Plattenosteosynthese in Verbindung mit der Spongiosaplastik bei Unterarmpseudarthrosen und -fehlstellungen. H. Unfallheilk. 87, 140-143 (1966).
5. PROBST, J.: Reosteosynthesen des Unterarmschaftes. H. Unfallheilk. 112, 54-68 (1973).

J. Ahlers, M. Sarvestani und C.-H. Schweikert, Mainz

Korrektureingriffe nach konservativ in Fehlstellung verheilten Unterarmschaftfrakturen

Gemeinsames Merkmal in Fehlstellung verheilter Unterarmschaftfrakturen ist die auffallende Deformität sowie die schwer geschädigte Funktion der angrenzenden Gelenke. Jede Achsenfehlstellung führt zu veränderten Druckbelastungen der beteiligten Gelenke. Sie ist somit biomechanisch als ungünstig anzusehen und muß daher im weitesten Sinne als präarthrotische Deformität nach HACKENBROCH angesehen werden. Es ist daher nur eine Zeitfrage, bis sich auf Grund der mechanischen Fehlbelastung vorzeitige Abnutzungserscheinungen in den benachbarten Gelenken in Form sekundärer Arthrosen bemerkbar machen.

Je früher man sich zu einer Stellungskorrektur entschließt, desto geringer ist die Potenz der präarthrotischen Deformität.

Bei Achsenfehlstellungen im Bereich des Unterarmes ist vor allem die Wiederherstellung der Funktion sowie die Besserung der Beschwerden oberstes Gebot.

Während bei Kindern Achsenabweichungen grundsätzlich bis 20 Grad toleriert werden können, wird man bei Rotationsfehlstellungen im Zusammenhang mit Achsenfehlstellungen frühzeitig eine Korrektur vornehmen müssen. Hier das Beispiel eines 11jährigen Jungen mit deutlicher Achsenfehlstellung des Radius und Rotationsfehlstellung der Ulna. Auf der rechten Seite der Zustand nach Korrekturosteotomie.

Achsenabweichungen vor allem im distalen Unterarmanteil bei Erwachsenen sind ab 8 bis 10 Grad unbedingt zu korrigieren. Hier das Beispiel eines 70jährigen Patienten mit hochgradiger Bewegungseinschränkung der benachbarten Gelenke, Korrekturosteotomie und Stabilisierung mit 2 DC-Platten.

Es müssen bei den Korrekturosteotomien auf korrekte Längenverhältnisse beider Unterarmknochen geachtet werden, um eine exakte Beweglichkeit im Handgelenk wieder herzustellen. Hier das Beispiel eines 3ojährigen Mannes mit Radiusknick und Pseudarthrose der Ulna mit Rotationsfehler. Korrektur des Achsenknickes des Radius sowie die Rotationsosteotomie der Ulna und Stabilisierung beider Unterarmknochen mit ausreichend langen Platten.

Rotationsbehinderungen des Unterarmes sowie Dorsalflexionseinschränkungen finden sich als Folge einer Radiusschaftverkürzung. Dadurch kommt es zu einem relativen Ulnavorschub. Hier das Beispiel eines 21jährigen Mannes auswärts zunächst konservativer Behandlungsversuch. Knöcherne Konsolidierung des Radiusschaftes mit Verkürzung von etwa 1,5 cm und Ausbildung einer Ulnapseudarthrose, die mit einem Küntscher-Nagel behandelt wirde. Sprengung des distalen Radio-Ulnargelenkes bei relativem Ulnavorschub.

Durch Verkürzungsosteotomie im Bereich des Ulnaschaftes konnte die Fehlstellung einigermaßen befriedigend beseitigt werden.

Bei der Verkürzung der Ulna muß die Membrana interossea vom distalen Ulnafragment bis zum Bandapparat des Radio-Ulnagelenkes abgelöst werden, da es bei einer erzwungenen Verkürzung zu unerwünschten Spannungen kommt, die die Rotationsbewegungen beeinträchtigen. Die Ulnaverkürzung sollte dabei wegen der anatomischen Formvarianten nur nach vergleichenden Röntgenaufnahmen der gesunden Seite vorgenommen werden.

Besondere Verhältnisse finden sich bei einer Unterarmpseudarthrose mit Fehlstellung. Im Hinblick auf die Vorschädigung, insbesondere die Atrophie der Muskulatur sowie die Einschränkung der Gelenkbeweglichkeit ist eine übungsstabile Osteosynthese in jedem Falle zu fordern. Bei der hypertrophen Pseudarthrose wird das überschießende Callusgewebe belassen. Beispiel eines 41 jährigen Mannes: 5 Jahre nach dem Unfall Ausbildung einer Pseudarthrose und erheblichen Fehlstellung in Unterarmschaftmitte, Korrekturosteotomie, wobei auf die exakten Achsenverhältnisse geachtet wurde und Stabilisierung mit 2 ausreichend langen Platten.

Defektpseudarthrosen werden unter sorgfältiger Beachtung der Längenverhältnisse beider Unterarmknochen stabilisiert. Der Defekt wird mit autologer Spongiosa aus dem Beckenkamm überbrückt. Im Einzelfall kann auch eine Verkürzungsosteotomie in Frage kommen.

Meine sehr verehrten Damen und Herren, in Folge der antagonistisch wirkenden Muskelkräfte kommt es bei konservativer Behandlung von Unterarmschaftfrakturen häufig zu deutlichen Achsenfehlstellungen bei verzögerter Knochenbruchheilung und Ausbildung von Pseudarthrosen. Wegen der veränderten Belastungsverhältnisse im Bereich der benachbarten Gelenke ist eine Korrekturosteotomie frühzeitig anzustreben. Während Achsenfehlstellungen bei Kindern bis 20 Grad toleriert werden können, sollten Achsenabweichungen bei Erwachsenen von 8 bis 10 Grad unbedingt ausgeglichen werden.

Literatur

TSCHERNE, H., OESTERN, H.-J.: Konservative und operative Behandlungen bei kompletten Unterarmfrakturen. Aktuelle Traumatologie 4, 85-91 (1974).

WELLER, S.: Vermeidung technischer Fehler bei der operativen Behandlung von Fraktur. Chirurg 43, 100-104 (1972).

ZENKER, H.: Zur Indikation und Technik korrigierender Osteotomien im Schaftbereich langer Röhrenknochen. Arch. orthop. Unfall-Chir. 74, 205-223 (1972).

W.D. Schellmann, Frankfurt/M.

Technik und Indikationen zur Behandlung posttraumatischer Längenunterschiede an den Unterarmknochen

Das sinnvolle Zusammenwirken von Elle und Speiche wird durch Längendifferenzen der beiden Unterarmknochen beeinträchtigt, besonders Umwendbewegung und Handgelenkfunktion sind davon betroffen.

Ellen- oder Speichenvorschub verursachen zusätzlich erhebliche Schmerzhaftigkeit im distalen Radioulnargelenk.

Längendifferenzen am Unterarm können folgende Ursachen haben:

1. Verletzungsbedingte Defekte;
2. Repositionsbedingte Fehlstellung in Achse oder Länge;
3. Defekte durch Resorption oder Nekrose bei Pseudarthrosen oder Sequester;
4. Unterschiedliches Längenwachstum nach Verletzung.

Primär entstandene und belassene Defekte sind selten, im überwiegenden Teil der Fälle tritt die Verkürzung im Gefolge resorptiver Umbauvorgänge in einer Pseudoarthrose schleichend und verzögert ein. Bei der operativen Behandlung dieser Pseudarthrose führt die oft unumgängliche anfrischende Resektion zu zusätzlichem Längenverlust. Die Fälle einer solchen operativ gesetzten Längendifferenz müssen deshalb in das hier zu diskutierende Patientenkollektiv mit einbezogen werden.

Jenseits eines gewissen Toleranzbereiches von ca. 6 bis 10 mm stellt der Vorschub eines Unterarmknochens praktisch eine Luxation im distalen Radioulnargelenk dar. Neben, z.T. erheblicher Schmerzhaftigkeit kommt es durch Schrumpfung bzw. Verziehung in der Membrana interossea zur Beeinträchtigung der Vorderarmbeweglichkeit.

Eingetretene oder drohende Längendifferenzen außerhalb eines vertretbaren Toleranzbereiches sind deshalb anerkannte Indikationen zur Korrekturoperation.

Bei der Behandlung von Längendifferenzen können folgende Methoden zur Anwendung kommen:

1. Umstellungsosteotomie;
2. Interposition ohne Längenkorrektur (Defektausfüllung);
3. Interposition zur Längenkorrektur (Verlängerung);
4. Verkürzung des benachbarten Unterarmknochens.

Die stabile Fixation eines Korrekturergebnisses am Unterarm wird heute nahezu ausschließlich durch Plattenosteosynthese vorgenommen, da intramedulläre Kraftträger - wie auch der Gipsverband - weder die Rotation noch die Verkürzung verhindern lassen.

Längenausgleich durch isolierte Verkürzung eines Unterarmknochens ermöglicht eine stabile Druckosteosynthese (Abb. 1). Bei Notwendigkeit gleichzeitiger Pseudarthrosenresektion des benachbarten Knochens wird die Verkürzungsstrecke aber oft zu groß. Bei intaktem Nachbarknochen und Verkürzung mit Pseudarthrose sollte deshalb die Verlängerung erwogen werden.

Da bei der Interposition große Dreh- und Hebelmomente an der Platte zu erwarten sind und der Knochen meist zusätzlich geschwächt ist, empfiehlt es sich, zu jeder Seite des Interponates die Platte mit mindestens 3 Schrauben zu fixieren (Abb. 2 u.3).

Für die Interposition hat sich autologe Spongiosa aber auch der autologe corticospongiöse Block aus dem Beckenkamm bewährt.

Die osteogenetischen Fähigkeiten der Spongiosa und auch des überwiegend spongiösen Beckenkammblocks sind bekannt, die belastungsabhängige Umstrukturierung des Transplantates ist beim corticospongiösen Block sogar dadurch begünstigt, daß bereits eine räumliche Orientierung des Knochenbälkchenwerks vorliegt.

Die Einheilungschancen von spongiösen Interponaten sind gut. Die Stabilität und Elastizität der Knochenbrüche ist aber über einen längeren Zeitraum stark erniedrigt.

Die Umstrukturierung des Knochens dauert Monate, verfrühte Metallentfernung ist deshalb mit dem Risiko einer Refraktur verbunden. Von mehreren Autoren wird Belassung bis zu 3 Jahren nach Interposition empfohlen.

In der BG-Unfallklinik, Frankfurt/Main wurden von 1971-1976 bei 62 Patienten drohende oder eingetretene posttraumatische Längendifferenzen am Unterarm operativ korrigiert.

In dieses Kollektiv wurden auch die Patienten einbezogen, bei denen die Behandlung einer Pseudarthrose mit Resektion - also operativ gesetzter Verkürzung und Notwendigkeit des Längenausgleichs - verbunden war.

Über die allgemeine Vorgeschichte des Patientenkollektivs gibt die Tabelle 1 Auskunft. Das durchschnittliche Alter der Patienten betrug 36,2 Jahre.

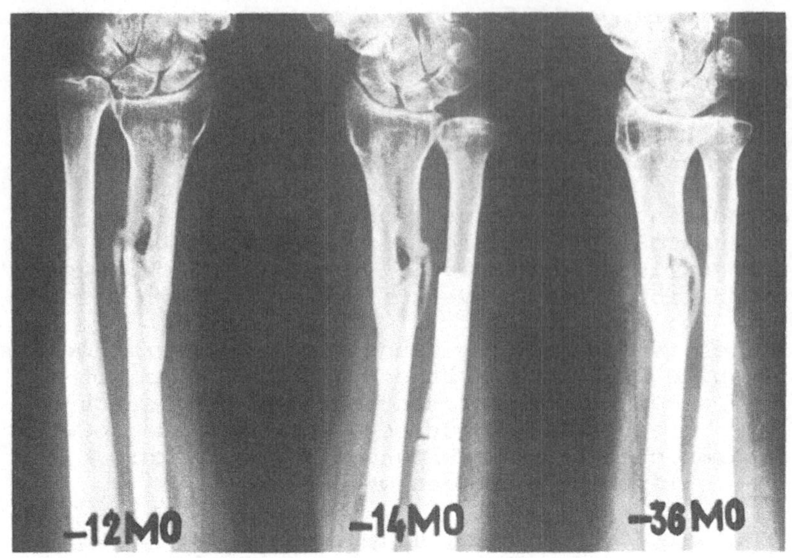

Abb. 1

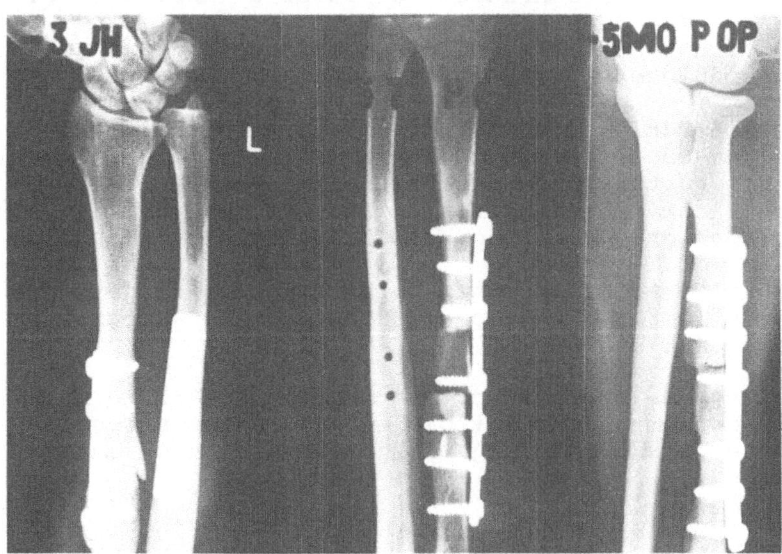

Abb. 2

62 Patienten hatten insgesamt 91 Unterarmfrakturen, 44 mal war der distale Schaftabschnitt, vorwiegend der Speiche, betroffen. Bei 48 Patienten war primär eine Osteosynthese durchgeführt worden, davon 12 mal mit Rushpin, 4 mal mit Küntscher-Nägeln, 3 mal mit Lane'scher Platte und nur 29 mal mit Druckplatte. Dabei kam es in 5 Fällen zu einer Infektion, welche allerdings bei Aufnahme zur Korrekturosteotomie jeweils zur Ruhe gekommen war.

Die Längenkorrektur erfolgte durchschnittlich 62,6 Wochen nach Verletzung, 49 von 62 Patienten waren vorher anderenorts behan-

Tabelle 1. Behandlung von Längendifferenzen am Unterarm (1971-1976)

62 Patienten mit 91 Unterarmfrakturen	
40 x Speiche	48 x Arbeitsunfall
51 x Elle 29 x doppelt	42 x Nebenverletzung 15 x schwer 27 x leicht
27 x rechts	
50 x männlich	49 x Primärversorgung extern

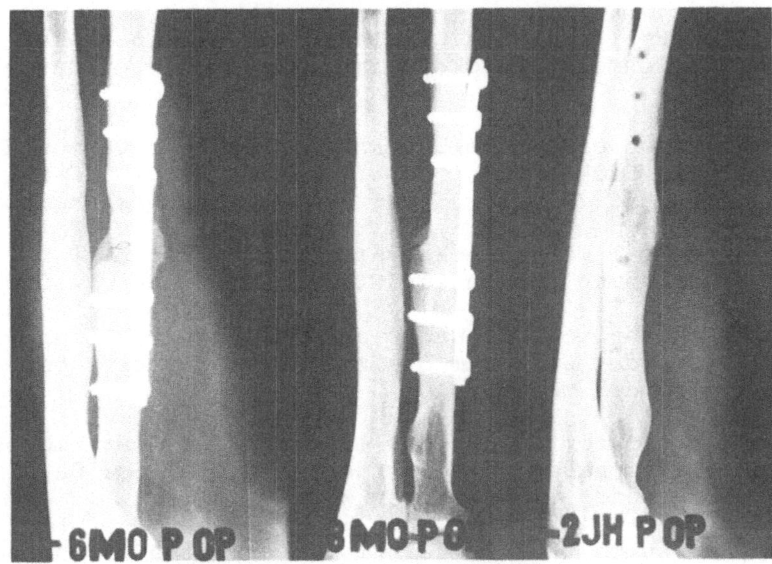

Abb. 3

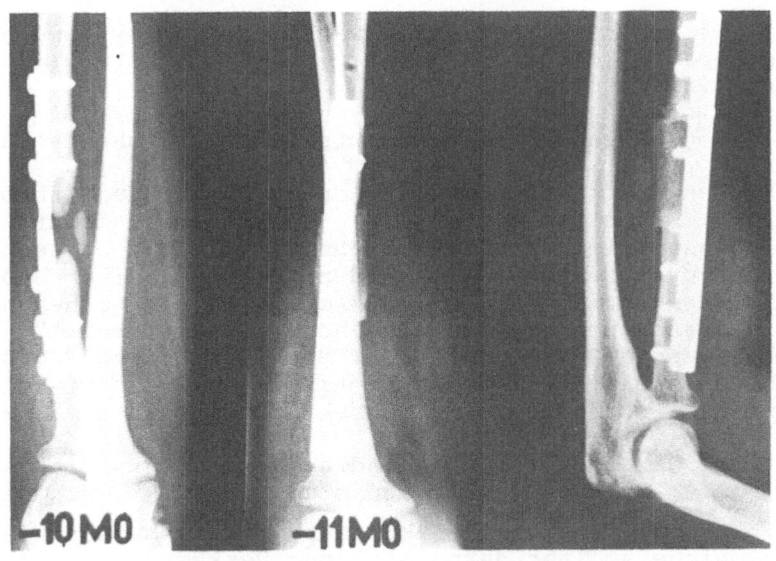

Abb. 4

delt worden. 12 mal waren verletzungsbedingte Defekte, 5 mal repositionsbedingte Fehlstellungen die Ursache für die Verkürzung und Korrekturoperation. In 43 Fällen war ein Sequester oder eine resorptionsbedingte Defektbildung bei Pseudarthrose Grund für die operative Intervention.

Die Korrektur bestand 18 mal in Verlängerung durch Interposition. 12 mal in Verkürzung des benachbarten Unterarmknochens. Bei 32 Patienten wurde die, mit anfrischender Resektion entstandene Längendifferenz durch Interpositionsplastik behandelt oder mittels Umstellungsosteotomie eine Achsenfehlstellung und Verkürzung beseitigt (Abb. 4).

In allen Fällen ließ sich die Funktion verbessern, besonders aber die Schmerzhaftigkeit im distalen Radioulnargelenk reduzieren.

52 mal wurde eine autologe Knochentransplantation durchgeführt, 10 mal mit Beckenkammblock, 7 mal mit Block und Schienbeinkopfspongiosa und 35 mal nur mit Schienbeinkopfspongiosa.

Die Interpositionsstrecke variierte zwischen 10 und 70 mm, bis auf 2 Ausnahmen wurden zur Stabilisation nur Platten verwandt.

Die durchschnittliche Dauer des stationären Aufenthaltes betrug 32,4 Tage, der Zeitraum bis zum Wiedereintritt der Arbeitsunfähigkeit rund 5 Monate.

Bei 13 Patienten wurde über längere Zeit Oberarmgipsschiene oder aber Hülsenapparat für erforderlich gehalten, da Plattenbruch oder Lockerung zu befürchten war.

4 mal war auch nach Jahresfrist noch keine knöcherne Durchbauung eingetreten, in 2 Fällen handelte es sich dabei um einen Reinfekt.

Bei zwei weiteren Patienten war postoperativ eine Weichteil- und Knocheninfektion zu beobachten, hier kam es aber zu knöcherner Konsolidierung.

In allen Fällen konnte die Infektion zur Ruhe gebracht werden.

Wenn man die durch Komplikationen, also Pseudarthrose oder Infekt, beeinträchtigten Fälle ausklammert, konnte beim corticospongiösen Block nach durchschnittlich 15,5 Wochen knöcherne Durchbauung festgestellt werden. Bei den reinen Spongiosatransplantaten war die Einheilungszeit mit 14,1 Wochen noch günstiger. Es bestand aber jeweils eine hochgradige Porosität der Knochenbrücke, so daß mit verfrühter Metallentfernung Zurückhaltung geboten schien. Wir haben trotzdem 3 mal wenige Wochen nach Implantatentfernung eine Refraktur beobachten müssen.

Die bei der operativen Behandlung von Unterarmlängendifferenzen gemachten Erfahrungen lassen sich wie folgt zusammenfassen:

1. Längendifferenzen bei knöcherner Kontinuität von Elle und Speiche sollten durch einfache Verkürzungsosteotomie behan-

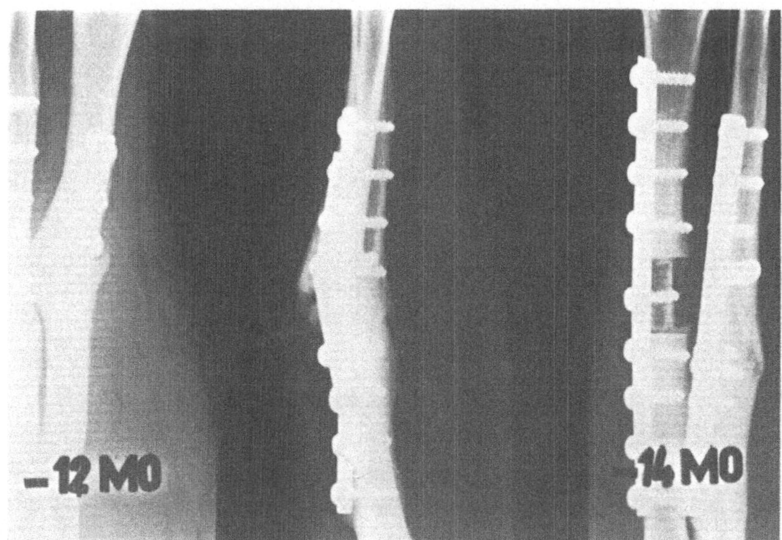

Abb. 5

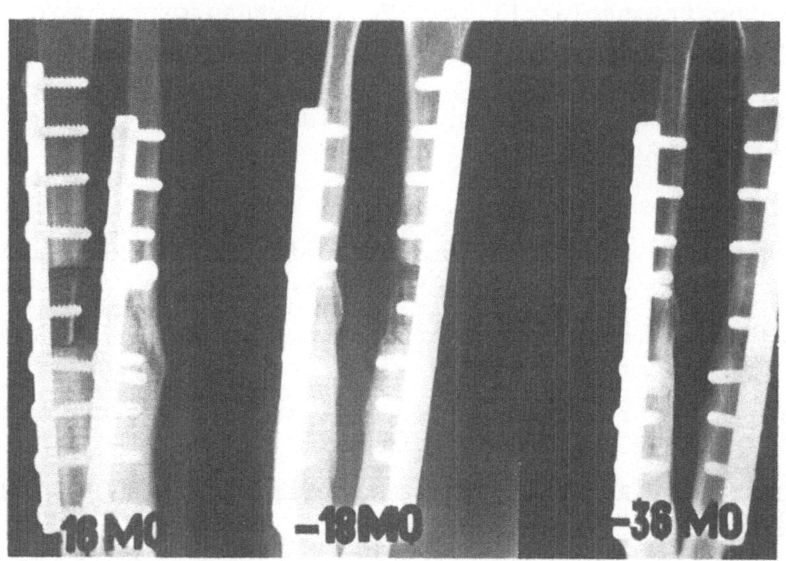

Abb. 6

delt werden. Dabei ist Druckosteosynthese und damit größere Stabilität gewährleistet.

2. Bei Längendifferenzen mit isolierter Pseudarthrose läßt sich mit einer Interposition die doppelte Plattenosteosynthese vermeiden.

3. Spongiosa, aber auch Beckenkammblöcke heilen gut und schnell ein, wichtig ist eine sichere Stabilisierung des jeweiligen Unterarmknochens mit langer Platte.

4. Die Umstrukturierung des Transplantates erfolgt während monatelang gefährdeter Stabilität. In Einzelfällen muß deshalb auf Gipsverband oder Hülsenapparat zurückgegriffen werden.

5. Die Porosität und der Mangel an Elastizität in der Knochenbrücke hält lange an. Metallentfernung sollte deshalb nicht vor dem 2. Jahr nach Korrektureingriff durchgeführt werden (Abb. 5 u.6).

6. Durch den operativen Ausgleich von Längenunterschieden am Vorderarm gelingt es nahezu immer, die Funktion der benachbarten Gelenke zu verbessern und Schmerzhaftigkeit nachhaltig zu reduzieren.

Zusammenfassung

Es werden Ursachen und Behandlungsmöglichkeiten von posttraumatischen Längendifferenzen am Unterarm besprochen. Für Längenunterschiede jenseits einer vertretbaren Toleranzgrenze von 6-10 mm wird operative Korrektur empfohlen. Am Beispiel von 62 Patienten wird die mechanisch stabilere Verkürzungsosteotomie der Interpositionsplastik bzw. Verlängerungsosteotomie gegenübergestellt.

In allen Fällen hat sich Verbesserung der Funktion und Reduktion von Schmerzhaftigkeit erzielen lassen.

Literatur

LECHER, W.: Die Behandlung von Defekten bei Mehrfachpseudarthrosen. H.Unfallheilk. 94, 145 (1968).

NEUBAUER, G.: Spätergebnisse nach operierten Defektpseudarthrosen am Vorderarm. H. Unfallheilk. 89, 98 (1966).

OTTO, W.: Vorderarmschaftpseudarthrosen. Ursachen und Behandlung. Beitr. Orthop. Traumatol. 24, 174-181 (1977).

PROBST, J.: Reosteosynthesen langer Röhrenknochen. H. Unfallheilk. 112, (1973).

SCHMIT-NEUERBURG, K.P., WILDE, C.D./ Defektüberbrückung an den langen Röhrenknochen. H. Unfallheilk. 113, (1973).

SCHRAMM, W.: Über die kombinierte Anwendung der Osteosynthese und autoplastischer Spongiosatransplantation bei bestimmten Pseudarthroseformen. H. Unfallheilk. 94, 38 (1968).

SCHWEIBERER, L.: Der heutige Stand der Knochentransplantationen. Chirurg 42, 252 (1971).

WALCHER, K.: Behandlungsmöglichkeiten des in Fehlstellung verheilten Speichenbruches. Orthopädie 75, 32-35.

WITT, A.N.: Die Defektpseudarthrose. H. Unfallheilk. 94, 24 (1968).

H. Zilch und G. Friedebold, Berlin

Indikation, Technik und Ergebnisse der Korrekturoperationen bei posttraumatischen Längendifferenzen der Unterarmknochen

Mit Längendifferenzen knöchern verheilte Unterarmbrüche stellen eine Indikation zur Korrekturoperation dar, da infolge stabiler Osteosynthese auf die u.U. nochmalige mehrwöchige Immobilisation verzichtet werden kann.

Die Indikation zur Korrekturoperation ergibt sich aus der Einschränkung der Beweglichkeit des Unterarmes. Auch bei ausreichender Funktion sollte die Indikation wegen der veränderten Statik der benachbarten Gelenke und der damit verbundenen schlechten Spätprognose nicht zu eng gestellt werden. Anhaltende Schmerzen, insbesondere am Handgelenk, können zur Korrekturoperation zwingen, die möglichst vor Auftreten einer röntgenologisch sichtbaren Arthrose vorgenommen werden sollte.

Zur Operationstechnik

Grundsätzlich steht uns zum Ausgleich der Längendifferenz eine Verlängerungs- sowie eine Verkürzungsosteotomie, beim Ellenvorschub auch eine Ellenköpfchenresektion zur Verfügung. Die Osteotomien sollen wegen der besseren Heilungschancen handgelenknah im spongiösen Bereich ausgeführt werden. Die Membrana interossea muß reseziert oder zumindest ausgiebig eingeschnitten werden. Grundsätzlich ist die Korrekturosteotomie an der Elle zu bevorzugen, einmal wegen des einfacheren Zuganges und zweitens der besseren Heilungsaussichten, sowohl bei der Verlängerungs- als auch bei der Verkürzungsosteotomie. So erfolgte bei insgesamt 44 Korrekturoperatonen nach posttraumatischen Längendifferenzen in den letzten 5 Jahren bei Ellenvorschub ohne Achsenknickung 17 mal eine Ellenverkürzung (ohne Radiusbasis-Korrekturosteotomien und solche bei Fehlstellungen beider Unterarmknochen aber gleicher Länge). Bei Ellenvorschub durch isolierte Fehlstellung der Speiche wurde diese durch Korrekturosteotomie behoben und so ein Längenausgleich geschaffen. Bei posttraumatischen Radius-Plus-Varianten wurde 3 mal eine Verlängerung der Elle und nur 2 mal eine Verkürzung der Speiche durchgeführt.

Verkürzungsosteotomien

Ein technisch einfaches Verfahren ist die quere oder schräge Osteotomie mit Teilresektion. Da selbst bei der heute üblichen Druckplattenosteosynthese die Gefahr einer Pseudarthrosenbildung besteht, sollte die z-förmige Osteotomie bevorzugt werden; hierbei ist ein breiterer knöcherner Kontakt gewährleistet. Die Längsosteotomie kann prinzipiell in der dorso-volaren oder in der radio-ulnaren Ebene des Knochens liegen. Bei Anwendung einer AO-Platte ist wegen der dorso-ulnaren Lage dieser Platte eine mehr radio-ulnare Osteotomie vorteilhafter, da die mittleren Schrauben als Zugschrauben wirken können. Bei den 18 Verkürzungsoperationen von 0,7 - 1,8 cm wurde 12 mal quer und 7 mal z-förmig osteotomiert. Bei den queren Osteotomien entwickelte sich 4 mal eine Pseudarthrose, die erst durch Zweitoperation mit Spongiosa-Anlagerung beseitigt werden konnte. Die z-förmigen Osteotomien sind also eindeutig überlegen. Eine Beseitigung bzw. Besserung der vorher bestandenen Schmerzen wurde mit einer Ausnahme in allen Fällen erreicht, eine Verbesserung der Handgelenkbewegung und Unterarmdrehung in allen Fällen, eine Normalisierung jedoch nur in rd. 60%. Aber selbst nach Korrektur einer weniger auffälligen Fehlstellung konnte stets ein verbessertes Bewegungsausmaß erzielt werden. Bei Korrekturen im Wachstumsalter wurde eine Überkorrektur vorgenommen. Dabei wurde nicht der Wachstumsabschluß abgewartet, u.U. sogar eine Zweitkorrekturoperation noch während der Wachstumsphase in Kauf genommen.

Bei Ellenvorschub durch Stauchungsbrüche der Speiche mit Veränderung des distalen radio-ulnar Gelenkes ist bei älteren Patienten oder bereits bestehender Arthrose die Kontinuitätsresektion der Elle unmittelbar oberhalb des Köpfchens ohne nachfolgende Osteosynthese möglich. Wir haben diese Operation jedoch nicht durchgeführt.

Verlängerungsosteotomien werden insgesamt seltener als Verkürzungsosteotomien angewandt, an der Elle wiederum häufiger als an der Speiche. An beiden Knochen ließen sich Längen bis zu 1 cm gut ausgleichen. Als Methoden stehen zur Auswahl: die z-förmige Osteotomie und bei zusätzlicher Drehfehlstellung und Drehbehinderung die Schrägosteotomie des kürzeren Unterarmknochens. Intraoperativ wird durch Drehen die beste Stellung ermittelt und die Retention durch AO-Platten-Osteosynthese erreicht. Spongiosaanlagerung ist meistens zu empfehlen. Bei scheinbarer Verkürzung eines Knochens durch Dislokatio ad axim bei gerader Stellung des Parallelknochens wird durch eine exakt berechnete v-förmige Osteotomie eine Stellungskorrektur mit Längenausgleich erreicht. Eine Korrektur der Fehlstellung gelingt nur in einer Ebene, eine zusätzliche Rotationsfehlstellung darf nicht bestehen.

Bei 12 Verlängerungsosteotomien wurde 3 mal eine z-förmige und 9 mal eine v-förmige Osteotomie durchgeführt (5 mal Radius, 7 mal Ulna). 5 mal erfolgte eine primäre Spongiosaanreicherung. Die klinischen Ergebnisse nach Verlängerungsosteotomien, wie Schmerzlinderung und Bewegungsverbesserung, unterscheiden sich nicht wesentlich von denen nach Verkürzungsosteotomien.

Ellenköpfchenresektion

Eine Indikation hierzu ist bei älteren Patienten oder bei gleichzeitig bestehender Arthrose gegeben. 17 Verkürzungsosteotomien stehen 12 Ellenköpfchenresektionen gegenüber. Eine zu ausgiebige Resektion führte zum Bild der federnden Elle, weshalb in 4 Fällen primär eine Bandplastik durchgeführt werden mußte. Eine Resektion des zerstörten Discus mußte 3 mal erfolgen. Die Ergebnisse: 10 mal gaben die Patienten eine Besserung gegenüber des Vorbefundes an, 1 mal war das Ergebnis unverändert und 1 mal mußte später noch eine Arthrodese des Handgelenkes vorgenommen werden. Die Beweglichkeit war jedes mal verbessert worden. Ein Vergleich der Operationsergebnisse nach Ellenverkürzung mit denen nach Ellenköpfchenresektion ist schwer durchzuführen, da die Indikationen zu beiden Operationen unterschiedlich sind. Häufig wurde eine Kraftminderung nach Ellenköpfchenresektion angegeben, die Beweglichkeit war jedoch immer gut und insgesamt besser als nach Längenausgleich durch Korrekturoperation. In einigen Fällen wurden nach Ellenköpfchenresektion noch vermehrt Schmerzen angegeben, was auf die präoperativ bestandene Arthrose am Handgelenk zurückzuführen sein dürfte.

Literatur

LEITZ, G.: Funktionsverbessernde Operationen bei Fehlstellungen und Pseudarthrosen nach Frakturen der Vorderarmschaftknochen. Bruns Beitr. klin.Chir. 214, 257-270 (1967).

LEITZ, G.: In Fehlstellung verheilte Vorderarmschaftbrüche. H.Unfallheilk. 89, 77-80 (1966).

PROBST, J.: Reosteosynthesen des Unterarmschaftes. H. Unfallheilk. 112, 54-125 (1973).

G. Hierholzer und G. Hörster, Duisburg

Pathogenese und Therapie der infizierten Unterarmschaftfraktur

Der klinische Verlauf nach Infektion einer Fraktur hängt entscheidend davon ab, ob die Therapie rechtzeitig und konsequent eingeleitet wird. Es muß ansonsten mit anhaltenden Entzündungsabläufen und mit verbleibender Funktionsbehinderung gerechnet werden. Steht hinsichtlich der Häufigkeit der posttraumatischen Osteomyelitis die untere Gliedmasse auch ganz im Vordergrund, so ist die posttraumatische Infektion am Unterarm doch keine Seltenheit (Tabelle 1).

Die wichtigsten Faktoren der Pathogenese und die sich daraus ergebenden Behandlungsrichtlinien sind in Tabelle 2 zusammengefaßt. Nach der Nekroseentfernung ist eine knöcherne Defektauffüllung mit autologem Gewebe von entscheidender Bedeutung. Wir verwenden dazu autologe Beckenkammspongiosa. Bei stark abgeschwächter Entzündungsform kann ein großer knöcherner Defekt mit einem corticospongiösen Span aufgefüllt und die Konsolidierung damit beschleunigt werden. Zur Stabilisierung stehen die Methoden der äußeren und inneren Fixation zur Verfügung, die Wahl der Methode hängt vom klinischen Befund ab (s. Abb. 1 und Tabelle 3 b). Der Vorteil der äußeren Fixation mit dem Rohrfixateur externe oder mit dem Wagnerapparat besteht darin, daß der gefährdete Bereich trotz erzielter Stabilität ausgespart bleibt.

Dem Keimbefall wird durch Nekrosenabtragung und durch eine ergänzende Antibioticatherapie Rechnung getragen. Die ausschließliche Antibioticatherapie ist bei der posttraumatischen Osteo-

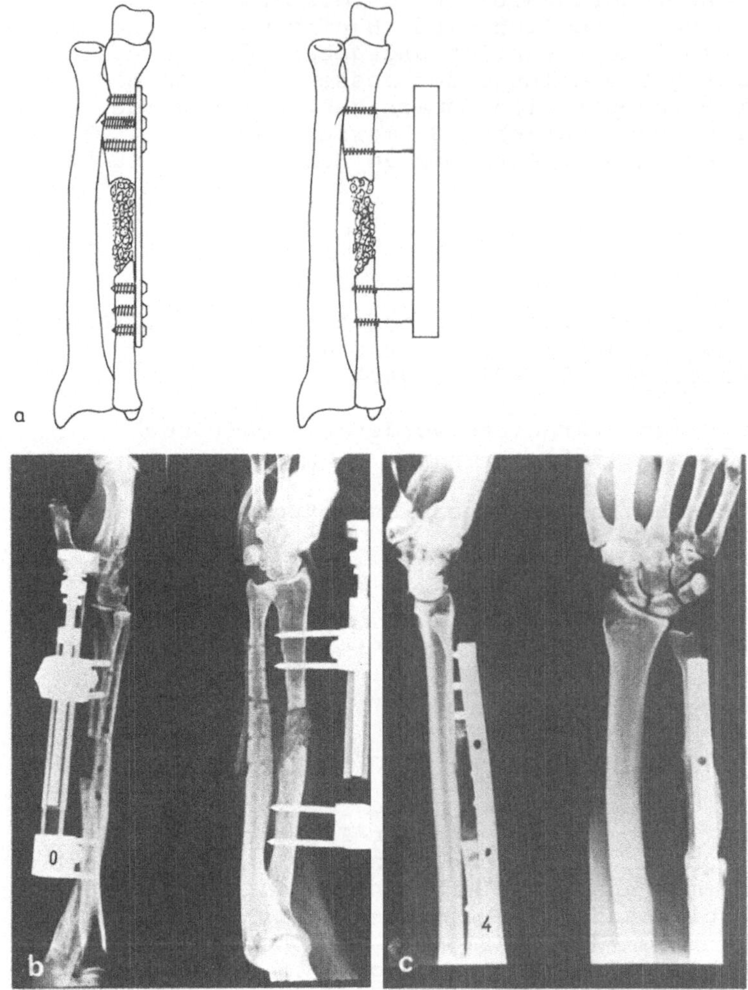

Abb. 1. Darstellung der Stabilisierungsmethoden bei der knöchernen Infektion am Unterarm im Schema (a); Röntgenbild nach entsprechender Osteosynthese durch äußere Fixation (b); und durch innere Fixation (c)

Tabelle 1. Posttraumatische Knocheninfektion, Lokalisation bei 100 Patienten

Lokalisation	n
obere Extremität	12
Becken	1
untere Extremität	85
andere Lokalisationen	2
Unterarm	7

Tabelle 2. Wichtigste pathogenetische Faktoren der knöchernen Infektion und sich daraus ergebende Behandlungsmaßnahmen

Knochenschädigung	Ausmaß der Devitalisierung, Instabilität	→	Nekrosenentfernung Maßnahmen zur Stabilisierung und Revitalisierung
Keimbefall	Virulenz, Resistenz Quantität	→	Nekroseentfernung Antibiotica
Körperabwehr	Konstitution, spezifische, unspezifische Abwehrreaktionen	→	Allgemeintherapie (aktive, passive Immunisierung)

Tabelle 3a. Maßnahmen zur Behandlung der knöchernen Infektion

Spezielle Therapie		
I. Sofortmaßnahmen	→	Entlastung, Drainage, Debridement
II. Sanierende Maßnahmen	→	Revision, Stabilisierung, Drainage, Weichteil-, Knochenplastik
III. Medikamentöse Therapie	→	Antibiotica

Tabelle 3b. Schema für die Anwendung der operativen Maßnahmen bei verschiedenen klinischen Bedingungen

Stabilität		Entzündungsform	Therapie
1.	+	florid	Entlastung Fortgang s. 3.
2.	-	florid	Entlastung, F.E.-Osteosynthese Fortgang s. 3.
3.	+	abgeschwächt	Revision, Muldung, Spongiosa-, Spalt-, Hautplastik
4.	-	abgeschwächt	s. 3., + Osteosynthese (F.E., Platte)

myelitis kontraindiziert. Bei der Vielzahl der möglichen Keime ist die in letzter Zeit geübte lokale Verabreichung einer Substanz mikrobiologisch nicht ausreichend, hinsichtlich der Resistenzentwicklung der Keime gefährlich und immunologisch mit den bekannten Nachteilen verbunden. Auch die unter Zugrundelegung eines Antibiogramm durchgeführte systematische Therapie kann die chirurgischen Maßnahmen nur ergänzen, da Erregerwechsel oder unveränderter Keimnachweis nicht selten zu beobachten sind. Die sich aus der unspezifischen Entzündungsbereitschaft und der Antigen-Antikörperreaktion ergebenden Überlegungen können derzeit noch nicht in einen klinisch relevanten Therapievorschlag eingebracht werden.

Die Prinzipien der spziellen chirurgischen Therapie sind in Tabelle 3a zusammengefaßt. Aus Tabelle 3b ergibt sich ein Schema

Tabelle 4. Richtlinien für die Metallentfernung nach infizierten Osteosynthesen

Klinischer Verlauf	Stabilität durch Osteosynthesematerial	Metallentfernung
Floride Entzündung	+	-
↓		
abgeschwächte Entzündung	+	-
↓		
übungsstabile Durchbauung	-	+
↓		
abgeklungene Entzündung	-	+

Tabelle 5. Diagnostische und therapeutische Merkmale bei sich anbahnenden Infektionen nach Osteosynthesen

Diagnostik	Therapie
Klinischer Befund	Ruhigstellung
Temperatur	Hämatomausräumung bei
Leukocyten	→ Fluktuation
BSG	→ Sekretion
Mikrobiologischer Befund	Ergänzend Antibiotica

für die Anwendung der operativen Behandlungsmaßnahmen bei den verschiedenen Entzündungsformen. Es wird daraus die Bedeutung der Stabilität ersichtlich, die gegebenenfalls operativ herbeigeführt werden muß. Es sind damit auch die Richtlinien für die Metallentfernung festgelegt (s. Tabelle 4). Danach wird Osteosynthesematerial, das die Stabilität gewährleistet, beim Vorliegen einer knöchernen Infektion nicht entfernt. Lediglich die anhaltend floride Infektion kann uns zur Platten- und Nagelentfernung veranlassen, um dann eine Osteosynthese mit dem Fixateur externe durchzuführen. In der Regel ist aber bei ausreichender Stabilität durch die operative Entlastung und Drainage eine abgeschwächte Entzündungsform herbeizuführen. Wird unter abgeschwächter Entzündungsform eine knöcherne Durchbauung erreicht, so entfernen wir das Osteosynthesematerial entgegen dem Vorgehen unter aseptischen Bedingungen bereits bei erreichter Übungsstabilität, also noch vor der belastungsfähigen Konsolidierung.

Für die klinische Systematik und Beurteilung ist es wichtig auf Zustandsbilder zu verweisen, die einer sich anbahnenden Infektion entsprechen. Aus den in Tabelle 4 aufgeführten Merkmalen ist zumindest eine klinische Tendenz ableitbar. Entscheidend ist die rechtzeitige Ausräumung eines Haematoms (Tabelle 5), das nach einer Osteosynthese immer als kontaminiert betrachtet werden muß. Die Ausräumung, das Débridement mit nachfolgend primärem Weichteilverschluß oder Spalthautplastik bei aufgetretenem Hautdefekt verhindert meist eine manifeste Infektion. Voraussetzung dazu ist allerdings die Stabilität im Verletzungsbereich.

Es werden nun Beispiele einer akuten posttraumatischen Weichteil- und Knocheninfektion am Unterarm gezeigt, bei denen sich herausarbeiten läßt, daß die Instabilität einen wichtigen pathogenetischen Faktor darstellt. Die Fallbeschreibung macht auch deutlich, daß wir die innere und äußere Form der Osteosynthese nach den obengenannten Richtlinien vornehmen. Entsteht nach der Revision ein Hautdefekt, so ist der Verschluß durch direkte Naht meist kontraindiziert und jegliche Spannung zu vermeiden. Die Abheilung der Weichteile wird durch eine primäre oder sekundäre Spalthautplastik erzielt. Findet sich bei der Revision eines Patienten mit abgeschwächter Entzündungsform ein deutlich lokalisierter Prozeß und ist die Stabilität nicht gefährdet, so wird die Osteosynthesemethode nicht geändert. Die nächsten klinischen Fälle zeigen die Bedeutung der Stabilisierung auch bei Spätfällen, d.h. bei chronisch infizierten Pseudarthrosen und Defektzuständen. Geht eine ausgedehnte Knochen- und Weichteilnekrose mit einer Störung der Nervenversorgung und mit einer stark herabgesetzten Durchblutung des distal gelegenen Gliedmaßenabschnittes einher, so ist eine Amputation indiziert. Das gezeigte Beispiel macht deutlich, daß in diesen Fällen die Schmuckprothese einem funktionslosen Gliedmaßenteil vorzuziehen ist. Rezidivgefahr und subjektives Beschwerdebild rechtfertigen diesen Behandlungsschritt.

Die zur Verfügung stehenden Behandlungsmaßnahmen lassen jedoch bei rechtzeitiger Indikationsstellung und Durchführung derartige Verletzungsfolgen meist vermeiden.

Zusammenfassung

Eingangs werden die wichtigsten pathogenetischen Faktoren einer infizierten Fraktur aufgezeigt. Es ergeben sich daraus die therapeutischen Konsequenzen. Die speziellen Behandlungsverfahren werden in einem Schema zusammengefaßt, das Vorschläge für verschiedene klinische Vorbedingungen aufweist. Die Herbeiführung der Stabilität im Verletzungsbereich ist unabdingbar. Danach folgen Ausführungen zur Metallentfernung nach infizierten Osteosynthesen. Typische klinische Beispiele werden in Diapositivform demonstriert.

K.-H. Müller, Bochum

Die Behandlung der posttraumatischen Osteomyelitis am Unterarm

Die Hauptelemente der Osteomyelitisbehandlung sind konsequente Stabilisierung, Debridement und autologes Spongiosatransplantat zur Anregung der knöchernen Heilung und zum Auffüllen ossärer Substanzdefekte. Abgesehen von den empfindlichen Sehnen- und Gleitgeweben gestaltet sich diese Behandlungstaktik am Unterarm besonders problematisch.

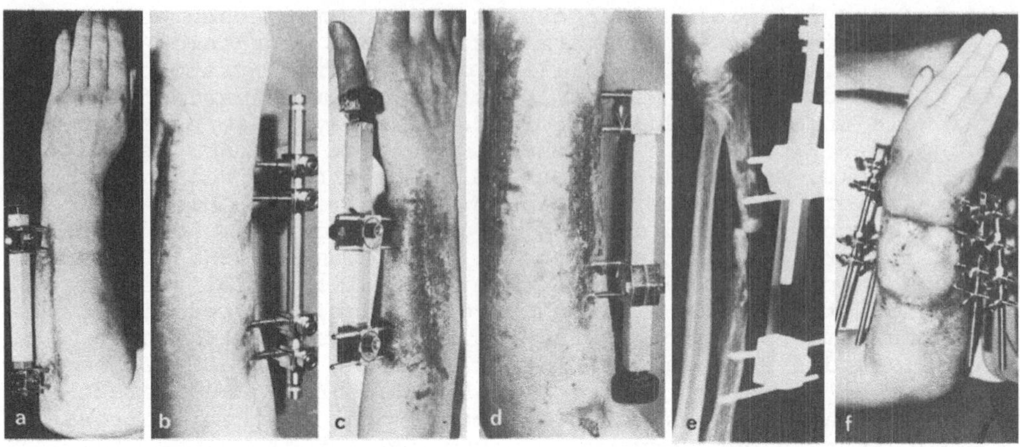

Abb. 1. Möglichkeiten und Probleme externer Fixierung am Unterarm. (a) problemlose Fixierung einer infizierten Ellenpseudarthrose mit kleinem Wagner-Apparat (Röntgen-Verlauf s.Abb.2); (b) problemarme Fixierung einer infizierten Speichenpseudarthrose mit Schanzschen Schrauben und dem Bohrsystem, keine Beeinträchtigung der funktionellen Behandlung, geringes Eigengewicht des Fixateur externe; (c) u. (d) externe Fixierung einer infizierten Speichenpseudarthrose in Schaftmitte mit kleinem Wagner-Apparat. Bei beiden Patienten ist durch die vorgegebene Größe des Halteapparates die Übungsbehandlung entweder am Hand- oder Ellenbogengelenk behindert, ungünstige Eigenschwere des Halteapparates; (e) Ausriß der distalen Schanzschen Schrauben eines Wagner-Gerätes zur Stabilisierung einer infizierten Speichenpseudarthrose durch Osteolyse der Schraubenlöcher; (f) äußere Transfixierung von Elle, Speiche und Hand durch Rahmenfixateur zur Erhaltung, auswärtige Vorbehandlung einer drittgradigen offenen distalen Unterarmfraktur mit erheblicher Weichteilzerstörung und kompletter Nervenschädigung. Ausheilung unter Arthrodese im Handgelenk und Unterarmdrehgelenk

Stabilisierung der infizierten Pseudarthrose

Unter einer Vielzahl potentieller Infektquellen sind instabile Osteosynthesen durch ungeeignete Implantate oder unsachgemäße Anwendung empfohlener Techniken erstrangig zu nennen. Gelockerte Implantate unterhalten als nutzlose Fremdkörper die Infektion. Durch Implantatentfernung, Debridement und nachfolgende Ruhigstellung im Gipsverband allein gelingt die knöcherne Heilung einer infizierten Pseudarthrose nur selten und wegen der langzeitigen Gesamtimmobilisierung nur um den Preis schwerster Gebrauchsbehinderung. Die äußere Osteosynthese mit dem Fixateur externe ist nicht nur im Hinblick auf die funktionelle Behandlung mehr als eine Alternative (Abb. 1). Verglichen mit der Tibia sind aber am Unterarm den apparativen und stabilisierenden Möglichkeiten Grenzen gesetzt. Die umeinander beweglichen Unterarmknochen bedürfen der einseitigen Montage eines Klammerfixateurs. Wir verwenden meist den kleinen Wagner-Apparat, neuerdings das Rohrsystem in Verbindung mit Schanz'schen Schrauben (Abb.

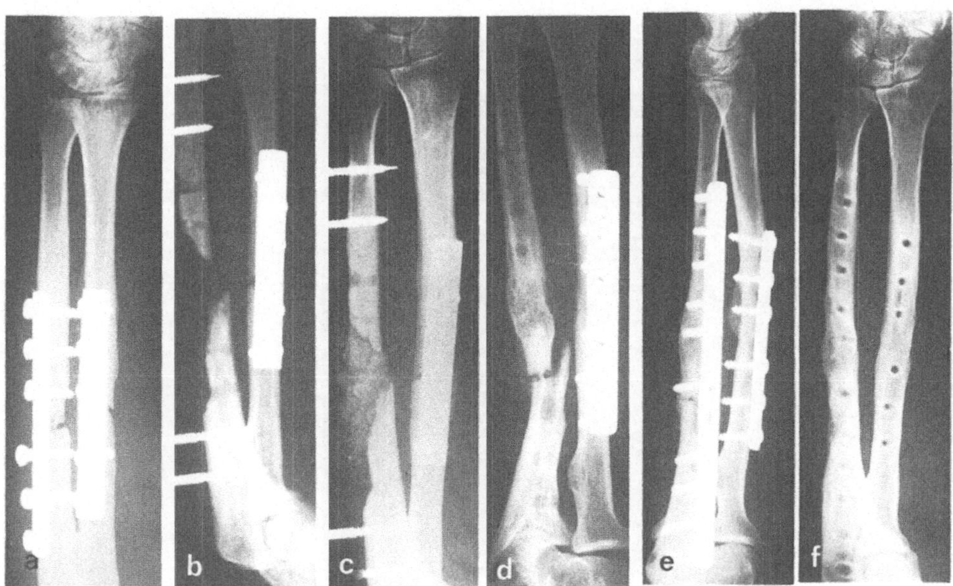

Abb. 2. Verlaufsserie einer infizierten Defektpseudarthrose der Elle. 40jähriger Arbeiter, auswärtige primäre Osteosynthese eines geschlossenen Unterarmknochens; (a) 4 Monate nach Unfall, Osteomyelitis der Elle, Lockerung der Halbrohrplatte; (b) Stabilisierung der infizierten Defektpseudarthrose der Elle durch kleinen Wagner-Apparat nach Debridement; (c) 1 Monat nach Stabilisierung und Infektberuhigung Auffüllen des Defektes durch Spongiosaplastik; (d) 16 Monate nach Unfall Spontanfraktur der Elle durch die Schwachstelle eines osteolytisch erweiterten Schraubenmantels; (e) interne Reosteosynthese der Elle bei geschlossenen, reizlosen Weichteilen; (f) Kontrolle 3 Jahre nach Unfall, fortbestehende Gefahr einer Spontanfraktur nach Implantatentfernung durch Spongiosierung, Ellenbogen- und Handgelenk frei beweglich, Außen-Innendrehung im Unterarm 50-0-60, reizlose Weichteile

1b). Die äußere Fixation gestaltet sich über der muskelfreien Ellenkante problemarm (Abb. 1a), gibt jedoch an der Speiche erhebliche Schwierigkeiten auf (Abb. 1c, d, e). Im grazilen proximalen Speichenanteil finden die Schanz'schen Schrauben oft nicht optimal Halt, zumal die funktionelle Behandlung durch Torsionsbewegungen zusätzlich zur Lockerung beiträgt. Mit der Möglichkeit der Lockerung oder des Ausreißens ist nicht nur die zuverlässige Fixierung, insbesondere von Defektpseudarthrosen in Frage gestellt, sondern auch die Gefahr der sekundären Infektion an den Eintrittsstellen der Schrauben gegeben. Bei Schwierigkeiten kann nach Infektberuhigung und im Stadium der knöchernen Adaptation erneut eine interne Plattenosteosynthese notwendig werden (Abb. 2).

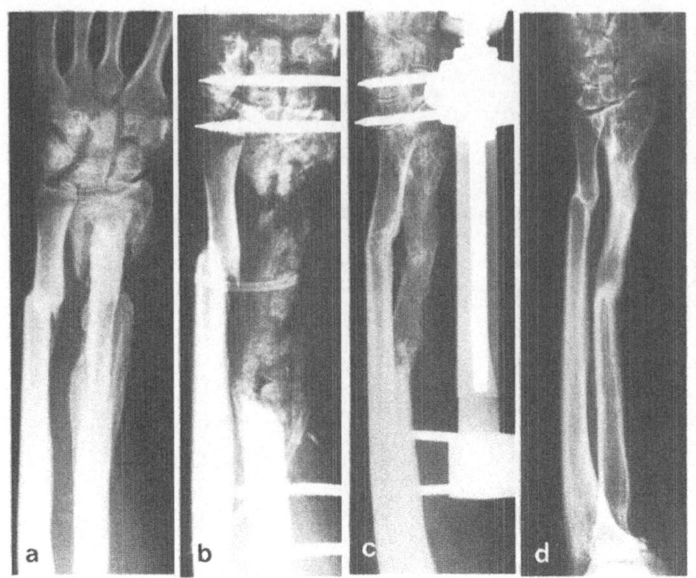

Abb. 3. Beispiele und Verlauf bei einer ausgedehnten Defektüberbrückung am Radius. 18jähriger Schüler, auswärtige konservative Behandlung einer offenen Unterarmfraktur nach Mopedunfall. (a) 4 Monate nach Unfall, 7 cm lange totale Sequestrierung des handgelenknahen Speichenschaftes; (b) Sequestrektomie, Spongiosaplastik und Stabilisierung mit kleinem Wagner-Apparat unter Einschluß der Handwurzel; (c) 9 Monate nach Unfall, wiederhergestellte Speichenkontinuität; (d) Kontrolle 2 Jahre nach Unfall, funktionsgerechte Umstrukturierung des ehemaligen Spongiosatransplantates. Arthrose des Handgelenkes und starke Bewegungseinschränkung im Handgelenk und Unterarmdrehgelenk, Ellenbogengelenk frei, Faustschluß vollständig, geschlossene Weichteile

Behandlung des knöchernen Defektes

Schon kleinere Längendifferenzen zwischen Elle und Speiche stören die feine Abstimmung am Unterarmdreh- und Handgelenk, so daß Defektüberbrückungen nur eines Knochens nicht unter Verkürzung angestrebt werden dürfen. Besondere Probleme bei der Defektüberbrückung bietet die Speiche aufgrund ihrer Form und Funktion als auf Torsion beanspruchter Knochen (Abb. 3). Die Einheilung der Spongiosa ist durch ein vielfach schwielig-narbiges Transplantatlager erschwert. Die Zeitdauer bis zum knöchernen Umbau und die Anpassung des Transplantates an die funktionellen Ansprüche ist außerordentlich lang und die Gefahr der Refraktur sehr groß (Abb. 2d). Nicht selten führt die Spongiosaplastik unter Vermittlung der vernarbten und starren Membrana interossea zu Synostosen, was eine Drehung im Unterarm weitgehend verhindert. So ist es aus vielerlei Gründen gelegentlich sinnvoll, größere knöcherne Defekte bewußt zu belassen, um einen Rest an Drehfähigkeit im Unterarm zu erhalten.

Weichteilprobleme

Bei septischen Komplikationen werden die an den Weichteilen entstandenen Schäden zum selbständigen, über die Knochenheilung hinausreichenden Problem. Am Arm steht neben mechanischer Belastbarkeit vielmehr die dynamische, motorische und sensible Funktion im Vordergrund. Somit müssen die knöchernen Eingriffe unter dem Gesichtspunkt sinnvoller Funktionsfähigkeit bedacht werden. Primäre und sekundäre Nervenschäden sind nicht selten und schränken die Gebrauchsfähigkeit weiterhin ein. Ischämische, narbenbedingte oder arthrogene Gelenk- und Fingerkontrakturen sind frühestmöglich krankengymnastisch, orthopädisch und handchirurgisch zu versorgen. Bei Spätzuständen können durch Sehnenplastik und Transpositionen, Nerventransplantate und Korrekturosteotomien noch Besserung erzielt werden.

Resultate

Zwischen 1973 und 1976 wurden am Bergmannsheil Bochum 31 Patienten mit Unterarmosteomyelitis behandelt. Die Nachuntersuchungen ergaben, daß die aufgezeigte Therapie die Osteomyelitis in fast allen Fällen dauerhaft zur Ruhe brachte und bei 2/3 des Kollektivs zu einem guten bis befriedigenden Ergebnis führte. Dabei ging die kritische Einschätzung nicht von dem relativen Resultat der beherrschten osteomyelitischen Komplikation, sondern der erhaltenen Funktion aus. Gebrauchsbehinderungen, die einer Erwerbseinbuße von mehr als 30% entsprechen, sind als schlechtes Ergebnis gewertet.

Literatur

SCHNEIDER, I., MÜLLER, K.-H.: Septische Komplikationen nach Osteosynthesen an der oberen Extremität. Therapiewoche 47, (1977).

SCHWEIBERER, L.: Theoretisch-experimentelle Grundlagen der autologen Spongiosatransplantation im Infekt. H. Unfallheilk. 79, 151-155 (1976).

K.D. Vitt, R. Kleining und H. Kehr, Duisburg-Buchholz

Ergebnisse mit der äußeren Stabilisierung offener und infizierter Unterarmpseudarthrosen

Die Stabilisierungsmethode der Wahl bei offenen und infizierten Unterarmfrakturen und Pseudarthrosen ist die Osteosynthese mit dem Fixateur externe. Über die Problematik derartiger Fälle und das operativ-technische Vorgehen wurde bereits ausführlich berichtet. Das Behandlungsziel ist die Wiederherstellung der knöchernen Kontinuität sowie die Beherrschung des Infektes.

Von 1972-1977 wurden in der BG-Unfallklinik Duisburg-Buchholz infizierte Pseudarthrosen behandelt, wovon 29 im Bereich des Unterarmschaftes lokalisiert werden können. Die Ergebnisse möchte ich in 2 nachuntersuchten Gruppen vorstellen. Die erste Gruppe umfaßt 15 infizierte Pseudarthrosen, die ohne cortico-spongiösen Beckenkammspan versorgt wurden, die zweite Gruppe 14 infizierte Pseudarthrosen mit größerem knöchernem Defekt, der mit einem cortico-spongiösem Beckenkammspan überbrückt wurde.

Die klinische und röntgenologische Situation bei infizierten Pseudarthrosen der ersten Gruppe soll an zwei Beispielen demonstriert werden.

Fall 1: 27jährige Frau, die sich einen linksseitigen geschlossenen Unterarmbruch zuzog. Nach primärer Plattenosteosynthese kam es zur Ausbildung einer infizierten Pseudarthrose der Speiche. 8 Monate nach dem Unfall wurde die Reosteosynthese mit dem Wagner-Apparat durchgeführt. Die knöcherne Konsolidierung konnte erreicht, der Infekt beherrscht werden.

Fall 2: 25jähriger Mann mit infizierter Radiuspseudarthrose nach operativ versorgter Radiusstückfraktur, bei dem ebenfalls mittels äußerer Fixation ausreichende Stabilität erzielt und die Infektion beherrscht werden konnte. Die Pseudarthrose kam zum knöchernen Durchbau.

In 14 Fällen der Gruppe 1 gelang die Beherrschung des Infektes, die Pseudarthrose konnte beseitigt werden. In einem Fall wurde wegen schwerster Weichteil- und Nervenschädigung eine Oberarmamputation durchgeführt.

Die klinische und röntgenologische Ausgangssituation bei Unterarmpseudarthrosen der Gruppe 2 wurde bereits dargestellt. Die ausreichende Fixation mit dem Wagner-Apparat gelingt in diesen Fällen nur unter Verwendung eines den Defekt überbrückenden cortico-spongiösen Beckenkammspanes. Das vorrangige Behandlungsziel ist bei diesen Fällen die Erhaltung der Extremität. Das funktionelle Ergebnis tritt zwangsläufig in den Hintergrund.

Bei 13 Fällen der Gruppe 2 konnte der knöcherne Defekt mit Hilfe eines cortico-spongiösen Beckenkammspanes überbrückt, der Infekt beherrscht werden. Das Heilverfahren eines Falles dieser Gruppe dauert noch an.

An einigen Diapositiven der Röntgenverlaufskontrollen dieses Falles soll die besondere Problematik in der Behandlung und das derzeitige Ergebnis der bisher durchgeführten operativen Maßnahmen aufgezeigt werden.

46jähriger Mann, der sich im Mai 1976 eine offene Unterarmfraktur links zuzog. Nach primärer Plattenosteosynthese kam es zur Ausbildung einer Knocheninfektion, die zur Entfernung des Osteosynthesematerials und zur Stabilisierung mit dem Hoffmann Fixateur externe Veranlassung gab. Im weiteren Verlauf wurden mehrmals Sequesterentfernungen von Ulna und Radius durchgeführt.

10 Monate nach dem Unfall und unmittelbar vor dem Korrektureingriff wurde die Frage der Ablatio diskutiert. Wegen der relativ guten Funktion der Finger des verletzten Armes wurde von einer Ablatio jedoch Abstand genommen und der im Röntgenbild dargestellte operative Eingriff durchgeführt. Nach Entfernung des Hoffmann Fixateur externe, Fistelrevision, Débridement und radikaler Sequestrotomie wurde ein Wagner-Apparat am Radius und an der Ulna angelegt. Der 8 cm lange Radiusdefekt und der 4 cm lange Ulnadefekt wurden mit einem cortico-spongiösen Beckenkammspan überbrückt. Erst durch die axiale Kompression der Fragmentenden gegen das druckbelastbare Transplantat konnte eine ausreichende Stabilität mit dem Wagner-Apparat erzielt werden. Im weiteren Verlauf bewirkte das Nachspannen des Wagner-Apparates an der Ulna eine zunehmende Dislokation der Fragmentenden mit Abkippen des Beckenkammspanes. Während der 8 cm lange Beckenkammspan am Radius bei stabiler Wagner-Apparat-Lage knöchern einheilte, kam es an der Ulna zwangsläufig zur Ausbildung einer pseudarthrotischen Verbindung zwischen Beckenkammspan und proximalem Ulnafragment. Wesentlich frühzeitiger war bereits das Infektgeschehen beherrscht. Nach Entfernung beider Wagner-Apparate wurde für 4 Wochen ein Oberarmrundgipsverband angelegt, um den Arm gegen unvorsichtige grobe mechanische Belastung zu schützen. Die letzten Diapositive zeigen den Zustand nach Stabilisierung der noch bestehenden Ulnapseudarthrose mit einer schmalen DC-Platte. Intraoperativ fand sich kein Anhalt für das Vorliegen eines Infektes, der intraoperativ entnommene Wundabstrich war steril, die Ulna war im Bereich des Falschgelenkes gut durchblutet, so daß durch alleinige stabile Fixation der knöcherne Durchbau der Pseudarthrose erwartet werden kann.

Zusammenfassung und Schlußfolgerungen

Die Fixateur externe Osteosynthese bei infizierten Unterarmpseudarthrosen, die den infizierten Bereich ausspart, kann im Regelfall eine ausreichende Stabilität herbeiführen, die Voraussetzung ist für eine ungestörte knöcherne Durchbauung und eine wirksame Bekämpfung des Infektes. Bei größeren knöchernen Defekten ist eine ausreichende Stabilität nur in Verbindung mit einem druckbelastbaren Transplantat, dem cortico-spongiösen Beckenkammspan, zu erzielen. Bei der Bewertung unserer Behandlungsergebnisse muß darauf hingewiesen werden, daß in vielen Fällen das Behandlungsziel die Rettung der verletzten Extremität war.

Podiumsdiskussion zum V. Hauptthema: Unterarmschaftbruch (Vorsitz: H.J. Müller, Murnau)

MÜLLER (Murnau): Wenn auch keine gravierenden Widersprüche aufgetreten sind, bitte ich Sie doch um rege Diskussion. Ich bitte zuerst um Wortmeldungen zum Problem der Behandlung der Unterarmschaftfrakturen beim Kind.

SINGER: Ich glaube, es besteht Einmütigkeit darüber - das kam in den Vorträgen zum Ausdruck -, daß die konservative Behandlung beim Kind den Vorzug verdient. Wenn ich aber die OP-Zahlen übersehe, dann stelle ich fest, daß es zum Teil 15% oder in einem Fall sogar 21% sind. Das kann nur bedeuten, daß man vorwiegend so behandelt. Ich halte aber eine konservative Behandlung eigentlich bei fast allen Fällen für durchaus durchführbar. Es wird meiner Meinung nach noch viel zu viel operiert. Mein eigenes Krankengut aus drei Jahren beträgt 123 Fälle. Ein einziges Mal mußte ich operieren.

TSCHERNE: Ich kann das nur voll unterstreichen. Wir haben bei unseren Platten-Osteosynthesen keinen einzigen Fall bei Kindern unter vierzehn Jahren. Ich glaube doch, daß die angegebenen Prozentzahlen zu hoch sind.

TROJAN: Auf einer Tafel von Herrn SCHWEIBERER habe ich gelesen, es sei nicht akzeptabel, nach dem Repositionsversuch eine Seitenverschiebung um eine volle Schaftbreite hinzunehmen. Das stimmt nach meinen Erfahrungen nicht. Wenn man zum Beispiel nach dem Repositionsversuch eine Seitenverschiebung der distalen Bruchstücke um eine volle Breite nach volar oder nach dorsal hat, so ist das doch keine Indikation zur Operation. Ich habe 115 kindliche Vorderarmschaftfrakturen nachuntersucht. Dabei habe ich nie festgestellt, daß Funktionsstörungen aufgetreten waren. Es gibt eine Verkürzung von ein paar Millimetern, aber bei guter Achsführung eine vollständige Funktionswiederherstellung.

SCHWEIBERER: Ich meinte die Seitenverschiebung um Schaftbreite bei nur einem Knochen. Es kommt dann nämlich zu Fehlwachstum, wenn beispielsweise die Elle aufeinandersteht, der Radius aber um Schaftbreite gegeneinander verschoben und verkürzt ist. So war das gemeint. Ich darf gleich noch eine Ergänzung anschliessen. Ich glaube, daß heute ein bißchen großzügig verfahren wurde mit den Achsenfehlstellungen. Ich habe in einigen Vorträgen von bis zu 30% Achsenfehlstellungen als tolerabel gehört. Ich meine, das ist am Unterarm zu hoch. An der unteren Extremität lassen wir 10 Grad Varus- und Valgusfehlstellungen zu und 20 Grad am Unterarm. Aber das muß nicht unbedingt sein. Man sollte möglichst vollständig korrigieren. Ich meine, am Unterarm ist eine Achsenfehlstellung von über 10 Grad zuviel, weil die Korrekturmöglichkeit an der oberen Extremität nicht so leicht gegeben ist.

MÜLLER (Murnau): Ich glaube schon, daß sich an der Einstellung, bis zu 20 Grad Achsenverschiebung zumindest im distalen Unterarmschaftbereich zu tolerieren, nichts wesentlich geändert hat. Ich habe den Vortragenden so verstanden, daß der distale Unterarmbereich besonders benannt worden ist.

SCHWENCKE: Ich wollte zunächst das unterstreichen, was über die Prozentzahlen gesagt wurde, daß man also bei Kindern wenig operieren soll. Wir haben bereits vor zwei Jahren auf dem Nordwestdeutschen Kongreß über 1000 Kinderunterarmfrakturen vorgestellt. Wir hatten eine Operationszahl von 3%.

Ferner möchte ich folgende Frage stellen: Wenn bei Kindern Unterarmbrüche verplattet sind - wir kennen funktionsstabile

Osteosynthesen usw., wir kennen aber noch keine stabile Osteosynthese beim Kind - wie lange soll dann in einem Gipsverband zusätzlich ruhiggestellt werden? Ferner: Ist hier allgemeine Ansicht, daß, wenn diese Platten entfernt würden, zusätzlich noch für vier Wochen ein Oberarmgips angelegt werden soll?

TROJAN: Ich möchte Herrn SCHWEIBERER nur zustimmen. In meinem Material von 115 Fällen war die Korrektur bei höchstens 10 Grad bis 15 Grad Fehlstellung. Darüber hinaus blieb die Fehlstellung erhalten.

MÜLLER (Murnau): Zur kombinierten Anwendung von Osteosynthese und Stützverbänden - welcher Art auch immer - hat jetzt Herr SCHWEIBERER das Wort.

SCHWEIBERER: Ich kann leider kein Erfahrungsgut in Plattenosteosynthesen bei Kindern einbringen, weil ich nur zwei Fälle habe. Aber es ist sicher so, daß die Fragilität des Knochens nach Plattenentfernung auch beim Kind sehr, sehr groß ist. Es wurde heute auch einmal betont, daß man nach der Plattenentfernung vielleicht noch einmal für vier Wochen einen Gips anlegen sollte. Wie gesagt: Ich habe persönlich keine Erfahrung damit.

MÜLLER(Murnau): Wir wollen uns hier nicht zu sehr einengen. Es sollte doch dem Operateur überlassen bleiben, wie weit er zusätzlich Sicherungsmaßnahmen ergreift, um eine Refraktur oder gar eine Pseudarthrose zu vermeiden. Ich muß ein großes Fragezeichen hinter die Frage setzen, ob man hier so Grundsätzliches in den Raum stellen kann, auch in Bezug auf die kombinierte Anwendung von Verbänden und Osteosynthese.

WESSELY: Meine 21% wurden angesprochen. Das liegt bei uns wohl daran, daß wir als Unfallklinik ausgewähltes Krankengut zu behandeln haben. Wir haben die Erfahrung machen müssen, daß wir durch Zuweisungen der Krankenhäuser von außerhalb häufig Pseudarthrosen und Achsenfehler behandeln mußten, welche die aufwendigen Osteosynthesen erforderlich machten. Wir konnten an unserem Krankengut, das wir in der Klinik behandelt haben, feststellen, daß bei uns nie Pseudarthrosen bzw. Achsenfehler auftraten. Wir sind allerdings auch so vorgegangen, daß wir irreponible Frakturen, also solche Frakturen, bei denen keine Verhakung erzielt werden konnte, eröffnet und das Interponat entfernt haben.

MÜLLER (Murnau): Wir kommen zur Behandlung der frischen Unterarmschaftfraktur beim Erwachsenen.

TSCHERNE: Zunächst einmal möchte ich diskutieren zur Wahl des Implantats. Wir müssen berücksichtigen, daß die Plattenosteosynthese am Unterarm in den letzten siebzehn Jahren auch eine gewisse Entwicklung mitgemacht hat. Man sollte heute ganz klar sagen, daß das Implantat der Wahl beim Unterarmschaft die schmale DC-Platte ist. Auf keinen Fall sollte man bei Ulna-Schaftbrüchen eine Halbrohrplatte verwenden. Die Halbrohrplatte kann diesen hohen Biege- und Zugbeanspruchungen des Ulna-Schafts nicht standhalten. Am Schaft in der Diaphysenmitte ist die Standardmethode die schmale DC-Platte. Eine andere Situation ist gegeben bei den proximalen Radiusfrakturen und bei den distalen Ulna-Frakturen.

Dort ist es gelegentlich zweckmäßig, auf andere Implantate auszuweichen, heute in allerersterster Linie auf die kleine DC-Platte. Man kann bei der kleinen DC-Platte gerade bei den distal gelegenen Frakturen eine bessere Stabilität erreichen als mit einer schmalen Platte. Bei grazilen Knochen - bei der Frau - ist man gelegentlich gezwungen, bei den Ulna-Schaftbrüchen eine kleine DC-Platte zu verwenden. - Schlecht ist die Halbrohrplatte bei den ganz hohen Radiusschaftfrakturen, wenn die Platte bis an den Radiushals geht, weil einfach die großen Spongiosa-Schraubenköpfe zuviel auftragen. - Ich möchte noch das unterschiedliche Krankengut bei Herrn SZYSZKOWITZ, Graz, auf der einen Seite und bei uns in Hannover auf der anderen Seite ansprechen. Ich kenne beide Kollektive. In Graz gibt es einen hohen Anteil an geriatrischen Patienten mit Altersosteoporosen - daher ist auch die Gipsbehandlung erforderlich. In Hannover gibt es beispielsweise über 40% offene Frakturen. Weiters wurde die Entfernung von 112 avitalen Fragmenten angesprochen. Hier ist die Situation am Unterarm anders als bei den Diaphysen der anderen langen Röhrenknochen. Am Unterarm sollte man seiner Meinung nach ein isoliertes Fragment unbedingt wieder einbauen. Gerade die Untersuchungen in der experimentellen Knochenchirurgie haben doch gezeigt, daß der Einbau eines reponierten und stabilisierten kleineren Knochenfragmentes sehr rasch erfolgen kann. Eine zusätzliche Spongiosaplastik beschleunigt den Umbau. Spongiosa sollte so angebracht werden, daß sie nur in einer dünnen Schicht dem Knochen anliegt. Alles, was entfernt vom Knochen ist, wird selbstverständlich resorbiert. Wird ein kleines Knochenfragment entfernt, dann sollte die Spongiosa stark komprimiert in den Defekt eingelegt werden, damit bessere funktionelle Ergebnisse erzielt werden.

HIERHOLZER: Ich bin nicht damit einverstanden, daß man die Halbrohrplatte so grundsätzlich ablehnt. Ich weiß, daß auch ALLGÖWER sich gegen die Halbrohrplatte ausspricht. Ich kann nur sagen, daß wir seit Jahren die Halbrohrplatten mit sehr gutem Erfolg anwenden. Ich habe selbst noch nie einen Plattenbruch erlebt. Es sind mir auch keine Untersuchungen bekannt, die deutlich machen, daß die Stabilität der Halbrohrplatte gegenüber der DC-Platte wirklich geringer ist. Durch das exzentrische Übersetzen der Schraubenlöcher können ebenfalls Kompressionen ausgeübt werden. Ich stimme Ihnen zu: Bei sehr zierlichen Knochen kann die sehr starke Einscheidung Anlaß sein, daß man vielleicht nicht die Halbrohrplatte nimmt. Ich meine, daß diese andere Aussage der Situation nicht gerecht wird.

Was die Entfernung eines devitalisierten Bruchstücks angeht, so mag das für den geschlossenen Bruch Gültigkeit haben, aber für die offene Fraktur sollte man herausstellen, daß in jedem Fall dieses devitalisierte Corticalisfragment entfernt werden muß, sonst kommt es zu diesen Komplikationen, die wir im Bild gezeigt haben.

MÜLLER (Murnau): Welcher Plattentyp indiziert ist, dafür dürfte wohl entscheidend sein, daß die Verbundstabilität zwischen Implantat und Knochen primär gegeben ist. Dann wird man zweifellos auch mit einer Halbrohrplatte recht gute Durchbauungsergebnisse erreichen können.

N.N.: Es wurde verschiedentlich gesagt: "frühzeitige" Behandlung. Wann ist diese Möglichkeit der frühzeitigen Behandlung gegeben? Vor der frühzeitigen Behandlung heißt das ja "Ruhigstellung". Wie lange wird minimal, maximal und durchschnittlich bei einer Plattenosteosynthese ruhiggestellt?

TSCHERNE: Wir streben prinzipiell eine stabile Osteosynthese an, d.h. wir behandeln postoperativ prinzipiell funktionell weiter. Trotzdem wird für etwa vier Tage eine Ruhigstellung empfohlen. Aber nach dieser Zeit wird bei einer stabilen Osteosynthese niemals mehr ein Gipsverband angelegt, mit Ausnahme je nach Weichteilsituation. Man sollte also wirklich die Vorteile der Möglichkeiten einer funktionellen Frakturbehandlung voll ausnützen.

MÜLLER (Murnau): Ich darf jetzt zur Wiederherstellung übergehen. Wer hat zu den alten Frakturfolgen etwas zu sagen, wer hat eine Frage zu stellen?

REICHMANN: Es ist hier geäußert worden - und das sicher mit Recht -, daß unter den Komplikationen doch recht häufig, auch wenn wir operieren und wenn wir - wie wir meinen - gut operieren, eine Synostosenbildung das Ergebnis sehr mindert. Es muß nicht immer die Brückencallusbildung sein; es genügt ja schon, wie wir gehört haben, eine erhebliche Fibrose, eine erhebliche Kontraktur der Membrana interossea. Es wurde hier diskret angedeutet, daß man den Knochen wegnehmen soll, was ich auch schon häufiger gemacht habe, aber mit dem Ergebnis, daß er wieder gewachsen ist. Frage: Hat jemend Erfahrungen mit einem Implantat, zum Beispiel einer Silastikmembran, die ja in neuerer Zeit dafür empfohlen wird? Ich habe schlechte Erfahrungen gemacht.

MÜLLER (Murnau): Es ist im Vortrag sehr deutlich in Wort und Bild demonstriert worden, daß die Interposition von lyophilisierter Dura nicht nur empfohlen wird, sondern es hat sich auch schon erwiesen, daß damit sehr ordentliche niedrigere Rezidivquoten erreicht werden. Es geht um die Ummantelung der Stelle, wo Sie diese Verknöcherung weggenommen haben. Volle Bewegung wird man nicht erreichen.

SCHWEIBERER: Ich habe leider nach dieser lyophilisierten Dura keine Funktionsbilder gesehen. Von der Zahl der eingebauten l.Dura habe ich auch nichts gesehen. Ich könnte mir vorstellen, daß es etwas nützt; allerdings muß man dazu sagen, daß man beim Brücken-Callus auch nach Entfernung des gesamten Callus und der dort angrenzenden Membrana interossea immer noch Dreheinschränkungen behält, weil die gesamte übrige Membrana interossea noch geschrumpft ist.

MÜLLER (Murnau): Wir wissen um diese Begrenzung der Wiederherstellung durch die chirurgischen Möglichkeiten, wenn etwa schon Jahre bestimmte Unfallfolgen bestanden haben. Das ist sehr richtig.

GIEBEL: Ich möchte ein kurzes Wort zur intraossealen Stabilisierung sagen. An der oberen Extremität hat sie ja nach dieser hier dargelegten und herrschenden Meinung keine oder fast keine Indikation mehr. Gleichwohl lassen sich natürlich auch am Unterarm Frakturen so stabilisieren. Nachteile sind dabei zweifellos die an der unteren Extremität vorhandene intermittierende interfragmentäre Druckerzeugung, die an der oberen Extremität fehlt, dazu die vom Nagel nicht zu erreichende Drehstabilität der Platte. Wir haben unter dieser Überlegung etwa 50 Frakturen intraosseal genagelt mit einer ausgebliebenen Heilung und zwei Infektionen. Man kann also sicher sagen, daß man diese Möglichkeit vielleicht nicht ganz als Alternative ausschalten sollte.

MÜLLER (Murnau): Ich glaube, wir müssen schließen. Es wäre noch einiges zu diskutieren. Es wären noch besondere Punkte herauszuheben. Dafür ist leider nicht mehr die Zeit.

HIERHOLZER: Ich darf eine grundsätzliche Bitte vortragen: Die Zuhörer sind gebunden an diesen Ablauf, der im Programm ausgedruckt ist. Es hat doch keinen Sinn, daß man, wenn wir eine offene Diskussion als Ergebnis dieser Vorträge hier führen, dies unter einem solchen Zeitdruck tut, daß man bereits nach der dritten Bemerkung Schluß machen muß. Meine Bitte für die Zukunft lautet, daß man lieber Vorträge wegläßt. Ich glaube, auch die jungen Redner werden dafür Verständnis haben, wenn sie in der Diskussion ihre Bemerkungen machen können. Aber es muß doch diskutiert werden, denn die Fragen sind heute sicher nicht befriedigend beantwortet.

MÜLLER (Murnau): Ich muß trotzdem die Diskussion schließen; denn auch ich unterstehe einem vorbestimmten Zeitablauf. Ich bedanke mich für Ihre rege Teilnahme.

WELLER: Ich darf zu den Bemerkungen von Herrn HIERHOLZER sagen, daß es ja in aller Regel die Chefs sind, sie sich darüber beklagen, daß ihre Assistenten nicht zur Wort kommen. Aus diesem Grunde ist es für einen Sitzungsleiter ausgesprochen schwierig, Vorträge abzulehnen, weil sich gerade immer bei den Vorträgen, die abgelehnt werden, die Chefs melden und ärgerlich darüber sind. Aus diesem Grunde ist es wirklich schwierig, in einen Vormittag nicht so viele Vorträge zu legen. Ich bin im Grunde genommen Ihrer Meinung: Man sollte sehr viel mehr Möglichkeiten zur Diskussion haben. Aber hier stehen wir in einer Gewissenskollision. Einerseits sollen die Kollegen aus ihren Kliniken vortragen, und andererseits soll man diskutieren. Vielleicht wäre es gut, wenn die einzelnen Kliniken das besser koordinierten und nicht so viele Anmeldungen aus einer Klinik brächten, sondern nur eine. Dann kämen wir nicht so in Schwierigkeiten.

Wir sind damit am Ende dieses Vormittags angekommen. Ich glaube schon, daß trotz aller offenen Fragen, die noch im Raum stehen, das Problem des Unterarms doch eine gewisse Kontinuität zeigt. Wir sehen, daß wir gerade beim Unterarm hinsichtlich der Behandlungsmethode eine Linie erreicht haben, die vor Jahren noch ganz anders ausgesehen hat. Es müssen Fragen offen bleiben, sonst wäre ab morgen die Diskussion geschlossen. Aus diesem Grunde werden wir diese Diskussion auch später noch weiterführen müssen. Ich darf daher meine Tätigkeit als Sitzungsleiter dieses Vormittags beenden und darf das Wort und meinen Auftrag an den Herrn Präsidenten zurückgeben.

Schlußworte

G. Dotzauer

Schlußwort des Präsidenten

Meine sehr verehrten Damen! Meine Herren! Es ist eine vornehme Aufgabe des jeweiligen Präsidenten, zu Beginn einer Tagung Begrüßungsworte an die Teilnehmer zu richten, eine Begrüßungsansprache zu halten. Ebenfalls ist es seine Aufgabe, den Kongreß mit einigen Worten zu schließen.

Ich habe all denen zu danken, die besonders auch noch heute bis zur Mittagszeit hiergeblieben sind. Das Interesse bei den einzelnen Sitzungen war groß. Ich habe mich sehr über die rege Anteilnahme gefreut. Ich würde mich freuen, wenn das immer so bliebe.

Wir haben anläßlich der Begrüßung das RIAS-Symphonieorchester hiergehabt. Gewissermaßen zur Einstimmung und zur Harmonisierung wurde Händel gespielt. Ich möchte mich ebenfalls mit Musik verabschieden. Es sollte einmal etwas anderes sein. Sie werden verstehen, daß ich als Jäger gerade diese Art des Abschieds gewählt habe. Das erste, was Sie hören, trägt den Titel "Begrüßung". Es folgt der "SAUTOD"; niemand sollte sich angesprochen fühlen. Dann hören Sie das "Große Halali".

S. WELLER (Tübingen): Meine sehr verehrten Damen und Herren! Ich glaube und hoffe, auch in Ihrem Namen zu sprechen, wenn ich unserem Präsidenten, Herrn Professor DOTZAUER, sehr herzlichen Dank sage für die Organisation, für die Durchführung dieser 41. Jahrestagung der Deutschen Gesellschaft für Unfallheilkunde. Ich glaube, wir haben in diesen drei Tagen sehr vieles gesehen, sehr vieles gelernt, und wir können sicherlich einiges mit nach Hause nehmen. Es soll ja der Sinn eines solchen Kongresses, einer solchen Tagung sein, daß wir einerseits wissenschaftlich mit neuen Gedanken beladen wieder nach Hause zurückkehren, daß wir andererseits aber auch die persönlichen freundschaftlichen Verbindungen zueinander etwas gepflegt haben.

Herr Professor DOTZAUER hat uns seiner beruflichen Tätigkeit entsprechend einen Kongreß vorbereitet und dargeboten, der bestimmte Betonungen zweifellos auf versicherungs- und verkehrsrechtlichem Gebiet hatte. Er hat aber sozusagen jedem etwas geboten. Ich glaube, wir dürfen ihm am Schluß dieses Kongresses zu dieser gelungenen Tagung gratulieren und uns noch einmal herzlich bei ihm bedanken.

Meine Damen und Herren, ich darf Sie schon heute bitten, mir auch für die nächste Jahrestagung ihre Mithilfe zuzusagen. Ich darf Ihnen jetzt zu guter Letzt eine unfallfreie Heimfahrt wünschen.

J. Probst, 1. Schriftführer

Bericht über die Mitgliederversammlung der Deutschen Gesellschaft für Unfallheilkunde e.V. am 17.11.1977 in der Kongreßhalle zu Berlin

Der Präsident der Deutschen Gesellschaft für Unfallheilkunde für 1977, Herr Professor Dr. med. G. DOTZAUER, Köln, eröffnete um 14.02 Uhr die Mitgliederversammlung; anwesend waren 87 Mitglieder. Er stellte zunächst fest, daß die Einladung zur Mitgliederversammlung ordnungsgemäß und termingerecht ergangen ist.

Aus dem Mitgliederkreis waren Änderungs- oder Ergänzungsvorschläge zur Tagesordnung nicht eingebracht worden und wurden auch auf die jetzige Frage des Präsidenten nicht angemeldet.

Zum Jahresbericht führte der Präsident aus, daß in diesem Jahr besondere Vorfälle nicht eingetreten seien; er verwies im übrigen auf den Geschäftsbericht.

Im Geschäftsbericht orientierte der 1. Schriftführer, Priv.-Doz. Dr. med. J. PROBST, Murnau, die Mitglieder über den Zugang von 16 Mitgliedschaftsanträgen und wies zugleich auf die Notwendigkeit der Neuwerbung von Mitgliedern insbesondere aus der jüngeren Generation hin. Er berichtete über zwei Vorstandssitzungen im abgelaufenen Berichtsjahr. Die Bestimmungen über die Verleihung des HANS-LINIGER-PREISES sind geändert und den Mitgliedern zugesandt worden. Der 1. Schriftführer mache darauf aufmerksam, daß der LINIGER-PREIS für 1978 ausgeschrieben worden ist und Bewerbungen um denselben bis zum 31. 3. 1978 dem Federführer des Preisrichterkollegiums zuzusenden sind.

Des weiteren erörterte der 1. Schriftführer die im Interesse der Verbesserungen des Aufnahmeverfahrens geänderten Bestimmungen der Satzung zu § 4 "Begründung der Mitgliedschaft"; diese Änderungsvorschläge zur Satzung sind den Mitgliedern mit der Einladung zur Mitgliederversammlung schriftlich mitgeteilt worden. Entsprechendes gilt für § 10 Abs. 1 f der Satzung. Zum Kongreßbericht wies der 1. Schriftführer die Mitglieder darauf hin, daß die einheitliche Abfassung der Manuskripte und ihre sofortige Abgabe während der Jahrestagung Voraussetzung seien, eine frühzeitige Herausgabe zu gewährleisten.

Der Kassenführer - zukünftig Schatzmeister - Dr. med. G. DORKA, Berlin, trug den Bericht über den Haushalt 1976 vor.

Das Vermögen der Gesellschaft betrug am 31. 12. 1976 DM 54 723,18. Am 9. 11. 1977 gehörten der Gesellschaft insgesamt 1100 Mitglieder an, davon 290 beitragsfrei. Im Berichtsjahr sind 22 Mitglieder verstorben, 6 ausgetreten. Gegenwärtig zählen zur Gesellschaft 15 Ehrenmitglieder und 14 korrespondierende Mitglieder.

Buchführung und Abschluß sind von Herrn Dipl.-Kaufmann FAERBER, Steuerberater in Berlin, überprüft worden. Die Kassenprüfung ist am 17. 11. 1977 durch Professor Dr. HIERHOLZER, Duisburg, und Dr. LECHER, Hannover, vorgenommen worden. Professor Dr. HIERHOLZER schlug der Mitgliederversammlung die Entlastung des Vorstandes vor, die einstimmig gewährt wurde.

Zu den Wahlen ließ der Wahlleiter, Professor Dr. SCHWEIBERER, Homburg/Saar, bei Anwesenheit von 87 Mitgliedern die Saaltüren schließen. Zur Wahl zum 2. stellvertretenden Vorsitzenden wurde vom Präsidium Professor Dr. H. TSCHERNE, Hannover, vorgeschlagen. Die Auszählung der im geheimen Wahlgang abgegebenen Stimmen ergab für den Vorgeschlagenen 76 Ja-Stimmen, 7 Nein-Stimmen und 4 Enthaltungen. Professor Dr. TSCHERNE nahm die Wahl zum 2. stellvertretenden Vorsitzenden und damit zum designierten Präsidenten für 1979 unter gleichzeitigem Dank für das erwiesene Vertrauen an. Zur Wahl für den nichtständigen Beirat waren vom Präsidenten Professor Dr. BECK, Erlangen, Professor Dr. HIERHOLZER, Duisburg, Professor Dr. JUNGBLUTH, Hamburg, Professor Dr. MAYER, Tübingen, Dr. H.J. MÜLLER, Murnau, Priv.-Doz. Dr. SPECHT, Berlin, vorgeschlagen worden. Nach geheimer Wahl waren von 87 abgegebenen Stimmzetteln 86 gültig, 1 Stimmzettel wurde als ungültig befunden. Es entfielen auf die Vorgeschlagenen folgende Ja-Stimmen: Professor Dr. BECK - 77, Professor Dr. HIERHOLZER - 78, Professor Dr. JUNGBLUTH - 77, Professor Dr. MAYER - 75, Dr. MÜLLER - 78, Priv.-Doz. Dr. SPECHT - 78. Die Gewählten nahmen die Wahl an.

Als Kassenprüfer für das Geschäftsjahr 1977 wurden auf Vorschlag des Präsidenten Professor Dr. TEUBNER, Göppingen, und Dr. W. ZIMMER, Hamburg, einstimmig per acclamationem gewählt.

Die mit der Einladung zur Mitgliederversammlung vorgeschlagene <u>Satzungsänderung</u> der §§ 4 und 10 Abs. 1 f i.d.F. vom 12.5.1975 wurde von der Mitgliederversammlung einstimmig ohne Gegenstimmen und ohne Enthaltungen angenommen.

Wegen der Auszählung zu den einzelnen Wahlgängen wurde die Mitgliederversammlung von 14.20 Uhr bis 14.25 Uhr und von 14.28 Uhr bis 14.30 Uhr unterbrochen.

Da Anträge aus dem Mitgliederkreis weder schriftlich noch mündlich gestellt wurden, schloß der Präsident um 14.32 Uhr unter gleichzeitigem Dank an die erschienenen Mitglieder die Versammlung.

Priv.-Doz. Dr. J. Probst 1. Schriftführer	Prof. Dr. G. Dotzauer Präsident für 1977

Sachverzeichnis

Hefte zur Unfallheilkunde

Beihefte zur Monatsschrift für Unfallheilkunde
Herausgeber: J. Rehn, L. Schweiberer

– Eine Auswahl –

Heft 120

Knochenverletzungen im Kniebereich

2. Reisensburger Workshop zur klinischen Unfallchirurgie, 18. – 21. September 1974
Herausgeber: C. Burri, A. Rüter, W. Spier
Unter Mitarbeit zahlreicher Fachwissenschaftler
1975. 71 Abbildungen. VIII, 149 Seiten
DM 32,–; US $ 16.00
ISBN 3-540-07200-4

Heft 122
B. Friedrich

Biomechanische Stabilität und posttraumatische Osteitis

Experimentelle Untersuchungen zur Ätiologie und ihre Konsequenzen für die Klinik
1975. 51 Abbildungen, 17 Tabellen. VII, 113 Seiten
DM 48,–; US $ 24.00
ISBN 3-540-07468-6

Heft 125

Bandverletzungen am Knie

3. Reisensburger Workshop zur klinischen Unfallchirurgie, 27. Februar – 1. März 1975
Herausgeber: C. Burri, A. Rüter
Unter Mitarbeit zahlreicher Fachwissenschaftler
1975. 84 Abbildungen. X, 184 Seiten
DM 32,–; US $ 16.00
ISBN 3-540-07374-4

Heft 127

Knorpelschaden am Knie

4. Reisensburger Workshop zur klinischen Unfallchirurgie, 25. – 27. September 1975
Herausgeber: C. Burri, A. Rüter
1976. 127 Abbildungen, 40 Tabellen.
XI, 228 Seiten
DM 48,–; US $ 24.00
ISBN 3-540-07599-2

Heft 128

Meniscusläsion und posttraumatische Arthrose am Kniegelenk

5. Reisensburger Workshop zur klinischen Unfallchirurgie, 26. – 28. Februar 1976
Herausgeber: C. Burri, A. Rüter
Unter Mitarbeit zahlreicher Fachwissenschaftler
1976. 125 Abbildungen, 55 Tabellen.
XI, 254 Seiten
DM 56,–; US $ 28.00
ISBN 3-540-07883-5

Heft 131

Verletzungen des oberen Sprunggelenkes

9. Reisenburger Workshop zur klinischen Unfallchirurgie, 22. – 24. September 1977
Herausgeber: C. Burri, A. Rüter
Unter Mitarbeit zahlreicher Fachwissenschaftler
1978. 171 Abbildungen, 52 Tabellen.
XIV, 262 Seiten
DM 56,–; US $ 28.00
ISBN 3-540-08599-8

Preisänderungen vorbehalten

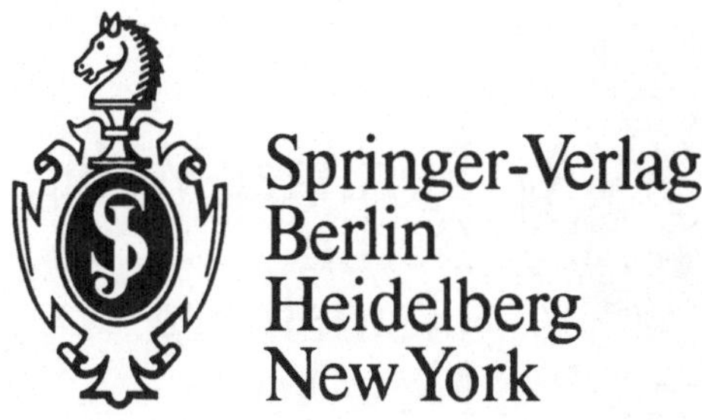